国内名院、名科、知名专家
临床护理思维与实践系列丛书

# 骨科临床护理
## 思维与实践

主　编　高小雁

副主编　董秀丽　鲁雪梅　沈　杰

编　委　（按姓氏笔画为序）

尹　芳　叶　蕾　安艳晶　李春敏　李燕华

张　竞　张　爽　张春玲　张晓琳　陆　红

陈雅芬　邵咏新　赵淑珍　贺玉英　贺桂芝

高明月　曹建华　彭贵凌　韩　冰

U0301285

人民卫生出版社

**图书在版编目（CIP）数据**

骨科临床护理思维与实践 / 高小雁主编 .—北京：人民卫生出版社，2012.6

（国内名院、名科、知名专家临床护理思维与实践系列丛书）

ISBN 978-7-117-15644-8

Ⅰ．①骨… Ⅱ．①高… Ⅲ．①骨科学：护理学 Ⅳ．①R473.6

中国版本图书馆CIP数据核字（2012）第064322号

| | | |
|---|---|---|
| 门户网：**www.pmph.com** | 出版物查询、网上书店 |
| 卫人网：**www.ipmph.com** | 护士、医师、药师、中医师、卫生资格考试培训 |

**骨科临床护理思维与实践**

主　　编：高小雁

出版发行：人民卫生出版社（中继线 010-59780011）

地　　址：北京市朝阳区潘家园南里19号

邮　　编：100021

E - mail：pmph @ pmph.com

购书热线：010-59787592　010-59787584　010-65264830

印　　刷：北京京华虎彩彩印刷有限公司

经　　销：新华书店

开　　本：710×1000　1/16　印张：61　　插页：1

字　　数：1126千字

版　　次：2012年6月第1版　2018年3月第1版第2次印刷

标准书号：ISBN 978-7-117-15644-8/R·15645

定　　价：98.00元

打击盗版举报电话：010-59787491　E-mail：WQ @ pmph.com

（凡属印装质量问题请与本社销售中心联系退换）

伴随着科学技术突飞猛进的发展,护理学科的发展也日新月异,这一切都离不开人类思维的能动作用。思维能力是当今护士必须具备的基本能力之一。而指导护理实践的思维必须是有组织、有目的、有学科特性的思维,而不是随意的、无目的的思维,思维的最终目的是要对患者的病情作出准确的判断和及时的决策,以便给予患者及时的、正确的照顾。正是基于这样的指导思想,我们根据临床护士的需求,组织临床护理骨干编写了这样一本书。

这本书以骨科的7个专业(脊柱外科、创伤骨科、手外科、运动医学科、小儿骨科、矫形骨科、骨肿瘤科)为轴线,"病例篇"通过诊疗过程中的临床护理及思维提示等,介绍了各骨科专业主要疾病的主要临床表现、体征及护理相关措施,尤其是"思维提示"部分是本书独有的特色,临床护士通过患者的临床症状、主诉资料以及护士在护理患者过程中遇到的情况,通过独立思考、运用思维技能密切观察患者病情,正确地收集和解释信息,明确患者行为、体征和症状的意义,合理地推论患者的健康问题,洞察患者所需,运用护理相关知识,提出护理措施及方法,满足患者需求,使患者得到优质护理。"专科护理操作技术篇"从护理评估技术、护理实施技术、仪器使用技术、专科技术护理配合等方面介绍了骨科各专业的护士应该具备的专科技术,值得一提的是在这一篇中,将操作技术流程化,使得护理操作制度化、规范化,切合了现代护理科学化、制度化、规范化的发展需求。

骨科护士可以将本书作为临床护理工作的一本常用参考书,充分培养思维能力,将思维能力尤其是评判性思维能力运用在临床护理的过程中,因为患者展现在护士面前的是不同的经历、社会观、价值观、行为以及由病情引起的一系列的改变,包括症状和体征。期望在今后的护理工作中,护士通过学习、发展"自信、独立思考、公正、诚实、责任心、好奇心、勇气、创造性、执著、谦虚"这些思维过程中的良好态度,在护理具体患者时,做出正确的决策,采取正确的措施,提供高质量的护理服务。

2012-5-27

在临床护理实践中，护士每天要面对的是不同经历、行为、社会观点、价值观以及不同症状和体征的患者，而且每天这些变量都在变化之中，由此增加了护士决策的复杂性。因此，在本书的编写过程中，我们尽量强化思维在护理实践中的作用及重要性，以使护士能在多变的变量中识别重要的线索，快速做出反应，快速做出合理的决策，快速调整干预措施以满足病情需要及患者个性需要。因为这些反应、决策和措施都会直接影响患者的转归、生存质量甚至生命。

正像田伟教授在《序》中所提到的：“思维能力是当今护士必须具备的基本能力之一。思维的最终目的是要对患者的病情作出准确的判断和及时的决策，以便给予患者及时的、正确的照顾”。正是基于这样的指导思想，我们组织具有多年临床护理经验的护理骨干，编写了这样一本书。希望为广大的骨科护士提供一个学习和交流的平台，使护士对思维与实践有正确的认识与理解，并在临床上很好地应用这些知识，为患者提供满意、优质的服务。

“病例篇”列举了127个具体的临床病例，从“诊疗过程中的临床护理、护理评价、安全提示、经验分享”四个不同的维度，介绍了骨科127个疾病的主要临床表现、体征、护理相关措施以及可以互相学习、分享的经验与教训，尤其是在“诊疗过程中的临床护理”中特设了“思维提示”，这一部分也是本书独有的特色，临床护士通过患者的临床症状、主诉资料以及在诊疗过程中遇到的情况，密切观察患者言行而不仅仅是病情，在循证护理以及多年护理实践的基础上，运用思维技能，正确地收集和解释来源于患者的信息，通过独立思考、综合分析，提出患者所面临的问题，包括心理问题、生理问题、健康问题等，从而明确患者的需求，护士根据患者的需求，提出相应的护理措施及方法，使患者得到优质护理。

“专科护理操作技术篇”从“护理评估技术，护理实施技术，仪器使用技术，专科技术护理配合”等方面较全面地介绍了骨科护士应该具备的专科技术，值得一提的是在这一篇中，将各项操作技术流程化，切合了现代护理科学化、制度化、规范化的发展需求。

本书是从事骨科护理专业护士的良师益友，是从事骨科护理管理人员的必备之书，也是从事临床护理教育工作者的可读之书，它还可以成为骨科患者的健康参考书目。

由于我们水平有限，恳请各位读者，在应用过程中发现问题，给予指正。

高小雁

2012-5-13

# 目 录

## 第一篇 病 例 篇

## 第二篇　专科护理操作技术篇

# 第一篇

## ▶ 病例篇 ‹‹‹

# 病例 1 锁骨骨折患者的护理

患者,女性,72岁,主诉右侧手臂伸展位摔倒,肢体疼痛、肿胀,活动受限约4小时,来积水潭医院急诊就诊,诊断为"右侧锁骨骨折(Neer分型,ⅡA型)",急诊行手法复位,断端两侧放置压垫并行锁骨吊带固定后收入院继续观察。

## 一、诊疗过程中的临床护理

### (一)入院时

**1. 诊疗情况**

**入院后查体:**体温36.8℃,脉搏72次/分,呼吸22次/分,血压140/86mmHg。观察患肢远端皮肤颜色,温度正常,感觉稍差,运动障碍,无特殊神经功能受损表现,外观可见患肩下沉,并向前内侧倾斜,患者用手掌托举患肢肘部,以减轻患肢因重力牵拉所引起的疼痛。

**专科查体:**骨折局部软组织肿胀,可有外观畸形,局部有压痛,可触及骨擦音和反常活动,有皮下血肿,患侧肩关节活动受限,患肩下垂。

**辅助检查:**X线可明确骨折部位、类型及移位,拍摄超范围,包括锁骨全长、肱骨上1/3、肩胛带上肺野,必要时需另拍摄胸X线片,前、后位相可显示锁骨骨折的上下移位,45°斜位相可观察骨折的前后移位。

**异常化验结果:**总蛋白56g/L,白蛋白30g/L。

**思维提示**

[1]了解诊断、治疗和护理要求,选择体位以适应特殊体位要求,达到治疗的目的,减少并发症的发生。

[2]锁骨骨折后临床最常见和最须紧急处理的问题是疼痛和呼吸功能的监测。

[3]应用疼痛评估量表评估疼痛的严重程度。

[4]胸腹活动受限使胸肺顺应性下降,通气功能下降,易出现潜在的健康问题。

**2. 护理评估** 患者为老年患者,是临床上特殊的一个群体,病情变化快,易出现局部和全身并发症,并且并发症比较隐蔽,应引起特殊注意,患者主诉患肢疼痛,活动受限,生活不能自理,不能适应特殊的保守治疗方式,适应性差。

3. 护理思维与实施方案

锁骨吊带治疗期间
↓
维持挺胸位

(1)护理目标:积极配合治疗。
(2)护理措施
- 向患者说明保持正确卧位治疗的重要性。
- 解释体位的治疗原理。
- 给予心理安慰,以消除患者的心理障碍。

骨折
↓
患肢功能改变
↓
有血管、神经受损危险

(1)护理目标:未出现临床并发症。
(2)护理措施
- 观察上肢皮肤颜色是否发白或青紫。
- 皮肤温度是否降低。
- 皮肤感觉是否麻木。
- 告知患者尽量使双肩外展,后伸。
- 告知患者禁忌做肩关节前屈内收动作,以免腋下神经血管受压。

损伤
↓
自我保护能力下降
↓
风险控制

(1)护理目标:降低意外风险的出现。
(2)护理措施
- 重视其临床风险识别与预防。
- 利用 FIM 评分标准,建立完整的功能评分体系。
- 提供安全的设施与布局,加强基础护理工作。
- 做好监护提示工作,防止潜在并发症发生。
- 需要时临床 24 小时监护、交班,预防意外带来的损伤危险。

患肢制动
↓
活动受限
↓
生活自理能力下降

(1)护理目标:协助完成正常生活照顾。
(2)护理措施
- 对患者关心、体贴,日常生活中主动给予必要的帮助。
- 做好晨晚间护理,基础护理。
- 督促鼓励患者自己料理生活。

(1)护理目标:维持正常的呼吸型态。

(2)护理措施

- 正确评估患者呼吸运动情况。呼吸频率、节律、深浅度的变化,呼吸困难的类型及临床表现,呼吸困难的伴随症状。
- 排除导致功能状态发生改变的相关因素和危险因素。
- 监测生理并发症的发生。
- 观察记录各种呼吸参数、实验室检查、血气分析、肺功能测定。
- 了解患者的舒适体位,正确使用呼吸技术。
- 常见给予雾化吸入,氧气支持治疗、呼吸、咳嗽练习。
- 劝说患者能耐受时要经常下地走动。
- 针对患者紧张、焦虑、恐惧心理给予耐心解释与安慰,使之有安全感,消除不良情绪,保持安静,以减少体内氧的消耗,减轻呼吸困难。

持续性固定制动
↓
不能活动、憋气、呼吸困难
↓
低效性呼吸型态

**FIM 评分标准**

| 能力 | | 得分 | 评分标准 |
| --- | --- | --- | --- |
| 独立 | 完全独立 | 7 | 不要辅助器具,在合理的时间内完成,活动安全 |
| | 有条件的独立 | 6 | 活动能独立完成,但活动中需要使用辅助工具或需要比正常时间长或需要考虑安全保证问题 |
| 有条件依赖 | 监护或准备 | 5 | 活动时需要帮助,帮助者给予的帮助为监护、提示或督促 |
| | 最小量身体接触性的帮助 | 4 | 患者所需帮助限于轻触,患者在活动占所付出的努力不小于75% |
| | 中等量帮助 | 3 | 完成活动的过程中,患者主动用力仍有50%～49% |
| 完全依赖 | 最大帮助<br>完全帮助 | 2<br>1 | 患者主动用力完成活动的25%～49%<br>患者主动用力完成活动小于25%或完全由别人帮助 |

**缺氧对神经系统的影响**

| 缺氧早期 | 缺氧晚期 |
| --- | --- |
| 易激动 | 癫痫发作 |
| 头痛 | 昏迷或脑水肿 |
| 意识混乱 | |
| 焦虑不安 | |

**缺氧对生命体征的影响**

| 生命体征 | 缺氧早期 | 缺氧晚期 |
| --- | --- | --- |
| 血压 | 收缩压升高或舒张压下降 | 下降 |
| 脉搏 | 速率增加,洪大,节律不齐 | 速率下降,脉浅弱,节律不齐 |
| 脉压 | 增加 | 增加或减少 |
| 呼吸 | 快 | 减慢或快 |

### (二)康复训练

**思维提示**

[1]评估患者病史、伴随症状、活动情况、心理反应和用药情况等。

[2]知识缺乏:了解新损伤后的疾病过程与治疗、新的身体状态、家庭护理需要等。

[3]治疗不同时期的功能康复内容。

[4]根据老年患者损伤的特点,设计良好的康复护理方案。

[5]必要时对康复护理方案进行调整。

1. **诊疗情况** 患肢持续制动固定,基本适应目前的治疗护理状态,已恢复部分生活自理。

2. **护理评估** 根据老年患者特有的生理特点,动态评价运动治疗安全性,具体锻炼方法,给予指导。避免两种倾向:一种是患者懈怠,不加强锻炼;另一种是过于急躁,活动幅度过大,力量过猛,造成软组织损伤。

3. **护理思维与实施方案**

早期,伤后1～2周

↓

骨折断端不稳定

↓

遵守运动治疗
安全性原则

(1)护理目标:按计划完成练习内容。
(2)护理措施
　　• 准确评估患肢的功能情况。
　　• 制订个案运动治疗方案。
　　• 在肩关节制动的前提下,肌肉做有节奏的收缩
　　　和放松。
　　• 必要时给予最低限度的助力。
　　• 避免引起骨折发生及移位的运动方式。

缺乏有关康复训练的
知识与技能,对
训练有恐惧感

↓

知识缺乏(特定的)

(1)护理目标:恐惧感有所减轻,能配合训练。
(2)护理措施
　　• 训练前进行全面完整的评估。
　　• 让患者与家属共同参与计划和目标的制订。
　　• 掌握控制训练后不良反应的一般性知识和
　　　技能。
　　• 为患者和家属提供正确的有价值的信息资料。

中期,伤后2周
骨折的临床愈合

↓

断端逐渐形成骨痂,
骨折处日趋稳定

↓

为患者设计注重
生活动作的训练

(1)护理目标:不断扩大活动范围,避免患肢失用性
　　萎缩。
(2)护理措施
　　• 评估患者的接受能力和忍受能力。
　　• 遵循循序渐进原则,持续性原则。
　　• 多轴关节的各方向运动,增加肩关节外展和后
　　　伸、主动牵伸、肩关节内外旋牵伸等。
　　• 骨折部位部分承受负荷到逐渐增加负荷,直至
　　　全量负荷,之后重点练习薄弱方面。

后期,骨折处于临床
愈合,骨痂已形成

↓

X线上已显影,骨骼
有一定支撑力

↓

动态把握运动治疗的
相关内容

(1)护理目标:能独立完成功能锻炼内容。
(2)护理措施
　　• 以恢复手和关节的活动为主。
　　• 运动形式包括:患肢及关节的移动、摆动、转
　　　动、屈和伸,肩关节内收、外展、旋转。

**(三)出院前**

**1.诊疗情况**

**思维提示**

[1]建立出院后的随访制度。评定家属承担护理责任的意愿和能力。

[2]患肢保持有效固定。定期随诊,制定下一步的护理康复计划。

[3]针对出院后的问题进行宣教。

[4]了解可能发生的并发症和后续治疗的护理内容。

[5]告知患者及家属不可改变吊带装置,如有不适及时通知医务人员。

出院前行 X 片检查,各项化验基本正常,康复达到预期效果,护士给予患者及家属出院指导。

2. 护理评估　做好出院时患者心理、药物知识水平及康复期的护理宣教,帮助患者树立信心和希望,使患者顺利进行角色的转变,为出院作好心理准备。

3. 护理思维与实施方案

出院指导 {
(1)护理目标:心态平衡,能适应出院后的生活。
(2)护理措施
· 行为训练:包括呼吸功能训练、有效咳嗽训练、情绪放松训练、体位适应训练。
· 给予心理支持,转变角色。
· 鼓励患者在生活中做一些力所能及的事情,达到生活自理。
}

持续治疗
↓
建立随访制度 {
(1)护理目标:临床随访工作常态化。
(2)护理措施
· 定期复查。
· 了解其康复计划的执行情况,随时进行调整。
· 不断与患者沟通,给予信息支持。
}

# 二、护 理 评 价

患者从入院到出院,护理上给予了系统的护理方案的实施,在整体护理过程中强调支持性心理护理,缓冲应激事件对老年患者情绪的影响,把负性情绪减少到可控水平,使患者学会特殊疾病治疗康复的相关过程,提高了患者自我照顾的能力,入院期间,风险得到控制,焦虑的行为表现和体征逐渐减少,舒适感增加。

# 三、安 全 提 示

1. 合理用药　在老年期,机体新陈代谢降低,药物的代谢减慢,副作用在老年患者中出现的比较明显而频繁,药物的使用应注意剂量及频次,老年患者经常服用多种药物,必须注意药物间的相互作用、配伍禁忌。

2. 并发症的观察

(1)神经性症状:常因臂丛神经受到骨痂的刺激所致,表现为手的内在肌无力。

(2)血管性症状:来自于锁骨下静脉受压产生的"胸廓下综合征",患者表现为肢端苍白、动脉搏动消失、肌肉麻痹、疼痛、感觉减退及皮温降低。

(3)不愈合:锁骨骨折的固定时间与年龄有关,老年患者可能性大。

3. 并发症的防护 老年人机体退变衰老,应激代偿能力和免疫功能降低,由于骨折创伤后,机体难以良好代偿而出现的系统并发症明显增加,如意识障碍、水电解质紊乱、心肺功能障碍、肾功能损伤、深静脉栓塞及肺栓塞、各系统感染、应激性溃疡、营养不良、神经肌肉萎缩等,应引起高度警惕。其次,老年人骨折后与青壮年相比症状表现常不典型,往往自觉症状轻而实际病情重,并且有许多潜在和继发的并发症。

# 四、经 验 分 享

1. 治疗固定期间护理注意事项

(1)保持挺胸位,即双肩外展外旋后伸位。

(2)预防外固定过紧:当出现上肢麻木、疼痛,说明外固定可能过紧,可先调节体位便使双肩后伸、外展、外旋,如不能缓解,则需及时放松外固定物,直至症状缓解。

(3)鼓励半卧位,避免侧卧位。仰卧位时可在双肩之间垫薄而长的软物,以增加及维持双肩外展后伸位。

2. 康复训练期间护理

(1)正确掌握运动量、训练节奏、频率,避免过大的运动量引起的急性损伤。

(2)注意无痛锻炼:运动中发生的疼痛应视为引起或加重损伤的信号,必须避免。

(3)注意心血管反应:肌肉的收缩可引起心率及血压的明显升高,特别是针对老年人及有心血管疾病的患者。

(4)说明训练的目的和方法,消除患者可能存在的顾虑,经常对其给予鼓励,提高其自信和积极性。

(张燕玲)

## 病例 2 肱骨近端骨折患者的护理

患者,男性,55岁,主诉:车祸致伤右上臂,患肢伤后疼痛、肿胀、活动受限约 8 小时。在当地拍片后转来积水潭医院急诊,于急诊室接受一系列检查后,给予临时制动。诊断"肱骨近端骨折(右)",手术指征明显,为进一步治疗收入院。

## 一、诊疗过程中的临床护理

### (一)入院时

#### 1. 诊疗情况

**入院后查体**:体温 36.3℃,脉搏 78 次/分,呼吸 20 次/分,血压 119/96mmHg,神志清楚,对答切题,查体合作,伤后无头痛、腹痛、恶心、呕吐等症状。既往体健,否认高血压、冠心病、糖尿病、精神疾患、脑血管疾病等慢性病,慢性支气管炎十余年。

**专科查体**:右上臂近端可见明显畸形、肿胀,肱骨近端压痛,右肩关节活动受限,右上肢指端皮肤温暖,色泽正常,弹性好,毛细血管再充盈时间正常,桡动脉搏动正常,手指主动活动稍弱。

**辅助检查**:根据受伤史、局部力学检查、X 线片、CT 可明确骨折类型和移位情况。异常化验:丙氨酸氨基转移酶 80IU/L,复查后为 50IU/L、42IU/L、30IU/L,甘油三酯 2.31mmol/L。

### 思维提示

[1]仔细分析应激反应的性质和强度,与疾病发生的时间和症状内容,进行解释疏导。

[2]评估现在和过去的睡眠型态,患者主诉失眠,易醒,入睡困难,须做好睡眠护理。

[3]任何手术都会使患者产生心理和生理负担。围手术期护理旨在为患者提供身心整体护理,增加患者的手术耐受性。

[4]观察血管神经损伤情况,是否存在腋神经损伤后所特有的临床体征及"6P"体征。

[5]面临急诊手术,做好术前一系列的准备工作。

[6]了解患者对疾病和手术的认知程度。

2. 护理评估　患者主要症状为右上肢疼痛、活动障碍、情绪紧张,因疼痛出现失眠,易醒,反复多次咨询术前注意事项及患肢护理要点,希望能得到更多的信息支持。

3. 护理思维与实施方案

自述害怕骨折,心神不安
↓
恐惧

(1)护理目标:恐惧的行为表现和体征减少或消失。
(2)护理措施
- 消除其引起恐惧的医源性因素。
- 鼓励家庭成员参与患者的治疗,缓解患者的不良情绪。
- 鼓励患者进行一些增进舒适和松弛的活动。
- 利用护理手段给患者身心方面良好的照顾,使患者的安全感增加。

肢体功能丧失
↓
担心预后
↓
预感性悲哀

(1)护理目标:积极采取有效应对方式,使疼痛的影响程度减至最低。
(2)护理措施
- 观察记录疼痛性质、部位、程度、起始和持续时间、发作规律、伴随症状和诱发因素。
- 减轻或消除疼痛刺激。
- 心理方法:催眠与暗示用以分散注意力,减轻患者的焦虑与不适。
- 生理方法:冷敷,必要时使用镇痛药。

疼痛
↓
睡眠质和量发生改变
↓
睡眠型态紊乱

(1)护理目标:保证充足的睡眠。
(2)护理措施
- 明确引起睡眠紊乱的客观因素。
- 减少或消除环境中造成心情紊乱和睡眠中断的原因。
- 提供舒适的诱导睡眠的方法。
- 有计划安排好护理活动,尽量减少对患者睡眠的干扰。
- 给予镇静、镇痛药物,并观察疗效。

术前训练
{
(1)护理目标:达到预期效果。

(2)护理措施

- 完善术前肺功能检查,指导患者练习深呼吸。
- 指导患者进行术后体位训练,正确了解用颈腕吊带制动。前臂屈曲90°悬吊患肢固定于胸壁起到扶托作用,减少移位引起的疼痛。
- 指导患者练习床上排便、排尿。
}

外伤
↓
有神经,血管受损的危险
{
(1)护理目标:护理观察到位,未出现异常体征。

(2)护理措施

- 腋神经损伤最常见,注意检查肩外侧的皮肤感觉。
- 注意观察是否伴有胸部损伤,是否合并血气胸。
- 仔细检查,记录肢体远端的动脉搏动和缺血情况是否存在。
- "6P"体征:肢端疼痛(pain),苍白(pallor),麻木(paralysis),感觉异常(paresthesias),皮温减低(poikilothermta)及动脉搏动减弱或消失(pulselessness)
- 必要时血管造影检查。
}

患者多次咨询术前注意事项
↓
知识缺乏
{
(1)护理目标:患者对手术流程有所了解。

(2)护理措施

- 向患者说明手术的性质,进行手术治疗的原因及手术后果,完善各项术前准备。
- 告知患者恢复期的长短以及在恢复期阶段的特殊要求。
- 做床边指导,向患者解释术后可能遇到的问题。
- 用示范的方式,向患者传授术后康复锻炼技巧。
- 用书面方式提供信息,加强学习效果。
- 做好心理护理,减轻患者心理焦虑。
}

**(二)实施手术后**

1. **诊疗情况** 手术当日,T:38℃,P:84～88 次/分,R:18～21 次/分,BP:120/70mmHg。患者在全麻下行"肱骨近端骨折钢板内固定术",术毕安返病房,伤口外敷料包扎完整,无渗血,患肢有引流管一处,患肢置于功能舒适体位,抬高患肢,给予 24 小时心电监护及吸氧,观察伤口引流量及性质并记录量。告知患者麻醉恢复前需去枕平卧位,禁食水,麻醉恢复后可逐渐活动肢体,术后第 2 天患者出现体温过高,38.7℃,给予物理降温,且动态监测体温,并做好护理记录。

**思维提示**

[1]术后体温偏高,体温波动在 37.5~38.5℃,对原因不明的发热慎用药物降温法,以免影响对热型及临床症状的观察。

[2]应密切注意有无伤口感染及其他潜在并发症的危险出现。

[3]患者有伤口引流,应注意观察引流量及性质,并做好记录,维护管路安全。

[4]术后面临康复训练的不同时期,做好相关康复内容的指导练习。

[5]定期评估病情、身体状况、肌肉和关节活动情况。

[6]根据伤口渗出情况确定伤口换药频率。

2. 护理评估 患者麻醉后需去枕平卧位,禁食水,患肢有伤口引流,术后患者面临一系列恢复过程。

3. 护理思维与实施方案

术后疼痛、躁动

↓

皮肤发红,呼吸增快

↓

体温过高

↓

有发生感染的危险

(1)护理目标:发热的相关因素消除,体温恢复正常。

(2)护理措施

• 密切监测生命体征,做好相关记录。

• 观察热型及伴随症状,协助诊断。

• 保持室内空气新鲜,每日通风 2 次,室温 18~22℃,湿度 50%~70%。

• 鼓励患者多饮水,给予高热量,高蛋白清淡易消化饮食。

• 协助口腔护理。

• 物理降温,对症处理,观察降温后的效果。

• 排除伤口感染及潜在并发症的可能性。

咳嗽、咳痰

↓

呼吸困难

↓

肺部感染的危险

(1)护理目标:维持最佳的气体交换状态,表现为呼吸平稳。

(2)护理措施

• 评估患者呼吸状况、性质、频率、节律、形态、深度,有无轻度呼吸困难。

• 监测胸片,肺功能和实验室检查。

• 监测动脉血气,有无异常改变。

• 遵医嘱给抗生素,并观察药物疗效。

• 积极治疗原发病,建立定期排痰制度。

• 采用合适的呼吸疗法,雾化吸入治疗,改善患者的呼吸功能。

手术伤口的观察 {

(1)护理目标:患者安全度过手术期。

(2)护理措施

- 遵医嘱正确卧位,患肢屈肘摆于胸前。
- 密切观察肢体远端动脉搏动及手指的感觉、运动、血运情况、有无压迫神经和血管的现象、是否有肿胀等。
- 观察引流管是否通畅、引流量及性质、敷料包扎是否完整、有无渗血。
- 早期发现并发症即给予妥善处理。

骨折,运动不协调
↓
肢体制动,活动受限
↓
自理缺陷
{

(1)护理目标:恢复或部分恢复自理能力。

(2)护理措施

- 将所有用具安排在患者容易拿到的范围内。
- 提供安全措施和特殊的护理。
- 鼓励患者生活自理,需要时提供必要的帮助。
- 评价患者对实施护理措施后的反应,以确定这些措施的有效性。

术后康复训练
↓
第一阶段
{

(1)护理目标:练习握拳,及肘、腕、手指活动。

(2)护理措施

- 1周后被动功能锻炼。
- 逐渐增加活动范围,在颈腕吊带制动下钟摆样锻炼。
- 肩关节外旋及前屈锻炼。

术后康复训练
↓
第二阶段
{

(1)护理目标:主动功能锻炼。

(2)护理措施

- 逐步增加三角肌及肩袖肌力,主要在仰卧位下主动前屈,可用橡皮带增加内外旋锻炼。
- 鼓励患者双手抱头进行上肢外展外旋锻炼。

术后康复训练
↓
第三阶段
{

(1)护理目标:加强活动范围。

(2)护理措施

- 上肢可倚于墙上,用力加强前屈,以伸展肩关节。
- 3个月后可逐步开始力量锻炼。
- 活动时嘱患者肌肉放松,在无痛的范围内活动练习。

### (三)出院前

1. 诊疗情况 出院前行常规拍片,伤口一期愈合,护士给予患者及家属出院指导,各项检查均正常可出院。

**思维提示**

[1]护士向患者及家属做好出院宣教工作。

[2]指导家属测量体温的正确方法,加强体温监测的能力。

[3]为家属提供基本家庭护理指导。

[4]向患者及家属说明功能锻炼的目的、方法,取得理解与合作。

[5]与患者交谈时确立明确的目标,给予患者信息支持。

[6]制订明确的康复训练计划。为患者制订详细的功能锻炼量化指标并根据实际情况修改调整。

2. 护理评估 做好出院时患者心理、药物知识水平及康复期间的护理宣教。

3. 护理思维与实施方案

对信息误解
↓
缺乏专业护理方面知识
↓
知识缺乏(特定的)

(1)护理目标:具备相关知识技能,生活自理。

(2)护理措施

· 向患者及家属介绍康复锻炼相关知识,提高认识,取得合作。

· 指导督促患者在日常生活中使用患肢。

· 告知患者发挥患肢功能,避免肩关节周围肌肉萎缩,尤其是针对老年患者。

· 早、中期可使用患肢端碗、夹菜、刷牙、系裤带等。

出院相关注意事项,
内容不了解
↓
知识缺乏

(1)护理目标:保持稳定的康复状态。

(2)护理措施

· 发放出院指导卡,根据患者具体情况制订康复锻炼计划。

· 教会患者康复锻炼方法及效果评估。

· 建立出院患者联系卡,定时与患者家属保持联系,给予信息支持。

· 定期复查。

**影响伤口愈合的常见因素**

| 全身因素 | 局部因素 |
|---|---|
| 年龄 | 血供障碍 |
| 营养障碍 | 感染 |
| 代谢障碍 | 出血 |
| 免疫功能低下 | 缝合技术 |
| 药物影响 | 机械压力 |
| 遗传因素 | 缝合材料 |
| 低血容量 | 组织缺损 |

# 二、护 理 评 价

患者从入院到出院,护理上给予一系列的护理方案的实施。入院时,针对患者焦虑、睡眠紊乱、知识缺乏方面的问题,给予到位的护理措施;专业方面,准确评估患肢功能,采取有效应对方式,使疾病的影响降至最低程度,患者有良好的认知能力。积极配合治疗,有效地预防手术治疗期间易出现的并发症,治疗护理达到预期效果。

# 三、安 全 提 示

1. 对于活动无耐力的患者,特别是老年人由于肌肉的力量及灵活性减弱,康复训练护理中,安全是首先应考虑的问题,应根据患者自身的情况,调整活动的频率、持续时间和强度。

2. 并发症 ①神经损伤;②血管损伤;③不愈合;④畸形愈合;⑤肱骨头缺血坏死;⑥冰冻肩;⑦创伤后关节炎。

3. 患者患有慢性支气管炎十余年,肺的弹性降低,支气管腔狭小,胸廓弹性和呼吸肌力量降低,因此正常的肺功能受影响,肺活量降低,残气量增加,麻醉手术及术后疼痛均可能成为患者肺部并发症的原因,也是术后致死的重要原因之一,因此,对术前患有呼吸道疾病的患者必须充分意识到手术的危险性,根据患者的临床发现,可对呼吸功能作出评估,通过一些客观指标可预测发生呼吸系统并发症的危险性。

**呼吸功能临床分级**

| 分级 | 劳动强度 | 临床表现 | |
|---|---|---|---|
| | | 呼吸困难 | 发绀 |
| 0 | 中度 | 无 | 无 |

续表

| 分级 | 临床表现 | | |
|---|---|---|---|
| | 劳动强度 | 呼吸困难 | 发绀 |
| Ⅰ | 中度 | 有 | 无或轻度 |
| Ⅱ | 轻度 | 有 | 轻度或中度 |
| Ⅲ | 静息 | 有 | 中度或重度 |

**呼吸系统并发症危险性预测**

| 分级 | $PCO_2$(kPa) | $PO_2$(kPa) | 最大通气量(%) | 时间肺活量(L) | 肺活量(L) |
|---|---|---|---|---|---|
| 低危 | 5.6~6.27 | 8.0~9.3 | 50~70 | 1.0~1.5 | 1.5~2.0 |
| 中危 | 6.4~7.07 | 6.67~8.0 | 33~55 | 0.5~1.0 | 1.0~1.5 |
| 高危 | >7.07 | <6.67 | <33 | 0.5 | <1.0 |

在围术期注意监测、维护和支持呼吸功能,防止呼吸并发症和呼吸衰竭的发生。临床上有明显呼吸功能障碍的患者,经相关指标检测属于中危或高危者,都应进一步检查和治疗,以改善肺功能。

## 四、经 验 分 享

1. 准确评定的临床作用　准确评定有助于明确护理诊断,制订护理目标,确定护理效果,具有反馈调整作用,预后评估作用,作好回归社会前准备的作用。

2. 对于有恐惧感的患者,消除引起恐惧的医源性因素非常重要,护理措施应包括:耐心详细地介绍特殊检查、手术环境程序及配合要点,对疾病的预后给予明确有效和积极的信心、心理支持,给予患者治疗信心与安全感,设计和执行一个减轻恐惧的计划,使患者在心理和生理上的舒适感有所增加。

3. 被动活动时根据病情选用不同的方法,注意保护关节,切忌冲击性及粗暴性牵扯,练习宜多次反复进行,并观察患者的反应,详细说明治疗的目的、方法、原理以取得患者及家属的配合。

4. 康复评估的内容　了解功能障碍的性质、功能障碍的范围、功能障碍程度、评定患者的康复欲望及需求,评定治疗效果,为康复护理方案提供有效的决策依据。

5. 康复计划原则
(1)渐进性原则:避免产生劳损、继发骨折,逐渐增加负荷。
(2)持续性原则:康复训练贯穿在整个治疗过程中。
(3)个性化原则:康复训练时间和强度视个人差异而定。

（张燕玲）

# 病例 3 肱骨干骨折患者的护理

患者,男性,27 岁,主诉:重物砸伤左上肢数小时,以"侧肱骨干骨折(左)"急诊收入院。

## 一、诊疗过程中的临床护理

### (一)入院时

**1. 诊疗情况**

**入院后查体**:体温 37.2℃,脉搏 88 次/分,呼吸 21 次/分,血压 105/80mmHg,神志清楚,对答切题,查体合作,伤后无头痛、腹痛、恶心、呕吐等症状。既往体健,否认高血压、冠心病、糖尿病、精神疾患等病史。

**专科查体**:左上臂可见明显畸形、短缩、肿胀、青紫。活动功能丧失,皮肤可见多处皮擦伤,未出现桡神经损伤,无垂腕畸形,拇指能外展,手指掌指关节能伸直,皮肤感觉正常,无肱动脉损伤,毛细血管再充盈时间正常,桡动脉搏动正常。

**辅助检查**:根据外伤史,局部力学检查,肱骨正侧位 X 线片可了解骨折类型和移位情况,X 线检查应包括肩关节及肘关节以排除关节内的骨折与脱位。

**异常化验检查**:D-二聚体定量为 750mg/L,后复查 460mg/L、243mg/L。

**思维提示**

[1]患者暴力损伤,须做好损伤局部的神经血管功能评估与观察。

[2]患者出现疼痛症状,体温升高,最高体温 38℃,应加强相关护理。

[3]定期检测营养状况,保证出入液量平衡。

[4]患者面临手术,担心预后不佳,给予信心及心理支持。

[5]及时处理上肢的伤口,给予换药处理。

**2. 护理评估** 患者主诉患肢疼痛、肿胀,不能活动,入院后体温有所升高,对手术不了解,充满了恐惧感,针对麻醉风险,术前完善相关检查,及时联系相关科室会诊,控制基础病,针对感染风险,围术期给予抗生素预防,注意无菌操作,术后密切观察病情变化,设计合理的护理方案,减轻患者的不良情绪。

3. 护理思维与实施方案

骨折损伤
↓
有合并血管神经损伤
的危险

(1)护理目标:准确观察病情,详细记录。
(2)护理措施
- 评估患肢的损伤严重程度。
- 准确评估疼痛的部位、程度、性质、持续时间以及减轻疼痛措施的有效性,做好临床鉴别诊断。
- 观察患肢血管、神经功能。

发热,不适
↓
体温高于 38℃

(1)护理目标:发热的相关因素消除,体温正常。
(2)护理措施
- 配合医师积极查明发热的原因,观察热型的变化,有针对性地给予治疗。
- 减少体热产生及增加体热散失。
- 采取降温措施,半小时后复查体温并继续观察其变化。
- 减少发热对身体造成的影响。
- 做好心理护理,帮助患者克服急躁与不安情绪,安心接受治疗。

患肢损伤
↓
肿胀,充血
↓
疼痛

(1)护理目标:疼痛减轻。
(2)护理措施
- 抬高患肢,放置舒适体位,冰敷,鼓励做握拳动作,给予颈腕吊带制动。
- 在疼痛发生或加重前给药。
- 应用无创伤性镇痛措施:如按摩、分散注意力等。
- 心理支持:加强相关知识的教育,有助于增强患者的主动参与感而减少其无能为力感。

对手术不了解
↓
担心预后不佳
↓
恐惧

(1)护理目标:患者获得手术的有关知识,恐惧感减轻。
(2)护理措施
- 根据患者的心理特点进行有效的心理护理干预。
- 为患者提供期望得到的信息资料。
- 应用行为控制技术。
- 向患者详细介绍手术的安全性,手术前后的注意事项,可能出现的受限情况,护理照顾的各种方式。
- 完善各项化验检查及术前准备。
- 增强心理社会的支持,解除患者的心理压力。

损伤,皮肤擦伤
↓
常规换药

（1）护理目标:正确处理伤口。
（2）护理措施
- 操作前告知患者,做好解释工作,缓解紧张情绪。
- 评估伤口的特点、形态、大小、血运情况。
- 评估伤口出血情况。
- 评估是否有感染存在。
- 给予患者重组牛碱性成纤维细胞生长因子外用。
- 严格无菌操作并做好相关换药记录。

**(二)实施手术后**

1. 诊疗情况　术毕安返病房,体温 36.9℃,脉搏 88 次/分,呼吸 21 次/分,血压 120/85mmHg,患肢放置外固定架,伤口敷料包扎完好,无渗血,给予患者 24 小时心电监护及持续低流量吸氧。

**思维提示**

[1]手术患者,并发症观察是临床护理的重点。在允许的情况下,改变体位并保持健康部位处于舒适的状态。

[2]外固定架的护理,并发症的预防。

[3]患肢功能的重建,进行系列的康复锻炼。

2. 护理评估　根据患者的病情,术中情况,手术方式的需要,找出术后易出现的护理问题,做到预见性观察和护理,预防伤口感染及并发症,术后的外固定架将给生活带来不便,使患者在思想上有所准备,康复训练是康复重点。

3. 护理思维与实施方案

术后
↓
生命体征观察

（1）护理目标:安全度过手术期。
（2）护理措施
- 24 小时监测生命体征,吸氧治疗。
- 全麻术后的相关护理。
- 注意各种管路的情况,并及时记录。

术后
↓
患肢伤口情况观察
↓
有发生感染的危险

（1）护理目标:患肢未发生伤口感染。
（2）护理措施
- 掌握患者的基本情况。
- 评估风险。
- 密切观察伤口情况,加强伤口护理,保持伤口的干燥清洁。

术后
↓
康复

(1)护理目标:预防损伤后的并发症。

(2)护理措施

- 复位固定后开始练习指、掌、腕关节活动。
- 上臂肌肉主动舒缩练习,加强两骨折端在纵轴上的挤压力。
- 2～3周后开始肩、肘关节练习。
- 伸屈肩、肘关节,旋转肩关节,双臂上举。
- 定期评估患者的自理能力、活动范围及功能锻炼情况。

持续外固定架治疗
↓
预防并发症

(1)护理目标:无相关并发症出现。

(2)护理措施

- 针道感染:加强针道护理。
- 针道松动和断裂:每日检查,保持有效固定。
- 关节运动受限:早期进行功能锻炼。
- 血管神经损伤:评估与观察其出现的早期体征。
- 对线和对位异常:定期复查。
- 延迟愈合或不愈合:长期随访,评价患肢愈合情况。

**(三)出院前**

1. 诊疗情况　伤口一期愈合,患者生命体征平稳,能部分自理,以适应因特殊治疗所需要的患肢制动,并具备相关的护理知识。

**思维提示**

[1]维持外固定架的有效治疗,继续功能锻炼。

[2]保持骨折部位的固定,预防愈合过程中的再断裂。

[3]解除外固定架后所涉及到的康复训练。

[4]注重骨折端的保护,定期拍片,了解骨痂形成情况。

[5]对患者家属进行教育,使家属了解治疗过程,参与其中一部分的心理护理。

2. 护理评估　做好出院时患者心理、药物和知识水平及康复期的护理宣教。

3. 护理思维与实施方案

患者及家属对康复期
护理不了解

↓

知识缺乏

(1)护理目标:明确出院后的相关护理内容。

(2)护理措施

- 外固定限制患者的活动,也易磨损着力点的皮肤,指导患者正确清洁及保护皮肤的方法。
- 继续功能锻炼,防止肌肉萎缩及关节僵直。
- 定期复查。

解除外固定架后

↓

康复训练

(1)护理目标:继续患肢的功能训练。

(2)护理措施

- 全面练习肩关节活动,如肩关节环转、内旋、外展外旋、外展内旋、后伸等运动。
- 早中期严禁做上臂旋转活动。
- 逐步生活自理,帮助患者不断提高生活自理能力。

出院带药

↓

知识缺乏

(1)护理目标:正确口服药物治疗。

(2)护理措施

- 向患者介绍中药舒筋活血、散瘀止痛的药理作用。
- 告知患者正确的服药方法、剂量、时间及禁忌证。
- 告知患者服止痛药治疗选择的潜在利益和风险。
- 根据患者的治疗目标,在最短治疗时间内使用最低的有效剂量。

## 二、护 理 评 价

患者从入院到出院,护理上给予了一系列的护理方案的实施,顺利安全度过围术期,外固定架治疗得到有效护理,未出现并发症,患者情绪平稳,顺应治疗,自我照顾能力增强,具备了术后预防并发症和康复锻炼的相关知识,能按计划康复训练,关节活动度(ROM)达到预期目标。

## 三、安 全 提 示

1. 康复训练护理应遵循循序渐进的原则,动态评价骨折不同愈合时期的康复训练的安全性:肌肉等长收缩可以从术后第1天进行,2周后骨折处有部分愈合后做肩下水平的肩关节活动,4周后有明显骨痂生长可做肩上水平活动,6~8周后骨折基本愈合,可增加关节活动范围的主动活动,定期X线摄片检查。

2．桡神经损伤后,引起支配区域皮肤营养改变,使皮肤萎缩干燥、弹性下降,容易受伤,而且损伤后伤口易形成溃疡,应注意皮肤的预防与护理。

(1)每日用温水擦洗患肢,保持清洁,促进血液循环。

(2)定时变换体位,避免皮肤受压引起压疮。

(3)禁用热水袋,防止烫伤。

3．肱骨干骨折患者常主诉上臂疼痛、肿胀及畸形,有异常活动和骨擦感,由于肱骨干骨折常由高能量暴力造成,所以应特别注意并发症的检查,首先应处理危及生命的损伤,然后再对肢体做系统检查,若有血管损伤指征则应使用多普勒超声仪探测脉搏来判断血管情况,用测压仪来监测筋膜间隔的压力。对肿胀严重或有较重软组织伤以及多发伤的患者应注意仔细检查。

# 四、经 验 分 享

1．术前提高患者对手术的耐受力是保证手术顺利进行和早日康复的重要条件,护士应给予充分重视,保证患者充足睡眠可增加食欲,改善营养状况和器官功能,从而提高机体的免疫能力和手术的耐受力,对于情绪紧张者睡前给予适量的镇静安眠药物,以保证有良好的睡眠。

2．完善标准的患者教育计划,让患者根据自己的健康状况,与护理人员进行有效的合作,是患者恢复健康的重要环节。

3．肌力练习时选择不同训练方法,争取掌握运动量,训练初始应适当减少负荷和持续时间,以保证安全有效的训练,并注意无痛锻炼,心理支持。

4．肱骨干骨折,特别是伴有桡神经损伤时患肢伸腕、伸指功能障碍,皮肤感觉减退,患者心理压力大,易产生悲观情绪,应向患者介绍神经损伤修复的特殊性,即治疗周期长,短期内症状改善不明显,使患者有充分的思想准备,以预防不良情绪的产生,关注患者感觉和运动恢复的微小变化并以此激励患者,使其看到希望。

5．疼痛产生原因和临床表现

(1)创伤:由创伤刺激引起,其特点为受伤部位疼痛明显,局部及邻近部位活动时疼痛加重,制动后减轻,受伤初期疼痛剧烈,但随着致伤原因的解除,疼痛会逐渐缓解,一般情况下,创伤后2~3个月疼痛可缓解。

(2)炎症:引起感染的致病菌不同,炎症疼痛的特点也不同。

1)化脓性感染:疼痛由炎症刺激引起,随着炎症程度加重而加重,局部可出现持续性疼痛,形成脓肿时局部出现胀痛或跳痛,常常伴有局部红、肿、热、压痛,严重时伴有不同程度的全身中毒症状。

2)骨与关节结核:疼痛开始较轻,随着骨与关节破坏程度加重而加重,形成全关节结核时,常伴有剧痛,严重时也可伴有全身中毒症状,本病好发于胸、腰椎及髋关节、膝关节。

3)气性坏疽:发病时患者自觉患肢沉重或疼痛,常伴有局部剧烈肿胀,压痛和全身中毒症状。

(3)急性缺血:疼痛因肢体急性缺血引起,常见于骨筋膜室综合征和动脉痉挛等。

(4)骨肿瘤:早期一般无疼痛,随着肿瘤的增长,对周围组织破坏和压迫的增加,疼痛由轻到重,越到晚期疼痛越难以忍受。

(5)神经性疼痛:疼痛局限于某一确切神经分布区域,呈放射状。

(6)截肢后疼痛应考虑:①断端神经瘤:由切断神经的断端再生神经纤维形成;②幻肢痛:是一种与精神心理因素密切相关的疼痛。

(高琳)

## ▶ 病例 4 肱骨髁上骨折患者的护理

患者,女性,61 岁,主诉:车祸致伤右肘疼痛、肿胀、活动受限约 4 小时。来积水潭医院急诊,于 2011 年 8 月 31 日急诊入院。

## 一、治疗过程中的临床护理

### (一)入院时

#### 1. 诊疗情况

**入院后查体**:体温 36.8℃,脉搏 72 次/分,呼吸 18 次/分,血压 136/82mmHg。右肘疼痛、肿胀、活动不能,给予临时制动,伤后无昏迷、头痛、头晕、气促、恶心、呕吐等症状,小便正常,大便尚可,否认特殊病史。

**专科查体**:右肘见明显肿胀,压痛明显,右肘呈被动屈曲位,关节活动障碍,肱骨髁上部有异常活动和骨擦感,患者伴有正中神经损伤,拇指不能对掌,握力低下,桡侧三个半手指感觉障碍。

**辅助检查**:根据受伤史、局部力学检查,肘部正侧位 X 线片、CT 检查,明确骨折类型和移位情况。

**异常化验**:血红蛋白 90g/L,复查后 92g/L。

**思维提示**

[1]骨折损伤后疼痛难忍,需针对临床表现及伴随症状给予相应护理。
[2]及时评价和记录各项止痛措施的效果。
[3]做好术前的相关准备工作及心理支持。
[4]术前纠正贫血,给予营养支持治疗。定期检测各项营养指标,积极治疗原发病,祛除致病因素。
[5]在护理工作中为患者提供医疗护理信息,允许患者及其家属参与医疗护理决策、医疗护理过程。

**2. 护理评估** 患者情绪不稳,呈痛苦面容,主诉伤肢疼痛,不能活动,外观患者体型偏瘦,体重低于相应年龄的体重标准,肌肉松软无力,生活自理能力差,观察潜在的疾病,给予及时处理,关注患者全面查体情况,进一步了解心血管系统、消化系统、泌尿系统及神经系统情况。

3. 护理思维与实施方案

骨折损伤
↓
疼痛

(1)护理目标:疼痛减轻,舒适感增加。

(2)护理措施

- 通过评估掌握患者疼痛的一般资料。
- 减少引起疼痛的相关刺激。
- 冷敷,必要时给予镇痛治疗。
- 做好心理支持,指导教会患者自我镇痛的方法,消除其紧张恐惧等不良情绪。

患者消瘦,面色苍白
↓
体重偏低
↓
营养失调,低于机体需要量

(1)护理目标:有效改善机体营养状况。

(2)护理措施

- 评估目前饮食状况。
- 排除造成营养不良的相关因素。
- 允许按个人喜好选择食物品种,摄入足够的热量。
- 补充血容量,给予必要的蛋白质、氨基酸等治疗。
- 纠正低蛋白血症、贫血。

骨折损伤
↓
手术前准备

(1)护理目标:做好术前各项相关工作及潜在并发症预防的有效执行。

(2)护理措施

- 协助完善术前各种相关的检查及护理工作。
- 关注老年患者疾病的特点,做好基础护理。
- 对于一些潜在的并发症给予及时观察和处理。

骨折损伤
↓
有神经血管受损的危险

(1)护理目标:密切观察,准确记录。

(2)护理措施

- 评估是否存在肱动脉急性损伤——前臂掌侧骨筋膜室综合征"5P"征象。
- 评估神经损伤情况——主要的三条神经:正中神经、桡神经、尺神经。

**(二)实施手术后**

1. 诊疗情况 患者在全麻下行肱骨髁上切开复位钢板内固定术。患者安返病房,体温 36.2℃,脉搏 80 次/分,呼吸 22 次/分,血压 105/65mmHg。病情平稳,麻醉后特殊体位,心电监护并持续低流量吸氧,建立静脉通路,伤口包扎完整,无渗血,输液按计划完成,临时输血 2 单位,输血顺利未见输血反应,每日 1 次人血白蛋白静脉输入。

**思维提示**

[1]术后生命体征监测,防止突发事件的发生。

[2]低蛋白血症患者,预防术后伤口感染是其护理的重点。

[3]麻醉恢复期,患者所面临的潜在并发症,给予相应的观察和护理措施。

[4]术后面临患肢功能康复训练,防止患肢出现的肌肉萎缩。

[5]维护管路安全。

2. 护理评估　全麻术后患者易出现术后各种并发症,如延迟清醒、呼吸抑制、低血压,须严密观察监测生命体征、血气分析指标的变化,患者咳嗽无力,加上卧床极易引起肺不张或肺炎,应鼓励患者做深呼吸运动,定时变换体位,防止神经系统并发症,如术后昏睡不醒或昼夜颠倒,应多与患者沟通,注意水电解质紊乱及酸碱平衡失调。

3. 护理思维与实施方案

由于麻醉引起的
感觉知觉障碍
↓
有受伤的危险
{
(1)护理目标:保证患者的安全。
(2)护理措施
- 评估患者导致功能状态发生改变的相关因素和危险因素。
- 监测病情,及时给予相应处理。
- 定时巡视患者,合理安排陪护。
- 防止跌倒、坠床、误伤等不良事件的发生。

低蛋白血症
↓
有伤口感染的危险
{
(1)护理目标:伤口未发生感染。
(2)护理措施
- 减少或去除发生感染危险的相关因素。
- 营养支持。
- 合理使用抗生素。
- 严格各项无菌操作。
- 监测发生感染的特殊临床体征。

术后引流管放置
↓
引流管的护理
{
(1)护理目标:引流管护理到位。
(2)护理措施
- 保持引流管通畅,有效固定,防止脱落。
- 保持有效的负压吸引。
- 密切观察引流液的量、颜色、性质。
- 严格无菌操作,保持伤口敷料干燥、清洁,做好相关记录。

术后并发症观察
↓
消化道应激性溃疡

（1）护理目标：未出现并发症。

（2）护理措施

- 观察患者术后有无腹胀、腹痛主诉，必要时给予禁食水。
- 观察呕吐物颜色，是否有咖啡样物质。
- 观察患者大便是否有柏油样便。
- 做到及早发现，及早报告。

术后紧张、疼痛
↓
麻醉导致排尿反射抑制
↓
尿潴留

（1）护理目标：正常排尿。

（2）护理措施

- 向患者解释尿潴留的原因，消除紧张心理。
- 创造良好的环境，鼓励患者自行排尿。
- 应用诱导法排尿。
- 必要时遵医嘱给予导尿。

伤后不了解功能锻炼的内容
↓
知识缺乏

（1）护理目标：按计划完成不同时期的康复训练内容。

（2）护理措施

- 早、中期复位固定后当日开始做握拳，伸指练习。
- 术后第 2 日增加腕关节屈伸练习。
- 术后患肢戴前臂吊带保护，做肩前后左右摆动练习。
- 术后 1 周后增加肩部主动练习，逐渐增加运动幅度。
- 晚期：恢复肘关节活动度的练习。

**（三）出院前**

1. **诊疗情况** 患者通过手术治疗现病情平稳，治疗期间无并发症发生，安全度过围术期，伤口一期愈合，贫血状况得到纠正，按计划完成康复训练内容。

**思维提示**

[1]向患者介绍办理出院的流程。

[2]告知患者术后拆线时间及复查时间。

[3]告知患者详细的康复治疗护理路径。

[4]护士向患者及家属讲解康复期护理注意事项。

[5]积极寻求来自家庭、社区、个人的支持。

[6]向患者介绍一些能增加舒适和松弛的方法，避免不良情绪的影响。

2. 护理评估 做好出院时患者心理、药物知识水平及康复期的护理宣教,以便延续后期的治疗与护理。

3. 护理思维与实施方案

患者及家属对康复期
护理注意事项不了解

↓

知识缺乏

(1)护理目标:了解康复期所涉及的护理问题。

(2)护理措施

- 了解患者目前的健康状态,并评价其过去和现在的应对形态,确定护理问题。
- 信息支持:鼓励患者掌握有关知识,达到自我维护健康的目的,并给予积极的心理支持。
- 告知患者循序渐进地进行功能锻炼。
- 定期随访。

## 二、护 理 评 价

患者从入院到出院,护理上给予了一系列的护理方案的实施,术前针对患者的疼痛、营养不良、焦虑、便秘等问题,给予相应的护理措施。应用应对焦虑的有效方法,患者在心理上、生理上舒适感有所增加,患者的便秘症状解除,重新建立良好的排泄形态,诸多护理措施使患者主诉减少,营养状况得到改善,术后患者生命体征平稳,水电解质平衡,通过专业护理、积极的康复训练,患肢未发生挛缩、畸形等并发症,功能逐步得到改善。

## 三、安 全 提 示

1. 老年患者对手术及麻醉的耐受力较差,手术后护理除一般成年人的护理内容外,还应特别注意生命体征的监测及护理和重要脏器功能的监护。

2. 老年人的营养不良,可以由于慢性疾病、贫血、厌食、牙齿的状况、经济问题、孤独、没有能力获得或准备食物以及液体不平衡等引起,如果不能满足新陈代谢的需要量则会导致体重减轻、健康不良、机体生长及自我修复功能减退,特别是针对需要手术治疗的患者。

3. 肱骨髁上骨折可合并肱动脉损伤,此外亦可合并神经损伤,其中以正中神经损伤较多见,桡神经次之,观察手部的感觉、运动情况、皮肤温度和颜色,有助于判断有无合并肱动脉及神经损伤。

4. 值得注意的是肘部骨折并发骨化性肌炎的机会较多,应给予相应治疗。

5. 损伤后出现的并发症

(1)Vollkman 缺血挛缩,密切随诊观察患肢末梢血运是否出现"4P"征象。

(2)肘内翻畸形,观察至伤后 1～2 年畸形稳定。

(3)神经损伤:主要因骨折局部压迫牵拉或挫伤所致,数周自行恢复。若伤后 12 周仍无恢复,结合肌电图检查结果可行手术探查,并进行适当处理。

6.警惕前臂骨筋膜室综合征 由于肱动脉受压损伤或严重的软组织可引起前臂骨筋膜室综合征。如不及时处理可引起前臂缺血性挛缩,密切观察("5P")征象:

(1)剧烈疼痛:一般止痛剂不能缓解,晚期严重缺血后神经麻痹即转为无痛。

(2)患肢苍白或发绀。

(3)肌肉麻痹,患肢进行性肿胀,肌腹处发硬,压痛明显,手指处于屈曲位,主动或被动牵拉手指时疼痛剧烈。

(4)感觉异常,患肢出现套状感觉,减退或消失。

(5)无脉,桡动脉搏动减弱或消失,应紧急处理。

7.人血白蛋白的正确使用 该患者在预防和治疗低蛋白血症时,长期使用人血白蛋白,应定期监测患者白蛋白浓度,视患者的白蛋白缺乏程度按需输入。治疗后,偶可出现寒战、发热、颜面潮红、恶心呕吐等症状,快速输入可引起血管超负荷导致肺水肿,偶有过敏反应,上述不良反应应引起临床重视。

# 四、经 验 分 享

1.在老年期,因新陈代谢降低和药物的排泄减慢所致药物的副作用在老年患者身上较明显而频繁,止疼药使用从小剂量开始。另外,老年人经常服用多种药物,必须注意药物间的相互作用。

2.对于术后出血的原因分析,包括术中止血不完善,创面渗血未彻底控制,手术后结扎线松脱,原痉挛的小血管断端舒张,凝血机制障碍等,应结合局部及全身情况综合分析判断,及时处理,以确保患者的安全。

3.术后感染的预防应遵循的原则

(1)严格无菌操作技术。

(2)广谱抗生素的预防性应用。

(3)严重污染切口的延期缝合。

(4)增强患者的抵抗力。

4.由于正中神经损伤后不仅影响屈拇屈指及对掌功能,而且实体感觉丧失,对手的功能有很大影响,因此恢复感觉功能是很重要的任务。对于感觉减退可以让患者触摸各种不同形状大小、质地不同的物体。

5.测量关节活动范围的注意事项

(1)受检关节须充分暴露。

(2)测量时患者的体位应正确,以提高检查结果的可靠性及检查的可重复性。

(3)先测量关节的主动活动范围,后查被动范围。

(4)应与对侧相应关节测量进行比较。

(5)避免在按摩运动及其他康复活动后立即进行检查。

6.骨筋膜室综合征护理要点

(1)患肢的处理:松解所有外固定物,并尽量减少患肢活动,将患肢放平,严禁抬高,避免动脉压降低,肢体血液灌注量减少,加重组织缺血缺氧,患肢严禁按摩、热敷。

(2)患肢局部的观察

1)疼痛情况:①由于神经组织对缺血最敏感,感觉纤维出现症状最早,造成疼痛,与损伤程度不成比例;②患肢广泛性压痛是本综合征的重要特点,患者常惧怕搬动或挤压患肢;③被动牵扯患肢的指(趾)甲时,患者出现十分敏感和剧烈的疼痛,为典型的临床表现。

2)肿胀情况:随着病情的发展,肢体坚硬、肿胀、无弹性,并可伴有张力性水疱。

3)感觉情况:肢体皮肤感觉异常,患肢常有麻木感或蚁走感。

4)血液循环情况:患肢末梢早期微血管充盈基本正常,动脉搏动减弱或消失后期肢端苍白或发绀,微血管充盈时间延长,动脉消失。

5)患肢功能:早期肌力减退、运动功能障碍,晚期肌肉坏死、肌张力丧失,出现手足畸形。

(3)全身情况观察:可出现低血压或休克,晚期肌肉坏死,毒素吸收可出现发热、肾衰竭等症状。观察生命体征及尿量、尿色的变化。

(4)用药护理。

(5)术后护理:继续观察患肢末梢血运、感觉、运动、动脉搏动情况,积极预防酸中毒、高钾血症、肾衰竭等并发症,观察伤口情况。

(6)饮食护理。

(7)心理护理。

7.因为瘢痕增生物的发生实际是术后3～5个月,出院后没有医护人员的监督,此时患者容易产生松懈,尤其是病症稍一减轻,关节功能有所改善,就产生痊愈的错觉,从而放弃锻炼,此时关节周围伤面结缔组织增生形成坚硬的瘢痕,将使原来的关节功能度数明显缩小,因此,出院后的关节功能锻炼必须持之以恒。

(高琳)

## 病例 5　尺桡骨干双骨折患者的护理

患者，男性，15 岁，主诉：被重物砸伤右前臂 1 天。来积水潭医院急诊，诊断为"尺桡骨骨干双骨折（右）"，给予闭合整复，石膏外固定后收入院继续治疗。

## 一、诊疗过程中的临床护理

### （一）入院时

**1. 诊疗情况**

**入院后查体：**体温 36.2℃，脉搏 84 次/分，呼吸 22 次/分，血压 120/80mmHg。了解患者受伤的原因、时间，受伤的姿势，外力的方式、性质，骨折的轻重程度，伤后急救处理，受伤时的身体状况及病情发展情况做好相应记录。

**既往史：**既往体健，否认高血压、冠心病、糖尿病等病史。

**专科查体：**伤后患肢前臂肿胀、疼痛、活动受限，尤以前臂旋转功能受限明显，并可见局部明显畸形，物理检查包括详细的桡神经、正中神经、尺神经的运动和感觉功能评估，未见异常体征。诊断主要依据明显的外伤史及力学检查结果，X 线检查应拍摄正侧两个位置，包括肘关节和腕关节，既能避免遗漏上下尺桡关节的合并损伤，又能借此判断桡骨近骨折端的旋转位置。

**异常化验：**患者所有化验检查均在正常范围之内。

**思维提示**

[1] 未成年损伤，有其特殊的生理特点，须强化个性化护理及家庭成员的积极配合与监护。

[2] 持续有效的石膏制动，做好相应的石膏护理。

[3] 根据受伤机制的分析及解剖特点，观察预防骨筋膜室综合征。

[4] 注意各种体位承重处的皮肤情况，预防压疮。

**2. 护理评估**　完善各项化验检查，患肢制动，观察末梢血运、感觉、活动功能，同时指导患者做手掌的伸手握拳运动，患者一般情况好，能积极配合，但仍存在焦虑、疼痛等问题。

**3. 护理思维与实施方案**

情绪不稳,哭闹
↓
焦虑

(1)护理目标:焦虑有所减轻,能配合治疗。
(2)护理措施
- 与患者家属一起分析焦虑产生的原因及不适,尽可能消除引起焦虑的因素。
- 正确引导患者面对损伤现实,探讨个体应对方式。
- 鼓励同学及家长来探视。
- 建立良好的护患关系,给予信息支持。

主诉不适
↓
坐立不安
↓
保护性体位
↓
疼痛

(1)护理目标:患者主诉疼痛减轻。
(2)护理措施
- 评估患者疼痛的性质。
- 与患者进行公开的诚恳的沟通,提供选择机会来促进其安全感。
- 在操作过程中尽量减少疼痛。
- 与患者配合,使用无创伤性止痛措施。
- 鼓励患者多活动,特别是在疼痛较轻时。
- 与家长共同讨论患者所喜爱的活动,并共同制订活动日程。

损伤骨折
↓
有并发症出现的危险
↓
骨筋膜室综合征

(1)护理目标:未出现并发症。
(2)护理措施
- 客观全面评价损伤程度。
- 仔细检查前臂的血运情况及肿胀程度。
- 损伤初期当肿胀张力较大时进行风险评估。
- 最有价值的临床检查是手指被动伸直活动。
- 必要时测定筋膜间室压力。

石膏固定
↓
注意事项

(1)护理目标:正确的石膏护理。
(2)护理措施
- 列入交接班项目,进行床前交接班。
- 预防压疮。
- 如肢体肿胀,出现血管神经压迫症状,需要切开石膏时应将石膏从头到尾全层切开,防止局部压力减轻,产生肿胀消退的假象。
- 肿胀消退致使石膏松动,应及时更换石膏。

持续石膏固定
↓
预防石膏综合征

(1)护理目标:维持石膏的有效固定。

(2)护理措施

- 评估是否存在长时间不缓解的压迫症状。
- 观察血液循环障碍、神经压迫的先期预兆,警惕缺血性挛缩发生。
- 警惕石膏的热效应。
- 警惕过敏性反应。
- 警惕石膏使用的继发感染。

损伤骨折
↓
持续石膏固定
↓
有失用综合征的危险

(1)护理目标:未出现失用综合征。

(2)护理措施

- 固定后2周内注意观察有无骨折再移位。
- 复位固定后即可开始康复训练,初期可练习上臂和前臂肌肉舒缩活动,用力握拳,充分屈伸手指。
- 2周后开始练习肩、肘、腕关节,活动频率和范围逐渐增加,但禁忌做前臂旋转活动。
- 4周后,肘关节的屈曲、伸展训练以及前臂的旋前旋后训练。
- 渐进式抗阻力肌力训练及耐力训练,避免负重的日常能力训练。

**(二)出院前**

1.**诊疗情况** 出院前行常规拍片、各项检查,无异常后可带药出院。患者已适应石膏外固定治疗,并自觉保护。

**思维提示**

[1]告知患者制动可以控制肿胀和炎症,避免再损伤。
[2]告知患者活动时勿使伤处移位、扭曲、震动。
[3]介绍出院后相关注意事项。
[4]鼓励患者积极用左手替代右手功能,生活达到自理。
[5]积极尽早回归学校,重新适应新的生活模式。
[6]提供心理支持。

2.**护理评估** 做好出院时患者心理、药物知识水平及康复期的护理宣教。

3.**护理思维与实施方案**

石膏持续固定
↓
出院后注意事项
↓
知识缺乏

(1)护理目标:了解整个治疗过程,积极配合。
(2)护理措施
- 石膏制动后应定期复查 X 线片直到骨折愈合牢固。
- 拍片包括前臂正位侧位。
- 石膏4~6周时更换一次,7~8周后,X线示骨折已临床愈合,即可拆除石膏固定治疗,充分锻炼各关节功能。
- 注意即使有一些骨痂形成,仍有发生成角畸形的可能,应确保治疗可靠安全进行。

出院健康教育

(1)护理目标:掌握相关的治疗护理知识。
(2)护理措施
- 根据保守治疗方式和特定的要求,对患者和家属可能遇到的问题进行指导。
- 向患者及家属讲解石膏护理的方法。
- 向患者及家属讲解石膏并发症产生的原因及预防。
- 向患者及家属强调功能锻炼的重要性和方法。
- 自我检测的方法及定期复查的意义,安排复查时间。

## 二、护 理 评 价

患者治疗期间,疼痛症状有所减轻,损伤肢体的血液循环得到重点观察。患者及家属能积极配合,维持有效的石膏固定,并能掌握皮肤的自我保护方法,患肢活动耐力逐渐增加,在心理和认知状况方面无过度紧张情绪,对并发症预防的认知有了一定的了解,掌握康复训练内容和注意事项。

## 三、安 全 提 示

1. 前臂是骨筋膜室综合征的好发部位之一。骨筋膜室综合征的初期多表现为局部明显的间隔区肿胀和不同程度的被动牵拉痛,若出现患肢持续性剧烈疼痛呈进行性加重,特别是指呈屈曲状态,被动牵拉指时更会引起不可忍受的疼痛,需与创伤引起的疼痛相鉴别,若患肢脉搏消失,则提示有晚期骨筋膜室综合征导致动脉闭塞或血管损伤的可能,应结合患肢其他临床症状进行观察及综合分析,给予危机干预措施。

2. 早期应限制前臂旋转运动,当骨折处已有部分愈合时,通常需 4 周时间。根据 X 线片及全身情况综合评定,应及时做前臂旋转运动,防止骨间膜痉挛而影响前臂旋转功能。

3. 并发症

(1)软组织损伤严重者,可产生前臂骨筋膜室综合征和缺血性肌痉挛。

(2)尺桡骨交叉愈合或畸形愈合,影响前臂旋转功能。

(3)骨折不愈合。

# 四、经 验 分 享

1. 对于青少年损伤引起的焦虑,需采取的特殊措施,包括首先建立相互信任的关系,鼓励患者说出自己的感受,使患者参加一些游戏活动,允许患者出现退化性行为,提供促进舒适的措施,鼓励家长参与患者护理治疗活动。提供必要的信息,减少家长由于模糊不清而产生痛苦、焦虑,针对新情况,帮助患者和家长作好准备。

2. 在健康教育之前,要先进行评估,以便确定要教的内容、教授的方式、开始学习的时间以及在整个教学过程中所涉及的其他人员。允许每个人按自己的方式进行学习,另外,护理对象的学习动机是影响学习效果的最重要因素。

3. 疼痛的护理

(1)找出引起疼痛的原因,手术切口疼痛在术后 3 日内较剧烈,以后逐日递减,组织缺血引起的疼痛,表现为剧烈疼痛呈进行性,肢体远端有缺血体征。手术 3 日后,如疼痛呈进行性加重或搏动性疼痛,伴皮肤红肿热,伤口有脓液渗出,则为继发性感染引起。

(2)手术切口疼痛,可用镇痛药,缺血性疼痛须及时解除压迫,松解外固定物,如发生骨筋膜室综合征须及时切开减压,发现感染时报告医生处理伤口,并应用抗生素。

(3)移动患者时对损伤部位要重点托扶保护,缓慢移至舒适体位,以免引起或加重疼痛。

4. 预防血管痉挛 行神经修复和血管重建术后,可出现血管痉挛,须避免一切不良刺激,严格卧床休息,石膏固定患肢 2 周,患肢保暖,保持室温 25℃左右,不在患肢测量血压,镇痛,禁止吸烟,1 周内应用扩血管药、抗凝药,保持血管的扩张状态,密切观察患肢血液循环的变化,检查皮肤颜色、温度、毛细血管回流反应、有无肿胀等。

(孔丽洁)

## ▶ 病例 6 桡骨远端骨折患者的护理

患者,女性,82 岁,主诉:洗澡时滑倒致左腕摔伤,即感疼痛,伴腕关节肿胀畸形,手腕异常活动。来积水潭医院急诊,诊断为左 Colles 骨折,给予闭合整复石膏制动,为继续治疗收入院。

## 一、诊疗过程中的临床护理

### (一)入院时

#### 1. 诊疗情况

**入院时查体:**体温 37℃,脉搏 88 次/分,呼吸 23 次/分,血压 130/88mmHg,心肺腹部查体未见异常,手指感觉正常,活动可,桡动脉、尺动脉搏动良好。

**既往史:**6 年前因意外摔伤致锁骨骨折、腰椎压缩性骨折,骨质疏松症,贫血,便秘,慢性泌尿系感染,右眼白内障,有冠心病史。

**专科查体:**左腕可见明显畸形、肿胀,桡骨远端压痛明显,关节活动障碍,左侧患肢末梢皮肤温暖,桡动脉搏动可触及。

**辅助检查:**X 线显示桡骨远端骨折,骨块向背侧桡侧移位,骨折块旋后骨折向掌侧成角,桡骨短缩。CT 反映关节内骨折情况,桡骨远端骨折粉碎、移位、旋转情况。

**异常化验:**血红蛋白 102g/L,尿中白细胞 $500×10^6$/L。

**思维提示**

[1]加强一般基础护理,24 小时陪护。

[2]评估病室安全保障设施。进行再损伤的风险评估,保证患者在院期间的安全。

[3]评估患者病情、意识状态、合作程度、自理程度及皮肤情况。

[4]根据老年患者疾病的生理特点,制订系统性康复训练计划。

[5]根据患者的病情、耐受程度和接受能力,合理安排功能锻炼的时间和进度。

**2. 护理评估** 患者既往有多种基础病史,且年龄较大、虚弱、视力差、肌肉的协调性减弱,平衡困难,过去有外伤史,自我保护能力改变,患者有易发生外伤的危险。

3. 护理思维与实施方案

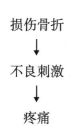

损伤骨折
↓
不良刺激
↓
疼痛

(1)护理目标:舒适感增加。
(2)护理措施
- 评估疼痛的性质。
- 运用心理安慰的方法,如暗示,分散患者注意力,减轻焦虑不安的情绪。
- 减少刺激疼痛的各种因素。
- 必要时可遵医嘱使用药物止痛,注意用药后的疗效和不良反应。

尿急、尿频、尿痛
↓
膀胱刺激症状
↓
尿路感染

(1)护理目标:临床症状缓解。
(2)护理措施
- 做好相关的化验检查,如尿常规、尿培养,运用影像学方法进行定位诊断。
- 慢性感染急性发作时卧床休息,多饮水。
- 防止和及时处理尿潴留,积极诱导排尿。
- 加强健康宣教。

排便困难
↓
次数减少
↓
便秘

(1)护理目标:便秘症状缓解,不适感消失。
(2)护理措施
- 评估致病因素。
- 建立正常排便型态,定时排便。
- 合理饮食。
- 条件许可时如厕排便。
- 必要时应用缓泻剂和灌肠。
- 增加腹肌张力的运动并进行腹部按摩。

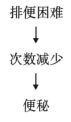

老年患者损伤后
↓
个人应对无效
(与明确的应激源
引起的抑郁反应有关)

(1)护理目标:确认个人能力并接受通过护理活动给予支持。
(2)护理措施
- 评估老年人应对无效的危险因素。
- 评估患者目前应对状态。
- 建立友好关系,鼓励患者采取有效的应对行为。
- 充分利用来自他人的情感支持。
- 使患者接受疾病带来的各种限制,逐渐增加活动。
- 恢复患者最佳的健康状态和功能。

虚弱,视力差、骨质疏松
↓
有外伤的危险

(1)护理目标:无意外发生。
(2)护理措施
· 评估相关受伤风险因素。
· 提供安全的住院设施。
· 预见性护理措施。
· 加强基础疾病和急救知识教育。
· 24 小时护理陪护。

持续性疼痛
↓
患肢肿胀冰冷
↓
有肢体血液循环
障碍的危险

(1)护理目标:出现问题及时处理。
(2)护理措施
· 密切观察肢端颜色、温度、毛细血管充盈度、脉搏情况。
· 评估患者疼痛性质。
· 有无被动牵拉指痛。
· 采用预防性措施。
· 一旦出现问题,及时处理。

患者骨折不能活动
↓
力量和耐力下降
关节运动范围缩小
↓
有失用综合征的危险

(1)护理目标:主动进行康复训练。
(2)护理措施
· 评估患者引起功能退化的危险因素与程度。
· 向患者及家属反复讲解失用综合征的不良后果。
· 密切观察,及时纠正,减少后遗症的发生。
· 加强腕、肘、肩关节的后续及正规的康复训练非常重要。

对功能锻炼内容及
注意事项不了解
↓
知识缺乏

(1)护理目标:按计划完成训练内容。
(2)护理措施
· 复位后即可指导做掌指关节活动。
· 肘、肩的伸屈活动,避免肩手综合征发生。
· 2 周内不做腕关节背伸和桡侧偏活动。
· 2 周后可进行腕关节活动,并逐渐做前臂旋转活动。
· 3～4 周后经检查确诊已临床愈合后充分锻炼腕、肩、肘关节的伸屈和旋转活动。

**(二)出院前**

1. 诊疗情况　患者病情平稳,患肢持续石膏制动治疗,建议出院后积极治疗相关的基础病。

**思维提示**

[1]患者既往有骨质疏松症,应系统地进行专科治疗,防止发生摔倒等不良事件。

[2]系统评估老年患者活动受限,身体平衡问题,活动易疲乏,是否能正确使用辅助设备等。

[3]患者是否能保持肢体末端的最佳功能位,是否有能力预防挛缩,为制订家庭护理计划提供依据。

2. 护理评估　当前的健康状况是否能应用各种健康管理技巧,如经常锻炼,注意饮食,纠正贫血,有规律的活动和休息,争取使用药物治疗,继续出院后相关的康复训练。

3. 护理思维与实施方案

缺乏出院健康教育知识
↓
知识缺乏

(1)护理目标:自我照顾能力增强,无意外发生。

(2)护理措施

· 维持有效的石膏固定,继续康复训练。

· 避免患肢受力,提高身体的协调性,防止发生再骨折。

· 骨折治疗周期长,患者情绪波动大,做好心理支持,帮助患者树立信心,转变角色。

· 建立系列的教育指导项目。

· 有不适症状立即复诊。

药物治疗

(1)护理目标:正确给药。

(2)护理措施

· 系统专科治疗。

· 根据个体需要给予适量的钙和维生素D。

· 应用鲑鱼降钙素鼻喷剂治疗,向患者介绍有关的医疗信息。

· 观察用药后的不良反应。

## 二、护 理 评 价

通过规范的护理实施方案,患者能采取有效的应对方式,积极配合治疗和康复训练,生活自理能力逐渐恢复,治疗期间,无意外发生,石膏维持有效固定,皮肤完整性良好,未发生压疮。肢体处于功能位,康复训练到位,无失用综合征出现。针对老年患者疾病特点给予健康宣教。

## 三、安 全 提 示

1. 桡骨远端以骨松质为主,骨折出血血肿机化易导致粘连而影响功能,长期制动会发生创伤后骨萎缩,特点为腕和手指疼痛、肿胀、僵硬、骨质脱钙,因此及早运动康复训练对于提高功能疗效很有必要,它能有效地防止反射性交感神经营养不良的发生。

2. 患者既往有骨质疏松病史,应详细评定安全指数,根据具体得分情况制订运动训练幅度,活动量以不引起再损伤为限。规避骨质疏松骨折的危险出现。

3. 腕管综合征 因局部血肿,骨折移位和游离骨块的刺激和压迫,引起腕管容积变小,出现腕管综合征,应加强临床护理观察。

4. 肩手综合征 老年患者常见,主要由于长期制动、疼痛,给功能锻炼带来不便,患者担心运动可能使骨折移位而引起肩关节及手部僵硬,活动明显受限。

5. 缺血性并发症 是石膏固定较常见且最严重的并发症,疼痛是患肢循环障碍的最早症状,应倾听患者主诉,仔细观察患肢肿胀程度、皮肤温度和颜色,有无感觉异常,以判断有无血运障碍。

## 四、经 验 分 享

1. 睡眠型态紊乱是老年人最常见的主诉,老年人入睡更困难,更易觉醒,而且花更多的时间在瞌睡期而做梦期的时间减少,表现为白天嗜睡症状,入睡困难和夜间频繁醒来,老年人对安眠药的敏感性增加,由于肾功能减退使药物毒性作用增加和出现有害的影响。例如便秘、意识障碍和妨碍睡眠的质量,这些都必须引起临床护理的重视。

2. 老年人跌倒的原因及预防

(1)跌倒的原因

1)老年生理变化:①肌力变化:由于肌肉力量的减退和协调能力下降,致使老年人步伐紊乱,平衡失调,脚跟着地,动作缓慢,不稳,容易跌倒。②关节软骨变化:关节稳定性降低,诱发跌倒。③视觉、前庭、本体感觉的变化:涉及空间定向能力的视觉功能与人的姿势稳定尤为相关,前庭功能的减退可引起站立时摇摆不稳及头晕,易引起跌倒。④女性生理变化:女性绝经后雌性激素水平下降,易导致骨质疏松和代偿性骨质增生,引起跌倒。

2)病理性改变:①跌倒综合征:多种感觉缺陷,前庭步态和平衡功能失调,以及显性或隐匿性疾病所产生的与跌倒有关的症状,如眩晕、心悸等。②中枢神经系统疾病:影响老年人稳定能力的疾病,帕金森病、脑积水及脑卒中等。③周围神经病变:它是导致下肢站立不稳并造成老年人跌倒的真正危险因子。④循环系统疾病:心律不齐、心肌梗死、脑梗死、椎动脉供血不足、高血压、低血糖、贫血和脑血管意外等。⑤慢性病:是跌倒的主要危险因素之一,如高血压、脑卒中后遗症。⑥维生素 D 缺乏。⑦功能损害:深感觉障碍,认知被损害,特殊定向的损伤。⑧其他:风湿性关节病、甲状腺病、虚弱、运动损伤等。⑨运动器官的畸形使平衡能力下降而易导致跌倒。

3)药物所致跌倒:服用镇静药、精神类药品、降压药。

4)引起老年人跌倒的心理因素:包括平衡信心和跌倒当时的情绪。

5)引起老年人跌倒的其他相关因素:包括文化、生活习惯、是否进行身体锻炼、性别等方面因素。

(2)跌倒的预防:对处于不同类型危险因素的个人,最有效的预防应是多元化干预和个体化方案指导相结合。①改善肌肉力量,平衡和步态实施训练计划;②重新评估并调整所服药物,用药要有明确的适应证,尽量避免同种作用药物的重复使用;③治疗相关疾病。

3. 评估危险因素 该病例中,临床资料中有些是已存在的异常情况,有些目前还在正常范围,但由于有危险因素存在可以预测,若不采取相应的护理措施,就会发生健康问题,这一点必须引起临床关注。

4. 老年人康复活动时需要特别注意的事项

(1)慢性基础病前驱症状的观察:是否有头痛、头晕、心慌等症状。

(2)包括关节的所有运动轴位和运动平面。

(3)采取多次重复的方式。

(4)关节活动范围练习必须和肌力练习同步进行。

(5)关节活动范围禁忌暴力,进行向导性训练。

5. 骨折愈合的特点 老年骨折为骨质疏松性骨折,其骨折的特点与骨质疏松的特点有关,骨质疏松性骨折的愈合过程与正常骨骼一样,骨质疏松并不影响骨折的早期愈合过程,但在骨愈合的晚期,骨的吸收仍较旺盛,骨矿化较少,胶原纤维形成不足,骨痂茂盛及骨形成迟缓。老年人骨折康复治疗期间应针对骨质疏松进行治疗,康复的优势在于强调除药物治疗外的运动疗法及良好的生活方式。

(陈璐萍)

# ▶病例 **7** 骨盆骨折患者的护理

患者,男性,39 岁,主诉:重物砸伤致骶尾部疼痛,左下肢活动受限 7 小时后来医院急诊,于急诊室接受 X 线片检查、CT 检查后,为进一步诊治收入院。

## 一、诊疗过程中的临床护理

### (一)入院时

**1. 诊疗情况**

**入院后查体**:体温 36.5℃,脉搏 92 次/分,呼吸 22 次/分,血压 123/88mmHg。患者于积水潭医院急诊就诊前约 7 小时因重物砸伤。伤腰骶部。伤后患者腰骶部疼痛、活动受限,左下肢活动受限,后来积水潭医院急诊。于急诊室接受 X 线片检查、CT 检查后,为进一步诊治收入院。患者伤后无头痛、头晕、昏迷、气促、腹痛、恶心、呕吐等症状,小便正常,大便尚无。

**既往史**:否认高血压、冠心病、糖尿病等慢性疾病。否认肝炎、结核等传染病史。30 岁时分别行右侧及左侧疝气手术。否认药物过敏史。

**专科查体**:腰部皮肤挫伤。腰部压痛明显,叩击痛明显,骨盆挤压分离试验阳性,左踝不能背伸,左膝主动活动差,被动活动可,双下肢等长,无肿胀。四肢肢端皮肤温暖,色泽正常,弹性好,毛细血管再充盈时间正常。足背动脉、胫后动脉搏动正常,肢体肌肉牵拉痛,左足皮肤痛触觉较对侧迟钝,左踝、左足趾背伸活动不能。

**辅助检查**:X 线片:左髂骨、骶骨、腰 2~5 横突、双侧耻骨上下支骨折移位明显,有碎块。CT:骨盆骨折,腰 2~5 横突骨折。

**异常化验结果**:白细胞 $11.65 \times 10^9$/L,D-二聚体 1751 μg/L。

---

**思维提示**

[1]患者因重物砸伤致伤,专科查体后发现患者左足皮肤痛触觉较对侧迟钝,左踝、左足趾背伸活动不能,考虑患者为骨盆骨折合并腰骶神经损伤。需密切关注患者左下肢的感觉运动情况。

[2]患者的 D-二聚体检验结果为 1751 μg/L,明显高于正常范围,显示患者血液处于高凝状态,同时加上创伤所致的血管损伤、卧床所致的血

---

流减慢,使下肢血栓发生概率大大提高,需采取护理措施,预防下肢静脉血栓的发生。

[3]患者的疼痛明显,主要集中于腰部,需对患者进行详细的疼痛评估和管理。

[4]体温36.5℃,白细胞计数为 $11.65×10^9/L$,需对患者进行持续的观察,看有无感染的征象。

[5]X线与CT均显示腰2、3、4、5横突骨折,注意观察有无脊髓受伤的征象。

2. 护理评估

(1)患者的疼痛部位、性质、持续时间。

(2)患者双下肢的感觉运动情况。

(3)有无下肢血栓发生的早期征象。

(4)患者的情绪。

3. 护理思维与实施方案

创伤及创伤引起的炎症
↓
腰部疼痛

(1)护理目标:患者的疼痛评分<4分。

(2)护理措施

- 给予患者心理安慰,并协助患者。取适当的体位。
- 通知医生,遵医嘱给予氨酚羟考酮1片口服。
- 向患者说明氨酚羟考酮的用法及注意事项。
- 告知患者出现不良反应及时告知护士,及时予以处理。

血液处于高凝状态,创伤致血管壁损伤,卧床使血流缓慢
↓
有下肢深静脉血栓形成的危险

(1)护理目标:不发生深静脉血栓或发生后及时处理。

(2)护理措施

- 观察患者的患肢肿胀、疼痛程度、皮肤的颜色、温度、感觉以及足背动脉搏动情况。
- 患者麻醉恢复后,即开始指导患者做踝关节的背伸、跖屈练习,股四头肌的等长收缩,每日2次,每次10分钟。
- 定时按摩小腿肌肉及足部,促进血液回流。
- 遵医嘱应用低分子肝素钠0.4ml,1次/天,同时观察患者有无出血倾向。
- 观察患者有无呼吸困难、胸痛、咳嗽等肺栓塞的症状发生。

### (二)术后

#### 1. 诊疗情况

手术当日:患者在全麻下行"骨盆骨折闭合复位外固定架固定、骶髂关节螺钉内固定术",术中输全血 400ml,血浆 400ml,无输血反应发生。术毕于 3PM 返回病房,伤口外敷料包扎完整,无渗血,双下肢足趾血运良好,右侧足趾主动屈伸活动存在,左足趾背伸不能,踝关节活动差,导尿管通畅,尿液为浅黄色、清亮。遵医嘱给予心电监护,低流量吸氧。告知患者在麻醉恢复前 6 小时内需去枕平卧、禁饮食。

术后第 1 天:从术日 3PM 至术后第 1 天 9AM,患者血压波动于 91～120mmHg/60～81mmHg,脉搏波动于 73～100 次/分,血氧饱和度为 99％～100％。遵医嘱停止心电监护和吸氧。

术后:遵医嘱给予患者磺苄西林钠、鹿瓜多肽、七叶皂苷钠、复方电解质葡萄糖 MG3 输液治疗、尖吻蝮蛇血凝酶入壶、低分子肝素钠注射液 0.4ml 皮下注射。

术后第 3 天:复查血常规,示血红蛋白 96g/L,遵医嘱输血 800ml,无输血反应发生。

术后第 4 天:4pm 患者呕吐胃内容物,约 300ml,遵医嘱给予甲氧氯普胺(胃复安)10mg 肌内注射,半小时后患者呕吐症状缓解。

**思维提示**

[1]患者除骨盆骨折外还合并有神经损伤,表现为左足趾背伸不能,踝关节活动差,需注意对患者功能锻炼的指导,避免发生肌肉失用性萎缩和关节僵硬。

[2]骨盆骨折患者在卧床期间活动减少、有留置尿管。有发生压疮、深静脉血栓、泌尿系感染的危险,护理中需要给予重视。

[3]术后第 3 天:复查血常规,示血红蛋白 96g/L,说明患者存在失血过多的征象,需继续关注血红蛋白浓度的变化,并及时遵医嘱输血及补充血容量。

[4]术后第 4 天:4pm 患者呕吐胃内容物,约 300ml,须及时缓解患者的症状,并注意避免误吸的发生。

[5]骨盆手术创伤大,需注意观察伤口敷料的渗血、渗液,并注意观察有无失血性休克的发生。

**2. 护理评估**

(1)生命体征的监测:从术后返回病房至次日 9AM,对患者进行心电监护,并每日 3 次监测体温连续监测 3 天。

(2)伤口及引流管的护理:观察伤口有无红肿,伤口敷料有无渗血、渗液。观察并记录引流液的量、色和性质。

(3)并发症的观察:观察患者有无肺部感染、压疮及下肢血栓的征象。

(4)患者对功能锻炼的了解和参与情况。

**3. 护理思维与实施方案**

病情重、卧床时间长,
骨盆部制动
↓
有失用综合征的危险

(1)护理目标:患者能够理解并说出功能锻炼的目的、意义;能够正确演示功能锻炼的方法;在住院期间患者不发生关节僵硬和肌肉萎缩。

(2)护理措施

· 向患者解释功能锻炼的目的、意义和方法。

· 指导患者进行功能锻炼:

1)上肢的主动运动。

2)协助并指导患者进行下肢的被动活动:包括髋关节、膝关节、踝关节的被动屈伸活动,由远端至近端按摩大小腿的肌肉。

3)指导患者进行踝关节背伸和跖屈练习。

· 功能锻炼须遵循循序渐进、由被动到主动,由易到难,以身体能够承受为限。

患者卧床、躯干部及
双下肢活动受限
↓
自理能力缺陷

(1)护理目标:患者的各种需求均得到满足。

(2)护理措施

· 将患者的食物、水、药物、大小便器均置于患者伸手可取处。

· 保持患者的床单位清洁、舒适。

· 做好皮肤护理、口腔护理。

· 协助患者进食、进水、穿衣、床上擦浴、床上大小便。

· 定时巡视患者,及时发现患者的需要,并给予满足。

骨折后疼痛、不能随意更换体位、不适应病房环境、担心疾病预后

↓

睡眠型态紊乱

（1）护理目标：患者安静入睡，睡后体力可恢复。

（2）护理措施
- 评估导致患者睡眠型态紊乱的具体原因（如因疼痛、环境或心理方面问题）。
- 评估患者的睡眠型态，如早醒、入睡困难、易醒、多梦等。
- 对患者进行针对性的心理护理，减轻患者的焦虑、恐惧等负性情绪。
- 为患者提供安全、舒适的睡眠环境。
- 及时对患者进行疼痛评估和管理。
- 遵医嘱给予地西泮等促进睡眠的药物。

长时间卧床、活动减少、患者因不习惯床上排便而减少进食

↓

便秘

（1）护理目标：患者的便秘得以预防或缓解。

（2）护理措施
- 每天早上空腹喝一杯温开水，水温约 37℃。
- 保证饮食中纤维素的含量和充足的水分摄入。每天的饮水量在 2000～3000ml。
- 指导患者在床上进行力所能及的运动。
- 提供隐蔽环境。
- 协助患者采取最佳的排便姿势，以合理地利用重力和腹内压。
- 进行适当的腹部按摩，顺结肠走行方向作环行按摩，刺激肠蠕动，帮助排便。
- 协助患者正确使用简易通便法，如使用开塞露等。
- 必要时予以灌肠。
- 养成定时排便的习惯。

患者因疼痛呻吟、张口呼吸使大量空气进入胃肠道；后腹膜血肿刺激腹腔神经丛，导致胃肠功能紊乱；卧床时间长导致肠蠕动减弱

↓

腹胀

（1）护理目标：患者的腹胀程度减轻。

（2）护理措施
- 教会患者用鼻深呼吸，尽量减少因张口呼吸引起的腹胀。
- 做好饮食指导，早期以清淡、易消化的流质或半流质饮食为宜。
- 少量多餐，忌食易产气的食物如碳酸饮料、甜食、豆制品等。
- 胃肠功能适应后，可给予高蛋白、高热量、高维生素、适量纤维素的平衡膳食，多饮水。

（1）护理目标:患者在住院期间不发生泌尿系感染。

（2）护理措施

- 鼓励患者摄取足够的水分,每日 2500～3000ml。
- 鼓励患者在床上进行适当的活动。
- 保持导尿管引流通畅,避免导尿管受压、扭曲、阻塞。
- 保持尿道口清洁,每日做会阴护理 2 次。
- 定期更换抗反流尿袋,及时排空集尿袋,妥善固定导尿管。
- 及时观察尿液情况,发现血尿、尿液混浊、有结晶,及时处理。
- 翻身时注意防止导尿管抻拉、扭曲、打结。

患者留置导尿管,且卧床时间长

↓

有泌尿系感染的危险

（1）护理目标:患者掌握功能锻炼的意义及正确方法。

（2）护理措施

- 向患者解释进行功能锻炼的目的和注意事项。
- 术后 6 小时麻醉作用消失后,即指导患者进行踝关节的跖屈和背伸运动。
- 术后 2～3 天指导患者进行股四头肌力量的练习,防止肌肉萎缩。
- 术后 4 天应用 CPM 进行功能锻炼,每日 2 次。
- 指导患者进行膝关节、髋关节的被动伸屈活动,动作应轻、稳,幅度由小到大,循序渐进。
- 卧床时可利用床上吊环做引体、抬臀运动。（术后腹带固定,位置在耻骨联合上方）

患者询问功能锻炼方面的知识

↓

知识缺乏

（1）护理目标:患者在住院期间不出现压疮。

（2）护理措施

- 患者入院后给予气垫床。
- 翻身前向患者做好充分解释取得患者配合,指导患者放松,并配合深呼吸,采用侧卧位与平卧位交替卧位。
- 根据患者的具体病情,酌情协助翻身,动作要做到轻柔。
- 翻身时注意按摩骨隆突部位。
- 正确指导患者进行床上大小便,使用便盆时注意保护臀部皮肤。

患者因疼痛、担心骨折移位呈现被动体位

↓

有皮肤受损的危险

### (三)出院前

**1. 诊疗情况** 患者目前病情平稳,体温在正常范围内,未诉特殊不适,伤口敷料干燥,换药见伤口无红肿及异常分泌物,关节活动度可。术后血常规检查大致正常,X线片结果示复位固定满意。

**2. 护理评估**

(1)患者是否掌握饮食原则。

(2)患者是否掌握功能锻炼的正确方法。

**3. 护理思维与实施方案**

(1)继续功能锻炼:术后7天起,遵医嘱指导患者主动活动膝关节,进行屈髋和抬臀练习,抬臀时可手拉牵引床吊环。术后2~4周,遵医嘱指导患者床上坐起,继续进行髋关节、膝关节屈伸练习。术后6~8周,可嘱患者扶拐下床行走,患肢部分负重。指导患者掌握正确使用拐杖的方法及注意事项,防止摔伤,保证患者安全。

(2)饮食:嘱患者进食高蛋白、高维生素、高纤维素食物,尤其是含钙丰富的食品,如牛奶、豆制品等。

(3)戒烟:向患者解释戒烟的意义。

## 二、护 理 评 价

从患者入院到出院,护理上给予了系统的护理方案的实施。入院时了解患者的全身皮肤情况,做好皮肤护理,同时由于患者血液处于高凝状态,需做好预防下肢深静脉血栓的预防工作。做好疼痛管理,保证患者的睡眠,为患者讲解疾病相关的知识。在术后,适时满足患者的各种生活需要,对患者的伤口、睡眠、尿路进行了良好的护理,有效地避免了低血容量性休克、压疮、肺部感染、泌尿系感染的发生。在出院前,给予患者系统的有关康复、功能锻炼方法的健康指导。

## 三、安 全 提 示

1. **有下肢深静脉血栓的危险** 患者入院以后凝血结果显示D-二聚体升高,同时患者由于受伤、手术的原因损伤血管壁,身体活动减少导致血液呈高凝状态。应每日观察患肢的肿胀、疼痛程度,并注意皮肤温度、感觉以及足背动脉的搏动情况。密切关注下肢静脉超声结果,并及时给予相应处理。

2. **术后有发生低血容量性休克的危险** 术后遵医嘱给予心电监护,每1小时监测一次生命体征、氧饱和度及意识状态,保证引流的通畅性,正确记录引流量。随时巡视患者,观察患者有无出现烦躁、出汗、脉搏细速、尿量减少等血容量不足的症状,或当引流液每小时>100ml时,及时向医生汇报,并配合处理。

3. 有皮肤完整性受损的危险。

## 四、经 验 分 享

1. 骨盆骨折创伤大,出血多,对患者生理、心理都形成突然的、严重的打击。为手术的成败和疾病的预后担心,患者多存在焦虑、恐惧情绪。作为护士,应主动关心患者,及时询问患者对于疾病有何疑虑,并与医生积极沟通,向患者说明手术治疗的必要性和手术的过程,使患者保持最佳的心理状态。

2. 及时发现并处理腹胀 患者因疼痛呻吟、张口呼吸使大量空气进入胃肠道;后腹膜血肿刺激腹腔神经丛,导致胃肠功能紊乱;卧床时间长导致肠蠕动减弱,这些都会引起患者的腹胀,应指导患者合理饮食,避免加重腹胀,腹胀发生后及时予以处理。

(孙盈　孙胜男)

## ▶ 病例 8　髋臼骨折患者的护理

患者,男性,32 岁,主诉:右髋疼痛、肿胀、活动受限约 5 小时。于急诊室接受 X 线片检查,CT 检查、常规化验检查、临时制动、紧急对症治疗后,为进一步诊治收住院。

## 一、诊疗过程中的临床护理

### (一)入院时

#### 1. 诊疗情况

**入院后查体**:体温 36.9℃,脉搏 72 次/分,血压 154/103mmHg,呼吸 18 次/分,神志清楚,被动卧位,右髋可见皮肤损伤,并可见轻度畸形、肿胀。触诊时右股骨近端压痛明显,下肢轴向叩击痛明显,骨盆挤压分离试验阳性,右下肢肢端皮肤温暖、色泽正常,弹性好,毛细血管再充盈时间正常,足背动脉、胫后动脉搏动正常,肢体肌肉牵拉痛阴性,皮肤痛触觉正常,足趾主动活动正常。

**既往史**:患者高血压病史 10 余年,最高血压 180/100mmHg,平日不服降压药。入院后,测血压为 154/103mmHg,发现血糖异常 1 年,空腹血糖 6~7mmol/L,仅以饮食控制,未监测血糖。

**辅助检查**:X 线片:右髋臼、股骨头骨折,移位轻度,右髋关节脱位。CT:右髋臼骨折,髋关节脱位股骨头骨折。

**化验检查**:WBC:$10.02 \times 10^9$/L,中性粒细胞相对值 84.5%,淋巴细胞相对值 10.1%,空腹血糖 11.8mmol/L,尿酮体(一)。

---

**思维提示**

[1] 患者出现骨折的典型体征:畸形和疼痛。需对患者进行合理的疼痛评估和管理,并协助患者取合适的体位。

[2] 患者有两个内科并发症——高血压和糖尿病,这两种疾病都会影响到术前准备,如控制不佳,同时会影响到患者术后的康复,作为护士,需注意患者血压和血糖的监测,并与医生保持良好沟通,及时处理好血糖和血压的变化,并对患者做好健康宣教。

[3] WBC10.02×10$^9$/L,中性粒细胞相对值84.5%,淋巴细胞相对值 10.1%,需注意患者是否有感染的征象,如体温升高等。

[4] 患者为髋臼骨折,活动不便,需注意患者的皮肤情况,并采取相应的护理措施避,免压疮的发生。

[5] 需注意观察患者的肢体活动情况,是否有神经损伤症状。

2. 护理评估

(1)监测生命体征:体温36.9℃、脉搏72次/分、血压154/103mmHg,呼吸18次/分。

(2)检查患者的肢体活动情况:患者患肢足趾血运良好,主动屈伸活动存在。

(3)检查患者的全身皮肤状况:患者右髋部有5cm×6cm皮擦伤,骶尾部有10cm×9cm的压红,其他部位无破损,无压疮。

(4)患者的疼痛情况:患者在静卧时右髋部受伤处有评分为5分的钝痛,为持续性。

(5)患者的心理状况:患者对病情表现出悲观、焦虑的情绪,不断询问疾病的预后。

3. 护理思维与实施方案

患者因疼痛、担心骨折移位呈现被动体位,骶尾部已出现10cm×9cm的压红

↓

有皮肤受损的危险

(1)护理目标:患者在住院期间不出现压疮。

(2)护理措施

· 患者入院后给予气垫床。

· 骶尾部压红处给予减压贴外敷,并定时查看,以保护皮肤,防止皮肤受损进一步发展。

· 指导患者臀下垫大浴巾(宽度上至肩胛下,下至大腿上1/3处),保持平整干燥。作用有:①有助于翻身;②减轻翻身时引起的疼痛感;③使护士节力。

· 翻身前向患者做好充分解释,指导患者放松,并配合深呼吸,采用健侧卧位与平卧位交替卧位,避免患侧卧位。

· 定时更换卧位,翻身时动作要轻柔。

· 翻身时注意按摩骨隆突部位。

· 正确指导患者进行床上大小便,使用便盆时注意保护臀部皮肤。

患者因疼痛、担心骨折移位呈现固定的体位

↓

部分自理能力缺陷

(1)护理目标:患者的日常生活需求得到满足。

(2)护理措施
- 将日常生活用品放在患者手能触及的范围内。
- 协助患者进食、水。
- 协助患者床上大小便。
- 保持床单位整洁、舒适。
- 注意保暖。
- 定时巡视患者,及时满足患者的需求。

受伤局部的炎性反应刺激

↓

疼痛

(1)护理目标:患者的疼痛评分<4分。

(2)护理措施
- 评估患者对疼痛的认识,患者认为"觉得挺疼的,但是出了车祸,疼是正常的,能忍着就应该尽量忍着"。
- 采用数字分级法对患者进行疼痛评分,患者在静卧时右髋部受伤处有评分为5分的钝痛,为持续性。
- 向患者说明疼痛的危害性和及时缓解疼痛对其的益处。
- 给予患者心理安慰,并协助患者取适当的体位。
- 通知医生,遵医嘱给予氨酚羟考酮1片口服。
- 向患者说明氨酚羟考酮的用法及注意事项。
- 告知患者出现不良反应及时告知护士,及时予以处理。
- 1小时后再次评分为2分,患者未出现氨酚羟考酮应用的不良反应。

患者询问有关髋臼骨折的预后,本身患有高血压、糖尿病,但对这两种疾病了解较少,也未进行规律地控制

↓

知识缺乏

(1)护理目标:患者了解髋臼骨折相关知识,并了解如何改变生活方式来配合糖尿病、高血压的治疗。

(2)护理措施
- 向患者讲解有关髋臼骨折的知识。
- 引导患者保持平和的心态。
- 指导患者低盐、低脂、低钠饮食。
- 告知患者低血糖的表现,并帮助患者备好糖块。
- 指导患者正确遵医嘱应用降糖药和降压药。

严重创伤造成患者巨大的身心痛苦,患者担心手术的成败和预后 → 焦虑

(1)护理目标:患者的焦虑情绪有所缓解。

(2)护理措施

- 给予患者心理安慰。
- 向患者介绍手术成功的病例,增加患者的信心。
- 向患者介绍有关髋臼骨折的知识,并介绍手术的一般过程和重要性。

### (二)手术前

1. 诊疗情况

入院当日:为改善髋关节血运,降低股骨头坏死的概率,使软组织松弛以利于术中复位,患者在局部麻醉下,行股骨髁上牵引术。

入院后第 2 天:鉴于患者合并有高血压、糖尿病,主治医生请内科医生会诊。会诊意见为:监测血压,完成动态血压监测;监测空腹、三餐后 2 小时血糖;完善糖尿病健康教育,教会患者正确识别低血糖症状,身边备好含糖食物,以免低血糖的发生。硝苯地平 30mg 每日 1 次,测血压每日 2 次,常规型重组人胰岛素注射液 6U、6U、6U 三餐前 30 分钟皮下注射。

入院后第 3 天:患者在入院后一直未排便,遵医嘱给予甘油灌肠剂 1 支灌肠。

入院后每日的输液治疗包括:七叶皂苷钠、鹿瓜多肽、中分子羟乙基淀粉 200/0.5、还原型谷胱甘肽。

2. 护理评估

(1)股骨髁上牵引是否有效:牵引时让患肢处于外展中立位,不要随意增减牵引的重量。用软垫保护膝关节、踝关节。注意观察针眼部皮肤有无红肿、水疱、化脓,并注意保持清洁。观察肢端皮温、末梢血运情况。

(2)监测患者的体温、血糖和血压,观察患者的体温变化,以便及时发现有无感染的征象。每日 2 次监测血压,患者的血压控制于 122～136/65～74mmHg 之间、每日 4 次(包括空腹和三餐后 2 小时)监测血糖,患者的空腹血糖介于 6.0～7.9mmol/L 之间,餐后血糖介于 5.7～8.4mmol/L 之间。

(3)每日定时(10AM 和 10PM)和实时(患者有主诉时)评估患者的疼痛部位、性质、疼痛程度等,根据评分结果,按照三阶梯镇痛原则实施。

(4)全身皮肤的完整性:协助患者翻身时检查全身皮肤,检查有无破损,有无压疮。

(5)自理需求能否得到满足:患者在日常生活中的需求是否得到满足。

(6)询问患者的排便情况。

3. 护理思维与实施方案

保持有效的牵引 {
　(1)护理目标:保持患者牵引的有效性。
　(2)护理措施
　　• 将该患者列入交接班内容中,每班严密观察患肢血液循环及肢体活动情况。
　　• 指导患者采取合适的体位,保证牵引肢体的近端和远端在一条直线上。
　　• 定时检查牵引锤是否悬空,重量是否准确,注意不要将任何物体搭在牵引绳上。
　　• 注意倾听患者的主诉,如有不适及时处理。
}

长时间卧床、活动减少、患者因不习惯床上排便而减少进食
↓
便秘 {
　(1)护理目标:患者的便秘得以预防或缓解。
　(2)护理措施
　　• 对患者进行心理疏导。
　　• 鼓励患者定时排便,并为患者提供私密空间。
　　• 腹部按摩。
　　• 鼓励患者多饮水,进食高纤维素、高维生素的食物。
　　• 遵医嘱应用缓泻剂和润肠剂。
　　• 以上措施均无效时,人工取便。
}

**(三)手术后**

1. 诊疗情况

**手术当日:**患者在全麻下行"右髋臼骨折切开复位内固定术",术毕于 4PM 返回病房,伤口外敷料包扎完整,无渗血,患肢足趾血运良好,主动屈伸活动存在。导尿管通畅,尿液为浅黄色、清亮。遵医嘱给予心电监护,低流量吸氧。告知患者 6 小时内需去枕平卧、禁水食。

**术后第 1 天:**从昨日 4PM 至今日 8AM,患者血压波动于 122～134/77～89mmHg,脉搏波动于 82～100 次/分,血氧饱和度为 98％～100％。遵医嘱停止心电监护和吸氧。遵医嘱给予患者磺苄西林钠、七叶皂苷钠、鹿瓜多肽注射液、盈源(中分子羟乙基淀粉)输液治疗。

**术后第 2 天:**继续上述输液治疗,患者拍摄双髋关节正位、右髂骨斜位/闭孔位、右髂关节侧位片。

**术后第 3～5 天:**继续输液治疗,复查血常规。

2. 护理评估

(1)生命体征的监测:从术后返回病房至次日 8AM,对患者进行心电监护,并每日 3 次监测体温。

（2）创口及引流管的护理：观察伤口有无红肿，伤口敷料有无渗血、渗液。观察并记录引流液的量、色和性质。

（3）并发症的观察：观察患者有无肺部感染、压疮及下肢血栓的征象。

（4）患者对功能锻炼的了解和参与情况。

3. 护理思维与实施方案

髋臼周围解剖结构复杂、肌肉发达，骨折复位困难，手术时间长，创伤较大
↓
术后有出现低血容量休克的危险

（1）护理目标：患者不发生低血容量性休克；如发生，及时发现早期症状，及时处理。

（2）护理措施

- 密切监测患者的生命体征及意识状态变化，尤其注意血压的变化，并及时复查血常规，关注血红蛋白浓度的变化。
- 如渗血较多时，立即通知医生，并给予加压包扎切口。
- 及时观察切口敷料有无渗血、渗液，并准确计渗血、渗液量。
- 妥善固定引流管，防止扭曲、打结，保证引流管的通畅。
- 准确记录引流量。
- 监测患者的尿量变化，注意患者是否出现烦躁、出汗、脉搏细速，尿量减少，或引流液突然增加的情况（每小时＞100ml），出现时及时通知医生，并配合抢救。

长时间卧床、术中腹膜牵拉、皮神经损伤
↓
腹胀

（1）护理目标：患者腹胀减轻。

（2）护理措施

- 术前晚遵医嘱给予甘油灌肠剂灌肠1次。
- 麻醉恢复后开始进食清淡、易消化、半流质饮食，注意少量多餐，告知患者不要进食鸡蛋、牛奶等产气食物直至可正常排气排便。
- 第2天注意观察肛门排气和有无腹胀加重的情况。
- 协助患者翻身，更换卧位，并予以腹部按摩。

创伤致血管壁损伤，
卧床使血流缓慢
↓
有下肢深静脉血栓
形成的危险

(1)护理目标:不发生深静脉血栓或发生后及时处理。

(2)护理措施

- 观察患者的患肢肿胀、疼痛程度、皮肤的颜色、温度、感觉以及足背动脉搏动情况。
- 患者麻醉恢复后,指导患者做踝关节的背伸、跖屈练习、股四头肌的等长收缩,每日 2 次,每次 10 分钟。
- 定时按摩小腿肌肉及足部,促进血液回流。
- 遵医嘱应用低分子肝素钠 0.4ml,1 次/天,同时观察患者有无出血倾向。
- 观察患者有无呼吸困难、胸痛、咳嗽等肺栓塞的症状发生。
- 遵医嘱应用足底静脉泵,2 次/日,30 分钟/次。

患者询问功能锻炼
方面的知识
↓
知识缺乏

(1)护理目标:患者掌握功能锻炼的正确方法。

(2)护理措施

- 向患者解释进行功能锻炼的目的和注意事项。
- 术后 24 小时后开始练习股四头肌的主动收缩及踝关节和足趾的伸屈活动,以及髋关节在一定范围内(<90°)进行主动和被动伸屈活动。
- 术后 2~3 天做床上上肢伸展运动、下肢肌肉的收缩及足踝关节活动,预防关节僵硬及肌肉萎缩,如股四头肌等张收缩、踝关节及足趾的背屈和跖屈活动,3 次/天,10 分钟/次或 15 分钟/次。

**(四)出院时**

1. 诊疗情况　患者目前病情平稳,体温在正常范围内,未诉特殊不适,伤口敷料干燥,换药见伤口无红肿及异常分泌物,关节活动度可。术后血常规检查大致正常,X 线片结果示复位固定满意。

2. 护理评估

(1)患者是否掌握饮食原则。

(2)患者是否掌握功能锻炼的正确方法。

3. 护理思维与实施方案

出院指导:

(1)继续功能锻炼:2 周后鼓励主动活动膝关节、髋关节,进行患肢直腿抬高锻炼,防止肌肉萎缩、关节僵直。3 周后指导扶拐不负重行走。1 个月后可扶双拐下地,患肢不负重的情况下,主动练习髋关节的屈曲、外展、内收。主要练习臀中肌,以免臀中肌萎缩,造成跛行。方法是:患者站立位,患肢不负重,髋外展 30°并维持。

(2)弃拐时机:术后 8～12 周,复查 X 线示骨折线模糊后,可扶双拐行走,3 个月医生许可下可弃拐行走。

(3)饮食:嘱患者进食高蛋白、高维生素、高纤维素食物,尤其是含钙丰富的食品如牛奶、豆制品。并注意遵循糖尿病、高血压饮食的原则。

4. 戒烟　向患者解释戒烟的益处。

## 二、护 理 评 价

从患者入院到出院,护理上给予了系统的护理方案的实施。入院时了解患者的全身皮肤情况,做好皮肤护理,同时做好疼痛管理,保证患者的睡眠,为患者讲解疾病相关的知识。在入院后,患者行股骨髁上牵引,做好各项护理,保证牵引的有效性,同时有效避免各种并发症的发生。在术后,适时满足患者的各种生活需求,对患者的伤口、睡眠进行了良好的护理,有效地避免了压疮、肺部感染、下肢静脉血栓的发生。在出院前,给予患者系统的有关康复、功能锻炼方法的健康指导。

## 三、安 全 提 示

1. 有皮肤受损的危险　患者入院以后行股骨髁上牵引,治疗期间以及术后卧床期间,患者因疼痛,担心骨折移位,呈现被动体位,因而骶尾部、足跟部等骨隆突部位发生压疮的危险性增大,因而应给患者应用气垫床并定时翻身,做到"六勤",做好患者的皮肤护理。

2. 有下肢深静脉血栓的危险　患者入院以后行股骨髁上牵引治疗期间以及术后卧床期间,患者由于受伤、手术的原因损伤血管壁,身体活动减少导致血液呈高凝状态。应每日观察患肢的肿胀、疼痛程度,并注意皮肤温度、感觉以及足背动脉的搏动情况。密切关注下肢静脉超声结果,并及时给予相应处理。

3. 术后有发生低血容量性休克的危险　术后遵医嘱给予心电监护,每 1 小时监测一次生命体征、氧饱和度及意识状态,保证引流的通畅性,正确记录引流液的颜色和量,随时巡视患者,观察患者有无出现烦躁、出汗、脉搏细速、尿量减少等血容量不足的症状,或当引流液每小时＞100ml 时,及时向医生汇报,并积极配合处理。

# 四、经 验 分 享

1. 心理护理　髋臼骨折多为高能量损伤,创伤严重,患者在生理和心理上都经历了巨大的痛苦,为手术的成败和疾病的预后担心,患者多存在焦虑、恐惧情绪。作为护士,应主动关心患者,及时询问患者关于疾病有何疑虑,并与医生积极沟通,向患者说明手术治疗的必要性和手术的过程,使患者保持最佳的心理状态。

2. 疼痛的评估与管理　对患者进行定时和实时的疼痛评估,及时发现患者的疼痛部位、性质、程度、持续时间等,遵医嘱给予患者药物和非药物的疼痛管理,消除疼痛对患者造成的消极影响。

（张春玲　孙胜男）

## 病例 **9** 股骨颈骨折患者的护理

患者,女性,52 岁,主诉:左髋部摔伤,疼痛、活动受限 2 天,急诊以"股骨颈骨折(右)"收入院。

## 一、诊疗过程中的临床护理

### (一)入院时

#### 1. 诊疗情况

**入院后查体**:体温 36.5℃,脉搏 84 次/分,呼吸 18 次/分,血压 112/74mmHg。2 天前患者走路时不慎滑倒摔伤右髋部,即感疼痛、活动受限,卧床休息后不能缓解。患者自发病以来精神、食欲好,因疼痛及活动受限出现睡眠障碍。患者无不良嗜好,二便正常,生活部分自理。入院后完善各项化验检查,遵医嘱给予低分子肝素钠 5000IU 皮下注射每日 1 次预防血栓。

**既往史**:既往糖尿病病史 8 年,遵医嘱按时服用二甲双胍肠溶片,空腹血糖维持在 5.8~10.5mmol/L 之间,餐后 2 小时血糖维持在 8.9~14.3mmol/L 之间。否认高血压、冠心病等慢性疾病。否认肝炎、结核等传染病史。否认重大外伤、手术史。否认药物过敏史。

**专科查体**:患者卧床,右髋未见皮肤损伤。视诊:右下肢外旋畸形。触诊:右髋部压痛可及,叩击痛可及,骨盆分离试验阴性。右下肢肢端皮温温暖,色泽正常,弹性好,毛细血管再充盈时间正常,足背动脉、胫后动脉搏动正常,肢体肌肉牵拉痛阴性,皮肤触觉正常,足趾主动活动正常。

**辅助检查**:X 线示右股骨颈骨折,移位明显;心电图、胸片、双下肢深静脉彩超等检查结果未见明显异常。

#### 思维提示

[1]患者摔伤后即感疼痛,卧床休息后不能缓解,应做好疼痛的护理。

[2]患者出现睡眠型态紊乱,与伤后疼痛、活动障碍有关,应做好睡眠的护理。

[3]患者既往糖尿病病史 8 年,需遵医嘱定时检测患者血糖值,调整至适宜手术的血糖水平。

[4]患者多次表示担心影响工作,给家人带来负担,护理上应注意该患者的心理护理。

2. 护理评估　患者主要症状为患肢髋部疼痛、活动受限,且由此引发睡眠障碍。患者既往糖尿病病史 8 年,自服药物控制血糖基本满意,自入院以来,血糖控制不佳。患者入院后多次表示由于住院担心影响工作,由于生活不能完全自理给家人带来负担。

3. 护理思维与实践方案

股骨颈骨折
↓
患肢疼痛、活动受限

(1)护理目标:患者疼痛有所缓解。

(2)护理措施

对患者进行疼痛评估

- 疼痛评分≤4 分时,给予心理安慰、调整舒适卧位等,可按照阶梯镇痛原则自行处理。
- 疼痛评分>4 分时,及时通知主管医生,给予相应处理。

患者情绪紧张、疼痛、环境不适应
↓
睡眠障碍

(1)护理目标:患者可安静入睡。

(2)护理措施

- 缓解患者紧张、焦虑的情绪,有针对性地进行心理疏导。
- 协助患者消除影响睡眠的因素,如疼痛、活动受限等。
- 病房、楼道保持安静,为患者创造良好的休息环境。
- 必要时遵医嘱给予地西泮等药物辅助睡眠。

既往糖尿病病史 8 年,自服药物控制血糖基本满意,自入院以来,血糖控制不佳
↓
血糖的监测与调整

(1)护理目标:患者血糖调整至适宜手术的水平。

(2)护理措施

- 遵医嘱通知患者为糖尿病饮食。
- 血糖监测:遵医嘱每日三餐前及三餐后 2 小时共 7 次监测血糖。
- 血糖调整:遵医嘱改为皮下注射优泌林(重组人胰岛素注射液)控制血糖。
- 注意并发症的出现:低血糖、低血钾和酸碱失衡,帮助患者备好糖块。
- 患者如有口渴、疲乏、出汗、恶心、饥饿感、心率加快、昏迷等不适症状,及时通知医生。

患者多次表示担心影响工作,给家人带来负担

↓

焦虑

(1)护理目标:患者焦虑情绪有所缓解。

(2)护理措施

- 缓解患者紧张、焦虑的情绪,有针对性地进行心理疏导。
- 向患者介绍手术相关知识,使其了解治疗方案、预后康复锻炼等。
- 加强患者间沟通,互相借鉴经验。

### (二)实施手术后

1. 诊疗情况　患者在联合麻醉下行"股骨颈骨折闭合复位空心钉内固定术",术毕返回病房,生命体征:体温 35.5℃,脉搏 72 次/分,呼吸 20 次/分,血压 108/65mmHg。给予患者补液、抗感染治疗,患肢伤口包扎完整,无渗出,足趾血运、活动、感觉均好。遵医嘱肌注帕瑞昔布 40mg 每 12 小时一次。告知患者及家属去枕平卧、禁饮食 6 小时,待麻醉恢复后可适当抬高床头。术后常规补液、抗感染治疗,低分子肝素钠皮下注射预防血栓,每日 7 次监测血糖,嘱患者在非负重状态下主动进行患肢股四头肌收缩练习。术后第 1 天坐于床边,术后第 2 天在护士的协助下扶拐下地活动。

**思维提示**

[1] 患者术后 6 小时去枕平卧、禁饮食,应向患者做好解释,消除患者的疑虑。

[2] 患者术后肌注帕瑞昔布 40mg 每 12 小时一次,该药物的使用中应该注意观察哪些方面。

[3] 患者术后仍需每日 7 次监测血糖,向患者做好解释。

[4] 患者术后进行功能锻炼时,护士应向患者提供哪些具体注意事项及知识。

2. 护理评估　患者在联合麻醉下行"股骨颈骨折闭合复位空心钉内固定术"术后返回病房需去枕平卧、患肢保持外展中立位,禁饮食 6 小时,输液补液、抗感染治疗,同时立即肌注帕瑞昔布 40mg 每 12 小时一次。每日 7 次监测血糖。患者对术后尚未感觉疼痛就使用镇痛药物及术后仍需每日 7 次监测血糖、皮下注射优泌林的必要性提出疑问,希望减少镇痛药物使用量,希望改为口服药物控制血糖,减少监测血糖的次数。

3. 护理思维与实践方案

患者术后 6 小时去枕平卧、禁饮食

↓

部分自理能力缺陷知识缺乏

(1)护理目标:满足患者基本生理需求,使患者了解其必要性。

(2)护理措施
- 向患者解释去枕平卧为避免由于头高位椎管内压力上升,脑脊液外漏增加而致的低压性头痛。禁饮食为避免恶心、呕吐误吸等。
- 做好患者的生活护理,如协助患者进行床上大小便,整理好床单位等。

患者术后肌注帕瑞昔布 40mg每 12 小时一次

↓

疼痛的护理

(1)护理目标:患者疼痛控制在微痛,甚至无痛的范围内。

(2)护理措施
- 使用该药物前应评估患者是否存在药物明确禁忌证。
- 向患者解释超前镇痛的意义及所使用的药物均在安全用量范围内,使患者消除疑虑。
- 应用药物后观察是否出现恶心、呕吐等不良反应。

患者对术后仍需每日 7 次监测血糖、皮下注射控制血糖表示不理解

↓

知识缺乏

(1)护理目标:患者了解术后血糖监测及皮下注射控制血糖的意义,使其配合治疗。

(2)护理措施
- 向患者解释术后密切监测血糖及皮下注射控制血糖对术后伤口愈合的意义。
- 遵医嘱每日空腹及三餐后 2 小时共 7 次监测血糖。
- 嘱患者至出院后 1 个月,仍继续使用皮下注射胰岛素控制血糖,待 1 个月后,到相关专业科室重新制订血糖控制计划。

患者术后第 1 天坐于床边,术后第 2 天扶拐下地活动

↓

有发生跌倒、坠床的危险

(1)护理目标:患者住院期间不发生跌倒、坠床。

(2)护理措施
- 根据跌倒、坠床风险评估标准对患者进行评估。
- 定时巡视患者,根据患者需要增加床档。
- 患者下床活动时,注意鞋是否合适,病室地面是否湿滑,选择的拐杖高低是否适宜、拐杖底部是否有防滑胶垫等。
- 术后首次下床应有护士的协助,以便指导患者正确用拐。

### (三)出院前

1. **诊疗情况**　遵医嘱通知患者出院,向患者讲解术后注意事项,发放"出院患者温馨提示"。指导患者及家属康复期正确的功能锻炼方法,讲解药物使用方法及注意事项。患者未能准确复述拆线时间、复查时间、恢复期功能锻炼方法及注意事项等。

**思维提示**

[1]向患者发放"出院患者温馨提示"后,评估患者是否认真阅读,能否复述出提示的主要内容。

[2]向患者及家属讲解康复期常见问题及对策。

2. **护理评估**　针对患者日常未能完全掌握的功能锻炼方法及注意事项予以针对性的指导。

3. **护理思维与实践方案**

患者未能准确复述
拆线时间、复查时间等
↓
知识缺乏

(1)护理目标:患者出院前能够准确复述提示的主要内容。

(2)护理措施

· 告知患者解释术后14天后即可拆线。

· 出院后1个月后复查。

· 复查时需携带影像学资料、诊断证明等。

患者及家属对康复期
功能锻炼注意事项
不了解
↓
知识缺乏

(1)护理目标:患者出院前能够准确了解康复期功能锻炼的注意事项。

(2)护理措施

· 嘱患者在非负重的状态下主动进行患肢股四头肌的收缩活动。

· 嘱患者扶拐下床活动时,注意保护患肢。

· 告知患肢禁做直腿抬高、盘腿等动作。

## 二、护 理 评 价

入院时,患者因骨折所致患肢疼痛、活动受限,继而引发睡眠障碍、血糖控制不良、焦虑等一系列的护理问题。实施手术后患者由于知识缺乏对镇痛药物的使用、血糖的控制等方面不理解。出院前,患者面临康复期护理知识缺乏的问题。针对上述护理问题,护士根据患者整体制订了一系列的个体化的护理方案并逐步实施,使患者顺利、平稳地度过从入院至出院的全过程。

## 三、安 全 提 示

药物副作用的观察:患者既往糖尿病病史 8 年,遵医嘱按时服用二甲双胍肠溶片控制血糖。伤后住院期间因血糖控制不满意,改为皮下注射优泌林控制血糖,并注意注射时防止出现低血糖、注射部位硬结等。

## 四、经 验 分 享

骨折合并糖尿病患者的饮食指导:

随着居民生活水平的提高,骨折患者中合并糖尿病的患者逐渐增多,其中平时身体状况较好,通过入院常规检查才发现有血糖升高的患者也为数不少。饮食治疗是糖尿病患者其他治疗的前提和首要条件。

糖尿病患者的饮食糖尿病是一种终身性疾病,饮食治疗是糖尿病治疗的基本措施,其原则是控制饮食,不仅要控制食物中糖的摄入,蛋白质、脂肪的摄入量也要有合适的比例。总能量以维持正常体重为准,一般情况下各种营养素占总能量的比例为碳水化合物 50％～60％、蛋白质 15％～20％、脂肪 20％～30％,并根据性别、年龄、身高计算标准体重之后按比例选择不同饮食。普通糖尿病患者每日所需食物有:牛奶 250g、肉类 100～150g、豆制品 40g、蔬菜 600g、油 19g、粮食 250～300g(应尽量选择粗粮)。三餐食物量可按 1/5、2/5、2/5 或 1/3、1/3、1/3 分配。三餐食谱内容要搭配均匀。每餐都有粮食、肉类及蔬菜。不宜选择的食物有:肥肉、禽肉皮、加工肉制品、动物内脏、鱼子、带鱼、蛋黄、猪牛羊油、油炸煎炸食物、各种腌制食品和黄酱类。骨折合并糖尿病患者的饮食即在糖尿病饮食原则的基础上,保证各种营养素的均衡供给。切不可认为控制饮食就意味着少吃,因为长期饥饿可导致自身消耗,不仅加重糖尿病,也可导致骨折的愈合迟缓,甚至不愈合。因为骨折患者常伴有局部血肿、充血、出血、肌肉组织损伤等情况,机体本身对这些有抵抗修复能力,而机体修复组织,长骨生肌、骨痂形成,化瘀消肿的原料就是靠各种营养素,由此可知保证骨折顺利愈合的关键就是营养。所以,骨折合并糖尿病患者要按两种疾病的饮食原则,灵活合理控制好热量及主食量,既不多吃也不少吃,均衡地摄取各种营养素,这样血糖控制得好,也不影响骨折的愈合。

(杨志农 姜耀)

## ▶ 病例 **10** 粗隆间骨折患者的护理

患者,男性,78岁,主诉:摔伤致左髋部疼痛、肿胀、活动受限5天,加重2天,门诊以"股骨粗隆间骨折"收入病房。

## 一、诊疗过程中的临床护理

### (一)入院时

#### 1. 诊疗情况

**入院后查体:**体温37℃,脉搏61次/分,呼吸18次/分,血压133/75mmHg。5天前患者走路时不慎滑倒摔伤左髋部,即感疼痛、活动受限,卧床休息后不能缓解,加重2天。患者自发病以来精神、食欲好,无昏迷、头疼、头晕、气促、腹痛、恶心、呕吐等症状。患者无不良嗜好,小便正常,大便异常,生活部分自理。入院后完善各项化验检查,遵医嘱给予低分子肝素钠5000IU皮下注射每日1次预防血栓。

**既往史:**既往体健。否认高血压、冠心病、糖尿病等慢性疾病。否认肝炎、结核等传染病史。否认重大外伤、手术史。否认药物过敏史。

**专科查体:**患者卧床,左髋未见皮肤损伤。视诊:左髋可见肿胀、畸形。触诊:左股骨远端压痛明显,叩击痛明显,骨盆分离试验阴性。骨擦音及反常活动存在。左髋关节活动因疼痛受限,左髋主动、被动屈曲欠佳。左下肢较健侧短缩2cm。左下肢肢端皮温温暖,色泽正常,弹性好,毛细血管再充盈时间正常,足背动脉、胫后动脉搏动正常,肢体肌肉牵拉痛阴性,皮肤触觉正常,足趾主动活动正常。

**辅助检查:**X线示左股骨近端骨折,移位明显,有碎块;心电图、胸片、双下肢深静脉彩超等检查结果未见明显异常。

**思维提示**

[1]患者为老年患者,伤后已卧床5天,应注意皮肤情况的观察。
[2]患者伤后大便异常,表现为5天未解大便,护士应采取有效措施应对。

2. **护理评估** 患者为老年患者,伤后已卧床5天,应注意皮肤情况的观察。患者伤后大便异常,表现无5天没有大便,应采取有效措施应对。

3. **护理思维与实践方案**

患者为老年患者，伤后卧床 5 天

↓

有皮肤受损的危险

(1)护理目标:患者卧床期间不发生皮肤受损(压疮)。

(2)护理措施

- 评估患者发生压疮的危险因素,依照压疮危险评估标准给予患者评分。
- 将患者列入交接班内容,定时检查易发生压疮部位的皮肤情况。
- 向患者解释使用减压措施、定时按摩受压部位、定时翻身的意义,得到患者的主动配合。
- 采取有效措施预防压疮的发生,如:使用气垫床、减压贴、防压疮垫等。
- 定时按摩受压部位皮肤,如出现压红、破溃,及时解除压力力给予相应处理,定时翻身。
- 保持床单位的平整、清洁、干燥,无皱褶、渣屑等。

患者伤后 5 天没有大便

↓

排便异常

(1)护理目标:患者排便情况恢复正常。

(2)护理措施

- 向患者讲解排便异常的影响,询问患者每日进食情况及是否有便意。
- 嘱患者多食粗纤维食物,顺时针按摩腹部,以利排便。
- 遵医嘱使用药物,如:口服番泻叶、甘油灌肠剂灌肠。

**(二)实施手术后**

1. 诊疗情况　患者在联合麻醉下行"人工全髋关节置换术",术毕返回病房,生命体征:体温 35.6℃,脉搏 70 次/分,呼吸 18 次/分,血压 128/66mmHg。带输血后补液、抗感染治疗,患肢伤口包扎完整,有渗血,约 8cm×8cm,带引流,引出大量血性液体,足趾血运、活动、感觉均好,留置导尿管,尿色黄。遵医嘱给予 24 小时心电监护及吸氧。告知患者及家属去枕平卧、禁饮食 6 小时,待麻醉恢复后可适当抬高床头。术后常规补液、抗感染治疗,低分子肝素钠皮下注射预防血栓,每日 7 次监测血糖,嘱患者在非负重状态下主动进行患肢股四头肌收缩练习。术后第 1 天半坐卧位坐起,术后第 2 天在护士的协助下患肢不负重站立于床边,术后第 3 天使用助行器行走。

**思维提示**

[1]患者行人工全髋关节置换术,患者术后返回病房,护士应注意哪些方面?

[2]患者伤口有约 8cm×8cm 渗血,引流袋中引出大量出血性液体,护士应密切观察哪些方面的内容?

[3]患者术后留置尿管,应做好尿管的护理。

2. 护理评估　患者行人工全髋关节置换术,术后返回病房应采取相应体位要求,术后伤口有约 8×8cm 渗血,同时,引流袋中引出大量出血性液体,应作为观察重点。患者留置导尿管,应做好导尿管的护理。

3. 护理思维与实践方案

患者行人工全髋关节置换术 ↓ 术后体位的要求

(1)护理目标:患者了解人工全髋关节置换术术后体位要求。

(2)护理措施

· 向患者解释脱位是髋关节置换常见的并发症之一,原因多与术后挪动不正确、早期功能练习不恰当及患者自身条件等有关,使患者重视术后体位的要求。

· 患者术毕返回病房平卧位时,患肢保持外展中立位,两大腿之间可放置软枕以防患肢外旋、内收。

· 患者翻身时两腿间夹一个枕头,下床时应注意避免患肢内收和屈髋过度。

· 注意观察患者双下肢是否等长、是否疼痛,如出现脱位应及时报告医生给予手法或手术切开复位。

患者伤口有约 8cm× 8cm 渗血,引流袋中引出大量血性液体 ↓ 有血容量不足的危险

(1)护理目标:患者血容量恢复正常。

(2)护理措施

· 看到引流袋中引出大量血性液体,患者紧张、不安,护士应安慰患者不必惊慌。

· 准确评估患者的失血量并记录引流袋的血容量。

· 遵医嘱给予 24 小时心电监护及吸氧,密切关注患者生命体征的变化。

· 遵医嘱急查血常规及出凝血时间。

· 必要时,遵医嘱为患者输血治疗。

患者伤口有约 8cm×8cm 渗血,引流袋中引出大量出血性液体
患者术后留置导尿管
↓
有发生感染的危险

(1)护理目标:患者住院期间不发生伤口及泌尿系感染。

(2)护理措施

- 加强伤口护理,伤口渗液较多时,及时更换敷料,保持敷料干燥。
- 观察和评估伤口情况,注意伤口有无红、肿、痛及渗出等症状。
- 加强导尿管护理,每日进行会阴擦洗,定时夹闭导尿管,以训练、恢复膀胱功能,为尽早拔除导尿管作准备。
- 嘱患者多饮水,以达到冲洗尿道作用。

**(三)出院前**

1. 诊疗情况　遵医嘱通知患者出院,向患者讲解术后注意事项、助行器的使用方法,发放"出院患者温馨提示"及"髋关节置换患者出院指导"。指导患者及家属康复期正确的功能锻炼方法,讲解药物使用方法及注意事项。

2. 护理评估　患者行人工全髋关节置换术,将出院后生活中的注意事项作为出院指导的重要内容,恢复期需使用助行器行走,患者应掌握助行器的使用方法及注意事项。

3. 护理思维与实践方案

患者对出院后生活中的注意事项不了解
↓
知识缺乏

(1)护理目标:患者对出院后生活中的注意事项有所了解。

(2)护理措施

- 向患者讲解生活中活动患肢时应遵循的原则。
- 向患者发放"髋关节置换患者出院指导"等相关书面资料。
- 了解患者及家属具体居住环境,如:是否为平房、有无电梯、如厕环境等,有针对性地加以指导。

患者对助行器的使用方法及注意事项不了解
↓
知识缺乏

(1)护理目标:患者掌握助行器的使用方法及注意事项。

(2)护理措施

- 向患者讲解恢复期使用助行器行走的必要性。
- 向患者发放"助行器的选择与使用"等相关书面资料。
- 护士亲自演示使用方法或邀请有经验的同类疾病患者演示具体使用方法,如:使用助行器行走、坐下等。

## 二、护 理 评 价

患者为老年男性,入院时,患者伤后卧床 5 天,注意观察受压部位皮肤情况、预防皮肤损伤的发生,且其伤后大便异常,表现 5 天没有大便,采取有效措施应对。手术后,患者行人工全髋关节置换术,返回病房摆放正确体位,伤口有约 8cm×8cm 渗血,同时,引流袋中引出大量出血性液体,警惕血容量不足的发生,患者留置导尿管,做好导尿管的护理。出院时,将出院后生活中的注意事项作为出院指导的重要内容,教会患者使用助行器行走。

## 三、安 全 提 示

为减少关节的磨损,延长关节使用寿命,请避免做以下动作:

1. 经常性的搬运重物;过度的爬楼梯活动;冲击性负重,如跳跃,高山滑雪,大运动量健身操;不做任何体力性活动,任何快速的移动,如旋转。

2. 负重时避免过分弯腰,如上楼梯时。

3. 不举或推重物。

4. 保持合适的体重。

## 四、经 验 分 享

髋关节置换患者出院指导:

1. 手术前应做的准备

(1)在椅子上额外加一个垫子,这样在术后康复中可以坐起来更舒适,而且保证坐姿有足够的高度以适应其新髋的关节。手术后 3 个月内屈髋不能超过 90°,也就是说,坐位时不能让膝关节高过腰,这是非常重要的。

(2)日常生活中准备一把带有扶手的椅子。因为在恢复期,要求坐扶手椅,以便帮助坐下和站起。

(3)出院前,应在家中的盥洗室里安置一个加高的坐便器和扶栏。

(4)确认所有日常需要的东西都摆在高于腰部的水平,因为在恢复期不能屈髋超过 90°。

(5)保持房间地面干燥,去除地板上的杂物。

2. 手术后正确的姿势、活动方法和应避免的错误

(1)在没有得到主管医生的同意前,屈曲髋关节不要超过 90°。如果过早这样做,会有关节脱位的可能。穿鞋、穿袜、从地板上拾东西等动作都需要他人的帮助或者一些特殊器械的协助。最常见的错误是:一条腿伸直而身体的上半身过度弯曲。此动作与躺平身体而扭转腿容易引起脱位是一个道理。

(2)在康复过程中,应避免髋关节和下肢受到诸如跑步、跳跃等较大力量

的冲击以及过重的活动。

(3)在医生或者理疗师的指导下,髋关节和下肢逐渐适当增加负重直至完全扔拐,正常行走。

(4)不论平卧还是行走时均不可旋转髋关节,一直保持足尖向前的自然位置。

(5)不要在站立位、平卧位或坐位时交叉双腿。

(6)尽量避免侧卧位,如果必须这样做,需在两腿之间夹一个枕头。

(7)从椅子上站起来时,首先身体要挪到椅子边缘,把患肢放在前面,让健侧肢体承受身体的大部分重量。

(8)上楼梯时先迈健腿,下楼梯时先迈患腿。

(9)穿平跟低帮的鞋,不要太软。

**(彭贵凌)**

# 病例 11 股骨干骨折患者的护理

患者,女性,21 岁,主诉:摔伤致右大腿疼痛、肿胀、活动受限 8 小时,急诊以"股骨干骨折"收入病房。

## 一、诊疗过程中的临床护理

### (一)入院时

#### 1. 诊疗情况

**入院后查体:**体温 37℃,脉搏 88 次/分,呼吸 19 次/分,血压 122/84mmHg。患者骑车时不慎摔伤右大腿,即感疼痛、活动受限 8 小时,来积水潭医院急诊室接受 X 线片检查,常规化验检查,临时制动后,为进一步诊治收入院。患者伤后无昏迷、头疼、头晕、气促、腹痛、恶心、呕吐等症状。患者无不良嗜好,二便正常,生活部分自理。入院后完善各项化验检查,遵医嘱给予低分子肝素钠 5000IU 皮下注射每日 1 次预防血栓。患者为在校大学生,入院后情绪紧张、焦虑,害怕耽误学业,同时,担心此次骨折会对今后生活造成不良影响。

**既往史:**既往体健。否认高血压、冠心病、糖尿病等慢性疾病。否认肝炎、结核等传染病史。否认重大外伤、手术史。否认药物过敏史。

**专科查体:**患者卧床,右髋未见皮肤损伤,右大腿可见中度肿胀、畸形。触诊:右股骨干压痛可及,叩击痛可及,骨盆分离试验阴性,骨擦音及反常活动因外伤疼痛未查。右下肢肢端皮温温暖,色泽正常,弹性好,毛细血管再充盈时间正常,足背动脉、胫后动脉搏动正常,肢体肌肉牵拉痛阴性,皮肤触觉正常,足趾主动活动正常。

**辅助检查:**X 线示右股骨干骨折,移位轻度;双下肢深静脉彩超示:右下肢深静脉血栓形成;凝血功能检查提示:D-二聚体 1284 μg/L;心电图、胸片等检查结果未见明显异常。

---

**思维提示**

[1] 患者为大学在校生,面对突发事件的打击,表现为心理应对失效,担心此次骨折会对今后生活造成不良影响,护士应安慰、疏导患者,减轻其紧张、焦虑情绪,消除其不必要的心理负担。

[2] 患者凝血功能检查提示:D-二聚体 1284 μg/L;双下肢深静脉彩超示:右下肢血栓形成。患者明确血栓形成,应做好相应护理。

2. 护理评估　患者面对突发事件的打击,表现为心理应对失效,同时,担心此次骨折会对今后生活造成不良影响。患者凝血功能检查提示:D-二聚体 1284μg/L;双下肢深静脉彩超示:右下肢血栓形成,有明确血栓形成。

3. 护理思维与实践方案

患者紧张、焦虑情绪,担心此次骨折会对今后生活造成不良影响
↓
心理应对失效

(1)护理目标:患者紧张、焦虑情绪有所缓解。

(2)护理措施

- 护士应给予心理安慰,可通过:温暖的话语、悉心的照顾使患者放松心情。同时,有针对性地开导患者,使其减轻不必要的心理负担。
- 在日常护理工作中,通过与患者的沟通,了解患者所需,尽量满足患者的合理需求。
- 向患者讲解疾病相关知识、治疗方案、预后、康复期护理要点等。
- 使患者了解进行手术前需要注意的事项。

凝血功能检查提示:D-二聚体 1284μg/L;双下肢深静脉彩超示:右下肢血栓形成
↓
下肢静脉血栓的护理

(1)护理目标:患者了解疾病的自我护理方法及治疗方案。

(2)护理措施

- 耐心做好患者及家属的解释工作,消除疑虑,取得合作。
- 嘱患者卧床,保持患肢制动,以免血栓脱落导致危险并发症:肺栓塞的发生。
- 向患者及家属介绍下肢静脉血栓的治疗方案,使其树立战胜疾病的信心。
- 密切观察肢体肿胀程度、皮肤颜色、皮温变化情况,疼痛是否加重等。
- 必要时行下肢静脉造影及滤器置入术。

**(二)实施手术后**

1. 诊疗情况　患者在联合麻醉下行"股骨干骨折带锁髓内钉固定术、下肢静脉造影、滤器植入术",术毕返回病房,生命体征:体温 36.5℃,脉搏 88 次/分,呼吸 20 次/分,血压 128/75mmHg。遵医嘱给予补液、抗感染治疗,患肢伤口包扎完整,无渗出,足趾血运、活动、感觉均好。滤器植入处伤口加压包扎 24 小时,沙袋压迫 6 小时,伤口无渗出。遵医嘱肌注帕瑞昔布 40mg 每 12 小时一次。告知患者及家属去枕平卧、禁饮食 6 小时,待麻醉恢复后可适当抬高床头。术后常规补液、抗感染治疗,低分子肝素钠皮下注射预防血栓,嘱患者在非负重状态下主动进行患肢股四头肌收缩练习。术后第 1 天 2PM

患者测体温 37.8℃,未作特殊处理,嘱患者多饮水;4PM 测体温 38.2℃给予化学冰袋物理降温;6PM 测体温 38.1℃给予赖氨比林一支肌注,嘱患者多饮水;8PM 测体温 37.6℃,未作特殊处理;术后第 2 天 6AM 测体温 36.9℃。

**思维提示**

> [1]患者最高体温达 38.2℃,应做好体温异常的护理。
> [2]患者行下肢静脉造影、滤器植入术,应做好术后相应护理。

2. 护理评估 患者行下肢静脉造影、滤器植入术,术后体温异常,最高达 38.2℃。

3. 护理思维与实践方案

术后高热,最高体温达 38.2℃
↓
高热的护理

　(1)护理目标:患者体温降至正常范围。
　(2)护理措施
　　• 安慰患者,告知患者何为术后吸收热,缓解其紧张情绪。
　　• 监测患者体温变化,并及时做好记录。
　　• 患者麻醉恢复后,可嘱其多饮温开水,以利体温下降。
　　• 物理降温:使用化学冰袋物理降温,注意冰袋与皮肤不可直接接触,需垫置干毛巾,以免皮肤受损。
　　• 遵医嘱使用药物降温治疗。

患者行下肢静脉造影、滤器植入术
↓
患肢的护理

　(1)护理目标:做好患肢术后护理。
　(2)护理措施
　　• 穿刺部位需加压包扎 24 小时,并用沙袋压迫 6 小时。
　　• 严密观察穿刺部位有无血肿和渗血,保持伤口敷料清洁。
　　• 一般术后 48 小时取掉敷料。
　　• 严密观察健侧下肢皮肤温度、色泽以及足背动脉搏动情况,询问有无疼痛和感觉障碍。

**(三)出院前**

1. 诊疗情况 遵医嘱通知患者出院,向患者讲解术后注意事项,发放"出院患者温馨提示"。指导患者及家属康复期正确的功能锻炼方法,讲解药物使用方法及注意事项。

**思维提示**

[1]指导患者术后功能锻炼的具体方法,以便其恢复期自我锻炼。

[2]针对患者出现血栓,行静脉滤器置入术,指导其术后正确用药方法及用药时间。

2. 护理评估　患者出院后,应注意加强患者的功能锻炼及正确的用药方案。

3. 护理思维与实践方案

术后功能锻炼的具体方法
↓
知识缺乏

(1)护理目标:患者掌握恢复期功能锻炼的具体方法。

(2)护理措施

- 术后疼痛减轻后,即可开始进行股四头肌的等长收缩及踝关节和足部其他小关节活动。
- 帮助活动髌骨,同时嘱其主动做上肢支撑练习,如扩胸、深呼吸、抬起躯干健肢活动。
- 在床上移动患肢时,用手托住患肢,慢慢移动,禁止患肢直腿抬高活动。
- 协助患者扶拐下地活动,患肢不负重,并注意保护,以防跌伤。

患者缺乏正确用药的方法
↓
知识缺乏

(1)护理目标:患者掌握恢复期药物使用的具体方法。

(2)护理措施

- 嘱患者手术后需长期服用抗凝药(至少 3～6 个月),以减少复发的可能。
- 指导患者坚持正确服药,坚持定期复查凝血功能,及时调整抗凝药剂量,保证安全和疗效。

# 二、护 理 评 价

患者年轻女性,骑车时不慎摔倒致伤,入院时,面对突发事件的打击,表现为心理应对失效,同时,担心此次骨折会对今后生活造成不良影响。患者凝血功能检查提示:D-二聚体 1284 μg/L;双下肢深静脉彩超示:右下肢血栓形成,有明确血栓形成。手术后,患者行下肢静脉造影、滤器植入术,术后高热,最高体温达 38.2℃。护士做好其体温异常及术后护理。出院时,应指导患者加强双下肢的功能锻炼及掌握用药的正确方法。

## 三、经 验 分 享

### (一)下肢深静脉血栓的形成

深静脉血栓的形成(DVT)是骨科常见的下肢骨折并发症,患者往往因骨折及术后疼痛不敢活动,近年来,发病率在逐年增加,其形成的三大主要因素包括:血液高凝状态、静脉血流滞缓和静脉管壁损伤。多发于下肢,血栓形成后,血栓远端静脉高压,从而引起肢体肿胀、疼痛及浅静脉扩张或曲张等临床表现,严重者还可以影响动脉供血,并使静脉瓣膜受损,遗留永久性的下肢深静脉功能不全,影响生活质量。血栓的蔓延可沿静脉血流方向向近心端伸延,如小腿的血栓可以继续延伸至下腔静脉,当血栓完全阻塞静脉主干后,就可以逆行延伸,血栓的碎块还可以脱落,随血流经右心继之栓塞于肺动脉,即并发肺栓塞。

### (二)防范措施

指导患者在骨折早期进行足趾主动的背伸、跖屈活动,股四头肌等长收缩运动,使用足底静脉泵,促进血液循环。多饮水并做深呼吸及咳嗽等动作,尽可能早期下床活动,必要时下肢使用抗血栓压力带。

一旦发生深静脉血栓,患者应严格卧床休息,患肢制动,并根据医嘱使用抗凝药物,必要时行下腔静脉滤器植入术,以防止血栓脱落危及生命。

**(姜耀　迟春梅)**

## ▶ 病例 **12** 髌骨骨折患者的护理

患者,女性,46 岁,主诉:左髌骨骨折术后 23 天,伤口红肿、渗液 3 天,门诊以"髌骨骨折术后感染"收入病房。

## 一、诊疗过程中的临床护理

### (一)入院时

### 1. 诊疗情况

**入院后查体**:体温 36.5℃,脉搏 68 次/分,呼吸 18 次/分,血压 104/56mmHg。患者于 23 天前因摔倒致左髌骨骨折。急诊就诊积水潭医院行左髌骨骨折切开复位内固定术,术后 3 天出院,3 周拆线。3 天前伤口裂开并出现红肿、渗液伴有疼痛。现为进一步治疗再次就诊积水潭医院,门诊以左髌骨骨折术后感染收住院。患者伤后精神好,小便正常,大便正常,生活部分自理。入院后完善各项化验检查,遵医嘱给予低分子肝素钠 5000IU 皮下注射每日 1 次预防血栓。患者入院后情绪紧张,表现为对医务人员不信任,对病情不认可。

**既往史**:既往体健。否认高血压、冠心病、糖尿病、精神疾患、脑血管疾病等慢性病史。否认肝炎、结核等传染病史。否认药物过敏史。无烟、酒等不良嗜好。

**专科查体**:患者扶双拐行走,左膝前见一纵行瘢痕长约 10cm,伤口远端裂开长约 4.0cm 有肉芽生长。视诊:左膝可见轻度肿胀。触诊:左膝部压痛可及,叩击痛可及,骨擦音及反常活动未及。左下肢肢端皮温温暖,色泽正常,弹性好,毛细血管再充盈时间正常,足背动脉、胫后动脉搏动正常,肢体肌肉牵拉痛阴性,皮肤触觉正常,足趾主动活动正常。

**辅助检查**:X 线示左髌骨骨折术后;心电图、胸片、双下肢深静脉彩超等检查结果未见明显异常。

### 思维提示

[1]患者为骨折术后伤口感染,心理上存在较大压力,入院后情绪紧张,表现为对医务人员不信任,对病情不认可,护士应主动予以相关心理指导。

[2]患者伤口裂开并出现红肿、渗液伴有疼痛,应做好感染伤口的护理。

2. 护理评估　患者为骨折术后伤口感染,心理上存在较大压力,入院后情绪紧张,表现为对医务人员不信任,对病情不认可。患者伤口裂开并出现红肿、渗液伴有疼痛。

3. 护理思维与实践方案

患者情绪紧张,表现为对医务人员不信任,对病情不认可
↓
焦虑
{
(1)护理目标:患者焦虑情绪有所缓解。

(2)护理措施

- 应主动关心、安慰患者,向其详细讲解有关疾病的相关知识,与其沟通,耐心解答所提出的问题,提高其正确认识疾病和自我护理的能力。
- 使患者了解心理焦虑、紧张等不良情绪可降低人体的抗感染能力,影响人体免疫系统的功能,导致伤口延迟愈合,增加伤口感染机会。而良好的心理状态,可调动自身潜能,有助于伤口愈合。
- 介绍同类疾病治疗成功的病例,增强患者对疾病痊愈的信心。
}

伤口裂开并出现红肿、渗液伴有疼痛
↓
伤口的护理
{
(1)护理目标:患者焦虑情绪有所缓解,做好伤口的护理。

(2)护理措施

- 向患者解释伤口红肿、渗液伴有疼痛症状为伤口感染所致,消除患者心中疑虑。
- 对患者伤口进行评估,详细了解病情和伤口感染情况。
- 观察伤口感染程度,伤口的分泌物、渗出物等。
}

**(二)实施手术后**

1. 诊疗情况　患者在神经丛麻醉下行"左髌骨骨折术后感染扩创术、负压引流植入术",术中取 3 份分泌物做分泌物培养＋鉴定＋药敏。术毕返回病房,生命体征:体温 36℃,脉搏 96 次/分,呼吸 20 次/分,血压 115/70mmHg。遵医嘱给予补液、抗感染治疗,患肢伤口行 0.9％生理盐水持续灌洗,足趾血运、活动、感觉均好。遵医嘱肌注帕瑞昔布 40mg 每 12 小时一次。告知患者及家属去枕平卧、禁饮食 6 小时,待麻醉恢复后可适当抬高床头。分泌物培养＋鉴定＋药敏结果回报:表皮葡萄球菌(2 份)、未生长(1 份)。术后常规补液、针对药敏结果选择抗生素抗感染治疗,低分子肝素钠皮下注射预防血栓,

嘱患者在非负重状态下主动进行患肢股四头肌收缩练习。

**思维提示**

> [1]患者术后伤口行0.9%生理盐水持续灌洗,应做好相应护理。
>
> [2]患者行持续灌洗期间,无法下床活动,应注意观察受压部位皮肤情况。

2. **护理评估** 患者术后行0.9%生理盐水持续灌洗,同时,此期间由于其无法下床活动,受压部位皮肤情况应作为观察要点。

3. **护理思维与实践方案**

患者术后伤口行0.9%
生理盐水持续灌洗
↓
伤口灌洗的护理

(1)护理目标:患者伤口灌洗顺利进行。
(2)护理措施
- 向患者做好解释工作,取得其配合。
- 嘱患者在床上活动时防止引流管脱落。
- 密切观察患者伤口灌洗情况,如:是否通畅。
- 做好伤口灌洗出入量的记录。
- 如遇特殊情况,及时向医生汇报,给予相应处理。

患者行持续灌洗期间,
无法下床活动
↓
有皮肤受损的危险

(1)护理目标:患者卧床期间不发生皮肤受损。
(2)护理措施
- 嘱患者在保护引流管安全的情况下,在床上适当进行活动,避免发生长期卧床的不良影响。
- 每日定时按摩皮肤受压部位。
- 保持床单位的平整、清洁、干燥、无皱褶、无渣屑。

**(三)出院前**

1. **诊疗情况** 遵医嘱通知患者出院,向患者讲解术后注意事项,发放"出院患者温馨提示"。指导患者及家属康复期正确的功能锻炼方法,讲解药物使用方法及注意事项。患者对能否出院表示怀疑,担心疾病无法彻底治愈,再次出现伤口感染的情况。

**思维提示**

> 患者为骨折术后伤口感染,心理负担较重,对疾病是否能够痊愈表示担心。

2. **护理评估** 患者为骨折术后伤口感染,心理负担较重,对疾病是否能够痊愈表示担心。

3.护理思维与实践方案

患者心理负担较重
↓
心理护理

(1)护理目标:患者能够减轻心理负担。

(2)护理措施

- 安慰患者,给予患者心理疏导。
- 向患者讲解良好的心理状态有利于疾病的转归。
- 做好患者家属的沟通工作,取得其理解、支持,以便出院后患者能够及时得到有效的家庭支持。
- 向患者介绍同类疾病已治愈的患者,帮助患者树立信心。

# 二、护 理 评 价

患者为中年女性,入院时为骨折术后伤口感染,心理上存在较大压力,入院后情绪紧张,表现为对医务人员不信任,对病情不认可。患者伤口裂开并出现红肿、渗液伴有疼痛。手术后,伤口行 0.9% 生理盐水持续灌洗,同时,此期间由于其无法下床活动,重点观察受压部位皮肤情况。出院前,患者为骨折术后伤口感染,心理负担较重,对疾病是否能够痊愈表示担心。护士应做好其心理护理,保持患者心理健康状态。

# 三、安 全 提 示

伤口感染后抗生素的使用:

伤口感染后抗生素的应用很重要。发现伤口感染后,首先取出伤口分泌物,送检、培养加药物敏感试验的同时,应用广谱抗生素,待获得培养结果后,根据细菌情况选择敏感的抗生素。

对于条件致病菌,如表皮葡萄球菌,抗生素不敏感,不能过分依赖抗生素,伤口的局部治疗起着很重要的作用。

(姜耀  周清洁)

## ▶病例 13  胫骨平台骨折患者的护理

患者,男性,67岁,主诉:车祸致左小腿疼痛、肿胀、活动受限约8小时,急诊收入病房。

## 一、诊疗过程中的临床护理

### (一)入院时

#### 1.诊疗情况

**入院后查体**:体温36.7℃,脉搏78次/分,呼吸18次/分,血压135/88mmHg。患者步行时不慎被摩托车撞倒。伤后患者左小腿疼痛、肿胀、活动受限。于当地医院制动、拍片后来积水潭医院急诊。于急诊室接受X线片、CT检查,常规化验检查,临时制动后,为进一步诊治收入院。患者伤后无昏迷、头疼、头晕、气促、腹痛、恶心、呕吐等症状,小便正常,大便正常,生活部分自理。入院后完善各项化验检查,遵医嘱给予低分子肝素钠5000IU皮下注射每日1次预防血栓。

**既往史**:既往高血压病史2年,遵医嘱口服硝苯地平缓释片,血压维持在130~140/70~80mmHg之间。否认冠心病、糖尿病、精神疾患、脑血管疾病等慢性病史。否认肝炎、结核等传染病史。否认外伤、手术史。否认输血史。否认药物过敏史。患者每天饮酒100g,偶尔吸烟。

**专科查体**:患者卧床,左下肢伸直位支具固定。左小腿未见皮肤损伤。视诊:左小腿可见明显畸形、肿胀。触诊:左胫腓骨近端压痛明显,叩击痛可及,骨盆分离试验阴性。骨擦音及反常活动存在。左下肢肢端皮温温暖,色泽正常,弹性好,毛细血管再充盈时间正常,足背动脉、胫后动脉搏动正常,肢体肌肉牵拉痛阴性,皮肤触觉正常,足趾主动活动正常。

**辅助检查**:X线示左胫骨平台骨折,移位明显,粉碎严重;CT:骨折粉碎,关节内移位明显;心电图、胸片、双下肢深静脉彩超等检查结果未见明显异常。

**思维提示**

[1]患者为车祸入院,遭受突如其来的打击,应做好其心理护理。

[2]患肢疼痛、肿胀,有伸直位支具制动,应观察肿胀情况。

[3]患者既往高血压病史,自服药物控制尚可,应定期检测血压变化。

2. 护理评估　患者车祸入院,表现为情绪低落。患者入病房时患肢疼痛、肿胀,由伸直位支具制动。既往高血压病史 2 年,口服药物控制尚可。

3. 护理思维与实践方案

患者情绪低落
↓
心理护理

    (1)护理目标:患者情绪有所改善。

    (2)护理措施

- 对患者进行心理疏导,倾听其主诉,使不良情绪得到宣泄。
- 发放宣传资料,使患者对自身疾病有所了解。
- 对患者给予心理支持,启发其讲出针对疾病的疑问、不解,并给予回答。

患肢疼痛、肿胀,
有伸直位支具制动
↓
患肢的护理

    (1)护理目标:患肢疼痛、肿胀症状有所减轻。

    (2)护理措施

- 嘱患者抬高患肢,以利消肿。
- 检查患肢支具制动松紧程度是否适宜,如过紧应适当放松,重新固定,防止肢体受压。
- 如患肢肿胀加重,出现严重疼痛时,应引起重视,及时通知医生进行处理。
- 遵医嘱应用药物治疗,如:输注七叶皂苷钠、25%甘露醇注射液,口服消肿药物等。
- 对患者进行疼痛评分:疼痛评分≤4 分时,给予心理安慰、调整舒适卧位等,可按照阶梯镇痛原则自行处理;疼痛评分>4 分时,及时通知主管医生,给予相应处理。

患者既往高血压
病史 2 年
↓
有发生高血压
危象的危险

    (1)护理目标:患者住院期间血压控制平稳。

    (2)护理措施

- 告知患者进低盐、低脂饮食。
- 血压监测:遵医嘱日测血压 2 次。
- 监督患者按时服用降压药,不可漏服。
- 向患者讲解烟、酒对血压的危害,嘱其戒烟、酒。
- 保持放松、平和的心态。
- 如患者出现头痛、烦躁、心悸、恶心、呕吐等症状及时向医生汇报。
- 注意观察药物的副作用。

### (二)实施手术后

1. **诊疗情况** 患者在联合麻醉下行"胫骨平台骨折闭合复位空心针内固定术",术毕返回病房,生命体征:体温35.1℃,脉搏77次/分,呼吸16次/分,血压185/111mmHg。遵医嘱给予补液、抗感染治疗,患肢伤口包扎完整,无渗出,足趾血运、活动、感觉均好。遵医嘱给予24小时心电监护,25%硫酸镁10ml肌注。告知患者及家属去枕平卧、禁饮食6小时,待麻醉恢复后可适当抬高床头。术后常规补液、抗感染治疗,低分子肝素钠皮下注射预防血栓,嘱患者在非负重状态下主动进行患肢股四头肌收缩练习。患者主诉伤口疼痛。术后第1天扶患者坐起时,患者主诉头晕,测血压135/88mmHg。

**思维提示**

[1]患者术后返回病房,测血压185/111mmHg,护士应做哪些处理?

[2]患者主诉伤口疼痛,为什么没有常规给予肌注帕瑞昔布40mg每12小时一次?

[3]患者实施手术后第一天坐起时,表现为头晕,测血压135/88mmHg,护士应做哪些相应护理措施。

2. **护理评估** 患者术后返回病房,测血压185/111mmHg,遵医嘱给予24小时心电监护,25%硫酸镁10ml肌注。术后第1天扶患者坐起时,主诉头晕,测血压135/88mmHg。应做好患者疼痛及卧床期间的生活护理。

3. **护理思维与实践方案**

患者术后血压为
185/111mmHg
↓
有发生高血压
急症的危险

(1)护理目标:患者住院期间血压控制平稳。

(2)护理措施

- 遵医嘱给予24小时心电监护,密切监测生命体征变化。
- 遵医嘱给予25%硫酸镁10ml深部肌内注射。
- 嘱患者保持放松、平和的心态。
- 注意观察降压药物的副作用。
- 缓解患者疼痛的症状。

（1）护理目标：患者疼痛症状有所缓解。

（2）护理措施对患者进行疼痛评估。

患者主诉伤口疼痛
↓
疼痛的护理

- 疼痛评分≤4分时，给予心理安慰、调整舒适卧位等，可按照阶梯镇痛原则自行处理。
- 疼痛评分＞4分时，及时通知主管医生，给予相应处理。
- 患者年龄67岁，体重为48kg，高血压病史2年，因而遵照帕瑞昔布的使用说明，该患者属于慎用人群，所以该患者不适宜常规使用帕瑞昔布，如需使用药物时，可按阶梯阵痛原则选择其他药物进行治疗。

（1）护理目标：患者住院期间不发生跌倒、坠床。

（2）护理措施

患者术后坐起时，
主诉头晕，
测血压 135/88mmHg
↓
有发生跌倒、
坠床的危险

- 掌握患者的基本情况：年龄、疾病、神志、有无其他并发症等。
- 评估患者发生跌倒、坠床的风险因素，依照跌倒、坠床风险评估标准给予患者评分。
- 患者术后首次坐起活动时，应有护士在一旁协助、指导、保护。
- 定时巡视患者，必要时为患者加床档。

**（三）出院前**

1. 诊疗情况　遵医嘱通知患者出院，向患者讲解术后注意事项，发放"出院患者温馨提示"。指导患者及家属康复期正确的功能锻炼方法，讲解药物使用方法及注意事项。患者术后首次坐起活动时即感到头晕，表示不愿再活动。

**思维提示**

[1]患者术后首次坐起活动时即感到头晕，表示不愿再活动，针对此类患者护士应如何应对？

[2]患者既往高血压病史，入院前自服药物控制尚可，出院后在控制血压方面应注意哪些方面？

2. 护理评估　患者术后首次坐起活动时即感到头晕，表示不愿再活动。患者既往高血压病史，应做好骨折合并高血压患者的出院指导。

3. 护理思维与实践方案

患者术后首次坐起
活动时即感到头晕，
表示不愿再活动
↓
知识缺乏

(1)护理目标：患者了解术后早期下床活动的意义。
(2)护理措施
- 向患者解释术后早期下床活动的意义，因此，在病情允许的情况下，应早期下床活动。
- 使患者了解骨折后长期卧床会引起压疮、坠积性肺炎、泌尿系感染、下肢静脉血栓等并发症。
- 患者下床活动时，有护理人员在旁保护。
- 使患者掌握下床活动的注意事项，如：拐杖选择的使用、防滑鞋的选择等。

患者既往高血压
病史，出院后血压
控制方法不了解
↓
知识缺乏

(1)护理目标：患者掌握出院后血压控制的方法。
(2)护理措施
- 嘱患者按时服用降压药，不可漏服。
- 教会患者自测血压的方法，每日定时监测血压变化。
- 如出现不适症状或血压异常时，应及时就医。
- 向患者发放骨折合并高血压患者饮食指导宣传资料。

## 二、护 理 评 价

患者为老年男性，车祸致伤入院。入院时，患者因突发事件的打击表现为情绪低落，患肢疼痛、肿胀，有伸直位支具固定，既往高血压病史 2 年。手术后，患者测血压 185/111mmHg，遵医嘱给予 24 小时心电监护，25％硫酸镁10ml 深部肌内注射。术后第 1 天扶患者坐起时，主诉头晕，测血压 135/88mmHg，做好患者疼痛及卧床期间的生活护理，防止跌倒、坠床的发生。出院前，患者由于术后首次坐起活动时即感到头晕，表示不愿再活动。针对其既往高血压病史，做好骨折合并高血压患者的出院指导。

## 三、安 全 提 示

患肢功能锻炼及注意事项：

患肢麻醉消退后，开始活动足趾及踝关节，如疼痛不明显，可尝试收缩股四头肌。

术后第 1 天开始以下活动锻炼：缓慢全范围屈伸踝关节，每次持续 5 分钟。锻炼股四头肌收缩，即大腿绷紧放松练习，绷紧坚持 5 秒，放松 5 秒为 1次。以后逐渐加大以上锻炼的强度及次数。遵医嘱可嘱患者在床上自行循序渐进地进行膝关节屈伸练习，或者在持续被动运动器 CPM 机上锻炼。

注意应遵循循序渐进的原则,根据自身耐受程度随时调整;以主动为主,被动为辅;关节活动角度应逐渐加大,不可施以暴力,以免引起不良反应。

# 四、经 验 分 享

骨折合并高血压患者的饮食指导 以减少钠盐、膳食脂肪,补充适量优质蛋白、钾、钙,多食蔬菜、水果,戒烟和酒,科学饮水为原则。

## (一)饮食

1. 以素食为主,宜清淡饮食 宜食高纤维素、高钙、低脂肪、低胆固醇饮食。总脂肪<总热量的 30%,蛋白质占总热量的 15%左右。提倡多吃粗粮、杂粮、新鲜蔬菜、水果、豆制品、瘦肉、鱼、鸡等食物。提倡植物油,少吃猪油、油腻食品及白糖、辛辣、浓茶、咖啡等。

2. 降低食盐量 摄入过多的钠盐是高血压的致病因素,而适当地控制摄入量则有利于降低和稳定血压。临床试验表明,对高血压患者每日食盐量由原来的 10.5g 降低到 4.7～5.8g,可使收缩压平均降低 4～6mmHg。

3. 饮水 水的硬度与高血压的发生有着密切的联系。研究证明,硬水中含有较多的钙、镁离子,它们是参与血管平滑肌细胞舒缩功能的重要调节物质,如果缺乏,易使血管发生痉挛,最终导致血压升高。因此对高血压患者,要尽量饮用硬水,如泉水、深井水、天然矿泉水等。

4. 饮食调节 做到一日三餐饮食定时定量,不可过饥过饱,不暴饮暴食。

## (二)戒烟、酒

烟、酒是高血压病的危险因素,嗜烟、酒有增加高血压并发心、脑血管疾病的可能。酒还能降低患者对抗高血压药物的反应性。因此对高血压患者要求戒烟戒酒,戒酒有困难的人也应限制饮酒量。

胫骨平台位于关节处,术后早期关节处的功能锻炼是非常重要的。护士应在主管医生的指导下,严格遵医嘱进行适宜的功能锻炼,包括主动及被动的活动,以防止造成膝关节僵硬。

(姜耀 莫凌云)

## ▶病例 14 胫腓骨骨折患者的护理

患者,男性,26岁,主诉:重物挤压致右小腿疼痛、肿胀、活动受限约 6 小时,急诊以"胫腓骨骨折(右)"收入病房。

## 一、诊疗过程中的临床护理

### (一)入院时

**1. 诊疗情况**

**入院后查体:**体温 36.3℃,脉搏 88 次/分,呼吸 20 次/分,血压 138/72mmHg。患者工作时不慎被重物挤压右小腿。伤后右小腿疼痛、肿胀、活动受限。于当地医院制动后来积水潭医院急诊。于急诊室接受 X 线片检查,常规化验检查,临时制动后,为进一步诊治收入院。患者伤后无昏迷、头疼、头晕、气促、腹痛、恶心、呕吐等症状,小便正常,大便正常,生活部分自理。入院后完善各项化验检查,遵医嘱给予低分子肝素钠 5000IU 皮下注射每日 1 次预防血栓。

**既往史:**既往 2010 年 2 月因骑摩托车摔伤右小腿,于当地医院行钢板内固定术,术后恢复好,骨折愈合,于 2011 年 2 月,于当地医院行钢板取出术。否认高血压、冠心病、糖尿病、精神疾患、脑血管疾病等慢性病史。否认肝炎、结核等传染病史。否认药物过敏史。患者吸烟约 5 年,15 支/天,偶尔少量饮酒。

**专科查体:**患者卧床,右小腿外侧见多处皮肤瘢痕。视诊:右小腿可见中度畸形、肿胀。触诊:右胫腓骨骨干压痛明显,叩击痛明显,骨盆分离试验阴性。骨擦音及反常活动存在。右下肢肢端皮温温暖,色泽正常,弹性好,毛细血管再充盈时间正常,足背动脉、胫后动脉搏动正常,肢体肌肉牵拉痛阴性,皮肤触觉正常,足趾主动活动正常。

**辅助检查:**X 线示右胫腓骨骨折,移位轻度;心电图、胸片、双下肢深静脉彩超等检查结果未见明显异常。

**思维提示**

[1]患肢伤后给予临时固定,加之患肢肿胀明显,应密切观察患肢情况,警惕骨筋膜室综合征的发生。

[2]患者既往存在外伤引起的手术史,且同为右侧小腿,此次再次因外伤伤及患肢,心理负担较重,担心难以治愈,应重视患者心理变化,做好相应护理。

[3]患者既往 5 年吸烟史,应重视对患者戒烟的健康宣教。

**2. 护理评估** 患者主要症状为患肢疼痛、肿胀明显。患者既往存在外伤引起的手术史,且同为右侧小腿,此次再次因外伤伤及患肢,心理负担较重,担心难以治愈。

**3. 护理思维与实践方案**

患肢肿胀明显
↓
有发生骨筋膜室综合征的危险

(1)护理目标:患肢肿胀消退,住院期间不发生骨筋膜室综合征。

(2)护理措施
- 嘱患者抬高患肢,以利消肿。
- 检查患肢临时固定松紧程度是否适宜,如过紧应适当放松,重新固定,防止肢体受压。
- 如患肢肿胀加重,出现严重疼痛时,应引起重视,及时通知医生进行处理。
- 遵医嘱应用药物治疗,如:输注七叶皂苷钠、25%甘露醇注射液、口服消肿药物等。

患者担心难以治愈
↓
知识缺乏焦虑、抑郁

(1)护理目标:患者树立治愈疾病的信心。

(2)护理措施
- 心理护理:安慰、疏导患者的不良情绪,鼓励患者树立治愈疾患的信心。
- 向患者讲解手术治疗的方法,使其对自身疾患有充分的了解和认识,与患者共同协商具体方案。
- 为患者介绍同类疾病已治愈的病患,相互交流感受、经验,帮助患者树立信心。

患者既往5年吸烟史
↓
知识缺乏

(1)护理目标:患者住院期间成功戒烟。

(2)护理措施
- 告知患者积水潭医院为无烟医院。
- 病房内张贴禁烟的相关标识。
- 健康宣教:向患者讲述吸烟对肺部、心血管等主要脏器的危害。
- 告知患者戒烟的必要性:因为烟草中的尼古丁会引发肢体末端血管收缩,不利于伤口愈合。

**(二)实施手术后**

**1. 诊疗情况** 患者在联合麻醉下行"胫骨骨折闭合复位髓内针内固定术",术毕返回病房,生命体征:体温 35.2℃,脉搏 88 次/分,呼吸 20 次/分,血压 125/75mmHg。遵医嘱后给予补液、抗感染治疗,患肢伤口包扎完整,有渗血,约 5cm×5cm,足趾血运、活动、感觉均好。遵医嘱肌注帕瑞昔布 40mg 每 12 小时一次。告知患者及家属去枕平卧、禁饮食 6 小时,待麻醉恢复后可适当抬高床头。术后常规补液、抗感染治疗,低分子肝素钠皮下注射预防血栓,嘱患者在非负重状态下主动进行患肢股四头肌收缩练习。术后第 1 天坐于床边,患者主诉患肢肿胀、不适。术后第 2 天护士准备协助其扶拐下地活动时,患者不配合,害怕引起患肢再次肿胀,提出希望多卧床休息,不愿早期活动。

**思维提示**

　[1]患者伤口敷料有约 5cm×5cm 的渗血,应作为术后护理观察的要点。
　[2]术后护士协助患者下床活动,患者不配合时,护士应判断患者不愿配合的原因,是否与其既往手术经验有关。

　　2. 护理评估　患者术后伤口敷料有约 5cm×5cm 的渗血。术后第 1 天坐于床边,患者主诉患肢肿胀、不适。术后护士协助患者下床活动时,患者不愿配合。

　　3. 护理思维与实践方案

患者术后伤口敷料有约 5cm×5cm 的渗血
↓
有出血和感染的危险

(1)护理目标:患者术后出血得到有效控制,住院期间不发生伤口感染。
(2)护理措施
- 发现患者术后伤口敷料有渗血时,应注意做好渗出范围的标志,以便观察渗出范围的变化。
- 当伤口渗出较多时,应及时通知医生,给予更换敷料,并保持敷料清洁、干燥。

患者术后早期功能锻炼不配合
↓
知识缺乏

(1)护理目标:患者能够配合早期功能锻炼。
(2)护理措施
- 心理护理:护士通过与患者进一步沟通了解到,患者由于术后坐在床边感到患肢肿胀、不适,继而担心过早下床活动会影响骨折愈合。加之,患肢曾有过 2 次手术史,此次为第三次手术,心理负担较大。护士应加强与患者的沟通,及时解除患者心中的疑虑。
- 健康宣教:向患者讲解术后早期功能锻炼对疾病恢复的重要性。
- 同患者一起协商并制订出具体功能锻炼计划,使患者主动参与到术后康复中来。

（1）护理目标：患肢肿胀、不适感消退，未发生伤口缝合失效。

（2）护理措施

患肢肿胀、不适
↓
有发生伤口缝合
失效的危险

- 告知患者患肢下垂后感到肿胀、不适，是正常现象，为恢复期的一个过程，需逐渐适应。
- 嘱患者抬高患肢，以利消肿。
- 遵医嘱应用药物治疗，如：输注七叶皂苷钠、25％甘露醇注射液、口服消肿药物等。
- 嘱患者在非负重状态下主动进行患肢股四头肌收缩练习，改善患肢血液循环，促进消肿。

**（三）出院前**

1. **诊疗情况**  遵医嘱通知患者出院，向患者讲解术后注意事项，发放"出院患者温馨提示"。指导患者及家属康复期正确的功能锻炼方法，讲解药物使用方法及注意事项。

**思维提示**

　　患者既往的手术经验，使其对术后康复期的注意事项有一定了解。但对出院回家后重返社会有所顾虑，担心再次受伤，因此，应将出院宣教的心理指导作为工作重点。

2. **护理评估**  患者既往的手术经验，使其对术后康复期的注意事项有一定了解。应将出院宣教的心理指导作为工作重点。

3. **护理思维与实践方案**

患者对重返
社会表示担心
↓
心理支持

（1）护理目标：患者能够重返社会。

（2）护理措施

- 心理护理：帮助患者树立信心。
- 告知患者活动时注意保护患肢，经过手术治疗已有牢固的内固定，不必过分担心。
- 如出现患肢不适症状，及时就诊。

# 二、护 理 评 价

　　患者为青年男性，既往有 2 次手术史，均为右侧患肢。入院时，患者肿胀明显，以预防骨筋膜室综合征的发生和减轻患者较重的心理负担为主。手术后患者伤口敷料有渗血应预防出血的发生，早期活动时患者不能配合，护士应及时找出原因,给予解决。出院前,由于患者既往的手术经验,使其对术后康复期的注意事项有一定了解,因此,将出院宣教的心理指导作为工作重点,帮助患者树立重返社会的信心。

## 三、安 全 提 示

骨筋膜室综合征的观察:

骨筋膜室综合征是肢体骨筋膜间隔区肌肉、神经、血管等组织因急性严重缺血造成的一种早期综合征,是临床常见且较严重的创伤并发症。表现为"5P"征象,包括:①剧烈疼痛(pain):一般止痛剂不能缓解,晚期严重缺血后神经麻痹即可转为无痛。②患肢苍白或发绀(pallor)。③肌肉麻痹(paralysis):患肢进行性肿胀,肌腹处发硬,压痛明显;手指处于屈曲位,主动或被动牵伸手指时,疼痛加剧。④感觉异常(paresthesia):患肢出现套状感觉减退或消失。主要的三条神经(正中神经、尺神经、桡神经)都有可能受累,但以正中神经和桡神经损伤多见。⑤无脉(pulselessness):桡动脉搏动减弱或消失。

## 四、经 验 分 享

心理护理:患者为青年男性,既往有2次手术史,均为右侧患肢。从入院至出院,无论是手术前担心患肢不能治愈,还是术后不愿配合早期活动,均为其心理原因所致。因此,针对此类患者,应在日常工作中将心理护理作为工作重点。具体方法:①心理疏导:让患者主动倾诉,使心理负担得以释放。②针对问题,及时处理:患者言语中流露的心理问题,护士应及时发现。针对这些心理问题,制订相应的处理方案,并及时解决。③经验交流:为患者介绍同类疾病已治愈的病患,相互交流感受、经验,帮助患者树立信心。

(姜耀 白雪)

# ▶ 病例 15 踝关节骨折患者的护理

患者,男性,35岁,主诉:5小时前工作时不慎摔倒,致左踝疼痛、肿胀、活动受限。急诊以"踝关节骨折(左)"收住院。

## 一、诊疗过程中的临床护理

### (一)入院时

#### 1. 诊疗情况

**入院后查体**:体温36℃,脉搏72次/分,呼吸18次/分,血压117/78mmHg。患者入院前5小时,搬运钢管时不慎摔倒,致左踝疼痛、肿胀、活动受限。来积水潭医院急诊室接受X线片检查,常规化验检查,临时制动后,为进一步诊治收入院。患者伤后无昏迷、头疼、头晕、气促、腹痛、恶心、呕吐等症状,小便正常,大便正常,生活部分自理。入院后完善各项化验检查,遵医嘱给予低分子肝素钠5000IU皮下注射每日1次预防血栓。当日晚,患者主诉患肢疼痛,查看患者后发现患肢左踝部出现多个张力性水疱,立即给予抬高患肢,并通知医生。

**既往史**:既往体健。否认高血压、冠心病、糖尿病、精神疾患、脑血管疾病等慢性病史。否认肝炎、结核等传染病史。否认手术史。否认药物过敏史。患者无烟、酒等不良嗜好。

**专科查体**:患者卧床,左踝未见皮肤损伤。视诊:左踝可见中度肿胀。触诊:左胫腓骨远端压痛明显,叩击痛明显,骨盆分离试验阴性。骨擦音及反常活动因外伤疼痛未查。左下肢肢端皮温温暖,色泽正常,弹性好,毛细血管再充盈时间正常,足背动脉、胫后动脉搏动正常,肢体肌肉牵拉痛阴性,皮肤触觉正常,足趾主动活动正常。

**辅助检查**:X线示左踝关节骨折,移位明显,有碎块。关节面粉碎,约3mm;CT:骨折粉碎,关节内移位明显;心电图、胸片、双下肢深静脉彩超等检查结果未见明显异常。

**思维提示**

[1]患者主诉疼痛,护士应及时查看患者,判断疼痛的原因,进行疼痛评估,并做好疼痛的护理。

[2]护士查看患者后发现患肢左踝部出现张力性水疱,立即给予抬高患肢并通知医生,还应做哪些相应处理?

2. 护理评估　患者为中年男性,工作时不慎摔伤,主诉患肢疼痛,同时,患肢出现多个张力性水疱。患者希望尽快手术治疗,消除疼痛。

3. 护理思维与实践方案

患者主诉患肢疼痛
↓
疼痛的护理

(1)护理目标:患者疼痛症状有所缓解。

(2)护理措施

- 对患者进行疼痛评估。
- 疼痛评分≤4 分时,给予心理安慰、调整舒适卧位、冰敷治疗等,可按照阶梯镇痛原则自行处理。
- 疼痛评分>4 分时,及时通知主管医生,给予相应处理。
- 护士为患者做好疼痛教育工作,取得合作,保证有效镇痛。

患肢左踝部出现
张力性水疱
↓
张力性水疱的护理

(1)护理目标:患肢皮肤条件适宜手术。

(2)护理措施

- 抬高患肢,使患肢保持高于心脏水平。
- 使用 Aircast 加压冷疗,一天 2 次,以减少渗出和水疱的形成。
- 遵医嘱使用消肿药物:七叶皂苷钠。
- 如水疱直径>2cm,可使用无菌注射器从水疱最低处抽吸出液体,保留水疱表皮,并保持干燥。
- 指导练习股四头肌、踝泵、足趾活动,促进消肿。

患者希望尽快手术
治疗,消除疼痛
↓
知识缺乏

(1)护理目标:患者对治疗方案,疼痛控制方法了解。

(2)护理措施

- 心理护理:给予心理安慰。
- 健康宣教:向患者解释伤后 48～72 小时为水肿高峰期,常会出现张力性水疱。而出现皮肤水疱是手术的禁忌证。取得患者合作,加强主动功能锻炼,促进消肿。
- 嘱患者配合治疗张力性水疱,待皮肤条件适宜手术要求。
- 教会患者有效地控制疼痛方法。

**(二)实施手术后**

1. 诊疗情况　患者在联合麻醉下行"踝关节骨折切开复位钢板螺钉内固定术、负压引流植入术",术毕返回病房,生命体征:体温 35.6℃,脉搏 62 次/分,呼吸 17 次/分,血压 110/55mmHg。遵医嘱后给予补液、抗感染治疗,患肢伤口包扎完整,无渗出,足趾血运、活动、感觉均好,引流袋中引出血性液体。遵医嘱肌注帕瑞昔布 40mg 每 12 小时一次。告知患者及家属去枕平卧、禁饮食 6 小时,待麻醉恢复后可适当抬高床头。术后常规补液、抗感染治疗,低分子肝素钠皮下注射预防血栓,嘱患者在非负重状态下主动进行患肢股四头肌收缩练习。术后第 1 天坐于床边,术后第 2 天在护士的协助下扶拐下地活动。患者仍术后主诉伤口疼痛。

**思维提示**

> [1]患者术后伤口疼痛,按常规肌注帕瑞昔布 40mg 每 12 小时一次,疼痛症状未缓解,仍主诉疼痛,护士应如何处理。
> [2]患者术后伤口带引流管,这就要求护士做好引流管的护理。

2. 护理评估　患者术毕返回病房后带引流管,术后常规肌注帕瑞昔布40mg 每 12 小时一次镇痛后,疼痛症状未缓解,仍主诉疼痛。

3. 护理思维与实践方案

患者主诉疼痛 → 疼痛的护理

(1)护理目标:患肢疼痛症状有所缓解。

(2)护理措施

- 心理护理:安慰患者紧张、焦虑的情绪。
- 对患者进行疼痛评估:疼痛评分≤4 分时,给予心理安慰、调整舒适卧位等,可按照阶梯镇痛原则自行处理;疼痛评分>4 分时,及时通知主管医生,给予相应处理。
- 如患者在麻醉恢复期内需禁食水,则遵医嘱肌注哌替啶 50mg;如患者麻醉已恢复,可适当进食,后遵医嘱口服弱阿片类镇痛药物。
- 使用药物后应注意是否出现药物的不良反应。

患者术后带引流 → 引流管的护理

(1)护理目标:做好患者引流管的护理。

(2)护理措施

- 检查引流管的数量并妥善固定。
- 嘱患者翻身或下床活动时注意保护引流管,以防其受压、扭曲、脱落等。
- 保持引流通畅。
- 定时观察引流液的量、颜色及性质。
- 及时倾倒引流液并准确记录。
- 如发生引流管堵塞、脱落或引流量过多等情况,及时通知医生给予处理。

**(三)出院前**

1. 诊疗情况　遵医嘱通知患者出院,向患者讲解术后注意事项、支具的佩戴方法及使用说明,发放"出院患者温馨提示"。指导患者及家属康复期正确的功能锻炼方法,讲解药物使用方法及注意事项。患者及家属未能正确演示支具的佩戴方法。

**思维提示**

[1]针对患者及家属未能正确演示支具的佩戴方法,护士应做好相关知识的讲解、宣教。

[2]患者为工作时致伤,应为其回归社会做好心理支持。

2. 护理评估　患者及家属未能正确演示支具的佩戴方法。

3. 护理思维与实践方案

患者及家属未能正确演示支具的佩戴方法
↓
知识缺乏

(1)护理目标:患者及家属出院前能正确演示支具的佩戴方法。

(2)护理措施
- 评估患者及家属对佩戴支具的基本方法现有知识的了解程度。
- 向患者及家属解释正确佩戴支具对疾病恢复的重要性,使其加以重视。
- 向患者及家属提供相关宣教材料、采用多种讲解方式使其尽快、全面、正确掌握佩戴方法。

为患者回归社会做好心理支持
↓
心理护理

(1)护理目标:患者能够成功回归社会。

(2)护理措施
- 帮助患者树立重返社会的信心。
- 协助家属帮助患者做好心理支持。
- 向患者介绍既往同类疾病患者的情况,为其树立目标、榜样。

# 二、护 理 评 价

患者为中年男性,为工作中致伤右踝关节。入院时,为患者做好疼痛、患肢张力性水疱、心理方面的护理。实施手术后,做好伤口引流、术后伤口疼痛的护理。出院前,患者及家属未能正确佩戴支具,护士通过强调使用支具对患肢恢复的重要性,使其加以重视并采取有效对策。加强患者重返社会、重返工作岗位的心理支持。

# 三、安 全 提 示

有引流管脱出、受压、堵塞的危险。患者术后返回病房带有伤口引流管，应做好伤口引流管的护理。

# 四、经 验 分 享

骨折合并张力性水疱患者的护理：

1. 心理护理　由于意外伤害造成的发病突然，患者心理压力大。因此，护士应安慰体贴患者，给予耐心细致的解释，解除其恐惧心理与思想负担，能够积极主动地配合治疗。

2. 预防张力性水疱　骨折患者行临时固定后，应严格掌握固定的松紧度，肿胀明显者应及时查看患肢的末端血运，受伤后即刻进行冰敷治疗，抬高患肢以促进血液循环、减轻肿胀。并遵医嘱给予药物治疗，以避免张力性水疱的发生。

3. 张力性水疱的护理　水疱发生初期，可给予松解固定，抬高患肢，加强足的背伸及股四头肌的舒缩活动，肿胀减轻后水疱可自行吸收；水疱直径＞2cm 时，应该抬高患肢，严格无菌技术操作下，用无菌注射器在每个水疱最底部位抽出液体，然后用无菌棉棒轻轻挤压，让疱壁贴于皮肤，避免疱壁大面积的破坏，遵医嘱使用外用药物治疗，防止感染，皮肤严重坏死者应按时换药，外用抗生素湿敷患处可促进愈合。

4. 踝关节位于末梢循环处，此处骨折后疼痛感较重，护士应从患者一入院起就做好疼痛管理教育工作，使其参与到此项工作中，做到主动汇报疼痛，取得合作和理解，保证镇痛措施的有效性。

**（姜耀　彭贵凌）**

## 病例 16 跟骨骨折患者的护理

患者,男性,43岁,主诉:高处坠落致右足疼痛、肿胀约5天。急诊以"跟骨骨折(右)"收入病房。

## 一、诊疗过程中的临床护理

### (一)入院时

#### 1. 诊疗情况

**入院后查体**:体温36.5℃,脉搏84次/分,呼吸18次/分,血压112/74mmHg。患者于积水潭医院就诊前约5天因坠落致伤。患者从2m高处跳下致伤。伤后右足疼痛、肿胀,于当地医院拍片后来积水潭医院急诊。于积水潭医院急诊接受CT检查后,为进一步诊治收入院。患者伤后食欲缺乏,无昏迷、头疼、头晕、气促、腹痛、恶心、呕吐等症状,小便正常,大便正常,生活部分自理。入院后完善各项化验检查,遵医嘱给予低分子肝素钠5000IU皮下注射每日1次预防血栓。

**既往史**:既往体健。否认高血压、冠心病、糖尿病、精神疾患、脑血管疾病等慢性病史。否认肝炎、结核等传染病史。否认手术史。否认药物过敏史。患者无烟、酒等不良嗜好。

**专科查体**:患者卧床,右足未见皮肤损伤。视诊:右足可见轻度肿胀。触诊:右后足压痛明显,叩击痛可及,骨盆分离试验阴性。骨擦音及反常活动因外伤疼痛未查。右下肢肢端皮温温暖,色泽正常,弹性好,毛细血管再充盈时间正常,足背动脉、胫后动脉搏动正常,肢体肌肉牵拉痛阴性,皮肤触觉正常,足趾主动活动正常。

**辅助检查**:X线示右跟骨骨折,移位明显,关节面错位;CT:骨折粉碎,关节内移位明显;心电图、胸片、双下肢深静脉彩超等检查结果未见明显异常。

**思维提示**

[1]患者伤后纳差,护士应分析其原因并及时做出相应对策。

[2]跟骨骨折的患者,患肢肿胀情况应作为日常护理观察的要点。

**2. 护理评估** 患者表现为伤后食欲缺乏,应分析其原因及时给予相应对策,患足疼痛、肿胀,应做好患肢的护理。

3. 护理思维与实践方案

患者伤后食欲缺乏
↓
饮食的护理

(1)护理目标:患者能够正常进食,保证营养摄入。

(2)护理措施

- 向患者了解食欲缺乏的原因。
- 告知患者骨折患者必须加强营养,以增加人体抵抗力、有利于促进伤口的愈合。
- 告知患者可根据自身喜好选择清淡易消化的食物,同时,应多食新鲜的蔬菜、水果等,忌食辛辣、刺激性食物等。
- 告知患者尽可能在床上多活动,适当增加运动量,增强食欲。

患肢肿胀
↓
肿胀的护理

(1)护理目标:患肢肿胀消退,皮肤条件适宜手术要求。

(2)护理措施

- 向患者讲解跟骨主要由骨松质组成,骨折后跟骨周围软组织肿胀明显,消除患者焦虑心理。
- 术前应抬高患肢,跟骨周围局部冰敷治疗。
- 遵医嘱使用药物消肿治疗。
- 如出现张力性水疱,则应及时处理,待皮肤皱褶后再行手术。
- 密切观察足趾颜色、温度、感觉、活动、疼痛,足背动脉搏动情况,以防止骨筋膜室综合征的发生。
- 指导患者练习股四头肌等长收缩及踝泵运动,以利于静脉血流,帮助患肢消肿。帮助患者制订练习计划,并指导、督促其进行有效练习。

**(二)实施手术后**

1. 诊疗情况　患者在联合麻醉下行"右跟骨切开复位、钢板螺丝钉内固定术",术毕返回病房,生命体征:体温 35.1℃,脉搏 72 次/分,呼吸 17 次/分,血压 108/58mmHg。遵医嘱后给予补液、抗感染治疗,患肢伤口包扎完整,有渗血,约 3cm×4cm,足趾血运、活动、感觉均好,肿胀明显。遵医嘱肌注帕瑞昔布 40mg 每 12 小时一次。告知患者及家属去枕平卧、禁饮食 6 小时,待麻醉恢复后可适当抬高床头。术后常规补液、抗感染治疗,低分子肝素钠皮下注射预防血栓,嘱患者在非负重状态下主动进行患肢股四头肌收缩练习。术后第 1 天坐于床边,术后第 2 天护士准备协助其扶拐下地活动。

**思维提示**

[1]患者术后伤口有约 3cm×4cm 的渗血,应观察渗血范围的变化。
[2]患肢术后肿胀明显,应作为术后护理的观察要点。
[3]术前患者表现为食欲缺乏,术后应加强患者饮食的护理指导。

2. 护理评估 患者术后伤口有约 3cm×4cm 的渗血,患肢肿胀明显,应作为术后护理观察要点。同时,术前患者表现为食欲缺乏,术后应加强患者饮食的护理指导。

3. 护理思维与实践方案

患者伤口有约 3cm×
4cm 的渗血
↓
有感染的危险

(1)护理目标:患者住院期间不发生伤口感染。
(2)护理措施
- 密切观察体温变化。
- 保持伤口敷料清洁、干燥。
- 有渗血时标注范围,必要时通知医生更换敷料,因为血液是细菌的良好培养基,可增加伤口感染的机会。
- 遵医嘱术后常规应用抗生素。

患肢术后肿胀、疼痛
↓
肿胀、疼痛的护理

(1)护理目标:肿胀消退,疼痛症状有所减轻。
(2)护理措施
- 向患者解释足部肿胀的原因:跟骨主要由骨松质组成,骨折后跟骨周围软组织肿胀明显,以解除患者心中疑虑。
- 遵医嘱及时用脱水药物消肿,抬高患肢,冰敷治疗。
- 密切观察足趾颜色、温度、感觉、活动、疼痛、足背动脉搏动情况,以防止骨筋膜室综合征的发生。
- 加强患肢主动功能锻炼,以促消肿。
- 及时评估患者疼痛情况,给予针对性的有效处理。

术前患者表现为
食欲缺乏
↓
饮食护理

(1)护理目标:患者营养摄入满足机体恢复期的需求。
(2)护理措施
- 向患者解释充足的营养摄入对疾病恢复期的重要性。
- 患者卧床时嘱其进食清淡易消化半流质饮食,避免食用牛奶、豆浆等产气食物,以免引起腹胀等不适。
- 患者下床活动后指导其食用高蛋白、高维生素、含粗纤维及含钙量高的食物,如瘦肉、鸡蛋、骨头汤、牛奶、虾米等。

**(三)出院前**

1. **诊疗情况** 遵医嘱通知患者出院,向患者讲解术后注意事项,发放"出院患者温馨提示"。指导患者及家属康复期正确的功能锻炼方法,讲解药物使用方法及注意事项。

**思维提示**

> 患者对康复期功能锻炼不重视,护士应采取哪些措施应对?

2. **护理评估** 患者对康复期功能锻炼不重视,表示手术是疾病治疗的关键,术后希望静养。

3. **护理思维与实践方案**

患者对康复期功能锻炼不重视

↓

知识缺乏

(1)护理目标:患者出院前能准确掌握康复期功能锻炼的方法。

(2)护理措施
- 向患者讲解康复期功能锻炼对疾病恢复的重要性。
- 向患者讲解、示范患肢功能锻炼的具体方法。
- 通过患者间的经验交流互相影响。

## 二、护 理 评 价

患者从入院到出院,护理上给予了一系列的护理方案的实施。入院时,患者表现为伤后食欲缺乏,护士分析其原因并及时给予相应对策处理,患足疼痛、肿胀,为保证患肢皮肤达到手术要求,做好患肢肿胀的护理。手术后,患者伤口有约 3cm×4cm 的渗血,患肢肿胀明显,作为术后护理观察要点。同时,术前患者表现为食欲缺乏,术后加强患者饮食的护理指导。出院前,针对患者对康复期功能锻炼不重视的问题,护士告知患者功能锻炼对疾病恢复的重要性及具体方法。

## 三、安 全 提 示

防止患肢伤口皮肤坏死:跟骨周围软组织血供及弹性较差,术中要将皮瓣翻转,皮瓣血供差,再加上跟骨周围软组织肿胀,皮肤张力高,容易引起坏死。术后应密切观察伤口周围皮肤颜色,如颜色变浅或渗液较多,应及时报告医生。并遵医嘱应用药物治疗。医生对伤口加强换药,必要时行清创植皮处理。

# 四、经 验 分 享

跟骨骨折早期功能锻炼方法：一般术毕麻醉恢复后即可指导并鼓励患者做足趾和踝关节的伸屈活动。术后第 1 天开始膝关节及股四头肌功能锻炼，并坐于床边。术后第 2 天开始扶拐患肢不负重行走。待复查时根据骨折愈合情况开始患肢部分负重活动，练习行走，逐步过渡到完全负重行走。功能锻炼要循序渐进，要防止不正确的过度运动。通过积极正确的功能锻炼可以促进血液循环，防止关节僵硬、肌肉萎缩、骨质疏松，可以促进骨质愈合。

（姜耀）

## ▶ 病例 17 截肢患者的护理

患者,男性,54 岁,主诉:重物砸伤致左足、右小腿疼痛、肿胀、活动受限 9 小时。于当地包扎后来积水潭医院急诊。于急诊室接受 X 线片检查、CT 检查、常规化验检查、临时制动、紧急对症治疗后,以"左足损毁伤"于急诊行小腿中段截肢术,术后收住院。

## 一、诊疗过程中的临床护理

### (一)入院时

**1. 诊疗情况**

**入院后查体:**体温 37.2℃,脉搏 70 次/分,呼吸 20 次/分,血压 118/61mmHg,患者于积水潭医院急诊就诊前约 11 小时因重物砸伤。被钢板砸伤致左足流血、畸形。伤后患者左足疼痛、肿胀、活动受限。于当地医院包扎后来积水潭医院急诊。于急诊室接受 X 线片检查、CT 检查、常规化验检查、临时制动、紧急对症治疗后急诊行左小腿中段截肢术,术后收住院。患者伤后无昏迷、头痛、头晕、气促、腹痛、恶心、呕吐等症状,小便正常,大便尚无。

**既往史:**既往体健。否认高血压、冠心病、糖尿病、精神疾患、脑血管疾病等慢性病史。否认肝炎、结核等传染病史。否认外伤、手术史。否认输血史。

**专科查体:**左踝皮肤剥脱伤。左足踝及足背部处广泛皮肤剥脱,可见外露距骨,粉碎骨折及脱位,伤口污染,流血,远端血供丧失、缺血,感觉丧失。骨盆挤压分离试验阴性。右下肢肢端皮肤温暖,色泽正常,弹性好,毛细血管再充盈时间正常,足背动脉搏动正常,肢体肌肉牵拉痛阴性,皮肤痛触觉正常,足趾主动活动力弱。

**辅助检查:**X 线片:右胫骨平台骨折,距骨骨折、脱位,移位轻度,有碎块。CT:骨折粉碎,关节内移位明显。

**血常规:**白细胞计数 $18.2×10^9/L$。

**思维提示**

[1]患者左足出现开放性、粉碎性骨折,且伤口污染严重,局部血运明显减弱,这些都是导致患者截肢的条件,患者失血较多,有发生低血容量性休克的危险,需严密观察生命体征变化、尿量变化,发现休克,及时配合医生进行处理。

[2]患者的两侧肢体均存在创伤,重物砸伤导致的下肢远端骨折,患者疼痛较严重,需对患者进行疼痛评估,并根据评估的结果进行系统性的

疼痛护理,从而尽量避免疼痛对患者造成的危害。

[3]患者在左足出现损毁伤后,疼痛明显,静卧时右小腿评分为8分,需对患者进行疼痛评估和管理。

[4]患者的伤情较重,需密切关注患者的情绪,为患者进行疏导。

[5]患者为砸伤,左踝皮肤出现剥脱伤,需对患者全身皮肤进行评估,采取有效的预防。

2. 护理评估

(1)监测生命体征:T:37.2℃,P:70次/分,R:20次/分,BP:118/61mmHg。

(2)检查患者的全身皮肤状况:患者双下肢散在多处皮肤破损,无压疮。

(3)患者的疼痛情况:患者在静卧时右小腿评分为8分的钝痛,为持续性。

(4)患者的心理状况:患者对病情表现出悲观、焦虑的情绪,怕本次创伤影响自己的工作和生活。

3. 护理思维与实践方案

患者受伤严重,为开放性,失血较多
↓
有低血容量休克的危险

(1)护理目标:患者不发生低血容量性休克。

(2)护理措施

- 及时观察创面的渗血、渗液量。
- 遵医嘱给予心电监护,吸氧,每15分钟监测一次生命体征,留置导尿管,监测尿量。
- 注意观察患者是否出现烦躁、出汗、脉搏细速,尿量减少,出现时及时通知医生,并配合抢救。
- 注意残端伤口渗血情况,为防止血管结扎线脱落或伤口感染而出现残端急性大出血,应在患者床尾准备止血带或大重量沙袋。
- 建立静脉通路,按照补液原则,先晶后胶,如林格500ml、中分子羟乙基淀粉500ml等进行扩容治疗。

左足开放性、粉碎性骨折,截肢不可避免,突如其来的打击
↓
患者悲观、绝望

(1)护理目标:患者情绪稳定,能积极配合治疗和手术。

(2)护理措施

- 倾听患者内心最强烈的心理感受,真诚地表示理解、同情。
- 帮助患者分析病情及事故发生后的心理变化,鼓励患者正视和接受现实,帮助患者消除焦虑、疑虑、抗拒、悲观失望等不良心理情绪。

下肢粉碎性骨折、皮肤剥脱伤

↓

患者入病房时左小腿持续钝痛,运用疼痛数字分级法,评分为8分

(1)护理目标:患者疼痛评分<4分。

(2)护理措施

- 评估患者对疼痛的认识,患者认为自己为男性,应该坚强,有疼痛时应该尽量忍受,到完全忍受不了时再向护士报告。
- 护士向患者讲解疼痛对其造成的危害,以及及时控制疼痛的必要性,鼓励患者及时主动报告疼痛。
- 患者疼痛评分为8分,立即通知值班医生,遵医嘱给予哌替啶50mg肌内注射,并对患者进行心理护理,给予左小腿冰敷,1小时后再次进行疼痛评估,评分为3分,患者可安静入睡。次日晨8AM评分为2分。

**(二)截肢手术后**

**1. 诊疗情况**

手术当日:T:36.6～37.4℃,P:84～96 次/分,R:18～22 次/分,BP:125～141/84～90mmHg。患者在全麻下行"左小腿中段截肢术",术毕返回病房,伤口外敷料包扎完整,无渗血,导尿管通畅,尿色淡黄、清亮,给予24小时心电监护及吸氧、床旁备止血带或沙袋。告知患者麻醉恢复前需去枕平卧、禁饮食,麻醉恢复后可进行双下肢功能锻炼。术日晚患者伤口敷料有10cm×12cm渗血,患者主诉疼痛,即刻给予疼痛评分,并处理。术后第1天 T:36.5～37.2℃,P:82～94 次/分,R:18～20 次/分,BP:112～128/71～83mmHg。伤口敷料渗血未见扩大。

术后第2天:患者双下肢深静脉彩超结果提示:右侧腘静脉、小腿肌间静脉血栓。

术后第5天:行滤器置入术。

**2. 护理评估**

(1)患者的生命体征:T:36.6～37.4℃,P:84～96 次/分,R:18～22 次/分,BP:125～141/84～90mmHg。

(2)残端出血情况:术日晚患者伤口敷料有 10cm×12cm 渗血。

(3)肢体残端有无感染征象:未出现红、肿、热、痛等感染的征象。

(4)患肢体位:保持膝关节的伸直位。

(5)患者的疼痛情况:术日晚患者主诉残肢伤口处疼痛,评分为7分的钝痛。

(6)患者术后对功能锻炼的了解程度和应用情况:患者不了解术后功能

锻炼的方法,不知道残肢如何正确摆放。

　　3. 护理思维与实践方案

手术行小腿
中段截肢术
↓
伤口处疼痛、无法入睡

(1)护理目标:患者疼痛评分<4分。

(2)护理措施

- 患者表情痛苦,主诉感觉自己的小腿下段和足部还在,且"钻心的疼",了解原因后,向患者解释原因,同时用疼痛数字分级法给予疼痛评分,评分为7分。
- 报告医生,遵医嘱给予哌替啶50mg,肌内注射。
- 1小时后再次评分为5分,遵医嘱给予帕瑞昔布40mg肌内注射,1小时后再次评分为3分,患者可安静入睡。
- 次日晨7AM评分为2分,患者体力可恢复。

患者小腿截肢后,
不知患肢如何
摆放,如何进行功能
锻炼
↓
知识缺乏

(1)护理目标:患者能正确摆放患肢,自觉进行功能锻炼。

(2)护理措施

- 将膝关节置于伸直位,告知患者不要将膝下肢体垂于床沿,防止造成水肿。
- 指导患者假想左足还在,做股四头肌的收缩和舒张运动,收缩10秒,放松10秒,重复上述动作。10次为一组。每天做2组,上下午各一次。

伤口敷料有10cm×
12cm的渗血,未截肢
侧肢体散在多处皮肤
剥脱伤、擦伤,
留置导尿管
↓
有感染的危险

(1)护理目标:患者在住院期间不发生伤口感染、泌尿系感染。

(2)护理措施

- 加强伤口护理,伤口渗液多时,随时更换敷料,保持敷料干燥。
- 观察和评估伤口情况,注意伤口有无红、肿、热、痛等症状。
- 患者为54岁男性,虽未诊断为前列腺增生,但患者主诉平日尿频,与患者交谈,解除患者因害怕麻烦他人而不敢多喝水的顾虑,鼓励患者多饮水,每日2500~3000ml,并及时排尿。
- 保持会阴部清洁,每日会阴护理2次,每晚用温开水擦洗会阴部,并告知患者应勤换内裤。

(1)护理目标:患者不发生大出血、失血性休克。

(2)护理措施

截肢残端伤口范围广
↓
有大出血、失血性
休克的危险

- 患者术后返回病房后,立即给予心电监护、吸氧,术后每15～30分钟监测1次生命体征,生命体征平稳后,改为1小时测量1次,观察24小时后酌情停测。

- 注意残端伤口渗血情况,为防止血管结扎线脱落或伤口感染而出现残端急性大出血,应在患者床尾准备止血带或大重量沙袋。

- 残端伤口敷料必须妥善包扎、固定,避免敷料脱落,如脱落或渗湿,要及时通知医生更换敷料,严格执行无菌操作,以防止伤口感染。

- 引流管的护理:严格无菌操作,预防逆行感染,保持引流管通畅,观察引流液的量及性质,若术后2小时内引流液达200ml以上并呈鲜红色,提示有活动性出血的可能,要及时通知医生。

(1)护理目标:患者在住院期间血栓不脱落,且不产生新的血栓。

(2)护理措施

彩超结果提示:右侧
腘静脉、小腿肌
间静脉血栓。
↓
有血栓脱落的危险

- 嘱患者绝对卧床休息,患肢制动,将患肢抬高20°～30°,促进静脉回流。向患者及家属做好解释和教育工作,取得其配合。

- 注意观察患者患肢的肿胀程度、皮肤温度、颜色、肢端感觉及末梢血运变化。观察有无水肿、静脉怒张及深压痛。

- 必要时测量双下肢周径,如两侧肢体在同一水平面的周径相差＞0.5cm,应立即通知医生,并配合处理。

- 避免在下肢静脉穿刺。

彩超结果提示：右侧
腘静脉、小腿肌
间静脉血栓。

↓

有血栓脱落的危险

- 在行下腔静脉滤器置入术后，穿刺侧肢体严格制动、持续加压包扎 12 小时。要保持创面敷料的干燥，护士应及时巡视病房，有渗血时，及时通知医生并配合做相应处理。将患肢抬高离床 20～30cm，膝关节处可稍屈曲，注意保暖，禁止按摩患肢，以免血栓脱落造成肺动脉栓塞。护士应向患者及家属交待清楚。
- 密切观察患者生命体征变化，尤其要注意有无呼吸系统症状，如胸闷、呼吸困难、口唇发绀等情况，同时监测血氧饱和度。

### (三)出院前

1. 诊疗情况 遵医嘱通知患者出院，向患者讲解术后注意事项，发放"出院患者温馨提示"。指导患者及家属康复期正确的功能锻炼方法，讲解药物使用方法及注意事项。

**思维提示**

　　患者不知如何护理患肢残端皮肤和伤口，需对患者进行此方面的健康教育。

2. 护理评估 患者不了解如何护理患肢残端皮肤和伤口，向护士询问注意事项。

3. 护理思维与实践方案

出院指导：

(1)保持适当的体重，防止肥胖影响假肢的穿戴。

(2)为防止肌肉萎缩，做患肢的训练，即做股四头肌的收缩、舒张运动，假想左足部存在，做跖屈和背伸运动。每次收缩 10 秒，放松 10 秒为一组。

(3)拆线后创口的护理：指导患者每日用中性肥皂水清洗患肢，但不能浸泡或在残肢处涂擦油剂，以免软化残肢的皮肤，也不可擦乙醇，因为乙醇会使皮肤干裂。在残端进行环行按摩，每日拍打 3 次，每次坚持 15 分钟，防止残端肌肉萎缩，促进血管重建。残肢拆线后的前 3 个月应坚持每天 24 小时使用弹力绷带，使残肢皱缩和定型，防止肢端肿胀，同期进行残肢关节活动度的训练，为假肢的安装打下基础。

(4)残端皮肤护理：每日观察残端的皮肤，注意有无压痛、发红或其他皮肤受到刺激的症状。嘱患者不要在残端上贴胶布，避免刺激皮肤而造成糜烂。弹力绷带不可过紧,做斜形环绕,直至关节近侧,如果残端包扎的压力过大,应在数小时后放松 1 次,重新包扎,包扎时还应注意不能在残肢近端加压,以免远端缺血,引起疼痛、水肿等不适。

(5)定期门诊复查,观察残肢情况,6 个月后安装假肢。

(6)假肢的护理:只要脱掉假肢,就要以弹力绷带包扎假肢,防止肿胀及脂肪沉积;保持皮肤和假肢接受腔的清洁,每天用乙醇纱布擦拭假肢接受腔,每天清洗、更换残肢套以保持残肢皮肤健康。

## 二、护 理 评 价

患者因左足部毁损伤入院,急诊行左小腿中段截肢术,创伤本身及手术都对患者造成很大的心理应激,同时需要面对肢体残缺的现实,这些都需要护士与患者进行良好的沟通,倾听患者的感受,鼓励患者接受现实,配合治疗。该患者的疼痛问题也较突出,护士在进行合理评估的基础上,要配合医生采取最佳的疼痛治疗方案,将患者的疼痛控制在微痛甚至无痛的范围内。截肢患者术中出血量较大,在术后,重点观察患者有无低血容量性休克的症状,并做好抢救的准备。术后第 2 天,患者在行下肢彩超检查时发现有下肢的血栓,通过采取一系列的护理措施,避免了其他部位血栓的发生以及既有血栓的脱落。在出院时,为患者做好残肢护理的宣教,指导患者功能锻炼的方法,以及拐杖、轮椅的使用方法。

## 三、安 全 提 示

1. 防止下肢深静脉血栓脱落　患者卧床期间,由于受伤、手术的原因损伤血管壁,身体活动减少导致血液呈高凝状态。应每日观察患肢的肿胀、疼痛程度,并注意皮肤温度、感觉以及足背动脉的搏动情况。患者术后第 2 天发生下肢血栓,此时需及时做好患者及家属的宣教工作,以取得理解和合作,立即将患肢制动,禁忌按摩,防止血栓脱落,行滤器置入术后,做好相应的护理工作。

2. 术后有发生低血容量性休克的危险　术后遵医嘱给予心电监护,每 1 小时监测一次生命体征、血氧饱和度及意识状态,保证引流的通畅性,正确记录引流液后颜色和量,随时巡视患者,观察患者有无出现烦躁、出汗、脉搏细速、尿量减少等血容量不足的症状,或引流液每小时>100ml 时,须及时向医生汇报,并积极配合处理。

## 四、经 验 分 享

1. 心理护理　患者术前通常都很紧张、焦虑,并且对术后的生活很悲观针对患者的这种心理,我们除了安慰、鼓励及关心患者外,对患者和家属讲明手术的必要性及预后,且谈话时应尽量避免使用复杂的语言及医学专业名词,以免造成患者及家属的混淆和惊慌。手术方案确定以后,责任护士应协助医生向患者及家属解释手术方法、过程及手术并发症,消除患者的思想顾虑,增强其战胜疾病的信心,使其以良好的心态接受手术。在术后,帮助患者正视现实,树立正确的人生观,同时给他们讲述残疾人的事迹,使他们认识到虽然失去了部分肢体,但还可以发挥其他肢体的最大功能,并且有机会安装假肢,同样可以生活,为社会作贡献,体现人生价值,增强其生活的信心。

2. 疼痛的评估与管理　截肢患者术后疼痛问题较为突出,因而需要对患者进行定时和实时的疼痛评估,包括疼痛的部位、性质、程度、持续时间等。尤其针对患者存在的残端的幻觉痛,向患者结实残端幻觉痛发生的原因,作好患者的心理疏导工作,及时地遵医嘱按照三阶梯用药原则进行药物治疗,并辅以非药物疼痛管理方法,使患者在心理上逐渐接受残端幻觉痛,并积极配合医生、护士作好残端幻觉痛的管理。

(孙胜男　孙盈)

## 病例 18 多发骨折患者的护理

患者，男性，29 岁，主诉：车祸致头面部、髋部、四肢多处外伤、出血约 5 小时。伤后患者于急诊室接受紧急对症治疗后，行 X 线片检查、CT 检查、常规化验检查，为进一步诊治收入院。

## 一、诊疗过程中的临床护理

### (一)入院时

#### 1. 诊疗情况

**入院后查体**：体温 36.6℃，脉搏 103 次/分，呼吸 20 次/分，血压 120/50mmHg。伤后患者头面部、髋部、四肢多处外伤疼痛，双下肢皮裂伤合并出血。来积水潭医院急诊后，接受紧急对症治疗、X 线片检查、CT 检查、常规化验检查后，为进一步诊治收入院。

**既往史**：否认高血压、冠心病、糖尿病等慢性疾病。否认肝炎、结核等传染病史。否认重大外伤、手术史。否认药物过敏史。

**专科查体**：头面部多处皮裂伤、肿胀。左腕部皮裂伤、出血，双下肢皮肤多处皮裂伤，深达骨面，创面污染，肿胀、畸形明显。左下肢畸形明显，左胫腓骨骨干压痛明显，叩压痛明显，左下肢肢端皮肤较对侧温度低，青紫，弹性差，毛细血管再充盈时间延迟，足背动脉搏动微弱，肢体肌肉牵拉痛阴性，皮肤痛触觉较对侧迟钝，右足压痛（＋），阴囊撕裂，睾丸外露。

**辅助检查**：

X 线片：①骨盆骨折(右骶髂关节分离，左耻骨坐骨支骨折，移位不明显)；②双侧胫骨平台骨折、塌陷，左侧胫腓骨骨折，粉碎、移位明显；左踝关节骨折，左跟骨骨折，左掌骨、腕骨骨折。

CT：多发额面骨骨折、颅内积气。

**异常化验结果**：

血常规：红细胞：$3.90×10^{12}$/L，血红蛋白：117g/L，血细胞比容：33.3％，血小板比积 0.13％，中性粒细胞相对值 87.6％，淋巴细胞相对值 6.3％；凝血功能：凝血酶原时间：16.9s，凝血酶原活动度：49.2％，纤维蛋白原定量：157.4mg/dl，D-二聚体定量：4084 μg/L。

生化结果：天冬氨酸氨基转移酶：45IU/L，总蛋白 48.5g/L，白蛋白29.7g/L，肌酐 51 μmol/L，钙：1.87mmol/L，磷：0.72mmol/L，钾：3.47mmol/

L,碱性磷酸酶30IU/L,谷氨酰转移酶5IU/L,肌酸激酶1361IU/L,乳酸脱氢酶358IU/L,肌酸激酶同工酶28.9IU/L,血糖7.3mmol/L。

**(二)入院后的第一次手术**

1. 诊疗情况　入院后在全麻下行清创缝合、左下肢外固定架固定、左跖趾关节脱位切开复位克氏针固定术,胫腓骨骨折外固定架固定术、睾丸缝合固定术,左趾骨跖骨切开复位内固定术,左掌骨骨折切开复位内固定术,腕关节清创缝合术,桡动脉吻合术。

**思维提示**

[1]患者多处外伤,皮肤完整性破坏严重,增加了感染的概率,须做好预防感染的措施。

[2]患者所受暴力较剧烈,对机体的影响较大,患者身体多处疼痛,不敢活动,须注意功能锻炼的指导,避免造成关节僵硬和肌肉粘连。

[3]D-二聚体定量4084μg/L,远远高出正常值范围,有发生下肢深静脉血栓的危险,须做好预防工作。

[4]患者的血压为120/50mmHg,可能发生血容量不足的危险,须密切观察患者生命体征变化。

[5]患者为多发创伤,需密切关注患者的情绪变化,及时进行心理护理。

2. 护理评估

(1)监测生命体征:体温37℃、脉搏100次/分、血压124/53mmHg,呼吸18次/分。

(2)检查患者的肢体活动情况:患者左下肢带外固定架,足趾血运良好,主动屈伸活动存在。右下肢有少量渗血,足趾血运良好,主动屈伸活动存在,有石膏外固定,无压迫症状。

(3)检查患者的全身皮肤状况:患者双睑皮裂伤有少量渗出,面部多处皮裂伤缝合处无渗血,全身多处皮肤有皮擦伤,无压疮。

(4)患者的疼痛情况:患者在静卧时腰部受伤处有评分为7分的钝痛,为持续性。

(5)患者的心理状况:患者对病情表现出悲观、焦虑的情绪,不断询问疾病的预后。

3. 护理思维与实施方案

患者身体多处皮
裂伤、擦伤,留置尿管,
骨折部位疼痛
致活动受限
↓
有感染的危险

(1)护理目标:患者在住院期间不发生压疮、泌尿系感染。

(2)护理措施

- 保持患者床单位的整洁、舒适。
- 患者入院后给予气垫床。
- 翻身前向患者做好充分解释,指导患者放松,并配合深呼吸,采用侧卧位与平卧位交替卧位。
- 每2~3h更换一次卧位,翻身时动作要轻柔。
- 翻身时注意按摩骨隆突部位。
- 正确指导患者进行床上大小便,使用便盆时注意保护臀部皮肤。
- 鼓励患者摄取足够的水分,每日2000~3000ml。
- 鼓励患者在床上进行适当的活动。
- 保持导尿管引流通畅,避免导尿管受压、扭曲、阻塞。
- 保持尿道口清洁、每日做会阴擦洗2次。
- 定期更换抗反流尿袋,及时排空集尿袋,妥善固定导尿管。
- 及时观察尿液情况,发现血尿、尿液混浊、有结晶,及时处理。
- 翻身时注意防止导尿管扭曲、打结。
- 协助患者翻身、拍背,有效呼吸、咳痰。

受伤局部的炎性
反应刺激
↓
疼痛

(1)护理目标:患者的疼痛评分<4分。

(2)护理措施

- 对患者进行定时和实时的疼痛评估。
- 给予患者心理安慰,并协助患者取适当的体位。
- 通知医生,遵医嘱给予哌替啶50mg肌内注射。
- 告知患者出现不良反应时,要及时告知护士,予以及时的处理。

患者卧床、
全身活动受限
↓
自理能力缺陷

(1)护理目标:患者的各种需求均得到满足。

(2)护理措施
- 将患者的食物、水、药物、大小便器均置于患者伸手可取处。
- 保持患者的床单位清洁、舒适。
- 做好皮肤护理、口腔护理。
- 协助患者进食、进水、穿衣、床上擦浴、床上大小便。
- 随时巡视患者,及时发现患者的需要,并给予满足。

患者皮擦伤严重,
不能随意更换体位、
不适应病房环境、
担心疾病预后
↓
睡眠型态紊乱

(1)护理目标:患者安静入睡,睡后体力可恢复。

(2)护理措施
- 评估导致患者睡眠型态紊乱的具体原因(如因疼痛、环境或心理方面问题)。
- 评估患者的睡眠型态,如早醒、入睡困难、易醒、多梦等。
- 对患者进行针对性的心理护理,减轻患者的焦虑、恐惧情绪。
- 为患者提供安全、舒适的睡眠环境。
- 及时对患者进行疼痛评估和管理。
- 遵医嘱给予地西泮等促进睡眠的药物。

长时间卧床、活动
减少、患者因不习惯
床上排便而减少进食
↓
便秘

(1)护理目标:患者的便秘得以预防或缓解。

(2)护理措施
- 每天早上空腹喝一杯温开水,水温约37℃。
- 保证饮食中纤维素的含量和充足的水分摄入。每天的饮水量在2000～3000ml。
- 指导患者在床上进行力所能及的运动。
- 提供隐蔽环境。
- 协助患者采取最佳的排便姿势以合理地利用重力和腹内压。
- 进行适当的腹部按摩,顺结肠走行方向作环行按摩,刺激肠蠕动,帮助排便。
- 协助患者使用简易通便法,如使用开塞露等。
- 必要时予以灌肠。
- 养成定时排便的习惯。

**(二)出院时**

1. 诊疗情况　患者目前病情平稳,体温在正常范围内,未诉特殊不适,伤口敷料干燥,换药见伤口无红肿及异常分泌物,关节活动度可。术后血常规检查大致正常,X线片结果示复位固定满意。

2. 护理评估

(1)患者是否掌握饮食原则。

(2)患者是否掌握功能锻炼的正确方法。

3. 护理思维与实施方案

出院指导:

(1)继续功能锻炼:2周后鼓励主动活动膝、髋关节,进行患肢直腿抬高锻炼,防止肌肉萎缩、关节僵直。患肢不负重的情况下,主动练习髋关节的屈曲、外展、内收。主要练习臀中肌,以免臀中肌萎缩,造成跛行。术后2～4周,遵医嘱指导患者床上坐起,继续进行髋、膝关节屈伸练习。术后4～6周,可嘱患者扶拐负重行走,术后6～8周,可嘱患者扶拐部分负重行走。指导患者掌握正确使用拐杖的方法及注意事项,保证患者安全。

(2)饮食:嘱患者进食高蛋白、高维生素、高纤维素食物,尤其是含钙丰富的食品,如牛奶、豆制品等。

(3)戒烟:向患者解释戒烟的益处。

# 二、护 理 评 价

从患者入院到出院,护理上给予了一系列的护理方案的实施。入院时了解患者的全身皮肤情况,做好皮肤护理,同时做好疼痛管理,保证患者的睡眠,为患者讲解疾病相关的知识。在入院后,做好呼吸道管理、尿路管理。在术后,适时满足患者的各种生活需求,对患者的伤口、睡眠进行了良好的护理,有效地避免了压疮、肺部感染、下肢静脉血栓的发生。在出院前,给予患者系统的有关康复、功能锻炼方法的健康指导。

# 三、安 全 提 示

1. 有皮肤受损的危险　患者多处骨折、皮擦伤,患者因疼痛、担心骨折移位呈现被动体位,因而骶尾部、足跟部等骨隆突部位发生压疮的危险增大,因而应给患者应用气垫床,并定时翻身,做到"六勤",做好患者的皮肤护理。

2. 有下肢深静脉血栓的危险　患者多处骨折、皮擦伤,患者因疼痛、担心骨折移位呈现被动体位,由于受伤、手术的原因损伤血管壁,身体活动减少导致血液呈高凝状态。应每日观察患肢的肿胀、疼痛程度,并注意皮肤温度、感觉以及足背动脉的搏动情况。密切关注下肢静脉超声结果,并及时给予相应处理。

## 四、经 验 分 享

1. 心理护理　患者身体多处严重创伤,患者在生理和心理上都经历巨大的痛苦,为手术的成败和疾病的预后担心,患者多存在焦虑、恐惧情绪。作为护士,应主动关心患者,及时询问患者关于疾病有何疑虑,并与医生积极沟通,向患者说明手术治疗的必要性和手术的过程,使患者保持最佳的心理状态。

2. 疼痛的评估与管理　对患者进行定时和实时的疼痛评估,及时发现患者的疼痛的部位、性质、程度、持续时间等,遵医嘱给予患者药物和非药物的疼痛管理,消除疼痛对患者造成的消极影响。

(孙胜男　张春玲)

# 病例 19 外固定架患者的护理

患者,男性,44岁,主诉:坠落致左小腿疼痛、肿胀、活动受限约3小时,于急诊室接受X线片检查、CT检查,常规化验检查、临时制动,紧急对症治疗后,为进一步诊治收住院。

## 一、诊疗过程中的临床护理

### (一)入院时

#### 1. 诊疗情况

**入院后查体**:体温36.4℃,脉搏88次/分,呼吸18次/分,血压131/83mmHg,患者于积水潭医院急诊就诊前约3小时因坠落致伤。患者不慎从高处坠落,伤后患者左小腿出现疼痛、肿胀畸形,并伴有活动性出血,来积水潭医院急诊。于急诊室接受X线片检查、CT检查、常规化验检查、临时制动、紧急对症治疗后,急诊在硬膜外麻醉下行清创缝合、腓骨骨折切开复位内固定术、胫骨骨折闭合复位外固定术,术后收住院。患者伤后无昏迷、头痛、头晕、气促、腹痛、恶心、呕吐等症状,小便正常,大便正常。

**既往史**:既往体健。否认高血压、冠心病、糖尿病、精神疾患、脑血管疾病等慢性病史。否认肝炎、结核等传染病史。否认外伤、手术史。否认输血史。

**专科查体**:左小腿皮肤挫伤。左小腿下段内踝处见长约5cm的开放伤口,左胫骨下段呈粉碎性骨折,暴露于皮肤外,左小腿可见明显畸形、肿胀。左胫腓骨远端压痛明显,下肢轴向叩击痛明显,骨盆挤压分离试验阴性。骨擦音及反常活动存在。左踝关节因疼痛而活动受限。左下肢肢端皮肤较对侧温度低,苍白,弹性差,毛细血管再充盈时间延迟,足背动脉、胫后动脉较对侧弱,肢体肌肉牵拉痛阴性,皮肤痛触觉较对侧迟钝,足趾主动活动正常。

**辅助检查**:X线片:左胫腓骨骨折,移位明显,严重粉碎,关节面粉碎。
CT:左胫腓骨远端粉碎性骨折,骨折端波及关节面。

**血常规**:WBC15.59×$10^9$/L,中性粒细胞百分比:87.6%,淋巴细胞百分比:6.3%。

**思维提示**

[1] 患者左小腿有开放性伤口,受伤到手术经历了 3 小时的时间,有感染的危险,患者在接受手术回到病房后需要密切观察有无感染的征象。

[2] 患者左小腿肿胀明显,考虑到小腿解剖结构的特点,须密切观察左小腿的肿胀情况,警惕骨筋膜室综合征的发生。

[3] 患者为高处坠落伤,胫骨下段粉碎性骨折,加上软组织损伤严重,患者的疼痛较严重,须及时给予评估,并予以处理。

[4] 患者左小腿出现开放性损伤,需密切关注患者疼痛的程度,并进行必要的疼痛评估和管理。

[5] 患者术后带外固定架,缺乏功能锻炼方面的知识,需对患者进行此方面的健康教育。

2. 护理评估

(1) 患者的生命体征。

(2) 密切观察患肢的血液循环、感觉运动、足背动脉、胫后动脉搏动情况。

(3) 检查外固定架是否松动。

(4) 疼痛的部位、性质、持续时间。

(5) 对功能锻炼的了解情况。

3. 护理思维与实施方案

(1) 护理目标:患肢肿胀消退,住院期间不发生骨筋膜室综合征。

(2) 护理措施

小腿肿胀明显,
小腿解剖结构的特殊性
↓
有发生骨筋膜室
综合征的危险

- 患者左小腿下垫气垫,抬高患肢 20～30cm,高于心脏水平,促进消肿。
- 麻醉恢复后即指导患者进行股四头肌的收缩舒张运动,促进肿胀消退。
- 遵医嘱应用药物治疗,如:输注七叶皂苷钠、25%甘露醇注射液等,输液时有计划地使用血管,注意保护血管。
- 注意观察患肢有无"5P"征:肢端疼痛(pain),苍白(pallor),麻木(paralysis),感觉异常(paresthesias),及动脉搏动减弱或消失(pulselessness),发现异常及时通知医生,并配合处理。

患者询问外固定
架护理的知识
↓
知识缺乏

(1)护理目标:患者了解外固定架护理的有关知识。

(2)护理措施

- 评估患者对外固定架护理知识的了解情况。
- 护士定期巡视患者,及时检查外固定架各个螺钉的松紧度,防止骨折移位,告知患者不可自行调动外固定架。
- 针通处用无菌敷料包扎固定,直至固定针周围有结痂形成。
- 注意观察针孔渗出情况,术后 24～48 小时入针处通常出血,发现入针处敷料渗湿后,及时通知医生,及时更换敷料直至出血停止。
- 渗出物结痂后注意保持针孔周围皮肤的清洁干燥,避免碰触。
- 告知患者在针孔出现红、肿、热、痛及其他不适时及时报告护士。
- 密切观察患肢的血液循环、感觉运动、足背动脉、胫后动脉搏动情况,并注意与健侧的对比。
- 麻醉恢复后开始指导患者进行股四头肌的舒缩练习及踝关节的背伸、跖屈练习,收缩 10 秒,放松 10 秒,交替进行,促进下肢血液循环,防止肌肉萎缩,消除肿胀,每次屈伸缓慢进行,并注意保护外固定架。

胫骨下段粉碎性骨折,
软组织损伤严重
↓
疼痛

(1)护理目标:患者疼痛评分<4 分。

(2)护理措施

- 评估患者对疼痛的认识,患者认为骨折之后的疼痛是正常的,自己能够尽量忍耐的情况下就不会告诉护士。
- 护士向患者讲解疼痛对其造成的危害,以及及时控制疼痛的必要性,鼓励患者及时主动报告疼痛。
- 患者术毕返回病房后立即给予帕瑞昔布 40mg 肌内注射。

胫骨下段粉碎性骨折，
软组织损伤严重
↓
疼痛

- 患者术日 9PM 评分为 7 分，立即通知值班医生，遵医嘱给予哌替啶 50mg 肌内注射，并对患者进行心理护理，给予左小腿冰敷，1 小时后再次进行疼痛评估，评分为 3 分，患者可安静入睡。次日晨 7AM 评分为 2 分。

患者左小腿有 5cm 的
开放伤口，左胫骨下段
呈粉碎性骨折，暴露于
皮肤外，外固定架固定
↓
有感染的危险

(1)护理目标：住院期间不发生伤口、外固定架针道感染。
(2)护理措施
- 每日观察切口的渗出情况，有无红、肿、热、痛的现象。
- 协助医生进行定期换药。
- 注意观察针孔的渗出情况，在有渗出时，应用凉白开水每日擦拭 2 次，直至结痂；在无渗出时，应避免碰触，防止污染。
- 保持针孔周围皮肤清洁、干燥。
- 遵医嘱监测血常规和 C 反应蛋白的变化，为感染诊断提供依据。
- 术后每日 3 次测量体温，体温高于 38.5℃时，及时通知医生，并嘱患者多饮水，每日 2500～3000ml。
- 遵医嘱应用抗生素。

术后第 2 天，
患者体温 38.9℃
↓
高热

(1)护理目标：患者体温恢复正常。
(2)护理措施
- 保持室内空气新鲜，每日通风 2 次，室温保持在 18～22℃，湿度保持在 50%～60%。
- 给予患者心理安慰，告知患者在术后的 7 天内，由于局部组织的回吸收，体温会在一定范围内上升，因此这时的基础体温就比正常体温高。
- 给予冰袋物理降温，30 分钟后复测体温为 38.7℃。
- 嘱患者多饮水，每日 2500～3000ml。
- 遵医嘱肌内注射赖氨匹林 900mg，30 分钟后复测体温为 38.2℃，嘱患者继续多饮水，3 小时后复测体温降至 37.4℃。
- 继续观察有无感染的征象，并及时与医生进行沟通。

### (二)出院时

**1. 诊疗情况**  遵医嘱通知患者出院,向患者讲解术后注意事项,发放"出院患者温馨提示"。指导患者及家属康复期正确的外固定架护理方法和功能锻炼方法,讲解药物使用方法及注意事项。

**思维提示**

[1]患者担心变换环境会影响其对外固定架的护理,回家之后的生活会影响到外固定架的稳定性,需要对其进行解释说明,并进行心理安慰。

[2]患者对拐杖使用的注意事项不了解,需要对患者进行此方面的健康宣教。

**2. 护理评估**  患者对出院后能够护理好外固定架缺乏信心,对如何使用拐杖缺乏了解。

**3. 护理思维与实践方案**

患者询问有关外固定架的居家护理知识
↓
知识缺乏

(1)护理目标:患者能口述外固定架的居家护理方法。

(2)护理措施

- 嘱患者在针孔处有渗出时,每日用凉白开水擦洗2次,保持清洁干燥,直至结痂。
- 当针孔处干燥结痂无分泌物时,应避免碰触,防止感染。
- 如针孔处出现红、肿、热、痛现象时,不要擅自处理,应及时就医。
- 指导患者不要随意拆卸或松动外固定器,定期复查支架,如松动应及时来院调整支架,并定期来院复查拍片,观察骨痂生长情况。
- 继续坚持股四头肌和踝泵的功能锻炼,注意动作准确,劳逸适度。
- 饮食指导:指导患者进食高热量、高蛋白、富含钙质、高维生素、易消化食物。

患者对拐杖的使用方法和注意事项不了解
↓
知识缺乏

（1）护理目标：患者掌握拐杖的使用方法和注意事项。

（2）护理措施

- 告知患者在1个月内患肢免负重，1个月后门诊复查时根据医嘱决定可以负重的时间。
- 根据患者的身高选择拐杖，并协助调节至合适患者的高度。
- 护士亲自演示使用方法或邀请有经验的同类疾病患者演示具体使用方法。

## 二、护 理 评 价

患者是由于高空坠落伤导致的开放性、粉碎性的 Pilon 骨折，急诊行清创缝合、腓骨骨折切开复位内固定术、胫骨骨折闭合复位外固定术，后收入病房。患者左小腿水肿严重，护理中应注意观察患者有无"5P"征的出现，同时对患者进行定时和实时的疼痛评估，及时发现患者的疼痛情况，并纠正患者的错误观念，引导患者及时报告疼痛。术后患者出现高热，给予患者物理降温的基础上采取了药物治疗后，患者的体温降到正常。在患者出院时，向患者讲解带外固定架回家的注意事项，并教会患者拐杖的正确使用方法。

## 三、安 全 提 示

1. 外固定架有移位的危险　护士定期巡视患者，及时检查外固定架各个螺钉的松紧度，防止骨折移位。指导患者不要随意拆卸或松动外固定器，发现松动时及时告知护士，不要擅自处理。

2. 外固定架有感染的危险　每日3次测量体温，体温高于38.5℃时，及时通知医生，并嘱患者多饮水，每日 2500～3000ml；遵医嘱应用抗生素；注意针孔的渗出情况；保持针孔周围皮肤清洁、干燥。

## 四、经 验 分 享

### （一）骨筋膜室综合征的观察与护理

1. 骨筋膜室综合征的典型症状和体征：临床上通常概括为"5P"征，即疼痛由痛转为无痛、苍白、无脉、麻痹和感觉异常。然而当患者出现"5P"征时已经错过了最佳的治疗时机，因而早期的观察非常重要。

2. 疼痛　疼痛是创伤最早出现的症状，出现疼痛后要注意区别疼痛的性质和引起疼痛的原因，如持续剧烈疼痛并呈进行性加剧，则预示存在潜在危险，被动牵伸指（趾）时引起局部剧烈疼痛，为肌肉缺血早期临床表现。

3. 肿胀　肿胀的程度要与健侧进行对比，且肿胀的程度与创伤程度、血管分布的部位有关。轻度肿胀时，患肢皮纹未消失，触痛及压痛不明显，几乎不影响肢体活动,可指导并协助抬高患肢 20～30cm,并指导患者进行股四头肌的等长收缩和踝泵运动,以利于静脉血液和淋巴液的回流,按医嘱使用七叶皂苷钠、25%甘露醇等脱水药物,从根本上避免骨筋膜室综合征发生。中度肿胀时,患肢皮纹消失,皮肤发亮,肿胀可波及四肢关节,可影响肢体活动,被动牵伸指(趾)时引起局部剧烈疼痛,此时筋膜室内压力升高,肌肉缺血,在及时通知医生的同时,有石膏固定者拆除石膏,给患者调整体位,视患者末梢循环调整。当患肢末梢呈青紫时可适当抬高患肢 20～30cm,以利于静脉血液回流,但时间不可过长,防止供血不足;当患肢末梢呈苍白色时应将肢体平放,以利于供血,同时作好切开减压的术前准备。重度肿胀时导致骨筋膜室内压力持续增高,神经、肌肉缺血进一步加重,触诊时局部严重压痛,可有张力性水疱形成,肿胀可波及四肢关节,受累的肢体变硬而无弹性,肌肉坚硬成条索状,应立即通知医生及时采取措施,此时忌抬高、忌按摩、忌热敷,立即做好切开减压准备。

4. 肢体感觉功能　神经组织对缺血最敏感,感觉纤维出现症状最早,除感知疼痛外,会出现皮肤浅感觉障碍、麻木,但麻木常由于剧痛而被掩盖。麻木、感觉减退或消失均为神经缺血的结果,故应注意观察肢体感觉功能。

5. 皮肤色泽　骨筋膜室内压力增高,压迫动脉时,肢端因缺血可呈苍白色;若压迫静脉致回流受阻,肢端出现淤血性缺血,皮肤呈青紫色;当动静脉均受阻时,患肢可呈苍白、青紫、大理石花纹样变,此时病情极度危险,必须立即切开减压,必要时截肢以抢救生命。

6. 皮肤温度　当骨筋膜室内压持续增高,致血液循环严重障碍时,患肢皮温较健侧低,甚至冰冷。

**(二)外固定架的分类**

外固定架根据构造的不同,分为单边式半针外固定架、双边式外固定架、四边式外固定架、半环、全环与三角式外固定架。

1. 单边式半针外固定架　钢针仅穿过皮肤一侧及两侧的骨皮质,而不从对面肌肉及皮肤穿出,留在皮外的只有皮进口处的钉尾,皮外的钉部用螺杆固定。主要有 Bastiani 架、Orthofix 架和许氏单边骨外固定架。

2. 双边式骨外固定架及单平面全针固定架　钢针贯穿于骨干,从肢体的另一侧穿出,针的两端分别固定在肢体两端的连杆上(用两根单边式的连杆)。它较单边式更为牢固,但仍有抗旋转及抗前屈后伸力之不足。国外的有 Wagner、Charnely、Hoffmann 等固定架,国内的有张启明 2 型。

3. 四边式骨外固定架　四边式较单边式与双边式更为稳定。国外的有 Vidal‐Adrey 架,国内的有张启明 3 型。

4. 半环、全环与三角式骨外固定架　都属于多平面固定型,也是多向穿针,是较稳定的一种,不会发生旋转和成角畸形,但结构复杂,安装较烦琐,体积也较大。主要有 Ilizarov 等。

**(孙胜男　孙盈)**

## 病例 20 骨筋膜室综合征患者的护理

患者，女性，20 岁，主诉：机器绞伤致右腕疼痛、肿胀、活动受限 7 小时，于当地医院制动后来本院急诊。于急诊接受 X 线片检查、CT 检查，常规化验、临时制动、紧急对症治疗后，为进一步诊治收入院。

## 一、诊疗过程中的临床护理

### （一）入院时

#### 1. 诊疗情况

**入院后查体**：体温 37℃，脉搏 80 次/分，呼吸 20 次/分，血压 125/75mmHg。患者主诉机器绞伤致右腕疼痛、肿胀、活动受限 7 小时，于当地医院制动后来本院急诊。于急诊接受 X 线片检查、CT 检查，常规化验、临时制动、紧急对症治疗后，为进一步诊治收入院。患者伤后无昏迷、头痛、头晕、气促、腹痛、恶心、呕吐等症状，小便正常，大便尚无。

**专科查体**：患者右手虎口处可见皮肤开放性损伤，大鱼际肌肉挤压损伤，右手及腕部见软组织明显肿胀、张力大，右腕部压痛，主动、被动活动受限。右上肢肢端皮肤温暖，色泽正常，弹性差，毛细血管再充盈时间正常，桡动脉搏动正常，肢体肌肉牵拉痛阴性，皮肤痛触觉正常，手指主动活动存在。

**辅助检查**：X 线示右桡骨远端骨折，移位轻度，有碎块，关节面粉碎，约 3.0mm。CT 示骨折粉碎，关节内移位明显。

**异常化验结果**：WBC14.12×10⁹/L，中性粒细胞 85.6%，淋巴细胞 11.2%，血糖 8.8mmol/L。

患者当日入院后即在全麻下行清创术、桡骨远端切开复位内固定术、前臂减张术和负压引流置入术，术毕于 6PM 返回病房，患肢手指血运良好，主动屈伸活动存在，伤口引流管及 VSD 负压引流管均通畅，次日晨共引出血性液体约 65ml，VSD 负压吸引共引出血性液体约 100ml。术日晚 8PM 患者主诉疼痛，遵医嘱肌注哌替啶 50mg 后可间断入睡。

**思维提示**

[1] 患者年龄较轻，工作时受伤，右手为优势手，患者担心伤情影响今后的生活质量，呈现出悲观、焦虑的情绪，需对患者的情绪进行疏导。

[2] 患者右前臂疼痛严重，影响患者的睡眠，需采取护理措施，减轻疼痛，

促进睡眠。

[3]术后密切观察患者的肢体活动情况,需指导患者进行主动和被动的功能锻炼,以帮助患者早日重建手部的功能。

[4]患者行 VSD 植入术,需将负压调整在有效的范围内,并对吸引效果进行有效的维护。

[5]患者为开放性损伤,同时血常规显示:WBC $14.12 \times 10^9 / L$,中性粒细胞相对值 85.6%,淋巴细胞相对值 11.2%,因而需密切观察有无感染的征象。

2. 护理评估

(1)监测生命体征:体温 36.4℃、脉搏 84 次/分、血压 124/68mmHg,呼吸 18 次/分。

(2)检查患者的肢体活动情况:患者患肢手指血运良好,主动屈伸活动存在。

(3)患者的疼痛情况:患者 10PM 主诉疼痛,评分为 7 分。

(4)患者的心理状况:患者对病情表现出悲观、焦虑的情绪,不断询问疾病的预后。

3. 护理思维与实施方案

术后去枕平卧 6 小时,禁饮食
↓
部分自理能力缺陷

(1)护理目标:满足患者基本生理需求,使患者了解去枕平卧和禁饮食的必要性。

(2)护理措施

• 向患者解释去枕平卧为避免由于头高位椎管内压力上升,脑脊液外漏增加而致的低压性头痛。禁饮食为避免恶心、呕吐,食物反流造成窒息。

• 患者右侧优势手受伤,应做好患者的生活护理,如协助患者进行床上大小便,整理好床单位,将日常用品置于患者方便触及的范围内。

严重创伤造成患者巨大的身心痛苦,患者担心日后手和前臂的功能
↓
恐惧、焦虑

(1)护理目标:患者的焦虑情绪有所缓解。

(2)护理措施

• 给予患者心理安慰。

• 向患者介绍手术成功的病例,增加患者的信心。

• 向患者介绍有关手术的知识。并介绍手术的一般过程。

创伤致神经受损，
炎症刺激
↓
疼痛，不能入睡

(1)护理目标:患者的疼痛评分<4分。

(2)护理措施

- 患者睡前 10PM 主诉前臂疼痛剧烈,"像撕裂了一样",根本无法入睡,采用数字分级法对患者进行疼痛评估,评分为 7 分。
- 与患者交谈,分散患者的注意力,给予患者心理安慰,并协助患者取适当的体位,遵医嘱临时给予冰敷 30 分钟,遵医嘱肌内注射帕瑞昔布 40mg。
- 半小时后再次评分为 5 分。
- 继续给予患者心理安慰,考虑到患者较年轻,允许留陪住一名,给予患者心理支持。
- 告知患者出现不良反应及时告知护士,及时予以处理。
- 1 小时后患者安静入睡。
- 次日晨 7AM 疼痛评分为 3 分。

疼痛明显、患者
不敢活动,患者不了解
功能锻炼的意义
↓
知识缺乏,
有失用综合征的危险

(1)护理目标:患者理解并能够说出功能锻炼的目的、意义;能够演示功能锻炼的方法;在住院期间患者不发生关节僵硬和肌肉萎缩。

(2)护理措施

- 向患者解释功能锻炼的目的、意义和方法。
- 指导患者进行功能锻炼:
- 麻醉作用消失后可开始锻炼。其旋前动作应由前臂的旋前方肌为主动肌,肱二头肌为辅助肌来完成;旋后动作由旋后肌为主动肌,肱二头肌为辅助肌来完成。每日量力而行,不可强求。
- 功能锻炼须遵循循序渐进、由被动到主动,由易到难,身体能够承受为限。

**(二)出院前**

1. 诊疗情况　患者目前病情平稳,体温在正常范围内,未诉特殊不适,伤口敷料干燥,换药见伤口无红肿及异常分泌物,关节活动度可,术后血常规检查大致正常,X 线片结果示复位固定满意。

2. 护理评估

(1)患者是否掌握饮食原则。

(2)患者是否掌握功能锻炼的正确方法。

3. 护理思维与实施方案

出院指导：

(1)继续功能锻炼。

(2)饮食：嘱患者进食高蛋白、高维生素、高纤维素食物，尤其是含钙丰富的食品，如牛奶、豆制品等。

# 二、护理评价

从患者入院到出院，护理上给予了系统的护理方案的实施。入院时了解患者的疼痛情况，做好疼痛管理，保证患者的睡眠，为患者讲解疾病相关的知识，对患者进行有效的心理疏导。在术后，患者优势手受伤，应适时满足患者的各种生活需要，对患者的伤口、睡眠进行了良好的护理。在出院前，给予患者系统的有关康复、功能锻炼方法的健康指导。

# 三、安全提示

重视负压吸引的术后观察和管理，与医生沟通，确定合理的负压值，并注意观察生物透性薄膜下有无积液，是否呈负压状态，如有积液，提示负压失效，应及时冲洗吸引管解除阻塞。

# 四、经验分享

1. 心理护理　患者较年轻，且为工作时受伤，经历巨大的痛苦，为手术的成败和疾病的预后担心，多存在焦虑、恐惧情绪。作为护士，应主动关心患者，及时询问患者关于疾病有何疑虑，并与医生积极沟通，向患者说明手术治疗的必要性和手术的过程以及成功示例，使患者保持最佳的心理状态。

2. 疼痛的评估与管理　对患者进行定时和实时的疼痛评估，及时发现患者的疼痛部位、性质、程度、持续时间等，遵医嘱给予患者药物和非药物的疼痛管理，消除疼痛对患者造成的消极影响。

3. VSD引流的护理

(1)妥善固定，保护创面及局部皮肤的清洁、干燥。

(2)保持局部密闭状态，观察创面呈负压状态，透明材料紧贴创面为封闭良好，保持持续负压吸引，压力维持在 $0.04\sim0.06$MPa，引流不畅时及时通知医生，并配合医生进行处理。

(3)观察引流液的颜色及量，如引流液为鲜红色，1 小时内超过 200ml，提示有活动性出血应终止吸引夹闭管路，立即通知医生。

(4)预防感染

1)保持有效的负压吸引，VSD 专用吸引机负压瓶内的引流液超过 1/2 时应及时倾倒,以防损坏马达。操作时先夹管再分离负压吸引器,防止引流物逆行感染,负压瓶清洁消毒处理后放置0.1%含氯消毒液100ml。

2)使用VSD术后3日内,每日4次监测体温,体温异常应注意监测白细胞计数、C-反应蛋白数值、血流数值等。

3)保持病室空气新鲜,保持患者床单位整洁、平整、无渣屑。

4)在需要进行管路冲洗时,指导患者或陪护人员尽量不要牵扯、压迫、折叠冲洗管,保持冲洗通畅。护理人员准确记录冲洗液体入量、引流液体出量和性质。

4. 骨筋膜室综合征 是肢体骨筋膜间隔区肌肉、神经、血管等组织因急性严重缺血造成的一种早期综合征,是临床常见且较严重的创伤并发症。

在四肢的筋膜间区中,前臂与小腿都是双骨,手骨间肌在两掌骨之间,均是骨筋膜室综合征的好发部位。骨筋膜室综合征的初期表现为局部明显的间隔区肿胀和不同程度的被动牵拉痛,若出现患肢持续性剧烈疼痛呈进行性加重,被动牵拉手指/足趾时会引起不能忍受的疼痛,须与创伤引起的疼痛相鉴别。若患肢脉搏消失,则提示有晚期骨筋膜室综合征导致动脉闭塞或血管损伤的可能,应结合其他临床症状进行观察及分析,给予干预措施。

骨筋膜室综合征的表现,包括"5P"征象:

(1)剧烈疼痛(pain):一般止痛剂不能缓解,晚期严重缺血后神经麻痹后即转为无痛。

(2)患肢苍白或发绀(pallor)。

(3)肌肉麻痹(paralysis):患肢进行性肿胀,肌腹处发硬,压痛明显,手指呈屈曲状态,主动或被动牵拉手指时疼痛加剧。

(4)感觉异常(paresthesia):患肢出现套状感觉减退或消失,主要的三条神经(正中神经、尺神经、桡神经)都有可能受累,但以正中神经、桡神经多见。

(5)无脉(pulselessness):桡动脉搏动较弱或消失。

(张春玲 孙胜男)

## ▶ 病例 21 颈椎间盘突出症患者的护理

患者,男性,69 岁,主诉:双手麻木伴行走不稳 1 年半,门诊以"颈椎间盘突出症"收入院。

## 一、诊疗过程中的临床护理

### (一)入院时

#### 1. 诊疗情况

**入院后查体**:T:36.5℃,P:60 次/分,R:18 次/分,BP:125/73mmHg。患者主诉 1 年半前无明显诱因出现行走不稳,双脚"踩棉花"的感觉,左右两侧颈部疼痛,伴双手麻木、不伴灵活性下降。曾外用及口服药物治疗,效果不佳。患者觉近半年症状有所加重,来积水潭医院门诊就诊,以"颈椎间盘突出症"收入院,患者自发病以来、精神、食欲、睡眠良好,大小便正常,生活自理。

**既往史**:既往高血压病史 4 年,最高 150/90mmHg,现口服左氨氯地平 1 片每日 1 次,糖尿病 4 年,现口服阿卡波糖 1 片每日 3 次,否认冠心病胃炎等慢性病史,否认肝炎、结核等传染病史,否认重大外伤、手术史,否认输血史,否认药物过敏史。

**专科查体**:站姿正常,Romberg 征(+),单足站立可能,正常步态,足尖行走、足跟行走、单足跳跃可,直线连足征异常,脊柱畸形无,脊柱叩痛无,骶棘肌痉挛(-),颈椎活动度可,POM(-),Jackson 征(-),Lhermitte 征(-),Neck Traction(-),Spurling 征右(-)、左(-),手指 10 秒屈伸试验右 12 次、左 12 次,肱二头肌腱反射右(±)、左(±),膝腱反射右(+)、左(±),Hoffmann 征右(+)、左(+),双上肢肌力正常,右手拇指及示指麻木,感觉减退。

**辅助检查**:X 线示:颈椎退变,序列可。MRI 示:颈椎曲度存在,$C_{3\sim4}$、$C_{6\sim7}$ 椎间盘突出。24 小时动态血压收缩压 105 ~ 143mmHg、平均值 122mmHg,舒张压 64 ~ 95mmHg、平均值 70mmHg,平均动脉压 111/72mmHg。心电图:大致正常心电图。24 小时动态心电图示:窦性心律,心率 45~85 次/分。

**异常化验结果**:总胆固醇 5.53mmol/L(<5.20mmol/L)。

**思维提示**

[1]患者出现疼痛：疼痛部位为左右两侧颈部，须做好疼痛的护理。

[2]患者出现睡眠型态的紊乱，因疼痛出现入睡困难，失眠，须做好睡眠的护理。

[3]患者既往有高血压病史，须监督病人定时服药，定时监测血压。

[4]患者既往糖尿病病史，须嘱患者定时服药并监测血糖。

[5]患者主动咨询需要做好的术前准备有哪些，护士应为患者做好术前宣教。

2. 护理评估 患者主要症状为左右两侧颈部疼痛，因疼痛出现失眠、易醒；患者血压维持在 $105\sim143/64\sim95$mmHg；患者多次咨询术前注意事项及康复护理要点，希望能有更多的了解。

3. 护理思维与实施方案

$C_{3\sim4}$、$C_{6\sim7}$椎间盘突出
↓
左右两侧颈部疼痛

(1)护理目标：患者主诉疼痛缓解。

(2)护理措施

- 给予心理安慰。
- 遵医嘱给予止疼药(曲马多)，肌松药(乙哌立松，巴氯芬)，必要时给予止疼针(氯诺昔康，帕瑞昔布钠)；用药过程中观察用药效果。

因疼痛出现失眠入睡困难
↓
睡眠型态紊乱

(1)护理目标：患者可安静入睡。

(2)护理措施

- 给予心理安慰并告知睡眠对其康复的重要性。
- 告知患者尽量减少白天睡眠的时间。
- 巡视患者时注意做到"四轻"。
- 必要时遵医嘱给止疼药物缓解疼痛。
- 必要时遵医嘱给予地西泮等药物辅助睡眠。

既往糖尿病病史
↓
有发生低血糖的危险

(1)护理目标：患者住院期间不发生低血糖。

(2)护理措施

- 给予心理安慰并告知将血糖控制在正常范围对其康复的重要性。
- 告知患者按时按量服用降糖药物。
- 服用降糖药物后及时进食。
- 教会患者识别低血糖症状：心慌、头晕等。
- 告知患者随身携带糖果等零食，若发生低血糖可及时进食。

高血压病史 4 年，
血压维持在 105～193/
64～95mmHg
↓
有高血压急症的危险

(1)护理目标:患者住院期间血压控制平稳。

(2)护理措施

- 监督患者按时服用降压药物,密切监测血压变化。
- 低盐饮食,每日<6g。
- 嘱患者戒烟戒酒。
- 保持放松平和的心态。
- 如有头痛、烦躁、心悸、恶心、呕吐等不适症状及时通知医生。
- 注意观察降压药物副作用。

患者多次咨询术前
注意事项及康复期
护理要点
↓
知识缺乏

(1)护理目标:患者对治疗方案、预后、康复期护理要点了解。

(2)护理措施

- 手术前需要准备的物品(颈椎枕、盐袋、翻身布、颈托等)及术前须做好的准备(如备皮、皮试、灌肠、导尿等)。
- 告知患者术后麻醉清醒前须去枕平卧,禁食水。
- 告知患者尽早下床活动的好处,术后第 1 天佩戴颈托可下床活动。
- 告知患者按照护理级别,护士可以为患者做好护理。
- 为患者讲解术后康复锻炼的方法并发放术后宣传手册。

**(二)实施手术后**

1. **诊疗情况** 手术当日,T:36～37.1℃,P:68～82 次/分,BP:126～145/75～81mmHg。患者在全麻下行"颈前路减压,人工间盘置换术",术毕安返病房,伤口外敷料包扎完整,无渗血,四肢感觉活动同术前,导尿管通畅,尿液为淡黄色,清亮,引流管通畅,血性液体,头部两侧放置盐袋制动,颈后部垫颈椎枕。给予 24 小时心电监护及吸氧。告知患者麻醉恢复前去枕平卧,禁食水,麻醉恢复后可轴向翻身,进行四肢功能锻炼。术日晚,患者主诉疼痛,难以入睡。术后第 1 天,T:36.1～36.5℃,P:63～69 次/分,BP:110～123/63～75mmHg。24～48 小时后护士协助患者佩戴颈托下床活动,同时拔除导尿管,并向家属讲解颈托佩戴方法,家属能正确演示佩戴方法。

**思维提示**

[1]患者麻醉恢复前须去枕平卧,麻醉恢复后可轴向翻身,卧床期间患者处于独立移动躯体的能力受到限制的状态,须满足患者基本生理需求。

[2]患者术后24～48小时内须卧床,应做好皮肤护理,预防压疮的发生。

[3]患者主诉疼痛,难以入睡,与术中神经根牵拉及手术切口有关,须做好疼痛及睡眠的护理。

[4]患者术后留置尿管,并患有糖尿病病史4年,有发生感染的危险,应密切注意患者有无泌尿系感染及伤口感染,注意体温变化。

[5]患者术后24～48小时后可佩戴颈托下地活动,须避免发生跌倒。

2. 护理评估　患者麻醉恢复前须去枕平卧,禁食水。术日晚患者主诉疼痛,难以入睡。

3. 护理思维与实施方案

患者麻醉恢复前
须去枕平卧
禁食水
↓
部分自理能力缺陷

(1)护理目标:满足患者基本生理需求。

(2)护理措施

· 麻醉恢复后,协助患者进食流质饮食,排气前不食牛奶、豆浆等产气食物,协助患者饮水。

· 保持导尿管通畅,定时巡视,协助患者进行床上大便。

· 为患者整理好床单位,盖好被褥。

患者术后
24～48小时内须卧床
↓
躯体移动障碍
有皮肤受损的危险

(1)护理目标:卧床期间协助患者更换体位、不发生皮肤受损(压疮)。

(2)护理措施

· 术前嘱患者准备一块0.8m×1.5m的翻身布,术后平铺垫在患者背部,翻身应至少两人操作,禁止床上拖拉患者。

· 协助患者定时翻身:日间每2小时轴向翻身一次,夜间每3小时轴向翻身一次。

· 保持床铺平整、清洁、干燥、无皱褶、无渣屑。

患者主诉疼痛，
难以入睡
↓
睡眠型态紊乱

（1）护理目标：患者主诉疼痛缓解，安静入睡。
（2）护理措施
- 给予心理安慰。
- 提供舒适的环境。
- 巡视患者时注意做到"四轻"。
- 遵医嘱给予止痛药（曲马多、双氯芬酸等）。
- 遵医嘱给予地西泮等药物辅助睡眠。

糖尿病病史 4 年
患者留置导尿管
↓
有发生感染的危险

（1）护理目标：患者住院期间不发生伤口、泌尿系感染。
（2）护理措施
- 加强伤口护理，若出现伤口渗液多时，及时更换敷料，保持敷料干燥。
- 观察和评估伤口情况，注意伤口有无红肿痛症状。
- 加强导尿管护理，每日进行会阴擦洗。
- 嘱患者多饮水，达到冲洗尿道作用。
- 监测体温变化。

术后翻身 24～48 小时
后佩戴颈托下床活动
↓
有发生跌倒、
坠床的危险

（1）护理目标：患者在住院期间不发生跌倒、坠床。
（2）护理措施
- 掌握患者的基本情况：年龄、神志、肌力。
- 评估患者发生跌倒、坠床的风险因素，依照跌倒、坠床风险评估标准对患者进行评分。
- 定时巡视患者，固定好病床脚刹、加床档、合理安排陪护。
- 嘱患者穿防滑鞋，保持病房地面干燥，灯光照明良好、病房设施摆放合理。

**（三）出院前**

1. 诊疗情况　出院前行"颈椎正侧位"，血常规检查，护士给予患者及家属出院指导。各项检查无异常后可带药出院。

2. 护理评估　做好出院时患者心理、药物知识水平及康复期的护理宣教。

**思维提示**

护士须向患者及家属做好出院宣教，讲解康复期护理注意事项。

3. 护理思维与实施方案

患者及家属对康复期
护理注意事项不了解
↓
知识缺乏

(1)护理目标:患者及家属出院前能复述康复期护理注意事项。

(2)护理措施

- 向患者讲解康复期护理对疾病恢复的重要性。
- 告知患者康复期注意事项,主要包括以下几点:

1)手术次日起14天后可洗澡。

2)佩戴颈托2周。

3)教会患者正确起床方法:先侧卧,用一手撑床坐起,保持脊柱平直。先坐于床旁,然后再立于床旁。

4)术后1个月复查,遵医嘱进行颈部肌肉锻炼。

5)按时服药,注意药物副作用。

6)避免劳累、负重。

7)不适随诊。

- 向患者发放出院指导宣传册。

## 二、护 理 评 价

患者从入院到出院,实施了一系列的护理方案。入院时为患者做好疼痛、睡眠型态紊乱、血压的监测及控制,手术后不仅满足了患者的基本生理需求,对患者的睡眠、伤口等均进行了良好的护理,避免了术后伤口的感染,有效避免了跌倒、坠床、压疮的发生。出院前,给予患者系统的知识、术后康复期的护理。在整个发病期,术后康复期护理尤为重要。

## 三、安 全 提 示

1. 有发生跌倒、坠床的危险 患者手术后翻身有坠床的危险;24~48小时后下床活动时有发生跌倒的危险。护士应积极做好预防工作,了解患者一般情况,包括年龄、神志、肌力等;评估患者发生跌倒、坠床的风险因素;定时巡视患者,固定好病床脚刹、加床档、合理安排陪护;嘱患者穿防滑鞋,保证病房地面干燥,灯光照明良好、病房设施摆放合理。

2. 有皮肤受损的危险 患者术后24~48小时内卧床,护士须了解患者皮肤营养状况;定时协助患者翻身;保持床铺平整、清洁、干燥、无皱褶、无渣屑。

3. 药物副作用的观察　患者住院期间须服用降压药物、止痛药物、辅助睡眠药物等,护士应注意观察药物副作用。

## 四、经 验 分 享

1. 心理护理　因颈椎间盘突出,神经根受压,患者左右两侧颈部疼痛1年半,进行性加重6个月,神经功能的恢复是一个缓慢的过程,护士可告诉患者手术实施后疼痛可能还要持续一段时间,使患者对疾病的康复抱有积极乐观的态度。

2. 术后并发症的观察

(1)椎间隙感染:术后1～3天护士应密切观察有无颈部剧烈疼痛,活动加剧,不敢翻身并有低热、白细胞增多等。

(2)神经根粘连:如术后出现原疼痛区疼痛加重,有发生神经根粘连的可能,因此,护士应鼓励患者尽早进行四肢功能锻炼、尽早下床活动。

3. 颈部肌肉锻炼的方法　双手交叉抱住头后部,头用力向后仰,与双手相互抵抗,每次持续15秒,20～30次/日。

(李鹤　陈雅芬)

## ▶ 病例 **22** 颈椎骨折患者的护理

患者,女性,24 岁,主诉:车祸后颈痛伴右上肢麻木 20 余天,门诊以"颈椎骨折脱位"收入院。

## 一、诊疗过程中的临床护理

### (一)入院时

#### 1. 诊疗情况

**入院后查体**:T:36.9℃,P:76 次/分,R:18 次/分,BP:118/71mmHg。患者主诉 2011-06-11 晚发生车祸,患者当时即发生昏迷,就诊于当地医院抢救,3 日后恢复意识,即感到颈痛伴右上肢麻木感,行 X 线和 CT 检查提示颈椎骨折脱位,给予制动、止痛等对症治疗,为进一步诊治来积水潭医院门诊就诊,以"颈椎骨折脱位"收入院,患者自发病以来,精神、食欲尚可、睡眠较差,大小便正常,生活部分自理。

**既往史**:否认冠心病、高血压、糖尿病等慢性病史,否认肝炎、结核等传染病史,否认重大外伤、手术史,否认输血史,否认药物过敏史。

**专科查体**:站姿无法检查,Romberg 征无法检查,单足站立:右无法检查,左无法检查,卧床,足尖行走:右无法检查,左无法检查、足跟行走:右无法检查,左无法检查、单足跳跃:右无法检查,左无法检查,直线连足征无法检查,脊柱畸形无,脊柱叩痛:下颈椎棘突叩痛,骶棘肌痉挛(一),手指 10 秒屈伸试验右 15 次、左 15 次,直腿抬高试验左(一)70°、右(一)70°,Tighthamstrings 左(一)、右(一),Bonnet 征左(一)、右(一),Kemp 征右无法检查,左无法检查,骨神经牵拉试验(FNST)左(一)、右(一),肱二头肌腱反射左(+)、右(+),肱三头肌腱反射左(+)、右(+),膝腱反射左(+)、右(+),跟腱反射左(+)、右(+),Babinski 征左(一)、右(一),Hoffmann 征左(一)、右(一),Wartenberg 征左(一)、右(一),髌阵挛左(一)、右(一),踝阵挛左(一)、右(一),肌力:右侧肱三头肌Ⅳ一,双侧肢体感觉大致对称。

**辅助检查**:X 线示:$C_6$ 相对于 $C_7$ 向前脱位,$C_7$ 椎体前缘骨折。CT 示:$C_7$ 椎体骨折、$C_6$ 关节突骨折、$C_6$~$_7$ 关节脱位。心电图:大致正常心电图。

**异常化验结果**:D-二聚体(D-D):430.0 μg/L(0.0~400.0 μg/L)。

**思维提示**

[1]患者出现疼痛：疼痛部位为颈部，须做好疼痛的护理。

[2]患者出现睡眠型态的紊乱，因疼痛出现入睡困难，失眠，须做好睡眠的护理。

[3]患者有$C_7$椎体骨折、$C_6$关节突骨折、$C_{6\sim7}$关节脱位，有发生窒息的危险，须做好观察和预防。

[4]患者颈椎骨折无法自主床上翻身需护士协助，有颈部损伤继续加重的危险，须做好预防工作。

[5]患者颈椎骨折须卧床，应注意预防肺部感染、皮肤受损、便秘以及深静脉血栓的发生。

[6]患者多次咨询术前注意事项康复期护理要点，应做好术前宣教工作。

2. 护理评估　患者主要症状为颈痛伴右上肢麻木，因疼痛出现失眠、入睡困难。患者多次咨询术前注意事项及康复护理要点，希望能有更多的了解。

3. 护理思维与实施方案

$C_7$椎体骨折、
$C_6$关节突骨折
$C_{6\sim7}$关节脱位
↓
颈部疼痛

(1)护理目标：患者主诉疼痛缓解。
(2)护理措施
- 给予心理安慰。
- 遵医嘱给予止痛药(曲马多)、肌松药(乙哌立松、巴氯芬)，必要时给予止疼针(氯诺昔康、帕瑞昔布钠)；用药过程中观察用药效果。

因疼痛出现失眠、
入睡困难
↓
睡眠型态紊乱

(1)护理目标：患者可安静入睡。
(2)护理措施
- 给予心理安慰并告知睡眠对其康复的重要性。
- 告知患者尽量减少白天睡眠的时间。
- 巡视患者时注意做到"四轻"。
- 必要时遵医嘱给予止痛药物缓解疼痛。
- 必要时遵医嘱给予地西泮等药物辅助睡眠。

$C_7$椎体骨折、
$C_6$关节突骨折
$C_{6\sim7}$关节脱位
↓
有窒息的危险

(1)护理目标：患者卧床期间不发生窒息。
(2)护理措施
- 密切观察生命体征。
- 密切观察患者主诉。
- 备好呼吸机、开口器、吸引器、气管切开包等抢救物品。

患者颈椎骨折
无法自主床上翻身
须协助其
进行翻身等活动
↓
有颈部损伤
继续加重的危险

(1)护理目标:患者卧床期间不发生颈部损伤加重。
(2)护理措施
- 应当尽量减少搬动,固定颈部;需要搬动时,要有专人固定头颈部,使头颈与躯干保持同一直线。
- 应尽量避免颈部扭转、过屈或过伸。

患者颈椎骨折须卧床
↓
有肺部感染的危险

(1)护理目标:患者卧床期间不发生肺部感染。
(2)护理措施
- 应鼓励患者咳嗽与深呼吸。
- 应注意定时翻身或拍背;必要时遵医嘱应用雾化吸入或抗生素等药物治疗。

患者颈椎骨折须卧床
↓
躯体移动障碍
有皮肤受损的危险
有便秘的危险
有发生深静脉血栓的
危险

(1)护理目标:患者卧床期间不发生皮肤受损(压疮)、便秘以及下肢深静脉血栓。
(2)护理措施
- 术前嘱患者准备一块 $0.8m \times 1.5m$ 的翻身布,术后平铺垫在患者背部,翻身应至少两人操作,禁止床上拖拉患者。
- 协助患者定时轴向翻身:日间每 2 小时一次,夜间每 3 小时一次。
- 保持床铺平整、清洁、干燥、无褶皱、无渣屑。
- 指导患者进行四肢功能锻炼。
- 术前进行床上排便训练。
- 定时沿脐周顺时针按摩腹部。
- 指导患者食用高纤维食物。
- 少量多次饮水:每次 200 ～ 300ml,1000 ～ 2000ml/d。
- 合理使用镇静止痛剂和缓泻剂。
- 指导患者进行四肢功能锻炼。
- 为患者穿防血栓弹力袜。
- 定时进行气压式血液循环驱动器治疗。
- 必要时遵医嘱应用抗凝剂等药物。

患者多次咨询
术前注意事项
康复期护理要点

↓

知识缺乏

(1)护理目标:患者对治疗方案、预后、康复期护理要点了解。

(2)护理措施

- 为患者讲解手术前要注意的事项。
- 发放宣传手册。
- 告知患者术后可能发生的情况,使患者提前作好心理准备。
- 告知患者按照护理级别,护士可以为患者做好护理。
- 为患者讲解术后康复锻炼的方法。

**(二)实施手术后**

1. **诊疗情况**　手术当日 T:36.3～37.2℃,P:61～83 次/分,BP:105～129/65～86mmHg。患者在全麻下行"颈椎前路减压、间盘切除、$C_7$ 椎体次全切除、MESH 植入、钛板内固定术",术毕安返病房,伤口外敷料包扎完整,无渗血,四肢感觉活动同术前,导尿管通畅,尿液为淡黄色,清亮,引流管通畅血性,头部两侧放置盐袋制动,颈后部垫颈椎枕给予 24 小时心电监护及吸氧。告知患者麻醉恢复前去枕平卧,禁饮水,麻醉恢复后可轴向翻身,进行双下肢功能锻炼。术日晚,患者主诉疼痛难以入睡。术后第 1 天,T:36.1～36.5℃,P:63～76 次/分,BP:103～128/65～79mmHg。24～48 小时后护士协助患者佩戴颈托下床活动,同时拔除导尿管,并向家属讲解颈托佩戴方法,家属能正确演示佩戴方法。

**思维提示**

[1]患者有留置引流管和导尿管,增加了感染的危险,须密切注意患者伤口敷料、引流以及导尿管的情况,密切注意生命体征的变化。

[2]患者主诉疼痛,难以入睡,与术中神经根牵拉及手术切口有关,须做好疼痛护理。

[3]患者麻醉恢复前须去枕平卧,麻醉恢复后可轴向翻身,24～48 小时后可佩戴颈托下地活动。卧床期间患者处于独立移动躯体的能力受到限制的状态,护士须注意满足患者基本生理需求并预防压疮及便秘的发生。

2. **护理评估**　患者麻醉恢复前须去枕平卧,禁食水。术日晚患者主诉疼痛,难以入睡。

3. **护理思维与实施方案**

患者麻醉恢复前
须去枕平卧
禁食水
↓
部分自理能力缺陷

(1)护理目标:满足患者基本生理需求。
(2)护理措施
- 麻醉恢复后,协助患者进食流质饮食,排气前不食牛奶、豆浆等产气食物,协助患者饮水。
- 保持导尿管通畅,定时巡视,协助患者进行床上大便。
- 为患者整理好床单位,盖好被褥。

患者主诉疼痛难以入睡
↓
睡眠型态紊乱

(1)护理目标:患者主诉疼痛缓解,安静入睡。
(2)护理措施
- 给予心理安慰。
- 提供舒适环境。
- 巡视患者时注意做到"四轻"。
- 遵医嘱给予止痛药(曲马多、双氯芬酸等)。
- 遵医嘱给予地西泮等辅助睡眠。

患者术后
24~48 小时内须卧床
↓
有肺部感染的危险

(1)护理目标:患者卧床期间不发生肺部感染。
(2)护理措施
- 应鼓励患者咳嗽与深呼吸。
- 应注意定时翻身或拍背;必要时遵医嘱应用雾化吸入或抗生素等药物治疗。

患者术后
24~48 小时内须卧床
↓
躯体移动障碍
有皮肤受损的危险
有便秘的危险

(1)护理目标:患者卧床期间不发生皮肤受损(压疮)、便秘。
(2)护理措施
- 术前嘱患者准备一块 0.8m×1.5m 的翻身布,术后平铺垫在患者背部,翻身应至少两人操作,禁止床上拖拉患者。
- 协助患者定时轴向翻身:日间每 2 小时一次,夜间每 3 小时一次。
- 保持床铺平整、清洁、干燥、无褶皱、无渣屑。
- 术前进行床上排便训练,定时沿脐周顺时针按摩腹部。
- 术后 6 小时患者排气后逐步从流质饮食过渡到正常饮食。
- 少量多次饮水:每次 200~300ml,1000~2000ml/d。
- 合理使用镇静止痛剂和缓泻剂。
- 指导患者进行双下肢股四头肌功能锻炼。

患者留置引流管、
导尿管

↓

有发生感染的危险

(1)护理目标:患者住院期间不发生伤口感染。

(2)护理措施

- 加强伤口护理,若出现伤口渗液多时,及时更换敷料,保持敷料干燥。
- 观察和评估伤口情况,注意伤口有无红肿痛症状。
- 严密观察引流管的固定情况,定时记录引流量并观察性状。
- 加强导尿管护理,每日进行会阴擦洗。
- 嘱患者多饮水,达到冲洗尿道作用。

患者 C7 椎体骨折、
C6 关节突骨折
C6～7 关节脱位

↓

有窒息的危险

(1)护理目标:患者卧床期间不发生窒息。

(2)护理措施

- 密切观察患者生命体征。
- 密切观察患者主诉。
- 备好呼吸机、开口器、吸引器、气管切开包等抢救物品。

术后翻身,
24～48 小时后
佩戴颈托下床活动

↓

有发生跌倒、
坠床的危险

(1)护理目标:患者在住院期间不发生跌倒、坠床。

(2)护理措施

- 掌握患者的基本情况:年龄、神志、肌力。
- 评估患者发生跌倒、坠床的风险因素,依照跌倒、坠床风险评估标准给予患者评分。
- 定时巡视患者,固定好病床脚刹,加床档,合理安排陪护。
- 嘱患者穿防滑鞋,保持病房地面干燥,灯光照明良好,病房设施摆设合理。

**(三)出院前**

1. 诊疗情况　出院前行"颈椎正侧位",血常规检查,护士给予患者及家属出院指导。各项检查无异常后可带药出院。

**思维提示**

护士须向患者及家属讲解康复期护理注意事项。

2. 护理评估　做好出院时患者心理、药物知识水平及康复期的护理宣教。

3. 护理思维与实施方案

患者及家属对康复期
护理注意事项不了解
↓
知识缺乏

（1）护理目标：患者及家属出院前能复述康复期的护理注意事项。

（2）护理措施

- 向患者讲解康复期护理对疾病恢复的重要性。
- 告知康复期注意事项，主要包括以下几点：

1）手术次日起 14 天后可洗澡。

2）佩戴颈托 2 个月。

3）按时服药，注意药物副作用。

4）术后 3 个月进行复查。

5）遵医嘱行颈背肌锻炼。

6）避免劳累，负重。

7）不适随诊。

- 向患者发放出院指导宣传册。

## 二、护 理 评 价

患者从入院到出院，护理上给予了一系列的护理方案的实施。入院时为患者做好疼痛、睡眠型态紊乱的护理，手术后不仅满足了患者术后的基本生理需要，对患者的睡眠、伤口等均进行了良好的护理，避免了术后伤口的感染、肺部感染、深静脉血栓及便秘发生，有效避免了跌倒、坠床、压疮发生。出院前，给予患者系统的知识，术后康复期的护理。在整个发病期，术后康复期护理尤为重要。

## 三、安 全 提 示

1. 有发生跌倒、坠床的危险　患者手术后翻身有坠床的危险；24～48 小时后下床活动时有发生跌倒的危险。护士应积极做好预防工作，了解患者一般情况，包括年龄、神志、肌力等；评估患者发生跌倒、坠床的风险因素；定时巡视患者，固定好病床脚刹、加床档、合理安排陪护；嘱患者穿防滑鞋，保证病房地面干燥，灯光照明良好、病房设施摆放合理。

2. 有皮肤受损的危险　患者术后 24～48 小时内卧床，护士须了解患者皮肤营养状况；定时协助患者翻身；保持床铺平整、清洁、干燥、无皱褶、无渣屑。

3. 药物副作用的观察　患者住院期间须服用降压药物、止痛药物、辅助睡眠药物等，护士须注意观察药物副作用。

# 四、经 验 分 享

1. 心理护理　因颈椎骨折患者出现颈痛伴右上肢麻木,神经功能的恢复是一个缓慢的过程,护士可告诉患者手术实施后疼痛可能还要持续一段时间,使患者对疾病的康复抱有积极乐观的态度。

2. 术后并发症的观察

(1)椎间隙感染:术后1~3天护士应密切观察有无颈部剧烈疼痛,活动加剧,不敢翻身并有低热、白细胞增多等。

(2)神经根粘连:如术后出现原疼痛区疼痛加重,有发生神经根粘连的可能,因此,护士应鼓励患者尽早进行四肢功能锻炼,尽早下床活动。

3. 颈背肌锻炼的方法　双手交叉抱住头后部,头用力向后仰,与双手相互抵抗,每次持续 15 秒,20~30 次/日。

(李鹤　陈雅芬)

## ▶ 病例 23 颈椎后纵韧带骨化症患者的护理

患者,女性,49 岁,主诉:间断性颈肩部疼痛 8 个月,渐进性颈部、左上肢麻木 2 个月,门诊以"颈椎后纵韧带骨化症"收入院。

## 一、诊疗过程中的临床护理

### (一)入院时

#### 1. 诊疗情况

**入院后查体:** T:36.2℃,P:93 次/分,R:18 次/分,BP:109/72mmHg。患者主诉无明显诱因出现颈肩部疼痛 8 个月,多在劳累后加重,伴双下肢无力,曾于外院就诊,行颈椎拍片,诊断为"颈椎后纵韧带骨化症",行休息、牵引、口服非甾体消炎药治疗,治疗有效,近 2 个月出现左上肢放射性疼痛,患者自发病以来精神、食欲良好,因疼痛出现失眠,患者无不良嗜好,大小便正常,体重无明显变化,生活自理。

**既往史:** 3 年前因子宫肌瘤行手术治疗,好转。否认高血压、冠心病、糖尿病等慢性病史。否认肝炎、结核病等传染病史。否认重大外伤史、输血史。

**过敏史:** 对青霉素、庆大霉素过敏。

**专科查体:** 颈椎活动度前屈－后伸 25°～30°,左－右侧屈 20°～30°,左－右旋转 20°～30°。Jackson 征(＋),Spurling 征右(－)、左(＋)。肌力:双侧三角肌、肱二头肌、肱三头肌、腕屈肌、腕伸肌、骨间肌 V,皮肤感觉可。

**辅助检查:** 颈椎 CT:颈椎后纵韧带骨化(C2～6),MRI:颈椎后纵韧带骨化。

**异常化验结果:** 总胆固醇:5.47mmol/L(＜5.20mmol/L),低密度脂蛋白胆固醇:3.27mmol/L(＜3.12mmol/L)。

> **思维提示**
>
> [1]患者对于疾病相关知识不了解,主诉紧张、恐惧、焦虑,须做好心理护理。
> [2]患者出现疼痛:疼痛部位为颈、肩部、左上肢,须做好疼痛的护理。
> [3]患者出现睡眠型态紊乱:因疼痛出现失眠,须做好睡眠的护理。
> [4]患者反复咨询手术的相关注意事项、术后康复要点。

2. 护理评估　患者主要症状为颈、肩、左上肢的疼痛,患者因疼痛出现失眠。患者咨询有关手术的相关注意事项和术后康复要点,希望给予指导说明。

3. 护理思维与实施方案

患者主诉紧张、恐惧
↓
焦虑

(1)护理目标:患者焦虑减轻。

(2)护理措施

- 了解患者的焦虑程度。
- 向患者讲明术前术后注意事项,使其树立起战胜疾病的信心。
- 向患者解释疾病的恢复过程是一个缓慢的过程,应做好心理准备。

颈椎($C_{2~6}$)后纵韧带骨化,从而压迫脊髓及神经根,因疼痛出现失眠
↓
疼痛、睡眠型态紊乱

(1)护理目标:患者主诉疼痛缓解,可安静入睡。

(2)护理措施

- 给予心理安慰。
- 告知患者尽量减少白天睡眠时间。
- 巡视患者时注意"四轻"。
- 必要时遵医嘱给予止痛药(曲马多、双氯芬酸)、肌松药(乙哌立松、巴氯芬),必要时给予止痛针(氯诺昔康、帕瑞昔布钠),用药过程中注意观察用药效果。
- 必要时遵医嘱给予地西泮等药物辅助睡眠。

患者咨询手术的相关注意事项、术后康复要点
↓
知识缺乏

(1)护理目标:患者对治疗方案、术后康复护理要点了解。

(2)护理措施

- 对患者进行手术前后需要的注意事项进行讲解。
- 发放宣传手册。
- 告知患者术前应做的准备以及术后可能发生的情况。
- 告知患者按照护理级别,护士在不同阶段可以为患者做好相应的护理。
- 告知患者讲解术后康复锻炼的方法及相关注意事项。

**(二)实施手术后**

1. 诊疗情况

手术当日,T:36.1～36.8℃,P:74～86 次/分,R:18～22 次/分,BP:

104～124/68～76mmHg。患者在全麻下行"颈后路棘突纵割式椎管扩大、人工骨桥成形术",术毕安返病房,伤口敷料包扎完整无渗血,四肢感觉活动好,留置引流管及导尿管均通畅,引流液为红色、血性,尿液为淡黄色、清亮,遵医嘱给予 24 小时心电监护及吸氧。将患者颈部置于颈椎枕上,头两侧置盐袋,防止患者头部转动。告知患者麻醉恢复前须去枕平卧、禁食水。麻醉恢复后可轴向翻身,注意保护颈部。术日晚患者主诉咽喉疼痛,有痰,伤口疼痛,难以入睡。

术后第 1 天,T:36.6～37.8℃,P:72～80 次/分,R:18～22 次/分,BP:104～135/68～78mmHg。术后第 1 天,遵医嘱给予摇高床头 15°～30°,24～48 小时后指导并协助患者佩戴颈托,搀扶患者在床边坐好,无头晕恶心反应、面色苍白等直立性低血压反应,在床边站立、行走,同时拔出导尿管,并向患者及家属讲解颈托的佩戴方法和注意事项。家属未能正确演示颈托佩戴方法。

**思维提示**

[1]患者主诉咽喉疼痛,咳嗽有痰,与术中气管插管对黏膜的损伤有关,须做好呼吸道管理。

[2]患者主诉伤口疼痛,难以入睡,与术中神经牵拉及手术切口有关,须做好疼痛护理。

[3]患者 24～48 小时后可佩戴颈托下地活动。卧床期间患者处于独立移动躯体能力受限状态,存在自理能力受限和皮肤完整性受损的危险,护士满足患者基本生理需求并定时协助患者翻身避免压疮发生。

2. 护理评估　患者麻醉恢复前须去枕平卧、禁饮食。患者主诉咽喉疼痛,咳嗽有痰;伤口疼痛,难以入睡。

3. 护理思维与实施方案

患者麻醉恢复前
须去枕平卧、禁食水
↓
部分自理能力缺陷

(1)护理目标:满足患者基本生理需求。

(2)护理措施

· 麻醉恢复后,协助患者少量饮温开水,观察无呛咳反应,可多次少量饮温开水,协助患者进食流质饮食,排气前不食牛奶、豆制品等产气食物。

· 保持导尿管通畅,定时巡视。

· 协助患者进行床上大便。

· 为患者整理好床单位,盖好被褥。

患者术后
24～48 小时内须卧床
↓
躯体移动障碍

(1)护理目标:卧床期间协助患者更换体位。

(2)护理措施

- 术前嘱患者家属准备四袋食盐交给护士,护士用棉垫将其两两包好,术后放置患者头部两侧,防止头部转动。用棉垫制作颈椎枕,术后置于患者颈部,嘱患者家属准备一块 0.8m×1.5m 的翻身布,术后平铺在患者背部,翻身应至少两人操作,注意保护患者颈部,禁止床上拖拉患者。
- 协助患者定时翻身:日间每 2 小时轴向翻身一次,夜间每 3 小时轴向翻身一次。
- 保持床铺平整、清洁、干燥、无皱褶、无渣屑。

患者主诉咽喉疼痛、
咳嗽有痰
↓
组织完整性受损

(1)护理目标:患者主诉咽喉疼痛,咳嗽有痰症状缓解。

(2)护理措施

- 密切观察患者呼吸变化和清理呼吸道的能力。
- 观察患者饮水时有无呛咳。
- 定时为患者翻身拍背,帮助有效排痰。
- 遵医嘱给予雾化吸入治疗。
- 遵医嘱给予棕铵合剂等口服药物辅助治疗。

患者主诉疼痛,
难以入睡
↓
睡眠型态紊乱

(1)护理目标:患者主诉疼痛缓解,安静入睡。

(2)护理措施

- 给予心理安慰。
- 提供舒适的环境。
- 巡视患者时注意做到"四轻"。
- 遵医嘱给予止痛药(曲马多、双氯芬酸等)。
- 遵医嘱给予地西泮等药物辅助睡眠。

术后翻身、
24～48 小时后
佩戴颈托下床活动
↓
有发生跌倒、
坠床的危险

(1)护理目标:患者在住院期间不发生跌倒、坠床。

(2)护理措施

- 掌握患者的基本情况:年龄、神志、肌力。
- 评估患者发生跌倒、坠床的风险因素,依照跌倒、坠床风险评估标准给予患者评分。
- 定时巡视患者,固定好病床脚刹、加床档、合理安排陪护。
- 嘱患者穿防滑鞋,保持病房地面干燥,灯光照明良好、病房设施摆放合理。

### (三)出院前

1. 诊疗情况　出院前行"颈椎正侧位"、血常规检查,护士给予患者及家属出院指导。各项检查无异常后可带药出院。

**思维提示**

[1]家属未能正确演示颈托佩戴方法,说明患者及家属缺乏正确佩戴颈托的相关知识,护士须在出院前做好患者及家属正确佩戴颈托方法的指导。

[2]患者不了解术后康复期须注意的事项,护士应向患者及家属讲解康复期护理注意事项。

2. 护理评估　做好出院时患者心理、药物知识水平及康复期的护理宣教。

3. 护理思维与实施方案

家属未能正确演示
颈托佩戴方法
↓
知识缺乏

(1)护理目标:家属出院前能正确演示颈托佩戴方法。

(2)护理措施

· 评估患者及家属对佩戴颈托的基本方法了解程度。

· 向患者解释正确佩戴颈托的必要性。

· 可提供相关宣传资料以帮助患者及家属尽快学会佩戴方法。

患者及家属对康复期
护理注意事项不了解
↓
知识缺乏

(1)护理目标:患者及家属出院前能复述康复期护理注意事项。

(2)护理措施

· 向患者讲解康复期护理对疾病恢复的重要性。

· 告知患者康复期注意事项,主要包括以下几点:

1)手术次日起14天后可自行去除伤口敷料,洗澡。

2)佩戴颈托2周。

3)教会患者正确起床方法:佩戴好颈托后,先侧卧,再用手撑床坐起,保持脊柱平直。先坐于床旁,然后再站立。

4)术后3个月复查,遵医嘱进行颈背肌锻炼,加强颈背肌力量,防止鹅颈畸形(双手交叉抱住头后部,头用力向后仰,与双手相抵抗,每次持续15秒,每日20～30次)。

5)按时服药,注意药物副作用。

6)避免颈部强烈运动,避免提重物,防止跌伤。

7)如有不适随时就诊。

## 二、护 理 评 价

患者从入院到出院,实施了一系列的护理方案。入院时为患者做好疼痛、睡眠型态紊乱的护理,手术后不仅满足了患者术后的基本生理需求,对患者的睡眠、伤口等均进行了良好的护理,解决了患者咽部疼痛、咳嗽有痰的症状,避免了术后伤口的感染,有效地避免了跌倒、坠床、压疮的发生。出院前,给予患者系统的知识、术后康复期的护理。在整个发病期,术后康复期护理尤为重要。

## 三、安 全 提 示

1. 有发生跌倒、坠床的危险　患者手术后翻身有坠床的危险;24～48 小时后下床活动时有发生跌倒的危险。护士应积极做好预防工作,了解患者一般情况,包括年龄、神志、肌力等。评估患者发生跌倒、坠床的风险因素;定时巡视患者,固定好病床脚刹、加床档、合理安排陪护;嘱患者穿防滑鞋,保持病房地面干燥、灯光照明良好、病房设施摆放合理。

2. 有皮肤受损的危险　患者术后 24～48 小时内卧床,护士须了解患者皮肤营养状况;定时协助患者翻身,注意保护患者颈部;保持床铺平整、清洁、干燥、无皱褶、无渣屑。

3. 药物副作用的观察　患者住院期间须服用止痛药物、辅助睡眠药物等,护士应注意观察药物副作用。

## 四、经 验 分 享

1. 心理护理　因脊髓及神经根受压,患者颈肩部疼痛 8 个月,渐进性颈部、左上肢麻木 2 个月。神经功能的恢复是一个缓慢的过程,护士可告诉患者手术实施后疼痛可能还要持续一段时间,使患者对疾病的康复抱有积极乐观的态度。

2. 术后并发症的观察

1)神经根牵拉损伤:如术后患者出现上肢不能自行抬高,有发生 $C_5$ 神经损伤的危险。

2)轴性疼痛:如术后患者平躺或侧卧时无原疼痛区疼痛,佩戴颈托坐起或下地时出现原疼痛区疼痛加重,有发生颈椎不稳定的危险。

3. 颈背肌锻炼的方法　术后 3 个月,颈背肌锻炼,加强颈背肌力量,防止鹅颈畸形。具体方法:双手交叉抱住头后部,头用力向后仰,与双手相抵抗,每次持续 15 秒,每日 20～30 次。

(闫硕　韩冰)

## 病例 24  脊髓损伤患者的护理

患者,女性,71 岁。主因:摔伤后双上肢活动受限 4 小时,急诊以"脊髓损伤,颈椎病"收入院。

## 一、诊疗过程中的临床护理

### (一)入院时
1. 诊疗情况

**入院后查体**:T:37.1℃,P:82 次/分,R:18 次/分,BP:130/65mmHg。患者主因 3 小时前从床上坠落,头部着地,双上肢活动受限,来积水潭医院急诊就诊,行 MRI,诊断为"脊髓损伤,颈椎病",为进一步治疗收入院,自发病来精神欠佳,胸式呼吸消失,大小便功能障碍。

**既往史**:颈椎病史 12 年,否认高血压、冠心病、糖尿病等慢性病史。否认肝炎、结核等传染病史。否认重大外伤、手术史。否认输血史。否认药物过敏史。

**专科查体**:颈椎活动轻度受限;前屈后伸活动痛(+);Babinski 征右(+),左(+);Hoffmann 征右(+),左(+);双侧胸大肌、三角肌肌力 3 级,双侧肱二、肱三头肌肌力 4 级,双髋屈肌、腕伸肌肌力 3 级;手部远端肌力 0 级;双髂腰肌和髋内收肌肌力 4 级;余下远端肌力右 3 级,左 5 级。

**辅助检查**:颈椎 CT:颈椎退变,C4～5 椎间关节后方骨赘形成。MRI:C3～6 间盘退变、突出,相应节段椎管狭窄,T2 相脊髓内异常高信号。

**异常化验结果**:总胆固醇 5.24mmol/L(<5.20mmol/L),低密度脂蛋白胆固醇 3.22mmol/L(<3.12mmol/L),甘油三酯 2.58mmol/L(<1.70mmol/L),丙氨酸氨基转移酶 95IU/L(5～40IU/L),尿酸 493 μmol/L,总胆红素 23.2 μmol/L(5.1～19.0 μmol/L),白细胞计数 10.37×10⁹/L(3.97×10⁹/L～9.15×10⁹/L),中性粒细胞相对值 88.4%(50.0%～70.0%),淋巴细胞相对值 9.7%(20.0%～40.0%),单核细胞相对值 1.71%(3.0%～10.0%),嗜酸细胞相对值 0.1%(0.5%～5.0%)。

**思维提示**

[1]患者出现胸式呼吸消失,双上肢活动受限,四肢肌力不同程度减退:呼吸功能障碍,感觉、运动和神经反射不同程度缺失,须立即制动,监测神经功能改变和心脏、呼吸系统变化。

[2] 患者出现大小便功能障碍:排尿功能障碍须立即导尿,引流尿液并留置导尿管,做好尿路的护理;肠道功能障碍须禁食3～5天,必要时胃肠减压、肛门排气,便秘患者给予定时灌肠。

[3] 患者脊髓完全损伤存在四肢瘫的危险:须给患者铺气垫床,定时翻身密切关注骨隆突处是否有皮肤压红等;指导患者深呼吸和有效排痰;维持正常体温,可行物理降温、升温法;防止患者关节屈曲、过伸和过展,定时被动活动。

2. 护理评估　患者主要症状为胸式呼吸消失,四肢肌力不同程度的减退,双上肢感觉活动障碍,大小便功能障碍。

3. 护理思维与实施方案

C3～6 间盘退变突出,相应节段椎管狭窄胸式呼吸消失,腹式呼吸 → 呼吸功能障碍

(1)护理目标:监测生命体征,维持患者有效呼吸。
(2)护理措施
- 给予患者心电监护监测生命体征。
- 给予氧气吸入。
- 密切观察呼吸情况及氧饱和度变化,注意保暖,防止呼吸道感染。
- 经常变换体位,定时翻身,指导患者深呼吸和有效排痰。
- 定时给予雾化,吸入化痰药物。
- 定时做血气分析。
- 血气结果和临床症状仍不改善,应立即使用呼吸机通气。

患者胸腹肌肉麻痹黏液难以排出 → 有肺部感染的危险

(1)护理目标:防止肺部感染。
(2)护理措施:
- 经常变换体位,定时翻身,叩击背部。
- 定时给予雾化,吸入化痰药物。
- 鼓励患者多饮水。
- 指导患者深呼吸和有效排痰,鼓励用力咳嗽,对瓶吸气增加肺活量。

大小便功能障碍 → 排尿功能障碍、排便功能障碍

(1)护理目标:防止尿潴留,缓解腹胀症状。
(2)护理措施
- 导尿:立即给予留置导尿管。
- 预防泌尿系感染:遵医嘱给予膀胱冲洗及尿路护理。
- 禁食3～5天,必要时胃肠减压,肛门排气。
- 粪便秘结者遵医嘱给予灌肠。

(1)护理目标:患者住院期间不发生压疮。

(2)护理措施:

患者面临截瘫或四肢瘫的危险

↓

有皮肤受损的危险

- 对患者的皮肤情况进行评估,尤其是骨隆突处。
- 入院后嘱患者备四袋食盐,将食盐用棉垫包好后垫于头两侧制动,防止头部转动。嘱患者准备一块 0.8m×1.5m 的翻身布,平铺垫在患者背部,以便协助患者轴向翻身。
- 翻身应至少两人操作,禁止床上拖拉患者。
- 协助患者定时翻身,每2~3小时/次。
- 保持床铺平整、清洁、干燥、无皱褶、无渣屑。
- 给予气垫床护理,以分散压力。

脊髓损伤可造成体温异常

↓

有体温过高或过低的危险

(1)护理目标:维持正常体温。

(2)护理措施:

- 密切监测体温变化。
- 高热的护理:给予冰袋物理降温;乙醇擦浴;静脉输液;鼓励患者多饮水;协助医生应用降温药物。
- 低温的护理:物理复温,提高室温,保持环境温度,提高体内温度,如使用热水袋增加被服等。

**(二)实施手术后**

**1. 诊疗情况**

手术当日 T:37.1~37.6℃,P:84~92 次/分,R:20~24 次/分,BP:118~138/68~86mmHg。患者在全麻下行"颈后路棘突纵割式椎管扩大、人工骨桥成形术",术毕安返病房,伤口敷料包扎完整无渗血,四肢感觉活动同术前,留置引流管及导尿管均通畅,引流液为红色、血性,尿液为淡黄色、清亮,遵医嘱给予 24 小时心电监护及吸氧。将患者颈部置于颈椎枕上,头两侧置盐袋,防止患者头部转动。告知患者麻醉恢复前须去枕平卧、禁食水。麻醉恢复后可轴向翻身,注意保护颈部。术日晚患者主诉咽喉疼痛,有痰,伤口疼痛,难以入睡。

术后第 1 天,T:36.1~36.8℃,P:72~86 次/分,R:18~22 次/分,BP:104~135/68~78mmHg。术后第 2 天,遵医嘱给予摇高床头 15°~30°,术后第 4 天,指导并协助患者佩戴颈托,摇高床头>30°坐起,并向患者及家属讲解颈托的佩戴方法和相关注意事项,家属未能正确演示颈托佩戴方法。

**思维提示**

[1] 患者卧床期间处于独立移动躯体能力受限状态,自理能力受限,护士应满足患者基本生理需求。

[2] 患者术后一段时间内仍须卧床,有皮肤受损的危险:须给予患者铺气垫床,定时翻身密切关注骨隆突处是否有皮肤压红等。

[3]患者主诉咽喉疼痛,咳嗽有痰,与术中气管插管对黏膜的损伤有关,应做好呼吸道的护理。

[4]患者主诉伤口疼痛,难以入睡,与术中神经牵拉及手术切口有关,须做好疼痛管理。

[5]患者胸腹肌肉麻痹,体位不当可致黏液难以排出,误吸入支气管导致感染,须指导患者深呼吸和有效排痰,预防肺部感染。

[6]患者排泄功能:做好尿路的护理,避免尿路感染;如出现肠道更能障碍需时胃肠减压、肛门排气,便秘患者给予定时灌肠。

[7]患者翻身时有发生跌倒和坠床的危险,护士应积极预防跌倒及坠床的发生。

2. 护理评估　患者麻醉恢复前须去枕平卧、禁食水。患者主诉咽喉疼痛,咳嗽有痰。

3. 护理思维与实施方案

患者麻醉恢复前须去枕平卧、禁食水
↓
部分自理能力缺陷

(1)护理目标:满足患者基本生理需求。

(2)护理措施

- 麻醉恢复后,协助患者少量饮温开水,观察无呛咳反应,可多次少量饮温开水,协助患者进食流质饮食,排气前不食牛奶、豆制品等产气食物。
- 保持导尿管通畅,定时巡视;协助患者进行床上大便。
- 为患者整理好床单位,盖好被褥。

患者术后卧床时间较长
↓
躯体移动障碍

(1)护理目标:卧床期间协助患者更换体位。

(2)护理措施

- 术后仍须在患者头部两侧放置盐袋,防止头部转动。用棉垫制作颈椎枕,术后置于患者颈部,嘱患者家属准备一块 0.8m×1.5m 的翻身布,术后平铺垫在患者背部,翻身应至少两人操作,注意保护患者颈部,禁止床上拖拉患者。
- 协助患者定时翻身:日间每 2 小时轴向翻身一次,夜间每 3 小时轴向翻身一次。
- 定时被动活动肢体,防止压疮。
- 防止患者关节屈曲、过伸和过展。
- 保持床铺平整、清洁、干燥、无皱褶、无渣屑。

患者主诉咽喉疼痛、
咳嗽有痰
↓
组织完整性受损

(1)护理目标:患者主诉咽喉疼痛,咳嗽有痰症状
缓解。
(2)护理措施
- 密切观察患者呼吸变化和清理呼吸道的能力。
- 观察患者饮水时有无呛咳。
- 定时为患者翻身拍背,帮助有效排痰。
- 遵医嘱给予雾化吸入治疗。
- 遵医嘱给予棕铵合剂等口服药物辅助治疗。

术后协助患者翻身
↓
有发生坠床的危险

(1)护理目标:患者在住院期间不发生坠床。
(2)护理措施
- 评估患者发生坠床的风险因素,采用坠床风险
评估标准给予患者评分。
- 定时巡视患者,加床档、合理安排陪护。

患者主诉疼痛,
难以入睡
↓
疼痛
睡眠型态紊乱

(1)护理目标:患者主诉疼痛缓解,安静入睡。
(2)护理措施
- 给予心理安慰。
- 提供舒适的环境,巡视患者时注意做到"四轻"。
- 遵医嘱给予止痛药(曲马多,双氯芬酸等)。
- 遵医嘱给予地西泮等药物辅助睡眠。

患者术后一段
时间内仍须卧床
↓
有肺部感染的危险

(1)护理目标:防止肺部感染。
(2)护理措施
- 经常变换体位,定时翻身,叩击背部。
- 定时给予雾化,吸入化痰药物。
- 鼓励患者多饮水。
- 指导患者深呼吸和有效排痰,鼓励用力咳嗽,
对瓶吸气增加肺活量。

大小便功能障碍
↓
有泌尿系感染、
便秘的危险

(1)护理目标:防止泌尿系感染、避免便秘。
(2)护理措施
- 尿管护理:每日进行会阴擦洗;采用抗反流尿
袋,鼓励患者多饮水;必要时进行膀胱冲洗。
- 预防便秘:嘱患者进食新鲜蔬菜水果;每日可
进行顺时针腹部按摩;多饮水;合理使用缓泻
剂;粪便秘结者遵医嘱给予灌肠。

**(三)出院前**

1. 诊疗情况　出院前行"颈椎正侧位"拍片、血常规检查,护士给予患者

及家属出院指导。各项检查无异常后可带药出院。

**思维提示**

[1]家属未能正确演示颈托佩戴方法,说明患者及家属缺乏正确佩戴颈托的相关知识,须在出院前做好患者及家属正确佩戴颈托方法的指导。

[2]患者不了解术后康复期需注意的事项,护士须向患者及家属讲解康复期护理注意事项。

2. 护理评估　做好出院时患者心理、药物知识水平及康复期的护理宣教。

3. 护理思维与实施方案

家属未能正确演示
颈托佩戴方法
↓
知识缺乏

(1)护理目标:家属出院前能正确演示颈托佩戴方法。

(2)护理措施

- 评估患者及家属对佩戴颈托的基本方法了解程度。
- 向患者解释正确佩戴颈托的必要性。
- 可提供相关宣传资料以帮助患者及家属尽快学会佩戴方法。

患者及家属对康复期
护理相关内容和要求
不了解
↓
知识缺乏

(1)护理目标:患者及家属出院前能复述康复期护理注意事项。

(2)护理措施

- 向患者讲解康复期护理对疾病恢复的重要性。
- 告知患者康复期相关内容和要求,主要包括以下几点:

1)卧床期:急性脊髓损伤后2～4周,患者须卧床或必要的制动,可进行的练习有:关节活动练习:关节活动度范围内进行主动或被动活动,每个肢体活动10分钟以上,每天至少一次。

2)卧床期过渡到轮椅活动期:训练时注意脊柱稳定性的确定和防止患者发生直立性低血压。

3)轮椅活动期:卧床期后4～8周,增加坐起训练平衡训练、转移训练、轮椅训练和日常生活活动能力训练等。

4)中后期康复护理:伤后8周在巩固和加强早期康复训练效果基础上,对可能恢复步行的患者进行站立和步行训练,对不能恢复步行的患者进行残存肌力和全身的耐力训练。

## 二、护 理 评 价

患者从入院到出院,实施了一系列的护理方案。入院时为患者做好密切监测生命体征、防止呼吸功能障碍、排尿排便功能障碍的护理,手术后不仅满足了患者术后的基本生理需求,对患者的睡眠、伤口等均进行了良好的护理,避免了术后伤口的感染,有效避免了坠床、压疮的发生。出院前,给予患者系统的知识、术后康复期的护理。在整个发病期,术后康复期护理尤为重要。

## 三、安 全 提 示

1. 有发生坠床的危险  患者手术后翻身有坠床的危险,护士应积极做好预防工作。评估患者发生坠床的风险因素;定时巡视患者,加床档、合理安排陪护。

2. 有皮肤受损的危险  患者术前、术后卧床时间较长,护士须了解患者皮肤营养状况;定时协助患者轴向翻身,注意保护患者颈部;保持床铺平整、清洁、干燥、无皱褶、无渣屑。

## 四、经 验 分 享

心理护理:脊髓损伤患者的功能恢复要有家属的介入,教会家属掌握基本康复知识和技能,说明训练的重要性,防止并发症的发生,为日后患者回归家庭作好准备。心理护理贯穿康复全过程,是康复护理不可或缺的重要部分,强大的心理支持能发掘患者的潜力,提高训练成效。康复过程要由易到难,循序渐进,持之以恒,从被动运动到主动运动,从替代护理到自我护理。

(闫硕)

# 病例 25 腰椎间盘突出症患者的护理

患者,女性,62 岁,主诉:腰痛伴左下肢疼痛 1 年,加重 1 个月,门诊以"腰椎间盘突出症"收入院。

## 一、诊疗过程中的临床护理

### (一)入院时

#### 1. 诊疗情况

**入院后查体**:T:36.5℃,P:88 次/分,R:22 次/分,BP:153/98mmHg。患者主诉腰痛伴左下肢疼痛 1 年,进行性加重 1 个月,疼痛部位为腰、左臀部、大腿外侧、小腿外侧至足趾。于当地医院就诊,行腰椎 MRI,诊为"腰椎间盘突出症",行休息、牵引、口服非甾体消炎药治疗效果不明显,1 个月前上述症状加重。患者平时自觉偶有头痛,可忍受,未诊治。患者自发病以来精神、食欲良好,无不良嗜好,大小便正常,生活自理,因疼痛出现失眠、易醒。患者入院后第 2 天行 24 小时动态血压监测,经内科会诊,诊为"高血压"。遵医嘱给予口服硝苯地平 1 次/日,1 片/次,血压可维持在 115～125/70～80mmHg。

**既往史**:否认冠心病、糖尿病等慢性疾病。否认肝炎、结核等传染病史。否认重大外伤、手术史。否认药物过敏史。

**专科查体**:直腿抬高试验左(+),右(-);Kemp 征左(+),右(-)。健侧直腿抬高试验左(-)、右(-)。患者左侧足踇长伸肌、趾伸肌肌力 4 级。双下肢感觉对称无减退。

**辅助检查**:X 线示腰椎序列良好;CT 示 L5～S1椎间盘向左后方突出,压迫 S1神经根;MRI 示 L5～S1椎间盘向左后方突出,压迫 S1神经根。心电图:大致正常心电图。24 小时动态心电图提示:窦性心律,心率 68～96 次/分。24 小时动态血压收缩压 125～160mmHg,平均值 148mmHg;舒张压 95～108mmHg,平均值 99mmHg;平均动脉压 151/102mmHg。

**异常化验结果**:总胆固醇 5.79mmol/L(<5.20mmol/L),高密度脂蛋白胆固醇 2.20mmol/L(1.04～1.55mmol/L)。

**思维提示**

[1]患者出现疼痛:疼痛部位为腰、左臀部、大腿外侧、小腿外侧至足趾,须做好疼痛的护理。

[2]患者出现睡眠型态紊乱:因疼痛出现失眠、易醒,须做好睡眠的护理。

[3]患者诊为"高血压",24h 动态血压:收缩压 125～160mmHg;舒张压 95～108mmHg;平均动脉压 151/102mmHg,须预防高血压急症的发生。

[4]患者口服降压药物,须预防低血压的发生。

[5]患者多次咨询高血压相关知识、术前注意事项、康复期护理要点,存在知识缺乏。

2. 护理评估　患者主要症状为腰、左臀部、大腿外侧、小腿外侧至足趾疼痛。患者因疼痛出现失眠、易醒。患者 24 小时动态血压水平较高,维持在 125～160/95～108mmHg。口服硝苯地平片后,可维持在 115～125/70～80mmHg。患者多次咨询高血压相关知识、术前注意事项及康复护理要点,希望能有更多的了解。

3. 护理思维与实施方案

L5～S1 椎间盘向左后方突出,压迫 S₁ 神经根
↓
腰、左臀部、大腿外侧小腿外侧至足趾疼痛

(1)护理目标:患者主诉疼痛缓解。
(2)护理措施
- 给予心理安慰。
- 遵医嘱给予止痛药(曲马多、双氯芬酸)、肌松药(乙哌立松、巴氯芬),必要时给予止痛针(氯诺昔康、帕瑞昔布钠),用药过程中要注意观察用药的效果。

因疼痛出现失眠、易醒
↓
睡眠型态紊乱

(1)护理目标:患者可安静入睡。
(2)护理措施
- 给予心理安慰并告知其睡眠对康复的重要性。
- 告知患者尽量减少白天睡眠时间。
- 巡视患者时注意做到"四轻"。
- 必要时遵医嘱给予止痛药物缓解疼痛。
- 必要时遵医嘱给予地西泮等药物辅助睡眠。

24 小时动态血压
维持在 125～160/95～
108mmHg

↓

有发生高血压
急症的危险

(1)护理目标:患者住院期间血压控制平稳。

(2)护理措施

- 监督患者按时服用降压药物,密切监测血压变化。
- 低盐饮食,每日＜6g。
- 嘱患者戒烟酒。
- 保持放松、平和的心态。
- 如有头痛、烦躁、心悸、恶心、呕吐等不适症状及时通知医生。
- 注意观察降压药物副作用。

口服硝苯地平后,血压
可维持在 115～125/
70～80mmHg

↓

有发生低血压的危险

(1)护理目标:患者住院期间血压控制平稳。

(2)护理措施

- 监督患者按时、按量服用降压药物。
- 密切监测血压变化。
- 如有头晕、头痛、疲劳、脸色苍白、直立性眩晕、四肢冷、心悸、呼吸困难等不适症状及时通知医生。
- 注意观察降压药物副作用。

患者多次咨询高血压
相关知识、术前注意
事项、康复期护理要点

↓

知识缺乏

(1)护理目标:患者对治疗方案、预后、康复期护理要点了解。

(2)护理措施

- 对患者进行高血压相关知识的讲解(低盐饮食、戒烟酒等)。
- 手术前需要准备的物品(翻身布、腰围等)及术前须做好的准备(如备皮、皮试、灌肠、导尿等)。
- 告知患者术后麻醉清醒前须去枕平卧,禁食水。
- 告知患者尽早下床活动的好处,术后第 1 天佩戴腰围可下床活动。
- 告知患者按照护理级别,护士可以为患者做好护理。
- 为患者讲解术后康复锻炼的方法并发放术后宣传手册。

**(二)实施手术后**

1. 诊疗情况　手术当日,T:36.6～37.5℃,P:80～96 次/分,R:18～22次/分,BP:131～146/80～92mmHg。患者在全麻下行"腰椎板开窗减压,间盘切除术",术毕安返病房,伤口外敷料包扎完整,无渗血,双下肢感觉活动同术前,导尿管通畅,尿液为淡黄色、清亮,给予 24 小时心电监护及低流量吸氧。告知患者麻醉恢复前须去枕平卧,禁食水,麻醉恢复后可轴向翻身,进行双下肢功能锻炼。术日晚患者伤口敷料有 3cm×4cm 渗血,患者主诉疼痛,难以入睡。术后第 1 天,T:36.3～37.2℃,P:82～94 次/分,R:18～20 次/分,BP:134～148/82～97mmHg。伤口敷料渗血未见扩大。24～48 小时后护士协助患者佩戴腰围下地活动,同时拔除导尿管,并向家属讲解腰围佩戴方法,家属未能正确演示腰围佩戴方法。

**思维提示**

[1]患者卧床期间处于独立移动躯体的能力受到限制的状态,护士须协助患者满足基本生理需求。

[2]患者主诉疼痛,难以入睡,与术中神经根牵拉及手术切口有关,须做好疼痛的护理。

[3]患者术后 24～48 小时内须卧床,应注意预防压疮的发生。

[4]患者伤口敷料有 3cm×4cm 渗血,增加了伤口感染的危险,应密切注意患者伤口敷料渗血情况,注意体温变化。

[5]术后翻身、24～48 小时后佩戴腰围下床活动,有发生跌倒、坠床的危险,须做好预防工作。

2. 护理评估　患者麻醉恢复前须去枕平卧、禁食水。术日晚患者伤口敷料 3cm×4cm 渗血,患者主诉疼痛,难以入睡。

3. 护理思维与实施方案

患者麻醉恢复前
须去枕平卧、禁食水
↓
部分自理能力缺陷

(1)护理目标:满足患者基本生理需求。
(2)护理措施
- 麻醉恢复后,协助患者进食流质饮食,排气前不食牛奶、豆浆等产气食物,协助患者饮水。
- 保持导尿管通畅,定时巡视,协助患者进行床上大便。
- 为患者整理好床单位,盖好被褥。

患者术后
24～48 小时内须卧床
↓
躯体移动障碍

(1)护理目标:卧床期间协助患者更换体位。
(2)护理措施
- 术前嘱患者准备一块 0.8m×1.5m 的翻身布,术后平铺垫在患者背部,翻身应至少两人操作,禁止床上拖拉患者。
- 协助患者定时翻身:日间每 2 小时轴向翻身一次,夜间每 3 小时轴向翻身一次。
- 保持床铺平整、清洁、干燥、无皱褶、无渣屑。

患者主诉疼痛，
难以入睡
↓
睡眠型态紊乱
⎱ (1)护理目标:患者主诉疼痛缓解,安静入睡。
(2)护理措施
- 给予心理安慰。
- 提供舒适的环境。
- 巡视患者时注意做到"四轻"。
- 遵医嘱给予止痛药(曲马多、双氯芬酸等)。
- 遵医嘱给予地西泮等药物辅助睡眠。

伤口敷料有 3cm×4cm
渗血,患者留置导尿管
↓
有发生感染的危险
⎱ (1)护理目标:患者住院期间不发生伤口感染。
(2)护理措施
- 加强伤口护理,伤口渗液多时,及时更换敷料,保持敷料干燥。
- 观察和评估伤口情况,注意伤口有无红肿痛等症状。
- 加强导尿管护理,每日进行会阴擦洗。
- 嘱患者多饮水,以达到冲洗尿道作用。

术后翻身、
24～48 小时后
佩戴腰围下床活动
↓
有发生跌倒、
坠床的危险
⎱ (1)护理目标:患者在住院期间不发生跌倒、坠床。
(2)护理措施
- 掌握患者的基本情况:年龄、神志、肌力。
- 评估患者发生跌倒、坠床的风险因素,依照跌倒、坠床风险评估标准对患者进行评分。
- 定时巡视患者,固定好病床脚刹、加床档,合理安排陪护。
- 嘱患者穿防滑鞋,保持病房地面干燥,灯光照明良好、病房设施摆放合理。

**(三)出院前**

1. **诊疗情况** 出院前行"腰椎正侧位"、血常规检查,护士给予患者及家属出院指导。各项检查无异常后可带药出院。

思维提示

[1]家属未能正确演示腰围佩戴方法,说明患者及家属缺乏正确佩戴腰围的相关知识,出院前护士应教会家属能正确佩戴腰围。

[2]护士须向患者及家属讲解康复期护理注意事项。

2. **护理评估** 做好出院时患者心理、药物知识水平及康复期的护理宣教。

3. **护理思维与实施方案**

家属未能正确演示
腰围佩戴方法
↓
知识缺乏

(1)护理目标:家属出院前能正确演示腰围佩戴方法。
(2)护理措施
- 评估患者及家属对佩戴腰围的基本方法了解程度。
- 向患者解释正确佩戴腰围的必要性。
- 可提供相关宣传资料以帮助患者及家属尽快学会佩戴方法。

患者及家属对康复期
护理注意事项不了解
↓
知识缺乏

(1)护理目标:患者及家属出院前能复述康复期护理注意事项。
(2)护理措施
- 向患者讲解康复期护理对疾病恢复的重要性。
- 告知患者康复期注意事项,主要包括以下几点:
1)手术次日起14天后可洗澡。
2)佩戴腰围2周。
3)教会患者正确起床方法:先侧卧,用一手撑身体,保持脊柱平直。先坐于床旁,然后再立于床旁术后3个月复查,遵医嘱进行腰背肌锻炼(小燕飞、床上仰卧抬腿等)。
4)按时服药,注意药物副作用。
5)避免劳累、负重、不宜弯腰拾物,须屈膝下蹲拾物。
6)不适随诊。
- 向患者发放出院指导宣传册。

## 二、护 理 评 价

患者从入院到出院,实施了一系列的护理方案。入院时为患者做好疼痛、睡眠型态紊乱、血压的监测及控制,手术后不仅满足了患者术后的基本生理需求,对患者的睡眠、伤口等均进行了良好的护理,避免了术后伤口的感染,有效避免了跌倒、坠床、压疮的发生。出院前,给予患者系统的知识、术后康复期的护理。在整个发病期,术后康复期护理尤为重要。

## 三、安 全 提 示

1. 有发生跌倒、坠床的危险　患者手术后翻身有坠床的危险;24~48小时后下床活动时有发生跌倒的危险,护士应积极做好预防工作,了解患者一般情况,包括年龄、神志、肌力等;评估患者发生跌倒、坠床的风险因素;定时巡视患者,固定好病床脚刹、加床档、合理安排陪护;嘱患者穿防滑鞋,保持病房地面干燥,灯光照明良好、病房设施摆放合理。

2. 有皮肤受损的危险　患者术后 24～48 小时内卧床,护士须了解患者皮肤营养状况;定时协助患者翻身;保持床铺平整、清洁、干燥、无皱褶、无渣屑。

3. 药物副作用的观察　患者住院期间须服用降压药物、止痛药物、辅助睡眠药物等,护士应注意观察药物副作用。

## 四、经 验 分 享

1. 心理护理　因 S1 神经根受压,患者腰痛伴左下肢疼痛 1 年,进行性加重 1 个月。神经功能的恢复是一个缓慢的过程,护士可告诉患者手术实施后疼痛可能还要持续一段时间,使患者对疾病的康复抱有积极乐观的态度。

2. 术后并发症的观察

(1)椎间隙感染:术后 1～3 天护士应密切观察有无剧烈疼痛或下肢疼痛,活动加剧,不敢翻身并有低热,白细胞增多等。

(2)神经根粘连:如术后出现原疼痛区疼痛加重,有发生神经根粘连的可能,因此,护士应鼓励患者尽早进行双下肢功能锻炼、尽早下床活动。

3. 腰背肌锻炼的方法　术后 3 个月,先采用飞燕式,再依次采用五点式、四点式、三点式支撑法,3～4 次/天,每次 50 组。

(1)飞燕式:患者俯卧于床上,去枕,双上肢、双下肢、头胸及腰部用力后伸。

(2)五点式:患者仰卧于床上,去枕屈肘屈膝,腰离开床面,以头、双肘部及双足撑床,支撑起整个身体。

(3)四点式:患者仰卧于床上,头及腰部离开床面,以双手双脚撑床,支撑起整个身体。

(4)三点式:双肘屈曲贴胸,以双脚、头部为三支点撑床。

（刘名名　邵咏新）

## ▶病例 26  腰椎管狭窄症患者的护理

患者,女性,72 岁,主诉:间断腰痛 10 年,双下肢麻木疼痛半年,门诊以"腰椎管狭窄症"收入院。

## 一、诊疗过程中的临床护理

### (一)入院时

#### 1. 诊疗情况

**入院后查体**:T:36.4℃,P:58 次/分,R:17 次/分,BP:130/58mmHg。患者主诉 10 年前无明显诱因出现下腰部疼痛,伴麻木,曾诊断为"腰椎管狭窄症",未特殊治疗,10 余年间症状间断出现。半年前出现腰痛伴下肢疼痛麻木,为下腰部、臀部、大小腿后侧至足底,左侧重于右侧,尤其以久坐后站立行走症状明显,行走时可出现相同症状,坐下休息后好转,但无明显行走距离限制,不伴下肢发凉,不伴静息疼痛。患者自发病来精神、饮食良好,睡眠不佳,大小便如常,体重无明显变化。

**既往史**:高血压病 10 余年,最高 200/80mmHg,现口服氨氯地平(络活喜)、厄贝沙坦(安博维)等治疗。冠心病 10 余年,口服单硝酸异山梨酯及中药治疗,无胸闷及心前区不适症状。2 型糖尿病 10 余年,现应用诺和灵 30R16U—14U 每 12 小时一次,口服二甲双胍和那格列奈。否认肝炎、结核等传染病史。否认重大外伤、手术史。否认输血史。否认药物过敏史。

**专科查体**:腰椎活动度可,POM(—)。直腿抬高试验(SLR)(—);股神经牵拉试验(FNST)(—)。膝腱反射右(+),左(+);跟腱反射右(—),左(—)。Babinski 征右(—),左(—);Hoffmann 征右(—),左(—)。双下肢感觉肌力正常。

**辅助检查**:MRI:腰椎退变,L4/5 节段明显狭窄,黄韧带明显增厚,L3～4、L5～S1 轻度狭窄,黄韧带增厚。24 小时动态血压收缩压 99～160mmHg;舒张压 35～80mmHg;平均动脉压 145/76mmHg。心电图:T 波改变,心肌缺血。24 小时动态心电图提示:全天心跳 76843 次,房性期前收缩 252 次/23 小时,短阵房速,12 组/23 小时,多源室性期前收缩,11 次/23 小时。

**异常化验结果**:$PO_2$ 66.6mmHg(83.0～108.0mmHg),$SO_2$ 92.%(95%～98%),空腹血糖 8.4mmol/L(3.9～6.1mmol/L)。

**思维提示**

[1]患者出现疼痛:疼痛部位为腰部、臀部、大小腿后侧至足底,须做好疼痛的护理。

[2]患者出现睡眠型态紊乱:因疼痛出现失眠、易醒,须做好睡眠的护理。

[3]患者既往有高血压病史,须监督患者定时服药,定时监测血压。

[4]患者既往有糖尿病病史,须监控患者的血糖,定时皮下注射胰岛素。

[5]患者既往有冠心病病史,须监督患者定时服药,认真听取患者的主诉,术前协助医生完善各项检查。

[6]患者多次咨询手术注意事项、康复期护理要点,存在知识缺乏。

2. 护理评估　患者主要症状为腰部、臀部、大小腿后侧至足底疼痛。患者因疼痛出现失眠、易醒。患者血压维持在 120～130/50～75mmHg,空腹血糖在 5～6.5mmol/L,餐后 2 小时血糖在 6.5～12mmol/L。患者血氧饱和度较低,给予吸氧 2 小时后重新检测,可达到 $P_{O_2}$ 83.9mmHg。患者多次咨询术前术后注意事项及康复护理要点,希望对疾病及手术能有更多的了解。

3. 护理思维与实施方案

L4～5 节段椎管明显狭窄,黄韧带增厚,压迫神经根

↓

腰部、臀部、大小腿后侧至足底疼痛

(1)护理目标:患者主诉疼痛缓解。

(2)护理措施

· 给予心理安慰。

· 遵医嘱给予止痛药(塞来昔布、曲马多)、肌松药(乙哌立松、巴氯芬),必要时给予止痛针(美洛昔康、氯诺昔康),用药过程中要注意观察用药的效果及药后反应。

因疼痛出现失眠、易醒

↓

睡眠型态紊乱

(1)护理目标:患者可安静入睡。

(2)护理措施

· 心理安慰并告知其睡眠对康复的重要性。

· 告知患者尽量减少白天睡眠时间。

· 巡视患者时注意做到"四轻"。

· 必要时遵医嘱给予止痛药物缓解疼痛。

· 必要时遵医嘱给予地西泮等药物辅助睡眠。

高血压病史 10 余年，血压维持在 120～130/50～75mmHg

↓

有发生高血压急症的危险

(1)护理目标：患者住院期间血压控制平稳。

(2)护理措施

- 监督患者按时服用降压药物，每日 2 次监测血压。
- 低盐低脂饮食，每日＜6g。
- 注意观察降压药物副作用。
- 患者服用 β 受体阻滞剂，注意心率情况。

2 型糖尿病病史 10 余年，空腹血糖 5～6.5mmol/L，血糖控制欠佳

↓

有发生低血糖或高血糖的危险

(1)护理目标：患者住院期间血糖控制平稳。

(2)护理措施

- 每日 7 次监测患者血糖。
- 糖尿病饮食。
- 停诺和灵 30R、那格列奈，予优泌林 R8U、8U、8U 三餐前 30 分钟皮下注射，优泌林 N6U 睡前皮下注射。
- 术前一天停二甲双胍。

患者多次咨询术前术后注意事项、康复期护理要点

↓

知识缺乏

(1)护理目标：患者了解治疗方案、预后、康复期护理要点。

(2)护理措施

- 对患者手术前需要注意的事项进行讲解。
- 术前协助医生联系支具室为患者选择合适的腰围并教会患者如何佩戴及告知注意事项。
- 发放宣传手册。
- 告知患者术后可能发生的情况，使患者提前作好心理准备。
- 为患者讲解术后康复锻炼的方法。

**(二)实施手术后**

1. 诊疗情况

手术当日，T：36.6～37.1℃，P：72～58 次/分，R：18～22 次/分，BP：125～142/52～82mmHg。患者在全麻下行"腰椎板减压、间盘切除、椎弓根螺钉内固定、椎间融合器置入、植骨融合术"，术毕安返病房，伤口外敷料包扎完整，无渗血，双下肢感觉活动好，带回一根引流管，引流液为红色血性，导尿管通畅，尿液为淡黄色、清亮，给予 24 小时心电监护及吸氧。告知患者麻醉恢复前须去枕平卧、禁食水，麻醉恢复后可轴向翻身，进行双下肢功能锻炼。术日晚患者主诉疼痛，难以入睡。术后第 1 天，T：36.3～38.8℃，P：52～75 次/分，R：18～20 次/分，BP：122～132/55～72mmHg，伤口敷料见 2cm×4cm 渗

血。24小时后撤除心电监护及氧气,24～48小时后协助患者佩戴腰围下地活动,同时拔除导尿管,并向家属讲解腰围佩戴方法。家属未能正确演示腰围佩戴方法。

**思 维 提 示**

[1]患者伤口敷料有2cm×4cm渗血,增加了伤口感染的危险,应密切注意患者伤口敷料渗血情况,注意体温变化。

[2]患者主诉疼痛,难以入睡,与术中神经根牵拉及手术切口有关,须做好疼痛的护理。

[3]患者体温达到38.8℃,应给予抗生素治疗,物理降温,并注意体温的变化。

[4]患者卧床期间处于独立移动躯体的能力受到限制的状态。护士需协助患者满足基本生理需求。

[5]预防压疮的发生。

[6]术后翻身、24～48小时后佩戴腰围下床活动,有发生跌倒、坠床的危险,须做好预防工作。

2. 护理评估　患者麻醉恢复前须去枕平卧、禁食水。术后第1日晨患者伤口敷料2cm×4cm渗血,患者主诉疼痛,难以入睡。患者体温38.8℃。

3. 护理思维与实施方案

患者麻醉恢复前须
去枕平卧、禁食水
↓
部分自理能力缺陷

(1)护理目标:满足患者基本生理需求。

(2)护理措施

- 麻醉恢复后协助患者进食流质饮食,排气前不食牛奶、鸡蛋、豆浆等产气食物,协助患者饮水。
- 告知患者麻醉恢复后正常服用降压药,不可停服,胰岛素仍需继续皮下注射。
- 保持引流管及导尿管通畅,定时巡视。
- 为患者整理好床单位,盖好被褥。

患者术后 24～48
小时内须卧床
↓
躯体移动障碍，
有皮肤受损的危险

(1)护理目标:患者卧床期间不发生皮肤受损（压疮）。

(2)护理措施
- 术前嘱患者准备一块 0.8m×1.5m 的翻身布，术后平铺垫在患者背部，翻身应至少两人操作，禁止床上拖拉患者。
- 协助患者定时翻身:日间每 2 小时轴向翻身一次,夜间每 3 小时轴向翻身一次。
- 告知患者可自行活动四肢,但不可强行扭转腰部。
- 密切观察患者双下肢感觉运动情况,并与术前作比较,如有异常应及时通知医生。
- 保持床铺平整、清洁、干燥、无皱褶、无渣屑。

患者主诉疼痛，
难以入睡
↓
睡眠型态紊乱

(1)护理目标:患者主诉疼痛缓解,安静入睡。

(2)护理措施
- 帮助患者一定程度上取舒适体位。
- 告知其睡眠对康复的重要性。
- 提供舒适的环境,巡视患者时注意做到"四轻"。
- 遵医嘱给予止痛药(曲马多、塞来昔布等)。
- 遵医嘱给予地西泮等药物辅助睡眠。

伤口敷料有 2cm×
4cm 渗血患者带有引流
管及留置导尿管
↓
有发生感染的危险

(1)护理目标:患者住院期间不发生伤口感染。

(2)护理措施
- 加强伤口护理,伤口渗液多时,及时更换敷料,保持敷料干燥。
- 观察和评估伤口情况,注意伤口有无红肿痛等症状。
- 加强导尿管护理,每日 2 次进行会阴擦洗,患者下床活动后及时拔插导尿管。
- 密切观察引流量,若<50ml 及时通知医生给予拔除。
- 密切观察引流液的性质及总量,以防发生脊液漏。
- 嘱患者多饮水。

患者术后活动减少，
肠蠕动减慢
↓
腹胀

(1)护理目标:患者下床活动后,腹胀减轻。

(2)护理措施

- 给予患者解释腹胀的原因,与手术全麻及术后肠蠕动减慢有关,消除患者的疑虑心理。
- 可食用流质或半流质饮食,食用易消化的饮食,不要食用油腻的食品及饮用萝卜汤等,少吃牛奶、豆浆、鸡蛋等产气的食品。
- 给予患者按摩腹部,从而促进肠蠕动。
- 必要时遵医嘱给予患者四磨汤或肛管排气、甘油灌肠剂灌肠。
- 鼓励患者撤除心电监护佩戴腰围早期坐起及下床活动,增加活动从而促进肠蠕动。

患者体温 38.8℃
↓
体温升高

(1)护理目标:患者体温恢复正常。

(2)护理措施

- 给予患者解释体温升高的原因,消除患者的疑虑心理。
- 密切观察体温变化趋势,每天测量 3 次,必要时可随时测量。
- 遵医嘱给予冰袋物理降温。
- 鼓励患者多饮水,加强营养,给予清淡、易消化的饮食。
- 遵医嘱检查血常规,给予输液治疗,包括抗感染药物、营养神经药物。

患者由于手术
原因全身虚弱
↓
活动无耐力

(1)护理目标:患者可自行下地行走。

(2)护理措施

- 告知家属逐步恢复患者饮食,由半流食过渡到普食,食用高蛋白、易消化的饮食。
- 保证患者睡眠的时间及质量。
- 术后第 1 天上午给予患者摇高床头 15°～30°,为下地做准备;下午输完液后给予佩戴腰围,摇高床头 70°,患者倚靠床头坐起。
- 协助患者正确起床下地活动,护士应一直在身旁陪伴。

术后翻身、24～48 小时
后佩戴腰围下床
活动

↓

有发生跌倒、
坠床的危险

(1)护理目标:患者在住院期间不发生跌倒、坠床。

(2)护理措施

- 掌握患者的基本情况:年龄、神志、肌力。
- 评估患者发生跌倒、坠床的风险因素,依照跌倒、坠床风险评估标准给予患者评分。
- 定时巡视患者,固定好病床脚刹、加床档,合理安排陪护。
- 正确佩戴腰围,下床活动应循序渐进。
- 嘱患者穿防滑鞋,保持病房地面干燥,灯光照明良好、病房设施摆放合理。

**(三)出院前**

1. **诊疗情况**　出院前行"腰椎正侧位"X 线检查、血常规检查,护士给予患者及家属出院指导。各项检查无异常后可带药出院。

**思维提示**

[1]家属未能正确演示腰围佩戴方法,说明患者及家属缺乏正确佩戴腰围的相关知识,护士需在出院前使家属能正确佩戴腰围。

[2]护士须向患者及家属讲解康复期护理注意事项。

2. **护理评估**　做好出院时患者心理、药物知识水平及康复期的护理宣教。

3. **护理思维与实施方案**

家属未能正确演示
腰围佩戴方法

↓

知识缺乏

(1)护理目标:家属出院前能正确演示腰围佩戴方法。

(2)护理措施

- 评估患者及家属对佩戴腰围的基本方法了解程度。
- 向患者解释正确佩戴腰围的必要性;可提供相关宣传资料以帮助患者及家属尽快学会佩戴方法。

患者及家属对康复期
护理注意事项

↓

知识缺乏

(1)护理目标:患者及家属出院前能复述康复期护理注意事项。

(2)护理措施

- 向患者讲解康复期护理对疾病恢复的重要性。
- 告知患者康复期注意事项,主要包括:

1)休息 3 个月,腰围保护,适当活动,避免损伤。

患者及家属对康复期
护理注意事项

↓

知识缺乏

2)对症治疗,配合神经营养,适当功能锻炼。

3)保持伤口清洁,术后 2 周可将敷料去除。

4)控制血压、血糖,内科随诊。

5)避免劳累、负重、不宜弯腰拾物,须屈膝下蹲拾物。

6)术后 3 个月复查;如有不适,及时就诊。

· 向患者发放出院指导宣传册。

## 二、护 理 评 价

患者从入院到出院,护理上给予了一系列的护理方案的实施。入院时为患者做好疼痛、睡眠型态紊乱、血压及血糖的监测及控制,手术后不仅满足了患者术后的基本生理需求,对患者的睡眠、伤口、导尿管等均进行了良好的护理,避免了术后伤口的感染,有效地避免了跌倒、坠床、压疮的发生。出院前,给予患者系统的知识、术后康复期的护理。在整个住院期间,术后的护理及健康宣教尤为重要。

## 三、安 全 提 示

1. 有发生跌倒、坠床的危险　患者手术后翻身有坠床的危险。24～48 小时下床活动时有发生跌倒的危险,与患者术后平躺 24～48 小时后立即下床而发生直立性低血压有关。护士应积极做好预防工作,正确佩戴腰围,了解患者一般情况,包括年龄、神志、肌力等。评估患者发生跌倒、坠床的风险因素;定时巡视患者,固定好病床脚刹、加床档、合理安排陪护;嘱患者下床时不要着急,应循序渐进,穿防滑鞋,保持病房地面干燥,灯光照明良好、病房设施摆放合理。

2. 有皮肤受损的危险　患者术后 24～48 小时内卧床,护士须了解患者皮肤营养状况;定时协助患者翻身,并按摩皮肤受压部位;保持床铺平整、清洁、干燥、无皱褶、无渣屑,鼓励患者早期下床活动。

3. 有发生感染的危险　应注意观察患者的伤口情况,及时拔除引流管及导尿管,给予抗生素治疗,每日 3 次监测体温。

4. 药物副作用的观察　患者住院期间须服用降压药物、止痛药物、辅助睡眠药物等,护士须注意观察药物副作用。

## 四、经 验 分 享

1. 心理护理　因神经根受压,患者腰痛伴下肢疼痛麻木 10 年。神经功能的恢复是一个缓慢的过程,护士可告诉患者手术实施后疼痛可能还要持续一段时间,使患者对疾病的康复抱有积极乐观的态度。

2. 术后并发症的观察

(1)椎间隙感染:术后 1～3 天护士应密切观察有无腰部剧烈疼痛或下肢疼痛,活动加剧,不敢翻身并有低热,白细胞增多等。

(2)神经根粘连:如术后出现原疼痛区疼痛加重,有发生神经根粘连的可能,因此,护士应鼓励患者尽早进行双下肢功能锻炼、尽早下床活动。

(3)减压综合征:脊髓及神经压迫解除后,局部过度充血水肿,造成其功能障碍,个别人形成永久性损害。其机制复杂,有的学者认为与"钙过载"、"氧自由基"有关。因此,护士应该密切观察患者双下肢的活动感觉的情况,若出现障碍应考虑有减压综合征的发生。

(4)脑脊液漏:脑脊液漏由于硬脊膜损伤引起,如果术中修补,大多数均愈合。脑脊液漏可引起患者头痛,影响伤口愈合,增加感染概率,延长住院卧床时间。个别患者可形成假性蛛网膜囊肿,造成慢性腰痛,持续性头痛和神经根症状。因此,护士应密切观察引流液的性质和量。若引流量增多并且引流液由血性变为透明清亮的液体,伤口敷料渗液无色或淡红色,并且患者出现疼痛、头晕、无力等症状时,应考虑有脑脊液漏的发生。

3. 患者正确起床方法 手术返回病房 24 小时内密切观察患者双下肢的感觉运动情况,评估患者的肌力情况,并与术前作对比。患者麻醉恢复后指导并监督患者练习直腿抬高(身体平卧,两腿伸直,医护人员用手将患者的下肢抬起,不断提高抬腿高度,并教会患者自己掌握抬腿方法,进行主动练习,2～3 组/日,5～10 次/组,双腿交替进行),屈伸膝关节,足背、趾屈等功能锻炼,以防神经根粘连,术后第 1 日上午给予患者摇高床头 15°～30°,为下床做准备,下午输完液后给予患者佩戴腰围,摇高床头 70°,患者倚靠床头坐起。如果患者无头晕、不适主诉后将患者取侧卧位,双腿自床上挪到床下,嘱患者双臂交替撑床慢慢坐起,坐起后不可急于下床,床边坐 15～30 分钟,无头晕、不适主诉后继而床边站立,然后床周行走,最后屋内行走直至走廊行走,按此顺序逐步进行,以患者不感觉累为原则。在全过程中护士都应在身边指导与观察,防止发生直立性低血压。并告知患者下床时应该穿跟脚的平底鞋,下床后行走或大小便时腰不宜用力,腿用力。在刚开始阶段应少走慢走,逐步适应,量力而行,以不疲劳为度,运动量酌情递增。

4. 出院指导

(1)告知患者佩戴腰围 3 个月,并且强调其佩戴的注意事项。

(2)嘱患者 3 个月后来复查决定是否可以撤腰围且交待复查相关事项。

(3)患者外带药物,交待用法、用量、副作用等。强调降压药应定时定量,不可随意增减。

(4)告知患者3个月内避免负重,避免腰部承重过大、长久站立或保持同一坐姿,避免腰部扭曲的动作,如弯腰、旋转等,拾物时尽量屈髋屈膝蹲下,避免弯腰。

(5)患者出院后活动仍受一定限制,告知家属及时协助以满足其需要,但要逐渐从患者角色过渡,逐步恢复正常生活,家属应给予心理支持。

(6)嘱患者继续每天锻炼下床行走并告知家属在行走时一定要陪伴,原则为循序渐进,量力而行,以不感到疲劳为宜。

(7)避免坐长途汽车、坐软椅、开车、体力劳动等。

(8)出院使用腰围后,仍不可急于做腰背肌锻炼,以防止或减轻腰肌的萎缩。锻炼的时间应术后3个月复查时询问医生可否进行,并且应在医生指导下逐渐加强腰背肌锻炼。

(9)告知患者加强腹肌的练习:床上仰卧抬脚,空中蹬车活动。

(10)加强营养,增强机体免疫力,防止局部及全身感染,预防感冒。

**(段雪飞　韩冰)**

## 病例 27 腰椎滑脱症患者的护理

患者,女性,47 岁,主诉:反复腰腿疼痛 6 年,加重伴双下肢疼痛 1 个月,门诊以"腰椎滑脱症"收入院。

## 一、诊疗过程中的临床护理

### (一)入院时

#### 1. 诊疗情况

**入院后查体**:T:36.5℃,P:104 次/分,R:17 次/分,BP:111/70mmHg。患者主诉 6 年前不慎摔倒,后出现腰腿疼,多在劳累后出现,伴右下肢疼痛、无力,为右臀部、大腿外侧、小腿后侧至足底。曾于外院就诊,行腰椎 X 线、腰椎 CT,诊为"腰椎滑脱症",行休息、按摩、口服非甾体消炎药治疗,治疗有效。此后上述腰腿疼症状间断出现,为进一步治疗来积水潭医院门诊,以"腰椎滑脱症"收入院。患者自发病来精神、饮食、睡眠良好,大小便如常,体重无明显变化。

**既往史**:体健。否认高血压、冠心病、糖尿病等慢性病史。否认肝炎、结核等传染病史。否认重大外伤、手术史。否认输血史。否认药物过敏史。

**专科查体**:腰椎活动度 前屈—后伸 90°~20°,左—右侧屈 20°~20°,左—右旋转 30°~30°。直腿抬高试验(SLR)右(+)70°,左(+)70°;Kemp 征右(+),左(−);股神经牵拉试验(FNST)右(−),左(−)。膝腱反射右(+),左(+);跟腱反射右(±),左(±)。Babinski 征右(−),左(−);Hoffmann 征右(−),左(−)。肌力:右侧趾伸肌、跖屈肌、足姆长伸肌、足姆长屈肌Ⅳ+。双下肢感觉正常。

**辅助检查**:X 线:腰椎生理曲度好,L4 椎体向前轻度滑脱。MRI:L4~5 小关节增生退变,L4 椎体向前轻度滑脱,L4~5 椎间盘变性突出,椎管狭窄。

**异常化验结果**:无。

**思维提示**

[1]患者出现疼痛:疼痛部位为腰腿疼,右臀部、大腿外侧、小腿后侧至足底,须做好疼痛的护理。

[2]患者出现睡眠型态紊乱:因疼痛出现失眠、易醒,须做好睡眠的护理。

[3]患者多次咨询手术注意事项、康复期护理要点,存在知识缺乏。

2. 护理评估　患者主要症状为腰腿部、右臀部、大腿外侧、小腿后侧至足底疼痛。患者因疼痛出现失眠、易醒。患者术前血压、血糖正常。患者多次咨询术前术后注意事项及康复护理要点,希望对疾病及手术能有更多的了解。

3. 护理思维与实施方案

L4 椎体Ⅰ度滑脱,
L4~5 椎间盘变性
突出,椎管狭窄
↓
右臀部、大腿外侧、
小腿后侧至足底疼

(1)护理目标:患者主诉疼痛缓解。
(2)护理措施
　　· 给予心理安慰。
　　· 遵医嘱给予止痛药(塞来昔布、曲马多)、肌松药(乙哌立松、巴氯芬),必要时给予止痛针(美洛昔康、氯诺昔康),用药过程中要注意观察用药的效果及药后反应。

因疼痛出现失眠、易醒
↓
睡眠型态紊乱

(1)护理目标:患者可安静入睡。
(2)护理措施
　　· 给予心理安慰并告知其睡眠对康复的重要性。
　　· 告知患者尽量减少白天睡眠时间。
　　· 巡视患者时注意做到"四轻"。
　　· 必要时遵医嘱给予止痛药物缓解疼痛。
　　· 必要时遵医嘱给予地西泮等药物辅助睡眠。

患者多次咨询术前术
后注意事项、康复期
护理要点
↓
知识缺乏

(1)护理目标:患者了解治疗方案、预后、康复期护理要点。
(2)护理措施
　　· 向患者讲解手术前需要注意的事项。
　　· 术前协助医生联系支具室为患者选择合适腰围并教会患者如何佩戴及告知注意事项。
　　· 发放宣传手册。
　　· 告知患者术后可能发生的情况,使患者提前作好心理准备。
　　· 告知患者按照护理级别,护士可以为患者做好护理。
　　· 为患者讲解术后康复锻炼的方法。

**(二)实施手术后**

1. 诊疗情况

手术当日,T:36.2~36.8℃,P:78~88 次/分,R:18~22 次/分,BP:110~132/72~85mmHg。患者在全麻下行"腰椎板减压、间盘切除、椎弓根螺钉内固定、椎间融合器置入、植骨融合术",术毕安返病房,伤口外敷料包扎完整,无渗血,双下肢感觉活动好,带回一根引流管,引流液为红色血性,导尿管通畅,尿液为淡黄色、清亮,给予 24 小时心电监护及吸氧。告知患者麻醉恢复前须去枕平卧、禁食水,麻醉恢复后可轴向翻身,进行双下肢功能锻炼。术日晚患者主诉疼痛,难以入睡。术后第 1 天,T:36.5～38.8℃,P:85～110 次/分,R:18～20 次/分,BP:122～132/62～88mmHg,伤口敷料无渗血。24～48小时后协助患者佩戴腰围下地活动,同时拔除导尿管。患者术后第 2 日出现引流液的量增多,颜色由血性转为透明清亮液体,出现脑脊液漏。

**思维提示**

[1]患者带有引流管及尿管,增加感染的危险,应密切注意患者伤口敷料渗血情况,注意体温变化。

[2]患者主诉疼痛,难以入睡,与术中神经根牵拉及手术切口有关,须做好疼痛护理。

[3]患者体温达到 38.8℃,应遵医嘱给予抗生素治疗,物理降温,并注意体温的变化。

[4]卧床期间患者处于独立移动躯体的能力受到限制的状态,可出现自理能力的缺陷。

[5]患者出现脑脊液漏症状,应密切观察引流情况,患者下地活动防止跌倒。

[7]术后翻身、24～48 小时后佩戴腰围下床活动,有发生跌倒、坠床的危险。需做好预防工作。

    2. **护理评估**　患者麻醉恢复前须去枕平卧、禁食水,患者伤口外敷料包扎完整、无渗血,带有一根引流管及导尿管,管路通畅。患者主诉疼痛,难以入睡。患者体温 38.8℃。患者引流液增多,颜色由红色转为透明清亮液体,考虑脑脊液漏的发生。

    3. **护理思维与实施方案**

患者麻醉恢复前须
去枕平卧、禁食水
↓
部分自理能力缺陷

{
(1)护理目标:满足患者基本生理需求。
(2)护理措施
- 麻醉恢复后协助患者进食流质饮食,排气前不食牛奶、鸡蛋、豆浆等产气食物。
- 协助患者饮水。
- 保持引流管及导尿管通畅,定时巡视。
- 为患者整理好床单位,盖好被褥。
}

（1）护理目标：患者卧床期间不发生皮肤受损（压疮）。

（2）护理措施

患者术后 24～48 小时内须卧床

↓

躯体移动障碍有皮肤受损的危险

- 术前嘱患者准备一块 0.8m×1.5m 的翻身布，术后平铺垫在患者背部，翻身应至少两人操作，禁止床上拖拉患者。
- 协助患者定时翻身：日间每 2 小时轴向翻身一次，夜间每 3 小时轴向翻身一次。
- 告知患者可自行活动上下肢，但不可强行扭转腰部。
- 密切观察患者双下肢感觉运动情况，并与术前作比较，如有异常应及时通知医生。
- 保持床铺平整、清洁、干燥、无皱褶、无渣屑。

（1）护理目标：患者主诉疼痛缓解，安静入睡。

（2）护理措施

患者主诉疼痛，难以入睡

↓

睡眠型态紊乱

- 帮助患者一定程度上取舒适体位。
- 告知其睡眠对康复的重要性。
- 提供舒适的环境，巡视患者时注意做到"四轻"。
- 遵医嘱给予止痛药（曲马多、塞来昔布等）。
- 遵医嘱给予地西泮等药物辅助睡眠。

（1）护理目标：患者住院期间不发生伤口感染。

（2）护理措施

患者带有引流管及留置导尿管

↓

有发生感染的危险

- 加强伤口护理，伤口渗液多时，及时更换敷料，保持敷料干燥。
- 观察和评估伤口情况，注意伤口有无红、肿、痛等症状。
- 加强导尿管护理，每日 2 次进行会阴擦洗，患者下床活动后及时拔除导尿管。
- 密切观察引流量，若＜50ml 及时通知医生给予拔除。
- 密切观察引流液的性质及总量，以防脑脊液漏的发生。
- 嘱患者多饮水。

患者体温 38.8℃

↓

体温升高

(1)护理目标:患者体温恢复正常。

(2)护理措施

- 给予患者解释体温升高的原因,消除患者的疑虑心理。
- 密切观察体温变化趋势,每天测量 3 次,必要时可随时测量。
- 遵医嘱给予冰袋物理降温,肌注赖氨酸阿司匹林退热针。
- 鼓励患者多饮水,加强营养,给予清淡、易消化的饮食。
- 遵医嘱检查血常规给予输液治疗,包括抗感染药物、营养神经药物。

患者由于手术原因全身虚弱

↓

活动无耐力

(1)护理目标:患者可自行下床行走。

(2)护理措施

- 告知家属逐步恢复患者饮食,由半流食过渡到普食,食用高蛋白、易消化的饮食。
- 保证患者睡眠的时间及质量。
- 术后第 1 日上午给予患者摇高床头 15°～30°,为下地做准备;下午输完液后给予佩戴腰围,摇高床头 70°,患者倚靠床头坐起。
- 协助患者正确起床下床活动,护士应一直在身旁陪伴。

患者引流液的量增多,颜色为透明清亮,发生脑脊液漏的并发症

↓

头晕、头痛有发生跌倒的危险

(1)护理目标:患者在住院期间不发生跌倒。

(2)护理措施

- 掌握患者的基本情况:年龄、神志、肌力。
- 给予患者定时夹毕引流管,每 6 小时开放一次,每次放开 10～15 分钟,24 小时引流液的总量维持在 200ml 内。
- 定时巡视患者,询问患者有无头晕症状,卧位时可采取去枕平卧位。
- 正确佩戴腰围,下床活动时在床边应多坐后再活动,应循序渐进以免因脑脊液漏加重头晕、头痛。
- 密切观察引流液的颜色、性质及总量。
- 嘱患者穿防滑鞋,保持病房地面干燥,灯光照明良好、病房设施摆放合理。

#### (三)出院前

1. 诊疗情况　出院前行"腰椎正侧位"、血常规检查,护士给予患者及家属出院指导。各项检查无异常后可带药出院。

**思维提示**

[1]患者及家属缺乏正确佩戴腰围的相关知识,护士须向患者及家属讲解佩戴腰围的方法,使其出院前能正确佩戴腰围。

[2]护士须向患者及家属讲解康复期护理注意事项。

2. 护理评估　做好出院时患者心理、药物知识水平及康复期的护理宣教。

3. 护理思维与实施方案

家属未能正确演示腰围佩戴方法　→　知识缺乏

(1)护理目标:家属出院前能正确演示腰围佩戴方法。

(2)护理措施

- 评估患者及家属对佩戴腰围的基本方法了解程度。
- 向患者解释正确佩戴腰围的必要性。
- 可提供相关宣传资料以帮助患者及家属尽快学会佩戴方法。

患者及家属对康复期护理注意事项不了解　→　知识缺乏

(1)护理目标:患者及家属出院前能复述康复期护理注意事项。

(2)护理措施

- 向患者讲解康复期护理对疾病恢复的重要性。
- 告知患者康复期注意事项,主要包括以下几点:

1)休息3个月,腰围保护,适当活动,避免损伤。

2)对症治疗,配合神经营养,适当功能锻炼。

3)保持伤口清洁,术后2周可将敷料去除。

4)避免劳累、负重,不宜弯腰拾物,须屈膝下蹲拾物。

5)术后3个月复查;如有不适,及时就诊。

- 向患者发放出院指导宣传册。

## 二、护 理 评 价

患者从入院到出院,护理上给予了一系列的护理方案的实施。入院时为患者做好疼痛、睡眠型态紊乱的护理,手术后不仅满足了患者术后的基本生理需求,对患者的睡眠、伤口、导尿管等均进行了良好的护理,避免了术后伤口的感染,有效地避免了跌倒、坠床、压疮的发生。出院前,给予患者系统的知识、术后康复期的护理。在整个住院期间,术后的护理及健康宣教尤为重要。

## 三、安 全 提 示

1. 有发生跌倒的危险  患者手术后发生脑脊液漏症状,从而造成头晕,24～48 小时后下床活动时易发生跌倒的危险,同时与患者术后平躺 24～48 小时后立即下床而发生直立性低血压有关。护士应积极做好预防工作,正确佩戴腰围,了解患者一般情况,包括年龄、神志、肌力等。评估患者发生跌倒、坠床的风险因素;定时巡视患者,固定好病床脚刹、加床档、合理安排陪护;嘱患者下床时不要着急,应循序渐进,穿防滑鞋,保证病房地面干燥,灯光照明良好、病房设施摆放合理。

2. 有皮肤受损的危险  患者术后 24～48 小时内卧床,护士须了解患者皮肤营养状况;定时协助患者翻身;保持床铺平整、清洁、干燥、无皱褶、无渣屑,早期鼓励患者下床活动。

3. 有发生感染的危险  术后第 1 天,患者体温最高达 38.8℃应注意观察患者的伤口情况,及时拔除引流管及导尿管,给予抗生素治疗,每日 3 次监测体温。

## 四、经 验 分 享

1. 心理护理  因神经根受压,患者腰痛伴下肢疼痛麻木 10 年。神经功能的恢复是一个缓慢的过程,护士可告诉患者手术实施后疼痛可能还要持续一段时间,使患者对疾病的康复抱有积极乐观的态度。

2. 术后并发症的观察

(1)椎间隙感染:术后 1～3 天护士应密切观察有无腰部剧烈疼痛或下肢疼痛,活动加剧,不敢翻身并有低热,白细胞增多等。

(2)神经根粘连:如术后出现原疼痛区疼痛加重,有发生神经根粘连的可能,因此,护士应鼓励患者尽早进行双下肢功能锻炼、尽早下床活动。

(3)减压综合征:脊髓及神经压迫解除后,局部过度充血水肿,造成其功能障碍,个别患者形成永久性损害。其机制复杂,有的学者认为与"钙过载"、"氧自由基"有关。因此,护士应该密切观察患者双下肢的活动感觉的情况,若出现障碍应考虑有减压综合征的发生。

(4)脑脊液漏:脑脊液漏由于硬脊膜损伤引起,如果术中修补,大多数均愈合。脑脊液漏可引起患者头痛,影响伤口愈合,增加感染概率,延长住院卧床时间。个别人可形成假性蛛网膜囊肿,造成慢性腰痛,持续性头痛和神经根症状。因此,护士应密切观察引流液的性质和量。若引流量增多并且引流液由血性变为透明清亮的液体,伤口敷料有无色或淡红色渗液,并且患者出现疼痛、头晕、无力等症状时,应考虑有脑脊液漏的发生。

3. 患者正确起床方法  手术返回病房 24 小时内密切观察患者双下肢的感觉运动情况,评估患者的肌力情况,并与术前作对比。患者麻醉恢复后指导并监督患者练习直腿抬高(身体平卧,两腿伸直,医护人员用手将患者的下肢抬起,不断提高抬腿高度,并教会患者自己掌握抬腿方法,进行主动练习,2～3组/日,5～10 次/组,双腿交替进行),屈伸膝关节,足背、趾屈等功能锻炼,以防神经根粘连。术后第 1 日上午给予患者摇高床头 15°～30°,为下午下床做准备,下午输完液后给予患者佩戴腰围,摇高床头 70°,患者倚靠床头坐起。如果患者无头晕、不适主诉后将患者取侧卧位,双腿自床上挪到床下,嘱患者双臂交替撑床慢慢坐起,坐起后不可急于下床,床边坐 15～30 分钟,无头晕、不适主诉后继而床边站立,然后床周行走,最后屋内行走直至走廊行走,按此顺序逐步进行,以患者不感觉累为原则。在全过程中护士都应在身边指导与观察,防止发生直立性低血压。并告知患者下床时应该穿跟脚的平底鞋,下床后行走或大小便时腰不宜用力,腿用力。在刚开始阶段应少走慢走,逐步适应,量力而行,以不疲劳为度,运动量酌情递增。

4. 出院指导

(1)告知患者佩戴腰围 3 个月,并且强调其佩戴的注意事项。

(2)嘱患者 3 个月后来复查决定是否可以撤腰围且交待复查相关事项。

(3)患者外带药物,交待用法、用量、副作用等。

(4)告知患者 3 个月内避免负重,避免腰部承重过大、长久站立或保持同一坐姿,避免腰部扭曲的动作,如弯腰、旋转等,下蹲时一定保持腰部是平的,屈髋屈膝蹲下。

(5)患者出院后活动仍受一定限制,告知家属及时协助以满足其需要,但要逐渐从患者角色过渡,逐步恢复正常生活,家属应给予心理支持。

(6)嘱患者继续每天锻炼下床行走并告知家属在行走时一定要陪伴,原则为循序渐进,量力而行,以不感到疲劳为宜。

(7)避免坐长途汽车、坐软椅、开车、体力劳动等。

(8)出院使用腰围后,仍不可急于做腰背肌锻炼,以防止或减轻腰肌的萎缩。锻炼的时间应术后 3 个月复查时询问医生可否进行,并且应在医生指导下逐渐加强腰背肌锻炼。

(9)告知患者加强腹肌的练习:床上仰卧抬脚,空中蹬车活动。

(10)加强营养,增强机体免疫力,防止局部及全身感染,预防感冒。

**(段雪飞  韩冰)**

# 病例 28 腰椎骨折患者的护理

患者,男性,70岁,主诉:不慎摔伤后腰背痛2日,门诊以"腰椎骨折"收入院。

## 一、诊疗过程中的临床护理

### (一)入院时

#### 1. 诊疗情况

**入院后查体**:T:36.8℃,P:78次/分,R:20次/分,BP:135/88mmHg。患者2日前不慎摔伤后腰背部疼痛,活动受限,于当地医院制动后来积水潭医院就诊,患者自发病以来精神、食欲良好,无不良嗜好,大小便正常,生活部分自理。

**既往史**:糖尿病病史11年,口服二甲双胍控制血糖,空腹快速血糖维持在5.0~8.0mmol/L,餐后2小时快速血糖维持在9.0~12.0mmol/L。否认冠心病、高血压等其他慢性疾病。否认肝炎、结核等传染病病史。否认重大外伤、手术史。否认药物过敏史。

**专科查体**:站姿无法检查;直腿抬高试验左70°,右70°;双下肢感觉活动对称无减退。

**辅助检查**:CT示$L_1$上缘压缩骨折;MRI示$L_1$上缘压缩骨折。心电图:大致正常心电图。

**异常化验检查**:血糖:12.1mmol/L(正常值3.9~6.1mmol/L);糖化血清蛋白:0.340mmol/L(正常值0.122~0.236mmol/L);D-3羟丁酸:0.07mmol/L(正常值0.03~0.30mmol/L);糖化血红蛋白:9.2%(正常值4.8~6.0%)。

**思维提示**

[1]患者摔伤后须卧床制动、活动受限,做好生活护理。

[2]患者年龄较大,且须卧床,应注意避免发生压疮的危险。

[3]患者既往有糖尿病病史,须为患者提供糖尿病饮食、嘱患者按时服药、定时监测血糖。

[4]患者对于疾病相关知识理解有误,存在知识缺乏。

#### 2. 护理评估

患者70岁,身高173cm,体重58kg。摔伤后须卧床制动、活动受限,不能自行床上翻身。患者侧卧位时脊柱处于扭曲、旋转状态。患者既往糖尿病病史11年,口服二甲双胍控制血糖,空腹快速血糖维持在5.0~

8.0mmol/L,餐后 2 小时快速血糖维持在 9.0～12.0mmol/L。

3. 护理思维与实施方案

患者摔伤后须
卧床制动、活动受限
↓
躯体移动障碍
部分自理能力缺陷

(1)护理目标:患者基本生理需求得到满足。
(2)护理措施
- 协助患者进食水。
- 协助患者床上大小便。
- 协助患者做好六洁(头发、口腔、皮肤、会阴、指甲、床单位)。

患者卧床,年龄
较大,不能自行翻身
↓
有发生压疮的危险

(1)护理目标:患者住院期间不发生压疮。
(2)护理措施
- 采用压疮危险评估表对患者发生压疮的危险程度进行评估。
- 嘱患者准备一块 0.8m×1.5m 的翻身布,平铺垫在患者背部,翻身应至少两人操作,禁止床上拖拉患者。
- 协助患者定时翻身:日间每 2 小时轴向翻身一次,夜间每 3 小时轴向翻身一次。
- 保持床铺平整、清洁、干燥、无皱褶、无渣屑。
- 给予气垫床护理。

患者既往有
糖尿病病史
↓
有发生低血糖的危险

(1)护理目标:患者住院期间不发生低血糖症状。
(2)护理措施
- 嘱患者按时按量服用降血糖药物。
- 密切监测血糖变化。
- 对患者进行饮食指导并给予患者糖尿病饮食。
- 如发生头晕、心慌、气短、盗汗等低血糖症状时应及时摄入食物。
- 注意观察降糖药物副作用。

患者卧位时脊柱处于
扭曲状态,并缺乏
疾病相关知识
↓
知识缺乏

(1)护理目标:使患者了解疾病相关知识。
(2)护理措施
- 手术前需要准备的物品(翻身布、胸腰骶支具)。
- 因手术在局麻下进行且患者年龄较大,术前每日须进行俯卧位练习,保证俯卧位时间能达到 30 分钟～1 小时,以便保证手术卧位。
- 告知患者手术在局麻下进行,不必禁食水,不需灌肠、导尿。
- 告知患者尽早下床活动的好处,术后第 1 天佩戴支具下床活动。

### (二)实施手术后

1. 诊疗情况 手术当日,T:36.2~37.6℃,P:82~94 次/分,R:16~22 次/分,BP:121~136/76~85mmHg。患者在局麻下行"球囊扩张椎体后凸成形术",术毕安返病房,伤口外敷料包扎完整,无渗血,双下肢感觉活动好,给予 24 小时心电监护及低流量吸氧。术后第 1 天,T:35.8~37.4℃,P:72~90 次/分,R:18~22 次/分,BP:128~138/80~92mmHg。24 小时后护士协助患者佩戴胸腰骶支具下地活动。

**思维提示**

[1]患者 24 小时内须卧床,卧床期间患者躯体移动受限,部分自理能力缺陷,须满足患者基本生理需求。

[2]患者 24 小时后可佩戴支具下床活动,须避免发生跌倒。

2. 护理评估 患者 24 小时内须卧床,须协助患者满足基本生理需求。24 小时后可佩戴支具下地活动,有发生跌倒的危险。

3. 护理思维与实施方案

患者术后
24 小时内须卧床
↓
躯体移动障碍
部分自理能力缺陷

(1)护理目标:满足患者基本生理需求。
(2)护理措施
- 协助患者进食水。
- 协助患者床上大小便。
- 协助患者做好六洁(头发、口腔、皮肤、会阴、指甲、床单位)。
- 协助患者定时翻身:日间每 2 小时轴向翻身一次,夜间每 3 小时轴向翻身一次。
- 保持床铺平整、清洁、干燥、无皱褶、无渣屑。

术后翻身、24 小时后
佩戴支具下床活动
↓
有发生跌倒、
坠床的危险

(1)护理目标:患者在住院期间不发生跌倒、坠床。
(2)护理措施
- 掌握患者的基本情况:年龄、神志、肌力等。
- 评估患者发生跌倒、坠床的风险因素,依照跌倒、坠床风险评估标准对患者进行评分。
- 定时巡视患者,固定好病床脚刹、加床档、合理安排陪护。
- 嘱患者穿防滑鞋,保持病房地面干燥,灯光照明良好病房设施摆放合理。

## (三)出院前

1. **诊疗情况** 出院前行"腰椎正侧位"、血常规检查,护士给予患者及家属出院指导。各项检查无异常后可带药出院。

**思维提示**

[1]护士向患者及家属讲解佩戴胸腰骶支具的方法,家属未能正确演示支具佩戴方法,说明患者及家属缺乏正确佩戴支具的相关知识,应在出院前教会家属能正确佩戴支具。

[2]护士须向患者及家属讲解康复期护理注意事项。

2. **护理评估** 做好出院时患者心理、药物知识水平及康复期的护理宣教。
3. **护理思维与实施方案**

家属未能正确演示胸腰骶支具佩戴方法
↓
知识缺乏

(1)护理目标:家属出院前能正确演示支具佩戴方法。

(2)护理措施

- 评估患者及家属对佩戴支具方法的了解程度。
- 向患者解释正确佩戴支具的必要性。
- 可提供相关宣传资料以帮助患者及家属尽快学会佩戴方法。

患者及家属对康复期护理注意事项不了解
↓
知识缺乏

(1)护理目标:患者及家属出院前能掌握康复期护理注意事项。

(2)护理措施

- 向患者讲解康复期护理对疾病恢复的重要性。
- 告知患者康复期注意事项,主要包括以下几点:

1)手术次日起14天后可洗澡。

2)佩戴支具3个月。

3)教会患者正确起床方法:先侧卧,用一手撑起身体,保持脊柱平直。先坐于床旁,然后再立于床旁。

4)术后3个月复查,遵医嘱进行腰背肌锻炼(小燕飞、床上仰卧抬腿等)。

5)避免劳累、负重、不宜弯腰拾物,须屈膝下蹲拾物。

6)按时服药,注意药物副作用。

7)不适随诊。

- 向患者发放出院指导宣传册。

## 二、护 理 评 价

患者从入院到出院,实施了一系列的护理方案。入院时患者须卧床限制活动,不能自行翻身,部分自理能力缺陷,护理上满足患者的基本生理需求,协助床上大小便等,有效预防了压疮的发生,并为患者做好血糖的监测及控制,手术后不仅满足了患者术后的基本生理需求,还有效避免了跌倒、坠床。出院前,向患者讲解术后康复期护理注意事项。在整个发病期,术前满足患者的基本生理需求及术后康复期护理尤为重要。

## 三、安 全 提 示

1. 有皮肤受损的危险　患者术前须卧床,护士须了解患者皮肤营养状况;定时协助患者翻身;保持床铺平整、清洁、干燥、无皱褶、无渣屑。

2. 有发生跌倒、坠床的危险　患者手术后翻身有坠床的危险;24 小时下床活动时有发生跌倒的危险。护士应积极做好预防工作,了解患者一般情况,包括年龄、神志、肌力等;评估患者发生跌倒、坠床的风险因素;定时巡视患者,固定好病床脚刹、加床档、合理安排陪护;嘱患者穿防滑鞋,保持病房地面干燥,灯光照明良好、病房设施摆放合理。

3. 药物副作用的观察　患者住院期间须服用降糖药物,护士应注意观察药物副作用。

## 四、经 验 分 享

腰背肌锻炼的方法:术后 3 个月,先采用飞燕式,再依次五点式、四点式、三点式支撑法,3～4 次/天,每次 50 组。

飞燕式:患者俯卧于床上,去枕,双上肢、双下肢、头胸及腰部用力后伸。

五点式:患者仰卧于床上,去枕屈肘屈膝,腰离开床面,以头、双肘部及双足撑床,支撑起整个身体。

四点式:患者仰卧于床上,头及腰部离开床面,以双手双脚撑床,支撑起整个身体。

三点式:双肘屈曲贴胸,以双脚、头部为三支点撑床。

**(刘名名　邵咏新)**

## ▶ 病例 **29** 脊柱侧弯患者的护理

患者,男性,10岁,患者父母代诉:发现腰背部畸形1个月,门诊以"特发性脊柱侧弯"收入院。

## 一、诊疗过程中的临床护理

### (一)入院时

#### 1. 诊疗情况

**入院后查体**:T:36.9℃,P:98 次/分,R:24 次/分,BP:125/76mmHg。患者1个月前无明显诱因发现胸腰段呈S形侧弯,肋骨旋转畸形,伴背部异常毛发,不伴牛奶咖啡斑,不伴腰痛、大小便功能障碍、间歇性跛行、憋气、心悸、劳累后呼吸困难,就诊于积水潭医院,以"特发性脊柱侧弯"收入院。患者自发病以来精神、食欲良好,无不良嗜好,大小便正常,生活自理。

**既往史**:既往体健。否认冠心病、高血压等其他慢性疾病。否认肝炎、结核等传染病病史。否认重大外伤、手术史。否认药物过敏史。

**专科查体**:站姿正常;脊柱畸形右肩高于左肩,胸腰椎呈S形弯曲,弯腰后可见剃刀背,脊柱无叩击痛。

**辅助检查**:X线:正位:胸腰椎呈S形侧弯,下弯为主弯,凸向左侧,顶椎为 $L_1$,上下端椎为 T11、L4,Cobb 角为 65.5°;上弯凸向右侧,上下端椎分别为 T6、T10,Cobb 角为 56.9°。左侧 Bending:下弯 Cobb 角为 42.4°,较正位像纠正 23.1°,上弯 Cobb 角为 56.7°,较正位像无明显变化。右侧 Bending 像上弯 Cobb 角为 49.7°,较正位像纠正 8°。侧位像:胸腰段后凸成角,Cobb 角 39.7°。心电图:大致正常心电图。超声心动:各房室内径大致正常,室壁厚度正常,主动脉及肺动脉内径均正常。血流现象未见明显异常。肺功能:最大自主通气量(MVV)实测/预计比 103%,肺功能通气基本正常,肺容量测定正常。肌电图:神经功能未见异常。胸椎 CT 平扫+三维重建:脊柱侧弯,椎体未见发育分解不良及椎体发育不全。颈椎 MRI 平扫:脊髓内未见异常。胸椎 MRI 平扫:脊髓内未见异常。

**异常化验结果**:未见异常。

**思维提示**

患者由于严重的外观畸形可能出现心理上的负面情绪,须做好心理护理。

**2. 护理评估** 患者由于严重的外观畸形可能出现心理上的巨大压力及负面情绪。患者性格内向,沉默寡言,主诉对手术治疗担心、恐惧。

**3. 护理思维与实施方案**

患者性格内向,沉默寡言,严重的外观畸形
↓
焦虑、恐惧

(1)护理目标:减轻患者焦虑、恐惧程度。

(2)护理措施

- 评估患者及家属对患者所患疾病的反应,采取的态度,接受和应对能力。
- 耐心倾听患者及家属的诉说,理解、同情其感受。
- 给予患者温馨的护理(温馨的笑脸、温馨的护理、关爱的眼神等)。
- 给予患者生活上的帮助和照顾。
- 告知患者及家属术前需要做的准备(备皮、灌肠、导尿),告诉患者及家属手术方式为全麻,术后第 2 天佩戴胸腰骶支具下床活动,使其对疾病的治疗护理过程有个全面的了解。
- 为患者及家属讲解本病的治疗效果及预后,使其对疾病有正确的认识。

**(二)实施手术后**

**1. 诊疗情况** 手术当日,T:36.6~37.5℃,P:80~96 次/分,R:18~22 次/分,BP:131~146/80~92mmHg。患者在全麻下行"胸椎板减压、经椎弓根截骨、侧弯矫正、椎弓根螺钉内固定、植骨融合术",术毕安返病房,伤口外敷料包扎完整,无渗血,双下肢感觉活动对称无减弱,导尿管通畅,尿液为淡黄色、清亮,给予 24 小时心电监护及低流量吸氧。告知患者麻醉恢复前须去枕平卧、禁食、水,麻醉恢复后可轴向翻身,进行双下肢功能锻炼。术日晚患者主诉疼痛,难以忍受。24~48 小时后护士协助患者佩戴胸腰骶支具下床活动,同时拔除导尿管,并向家属讲解胸腰骶支具佩戴方法。

**思维提示**

[1]患者麻醉恢复前须去枕平卧,麻醉恢复后可轴向翻身,24~48 小时后可佩戴支具下床活动。卧床期间患者躯体移动受限,部分自理能力缺陷,护士须协助患者满足基本生理需求。

[2]患者主诉疼痛,难以忍受,可能与手术切口及术中神经根牵拉有关,须做好疼痛的护理。

[3]患者留置尿管 24~48 小时,有发生泌尿系感染的危险。

[4]术后翻身、24~48 小时后佩戴支具下床活动,有发生跌倒、坠床的危险,须做好预防工作。

2. 护理评估　患者麻醉恢复前须去枕平卧、禁食、水。术日晚主诉疼痛，难以入睡。

3. 护理思维与实施方案

患者术后
24～48 小时内须卧床
↓
躯体移动障碍
部分自理能力缺陷

(1)护理目标：满足患者基本生理需求。

(2)护理措施

- 协助患者进食、水。
- 保持导尿管通畅，定时巡视，协助患者进行床上大便。
- 术前嘱患者准备一块 0.8m×1.5m 的翻身布，术后平铺垫在患者背部，翻身应至少两人操作，禁止床上拖拉患者。
- 协助患者定时翻身：日间每 2 小时轴向翻身一次，夜间每 3 小时轴向翻身一次。
- 保持床铺平整、清洁、干燥、无皱褶、无渣屑。
- 为患者整理好床单位，盖好被褥。

患者主诉疼痛，
难以忍受
↓
疼痛

(1)护理目标：患者主诉疼痛缓解。

(2)护理措施

- 给予心理安慰。
- 遵医嘱给予止痛药(曲马多、双氯芬酸)、肌松药(妙纳、巴氯芬)，必要时给予止痛针(氯诺昔康、帕瑞昔布钠)，用药过程中要注意观察用药的效果。
- 音乐疗法，放松心情，分散注意力。

患者留置
导尿管 24～48 小时
↓
有发生泌尿系
感染的危险

(1)护理目标：患者住院期间不发生泌尿系感染。

(2)护理措施

- 给予患者更换抗反流尿袋，保持导尿管通畅。
- 加强会阴护理，每日进行会阴擦洗。
- 嘱患者多饮水，以达到冲洗尿道的作用。
- 观察尿液颜色、性质及尿量。
- 每日监测患者生命体征。

术后翻身、
24～48 小时后佩戴
支具下床活动
↓
有发生跌倒、
坠床的危险

(1)护理目标:患者在住院期间不发生跌倒、坠床。
(2)护理措施
- 掌握患者的基本情况:年龄、神志、肌力等。
- 评估患者发生跌倒、坠床的风险因素,依照跌倒、坠床风险评估标准给予患者评分。
- 定时巡视患者,固定好病床脚刹、加床档、合理安排陪护。
- 嘱患者穿防滑鞋,保持病房地面干燥,灯光照明良好、病房设施摆放合理。

**(三)出院前**

1. 诊疗情况　出院前行"胸腰椎正侧位"、血常规检查,护士给予患者及家属出院指导。各项检查无异常后可带药出院。

**思维提示**

[1]护士须向患者及家属讲解出院指导,教会佩戴胸腰骶支具的方法、佩戴时间。

[2]护士须向患者讲解康复期功能锻炼注意事项、术后复查时间、日常生活保健知识等。

2. 护理评估　做好出院时患者心理及康复期的护理宣教。家属未能正确演示胸腰骶支具佩戴方法。

3. 护理思维与实施方案

家属未能正确演示
胸腰骶支具佩戴方法
↓
知识缺乏

(1)护理目标:家属出院前正确演示胸腰骶支具佩戴方法。
(2)护理措施
- 评估患者及家属对佩戴支具的基本方法了解程度。
- 向患者解释正确佩戴支具的必要性。
- 提供相关宣传资料以帮助患者及家属尽快学会佩戴方法。

（1）护理目标：患者及家属出院前能掌握康复期护理注意事项。

（2）护理措施

- 向患者讲解康复期护理对疾病恢复的重要性。
- 告知患者康复期注意事项，主要包括以下几点：

患者及家属对康复期护理注意事项不了解
↓
知识缺乏

1）手术次日起 14 天后可洗澡。

2）佩戴支具 3 个月。

3）术后 3 个月复查，遵医嘱进行腰背肌锻炼（小燕飞、床上仰卧抬腿等）。

4）教会患者正确起床方法：先侧卧，用一手撑起身体，保持脊柱平直。先坐于床旁，然后再立于床旁。

5）避免劳累、负重、不宜弯腰拾物，严禁扭转身体，须屈膝下蹲拾物。

6）不适随诊。

- 向患者发放日常生活保健宣传册。

## 二、护 理 评 价

患者从入院到出院，实施系统的护理措施。入院时积极与患者及家属进行沟通，了解患者的心理状态，为患者做好了心理护理，手术后不仅满足了患者术后的基本生理需求，对患者的导尿管、伤口等均进行了良好的护理，避免了泌尿系感染，又有效避免了跌倒、坠床的发生。出院前，向患者讲解术后康复期的护理。在整个发病期，术前心理护理及术后康复期护理尤为重要。

## 三、安 全 提 示

有发生跌倒、坠床的危险　患者手术后翻身时有坠床的危险；24～48 小时后下床活动时有发生跌倒的危险。护士应积极做好预防工作，了解患者一般情况，包括年龄、神志、肌力等；评估患者发生跌倒、坠床的风险因素；定时巡视患者，固定好病床脚刹、加床档、合理安排陪护；嘱患者穿防滑鞋，保持病房地面干燥，灯光照明良好、病房设施摆放合理。

## 四、经 验 分 享

1. 心理护理　患者由于严重的外观畸形可能出现心理上的负面情绪。

患者会不满自己外形所带来的缺陷,与同龄人、正常人相比,身体的缺陷会使他们陷入深深的自卑感。对于疾病的认识不够或不能接受,以及对疾病的恐惧感会使得患者陷入巨大的压力。因此,护士在对患者的护理当中,心理护理显得尤为重要,护士应积极与患者进行沟通,评估患者及家属对患者所患疾病的反应,采取的态度,接受和应对能力。给予患者温馨的护理(温馨的笑脸、温馨的护理、关爱的眼神等)和生活上的帮助、照顾,并认真为患者及家属讲解疾病相关知识、治疗效果及预后,使其对疾病有正确的认识,从而对疾病的康复抱有积极乐观的态度。

2. 腰背肌锻炼的方法 术后 3 个月,先采用飞燕式,再依次采用五点式、四点式、三点式支撑法,3～4 次/天,每次 50 组。

飞燕式:患者俯卧于床上,去枕,双上肢、双下肢、头胸及腰部用力后伸。

五点式:患者仰卧于床上,去枕屈肘屈膝,腰离开床面,以头、双肘部及双足撑床,支撑起整个身体。

四点式:患者仰卧于床上,头及腰部离开床面,以双手双脚撑床,支撑起整个身体。

三点式:双肘屈曲贴胸,以双脚、头部为三支点撑床。

3. 日常生活保健

(1)教会患者及家属正确起床方法:先侧卧,用一手撑身体,保持脊柱平直。先坐于床旁,然后再立于床旁,以防直立性低血压。

(2)告知患者日常生活应保持正确的站、坐、卧姿。站、卧位时应保持脊柱生理弯曲,翻身时应轴向翻身,坐位时应背部紧靠椅背。日常学习中,背包应以双肩背带书包为宜,调整课桌和座椅的高度,保持端坐学习。

(3)告知家属应定期观察患者双侧背部是否等高,如发现双侧背部不等高,及时到医院就诊。

(4)免体育活动半年至 1 年,禁止剧烈运动,避免过度劳累。

**(刘名名 邵咏新)**

## ▶ 病例 **30** 腰椎峡部裂患者的护理

患者,女性,29岁,主诉:间断性腰痛10年,加重3年,门诊以"腰椎峡部裂"收入院。

## 一、诊疗过程中的临床护理

### (一)入院时

**1. 诊疗情况**

**入院后查体**:T:36℃,P:80次/分,R:18次/分,BP:132/84mmHg。患者主诉10年前无明显诱因出现腰痛,多在劳累后出现,伴左臀部、左下肢疼痛,休息后可缓解。曾于外院就诊,行腰椎X线,诊为"腰椎峡部裂"。此后上述腰腿疼痛症状间断出现。患者自发病以来,精神、饮食、睡眠良好,大小便正常,体重无明显变化。

**既往史**:既往体健。否认高血压、冠心病、糖尿病等慢性病史。否认肝炎、结核等传染病史。否认重大外伤、手术史。否认输血史。

**过敏史**:对青霉素过敏。

**专科查体**:有腰部的压痛,局部的肌肉紧张;腰椎活动度轻微受限腿抬高试验,右(一)70°,左(一)70°;直腿抬高试验右(一),左(一);PLE征(＋);双下肢肌力及感觉正常。

**辅助检查**:CT:腰5椎板峡部不连续,断端可见硬化,相应椎体位置无明显变化。

**异常化验结果**:中性粒细胞相对值76.3%(50.0%~70.0%),血小板体积分布宽度13.4fl(9.0~13.0fl),总胆固醇5.35mmol/L(＜5.20mmol/L),总胆红素20.7μmol/L(5.1~19.0μmol/L),白蛋白/球蛋白2.10(1.00~2.00)。

**思维提示**

[1]患者出现疼痛:疼痛部位为腰、左臀部及左下肢,须做好疼痛的护理。

[2]患者多次咨询疾病相关知识、手术前后注意事项、康复期护理要点,存在知识缺乏。

**2. 护理评估** 患者主要症状为腰、左臀部及左下肢疼痛。患者多次咨询疾病相关知识、术前注意事项及康复护理要点,希望能有更多的了解。

3. 护理思维与实施方案

$L_5$椎板峡部不连续,压迫$S_1$神经根 → 腰部、左臀部及左下肢疼痛

(1)护理目标:患者主诉疼痛缓解。

(2)护理措施
- 给予心理安慰。
- 遵医嘱给予止痛药(曲马多、双氯芬酸)、肌松药(乙哌立松、巴氯芬),必要时给予止痛针(氯诺昔康、帕瑞昔布钠),用药过程中要注意观察用药的效果。

患者多次咨询疾病相关知识、术前注意事项、康复期护理要点 → 知识缺乏

(1)护理目标:患者对治疗方案、预后、康复期护理要点了解。

(2)护理措施
- 手术前需要准备的物品(翻身布、腰围等)及术前需做好的准备(如备皮、皮试、灌肠、导尿等)。
- 告知患者术后麻醉清醒前须去枕平卧,禁食水。
- 告知患者尽早下床活动的好处,术后第1天佩戴腰围可下床活动。
- 告知患者按照护理级别,护士可以为患者做好护理。
- 为患者讲解术后康复锻炼的方法并发放术后宣传手册。

**(二)实施手术后**

1. 诊疗情况

手术当日,T:36.6～37.6℃,P:88～96 次/分,R:20～22 次/分,BP:118～136/78～91mmHg。患者在全麻下行"腰椎板减压间盘切除,椎弓根螺钉内固定,椎间融合器置入,植骨融合术",术毕安返病房,伤口外敷料包扎完整,无渗血,双下肢感觉活动同术前,导尿管通畅,尿液为淡黄色、清亮,给予24 小时心电监护及吸氧。告知患者麻醉恢复前须去枕平卧、禁食水,麻醉恢复后可轴向翻身,进行双下肢功能锻炼。术日晚患者伤口敷料有 2cm×2cm 渗血,患者主诉疼痛,难以入睡。术后第1天,T:36.3～37.2℃,P:82～94 次/分,R:18～20 次/分,BP:109～128/82～90mmHg。伤口敷料渗血未见扩大。24～48 小时后护士协助患者佩戴腰围下地活动,同时拔除导尿管,并向家属讲解腰围佩戴方法,家属未能正确演示腰围佩戴方法。

**思维提示**

[1] 患者伤口敷料有 2cm×2cm 渗血,增加了伤口感染的危险,须密切注意患者伤口敷料渗血情况,注意体温变化。

[2] 患者主诉疼痛,难以入睡,与术中神经根牵拉及手术切口有关,须做好疼痛护理。

[3] 患者卧床期间患者处于独立移动躯体的能力受到限制的状态。

[4] 护士须协助患者满足基本生理需求,并预防压疮的发生。

[5] 术后翻身、24~48 小时后佩戴腰围下床活动,有发生跌倒、坠床的危险,须做好预防工作。

2. 护理思维与实施方案

患者麻醉恢复前须去枕平卧、禁食水
↓
部分自理能力缺陷

(1) 护理目标:满足患者基本生理需求。

(2) 护理措施

- 麻醉恢复后,协助患者进食流质饮食,排气前不食牛奶、豆制品等产气食物,协助患者饮水。
- 保持导尿管通畅,定时巡视,协助患者进行床上大便。
- 为患者整理好床单位,盖好被褥。

患者术后 24 小时内须卧床
↓
躯体移动障碍

(1) 护理目标:卧床期间协助患者更换体位。

(2) 护理措施

- 术前嘱患者准备一块 0.8m×1.5m 的翻身布,术后平铺垫在患者背部,翻身应至少两人操作,禁止床上拖拉患者。
- 协助患者定时翻身:日间每 2 小时轴向翻身一次,夜间每 3 小时轴向翻身一次。
- 保持床铺平整、清洁、干燥、无皱褶、无渣屑。

患者主诉疼痛,难以入睡
↓
睡眠型态紊乱

(1) 护理目标:患者主诉疼痛缓解,安静入睡。

(2) 护理措施

- 给予心理安慰。
- 提供舒适的环境。
- 巡视患者时注意做到"四轻"。
- 遵医嘱给予止痛药(曲马多、双氯芬酸等)。
- 遵医嘱给予地西泮等药物辅助睡眠。

伤口敷料有 2cm×2cm
渗血,患者留置导尿管
↓
有发生感染的危险

(1)护理目标:患者住院期间不发生伤口感染。

(2)护理措施
- 密切观察伤口引流管是否通畅,渗血面积有无增加。
- 加强伤口护理,伤口渗液多时,及时更换敷料,保持敷料干燥。
- 观察和评估伤口情况,注意伤口有无红、肿、痛等症状。
- 加强导尿管护理,每日进行会阴擦洗。
- 嘱患者多饮水,以达到冲洗尿道作用。

术后翻身、
24~48 小时后佩戴
腰围下床活动
↓
有发生跌倒、
坠床的危险

(1)护理目标:患者在住院期间不发生跌倒、坠床。

(2)护理措施
- 掌握患者的基本情况:年龄、神志、肌力。
- 评估患者发生跌倒、坠床的风险因素,依照跌倒、坠床风险评估标准给予患者评分。
- 定时巡视患者,固定好病床脚刹、加床档、合理安排陪护。
- 嘱患者穿防滑鞋,保持病房地面干燥,灯光照明良好、病房设施摆放合理。

**(三)出院前**

1. 诊疗情况 出院前行"腰椎正侧位"、血常规检查,护士给予患者及家属出院指导。各项检查无异常后可带药出院。

**思维提示**

[1]家属未能正确演示腰围佩戴方法,说明患者及家属缺乏正确佩戴腰围的相关知识,护士须向患者及家属讲解佩戴腰围的方法。

[2]患者不了解术后康复期需注意的事项,护士须向患者及家属讲解康复期护理注意事项。

2. 护理评估 做好出院时患者心理、药物知识水平及康复期的护理宣教。

3. 护理思维与实施方案

家属未能正确演示
腰围佩戴方法
↓
知识缺乏

(1)护理目标:家属出院前能正确演示腰围佩戴方法。

(2)护理措施

- 评估患者及家属对佩戴腰围的基本方法了解程度。
- 向患者解释正确佩戴腰围的必要性。
- 可提供相关宣传资料以帮助患者及家属尽快学会佩戴方法。

患者及家属对康复期
护理注意事项不了解
↓
知识缺乏

(1)护理目标:患者及家属出院前能复述康复期护理注意事项。

(2)护理措施

- 向患者讲解康复期护理对疾病恢复的重要性。
- 告知患者康复期注意事项,主要包括以下几点:

1)手术次日起 14 天后可自行去除伤口敷料洗澡。

2)佩戴腰围 3 个月。

3)教会患者正确起床方法:佩戴好腰围后,先侧卧,再用手撑床坐起,保持脊柱平直。先坐于床旁,然后再立于床旁。

4)术后 3 个月复查,遵医嘱进行腰背肌锻炼(小燕飞、床上仰卧抬腿等)。

5)按时服药,注意药物副作用。

6)避免劳累、负重、不宜弯腰拾物,须屈膝下蹲拾物。

7)如有不适随时就诊。

- 向患者发放出院指导宣传册。

## 二、护 理 评 价

患者从入院到出院,实施了一系列的护理方案。入院时为患者做好疼痛的护理,手术后不仅满足了患者术后的基本生理需求,对患者的睡眠、伤口等均进行了良好的护理,避免了术后伤口的感染,有效避免了跌倒、坠床、压疮的发生。出院前,给予患者系统的知识、术后康复期的护理。在整个发病期,术后康复期护理尤为重要。

## 三、安 全 提 示

1. 有发生跌倒、坠床的危险　患者手术后翻身有坠床的危险;24～48 小时后下床活动时有发生跌倒的危险。护士应积极做好预防工作,了解患者一般情况,包括年龄、神志、肌力等;评估患者发生跌倒、坠床的风险因素;定时巡视患者,固定好病床脚刹、加床档、合理安排陪护;嘱患者穿防滑鞋,保持病房地面干燥,灯光照明良好、病房设施摆放合理。

2. 有皮肤受损的危险　患者术后 24～48 小时内卧床,护士须了解患者皮肤营养状况;定时协助患者翻身;保持床铺平整、清洁、干燥、无皱褶、无渣屑。

3. 药物副作用的观察　患者出现疼痛时需服用止痛药物、术后因疼痛睡眠型态紊乱须服用辅助睡眠药物等,护士需注意观察药物副作用。

## 四、经 验 分 享

1. 心理护理　因 $S_1$ 神经根受压,患者腰痛伴左臀部、左下肢疼痛 10 年。神经功能的恢复是一个缓慢的过程,护士可告诉患者手术实施后疼痛可能还要持续一段时间,使患者对疾病的康复抱有积极乐观的态度。

2. 术后并发症的观察

(1)椎间隙感染:术后 1～3 天护士应密切观察有无腰部剧烈疼痛或下肢疼痛,活动加剧,不敢翻身并有低热,白细胞增多等。

(2)神经根粘连:如术后出现原疼痛区疼痛加重,有发生神经根粘连的可能,因此,护士应鼓励患者尽早进行双下肢功能锻炼、尽早下床活动。

3. 腰背肌锻炼的方法　术后 3 个月,先采用飞燕式,再依次采用五点式、四点式、三点式支撑法,3～4 次/天,每次 50 组。

飞燕式:患者俯卧于床上,去枕,双上肢、双下肢、头胸及腰部用力后伸。

五点式:患者仰卧于床上,去枕屈肘屈膝,腰离开床面,以头、双肘部及双足撑床,支撑起整个身体。

四点式:患者仰卧于床上,头及腰部离开床面,以双手双脚撑床,支撑起整个身体。

三点式:双肘屈曲贴胸,以双脚、头部为三支点撑床。

(闫硕　韩冰)

## 病例 31 髋关节骨性关节炎关节置换患者的护理

患者,女性,54 岁,主诉:左髋关节疼痛 15 年,加重伴活动受限 5 年,门诊以"髋关节骨性关节炎"收入院。

## 一、诊疗过程中的临床护理

### (一)入院时

#### 1. 诊疗情况

**入院后查体:** 体温 36℃,脉搏 75 次/分,呼吸 18 次/分,血压 120/80mmHg。患者主诉左髋关节疼痛 15 年,加重伴活动受限 5 年,患者 15 年前无明显诱因出现左髋关节疼痛,与活动相关,休息可缓解,有夜间痛,有活动受限,行口服药、理疗、按摩治疗,症状逐渐缓解。5 年前疼痛加重,伴活动受限,下蹲、上下楼困难,步行小于 200m。到积水潭医院门诊就诊,门诊诊断为髋关节骨性关节炎(左),为进一步诊治收入院。患者自发病以来精神、食欲良好,因疼痛经常出现失眠。患者无不良嗜好,大小便正常,生活能自理。

**既往史:** 既往高血压病史 7 年。遵医嘱按时服用硝苯地平缓释片,血压维持在 140~150/90~100mmHg。否认冠心病、糖尿病等慢性疾病。否认肝炎、结核等传染病史。否认外伤、手术及输血史。否认胃肠道、肝胆系疾病史。否认阿司匹林及其他抗凝药用药史。否认药物过敏史。

**专科查体:** 跛行入病房,骨盆向左倾斜,左髋关节无畸形,未见切口瘢痕,关节红肿,左髋关节腹股沟压痛(+),纵向叩击痛(+),明显活动受限。左侧 4 字征(+)左侧 Thomas 征(-),左侧 Trendelenburg 征(-),Allis 征(-),左侧 Ober 征(+),双下肢未见水肿,无感觉减退,双侧足背动脉搏动可触及。

**辅助检查:** X 线示左髋臼发育浅宽,股骨头包容性差,关节间隙有狭窄,股骨头形状不圆,髋臼及股骨头负重区可见囊性变,Shenton 线不连接。24 小时动态血压收缩压 101~152mmHg,平均值 113mmHg;舒张压 87~100mmHg,平均值 83mmHg;平均动脉压 134/92mmHg。心电图:大致正常心电图。24 小时动态心电图提示:窦性心律,有时不齐,R-R 间期 1~56 秒,房性期前收缩,2 次/23 小时,成对房性期前收缩 1 次/23 小时,伴室内差异性传导,心率变异指标正常。心率 68~96 次/分。

**异常化验结果:** 谷丙转氨酶 85mmol/L(0~40mmol/L),谷草转氨酶 59mmol/L(0~40mmol/L)。

**思维提示**

[1]患者出现疼痛:疼痛部位为左髋,须做好疼痛的护理。

[2]患者出现睡眠型态紊乱:因疼痛出现失眠、易醒,须做好睡眠的护理。

[3]患者既往有高血压病史,须监督患者定时服药、定时监测血压。

[4]患者下蹲、上下楼困难,应做好防跌倒的措施。

[5]心理护理:患者入院后对手术本身、预后的担心及对新环境的不适应,出现紧张焦虑情绪。

2. 护理评估　患者主要症状为左髋疼痛。患者因疼痛出现失眠、易醒。患者血压维持在 140～150/90～100mmHg。患者下蹲、上下楼困难,应做好防跌倒的措施,患者多次咨询术前注意事项及康复护理要点,希望能有更多的了解。

3. 护理思维与实施方案

左髋关节疾病
↓
疼痛

(1)护理目标:患者主诉疼痛缓解。

(2)护理措施
- 评估患者疼痛的性质、部位及原因。
- 遵医嘱给予止痛药(曲马多、氨酚羟考酮)、必要时给予止痛针(氯诺昔康、帕瑞昔布钠)。用药过程中要注意观察用药的效果。
- 创造良好的术后休养环境,保持病室整洁、安静,光线柔和,夜间拉好窗帘关闭大灯。
- 医疗护理操作时,动作轻柔,避免粗暴动作,尽量集中进行。
- 告诉患者一些放松的方法,如听音乐、聊天看报等。

因疼痛出现失眠、易醒
↓
睡眠型态紊乱

(1)护理目标:患者住院期间持续性睡眠时间在 6 小时以上。

(2)护理措施
- 评估患者夜间睡眠情况及影响睡眠的因素。
- 创造良好的睡眠环境,控制陪住,尽可能提供安静而舒适的环境。患者休息时,减少不必要的护理活动。
- 告诉患者睡前少饮水,并让其睡前如厕。
- 指导患者使用放松技术,如缓慢地深呼吸,全身肌肉放松等。
- 必要时遵医嘱给予小剂量地西泮口服。

高血压病史 7 年,
血压维持在 140～150/
90～100mmHg
↓
有发生高血压急症的
危险

(1)护理目标:患者住院期间血压控制平稳。

(2)护理措施

- 评估患者血压控制情况。
- 监督患者按时服用降压药物,密切观察血压变化。
- 嘱患者低盐饮食,每日控制食盐摄入量在 6g 以下,另嘱患者戒烟酒。
- 嘱患者保持放松的心态,避免情绪紧张及激动。
- 如有头痛、烦躁、心悸、恶心等不适症状及时通知医生。
- 注意观察降压药物的副作用。

患者下蹲、上下楼困难,
关节活动受限
↓
有跌倒的风险

(1)护理目标:患者住院期间不发生跌倒。

(2)护理措施

- 掌握患者基本情况:年龄、神志、肌力。
- 评估患者跌倒的风险因素,依照跌倒风险评估标准给予患者评分。
- 嘱患者穿防滑鞋,下床活动时尽量使用助行器具。
- 保持地面清洁干燥,灯光照明良好,病房设施摆放合理。

患者对手术情况的担心
及对新环境的不适应
↓
情绪焦虑

(1)护理目标:24 小时内患者焦虑程度减轻。

(2)护理措施

- 评估患者情绪焦虑的原因及程度。
- 观察患者精神状态及表情变化。
- 给予患者讲解有关手术的相关情况,以减轻其紧张情绪。
- 介绍病友与患者认识,增加患者之间的沟通,尽快适应新环境及个人角色的变化。
- 主动与患者沟通,及时发现患者的问题并及时给予解决。
- 向患者简述焦虑对疾病的影响,了解产生焦虑的原因,做好解释工作。
- 保证患者睡眠充足,避免急躁,保持情绪稳定。

**（二）实施手术后**

1. 诊疗情况　手术当日，T：36.6～37.2℃，P：80～92 次/分，R：18～20 次/分，BP：135～151/83～94mmHg。患者在全麻下行"人工全髋关节置换术（左）"，术毕安返病房，伤口外敷料包扎完整，无渗血，双下肢感觉活动同术前，导尿管及引流管通畅，尿液为淡黄色、清亮，给予 24 小时心电监护及吸氧。告知患者麻醉恢复前需去枕平卧、禁饮食，麻醉恢复后患肢保持外展中立位，进行双下肢股四头肌功能锻炼。术日晚患者伤口敷料有 2cm×2cm 渗血，患者主诉疼痛，难以入睡。术后第 1 天 T：36.9～37.5℃，P：85～98 次/分，R：18～20 次/分，BP：137～143/81～92mmHg。伤口敷料渗血未见扩大。24 小时后护士协助患者进行气压式血液循环驱动器，治疗 48 小时拔除导尿管，并向家属讲解患肢一定要保持外展中立位，防止脱位，学会正确使用拐。

**思维提示**

[1]患者主诉疼痛，难以入睡，与手术切口有关。
[2]部分自理能力缺陷：患者术后麻醉恢复前需绝对卧床、去枕平卧禁饮食。
[3]有皮肤受损的危险：患者术后卧床。
[4]潜在并发症，有感染的风险，与手术伤口有关。
[5]潜在并发症，发生下肢深静脉血栓的危险。

2. 护理评估　患者麻醉恢复前需去枕平卧、禁饮食。术日晚患者伤口敷料 2cm×2cm 渗血，患者主诉疼痛，难以入睡。

3. 护理思维与实施方案

手术切口
↓
疼痛

(1)护理目标：患者在 2 日内主诉疼痛缓解，舒适感增强。
(2)护理措施
- 评估患者疼痛的原因、部位、性质及持续时间。
- 告诉患者术后疼痛的必然性，可能持续的时间。
- 遵医嘱给予镇痛药物，如杜冷丁（哌替啶）、奇曼丁（曲马多）等。
- 给予膝关节冰敷，以减轻疼痛。
- 创造良好的术后修养环境，保持病室整洁、安静，光线柔和，夜间拉好窗帘关闭大灯。
- 医疗护理操作时，动作轻柔，避免粗暴动作，尽量集中进行。
- 告诉患者一些放松的方法，如听音乐、聊天、看报等。

患者麻醉恢复前需要
去枕平卧禁饮食
↓
部分自理能力缺陷

(1)护理目标:患者在卧床输液期间,主诉基本生活需要得到满足。

(2)护理措施

- 评估患者的自理程度。
- 定时巡视患者,密切观察生命体征及伤口渗血情况,保证输液通畅,认真听取患者不适主诉。
- 保持导尿管通畅,定时巡视;协助患者进行床上大便。
- 将信号灯及常用物品放于患者床旁,并教会患者使用信号灯。
- 协助患者床上或如厕大小便,协助便后洗手。
- 协助患者打水、洗脸、梳头、漱口、保持床单位整洁,及时更换已污染的被服、衣裤。

患者术后卧床
↓
有皮肤完整性受损的
危险

(1)护理目标:患者住院期间不发生皮肤破损。

(2)护理措施

- 评估患者皮肤、年龄等情况,按照压疮风险评分标准给予患者评分。
- 协助患者2小时翻身,同时观察皮肤有无压红的症状。
- 定时按摩皮肤受压部位,在骨隆突处垫软枕。
- 给予患者使用气垫床以防压疮出现。
- 保持床单位平整、清洁、干燥。
- 合理膳食、增加营养、增强免疫力。

患者伤口及留置导尿管
↓
有感染的风险

(1)护理目标:患者住院期间不发生伤口感染。

(2)护理措施

- 评估感染的危险因素
- 加强伤口护理、伤口渗液多时,随时更换敷料,保持敷料干燥。
- 定时观察评估伤口情况,注意伤口有无红、肿等症状。
- 定时监测患者血常规及体温的变化。
- 严格执行无菌操作。
- 嘱患者多饮水,每日定时擦洗导尿管。
- 遵医嘱给予抗菌药物预防性治疗。
- 合理膳食、增加营养、增强免疫力。

潜在并发症

↓

发生深静脉血栓的危险

(1)护理目标:患者在住院期间不发生深静脉血栓。

(2)护理措施

- 评估患者发生深静脉血栓的危险因素。
- 给予患者使用防血栓弹力袜。
- 每日给予患者使用气压式血液循环驱动器。
- 定时监测患肢静脉彩超。
- 定时观察患肢皮肤有无发白、疼痛、水肿,如有类似情况,及时通知医生。

**(三)出院前**

1. 诊疗情况　出院前行患者行复查 X 线及双下肢深静脉彩超回报,未见下肢静脉血栓,护士给予患者及家属出院指导。各项检查无异常后可带药出院。

2. 护理评估　做好出院时患者心理、药物知识水平及康复期的护理宣教。

**思维提示**

[1]患者及家属多次询问出院后患者在饮食方面的注意事项。

[2]护士向患者及家属讲解拐杖使用方法。

[3]教会患者功能锻炼方法。

[4]护士向患者及其家属讲解康复期护理的注意事项。

3. 护理思维与实施方案

患者及家属想要了解出院回家后在饮食方面的注意事项

↓

知识缺乏

(1)护理目标:患者及家属出院前能复述饮食的注意事项

(2)护理措施

- 评估患者学习知识的能力。
- 饮食:多食新鲜蔬菜,适当增加含胆固醇量较少而蛋白质含量较多的禽、鱼、肉类,以谷类为主食,粗细粮搭配,增加豆类制品的摄入,少吃糖果、糕点,不食或少食有刺激性的食物,如烟、酒及生冷、油腻和辣味食品。
- 保证睡眠充足,睡眠是人们恢复体力的最佳方式。
- 合理膳食,保持标准体重。

家属木能正确演示
拐的使用

↓

知识缺乏

(1)护理目标:家属出院前能正确使用双拐。
(2)护理措施
- 评估患者及家属对拐的基本使用方法了解程度。
- 向患者解释使用拐的必要性。
- 可提供相关宣传资料以帮助患者及家属尽快学会拐的使用方法。

患者及家属对康复期
护理注意事项不了解

↓

知识缺乏

(1)护理目标:患者及家属出院前能复述康复期护理注意事项。
(2)护理措施
- 向患者讲解康复期护理对疾病恢复的重要性。
- 告知患者康复期注意事项,主要包括以下几点:
1)手术次日起 14 天后可洗澡。
2)扶拐 3 个月。
3)按时服药,注意药物副作用。
4)术后 3 个月复查,遵医嘱进行股四头肌功能锻炼,避免劳累、负重、不能弯腰拾物,不能坐矮凳子,患肢保持外展中立位,不能下蹲,不能跷二郎腿,不能侧卧。
5)不适随诊。

## 二、护 理 评 价

患者从入院到出院,护理上给予了一系列的护理方案的实施。入院时为患者做好疼痛、睡眠型态紊乱的护理及血压的监测及控制,手术后不仅满足了患者术后的基本生理需求,对患者的睡眠、伤口等均进行了良好的护理,避免了术后伤口的感染,有效避免了跌倒、坠床、压疮的发生。出院前,给予患者系统的知识、术后康复期的护理。在整个发病期,术后康复期护理尤为重要。

## 三、安 全 提 示

1. 有发生跌倒、坠床的危险  患者手术后翻身有坠床的危险;24 小时下床活动时有发生跌倒的危险。护士应积极做好预防工作,了解患者一般情况,包括年龄、神志、肌力等。评估患者发生跌倒、坠床的风险因素;定时巡视患者,固定好病床脚刹、加床档、合理安排陪护;嘱患者穿防滑鞋,保证病房地面干燥、灯光照明良好、病房设施摆放合理。

2. 有皮肤受损的危险  患者术后 3～5 天卧床,护士需了解患者皮肤营养状况;定时协助患者翻身,并按摩皮肤受压部位;保持床铺平整、清洁、干燥、无皱褶、无渣屑。

3. 药物副作用的观察　患者住院期间需服用降压药物、止痛药物、辅助睡眠药物等,护士需注意观察药物副作用。

## 四、经验分享

1. 心理护理　因患者左髋关节疼痛 15 年,加重伴活动受限 5 年。护士可告诉患者手术实施后疼痛可能还要持续一段时间,使患者对疾病的康复抱有积极乐观的态度。

2. 术后并发症的观察

(1)感染:感染是髋关节置换术后最严重的并发症,其发生率为 1％～6％,可导致关节置换术失败。为防止感染,一般术前预防性应用抗生素,术后也要合理使用抗生素。保持切口外敷料清洁、干燥,患者的切口引流接引流袋,注意保持引流通畅,每日倒引流液,一般术后 1～2 天拔除引流。

(2)肺栓塞:肺栓塞是人工髋关节置换术后常见并发症,其发病率为 39％～74％,发生致命肺栓塞的概率是 0.19％～3.4％,是引起猝死的常见原因之一。其发生原因是由于术前下肢活动减少,手术创伤大,出血量多,可激活全身凝血系统,使血液凝固性增高;术后疼痛,长时间的被动体位以及组织水肿压迫深静脉,使静脉血液回流缓慢故易发生下肢静脉血栓形成。深静脉血栓形成的临床表现:一般发生于术后 2～8 天,因静脉回流障碍导致患肢肿胀、疼痛,皮肤颜色发红,甚至浅静脉充盈曲张,严重者可因栓子脱落并发肺栓塞而危及生命。

(3)深静脉血栓形成(DVT):髋关节置换术后血液黏滞性增加,血流相对缓滞,血管内膜损伤等,是 DVT 的三个条件。术后应用低分子肝素或口服利伐沙班,应用气压式血液循环驱动器,促进血液循环,防止 DVT 发生。

(4)髋关节脱位:脱位发生的原因除与关节类型、手术入路、假体安放角度有关外,与护理的关系极为密切。髋关节脱位是 THA 失败的四大并发症之一,对患者精神和身体打击很大,其发生率为 0.6％～7.0％。发生由术后搬动、下床时过伸、外旋髋关节引发,或翻身时患髋内收、内旋、下蹲、改变体位、坐位变站位时引起。因此,术后要保持外展中立位。

3. 下肢肌肉锻炼方法

(1)直腿抬高患肢保持 3～5 秒,重复做,直到感到疲惫,每日练习,同时练习绷腿运动,每日 2～3 组,每组 20～30 次。

(2)早期活动:早期的坐、立、行走的锻炼。

(3)扶拐行走 3 个月,患肢免负重。上下楼梯时,患者需要他人的帮助及扶手的支持,每次只能上下一级楼梯,切记"上用健肢,下用患肢"。

**(胡建勋)**

## 病例 32 创伤性髋关节置换患者的护理

患者,男性,63 岁,主诉:2 年前车祸,造成股骨颈骨折,在当地医院行空心钉内固定术,近 1 个月出现髋部疼痛,进行性加重,行走障碍。由门诊收入院,诊断为"创伤性股骨头坏死"。

## 一、诊疗过程中的临床护理

### (一)入院时

#### 1. 诊疗情况

**入院后查体**:体温 36.5℃,脉搏 88 次/分,呼吸 22 次/分,血压 143/88mmHg。患者主诉 2 年前车祸,造成股骨颈骨折,在当地医院行空心钉内固定术,近 1 个月出现髋部疼痛,进行性加重,行走障碍,现复查,股骨头表面已经有部分塌陷,坏死,内固定钉还未取出,来积水潭医院检查,先拍 X 线髋关节正位片,诊断为"创伤性股骨头坏死"。患者自发病以来精神、食欲良好,因疼痛出现失眠、易醒。患者无不良嗜好,大小便正常。行走困难,生活部分自理。

**既往史**:既往高血压病史 5 年。遵医嘱按时服用硝苯地平缓释片,血压维持在 135~145/80~90mmHg。否认冠心病、糖尿病等慢性疾病。否认肝炎、结核等传染病史。否认药物过敏史。

**专科查体**:脊柱生理弯曲大致正常,右下肢较左下肢缩短 1cm。右髋关节呈内旋 15°,外旋 20°畸形,各方向活动受限,屈曲 40°,"内收"不能,"4"字试验不能,双下肢肌力、肌张力正常。余查体未见异常。

**辅助检查**:X 线示股骨头的形态、结构明显改变,出现大面积不规则塌陷或变平,骨小梁结构变异。髋臼与股骨头间隙消失等。24 小时动态血压收缩压 98 ~ 142mmHg,平均值 118mmHg;舒张压 79 ~ 95mmHg,平均值 86mmHg;平均动脉压 134/92mmHg。心电图:大致正常心电图。24 小时动态心电图提示:窦性心律,心率 68~96 次/分。

**异常化验结果**:总胆固醇 5.79mmol/L(<5.20mmol/L),高密度脂蛋白胆固醇 2.20mmol/L(1.04~1.55mmol/L)。

**思维提示**

[1]患者出现疼痛:须做好疼痛的护理。

[2]患者出现睡眠型态紊乱:因疼痛出现失眠、易醒,须做好睡眠的护理。

[3]患者既往有高血压病史,须监督患者定时服药、定时监测血压。

[4]患者缺乏手术及预后相关知识。

[5]患者下蹲、上下楼困难,应做好防跌倒的措施。

2. 护理评估　患者主要症状为右髋疼痛。患者因疼痛出现失眠、易醒。患者既往有高血压,血压维持在 $135\sim145/80\sim90$ mmHg。患者下蹲、上下楼困难,应做好防跌倒的措施。患者多次咨询术前注意事项及康复护理要点,希望能有更多的了解。

3. 护理思维与实施方案

髋关节疾病
↓
左髋疼痛

(1)护理目标:患者主诉疼痛缓解,舒适感增强。

(2)护理措施

- 评估患者疼痛的原因、部位、性质。
- 遵医嘱给予镇痛药物,如杜冷丁(哌替啶)、奇曼丁(曲马多)等。
- 创造良好的术后休养环境,保持病室整洁、安静,光线柔和,夜间拉好窗帘关闭大灯。
- 医疗护理操作时,动作轻柔,避免粗暴动作,尽量集中进行。
- 告诉患者一些放松的方法,如听音乐、聊天、看报等。

因疼痛出现失眠、易醒
↓
睡眠型态紊乱

(1)护理目标:患者住院期间持续性睡眠时间在 6 小时以上。

(2)护理措施

- 评估患者夜间睡眠情况及影响睡眠的因素。
- 创造良好的睡眠环境,控制陪住,尽可能提供安静而舒适的环境。患者休息时,减少不必要的护理活动。
- 告诉患者睡前少饮水,并让其睡前如厕。
- 知道患者使用放松技术,如缓慢地深呼吸,全身肌肉放松等。
- 必要时遵医嘱给予小剂量地西泮口服。

高血压病史 7 年，
血压维持在
135～145/80～90mmHg
↓
有发生高血压急症的
危险

- (1)护理目标:患者住院期间血压控制平稳。
- (2)护理措施
  - 评估患者血压控制情况。
  - 监督患者按时服用降压药物,密切观察血压变化。
  - 嘱患者低盐饮食,每日控制食盐摄入量在 6g 以下,另嘱患者戒烟酒。
  - 嘱患者保持放松的心态,避免情绪紧张及激动。如有头痛、烦躁、心悸、恶心等不适症状及时通知医生。
  - 注意观察降压药物的副作用。

患者多次咨询术前
注意事项、康复期
护理要点
↓
知识缺乏

- (1)护理目标:患者了解治疗方案、预后康复期护理要点。
- (2)护理措施
  - 对患者进行手术前需要注意的事项进行讲解。
  - 购买术后所需用品。
  - 告知患者术后可能发生的情况,使患者提前做好心理准备。
  - 告知患者按照护理级别,护士可以为患者做好护理。
  - 为患者讲解术后康复锻炼的方法。

患者下蹲、上下楼困难,
关节活动受限
↓
有跌倒的风险

- (1)护理目标:患者住院期间不发生跌倒。
- (2)护理措施
  - 掌握患者基本情况:年龄、神志、肌力。
  - 评估患者跌倒的风险因素,依照跌倒风险评估标准给予患者评分。
  - 嘱患者穿防滑鞋,下床活动时尽量使用助行器具。
  - 保持地面清洁干燥,灯光照明良好,病房设施摆放合理。

**(二)实施手术后**

1. 诊疗情况　手术当日:T:36.6～37.2℃,P:80～92 次/分,R:18～20 次/分,BP:135～151/83～94mmHg。患者在全麻下行"人工全髋关节置换术(右)",术毕安返病房,伤口外敷料包扎完整,无渗血,双下肢感觉活动同术前,导尿管及引流管通畅,尿液为淡黄色、清亮,给予 24 小时心电监护及吸氧。

告知患者麻醉恢复前需去枕平卧、禁饮食,麻醉恢复后患肢保持外展中立位,进行双下肢股四头肌功能锻炼。术后第 1 天,T:36.7～37.9℃,P:85～98次/分,R:18～20 次/分,BP:137～143/81～92mmHg。24 小时后护士协助患者进行气压式血液循环驱动器,48 小时拔除导尿管,并向家属讲解患肢一定要保持外展中立位,防止脱位,学会正确使用拐。

**思维提示**

[1]患者主诉疼痛,难以入睡,与手术切口有关。

[2]部分自理能力缺陷:患者术后麻醉恢复前需绝对卧床、去枕平卧禁饮食。

[3]有皮肤受损的危险:患者术后卧床。

[4]潜在并发症:有感染的风险,与手术伤口有关。

[5]潜在并发症:发生下肢深静脉血栓的危险。

[6]潜在并发症:出血。

2. 护理评估　患者麻醉恢复前需去枕平卧、禁饮食。术日晚患者伤口敷料 2cm×2cm 渗血,患者主诉疼痛,难以入睡。

3. 护理思维与实施方案

手术切口
↓
疼痛

(1)护理目标:患者在 2 日内主诉疼痛缓解,舒适感增强。

(2)护理措施

- 评估患者疼痛的原因、部位、性质及持续时间
- 告诉患者术后疼痛的必然性,可能持续的时间。
- 遵医嘱给予镇痛药物,如哌替啶、曲马多等。
- 给予膝关节冰敷,以减轻疼痛。
- 创造良好的术后修养环境,保持病室整洁、安静,光线柔和,夜间拉好窗帘关闭大灯。
- 医疗护理操作时,动作轻柔,避免粗暴动作,尽量集中进行。
- 告诉患者一些放松的方法,如听音乐、聊天、看报等。

患者麻醉恢复前需要
去枕平卧禁饮食
↓
部分自理能力缺陷

(1)护理目标:患者在卧床输液期间,主诉基本生活需要得到满足。

(2)护理措施
- 评估患者的自理程度。
- 定时巡视患者,密切观察生命体征及伤口渗血情况,保证输液通畅,认真听取患者不适主诉。
- 保持导尿管通畅,定时巡视;协助患者进行床上大便。
- 将信号灯及常用物品放于患者床旁,并教会患者使用信号灯。
- 协助患者床上或如厕大小便,协助便后洗手。
- 协助患者打水、洗脸、梳头、漱口、保持床单位整洁,及时更换已污染的被服、衣裤。

患者术后卧床
↓
有皮肤完整性受损的
危险

(1)护理目标:患者住院期间不发生皮肤破损。

(2)护理措施
- 评估患者皮肤、年龄等情况,按照压疮风险评分标准给予患者评分。
- 协助患者2小时翻身,同时观察皮肤有无压红的症状。
- 定时按摩皮肤受压部位,在骨隆突处垫软枕。
- 给予患者使用气垫床以防压疮出现。
- 保持床单位平整、清洁、干燥。
- 合理膳食、增加营养、增强免疫力。

患者伤口及留置导尿管
↓
有感染的风险

(1)护理目标:患者住院期间不发生伤口感染。

(2)护理措施
- 评估感染的危险因素。
- 加强伤口护理、伤口渗液多时,随时更换敷料,保持敷料干燥。
- 定时观察评估伤口情况,注意伤口有无红、肿等症状。
- 定时监测患者血常规及体温的变化。
- 严格执行无菌操作。
- 嘱患者多饮水,每日定时擦洗导尿管。
- 遵医嘱给予抗菌药物预防性治疗
- 合理膳食、增加营养、增强免疫力。

潜在并发症
↓
发生深静脉血栓的危险

(1)护理目标:患者在住院期间不发生深静脉血栓。
(2)护理措施
- 评估患者发生深静脉血栓的危险因素。
- 给予患者使用防血栓弹力袜。
- 每日给予患者使用气压式血液循环驱动器。
- 定时监测患肢静脉彩超。
- 定时观察患肢皮肤有无发白、疼痛、水肿,如有类似情况,及时通知医生。

手术创伤
↓
潜在并发症:出血

(1)护理目标:护士在 48 小时内密切观察患者有无出血征象,一旦发生,立即报告医生,及时处理。
(2)护理措施
- 评估患者呼吸、脉搏、血压及伤口渗血情况。
- 遵医嘱给予止血药物,如卡络磺钠。
- 定期巡视病房,密切观察患者的呼吸、脉搏、血压及伤口渗血情况。
- 一旦发现出血征象,立即报告医生,及时处理。

**(三)出院前**

1. 诊疗情况　出院前行患者行复查 X 线及双下肢深静脉彩超回报,未见下肢静脉血栓,护士给予患者及家属出院指导。各项检查无异常后可带药出院。

2. 护理评估　做好出院时患者心理、药物知识水平及康复期的护理宣教。

**思维提示**

[1]护士向患者及家属讲解拐的方法,让患者及家属了解如何使用拐。
[2]护士向患者及家属讲解康复期护理注意事项。

3. 护理思维与实施方案

患者及家属想要了解
出院回家后在饮食方面
的注意事项
↓
知识缺乏

(1)护理目标:患者及家属出院前能复述饮食的注意事项。
(2)护理措施
- 评估患者学习知识的能力。
- 饮食:多食新鲜蔬菜,适当增加含胆固醇量较少而蛋白质含量较多的禽、鱼、肉类,以谷类为主食,粗细粮搭配,增加豆类制品的摄入,少吃糖果、糕点,不食或少食有刺激性的食物,如烟、酒及生冷、油腻和辣味食品。
- 保证睡眠充足,睡眠是人们恢复体力的最佳方式。
- 合理膳食,保持标准体重。

家属未能正确演示
拐的使用
↓
知识缺乏

(1)护理目标:家属出院前能正确使用双拐。

(2)护理措施

- 评估患者及家属对拐的基本使用方法了解程度。
- 向患者解释使用拐的必要性。
- 可提供相关宣传资料以帮助患者及家属尽快学会拐的使用方法。

患者及家属对康复期
护理注意事项不了解
↓
知识缺乏

(1)护理目标:患者及家属出院前能复述康复期护理注意事项。

(2)护理措施

- 向患者讲解康复期护理对疾病恢复的重要性。
- 告知患者康复期注意事项,主要包括以下几点:

1)手术次日起 14 天后可洗澡。

2)扶拐 3 个月。

3)按时服药,注意药物副作用。

4)术后 3 个月复查,遵医嘱进行股四头肌功能锻炼,避免劳累、负重,不能弯腰拾物,不能坐矮凳子,患肢保持外展中立位,不能下蹲,不能跷二郎腿,不能侧卧。

5)不适随诊。

家属未能讲解康复期
功能锻炼
↓
知识缺乏

(1)护理目标:家属出院前能正确演示功能锻炼。

(2)护理措施:仰卧位直腿抬高和屈膝屈髋锻炼。

- 伸髋:收紧臀肌,伸直膝,向后伸展下肢。
- 屈髋:卧位向臀部滑动足跟,注意屈髋不大于 90°。
- 伸膝:抬高一条腿约 15cm,保持 5 秒钟,再换一条腿,重复 10 次。
- 髋外展:卧床保持脚趾向上,下肢伸直,向外展开下肢;站立时下肢伸直,向外展开下肢;保持 5 秒钟,重复 10 次。

## 二、护 理 评 价

患者从入院到出院,护理上给予了一系列的护理方案的实施。入院时为患者做好疼痛、睡眠型态紊乱的护理及血压的监测及控制,手术后不仅满足了患者术后的基本生理需求,对患者的睡眠、伤口等均进行了良好的护理,避免了术后伤口的感染,有效避免了跌倒、坠床、压疮的发生。出院前,给予患者系统的知识、术后康复期的护理。在整个发病期,术后康复期护理尤为重要。

## 三、安 全 提 示

1. 有发生跌倒、坠床的危险　患者手术后翻身有坠床的危险;24 小时下床活动时有发生跌倒的危险。护士应积极做好预防工作,了解患者一般情况,包括年龄、神志、肌力等。评估患者发生跌倒、坠床的风险因素;定时巡视患者,固定好病床脚刹、加床档、合理安排陪护;嘱患者穿防滑鞋,保证病房地面干燥,灯光照明良好、病房设施摆放合理。

2. 有皮肤受损的危险　患者术后 3～5 天卧床,护士需了解患者皮肤营养状况;定时协助患者翻身,并按摩皮肤受压部位;保持床铺平整、清洁、干燥、无皱褶、无渣屑。

3. 药物副作用的观察　患者住院期间需服用降压药物、止痛药物、辅助睡眠药物等,护士需注意观察药物副作用。

## 四、经 验 分 享

1. 心理护理　因患者右髋关节疼痛 1 个月门诊入院。护士可告诉患者手术实施后疼痛可能还要持续一段时间,使患者对疾病的康复抱有积极乐观的态度。

2. 术后并发症的观察

(1)感染:感染是髋关节置换术后最严重的并发症,其发生率为 $1\%$～$6\%$,可导致关节置换术失败。为防止感染,一般术前预防性应用抗生素,术后也要合理使用抗生素。保持切口外敷料清洁、干燥,患者的切口引流接引流袋,注意保持引流通畅,每日倒引流液,一般术后 1～2 天拔除引流。

(2)肺栓塞:肺栓塞是人工髋关节置换术后常见并发症,其发病率为 $39\%$～$74\%$,发生致命肺栓塞的概率是 $0.19\%$～$3.4\%$,是引起猝死的常见原因之一。其发生原因是由于术前下肢活动减少,手术创伤大,出血量多,可激活全身凝血系统,使血液凝固性增高;术后疼痛,长时间的被动体位以及组织水肿压迫深静脉,使静脉血液回流缓慢,故易发生下肢静脉血栓形成。深静脉血栓形成的临床表现:一般发生于术后 2～8 天,因静脉回流障碍导致患肢肿胀、疼痛,皮肤颜色发红,甚至浅静脉充盈曲张,严重者可因栓子脱落并发肺栓塞而危及生命。

(3)深静脉血栓形成(DVT):髋关节置换术后血液黏滞性增加,血流相对缓滞,血管内膜损伤等,是 DVT 的三个条件。术后应用低分子肝素或口服利伐沙班,应用气压式血液循环驱动器,促进血液循环,防止 DVT 发生。

(4)髋关节脱位:脱位发生的原因除与关节类型、手术入路、假体安放角度有关外,与护理的关系极为密切。髋关节脱位是 THA 失败的四大并发症之一,对患者精神和身体打击很大,其发生率为 $0.6\%\sim7.0\%$。发生由术后搬动、下床时过伸、外旋髋关节引发,或翻身时患髋内收、内旋、下蹲、改变体位、坐位变站位时引起。因此,术后要保持外展中立位。

3. 下肢肌肉锻炼方法

(1)直腿抬高患肢保持 $3\sim5$ 秒,重复做,直到感到疲惫,每日练习做,同时练习绷腿运动,每日 $2\sim3$ 次,每次 $20\sim30$ 次。

(2)早期活动:早期的坐、立、行走的锻炼。

(3)扶拐行走 3 个月,患肢免负重。上下楼梯时,患者需要他人的帮助及扶手的支持,每次只能上下一级楼梯,切记"上用健肢,下用患肢"。

(杜秀健)

## 病例 33　股骨头坏死行全髋关节置换术患者的护理

患者,男性,45 岁,主诉:双髋关节疼痛 10 年,加重伴活动受限 2 年,门诊以"股骨头缺血坏死"为进一步治疗,收入院。

## 一、诊疗过程中的临床护理

### (一)入院时

### 1. 诊疗情况

**入院后查体:**体温 36.3℃,脉搏 84 次/分,呼吸 19 次/分,血压 135/75mmHg。患者 10 年前无明显诱因出现双髋关节疼痛,与活动相关,休息可缓解,无夜间痛,有活动受限,行口服药物治疗。症状逐渐进展。2 年前疼痛加重,伴活动受限,下蹲、上下楼困难,步行小于 200m。患者自发病以来精神、食欲良好,因疼痛出现失眠、易醒。患者无不良嗜好,大小便正常,生活自理。

**既往史:**既往患者患糖尿病病史 1 年,否认高血压、冠心病等慢性疾病。否认肝炎、结核等传染病史。否认胃肠道、肝胆系疾病史。否认阿司匹林及其他抗凝药用药史。无输血史,无药物过敏史。

**专科查体:**跛行入病房,骨盆向左倾斜,左髋关节短缩、屈曲畸形,未见切口瘢痕、关节红肿,无皮肤破溃,皮温不高。左髋关节大粗隆区有压痛,无纵向叩击痛,明显活动受限,双下肢未见水肿,无感觉减退,双侧足背动脉搏动可触及。

**辅助检查:**X 线:双股骨头明显塌陷、变形,头内可见囊性变,髋臼发育未见异常。24 小时动态血压及 24 小时动态心电图结果均大致正常。空腹血糖 6.9mmol/L。

**思维提示**

[1]患者出现疼痛:疼痛部位为髋关节,与活动相关,需做好疼痛的护理。

[2]患者既往有糖尿病病史,须监督患者定时注射胰岛素、定时监测血糖。

[3]患者下蹲、上下楼困难,应做好防跌倒的措施。

**2. 护理评估**　患者主要症状为髋关节活动性疼痛。患者多次咨询术前注意事项及康复护理要点,希望能有更多的了解。患者下蹲、上下楼困难,应做好防跌倒的措施。患者患有糖尿病,应做好疾病的护理工作。

3. 护理思维与实施方案

髋关节疾病
↓
髋关节疼痛

(1)护理目标:患者主诉疼痛缓解,舒适感增强。

(2)护理措施

- 评估患者疼痛的原因、部位、性质。
- 遵医嘱给予镇痛药物,如哌替啶、曲马多等。
- 创造良好的术后修养环境,保持病室整洁、安静,光线柔和,夜间拉好窗帘关闭大灯。
- 医疗护理操作时,动作轻柔,避免粗暴动作,尽量集中进行。
- 告诉患者一些放松的方法,如听音乐、聊天、看报等。

因疼痛出现失眠、易醒
↓
睡眠型态紊乱

(1)护理目标:患者住院期间持续性睡眠时间在 6 小时以上。

(2)护理措施

- 评估患者夜间睡眠情况及影响睡眠的因素。
- 创造良好的睡眠环境,控制陪住,尽可能提供安静而舒适的环境。患者休息时,减少不必要的护理活动。
- 告诉患者睡前少饮水,并让其睡前如厕。
- 知道患者使用放松技术,如缓慢地深呼吸,全身肌肉放松等。
- 必要时遵医嘱给予小剂量地西泮口服。

患者下蹲、上下楼困难,关节活动受限
↓
有跌倒的风险

(1)护理目标:患者住院期间不发生跌倒。

(2)护理措施

- 掌握患者基本情况:年龄、神志、肌力。
- 评估患者跌倒的风险因素,依照跌倒风险评估标。准给予患者评分。
- 嘱患者穿防滑鞋,下床活动时尽量使用助行器具。
- 保持地面清洁干燥,灯光照明良好,病房设施摆放合理。

（1）护理目标：患者住院期间血糖控制正常。

（2）护理措施

患者患有糖尿病
↓
知识缺乏

- 监督患者按时服用降糖药物,密切观察血糖变化。
- 嘱患者按时进食,糖尿病饮食。
- 保证睡眠时间和睡眠质量。
- 告知患者若有头晕、心悸、出汗等不适症状及时通知医生。
- 注意观察降糖药物的副作用。

**（二）实施手术后**

1. 诊疗情况　手术当日 T:36.3～36.9℃,P:76～48 次/分,R:18～24 次/分,BP:135～145/72～83mmHg。患者在全麻下行"双髋关节置换术",术毕安返病房,伤口外敷料包扎完整,无渗血,患肢保持外展中立位,足趾血运感觉活动好,引流管通畅,引流液为血性液体。导尿管通畅,尿液为淡黄色、清亮,给予持续心电监护及吸氧。告知患者麻醉恢复前需去枕平卧、禁饮食。术日晚患者主诉疼痛,难以入睡。术后第 1 天,T:36.5～37.7℃,P:77～88 次/分,R:17～23 次/分,BP:125～139/77～88mmHg。伤口引流约 450ml。

**思维提示**

［1］患者行髋关节置换手术,应保持正确体位,并注意观察患肢血运。

［2］患者主诉疼痛,难以入睡。与手术切口有关。

［3］患者麻醉恢复前需去枕平卧,麻醉恢复后可坐位,拔除引流后可根据医嘱保护下地行走。卧床期间患者处于独立移动躯体的能力受到限制的状态。不仅出现自理能力的缺陷,还面临着发生压疮的危险。

2. 护理评估　患者麻醉恢复前需去枕平卧、禁饮食。术日晚患者主诉疼痛,难以入睡。患者术后需卧床,增加了发生压疮的危险,另外,由于手术原因,有发生深静脉血栓、感染、术后出血的危险。

3. 护理思维与实施方案

手术切口
↓
疼痛

（1）护理目标：患者在 2 日内主诉疼痛缓解,舒适感增强。

（2）护理措施

- 评估患者疼痛的原因、部位、性质及持续时间。
- 告诉患者术后疼痛的必然性,可能持续的时间。

手术切口

↓

疼痛

- 遵医嘱给予镇痛药物,如哌替啶、曲马多等。
- 给予膝关节冰敷,以减轻疼痛。
- 创造良好的术后修养环境,保持病室整洁、安静,光线柔和,夜间拉好窗帘关闭大灯。
- 医疗护理操作时,动作轻柔,避免粗暴动作,尽量集中进行。
- 告诉患者一些放松的方法,如听音乐、聊天、看报等。

患者麻醉恢复前需要
去枕平卧禁饮食

↓

部分自理能力缺陷

(1)护理目标:患者在卧床输液期间,主诉基本生活需要得到满足。

(2)护理措施

- 评估患者的自理程度。
- 定时巡视患者,密切观察生命体征及伤口渗血情况,保证输液通畅,认真听取患者不适主诉。
- 保持导尿管通畅,定时巡视;协助患者进行床上大便。
- 将信号灯及常用物品放于患者床旁,并教会患者使用信号灯。
- 协助患者床上或如厕大小便,协助便后洗手。
- 协助患者打水、洗脸、梳头、漱口、保持床单位整洁,及时更换已污染的被服、衣裤。

患者术后卧床

↓

有皮肤完整性
受损的危险

(1)护理目标:患者住院期间不发生皮肤破损。

(2)护理措施

- 评估患者皮肤、年龄等情况,按照压疮风险评分标准给予患者评分。
- 协助患者 2 小时翻身,同时观察皮肤有无压红的症状。
- 定时按摩皮肤受压部位,在骨隆突处垫软枕。
- 给予患者使用气垫床以防压疮出现。
- 保持床单位平整、清洁、干燥。
- 合理膳食、增加营养、增强免疫力。

患者有糖尿病史
↓
有伤口不愈合及
感染的风险

(1)护理目标:患肢伤口正常愈合不发生感染。
(2)护理措施
- 评估患者伤口不愈合及感染的影响因素。
- 定时检测患者血糖的变化,并定时给予患者注射胰岛素。
- 观察伤口变化,如有红肿热等症状及时通知医生。
- 定时检测患者体温的变化。
- 严格执行无菌操作。
- 遵医嘱给予抗生素预防感染的治疗。
- 定时观察血常规的变化。

手术创伤
↓
潜在并发症:出血

(1)护理目标:护士在48小时内密切观察患者有无出血征象,一旦发生,立即报告医生,及时处理。
(2)护理措施
- 评估患者呼吸、脉搏、血压及伤口渗血情况。
- 遵医嘱给予止血药物,如卡络磺钠。
- 定期巡视病房,密切观察患者的呼吸、脉搏、血压及伤口渗血情况。
- 一旦发现出血征象,立即报告医生,及时处理。

潜在并发症
↓
发生深静脉
血栓的危险

(1)护理目标:患者在住院期间不发生深静脉血栓。
(2)护理措施
- 评估患者发生深静脉血栓的危险因素。
- 给予患者使用防血栓弹力袜。
- 每日给予患者使用气压式血液循环驱动器。
- 定时监测患肢动脉彩超。
- 定时观察患肢皮肤有无发白、疼痛、水肿,如有类似情况,及时通知医生。

**(三)出院前**

1. 诊疗情况　出院前行“髋关节正侧位”、血常规检查,护士给予患者及家属出院指导。各项检查无异常后可带药出院。

**思维提示**

[1]护士向患者及家属讲解预防髋关节脱位的方法。

[2]护士向患者及家属讲解康复期护理注意事项。

2. 护理评估　做好出院时患者心理、药物知识水平及康复期的护理宣教。

3. 护理思维与实施方案

患者及家属对康复期护理注意事项不了解

↓

知识缺乏

(1)护理目标:患者及家属出院前能复述康复期护理注意事项。

(2)护理措施

- 向患者讲解康复期护理对疾病恢复的重要性。
- 告知患者康复期注意事项,主要包括以下几点:

1)手术次日起 14 天拆线,术后 3 个月复查,不适随诊。

2)患肢避免负重或部分负重 3 个月。

3)康复早期应遵循 90°原则;日常生活中避免:盘腿、侧卧、跷二郎腿。

4)禁止高处跳落,以免假体受到撞击而松动。

5)避免摔跤或外伤,预防感冒和其他部位的急性感染,以防止关节感染。

6)按时服药,注意药物副作用。

- 向患者发放出院指导宣传册。

## 二、护 理 评 价

患者从入院到出院,护理上给予了一系列的护理方案的实施。入院时为患者做好疼痛、睡眠型态紊乱的护理及血压的监测及控制,手术后不仅满足了患者术后的基本生理需求,对患者的睡眠、伤口等均进行了良好的护理,避免了术后伤口的感染,有效避免了脱位、跌倒、坠床、压疮的发生。出院前,给予患者系统的知识、术后康复期的护理。在整个发病期,术后康复期护理尤为重要。

## 三、安 全 提 示

1. 有发生脱位、跌倒、坠床的危险　患者手术后翻身有脱位、坠床的危险;24 小时下床活动时有发生跌倒的危险。护士应积极做好预防工作,了解患者一般情况,包括年龄、神志、肌力等。评估患者发生脱位、跌倒、坠床的风险因素;定时巡视患者,固定好病床脚刹、加床档、合理安排陪护;嘱患者穿防滑鞋,保证病房地面干燥,灯光照明良好、病房设施摆放合理。

2. 有皮肤受损的危险　患者术后 24 小时内卧床,护士需了解患者皮肤营养状况;定时协助患者翻身,并按摩皮肤受压部位;保持床铺平整、清洁、干燥、无皱褶、无渣屑。

3. 药物副作用的观察　患者住院期间需服用降压药物、止痛药物、辅助睡眠药物等,护士需注意观察药物副作用。

## 四、经 验 分 享

1. 心理护理　由于患者行关节置换手术,患者及家属对手术费用昂贵及预后是否良好会产生焦虑,护士应详细向患者及家属解释手术的必要性、方法及术后功能锻炼的注意事项。

2. 术后并发症的观察

(1)感染:术后出现体温持续升高,全身发抖;髋关节周围或大腿疼痛;皮肤发亮肿胀,皮肤颜色发红,局部皮肤温度稍高这些情况,应及时通知医生。注意观察伤口渗血情况,及时更换敷料,保持伤口敷料清洁干燥。常规合理应用抗生素。

(2)下肢深静脉血栓:采用术后 12 小时皮下注射肝素,连续给药 7~10天。抗血栓压力带气压泵物理治疗。

(3)脱位:脱位并不常见,常在术后即刻或 10~12 周发生。发生髋关节脱位时常伴有沉闷的声音,接着疼痛增加,髋关节不能活动或活动时疼痛加剧。保持正确的体位,避免髋关节过度内收和屈曲。搬动患者及抬起臀部时,应将髋关节整体水平托起;翻身时要注意轴向翻身。

(4)患肢肿胀:肿胀的发生可能与手术有关,护士指导患者进行足趾屈伸运动,配合口服或静脉给消肿药物,可使肿胀尽快消退。护士应告知患者不要过多恐惧,通过锻炼可以尽快消肿。

(5)神经血管损伤:术后密切观察肢端血运、感觉、活动及足背动脉搏动。认真听取患者主诉。必要时给予口服维生素 $B_{12}$。

(6)皮肤、呼吸、泌尿系统并发症的发生:定时给予患者翻身按摩,指导患者深呼吸及有效排痰,同时要鼓励患者多饮水。

(7)假体松动:是人工关节置换远期并发症,患者主要表现为下肢疼痛、休息时缓解,负重时加重。

(李艳)

## 病例 34 股骨头缺血性坏死行坦棒植入术患者的护理

患者,女性,31 岁,主诉:左髋关节疼痛 2 年,加重伴活动受限 1 年,门诊以"股骨头缺血性坏死"收入院。

## 一、诊疗过程中的临床护理

### (一)入院时

#### 1.诊疗情况

**入院后查体**:体温 37.0℃,脉搏 78 次/分,呼吸 22 次/分,血压 123/80mmHg。患者 2 年前无明显诱因出现左髋关节疼痛,与活动相关,休息后可缓解,有夜间痛,有活动受限,症状逐渐进展。1 年前疼痛加重,伴活动受限,下蹲、上下楼困难,步行小于 50m。自发病以来,疼痛使患者无法入睡,患者无不良嗜好,大小便正常,生活部分自理。

**既往史**:否认冠心病、糖尿病等慢性疾病。否认肝炎、结核等传染病史。否认重大外伤、手术史。否认药物过敏史。

**专科查体**:跛行入病房,盆骨无倾斜,双髋关节无畸形,未见切口瘢痕、红肿,右髋关节腹股沟区压痛(一)、叩击痛(一),明显活动受限。双侧"4"字征(十),双侧 Thomas 征(一),双侧 Trendelenburg 征(一),Allis 征(一),双下肢未见水肿,无感觉减退,双侧足背动脉搏动可触及。

**辅助检查**:X 线提示左股骨头明显塌陷、变形,髋臼发育未见明显异常,关节间隙轻度狭窄。

**异常化验结果**:无。

---

**思维提示**

[1]患者出现疼痛:疼痛部位为左髋关节,须做好患者疼痛的护理。

[2]患者出现睡眠型态紊乱:因疼痛出现失眠、易醒,须做好睡眠的护理。

[3]患者下蹲、上下楼困难,应做好防跌倒的措施。

[4]心理护理:患者入院后对手术本身、预后的担心及对新环境的不适应,出现紧张焦虑情绪。

2. **护理评估** 患者主要症状为左髋关节疼痛,疼痛导致睡眠型态紊乱。关节活动受限,导致躯体移动障碍。患者入院后对手术本身、预后的担心及对新环境的不适应,出现紧张焦虑情绪。

3. 护理思维与实施方案

股骨头塌陷、变形
↓
髋关节疼痛

(1)护理目标:患者主诉疼痛缓解,舒适感增强。

(2)护理措施

- 评估患者疼痛的原因、部位、性质。
- 遵医嘱给予镇痛药物,如杜冷丁(哌替啶)、奇曼丁(曲马多)等。
- 创造良好的术后休养环境,保持病室整洁、安静,光线柔和,夜间拉好窗帘关闭大灯。
- 医疗护理操作时,动作轻柔,避免粗暴动作,尽量集中进行。
- 告诉患者一些放松的方法,如听音乐、聊天、看报等。

因疼痛出现失眠、易醒
↓
睡眠型态紊乱

(1)护理目标:患者住院期间持续性睡眠时间在 6 小时以上。

(2)护理措施

- 评估患者夜间睡眠情况及影响睡眠的因素。
- 创造良好的睡眠环境,控制陪住,尽可能提供安静而舒适的环境。患者休息时,减少不必要的护理活动。
- 告诉患者睡前少饮水,并让其睡前如厕。
- 指导患者使用放松技术,如缓慢地深呼吸,全身肌肉放松等。
- 必要时遵医嘱给予小剂量地西泮口服。

患者下蹲、上下楼困难,关节活动受限
↓
有跌倒的风险

(1)护理目标:患者住院期间不发生跌倒。

(2)护理措施

- 掌握患者基本情况:年龄、神志、肌力。
- 评估患者跌倒的风险因素,依照跌倒风险评估标准给予患者评分。
- 嘱患者穿防滑鞋,下床活动时尽量使用助行器具。
- 保持地面清洁干燥,灯光照明良好,病房设施摆放合理。

（1）护理目标：24 小时内患者焦虑程度下降。

（2）护理措施

患者对手术情况的担心
及对新环境的不适应
↓
情绪焦虑

- 评估患者情绪焦虑的原因及程度。
- 观察患者精神状态及表情变化。
- 给予患者讲解有关手术的相关情况，以减轻其紧张情绪。
- 介绍病友与患者认识，增加患者之间的沟通，尽快适应新环境及个人角色的变化。
- 主动与患者沟通，及时发现患者的问题并及时给予解决。
- 向患者简述焦虑对疾病的影响，了解产生焦虑的原因，做好解释工作。
- 保证患者睡眠充足，避免急躁，保持情绪稳定。

### （二）实施手术后

1. 诊疗情况　手术当日：T：36.6～37.5℃，P：84～90 次/分，R：18～22 次/分，BP：129～130/83～92mmHg。患者在全麻下行"左髋关节坦棒植入术"，术毕后安返病房，伤口敷料包扎完好无渗血，给予外展中立位，足趾感觉活动恢复，有留置导尿，导尿管通畅。遵医嘱持续心电监护及吸氧。告知患者麻醉恢复前需去枕平卧、禁饮食，麻醉恢复后嘱患者进行股四头肌锻炼。术日晚患者主诉疼痛明显，难以入睡，遵医嘱给予哌替啶 50mg，异丙嗪 25mg 肌内注射，后患者可以安静入睡。术后第 1 天 T：37.1～37.8℃，P：82～94 次/分，R：18～20 次/分，BP：134～148/82～97mmHg。嘱患者继续进行股四头肌锻炼。遵医嘱给予患者使用弹力袜及足底泵防血栓治疗。定时给予患者翻身。生命体征平稳后，停止心电监护及吸氧。患者髋关节保持外展中立位，卧床。术后第 2 天，遵医嘱拔除患者导尿管，嘱患者多饮水。

**思 维 提 示**

[1] 患者主诉疼痛，难以入睡，与手术切口有关。

[2] 皮肤有手术伤口，有感染的危险：应密切注意患者伤口敷料渗血情况，注意体温变化，并且定时监测患者血常规。

[3] 潜在并发症：出血，与手术有关。

[4] 潜在并发症：有发生深静脉血栓的危险。

[5] 患者保持外展中立位，卧床期间患者处于独立移动躯体的能力受到限制的状态。不仅出现自理能力的缺陷，还面临着发生压疮的危险。

[6] 部分自理能力缺陷：患者术后麻醉恢复前需绝对卧床、去枕平卧禁饮食。

2. 护理评估　患者术后卧床,患肢外展中立位。手术伤口增加感染的风险。术日患者主诉疼痛,难以入睡。

3. 护理思维与实施方案

手术切口
↓
疼痛

(1)护理目标:患者在2日内主诉疼痛缓解,舒适感增强。

(2)护理措施
- 评估患者疼痛的原因、部位、性质及持续时间。
- 告诉患者术后疼痛的必然性,可能持续的时间。
- 遵医嘱给予镇痛药物,如杜冷丁(哌替啶)、奇曼丁(曲马多)等。
- 给予膝关节冰敷,以减轻疼痛。
- 创造良好的术后休养环境,保持病室整洁、安静、光线柔和、夜间拉好窗帘关闭大灯。
- 医疗护理操作时,动作轻柔,避免粗暴动作,尽量集中进行。
- 告诉患者一些放松的方法,如听音乐、聊天、看报等。

患者麻醉恢复前需要
去枕平卧禁饮食
↓
部分自理能力缺陷

(1)护理目标:患者在卧床输液期间,主诉基本生活需要得到满足。

(2)护理措施
- 评估患者的自理程度。
- 定时巡视患者,密切观察生命体征及伤口渗血情况,保证输液通畅,认真听取患者不适主诉。
- 保持导尿管通畅,定时巡视;协助患者进行床上大便。
- 将信号灯及常用物品放于患者床旁,并教会患者使用信号灯。
- 协助患者床上或如厕大小便,协助便后洗手。
- 协助患者打水、洗脸、梳头、漱口、保持床单位整洁,及时更换已污染的被服、衣裤。

患者术后卧床

↓

有皮肤完整性
受损的危险

(1)护理目标:患者住院期间不发生皮肤破损。

(2)护理措施

- 评估患者皮肤、年龄等情况,按照压疮风险评分标准给予患者评分。
- 协助患者每 2 小时翻身,同时观察皮肤有无压红的症状。
- 定时按摩皮肤受压部位,在骨隆突处垫软枕。
- 给予患者使用气垫床以防压疮出现。
- 保持床单位平整、清洁、干燥。
- 合理膳食、增加营养、增强免疫力。

患者伤口及留置导尿管

↓

有感染的风险

(1)护理目标:患者住院期间不发生伤口感染。

(2)护理措施

- 评估感染的危险因素。
- 加强伤口护理、伤口渗液多时,随时更换敷料,保持敷料干燥。
- 定时观察评估伤口情况,注意伤口有无红、肿等症状。
- 定时监测患者血常规及体温的变化。
- 严格执行无菌操作。
- 嘱患者多饮水,每日定时擦洗导尿管。
- 遵医嘱给予抗菌药物预防性治疗。
- 合理膳食、增加营养、增强免疫力。

潜在并发症

↓

发生深静脉血栓的危险

(1)护理目标:患者在住院期间不发生深静脉血栓。

(2)护理措施

- 评估患者发生深静脉血栓的危险因素。
- 给予患者使用防血栓弹力袜。
- 每日给予患者使用气压式血液循环驱动器。
- 定时监测患肢静脉彩超。
- 定时观察患肢皮肤有无发白、疼痛、水肿,如有类似情况,及时通知医生。

手术创伤
↓
潜在并发症:出血

(1)护理目标:护士在 48 小时内密切观察患者有无出血征象,一旦发生,立即报告医生,及时处理。

(2)护理措施
- 评估患者呼吸、脉搏、血压及伤口渗血情况。
- 遵医嘱给予止血药物,如卡络磺钠。
- 定期巡视病房,密切观察患者的呼吸、脉搏、血压及伤口渗血情况。
- 一旦发现出血征象,立即报告医生,及时处理。

**(三)出院前**

1. 诊疗情况　出院前行"髋关节正侧位"、"深静脉彩超"、血常规检查,护士给予患者及家属出院指导。各项检查无异常后可带药出院。

**思维提示**

[1]护士向患者及家属讲解拐杖使用的方法。
[2]护士向患者及家属讲解康复期护理注意事项。

2. 护理评估　做好出院时患者康复期的护理宣教。
3. 护理思维与实施方案

患者不能正确使用双拐
↓
知识缺乏

(1)护理目标:患者出院前能正确使用拐杖。
(2)护理措施
- 评估患者对双拐使用的基本方法、了解程度。
- 向患者解释正确使用双拐的必要性并教会患者正确使用双拐。
- 可提供相关宣传资料以帮助患者及家属尽快学会使用双拐。

患者及家属对康复期护理注意事项不了解
↓
知识缺乏

(1)护理目标:患者及家属出院前能复述出康复期注意事项。
(2)护理措施
- 向患者讲解康复期护理对疾病恢复的重要性。
- 告知患者康复期注意事项,主要包括以下几点:
1)术后 3 个月复查。
2)避免劳累、负重,外出使用拐杖。
3)伤口处如若出现红肿、疼痛的症状,及时就诊。
4)向患者发放出院指导宣传册。

## 二、护 理 评 价

患者从入院到出院,护理上给予了一系列的护理方案的实施。入院时为患者做好疼痛、睡眠型态紊乱、血压的监测及控制,手术后对手术伤口进行了良好的护理,避免了术后伤口的感染,有效避免压疮的发生以及深静脉血栓的发生。出院前,给予患者系统的知识、术后康复期的护理。在整个发病期,术后康复期护理尤为重要。

## 三、安 全 提 示

1. 有皮肤受损的危险　患者术后卧床,患肢外展中立位,护士需了解患者皮肤营养状况;定时协助患者翻身,并按摩皮肤受压部位;保持床铺平整、清洁、干燥、无皱褶、无渣屑。

2. 有跌倒的危险　患者遵医嘱可以下床活动后会有跌倒的危险。护士应该积极做好预防工作,嘱患者穿防滑鞋,保证病房地面干燥,灯光照明良好、病房设施摆放合理,教会患者正确使用双拐。

## 四、经 验 分 享

1. 心理护理　患者因对术后预后的担心,患者情绪焦虑低落。此过程中,护士应该告知患者的预后情况,使患者对疾病的康复抱有积极乐观的态度。

2. 术后并发症的观察　深静脉血栓的形成:大多数深静脉血栓形成是无症状的,少数患者会发生有症状的深静脉血栓,如若患肢出现肿胀、发硬、疼痛,下肢局部皮肤出现青紫色,皮温降低,或双下肢、臀部、下腹和外生殖器出现水肿的症状时,嘱患者制动、卧床,进一步治疗。

(王秋菊)

# 病例 35 髋关节翻修术患者的护理

患者,男性,54 岁,主诉:右髋关节置换术后疼痛 9 年,加重伴活动受限 2 年,门诊以"髋关节置换术后(右)"为进一步治疗,门诊收入院。

## 一、诊疗过程中的临床护理

### (一)入院时

**1.诊疗情况**

**入院后查体**:体温 36.5℃,脉搏 69 次/分,呼吸 18 次/分,血压 145/85mmHg。患者 9 年前因股骨颈骨折空心钉内固定术后股骨头坏死行右侧人工股骨头置换术,术后出现右髋关节疼痛,与活动相关,休息可缓解,无夜间痛,有活动受限,行口服药物治疗。症状逐渐进展。2 年前疼痛加重,伴活动受限,下蹲、上下楼困难,步行小于 20m。患者自发病以来精神、食欲良好,因疼痛出现失眠、易醒。患者无不良嗜好,大小便正常,生活自理。

**既往史**:既往高血压病史 7 年。遵医嘱按时服用贝那普利、厄贝沙坦氢氯噻嗪,血压维持在 135～145/80～90mmHg。否认冠心病、糖尿病等慢性疾病。否认肝炎、结核等传染病史。否认胃肠道、肝胆系疾病史。否认阿司匹林及其他抗凝药用药史。有输血史,有青霉素、磺胺过敏史。

**专科查体**:跛行入病房,骨盆向右倾斜,右髋关节短缩,屈曲畸形,未见切口瘢痕,关节红肿,无皮肤破溃,皮温不高。右髋关节大粗隆区有压痛,纵向叩击痛,双下肢未见水肿,无感觉减退,双侧足背动脉搏动可触及。

**辅助检查**:X 线:右髋关节髋臼骨缺损,股骨假体松动,下沉。24 小时动态血压收缩压 98～142mmHg,平均值 118mmHg;舒张压 79～95mmHg,平均值 86mmHg;平均动脉压 134/92mmHg。心电图:大致正常心电图。24 小时动态心电图提示:窦性心律,心率 68～96 次/分。

**思维提示**

[1]患者出现疼痛:疼痛部位为髋关节,与活动相关,需做好疼痛的护理。

[2]患者既往有高血压病史,须监督患者定时服药、定时监测血压。

[3]患者下蹲、上下楼困难,应做好防跌倒的措施。

[4]患者对二次手术以及预后情况的担忧,出现恐惧情绪,应做好心理护理。

[5]患者主动询问有关翻修手术的具体相关知识。

2.护理评估　患者主要症状为髋关节活动性疼痛。患者血压维持在135~145/80~90mmHg。患者多次咨询术前注意事项及康复护理要点,希望能有更多的了解。患者下蹲、上下楼困难,应做好防跌倒的措施。患者对二次手术以及预后情况的担忧,出现恐惧情绪,应做好心理护理。

3.护理思维与实施方案

| 髋关节髋臼骨缺损,<br>股骨假体松动,下沉<br>↓<br>髋关节活动性疼痛 | (1)护理目标:患者主诉疼痛缓解,舒适感增强。<br>(2)护理措施<br>• 评估患者疼痛的原因、部位、性质。<br>• 遵医嘱给予镇痛药物,如杜冷丁(哌替啶)、奇曼丁(曲马多)等。<br>• 创造良好的术后休养环境,保持病室整洁、安静、光线柔和,夜间拉好窗帘关闭大灯。<br>• 医疗护理操作时,动作轻柔,避免粗暴动作,尽量集中进行。<br>• 告诉患者一些放松的方法,如听音乐、聊天、看报等。 |
|---|---|
| 高血压病史7年,<br>血压维持在<br>135~145/80~90mmHg<br>↓<br>有发生高血压<br>急症的危险 | (1)护理目标:患者住院期间血压控制平稳。<br>(2)护理措施<br>• 监督患者按时服用降压药物,密切监测血压变化。<br>• 低盐饮食,每日＜6g。<br>• 嘱患者戒烟酒。<br>• 保持放松、平和的心态。<br>• 如头痛烦躁、心悸、恶心呕吐等不适症状及时通知医生。<br>• 注意观察降压药物副作用。 |
| 患者下蹲、上下楼困难,<br>关节活动受限<br>↓<br>有跌倒的风险 | (1)护理目标:患者住院期间不发生跌倒。<br>(2)护理措施<br>• 掌握患者基本情况:年龄、神志、肌力。<br>• 评估患者跌倒的风险因素,依照跌倒风险评估标准给予患者评分。<br>• 嘱患者穿防滑鞋,下床活动时尽量使用助行器具。<br>• 保持地面清洁干燥,灯光照明良好,病房设施摆放合理。 |

患者对二次手术及预后的担忧
↓
恐惧情绪

(1)护理目标：3 日内患者能够正确对待目前病情，恐惧感减轻。

(2)护理措施

- 评估患者恐惧的心情和程度。
- 与患者建立融合的关系，给予爱心，关心和体贴，使患者减轻恐惧感，自觉轻松舒适。
- 把患者病情及治疗方案向患者详细解释。
- 尽量为患者提供与亲朋好友接触的机会，配合医护人员做好解释。
- 选择适宜的时机，向患者解释"翻修术"的治疗方法及预后。

患者多次咨询术前注意事项、康复期护理要点
↓
知识缺乏

(1)护理目标：患者对治疗方案、预后康复期护理要点了解。

(2)护理措施

- 对患者进行手术前需要注意的事项进行讲解。
- 发放宣传手册。
- 告知患者术后可能发生的情况，使患者做好心理准备。
- 为患者讲解术后康复锻炼的方法。

**(二)实施手术后**

1.诊疗情况　手术当日 T：36.3～37.1℃，P：80～91 次/分，R：18～22 次/分，BP：126～145/80～92mmHg。患者在全麻下行"左髋关节翻修术"，术毕安返病房，伤口外敷料包扎完整，无渗血，患肢保持外展中立位，足趾血运感觉活动好，引流管通畅，引流液为血性液体。导尿管通畅，尿液为淡黄色、清亮，给予持续心电监护及吸氧。告知患者麻醉恢复前需去枕平卧、禁饮食。术日晚患者主诉疼痛，难以入睡。术后第 1 天，T：36.9～37.5℃，P：82～94 次/分，R：18～20 次/分，BP：132～141/82～93mmHg。伤口引流约 220ml。

**思维提示**

[1]患者主诉疼痛，难以入睡，与手术切口有关。

[2]部分自理能力缺陷：患者术后麻醉恢复前需绝对卧床、去枕平卧禁饮食。

[3]有皮肤受损的危险：患者术后卧床。

[4]潜在并发症，有感染的风险，与手术伤口有关。

[5]潜在并发症，发生下肢深静脉血栓的危险。

[6]潜在并发症：出血的风险，与手术有关。

2.护理评估　患者麻醉恢复前需去枕平卧、禁饮食。术日晚患者主诉疼痛,难以入睡。

3.护理思维与实施方案

手术切口
↓
疼痛

(1)护理目标:患者在2日内主诉疼痛缓解,舒适感增强

(2)护理措施

- 评估患者疼痛的原因、部位、性质及持续时间
- 告诉患者术后疼痛的必然性,可能持续的时间。
- 遵医嘱给予镇痛药物,如杜冷丁(哌替啶)、奇曼丁(曲马多)等。
- 给予膝关节冰敷,以减轻疼痛。
- 创造良好的术后休养环境,保持病室整洁、安静,光线柔和,夜间拉好窗帘关闭大灯。
- 医疗护理操作时,动作轻柔,避免粗暴动作,尽量集中进行。
- 告诉患者一些放松的方法,如听音乐、聊天、看报等。

患者麻醉恢复前需要
去枕平卧禁饮食
↓
部分自理能力缺陷

(1)护理目标:患者在卧床输液期间,主诉基本生活需要得到满足。

(2)护理措施

- 评估患者的自理程度。
- 定时巡视患者,密切观察生命体征及伤口渗血情况,保证输液通畅,认真听取患者不适主诉。
- 保持导尿管通畅,定时巡视。
- 将信号灯及常用物品放于患者床旁,并教会患者使用信号灯。
- 协助患者床上或如厕大小便,协助便后洗手。
- 协助患者打水、洗脸、梳头、漱口、保持床单位整洁,及时更换已污染的被服、衣裤。

患者术后卧床
↓
有皮肤完整性
受损的危险

(1)护理目标:患者住院期间不发生皮肤破损。

(2)护理措施

- 评估患者皮肤、年龄等情况,按照压疮风险评分标准给予患者评分。
- 协助患者每2小时翻身一次,同时观察皮肤有无压红的症状。
- 定时按摩皮肤受压部位,在骨隆突处垫软枕。
- 给予患者使用气垫床以防压疮出现。
- 保持床单位平整、清洁、干燥。
- 合理膳食、增加营养、增强免疫力。

患者伤口及留置导尿管
↓
有感染的风险

(1)护理目标:患者住院期间不发生伤口感染。

(2)护理措施

- 评估感染的危险因素。
- 加强伤口护理、伤口渗液多时,随时更换敷料,保持敷料干燥。
- 定时观察评估伤口情况,注意伤口有无红、肿等症状。
- 定时监测患者血常规及体温的变化。
- 严格执行无菌操作。
- 嘱患者多饮水,每日定时擦洗导尿管。
- 遵医嘱给予抗菌药物预防性治疗。
- 合理膳食、增加营养、增强免疫力。

潜在并发症
↓
发生深静脉血栓的危险

(1)护理目标:患者在住院期间不发生深静脉血栓

(2)护理措施

- 评估患者发生深静脉血栓的危险因素。
- 给予患者使用防血栓弹力袜。
- 每日给予患者使用气压式血液循环驱动器。
- 定时监测患肢静脉彩超。
- 定时观察患肢皮肤有无发白、疼痛、水肿,如有类似情况,及时通知医生。

手术创伤

潜在并发症:出血

（1）护理目标:护士在 48 小时内密切观察患者有无出血征象,一旦发生,立即报告医生,及时处理。

（2）护理措施
- 评估患者呼吸、脉搏、血压及伤口渗血情况。
- 遵医嘱给予止血药物,如卡络磺钠。
- 定期巡视病房,密切观察患者的呼吸、脉搏、血压及伤口渗血情况。
- 一旦发现出血征象,立即报告医生,及时处理。

### （三）出院前

1. 诊疗情况　出院前行"髋关节正侧位"、血常规检查,护士给予患者及家属出院指导。各项检查无异常后可带药出院。

**思维提示**

[1]患者及家属多次询问出院后患者在饮食方面的注意事项。

[2]护士向患者及家属讲解拐杖使用方法。

[3]功能锻炼,教会病人功能锻炼方法。

[4]护士向患者及其家属讲解康复期护理的注意事项。

2. 护理评估　做好出院时患者心理、药物知识水平及康复期的护理宣教。

3. 护理思维与实施方案

患者及家属对康复期护理注意事项不了解

知识缺乏

（1）护理目标:患者及家属出院前能复述康复期护理注意事项。

（2）护理措施
- 向患者讲解康复期护理对疾病恢复的重要性。
- 告知患者康复期注意事项,主要包括以下几点:

1）手术次日起 14 天拆线,术后 3 个月复查,不适随诊。

2）患肢避免负重或部分负重 3 个月。

3）康复早期应遵循 $90°$ 原则;日常生活中避免:盘腿、侧卧、跷二郎腿。

4）禁止高处跳落,以免假体受到撞击而松动。

5）避免摔跤或外伤,预防感冒和其他部位的急性感染,以防止关节感染。

6）按时服药,注意药物副作用。
- 向患者发放出院指导宣传册。

患者及家属想要了解出院回家后在饮食方面的注意事项

↓

知识缺乏

(1)护理目标:患者及家属出院前能复述饮食的注意事项。

(2)护理措施

- 评估患者学习知识的能力。
- 饮食:多食新鲜蔬菜,适当增加含胆固醇量较少而蛋白质含量较多的禽、鱼、肉类,以谷类为主食,粗细粮搭配,增加豆类制品的摄入,少吃糖果、糕点,不食或少食有刺激性的食物,如烟、酒及生冷、油腻和辣味食品。
- 保证睡眠充足,睡眠是人们恢复体力的最佳方式。
- 合理膳食,保持标准体重。

患者不能正确的使用双拐

↓

知识缺乏

(1)护理目标:家属出院前能正确使用拐杖。

(2)护理措施

- 评估患者对双拐使用的基本方法了解程度。
- 向患者解释正确使用双拐的必要性并教会患者正确的使用双拐。
- 提供相关宣传资料以帮助患者及家属尽快学会使用双拐。

家属未能讲解康复期注意事项

↓

知识缺乏

(1)护理目标:家属出院前能正确讲解注意事项。

(2)护理措施

- 对患者及家属讲解康复期护理对疾病恢复的重要性。
- 告知患者康复期注意事项

1)避免坐过矮的椅子等,保持双膝在髋以下水平。

2)卧位时,双腿间放置气垫,保持外展中立位。

3)避免劳累、弯腰动作。

4)按时服药,注意药物副作用。

5)患肢避免负重或部分负重3个月。

6)康复早期应遵循90°原则;日常生活中避免:盘腿、侧卧、跷二郎腿。

7)禁止高处跳落,以免假体撞击而松动。

8)避免摔跤或外伤,预防感冒和其他部位的急性感染,以防止关节感染。

9)术后2周拆线。

10)3个月门诊复查。

11)向患者发放出院指导手册。

（1）护理目标：家属出院前能正确演示功能锻炼。

（2）护理措施：仰卧位直腿抬高和屈膝屈髋锻炼。

家属未能讲解康复期
功能锻炼的方法
↓
知识缺乏

- 伸髋：收紧臀肌，伸直膝，向后伸展下肢。
- 屈髋：卧位向臀部滑动足跟，注意屈髋不大于90°。
- 伸膝：抬高一条腿约15cm，保持5秒钟，再换一条腿，重复10次。
- 髋外展：卧床保持脚趾向上，下肢伸直，向外展开下肢；站立时下肢伸直，向外展开下肢；保持5秒钟，重复10次。

## 二、护 理 评 价

患者从入院到出院，护理上给予了一系列的护理方案的实施。入院时为患者做好疼痛、睡眠型态紊乱的护理及血压的监测及控制。手术后满足患者的基本生理需求，对患者的睡眠、伤口等进行了良好的护理，避免了术后伤口的感染，有效避免了脱位、跌倒、坠床、压疮的发生。出院前，给予患者系统的知识、术后康复期的护理。在整个发病期，术后康复期护理尤为重要。

## 三、安 全 提 示

1. 有发生脱位、跌倒、坠床的危险　患者手术后翻身有脱位、坠床的危险；24小时下床活动时有发生跌倒的危险。护士应积极做好预防工作，了解患者一般情况，包括年龄、神志、肌力等。评估患者发生脱位、跌倒、坠床的风险因素；定时巡视，固定好病床脚刹、加床档、合理安排陪护；嘱患者穿防滑鞋，保证病房地面干燥，灯光照明良好、病房设施摆放合理。

2. 有皮肤受损的危险　患者术后24小时内卧床，护士需了解患者皮肤营养状况；定时协助患者翻身，并按摩皮肤受压部位；保持床铺平整、清洁、干燥、无皱褶、无渣屑。

3. 药物副作用的观察　患者住院期间需服用降压药物、止痛药物、辅助睡眠药物等，护士需注意观察药物副作用。

## 四、经 验 分 享

1. 心理护理　由于患者行关节再置换手术，患者及家属对手术费用昂贵及预后是否良好会产生焦虑，护士应详细向患者及家属解释手术的必要性、方法及术后功能锻炼的注意事项。

2.术后并发症的观察

(1)感染:术后出现体温持续升高,全身发抖;髋关节周围或大腿疼痛;皮肤发亮肿胀,皮肤颜色发红,局部皮肤温度稍高这些情况,应及时通知医生。注意观察伤口渗血情况,及时更换敷料,保持伤口敷料清洁干燥。常规合理应用抗生素。

(2)下肢深静脉血栓:采用术后12小时皮下注射肝素,连续给药7~10天。抗血栓压力带/气压泵物理治疗。

(3)脱位:脱位并不常见,常在术后即刻或10~12周发生。发生髋关节脱位时常伴有沉闷的声音,接着疼痛增加,髋关节不能活动或活动时疼痛加剧。保持正确的体位,避免髋关节过度内收和屈曲。搬动患者及抬起臀部时,应将髋关节整体水平托起;翻身时要注意轴向翻身。

(4)患肢肿胀:肿胀的发生可能与手术有关,护士指导患者进行足趾屈伸运动,配合口服或静脉给予消肿药物,可使肿胀尽快消退。护士应告知患者不要过多恐惧,通过锻炼可以尽快消肿。

(5)神经血管损伤:术后密切观察肢端血运、感觉、活动及足背动脉搏动。认真听取患者主诉。必要时给予口服或者肌注维生素 $B_{12}$。

(6)皮肤、呼吸、泌尿系统并发症的发生:定时给予患者翻身按摩,指导患者深呼吸及有效排痰,同时要鼓励患者多饮水。

(7)假体松动:是人工关节置换的远期并发症,患者主要表现为下肢疼痛、休息时缓解,负重时加重。

**(汤莉娜)**

## ▶ 病例 36 强直性脊柱炎行全髋关节置换术患者的护理

患者，男性，22岁，主诉：双髋关节疼痛7年，加重伴活动受限3年，门诊以"强直性脊柱炎"为进一步治疗，门诊收入院。

## 一、诊疗过程中的临床护理

### (一)入院时
#### 1.诊疗情况
**入院后查体**：体温36.5℃，脉搏78次/分，呼吸19次/分，血压120/80mmHg。患者7年前因强直性脊柱炎出现右髋关节疼痛，与活动不相关，休息不可缓解，有夜间痛，有活动受限，4年前左髋出现同样症状，后双髋关节症状逐渐加重。1年前双髋关节出现僵直并逐渐融合。患者自发病以来精神、食欲良好，因疼痛出现失眠、易醒。患者无不良嗜好，大小便正常，生活自理。

**既往史**：既往否认糖尿病、高血压、冠心病等慢性疾病。否认肝炎、结核等传染病史。否认胃肠道、肝胆系疾病史。否认阿司匹林及其他抗凝药用药史。无输血史，无药物过敏史。

**专科查体**：拄双拐入病房，骨盆无倾斜，双髋关节屈曲畸形，未见切口瘢痕、关节红肿，无皮肤破溃，皮温不高。左髋关节大粗隆区有压痛，无纵向叩击痛，明显活动受限，双下肢未见水肿，无感觉减退，双侧足背动脉搏动可触及。

**辅助检查**：X线：双髋关节间隙消失，关节融合。24小时动态血压及24小时动态心电图结果均大致正常。

### 思维提示

[1]患者出现疼痛：疼痛部位为髋关节，与活动相关，须做好疼痛的护理。

[2]患者出现睡眠型态紊乱：因疼痛出现失眠、易醒，须做好睡眠的护理。

[3]患者下蹲、上下楼困难，应做好防跌倒的措施。

[4]心理护理：患者入院后对手术本身、预后的担心及对新环境的不适应，出现紧张焦虑情绪。

[5]患者主诉对髋关节置换术不了解，想多了解疾病的相关知识。

2.护理评估 患者主要症状为右髋关节疼痛。患者因疼痛出现失眠、易醒。患者多次咨询术前注意事项及康复护理要点,希望能有更多的了解。

3.护理思维与实施方案

双髋关节间隙消失,
关节融合
↓
髋关节活动性疼痛

(1)护理目标:患者主诉疼痛缓解,舒适感增强。

(2)护理措施
- 评估患者疼痛的原因、部位、性质。
- 遵医嘱给予镇痛药物,如哌替啶、曲马多等。
- 创造良好的术后修养环境,保持病室整洁、安静,光线柔和,夜间拉好窗帘关闭大灯。
- 医疗护理操作时,动作轻柔,避免粗暴动作,尽量集中进行。
- 减少关节负重活动。

因疼痛出现失眠、易醒
↓
睡眠型态紊乱

(1)护理目标:患者住院期间持续性睡眠时间在6小时以上。

(2)护理措施
- 评估患者夜间睡眠情况及影响睡眠的因素。
- 创造良好的睡眠环境,控制陪住,尽可能提供安静而舒适的环境。患者休息时,减少不必要的护理活动。
- 告诉患者睡前少饮水,并让其睡前如厕。
- 指导患者使用放松技术,如缓慢地深呼吸,全身肌肉放松等。
- 必要时遵医嘱给予小剂量地西泮口服。

患者拄拐行走,
关节活动受限
↓
有跌倒的风险

(1)护理目标:患者住院期间不发生跌倒。

(2)护理措施
- 掌握患者基本情况:年龄、神志、肌力。
- 评估患者跌倒的风险因素,依照跌倒风险评估标准给予患者评分。
- 嘱患者穿防滑鞋,下床活动时尽量使用助行器具。
- 保持地面清洁干燥,灯光照明良好,病房安全设施齐全摆放合理,方便患者使用。

患者对手术情况的担心
及对新环境的不适应
↓
情绪焦虑

（1）护理目标：24小时内患者焦虑程度减轻。
（2）护理措施
- 评估患者情绪焦虑的原因及程度。
- 观察患者精神状态及表情变化。
- 给予患者讲解有关手术的相关情况，以减轻其紧张情绪。
- 介绍病友与患者认识，增加患者直接的沟通，尽快适应新环境及个人角色的变化。
- 主动与患者沟通，及时发现患者的问题并及时给予解决。
- 向患者简述焦虑对疾病的影响，了解产生焦虑的原因，做好解释工作。
- 保证患者充分时间睡眠，避免急躁，保持情绪稳定。

患者多次咨询疾病的
相关知识以及术前注意
事项、康复期护理要点
↓
知识缺乏

（1）护理目标：患者对治疗方案、预后康复期护理要点了解。
（2）护理措施
- 对患者进行手术前需要注意的事项进行讲解。
- 发放宣传手册。
- 告知患者术后可能发生的情况，使患者做好心理准备。
- 告知患者按照护理级别，护士可以为患者做好护理。
- 为患者讲解术后康复锻炼的方法。

**（二）实施手术后**

1.诊疗情况　手术当日 T：36.1～36.8℃，P：72～78次/分，R：18～23次/分，BP：137～140/75～88mmHg。患者在全麻下行"双髋关节置换术"，术毕安返病房，伤口外敷料包扎完整，无渗血，患肢保持外展中立位，足趾血运感觉活动好，引流管通畅，引流液为血性液体。导尿管通畅，尿液为淡黄色、清亮，给予持续心电监护及吸氧。告知患者麻醉恢复前需去枕平卧、禁饮食。术日晚患者主诉疼痛，难以入睡。术后第1天，T：36.8～37.9℃，P：75～89次/分，R：18～23次/分，BP：122～138/79～85mmHg。伤口引流约480ml。

**思维提示**

[1]患者主诉疼痛,难以入睡。与手术切口有关。

[2]部分自理能力缺陷:患者术后麻醉恢复前需绝对卧床、去枕平卧禁饮食。

[3]有皮肤受损的危险:患者术后卧床。

[4]潜在并发症,有感染的风险,与手术伤口有关。

[5]潜在并发症,发生下肢深静脉血栓的危险。

2.护理评估 患者麻醉恢复前需去枕平卧、禁饮食。术日晚患者主诉疼痛,难以入睡。

3.护理思维与实施方案

(1)护理目标:患者在 2 日内主诉疼痛缓解,舒适感增强。

(2)护理措施

手术切口
↓
疼痛

· 评估患者疼痛的原因、部位、性质及持续时间。

· 告诉患者术后疼痛的必然性,可能持续的时间。

· 遵医嘱给予镇痛药物,如哌替啶、曲马多等。

· 创造良好的术后修养环境,保持病室整洁、安静,光线柔和,夜间拉好窗帘关闭大灯。

· 医疗护理操作时,动作轻柔,避免粗暴动作,尽量集中进行。

· 告诉患者一些放松的方法,如听音乐、聊天、看报等。

患者麻醉恢复前需要
去枕平卧禁饮食
↓
部分自理能力缺陷

(1)护理目标:患者在卧床输液期间,主诉基本生活
　　需要得到满足。
(2)护理措施
　　· 评估患者的自理程度
　　· 定时巡视患者,密切观察生命体征及伤口渗血
　　　情况,保证输液通畅,认真听取患者不适主诉。
　　· 保持导尿管通畅,定时巡视;协助患者进行床
　　　上大便。
　　· 将信号灯及常用物品放于患者床旁,并教会患
　　　者使用信号灯。
　　· 协助患者床上或如厕大小便,协助便后洗手。
　　· 协助患者打水、洗脸、梳头、漱口、保持床单位
　　　整洁,及时更换已污染的被服、衣裤。

患者术后卧床
↓
有皮肤完整性
受损的危险

(1)护理目标:患者住院期间不发生皮肤破损。
(2)护理措施
　　· 评估患者皮肤、年龄等情况,按照压疮风险评
　　　分标准给予患者评分。
　　· 协助患者2小时翻身,同时观察皮肤有无压红
　　　的症状。
　　· 定时按摩皮肤受压部位,在骨隆突处垫软枕。
　　· 给予患者使用气垫床以防压疮出现。
　　· 保持床单位平整、清洁、干燥。
　　· 合理膳食、增加营养、增强免疫力。

患者伤口及留置导尿管
↓
有感染的风险

(1)护理目标:患者住院期间不发生伤口感染。
(2)护理措施
　　· 评估感染的危险因素。
　　· 加强伤口护理、伤口渗液多时,随时更换敷料,
　　　保持敷料干燥。
　　· 定时观察评估伤口情况,注意伤口有无红、肿
　　　等症状。
　　· 定时监测患者血常规及体温的变化。
　　· 严格执行无菌操作。
　　· 嘱患者多饮水,每日定时擦洗导尿管。
　　· 遵医嘱给予抗菌药物治疗。
　　· 合理膳食、增加营养、增强免疫力。

潜在并发症

↓

发生深静脉血栓的
危险

(1)护理目标:患者在住院期间不发生深静脉血栓。

(2)护理措施

· 评估患者发生深静脉血栓的危险因素。

· 给予患者使用防血栓弹力袜。

· 每日给予患者使用气压式血液循环驱动器。

· 定时监测患肢静脉彩超。

· 定时观察患肢皮肤有无发白、疼痛、水肿,如有
类似情况,及时通知医生。

**(三)出院前**

1.诊疗情况　出院前行"髋关节正侧位"、血常规检查,护士给予患者及家属出院指导。各项检查无异常后可带药出院。

**思维提示**

[1]护士向患者及家属讲解拐杖使用方法。

[2]功能锻炼,教会患者功能锻炼方法。

[3]护士向患者及其家属讲解康复期护理的注意事项。

2.护理评估　做好出院时患者心理、药物知识水平及康复期的护理宣教。

3.护理思维与实施方案

患者不能正确的
使用双拐

↓

知识缺乏

(1)护理目标:家属出院前能指导患者正确使用
拐杖。

(2)护理措施

· 评估患者对双拐使用的基本方法了解程度。

· 向患者解释正确使用双拐的必要性并教会患
者正确的使用双拐。

· 提供相关宣传资料以帮助患者及家属尽快学
会使用双拐。

家属未能讲解康复期
注意事项
↓
知识缺乏

(1)护理目标:家属出院前能正确讲解注意事项。

(2)护理措施

· 对患者及家属讲解康复期护理对疾病恢复的重要性。

· 告知患者康复期注意事项

1)避免坐过矮的椅子等,保持双膝在髋以下水平。

2)卧位时,双腿间放置气垫,保持外展中立位。

3)避免劳累、弯腰动作。

4)按时服药,注意药物副作用。

5)患肢避免负重或部分负重3个月。

6)康复早期应遵循90°原则;日常生活中避免:盘腿、侧卧、跷二郎腿。

7)禁止高处跳落,以免假体撞击而松动。

8)避免摔跤或外伤,预防感冒和其他部位的急性感染,以防止关节感染。

9)术后2周拆线。

10)3个月门诊复查。

11)向患者发放出院指导手册。

家属未能讲解康复期
功能锻炼
↓
知识缺乏

(1)护理目标:家属出院前能正确演示功能锻炼。

(2)护理措施:仰卧位直腿抬高和屈膝屈髋锻炼。

· 伸髋:收紧臀肌,伸直膝,向后伸展下肢。

· 屈髋:卧位向臀部滑动足跟,注意屈髋不大于90°。

· 伸膝:抬高一条腿约15cm,保持5秒钟,再换一条腿,重复10次。

· 髋外展:卧床保持脚趾向上,下肢伸直,向外展开下肢;站立时下肢伸直,向外展开下肢;保持5秒钟,重复10次。

## 二、护理评价

患者从入院到出院,护理上给予了一系列的护理方案的实施。入院时为患者做好疼痛、睡眠型态紊乱的护理及血压的监测及控制,手术后不仅满足了患者术后的基本生理需求,对患者的睡眠、伤口等均进行了良好的护理,避免了术后伤口的感染,有效避免了脱位、跌倒、坠床、压疮的发生。出院前,给予患者系统的知识、术后康复期的护理。在整个发病期,术后康复期护理尤为重要。

# 三、安 全 提 示

1.有发生脱位、跌倒、坠床的危险　患者手术后翻身有脱位、坠床的危险;24小时下床活动时有发生跌倒的危险。护士应积极做好预防工作,了解患者一般情况,包括年龄、神志、肌力等。评估者发生脱位、跌倒、坠床的风险因素;定时巡视患者,固定好病床脚刹、加床档、合理安排陪护;嘱患者穿防滑鞋,保证病房地面干燥,灯光照明良好、病房设施摆放合理。

2.有皮肤受损的危险　患者术后24小时内卧床,护士需了解患者皮肤营养状况;定时协助患者翻身,并按摩皮肤受压部位;保持床铺平整、清洁、干燥、无皱褶、无渣屑。

3.药物副作用的观察　患者住院期间需服用止痛药物、辅助睡眠药物等,护士需注意观察药物副作用。

# 四、经 验 分 享

1.心理护理　由于患者行关节再置换手术,患者及家属对手术费用昂贵及预后是否良好会产生焦虑,护士应详细向患者及家属解释手术的必要性、方法及术后功能锻炼的注意事项。

2.术后并发症的观察

(1)感染:术后出现体温持续升高,全身发抖;髋关节周围或大腿疼痛;皮肤发亮肿胀,皮肤颜色发红,局部皮肤温度稍高这些情况,应及时通知医生。注意观察伤口渗血情况,及时更换敷料,保持伤口敷料清洁干燥。常规合理应用抗生素。

(2)下肢深静脉血栓:采用术后12小时皮下注射肝素,连续给药7～10天。抗血栓压力带/气压泵物理治疗。

(3)脱位:脱位并不常见,常在术后即刻或10～12周发生。发生髋关节脱位时常伴有沉闷的声音,接着疼痛增加,髋关节不能活动或活动时疼痛加剧。保持正确的体位,避免髋关节过度内收和屈曲。搬动患者及抬起臀部时,应将髋关节整体水平托起;翻身时要注意轴向翻身。

(4)患肢肿胀:肿胀的发生可能与手术有关,护士指导患者进行足趾屈伸运动,配合口服或静脉给消肿药物,可使肿胀尽快消退。护士应告知患者不要过多恐惧,通过锻炼可以尽快消肿。

(5)神经血管损伤:术后密切观察肢端血运、感觉、活动及足背动脉搏动。认真听取患者主诉。必要时给予口服或者肌注维生素 $B_{12}$。

（6）皮肤、呼吸、泌尿系统并发症的发生：定时给予患者翻身按摩，指导患者深呼吸及有效排痰，同时要鼓励患者多饮水。

（7）假体松动：是人工关节置换远期并发症，患者主要表现为下肢疼痛、休息时缓解，负重时加重。

（李艳）

# 病例 37 髋关节类风湿关节炎术后护理

患者，男性，21 岁，主诉：左髋关节疼痛 5 年，加重伴活动受限 1 年，门诊以"髋关节类风湿关节炎"收入院。

## 一、诊疗过程中的临床护理

### (一)入院时

#### 1.诊疗情况

**入院后查体**：体温 36.5℃，脉搏 80 次/分，呼吸 17 次/分，血压 120/70mmHg。患者 5 年前无明显诱因出现左髋关节疼痛，与活动相关，休息可缓解，无夜间痛，有活动受限，行口服药物治疗，症状逐渐进展。1 年前疼痛加重，伴活动受限，下蹲、上下楼困难，步行小于 1000 米。患者自发病以来精神、食欲良好，因疼痛出现失眠、易醒。患者无不良嗜好，大小便正常，生活自理。

**既往史**：既往否认高血压、糖尿病、冠心病等慢性疾病。否认肝炎、结核等传染病史。否认胃肠道、肝胆系疾病史。否认阿司匹林及其他抗凝药用药史。无输血史，无药物过敏史。

**专科查体**：跛行入病房，骨盆向左倾斜，左髋关节短缩、屈曲畸形，未见切口瘢痕、关节红肿，无皮肤破溃，皮温不高。左髋关节大粗隆区有压痛，无纵向叩击痛，明显活动受限，双下肢未见水肿，无感觉减退，双侧足背动脉搏动可触及。

**辅助检查**：X 线：左髋关节轻度骨质疏松，关节间隙均匀狭窄，关节面不平整，头内未见囊性变，髋臼发育未见异常。24 小时动态血压及 24 小时动态心电图结果均大致正常。

**思维提示**

[1]患者出现疼痛：疼痛部位为髋关节，与活动相关，须做好疼痛的护理。

[2]患者下蹲、上下楼困难，应做好防跌倒的措施。

[3]心理护理：患者入院后对手术本身、预后的担心及对新环境的不适应，出现紧张焦虑情绪。

[4]患者缺乏手术及预后相关知识。

#### 2.护理评估　患者主要症状髋关节活动性疼痛。患者多次咨询术前注

意事项及康复护理要点,希望能有更多的了解。患者下蹲、上下楼困难,应做好防跌倒的措施。

3.护理思维与实施方案

左髋关节轻度骨质疏松。
关节间隙均匀狭窄。
↓
髋关节活动性疼痛

(1)护理目标:患者主诉疼痛缓解,舒适感增强。
(2)护理措施
- 评估患者疼痛的原因、部位、性质。
- 遵医嘱给予镇痛药物,如哌替啶、奇曼丁等。
- 创造良好的术后修养环境,保持病室整洁、安静,光线柔和,夜间拉好窗帘关闭大灯。
- 医疗护理操作时,动作轻柔,避免粗暴动作,尽量集中进行。
- 告诉患者一些放松的方法,如听音乐、聊天、看报等。

患者下蹲、上下楼困难,
关节活动受限
↓
有跌倒的风险

(1)护理目标:患者住院期间不发生跌倒。
(2)护理措施
- 掌握患者基本情况:年龄、神志、肌力。
- 评估患者跌倒的风险因素,依照跌倒风险评估标准给予患者评分。
- 嘱患者穿防滑鞋,下床活动时尽量使用助行器具。
- 保持地面清洁干燥,灯光照明良好,病房设施摆放合理。

患者对手术情况的担心
及对新环境的不适应
↓
情绪焦虑

(1)护理目标:24 小时内患者焦虑程度下降。
(2)护理措施
- 评估患者情绪焦虑的原因及程度。
- 观察患者精神状态及表情变化。
- 给予患者讲解有关手术的相关情况,以减轻其紧张情绪。
- 介绍病友与患者认识,增加患者之间的沟通,尽快适应新环境及个人角色的变化。
- 主动与患者沟通,及时发现患者的问题并及时给予解决。
- 向患者简述焦虑对疾病的影响,了解产生焦虑的原因,做好解释工作。
- 保证患者睡眠充足,避免急躁,保持情绪稳定。

患者多次咨询术前注意事项、康复期护理要点

↓

知识缺乏

(1)护理目标：患者对治疗方案、预后康复期护理要点了解。

(2)护理措施

· 对患者进行手术前需要注意的事项进行讲解。

· 告知患者术后可能发生的情况，使患者提前做好心理准备。

· 告知患者按照护理级别，护士可以为患者做好护理。

· 为患者讲解术后康复锻炼的方法。

**(二)实施手术后**

1.诊疗情况 手术当日 T：36.4～36.7℃，P：75～88 次/分，R：17～22 次/分，BP：115～128/72～83mmHg。患者在全麻下行"左髋关节置换术"，术毕安返病房，伤口外敷料包扎完整，无渗血，患肢保持外展中立位，足趾血运感觉活动好，引流管通畅，引流液为血性液体。导尿管通畅，尿液为淡黄色、清亮，给予持续心电监护及吸氧。告知患者麻醉恢复前需去枕平卧、禁饮食。术日晚患者主诉疼痛，难以入睡。术后第 1 天，T：36.0～37.9℃，P：74～95 次/分，R：17～25 次/分，BP：121～134/75～80mmHg。伤口引流约 150ml。

**思维提示**

[1]患者主诉疼痛，难以入睡，与手术切口有关。

[2]部分自理能力缺陷：患者术后麻醉恢复前需绝对卧床、去枕平卧禁饮食。

[3]患者术后卧床，增加了皮肤受损的危险。

[4]潜在并发症：有感染的风险，与手术伤口有关。

[5]潜在并发症：发生下肢深静脉血栓的危险。

[6]潜在并发症：出血，与手术有关。

2.护理评估 患者麻醉恢复前需去枕平卧、禁饮食。术日晚患者主诉疼痛，难以入睡。

3.护理思维与实施方案

手术切口
↓
疼痛

(1)护理目标:患者在 2 日内主诉疼痛缓解,舒适感增强。

(2)护理措施
- 评估患者疼痛的原因、部位、性质及持续时间。
- 告诉患者术后疼痛的必然性,可能持续的时间。
- 遵医嘱给予镇痛药物,如哌替啶、曲马多等。
- 创造良好的术后修养环境,保持病室整洁、安静、光线柔和,夜间拉好窗帘关闭大灯。
- 医疗护理操作时,动作轻柔,避免粗暴动作,尽量集中进行。
- 告诉患者一些放松的方法,如听音乐、聊天、看报等。

患者麻醉恢复前需要去枕平卧禁饮食
↓
部分自理能力缺陷

(1)护理目标:患者在卧床输液期间,主诉基本生活需要得到满足。

(2)护理措施
- 评估患者的自理程度
- 定时巡视患者,密切观察生命体征及伤口渗血情况,保证输液通畅,认真听取患者不适主诉。
- 保持导尿管通畅,定时巡视;协助患者进行床上大便。
- 将信号灯及常用物品放于患者床旁,并教会患者使用信号灯。
- 协助患者床上或如厕大小便,协助便后洗手。
- 协助患者打水、洗脸、梳头、漱口、保持床单位整洁,及时更换已污染的被服、衣裤。

患者术后卧床
↓
有皮肤完整性受损的危险

(1)护理目标:患者住院期间不发生皮肤破损。

(2)护理措施
- 评估患者皮肤、年龄等情况,按照压疮风险评分标准给予患者评分。
- 协助患者 2 小时翻身,同时观察皮肤有无压红的症状。
- 定时按摩皮肤受压部位,在骨隆突处垫软枕。
- 给予患者使用气垫床以防压疮出现。
- 保持床单位平整、清洁、干燥。
- 合理膳食、增加营养、增强免疫力。

患者伤口及留置导尿管

↓

有感染的风险

(1)护理目标:患者住院期间不发生伤口感染。

(2)护理措施
- 评估感染的危险因素。
- 加强伤口护理、伤口渗液多时,随时更换敷料,保持敷料干燥。
- 定时观察评估伤口情况,注意伤口有无红、肿等症状。
- 定时监测患者血常规及体温的变化。
- 严格执行无菌操作。
- 嘱患者多饮水,每日定时擦洗导尿管。
- 遵医嘱给予抗菌药物预防性治疗。
- 合理膳食、增加营养、增强免疫力。

潜在并发症

发生深静脉血栓的危险

(1)护理目标:患者在住院期间不发生深静脉血栓。

(2)护理措施
- 评估患者发生深静脉血栓的危险因素。
- 给予患者使用防血栓弹力袜。
- 每日给予患者使用气压式血液循环驱动器。
- 定时监测患肢静脉彩超。
- 定时观察患肢皮肤有无发白、疼痛、水肿,如有类似情况,及时通知医生。

手术创伤

↓

潜在并发症:出血

(1)护理目标:护士在48小时内密切观察患者有无出血征象,一旦发生,立即报告医生,及时处理。

(2)护理措施
- 评估患者呼吸、脉搏、血压及伤口渗血情况。
- 遵医嘱给予止血药物,如卡络磺钠。
- 定期巡视病房,密切观察患者的呼吸、脉搏、血压及伤口渗血情况。
- 一旦发现出血征象,立即报告医生,及时处理。

**(三)出院前**

1.诊疗情况　出院前行"髋关节正侧位"、血常规检查,护士给予患者及家属出院指导。各项检查无异常后可带药出院。

**思维提示**

[1]患者及家属多次询问出院后患者在饮食方面的注意事项。

[2]护士向患者及家属讲解拐杖使用方法。

[3]教会患者功能锻炼方法。

[4]护士向患者及其家属讲解康复期护理的注意事项。

**2.护理评估** 做好出院时患者心理、药物知识水平及康复期的护理宣教。

**3.护理思维与实施方案**

患者及家属想要了解出院回家后在饮食方面的注意事项

↓

知识缺乏

(1)护理目标:患者及家属出院前能复述饮食的注意事项。

(2)护理措施

- 评估患者学习知识的能力。
- 饮食:多食新鲜蔬菜,适当增加含胆固醇量较少而蛋白质含量较多的禽、鱼、肉类,以谷类为主食,粗细粮搭配,增加豆类制品的摄入,少吃糖果、糕点,不食或少食有刺激性的食物,如烟、酒及生冷、油腻和辣味食品。
- 保证睡眠充足,睡眠是人们恢复体力的最佳方式。
- 合理膳食,保持标准体重。

患者不能正确使用双拐

↓

知识缺乏

(1)护理目标:患者出院前能正确使用拐杖。

(2)护理措施

- 评估患者对双拐使用的基本方法、了解程度。
- 向患者解释正确使用双拐的必要性并教会患者正确使用双拐。
- 提供相关宣传资料以帮助患者及家属尽快学会使用双拐。

患者未能讲解康复期注意事项

↓

知识缺乏

(1)护理目标:家属出院前能正确讲解注意事项。

(2)护理措施

- 对患者及家属讲解康复期护理对疾病恢复的重要性。
- 告知患者康复期注意事项:

1)避免坐过矮的椅子等,保持双膝在髋以下水平。

2)卧位时,双腿间放置气垫,保持外展中立位。

3)避免劳累、弯腰动作。

4)按时服药,注意药物副作用。

5)患肢避免负重或部分负重3个月。

6)康复早期应遵循90°原则;日常生活中避免:盘腿、侧卧、跷二郎腿。

7)禁止高处跳落,以免假体撞击而松动。

8)避免摔跤或外伤,预防感冒和其他部位的急性感染,以防止关节感染。

9)术后2周拆线。

10)3个月门诊复查。

11)向患者发放出院指导手册。

(1)护理目标:家属出院前能正确演示功能锻炼。

(2)护理措施:仰卧位直腿抬高和屈膝屈髋锻炼。

患者未能讲解康复期
功能锻炼

↓

知识缺乏

- 伸髋:收紧臀肌,伸直膝,向后伸展下肢。
- 屈髋:卧位向臀部滑动足跟,注意屈髋不大于90°。
- 伸膝:抬高一条腿约15cm,保持5秒钟,再换一条腿,重复10次。
- 髋外展:卧床保持脚趾向上,下肢伸直,向外展开下肢;站立时下肢伸直,向外展开下肢,保持5秒钟,重复10次。

## 二、护 理 评 价

患者从入院到出院,护理上给予了一系列的护理方案的实施。入院时为患者做好疼痛、睡眠型态紊乱的护理及血压的监测及控制,手术后不仅满足了患者术后的基本生理需求,对患者的睡眠、伤口等均进行了良好的护理,避免了术后伤口的感染,有效避免了脱位、跌倒、坠床、压疮的发生。出院前,给予患者系统的知识、术后康复期的护理。在整个发病期,术后康复期护理尤为重要。

## 三、安 全 提 示

1.有发生脱位、跌倒、坠床的危险 患者手术后翻身有脱位、坠床的危险;24小时下床活动时有发生跌倒的危险。护士应积极做好预防工作,了解患者一般情况,包括年龄、神志、肌力等。评估患者发生脱位、跌倒、坠床的风险因素;定时巡视患者,固定好病床脚刹、加床档、合理安排陪护;嘱患者穿防滑鞋,保证病房地面干燥,灯光照明良好、病房设施摆放合理。

2.有皮肤受损的危险 患者术后24小时内卧床,护士需了解患者皮肤营养状况;定时协助患者翻身,并按摩皮肤受压部位;保持床铺平整、清洁、干燥、无皱褶、无渣屑。

3.药物副作用的观察 患者住院期间需服用降压药物、止痛药物、辅助睡眠药物等,护士需注意观察药物副作用。

## 四、经 验 分 享

1.心理护理 由于患者行关节再置换手术,患者及家属对手术费用昂贵及预后是否良好会产生焦虑,护士应详细向患者及家属解释手术的必要性、方法及术后功能锻炼的注意事项。

2.术后并发症的观察

(1)感染:术后出现体温持续升高,全身发抖,髋关节周围或大腿疼痛;皮肤发亮肿胀,皮肤颜色发红,局部皮肤温度稍高这些情况,应及时通知医生。注意观察伤口渗血情况,及时更换敷料,保持伤口敷料清洁干燥。常规合理应用抗生素。

(2)下肢深静脉血栓:采用术后 12 小时皮下注射肝素,连续给药 7～10天。抗血栓压力带/气压泵物理治疗。

(3)脱位:脱位并不常见,常在术后即刻或 10～12 周发生。发生髋关节脱位时常伴有沉闷的声音,接着疼痛加重,髋关节不能活动或活动时疼痛加剧。保持正确的体位,避免髋关节过度内收和屈曲。搬动患者及抬起臀部时,应将髋关节整体水平托起,翻身时要注意轴向翻身。

(4)患肢肿胀:肿胀的发生可能与手术有关,护士指导患者进行足趾屈伸运动,配合口服或静脉给消肿药物,可使肿胀尽快消退。护士应告知患者不要过多恐惧,通过锻炼可以尽快消肿。

(5)神经血管损伤:术后密切观察肢端血运、感觉、活动及足背动脉搏动。认真听取患者主诉。必要时给予口服肌注维生素 $B_{12}$。

(6)皮肤、呼吸、泌尿系统并发症的发生:定时给予患者翻身按摩,指导患者深呼吸及有效排痰,同时要鼓励患者多饮水。

(7)假体松动:是人工关节置换远期并发症,患者主要表现为下肢疼痛、休息时缓解,负重时加重。

(李艳)

## ▶ 病例 38 髋关节感染患者的护理

患者,女性,74 岁,主诉:髋关节疼痛加重,伴休息痛,门诊以"人工全髋间隔物放置术后、髋关节感染"收入院。

## 一、诊疗过程中的临床护理

### (一)入院时

#### 1.诊疗情况

**入院后查体**:体温 37.5℃,脉搏 88 次/分,呼吸 20 次/分,血压 143/80mmHg。患者 3 年前因摔伤致右股骨颈骨折,当时在当地医院行人工股骨头置换术,术后伤口疼痛,反复渗液,行清创等处理。症状反复,逐渐进展。1 年前髋关节疼痛加重,伴休息痛,并且红肿明显,破溃流脓窦道形成。对症治疗后症状无改善。患者自发病以来,情绪焦虑,因疼痛导致失眠等症状,患者无不良嗜好,大小便正常,生活部分自理。

**既往史**:既往高血压史 6 年,遵医嘱定时服用硝苯地平缓释片,血压维持在 130～145/73～95mmHg。否认冠心病、糖尿病等慢性疾病。否认肝炎、结核等传染病史。否认重大外伤、手术史。否认药物过敏史。

**专科查体**:跛行入病房,盆骨无倾斜,右髋关节短缩畸形,未见切口瘢痕、红肿,右髋关节腹股沟区压痛(一)、叩击痛(一),明显活动受限。双侧"4"字征(一),双侧 Thomas 征(一),双侧 Trendelenburg 征(一),Allis 征(+),双下肢未见水肿,无感觉减退,双侧足背动脉搏动可触及。

|  | 屈曲 | 伸直 | 外展 | 内收 | 外旋 |
|---|---|---|---|---|---|
| 左髋 | 130° | 0° | 25° | 30° | 30° |
| 右髋 | 80° | 0° | 10° | 15° | 15° |

**辅助检查**:X 线提示右髋关节人工间隔物安置置换术后改变

**异常化验结果**:尿常规:细菌数为 7531.6/μl(＜386.0/μl);白细胞为 142.4/μl(＜15.4/μl);血常规:白细胞 11.68/μl(3.69～9.16/μl);C 反应蛋白:66.50mg/L(＜8.00mg/L);魏氏血沉第一小时:27mm(＜20mm)。

**思维提示**

[1]患者出现疼痛：疼痛部位为右髋关节，须做好患者疼痛的护理。

[2]患者出现睡眠型态紊乱：因疼痛出现失眠、易醒，须做好睡眠的护理。

[3]患者既往有高血压病史，须监督患者定时服药、定时监测血压。

[4]体温过高：体温高于正常范围。

[5]患者对二次手术以及预后情况的担忧，出现恐惧情绪，应做好心理护理。

2.护理评估　患者主要症状为右髋关节疼痛，疼痛导致睡眠型态紊乱。患者血压维持在 130～145/73～95mmHg。关节活动受限，导致躯体移动障碍。患者体温维持在 37.5～38.5℃之间。患者对二次手术以及预后情况的担忧，出现恐惧情绪，应做好心理护理。

3.护理思维与实施方案

右髋关节处感染，
红肿明显
↓
右髋关节疼痛

(1)护理目标：患者主诉疼痛缓解，舒适感增强。

(2)护理措施

· 评估患者疼痛的原因、部位、性质。

· 遵医嘱给予镇痛药物，如哌替啶、曲马多等。

· 创造良好的术后修养环境，保持病室整洁、安静，光线柔和，夜间拉好窗帘关闭大灯。

· 医疗护理操作时，动作轻柔，避免粗暴动作，尽量集中进行。

· 告诉患者一些放松的方法，如听音乐、聊天、看报等。

因疼痛出现失眠、易醒
↓
睡眠型态紊乱

(1)护理目标：患者住院期间持续性睡眠时间在 6 小时以上。

(2)护理措施

· 评估患者夜间睡眠情况及影响睡眠的因素。

· 创造良好的睡眠环境，控制陪住，尽可能提供安静而舒适的环境。患者休息时，减少不必要的护理活动。

· 告诉患者睡前少饮水，并让其睡前如厕。

· 指导患者使用放松技术，如缓慢地深呼吸，全身肌肉放松等。

· 必要时遵医嘱给予小剂量地西泮口服。

高血压病史 6 年，血压维持在 130～145/73～95mmHg

↓

有发生高血压急症的危险

（1）护理目标：患者住院期间血压控制平稳。

（2）护理措施
- 监督患者按时服用降压药物，密切监测血压变化。
- 低盐饮食，每日＜6g。
- 嘱患者戒烟酒。
- 保持放松、平和的心态。
- 如头痛烦躁、心悸、恶心呕吐等不适症状及时通知医生。
- 注意观察降压药物副作用。

右髋关节处感染

↓

体温高于正常范围

（1）护理目标：患者体温恢复到正常范围。

（2）护理措施
- 评估患者体温升高的原因。
- 密切观察患者体温、心率的变化。
- 给予冰袋物理降温，必要时给予温水擦浴。
- 遵医嘱给予药物以降低体温。
- 嘱患者多饮水，使用高蛋白、易消化的饮食。

患者对二次手术及预后的担忧

↓

恐惧情绪

（1）护理目标：3 日内患者能够正确对待目前病情，恐惧感减轻。

（2）护理措施
- 评估患者恐惧的心情和程度。
- 与患者建立融合的关系，给予爱心，关心和体贴，使患者减轻恐惧感，自觉轻松舒适。
- 把患者病情及治疗方案详细向患者做以解释。
- 尽量为患者提供与亲朋好友接触的机会，配合医护人员做好解释。
- 选择适宜的时机，向患者解释"翻修术"的治疗方法及预后。

**（二）实施手术后**

1.诊疗情况　手术当日 T：36.6～37.6℃，P：80～96 次/分，R：18～22 次/分，BP：129～145/83～92mmHg。患者在全麻下行"右髋关节清创，假体取出，间隔物植入术（右）"，术毕后安返病房，伤口敷料包扎完好无渗血，给予外展中立位，足趾感觉活动恢复，带回有输液，有一根导尿管通畅，引流管夹毕。遵医嘱持续心电监护及吸氧。告知患者麻醉恢复前需去枕平卧、禁饮食，麻醉恢复后嘱患者进行股四头肌锻炼。术日晚患者主诉疼痛明显，难以入睡,遵医嘱给予哌替啶 50mg,异丙嗪 25mg 肌内注射,后患者可以安静入睡。术后第 1 天,T:37.1～37.8℃,P:82～94 次/分,R:18～20 次/分,BP:134～148/82～97mmHg。嘱患者继续协助患者股四头肌锻炼。遵医嘱给予患者使用弹力袜及足底泵防血栓治疗。定时给予患者翻身,生命体征平稳,停止心电监护及吸氧。患者髋关节保持外展中立位,卧床。术后第 2 天,遵医嘱拔除患者导尿管,嘱患者多饮水。

**思维提示**

[1]患者手术后皮肤有手术伤口,有感染的危险。应密切注意患者伤口敷料渗血情况,注意体温变化,并且定时检测患者血常规。

[2]患者主诉疼痛,难以入睡。与手术切口有关。

[3]患者保持外展中立位,卧床期间患者处于独立移动躯体的能力受到限制的状态。不仅出现自理能力的缺陷,还面临着发生压疮的危险。

[4]潜在并发症:有发生深静脉血栓的危险。

2.护理评估　患者术后卧床,患肢外展中立位。手术创口增加感染的风险。术日患者主诉疼痛,难以入睡。

3.护理思维与实施方案

手术切口
↓
疼痛

(1)护理目标:患者在 2 日内主诉疼痛缓解,舒适感增强。

(2)护理措施

· 评估患者疼痛的原因、部位、性质及持续时间。

· 告诉患者术后疼痛的必然性,可能持续的时间。

· 遵医嘱给予镇痛药物,如哌替啶、曲马多等。

· 给予膝关节冰敷,以减轻疼痛。

· 创造良好的术后修养环境,保持病室整洁、安静、光线柔和,夜间拉好窗帘关闭大灯。

· 医疗护理操作时,动作轻柔,避免粗暴动作,尽量集中进行。

· 告诉患者一些放松的方法,如听音乐、聊天、看报等。

患者麻醉恢复前需要
去枕平卧禁饮食
↓
部分自理能力缺陷

(1)护理目标:患者在卧床输液期间,主诉基本生活
需要得到满足。

(2)护理措施
- 评估患者的自理程度。
- 定时巡视患者,密切观察生命体征及伤口渗血
情况,保证输液通畅,认真听取患者不适主诉。
- 保持导尿管通畅,定时巡视;协助患者进行床
上大便。
- 将信号灯及常用物品放于患者床旁,并教会患
者使用信号灯。
- 协助患者床上或如厕大小便,协助便后洗手。
- 协助患者打水、洗脸、梳头、漱口、保持床单位
整洁,及时更换已污染的被服、衣裤。

患者术后卧床
↓
有皮肤完整性受损的
危险

(1)护理目标:患者住院期间不发生皮肤破损。

(2)护理措施
- 评估患者皮肤、年龄等情况,按照压疮风险评
分标准给予患者评分。
- 协助患者间隔2小时翻身,同时观察皮肤有无
压红的症状。
- 定时按摩皮肤受压部位,在骨隆突处垫软枕。
- 给予患者使用气垫床以防压疮出现。
- 保持床单位平整、清洁、干燥。
- 合理膳食、增加营养、增强免疫力。

患者伤口及留置导尿管
↓
有感染的风险

(1)护理目标:患者住院期间不发生伤口感染。

(2)护理措施
- 评估感染的危险因素。
- 加强伤口护理、伤口渗液多时,随时更换敷料,
保持敷料干燥。
- 定时观察评估伤口情况,注意伤口有无红、肿
等症状。
- 定时监测患者血常规及体温的变化。
- 严格执行无菌操作。
- 嘱患者多饮水,每日定时擦洗导尿管。
- 遵医嘱给予抗菌药物预防性治疗。
- 合理膳食、增加营养、增强免疫力。

患者术后卧床，
肠蠕动及代谢缓慢
↓
便秘

(1)护理目标：3天内患者可排出成型软便。
(2)护理措施
- 评估患者便秘的影响因素。
- 给予患者腹部按摩，双手叠放于右下腹相当于回盲部，沿升、横和降结肠走向，顺时针方向缓慢轻轻按摩，使腹部下陷1～2cm，10～15分钟/次。
- 鼓励患者多饮水，保证每日至少1500ml，适当进食润肠通便的食物，以粗粮、面食为主，瓜果蔬菜相辅。
- 遵医嘱给予通便类药物。

潜在并发症
↓
发生深静脉血栓的危险

(1)护理目标：患者在住院期间不发生深静脉血栓。
(2)护理措施
- 评估患者发生深静脉血栓的危险因素。
- 给予患者使用防血栓弹力袜。
- 每日给予患者使用气压式血液循环驱动器。
- 定时监测患肢静脉彩超。
- 定时观察患肢皮肤有无发白、疼痛、水肿，如有类似情况，及时通知医生。

**(三)出院前**

1.诊疗情况 出院前行"髋关节正侧位"、"深静脉彩超"、血常规检查，护士给予患者及家属出院指导。各项检查无异常后可带药出院。

**思维提示**

[1]护士向患者及家属介绍拐杖使用的方法。
[2]护士向患者及家属讲解康复期护理注意事项。

2.护理评估 做好出院时患者康复期的护理宣教。
3.护理思维与实施方案

患者不能正确使用双拐
↓
知识缺乏

(1)护理目标：家属出院前能正确使用拐杖。
(2)护理措施
- 评估患者对双拐使用的基本方法了解程度。
- 向患者解释正确使用双拐的必要性并教会患者正确的使用双拐。
- 可提供相关宣传资料以帮助患者及家属尽快学会使用双拐。

患者及家属对康复期
护理注意事项不了解
↓
知识缺乏

(1)护理目标:患者及家属出院前能复述出康复期注
　　意事项。
(2)护理措施
　　• 向患者讲解康复期护理对疾病恢复的重要性。
　　• 告知患者康复期注意事项,主要包括以下
　　　几点:
　　1)术后3个月复查,遵医嘱屈髋不得大于90°。
　　2)避免劳累、负重,外出使用拐杖。
　　3)伤口处如若出现红肿、疼痛的症状,及时
　　　就诊。
　　4)向患者发放出院指导宣传册。

## 二、护 理 评 价

　　患者从入院到出院,护理上给予了一系列的护理方案的实施。入院时为
患者做好疼痛、睡眠型态紊乱的护理及血压的监测及控制,手术后对手术伤
口进行了良好的护理,避免了术后伤口的感染,有效避免压疮的发生以及深
静脉血栓的发生。出院前,给予患者系统的知识、术后康复期的护理。在整
个发病期,术后康复期护理尤为重要。

## 三、安 全 提 示

　　1.有皮肤受损的危险　患者术后卧床,患肢外展中立位,护士需了解患
者皮肤营养状况;定时协助患者翻身,并按摩皮肤受压部位;保持床铺平整、
清洁、干燥、无皱褶、无渣屑。
　　2.有跌倒的危险　患者遵医嘱可以下床活动后会有跌倒的危险。护士
应该积极做好预防工作,嘱患者穿防滑鞋,保证病房地面干燥,灯光照明良
好、病房设施摆放合理,教会患者正确使用双拐。

## 四、经 验 分 享

　　1.心理护理　患者因术后伤口发生感染,伤口红肿,破溃流脓窦道形成,
患者情绪焦虑低落。此过程中,护士应该告知患者的预后情况,使患者对疾
病的康复抱有积极乐观的态度。
　　2.术后并发症的观察
　　(1)深静脉血栓的形成:大多数深静脉血栓形成是无症状的,少数患者会
发生有症状的深静脉血栓,如若患肢出现肿胀、发硬、疼痛,下肢局部皮肤出

现青紫色,皮温降低,或双下肢、臀部、下腹和外生殖器出现水肿的症状时,嘱患者制动、卧床,进一步治疗。

(2)出血:术后严密观察患者的血压及心律,做好相关记录。密切观察患者伤口处有无渗血,引流液的量及性质。定时巡视病房,一旦发生出血征象,及时通知医生,给予处理。

3.术后锻炼方法 功能锻炼:

第一阶段(术后2~6天):此阶段患者体力虚弱,运动量不宜过大,主要目的是保持关节稳定性和肌肉的张力,防止出现关节僵硬和肌肉萎缩。练习方法:股四头肌静力收缩运动;足背伸跖屈练习;臀大肌、臀中肌等长收缩练习;深呼吸运动,预防肺部并发症的发生;上肢肌力练习,目的是恢复上肢肌力,使患者术后能较好地使用拐杖。

第二阶段(术后7~14天):主要目的是恢复关节的活动度,进一步提高肌力。方法:继续第一阶段的练习;仰卧位直腿抬高运动,抬高小于30°;仰卧位屈髋、屈膝运动;侧卧位外展运动;坐位伸髋、屈髋练习;屈髋位旋转练习。

第三阶段(术后14天以后):继续第二阶段功能锻炼;坐位到站位点地训练;立位髋关节伸展、屈髋练习;骨盆左右摇摆练习;立位旋转练习。

(张金庆)

## ▶ 病例 39 髋臼发育不良引起髋关节置换患者的护理

患者,女性,69岁,主诉:左髋关节疼痛15年,右侧疼痛加重伴活动受限1年,门诊以"髋臼发育不良继发骨关节炎"收入院。

## 一、诊疗过程中的临床护理

### (一)入院时

#### 1.诊疗情况

**入院后查体**:体温36.5℃,脉搏80次/分,呼吸18次/分,血压145/88mmHg。患者主诉左髋关节疼痛15年,休息可缓解,行口服药、外用中药、针灸治疗。1年前疼痛加重,右侧也出现疼痛,伴活动受限,下蹲、上下楼困难,步行小于50m。患者自发病以来精神、食欲良好,因疼痛出现失眠、易醒。患者无不良嗜好,大小便正常,生活自理。

**既往史**:自诉浅表性胃炎10年,现已痊愈,既往高血压病史5年。遵医嘱按时服用硝苯地平缓释片,血压维持在140~145/85~95mmHg。否认糖尿病、冠心病史,否认肝炎、结核等传染病史,否认阿司匹林及其他抗凝药用史,否认外伤、手术及输血史、青霉素过敏史。

**专科查体**:跛行入病房,骨盆无倾斜,双髋关节无畸形,未见切口瘢痕、关节红肿,双髋关节臀区、大粗隆区、大腿近端压痛(+),纵向叩击痛(-),明显活动受限。双侧"4"字征(-),双侧Thomas征(+),双侧Trendelenburg征(-),Allis征(-),双侧Ober征(-),双下肢未见水肿,无感觉减退,双侧足背动脉搏动可触及。

**辅助检查**:X线:双髋臼发育浅宽,股骨头包容性差,关节间隙有狭窄,股骨头形状不圆,髋臼及股骨头负重区可见囊性变,Shenton线不连续。24小时动态血压收缩压120~148mmHg;舒张压82~95mmHg。

**思维提示**

[1] 患者出现疼痛:疼痛部位为双侧髋部、大腿外侧,应做好疼痛的护理。

[2] 患者出现睡眠型态紊乱:因疼痛出现失眠,易醒,应做好睡眠的护理。

[3] 患者既往有高血压病史,应监督患者定时服药,定时监测血压。

[4] 患者有血栓的危险:因卧床引起双下肢深静脉血栓,甚至肺栓塞,应做好预防血栓的护理。

2. 护理评估　患者主要症状为双髋疼痛。患者因疼痛出现失眠,易醒。血压维持在 140～145mmHg。患者咨询术前注意事项及康复护理要点,希望可以了解得更多。

3. 护理思维与实施

双髋臼发育浅宽,关节间隙狭窄,髋臼及股骨头负重区可见囊性变
↓
双髋及大腿外侧疼痛

(1)护理目标:患者主诉疼痛缓解。
(2)护理措施
- 给予心理安慰。
- 遵医嘱给予止痛药(曲马多、塞来昔布等),必要时给予止痛针(帕瑞昔布钠、哌替啶),用药过程中注意观察用药的效果及不良反应。

因疼痛出现失眠、易醒
↓
睡眠型态紊乱

(1)护理目标:患者可安静入睡。
(2)护理措施
- 给予心理安慰并告知其睡眠对康复的重要性。
- 告知患者尽量减少白天睡眠时间。
- 巡视患者时注意做到"四轻"。
- 必要时遵医嘱给予止痛药物缓解疼痛。
- 必要时遵医嘱给予地西泮等药物辅助睡眠。

高血压病史 5 年,血压维持在 140～145/85～95mmHg
↓
有发生高血压急症的危险

(1)护理目标:患者住院期间血压控制平稳。
(2)护理措施
- 监督患者按时服用降压药物,密切监测血压变化。
- 低盐饮食,每日<6g。
- 保持放松、平和的心态。
- 如有头痛、烦躁、心悸、恶心、呕吐等不适症状及时通知医生。
- 注意观察降压药物副作用。

患者多次咨询术前注意事项、康复期护理要点
↓
知识缺乏

(1)护理目标:患者对治疗方案、预后、康复期要点要了解。
(2)护理措施
- 对患者进行手术前需要注意的事项进行讲解。
- 发放宣传手册。
- 告知患者术后可能发生的情况,使患者提前作好心理准备。
- 告知患者按照护理级别,护士可以为患者做好护理。
- 向患者讲解术后康复锻炼的方法。

**(二)实施手术后**

1. 诊疗情况　手术当日:T:36.0～37.5℃,P:85～96 次/分,R:18～23 次/分,BP:135～155/85～95mmHg。患者在全麻下行"双侧全髋关节置换术",术毕安返病房,伤口敷料包扎完整有 10cm×10cm 渗血,足趾感觉活动好,患肢保持外展中立位,引流管及导尿管通畅,持续心电监护及吸氧。告之患者术后 6 小时内去枕平卧、禁食水。术日晚患者主诉伤口疼痛,难以入睡。术后第 1 天,T:36.7～37.4℃,P:85～90 次/分,R:18～20 次/分,BP:135～145/80～90mmHg。伤口敷料渗血处未见扩大。指导患者下肢功能锻炼。术后第 2 天遵医嘱拔除导尿管。

**思维提示**

[1]患者主诉疼痛,难以入睡,与手术切口有关。

[2]部分自理能力缺陷:患者术后麻醉恢复前需绝对卧床、去枕平卧禁饮食。

[3]有皮肤受损的危险:患者术后卧床。

[4]潜在并发症:有感染的风险,与手术伤口有关。

[5]潜在并发症:发生下肢深静脉血栓的危险。

[6]潜在并发症:出血,与手术有关。

2. 护理评估　患者麻醉恢复前需去枕平卧、禁饮食。术日晚患者伤口敷料有 10cm×10cm 渗血,患者主诉伤口疼痛,难以入睡。

3. 护理思维与实施方案

(1)护理目标:患者在 2 日内主诉疼痛缓解,舒适感增强。

(2)护理措施

手术切口
↓
疼痛

- 评估患者疼痛的原因、部位、性质及持续时间。
- 告诉患者术后疼痛的必然性,可能持续的时间。
- 遵医嘱给予镇痛药物,如哌替啶、曲马多等。
- 给予膝关节冰敷,以减轻疼痛。
- 创造良好的术后修养环境,保持病室整洁、安静,光线柔和,夜间拉好窗帘关闭大灯。
- 医疗护理操作时,动作轻柔,避免粗暴动作,尽量集中进行。
- 告诉患者一些放松的方法,如听音乐、聊天、看报等。

患者麻醉恢复前需要
去枕平卧禁饮食
↓
部分自理能力缺陷

(1)护理目标:患者在卧床输液期间,主诉基本生活需要得到满足。

(2)护理措施

- 评估患者的自理程度。
- 定时巡视患者,密切观察生命体征及伤口渗血情况,保证输液通畅,认真听取患者不适主诉。
- 保持导尿管通畅,定时巡视;协助患者进行床上大便。
- 将信号灯及常用物品放于患者床旁,并教会患者使用信号灯。
- 协助患者床上或如厕大小便,协助便后洗手。
- 协助患者打水、洗脸、梳头、漱口、保持床单位整洁,及时更换已污染的被服、衣裤。

患者术后卧床
↓
有皮肤完整性受损的
危险

(1)护理目标:患者住院期间不发生皮肤破损。

(2)护理措施

- 评估患者皮肤、年龄等情况,按照压疮风险评分标准给予患者评分。
- 协助患者间隔2小时翻身,同时观察皮肤有无压红的症状。
- 定时按摩皮肤受压部位,在骨隆突处垫软枕。
- 给予患者使用气垫床以防压疮出现。
- 保持床单位平整、清洁、干燥。
- 合理膳食、增加营养、增强免疫力。

患者伤口及留置导尿管
↓
有感染的风险

(1)护理目标:患者住院期间不发生伤口感染。

(2)护理措施

- 评估感染的危险因素。
- 加强伤口护理,伤口渗液多时,随时更换敷料,保持敷料干燥。
- 定时观察评估伤口情况,注意伤口有无红、肿等症状。
- 定时监测患者血常规及体温的变化。
- 严格执行无菌操作。
- 嘱患者多饮水,每日定时擦洗导尿管。
- 遵医嘱给予抗菌药物预防性治疗。
- 合理膳食、增加营养、增强免疫力。

潜在并发症
↓
发生深静脉血栓的危险

(1)护理目标:患者在住院期间不发生深静脉血栓。

(2)护理措施

- 评估患者发生深静脉血栓的危险因素。
- 给予患者使用防血栓弹力袜。
- 每日给予患者使用气压式血液循环驱动器。
- 定时监测患肢静脉彩超。
- 定时观察患肢皮肤有无发白、疼痛、水肿,如有类似情况,及时通知医生。

手术创伤
↓
潜在并发症:出血

(1)护理目标:护士在 48 小时内密切观察患者有无出血征象,一旦发生,立即报告医生,及时处理。

(2)护理措施

- 评估患者呼吸、脉搏、血压及伤口渗血情况。
- 遵医嘱给予止血药物,如卡络磺钠。
- 定期巡视病房,密切观察患者的呼吸、脉搏、血压及伤口渗血情况。
- 一旦发现出血征象,立即报告医生,及时处理。

**(三)出院前**

1. 诊疗情况　出院前行"双髋关节正侧位"、"双下肢深静脉彩超"、血常规检查,护士给予患者及家属出院指导。

**思维提示**

[1]患者及家属多次询问出院后患者在饮食方面的注意事项。

[2]护士向患者及家属讲解拐杖使用方法。

[3]功能锻炼,教会患者功能锻炼方法。

[4]护士向患者及其家属讲解康复期护理的注意事项。

2. 护理评估　做好出院时患者心理、药物知识水平及康复期的宣教。

3. 护理思维与实施方案

患者及家属想要了解
出院回家后在饮食
方面的注意事项

↓

知识缺乏

(1)护理目标:患者及家属出院前能复述饮食的注意事项。

(2)护理措施

- 评估患者学习知识的能力。
- 饮食:多食新鲜蔬菜,适当增加胆固醇含量较少而蛋白质含量较多的禽、鱼、肉类,以谷类为主食,粗细粮搭配,增加豆类制品的摄入,少吃糖果、糕点,不食或少食有刺激性的食物,如烟、酒及生冷、油腻和辣味食品。
- 保证睡眠充足,睡眠是人们恢复体力的最佳方式。
- 合理膳食,保持标准体重。

患者不能正确的
使用双拐

↓

知识缺乏

(1)护理目标:患者出院前能正确使用拐杖。

(2)护理措施

- 评估患者对双拐使用的基本方法了解程度。
- 向患者解释正确使用双拐的必要性并教会患者正确的使用双拐。
- 提供相关宣传资料以帮助患者及家属尽快学会使用双拐。

家属及患者未能讲解
康复期注意事项

↓

知识缺乏

(1)护理目标:家属及患者出院前能正确讲解注意事项。

(2)护理措施

- 对患者及家属讲解康复期护理对疾病恢复的重要性。
- 告知患者康复期注意事项

1)避免坐过矮的椅子,保持双膝在髋以下水平。

2)卧位时,双腿间放置气垫,保持患肢外展中立位。

3)避免劳累、弯腰动作。

4)按时服药,注意药物副作用。

5)患肢避免负重或部分负重3个月。

6)康复早期应遵循90°原则;日常生活中避免:盘腿、侧卧、跷二郎腿。

7)禁止高处跳落,以免假体撞击而松动。

8)避免摔跤或外伤,预防感冒和其他部位的急性感染,以防止关节感染。

9)术后2周拆线。

10)3个月门诊复查。

11)向患者发放出院指导手册。

家属及患者未能讲解
康复期功能锻炼

↓

知识缺乏

(1)护理目标:家属及患者出院前能正确演示功能锻炼。

(2)护理措施:仰卧位直腿抬高和屈膝屈髋锻炼。

- 伸髋:收紧臀肌,伸直膝,向后伸展下肢。
- 屈髋:卧位向臀部滑动足跟,注意屈髋不大于90°。
- 伸膝:抬高一条腿约15cm,保持5秒钟,再换一条腿,重复10次。
- 髋外展:卧床保持脚趾向上,下肢伸直,向外展开下肢;站立时下肢伸直,向外展开下肢;保持5秒钟,重复10次。

## 二、护 理 评 价

患者从入院到出院,护理上给予了一系列的护理方案的实施。入院时为患者做好疼痛、睡眠型态紊乱的护理及血压的监测及控制,术后满足了患者的基本生理需求,对患者的睡眠、伤口等进行了良好的护理,避免了伤口感染及血栓的发生,有效避免了跌倒、坠床、压疮的发生。出院前向患者及家属讲解康复期护理及功能锻炼的方法。

## 三、安 全 提 示

1. 有发生坠床、跌倒的危险　患者术后翻身有坠床的危险;术后下床时有发生跌倒的危险。护士应积极做好防御工作,了解患者的一般情况。评估患者发生跌倒、坠床的风险因素;定时巡视病房,固定好病床脚刹、加床档;保证病房地面干燥,设施摆放合理。

2. 有皮肤受损的危险　患者术后须卧床,护士应了解患者皮肤情况;定时协助患者翻身,按摩受压部位;保持床单位平整、清洁、干燥。

3. 有血栓的危险　指导患者下肢功能锻炼;术后第1天开始穿弹力袜;遵医嘱足底泵及皮下注射药物(低分子肝素钠)或口服药物(利伐沙班)治疗;行双下肢深静脉彩超检查。

4. 药物副作用的观察　患者住院期间需服用降压药、止痛消肿药物、辅助睡眠药物等,护士应观察药物副作用。

## 四、经 验 分 享

1. 心理护理　患者因髋关节疼痛10余年,活动受限,迫切需要通过手术方式解除痛苦,恢复肢体的活动功能,因此对手术成功与否有极大的恐惧。为了让患者更好地配合治疗,护士应认真听取患者的意见和要求,向患者阐明手术的重要性和必要性,从而解除患者的思想顾虑,使患者对疾病的康复抱有积极乐观的态度。

2.术后并发症的观察

(1)下肢静脉血栓形成:患者由于术后体位受限,活动少,血液回流不畅等原因,易引起下肢静脉血栓,因此护士应尽早指导患者进行患肢活动,给患者穿弹力袜,遵医嘱给予患者皮下注射抗凝药物或口服抗血栓药物及足底静脉泵治疗。

(2)伤口感染:术后护士应严密观察患者伤口有无红、肿、热、痛症状,监测患者体温变化及血常规结果。

(3)脱位:由于假体植入位置不正确,术后训练不当或体位摆放不正确,易导致患肢假体脱位。护士应指导患者患肢保持外展中立位,两腿间放置气垫,避免髋关节内旋,内收,屈髋应小于90°。

(许婧)

# 病例 40 髋臼旋转截骨术患者的护理

患者,女性,21 岁,主诉:2 年前无诱因出现右髋关节疼痛,伴活动受限,门诊以"髋臼发育不良(双)"收入院。

## 一、诊疗过程中的临床护理

### (一)入院时

**1.诊疗情况**

**入院后查体:**体温 36.5℃,脉搏 80 次/分,呼吸 18 次/分,血压 120/82mmHg。患者无诱因出现右髋关节疼痛,与活动相关,休息可缓解,有活动受限,未予治疗,症状逐渐加重。活动后疼痛加重,伴活动受限,下蹲、上下楼困难,步行小于 500 米。患者自发病以来精神、食欲良好,因疼痛出现失眠、易醒。患者无不良嗜好,大小便正常,生活自理。

**既往史:**否认高血压、冠心病、糖尿病等慢性疾病。否认肝炎、结核等传染病史。否认重大外伤、手术史。否认药物过敏史。

**专科查体:**步行入病房,骨盆无倾斜,双髋关节无畸形,未见切口瘢痕,关节红肿,双髋关节压痛(—),纵向叩击痛(—),无活动受限,双侧"4"字征(—),双侧 Thomas 征(—),双侧 Trendelenburg 征(—),Allis 征(—),双侧 Ober 征(—),双下肢未见水肿,无感觉减退,双侧足背动脉搏动可触及。

**辅助检查:**X 线:双髋臼发育浅宽,股骨头包容性差,关节间隙无狭窄,股骨头形状不圆,髋臼及股骨头负重区未见囊性变,Shenton 线连续。双侧 CE 角约 11°。

**心电图:**大致正常心电图。

---

**思维提示**

[1]患者出现疼痛:疼痛部位为右髋关节。须做好患者疼痛的护理。

[2]患者下蹲、上下楼困难,应做好防跌倒的措施。

[3]心理护理:患者入院后对手术本身、愈后的担心及对新环境的不适应,出现紧张焦虑情绪。

[4]患者主诉对疾病的相关知识不了解,想要了解更多有关疾病、手术的知识。

2.护理评估　患者主要症状为右髋关节疼痛。患者因疼痛出现失眠、易醒。血压维持在 120 ~135/80 ~90mmHg。下蹲、上下楼困难,应做好防跌倒的措施。患者多次咨询术前注意事项及康复护理要点,希望能有更多的了解。

3.护理思维与实施方案

患者髋关节软骨退变,
无菌性炎症,产生
炎症因子
↓
右髋关节疼痛

(1)护理目标:患者主诉疼痛缓解,舒适感增强。

(2)护理措施
- 评估患者疼痛的原因、部位、性质。
- 遵医嘱给予镇痛药物,如哌替啶、曲马多等。
- 创造良好的术后休养环境,保持病室整洁、安静,光线柔和,夜间拉好窗帘关闭大灯。
- 医疗护理操作时,动作轻柔,避免粗暴动作,尽量集中进行。
- 告诉患者一些放松的方法,如听音乐、聊天、看报等。

患者下蹲、上下楼困难,
关节活动受限
↓
有跌倒的风险

(1)护理目标:患者住院期间避免发生跌倒。

(2)护理措施
- 掌握患者基本情况:年龄、神志、肌力。
- 评估患者跌倒的风险因素,依照跌倒风险评估标准给予患者评分。
- 嘱患者穿防滑鞋,下床活动时尽量使用助行器具。
- 保持地面清洁干燥,灯光照明良好,病房设施摆放合理。

患者对手术情况的担心
及对新环境的不适应
↓
情绪焦虑

(1)护理目标:24 小时内患者焦虑程度减轻。

(2)护理措施
- 评估患者情绪焦虑的原因及程度。
- 观察患者精神状态及表情变化。
- 给予患者讲解有关手术的相关情况,以减轻其紧张情绪。
- 介绍病友与患者认识,增加患者直接的沟通,尽快适应新环境及个人角色的变化。
- 主动与患者沟通,及时发现患者的问题并及时给予解决。
- 向患者简述焦虑对疾病的影响,了解产生焦虑的原因,做好解释工作。
- 保证患者充分时间睡眠,避免急躁,保持情绪稳定。

（1）护理目标：患者了解治疗方案、预后、康复期护理要点。

（2）护理措施

患者多次咨询术前注意事项、康复期护理要点
↓
知识缺乏

- 对患者进行手术前注意事项的讲解。
- 发放宣传手册。
- 告知患者术后可能发生的情况，使患者提前作好心理准备。
- 告知患者按照护理级别，护士可以为患者做好护理。
- 为患者讲解术后康复锻炼的方法。

### （二）实施手术后

1.诊疗情况　手术当日 T:36.6～37.5℃,P:80～96 次/分,R:18～22 次/分,BP:111～136/70～90mmHg。患者在全麻下行"髋臼旋转截骨术（右）"，术毕安返病房，伤口外敷料包扎完整，无渗血，双下肢感觉活动同术前，导尿管通畅，尿液为淡黄色、清亮，给予 24 小时心电监护及吸氧。告知患者麻醉恢复前需去枕平卧、禁饮食，麻醉恢复后可行股四头肌等长收缩锻炼。术日晚患者伤口敷料有 5cm×4cm 渗血，患者主诉疼痛，难以入睡。术后第 1 天，T:36.4～37.5℃,P:88～98 次/分,R:18～20 次/分,BP:104～123/72～89mmHg。伤口敷料渗血未见扩大。48 小时后护士将患者导尿管拔除。

**思维提示**

[1]患者主诉疼痛，难以入睡，与手术切口有关。

[2]部分自理能力缺陷：患者术后麻醉恢复前需绝对卧床、去枕平卧禁饮食。

[3]有皮肤受损的危险：患者术后卧床。

[4]潜在并发症：有感染的风险，与手术伤口有关。

[5]潜在并发症：出血，与手术有关。

2.护理评估　患者麻醉恢复前需去枕平卧、禁饮食。术日晚患者伤口敷料 5cm×4cm 渗血，患者主诉疼痛，难以入睡。

3.护理思维与实施方案

（1）护理目标：满足患者基本生理需求。

（2）护理措施

患者麻醉恢复前需去枕平卧、禁饮食
↓
部分自理能力缺陷

- 麻醉恢复后，协助患者进食流质饮食，排气前不食牛奶、豆浆等产气食物，协助患者饮水。
- 保持导尿管通畅，定时巡视；协助患者进行床上排便。
- 为患者整理好床单位，盖好被褥。

患者术后需卧床

↓

躯体移动障碍
有皮肤受损的危险

(1)护理目标:患者卧床期间避免发生皮肤受损(压疮)。

(2)护理措施

- 术前嘱患者准备一块 0.8m×1.5m 的翻身布,术后平铺垫在患者背部,翻身应至少两人操作,禁止床上拖拉患者。
- 协助患者定时翻身:日间每 2 小时轴向翻身一次,夜间每 3 小时轴向翻身一次。
- 保持床铺平整、清洁、干燥、无皱褶、无渣屑。

患者主诉疼痛,
难以入睡

↓

睡眠型态紊乱

(1)护理目标:患者主诉疼痛缓解,安静入睡。

(2)护理措施

- 给予心理安慰。
- 提供舒适的环境。
- 巡视患者时注意做到"四轻"。
- 遵医嘱给予止痛药。
- 遵医嘱给予地西泮等药物辅助睡眠。

伤口敷料有 5cm×4cm
渗血,患者留置导尿管

↓

有发生感染的危险

(1)护理目标:患者住院期间避免发生伤口感染。

(2)护理措施

- 加强伤口护理,伤口渗液多时,随时更换敷料,保持敷料清洁干燥。
- 观察和评估伤口情况,注意伤口有无红、肿、痛等症状。
- 加强导尿管护理,每日进行会阴护理。
- 嘱患者多饮水,以达到冲洗尿道作用。

下床活动

↓

有发生跌倒、坠床的危险

(1)护理目标:患者在住院期间避免发生跌倒、坠床。

(2)护理措施

- 掌握患者的基本情况:年龄、神志、肌力。
- 评估患者发生跌倒、坠床的风险因素,依照跌倒、坠床风险评估标准给予患者评分。
- 定时巡视患者,固定好病床脚刹、加床档、合理安排陪护。
- 嘱患者穿防滑鞋,保持病房地面干燥,灯光照明良好、病房设施摆放合理。

**(三)出院前**

1.诊疗情况 出院前行"髋关节正侧位"、血常规检查,护士给予患者及家属出院指导。各项检查无异常后可带药出院。

**思维提示**

[1]患者及家属多次询问出院后患者在饮食方面的注意事项。

[2]护士向患者及家属讲解拐杖使用方法。

[3]功能锻炼,教会患者功能锻炼方法。

[4]护士向患者及其家属讲解康复期护理的注意事项。

2.护理评估 做好出院时患者心理、药物知识水平及康复期的护理宣教。

3.护理思维与实施方案

患者及家属想要了解
出院回家后在饮食
方面的注意事项
↓
知识缺乏

(1)护理目标:患者及家属出院前能了解饮食的注意事项。

(2)护理措施

· 评估患者学习知识的能力。

· 饮食:多食新鲜蔬菜,适当增加含胆固醇量较少而蛋白质含量较多的禽、鱼、肉类,以谷类为主食,粗细粮搭配,增加豆类制品的摄入,少吃糖果、糕点,不食或少食有刺激性的食物,如烟、酒及生冷、油腻和辣味食品。

患者不能正确的
使用双拐
↓
知识缺乏

(1)护理目标:家属出院前能正确使用拐杖。

(2)护理措施

· 评估患者对双拐使用的基本方法了解程度。

· 向患者解释正确使用双拐的必要性并教会患者正确的使用双拐。

· 提供相关宣传资料以帮助患者及家属尽快学会使用双拐。

患者想要知道出院后的注意事项

↓

知识缺乏

(1)护理目标:患者能够正确认识、理解出院后的相关注意事项。

(2)护理措施

· 对患者讲解康复期护理对疾病恢复的重要性。

· 告知患者康复期注意事项,主要包括以下几点:

1)手术次日起14天后拆线。

2)术后3个月复查,遵医嘱进行功能锻炼。避免劳累、负重、不宜弯腰拾物,需屈膝下蹲拾物。

3)不适随诊。

家属未能讲解康复期功能锻炼

↓

知识缺乏

(1)护理目标:家属出院前能正确演示功能锻炼。

(2)护理措施:仰卧位直腿抬高和屈膝屈髋锻炼。

· 伸髋:收紧臀肌,伸直膝,向后伸展下肢。

· 屈髋:卧位向臀部滑动足跟,注意屈髋不大于90°。

· 伸膝:抬高一条腿约15cm,保持5秒钟,再换一条腿,重复10次。

· 髋外展:卧床保持脚趾向上,下肢伸直,向外展开下肢;站立时下肢伸直,向外展开下肢;保持5秒钟,重复10次。

## 二、护 理 评 价

患者从入院到出院,护理上给予了一系列的护理方案的实施。入院时为患者做好有关疼痛、睡眠型态紊乱知识的指导,手术后不仅满足了患者术后的基本生理需求,对患者的睡眠、伤口等均进行了良好的护理,避免了术后伤口的感染,并且有效避免了跌倒、坠床、压疮的发生。出院前,给予患者有关患肢康复指导,及注意事项的介绍。围术期护理尤为重要。

## 三、安 全 提 示

1.有发生跌倒、坠床的危险  患者手术后翻身有坠床的危险;护士应积极做好预防工作,了解患者一般情况,包括年龄、神志、肌力等。评估患者发生跌倒、坠床的风险因素;定时巡视患者,固定好病床脚刹、加床档、合理安排陪护;嘱患者穿防滑鞋,保持病房地面干燥、灯光照明良好、病房设施摆放合理。

2.有皮肤受损的危险　患者术后卧床,护士需了解患者皮肤营养状况;定时协助患者翻身;保持床铺平整、清洁、干燥、无皱褶、无渣屑。

3.药物副作用的观察　患者住院期间需服用止痛药物、辅助睡眠药物等,护士需注意观察药物的使用效果及不良反应。

# 四、经验分享

1.心理护理　因髋臼发育不良、髋关节软骨退变、无菌性炎症产生炎症因子,患者出现髋关节疼痛,进行性加重,护士可告诉患者手术实施后疼痛可能还要持续一段时间,使患者对疾病的康复抱有积极乐观的态度。

2.术后并发症的观察

(1)伤口感染:术后1~3天护士应密切观察患肢的颜色、皮温,足趾感觉活动及生命体征,血常规等。

(2)下肢静脉血栓:为手术重度并发症,与手术和卧床有关。护理措施:①使用双下肢血液循环驱动器,2次/日,1小时/次,促进下肢血液循环,有效防止下肢深静脉血栓的发生;②术后早期活动:麻醉作用消失后即可进行股四头肌等长收缩、踝关节的跖屈、背伸锻炼,促进患肢血液循环,减轻肌肉萎缩,防止血栓形成;③嘱患者适当多饮水以降低血黏度。

(3)预防贫血:髋臼截骨手术复杂,术中失血量大,定期监测血常规并观察症状及体征、及时纠正贫血。

3.患肢功能锻炼的方法　髋臼旋转截骨术后第2~4周,利用悬吊装置进行功能锻炼,使患肢在减少重力条件下进行外展、内收、屈髋、屈伸膝功能练习,增加髋关节周围肌肉力量,防止肌肉萎缩及关节粘连,预防关节僵直。

(1)矫形吊带使用目的

1)矫形吊带是借助外部机械结构使肢体产生运动,以维持正常的生理姿势和生物力学关系,从而起到辅助治疗及康复作用。

2)通过牵引床架上的滑轮装置,依靠绳索和大腿吊带的向上牵引力量,同时做主动辅助屈髋练习,髋关节外展、内收练习。

(2)矫形吊带尺寸的选择:牵引绳以无弹性蜡绳为宜,长约3m,一端与木板相连(木板约20cm×10cm),吊带(长约50cm,宽约20cm)两端钉于短木板上,做成布兜状。

(3)矫形吊带使用方法

1)准备一长3m的牵引绳,牵引绳一端系一布兜,将牵引绳自骨科牵引床上方滑轮穿出,患者平卧位,双手抓住自滑轮穿出的牵引绳一端,患足穿过布兜,布兜兜至踝关节,双手用力向下拉牵引绳将患肢拉起抬高50°~60°,此时大腿缓缓向外展后内收,此动作每日练习6组,每组10~30次。

2)将布兜兜于膝关节下方,双手向下牵拉牵引绳使膝关节弯曲至 90°再缓缓放平,此动作每日练习 3 组,每组 10～30 次。

3)将布兜兜于膝关节下方,双手向下牵拉牵引绳使膝关节弯曲至 60°,将小腿缓慢抬起至水平。目的是在重力下,练习股四头肌的肌力。

（王燕）

## 病例 41 髋臼周围截骨术（Ganz截骨术）患者的护理

患者，女性，36岁，主诉：患者半年前滑倒后出现右髋关节疼痛，门诊以"髋臼发育不良"收入院。

### 一、诊疗过程中的临床护理

#### (一)入院时

**1.诊疗情况**

**入院后查体：** 体温 36.2℃，脉搏 82 次/分，呼吸 18 次/分，血压 112/75mmHg。患者主诉半年前滑倒后出现右髋关节痛，为髋关节外侧疼痛，与活动相关，休息可缓解，无活动受限，行口服药，按摩治疗，无明显效果。1 个月前上述症状加重。患者自发病以来精神、食欲良好，因疼痛出现失眠、易醒。患者无不良嗜好，大小便正常，生活自理。

**既往史：** 否认高血压、冠心病、糖尿病等慢性疾病。否认肝炎、结核等传染病史。否认重大外伤、手术史。否认药物过敏史。

**专科查体：** 步行入病房，骨盆无倾斜，双髋关节无畸形，未见切口瘢痕，关节红肿，双髋关节压痛(—)，纵向叩击痛(—)，无活动受限，双侧"4"字征(—)，双侧 Thomas 征(—)，双侧 Trendelenburg 征(—)，Allis 征(—)，双侧 Ober 征(—)，双下肢未见水肿，无感觉减退，双侧足背动脉搏动可触及。

**辅助检查：** X线：双髋臼发育浅宽，股骨头包容性差，右侧为重，关节间隙无狭窄，股骨头形状圆，髋臼及股骨头负重区未见囊性变，Shenton 线不连续。双侧 CE 角约 10°。

**心电图：** 大致正常心电图。

**思维提示**

[1]患者出现疼痛：疼痛部位为右髋关节。

[2]患者下蹲、上下楼困难，应做好防跌倒的措施。

[3]心理护理：患者入院后对手术本身、愈后的担心及对新环境的不适应，出现紧张焦虑情绪。

[4]患者主诉对疾病不了解，想要知道更多有关疾病及手术的相关知识。

2.护理评估 患者主要症状为右髋关节疼痛。患者因疼痛出现失眠、易醒。患者血压维持在 112～125/75～90mmHg。患者下蹲、上下楼困难,应做好防跌倒的措施。患者多次咨询术前注意事项及康复护理要点,希望能有更多的了解。

3.护理思维与实施方案

患者髋关节软骨退变,无菌性炎症,产生炎症因子

↓

引起右髋关节疼痛,为髋关节外侧疼痛

(1)护理目标:患者主诉疼痛缓解,舒适感增强。

(2)护理措施

- 评估患者疼痛的原因、部位、性质。
- 遵医嘱给予镇痛药物,如哌替啶、奇曼丁等。
- 创造良好的术后修养环境,保持病室整洁、安静,光线柔和,夜间拉好窗帘关闭大灯。
- 医疗护理操作时,动作轻柔,避免粗暴动作,尽量集中进行。
- 告诉患者一些放松的方法,如听音乐、聊天、看报等。

患者下蹲、上下楼困难,关节活动受限

↓

有跌倒的风险

(1)护理目标:患者住院期间不发生跌倒。

(2)护理措施

- 掌握患者基本情况:年龄、神志、肌力。
- 评估患者跌倒的风险因素,依照跌倒风险评估标准给予患者评分。
- 嘱患者穿防滑鞋,下床活动时尽量使用助行器具。
- 保持地面清洁干燥,灯光照明良好,病房设施摆放合理。

患者对手术情况的担心及对新环境的不适应

↓

情绪焦虑

(1)护理目标:24 小时内患者焦虑程度下降。

(2)护理措施

- 评估患者情绪焦虑的原因及程度。
- 观察患者精神状态及表情变化。
- 给予患者讲解有关手术的相关情况,以减轻其紧张情绪。
- 介绍病友与患者认识,增加患者之间的沟通,尽快适应新环境及个人角色的变化。
- 主动与患者沟通,及时发现患者的问题并及时给予解决。
- 向患者简述焦虑对疾病的影响,了解产生焦虑的原因,做好解释工作。
- 保证患者充分时间睡眠,避免急躁,保持情绪稳定。

患者多次咨询术前注意
事项、康复期护理要点
↓
知识缺乏

(1)护理目标：患者对治疗方案、预后、康复期护理要点了解。

(2)护理措施
- 对患者进行手术前注意事项进行讲解。
- 发放宣传手册。
- 告知患者术后可能发生的情况，使患者提前作好心理准备。
- 告知患者按照护理级别，护士可以为患者做好护理。
- 为患者讲解术后康复锻炼的方法。

**(二)实施手术后**

1.诊疗情况　手术当日：T：36.6～37.5℃，P：80～96 次/分，R：18～22 次/分，BP：111～136/70～90mmHg。患者在全麻下行"经髂腹股沟髋臼周围截骨术（右）"，术毕安返病房，伤口外敷料包扎完整，无渗血，双下肢感觉活动同术前，导尿管通畅，尿液为淡黄色、清亮，给予 24 小时心电监护及吸氧。告知患者麻醉恢复前需去枕平卧、禁饮食，麻醉恢复后可行股四头肌等长收缩锻炼。术日晚患者伤口敷料有 3cm×4cm 渗血，患者主诉疼痛，难以入睡。术后第 1 天 T：36.4～37.5℃，P：82～98 次/分，R：18～20 次/分，BP：114～128/82～90mmHg。伤口敷料渗血未见扩大。48 小时后护士将患者导尿管拔除。

**思维提示**

[1]患者主诉疼痛，难以入睡，与手术切口有关。

[2]部分自理能力缺陷：与患者术后麻醉恢复前需绝对卧床、去枕平卧禁饮食有关。

[3]有皮肤受损的危险：与患者术后卧床有关。

[4]潜在并发症：感染，与手术伤口有关。

[5]潜在并发症：出血，与手术有关。

2.护理评估　患者麻醉恢复前需去枕平卧、禁饮食。术日晚患者伤口敷料有 3cm×4cm 渗血，患者主诉疼痛，难以入睡。

3.护理思维与实施方案

手术切口
↓
疼痛

> (1)护理目标:患者在 2 日内主诉疼痛缓解,舒适感增强。
> (2)护理措施
> - 评估患者疼痛的原因、部位、性质及持续时间。
> - 告诉患者术后疼痛的必然性,可能持续的时间。
> - 遵医嘱给予镇痛药物,如哌替啶、曲马多等。
> - 给予膝关节冰敷,以减轻疼痛。
> - 创造良好的术后修养环境,保持病室整洁、安静、光线柔和,夜间拉好窗帘关闭大灯。
> - 医疗护理操作时,动作轻柔,避免粗暴动作,尽量集中进行。
> - 告诉患者一些放松的方法,如听音乐、聊天、看报等。

患者麻醉恢复前需要去枕平卧禁饮食
↓
部分自理能力缺陷

> (1)护理目标:患者在卧床输液期间,主诉基本生活需要得到满足。
> (2)护理措施
> - 评估患者的自理程度。
> - 定时巡视患者,密切观察生命体征及伤口渗血情况,保证输液通畅,认真听取患者不适主诉。
> - 保持导尿管通畅,定时巡视;协助患者进行床上排便。
> - 将信号灯及常用物品放于患者床旁,并教会患者使用信号灯。
> - 协助患者床上或如厕大小便,协助便后洗手。
> - 协助患者打水、洗脸、梳头、漱口、保持床单位整洁,及时更换已污染的被服、衣裤。

患者术后卧床
↓
有皮肤完整性受损的危险

> (1)护理目标:患者住院期间不发生皮肤破损。
> (2)护理措施
> - 评估患者皮肤、年龄等情况,按照压疮风险评分标准给予患者评分。
> - 协助患者 2 小时翻身,同时观察皮肤有无压红的症状。
> - 定时按摩皮肤受压部位,在骨隆突处垫软枕。
> - 给予患者使用气垫床以防压疮出现。
> - 保持床单位平整、清洁、干燥。
> - 合理膳食、增加营养、增强免疫力。

患者伤口及留置导尿管
↓
感染

(1)护理目标:患者住院期间不发生伤口感染。

(2)护理措施

- 评估感染的危险因素。
- 加强伤口护理,伤口渗液多时,随时更换敷料,保持敷料干燥。
- 定时观察评估伤口情况,注意伤口有无红、肿等症状。
- 定时监测患者血常规及体温的变化。
- 严格执行无菌操作。
- 嘱患者多饮水,每日定时擦洗导尿管。
- 遵医嘱给予抗菌药物预防性治疗。
- 合理膳食、增加营养、增强免疫力。

手术创伤
↓
潜在并发症:出血

(1)护理目标:护士在48小时内密切观察患者有无出血征象,一旦发生,立即报告医生,及时处理。

(2)护理措施

- 评估患者呼吸、脉搏、血压及伤口渗血情况。
- 遵医嘱给予止血药物,如卡络磺钠。
- 定期巡视病房,密切观察患者的呼吸、脉搏、血压及伤口渗血情况。
- 一旦发现出血征象,立即报告医生,及时处理。

**(三)出院前**

1.诊疗情况　出院前行 X 线拍片、血常规检查,护士给予患者及家属出院指导。各项检查无异常后可带药出院。

**思维提示**

[1]护士向患者及家属讲解拐杖使用方法。

[2]功能锻炼,教会患者功能锻炼方法。

[3]护士向患者及其家属讲解康复期护理的注意事项。

2.护理评估　做好出院时患者心理、药物知识水平及康复期的护理宣教。

3.护理思维与实施方案

患者不能正确的
使用双拐

↓

知识缺乏

(1)护理目标:患者出院前能正确使用拐杖。

(2)护理措施

- 评估患者对双拐使用的基本方法、了解程度。
- 向患者解释正确使用双拐的必要性并教会患者正确的使用双拐。
- 提供相关宣传资料以帮助患者及家属尽快学会使用双拐。

患者及家属想要知道出
院后的注意事项

↓

知识缺乏

(1)护理目标:患者能够正确理解认识出院后的相关注意事项。

(2)护理措施

- 对患者讲解康复期护理对疾病恢复的重要性。
- 告知患者康复期注意事项,主要包括以下几点:

1)手术次日起 14 天后拆线。

2)术后 3 个月复查,遵医嘱进行功能锻炼。避免劳累、负重,不宜弯腰拾物,需屈膝下蹲拾物。

3)不适随诊。

患者能够理解康复期
功能锻炼

↓

知识缺乏

(1)护理目标:患者出院前能正确演示功能锻炼。

(2)护理措施:仰卧位直腿抬高和屈膝屈髋锻炼。

- 伸髋:收紧臀肌,伸直膝,向后伸展下肢。
- 屈髋:卧位向臀部滑动足跟,注意屈髋不大于 90°。
- 伸膝:抬高一条腿约 15cm,保持 5 秒钟,再换一条腿,重复 10 次。
- 髋外展:卧床保持脚趾向上,下肢伸直,向外展开下肢;站立时下肢伸直,向外展开下肢;保持 5 秒钟,重复 10 次。

## 二、护 理 评 价

患者从入院到出院,护理上给予了一系列的护理方案的实施。入院时为患者作好疼痛、睡眠型态紊乱的护理,手术后不仅满足了患者术后的基本生理需求,对患者的睡眠、伤口等均进行了良好的护理,避免了术后伤口的感染,有效避免了跌倒、坠床、压疮的发生。出院前,给予患者系统的知识、术后康复期的护理。在整个发病期,术后康复期护理尤为重要。

## 三、安 全 提 示

1.有发生跌倒、坠床的危险 患者手术后翻身有坠床的危险；护士应积极做好预防工作，了解患者一般情况，包括年龄、神志、肌力等。评估患者发生跌倒、坠床的风险因素；定时巡视患者，固定好病床脚刹、加床档、合理安排陪护；嘱患者穿防滑鞋，保证病房地面干燥，灯光照明良好、病房设施摆放合理。

2.有皮肤受损的危险 患者术后卧床，护士需了解患者皮肤营养状况；定时协助患者翻身，并按摩皮肤受压部位；保持床铺平整、清洁、干燥、无皱褶、无渣屑。

3.药物副作用的观察 患者住院期间需服用止痛药物、辅助睡眠药物等，护士需注意观察药物副作用。

## 四、经 验 分 享

1.心理护理 因髋臼发育不良，髋关节软骨退变，无菌性炎症产生炎症因子，患者出现髋关节疼痛，进行性加重，护士可告诉患者手术实施后疼痛可能还要持续一段时间，使患者对疾病的康复抱有积极乐观的态度。

2.术后并发症的观察

(1)伤口感染：术后1～3天护士应密切观察患肢的颜色、皮温、足趾感觉活动及生命体征，血常规等。

(2)下肢静脉血栓：为手术重度并发症，与手术和卧床有关。

护理措施：

1)使用双下肢血液循环驱动器，2次/日，1小时/次，促进下肢血液循环，有效防止下肢深静脉血栓的发生。

2)术后早期活动：麻醉作用消失后即可进行股四头肌等长收缩，踝关节的跖屈、背伸锻炼，促进患肢血液循环，减轻肌肉萎缩，防止血栓形成。

3)嘱患者适当多饮水以降低血黏度。

(3)预防贫血：髋臼截骨手术复杂，术中失血量大，定期监测血常规、及时纠正贫血。

3.患肢功能锻炼的方法 术后第1天，肌肉等长收缩练习。

(1)鼓励患者进行踝关节的跖屈、背伸锻炼，最大限度屈伸患肢小关节，带动小腿肌肉运动，避免关节僵直，同时进行股四头肌、臀大肌等长收缩练习。

(2)髋膝关节活动练习（主动期）：术后2～4周进行髋关节外展、内收、屈髋、屈伸膝功能练习。术后2周可坐床边，主动伸膝练习，目的是增加患肢股四头肌肌肉力量。此种练习易引起下肢充血，故床边练习1组后必须平卧并抬高患肢30°～50°，有利于血液回流，防止患肢肿胀。

（王燕）

髋臼发育不良行髋臼截骨取内
固定术患者的护理

患者,女性,38 岁,主诉:患者因右髋关节疼痛 1 年,加重伴活动受限 6 个月于 2009 年 9 月 3 日行髋臼旋转截骨术,此次为取内固定由门诊收入院。

## 一、诊疗过程中的临床护理

### (一)入院时

#### 1.诊疗情况

**入院后查体**:体温 37℃,脉搏 60 次/分,呼吸 18 次/分,血压 120/70mmHg。患者因无诱因出现右髋关节疼痛,与活动相关,休息可缓解,伴活动受限,于 2009 年 9 月 3 日在骨科行髋臼旋转截骨术。患者精神、食欲良好,因疼痛出现失眠、易醒。患者无不良嗜好,大小便正常,生活自理。

**既往史**:否认高血压、冠心病、糖尿病等慢性疾病。否认肝炎、结核等传染病史。否认重大外伤、手术史。否认药物过敏史。

**专科查体**:步行入病房,骨盆无倾斜,双髋关节无畸形,见右髋切口瘢痕,无关节红肿,右髋关节腹股沟区压痛(+),纵向叩击痛(—),无活动受限,双侧"4"字征(—),双侧 Thomas 征(—),双侧 Trendelenburg 征(—),Allis 征(—),双侧 Ober 征(—),双下肢未见水肿,无感觉减退,双侧足背动脉搏动可触及。

**辅助检查**:X 线:双髋臼发育浅宽,股骨头包容性差,关节间隙无狭窄,股骨头形状圆,髋臼及股骨头负重区未见囊性变,Shenton 线不连续。心电图:大致正常心电图。

---

**思维提示**

[1]患者出现疼痛:疼痛部位为右髋关节。须做好患者疼痛的护理。

[2]患者出现睡眠型态紊乱:因疼痛出现失眠、易醒,须做好睡眠的护理。

[3]患者下蹲、上下楼困难,应做好防跌倒的措施。

[4]心理护理:患者入院后对手术本身、预后的担心及对新环境的不适应,出现紧张焦虑情绪。

2.护理评估 患者下蹲、上下楼困难,应做好防跌倒的措施。患者多次咨询术前注意事项及康复护理要点,希望能有更多的了解。

3.护理思维与实施方案

股骨头塌陷、变形
↓
髋关节疼痛

(1)护理目标:患者主诉疼痛缓解,舒适感增强。

(2)护理措施
- 评估患者疼痛的原因、部位、性质。
- 遵医嘱给予镇痛药物,如哌替啶、曲马多等。
- 创造良好的术后修养环境,保持病室整洁、安静,光线柔和,夜间拉好窗帘关闭大灯。
- 医疗护理操作时,动作轻柔,避免粗暴动作,尽量集中进行。
- 告诉患者一些放松的方法,如听音乐、聊天、看报等。

因疼痛出现失眠、易醒
↓
睡眠型态紊乱

(1)护理目标:患者住院期间持续性睡眠时间在6小时以上。

(2)护理措施
- 评估患者夜间睡眠情况及影响睡眠的因素。
- 创造良好的睡眠环境,控制陪住,尽可能提供安静而舒适的环境。患者休息时,减少不必要的护理活动。
- 告诉患者睡前少饮水,并让其睡前如厕。
- 指导患者使用放松技术,如缓慢地深呼吸、全身肌肉放松等。
- 必要时遵医嘱给予小剂量地西泮口服。

患者下蹲、上下楼困难,
关节活动受限
↓
有跌倒的风险

(1)护理目标:患者住院期间不发生跌倒。

(2)护理措施
- 掌握患者基本情况:年龄、神志、肌力。
- 评估患者跌倒的风险因素,依照跌倒风险评估标准给予患者评分。
- 嘱患者穿防滑鞋,下床活动时尽量使用助行器具。
- 保持地面清洁干燥,灯光照明良好,病房设施摆放合理。

（1）护理目标：24小时内患者焦虑程度下降。

（2）护理措施

患者对手术情况的担心
及对新环境的不适应

↓

情绪焦虑

- 评估患者情绪焦虑的原因及程度。
- 观察患者精神状态及表情变化。
- 给予患者讲解有关手术的相关情况，以减轻其紧张情绪。
- 介绍病友与患者认识，增加患者之间的沟通，尽快适应新环境及个人角色的变化。
- 主动与患者沟通，及时发现患者存在的心理问题并及时给予解决。
- 向患者简述焦虑对疾病的影响，了解产生焦虑的原因，做好解释工作。
- 保证患者充分时间睡眠，避免急躁，保持情绪稳定。

**（二）实施手术后**

1. 诊疗情况　手术当日：T：36.6～37.5℃，P：80～96次/分，R：18～22次/分，BP：111～136/70～90mmHg。患者在联合麻醉下行"髋臼截骨术后内固定取出术（右）"，术毕安返病房，伤口外敷料包扎完整，无渗血，双下肢感觉活动同术前，导尿管通畅，尿液为淡黄色、清亮，给予24小时心电监护及吸氧。告知患者麻醉恢复前需去枕平卧、禁饮食，麻醉恢复后可行股四头肌等长收缩锻炼。术日晚患者伤口敷料包扎完整无渗血，患者主诉疼痛，难以入睡。术后第1天，T：36.4～37.1℃，P：68～88次/分，R：18～20次/分，BP：114～133/72～85mmHg。24小时后护士将患者导尿管拔除。

**思维提示**

[1]患者主诉疼痛，难以入睡，与手术切口有关。

[2]部分自理能力缺陷：患者术后麻醉恢复前需绝对卧床、去枕平卧禁饮食。

[3]有皮肤受损的危险：患者术后卧床。

[4]潜在并发症，感染与手术伤口有关。

[5]潜在并发症：出血，与手术有关。

2. 护理评估　患者麻醉恢复前需去枕平卧、禁饮食。患者主诉疼痛，难以入睡。患者术后需卧床，增加了发生压疮的危险，另外，由于手术原因，有发生深静脉血栓、感染、术后出血的危险。

3.护理思维与实施方案

手术切口
↓
疼痛

(1)护理目标:患者在 2 日内主诉疼痛缓解,舒适感增强。

(2)护理措施
- 评估患者疼痛的原因、部位、性质及持续时间
- 告诉患者术后疼痛的必然性,可能持续的时间。
- 遵医嘱给予镇痛药物,如哌替啶、曲马多等。
- 给予膝关节冰敷,以减轻疼痛。
- 创造良好的术后修养环境,保持病室整洁、安静,光线柔和,夜间拉好窗帘关闭大灯。
- 医疗护理操作时,动作轻柔,避免粗暴动作,尽量集中进行。
- 告诉患者一些放松的方法,如听音乐、聊天、看报等。

患者麻醉恢复前需要
去枕平卧禁饮食
↓
部分自理能力缺陷

(1)护理目标:患者在卧床输液期间,主诉基本生活需要得到满足。

(2)护理措施
- 评估患者的自理程度。
- 定时巡视患者,密切观察生命体征及伤口渗血情况,保证输液通畅,认真听取患者不适主诉。
- 保持导尿管通畅,定时巡视;协助患者进行床上大便。
- 将信号灯及常用物品放于患者床旁,并教会患者使用信号灯。
- 协助患者床上或如厕大小便,协助便后洗手。
- 协助患者打水、洗脸、梳头、漱口、保持床单位整洁,及时更换已污染的被服、衣裤。

患者术后卧床
↓
有皮肤完整性受损的
危险

(1)护理目标:患者住院期间不发生皮肤破损。

(2)护理措施
- 评估患者皮肤、年龄等情况,按照压疮风险评分标准给予患者评分。
- 协助患者 2 小时翻身,同时观察皮肤有无压红的症状。
- 定时按摩皮肤受压部位,在骨隆突处垫软枕。
- 给予患者使用气垫床以防压疮出现。
- 保持床单位平整、清洁、干燥。
- 合理膳食、增加营养、增强免疫力。

患者伤口及留置导尿管
↓
有感染的风险

(1)护理目标:患者住院期间不发生伤口感染。

(2)护理措施

- 评估感染的危险因素

- 加强伤口护理、伤口渗液多时,随时更换敷料,保持敷料干燥。

- 定时观察评估伤口情况,注意伤口有无红、肿等症状。

- 定时监测患者血常规及体温的变化。

- 严格执行无菌操作。

- 嘱患者多饮水,每日定时擦洗导尿管。

- 遵医嘱给予抗菌药物预防性治疗。

- 合理膳食、增加营养、增强免疫力。

手术创伤
↓
潜在并发症:出血

(1)护理目标:护士在 48 小时内密切观察患者有无出血征象,一旦发生,立即报告医生,及时处理。

(2)护理措施

- 评估患者呼吸、脉搏、血压及伤口渗血情况。

- 遵医嘱给予止血药物,如卡络磺钠。

- 定期巡视病房,密切观察患者的呼吸、脉搏、血压及伤口渗血情况。

- 一旦发现出血征象,立即报告医生,及时处理。

**(三)出院前**

1.诊疗情况　出院前行"髋关节正侧位"、血常规检查,护士给予患者及家属出院指导。各项检查无异常后可带药出院。

**思维提示**

[1]患者及家属多次询问出院后患者在饮食方面的注意事项。

[2]护士向患者及家属讲解拐杖使用方法。

2.护理评估　做好出院时患者心理、药物知识水平及康复期的护理宣教。

3.护理思维与实施方案

患者及家属想要了解
出院回家后在饮食
方面的注意事项
↓
知识缺乏

(1)护理目标:患者及家属出院前正确理解饮食的注意事项。

(2)护理措施
- 评估患者学习知识的能力。
- 饮食:多食新鲜蔬菜,适当增加含胆固醇量较少而蛋白质含量较多的禽、鱼、肉类,以谷类为主食,粗细粮搭配,增加豆类制品的摄入,少吃糖果、糕点,不食或少食有刺激性的食物,如烟、酒及生冷、油腻和辣味食品。
- 保证睡眠充足,睡眠是人们恢复体力的最佳方式。
- 合理膳食,保持标准体重。

患者不能正确的
使用双拐
↓
知识缺乏

(1)护理目标:家属出院前能正确使用拐杖。

(2)护理措施
- 评估患者对双拐使用的基本方法了解程度。
- 向患者解释正确使用双拐的必要性并教会患者正确的使用双拐。
- 提供相关宣传资料以帮助患者及家属尽快学会使用双拐。

患者想要知道出院后的
注意事项
↓
知识缺乏

(1)护理目标:患者能够了解认识出出院后的相关注意事项。

(2)护理措施
- 对患者讲解康复期护理对疾病恢复的重要性。
- 告知患者康复期注意事项,主要包括以下几点:
1)手术次日起14天后拆线。
2)术后3个月复查,遵医嘱进行功能锻炼。避免劳累、负重,不宜弯腰拾物,需屈膝下蹲拾物。
3)不适随诊。

## 二、护 理 评 价

患者从入院到出院,护理上给予了一系列的护理方案的实施。入院时为患者做好睡眠型态紊乱的护理,手术后不仅满足了患者术后的基本生理需求,对患者的睡眠、伤口等均进行了良好的护理,避免了术后伤口的感染、压疮的发生。出院前,给予患者术后康复期知识的指导。在整个发病期,术后康复期护理尤为重要。

## 三、安 全 提 示

1.有皮肤受损的危险  患者术后卧床,护士需了解患者皮肤营养状况;定时协助患者翻身,并按摩皮肤受压部位;保持床铺平整、清洁、干燥、无皱褶、无渣屑。

2.药物副作用的观察  患者住院期间需服用止痛药物、辅助睡眠药物等,护士需注意观察药物副作用。

## 四、经 验 分 享

术后并发症的观察(伤口感染):术后 1～3 天护士应密切观察患肢的颜色、皮温,足趾感觉活动及生命体征,血常规等。

(王燕)

## ▶病例 **43** 人工全膝关节置换术患者的护理

患者女性,72 岁,主诉:因双膝关节疼痛 13 年,加重伴活动受限 6 个月,门诊以"骨性关节炎(双膝)"收入院。

## 一、诊疗过程中的临床护理

### (一)入院时

#### 1.诊疗情况

**入院后查体**:T:36.8℃,P:88 次/分,R:22 次/分,BP:130/80mmHg。患者跛行入病房,双膝关节屈曲畸形,主诉 13 年前无明显诱因出现双膝关节疼痛,与活动有关系,休息后可缓解,无夜间痛,有活动受限,行口服药治疗。6 个月前由于外伤疼痛加重,伴活动受限,下蹲,上下楼困难,步行小于 100m,以右侧为重。到积水潭医院就诊,门诊诊为膝关节骨性关节炎(双),为进一步诊治门诊收入院。

**既往史**:否认高血压、糖尿病、冠心病史。否认肝炎、结核等传染病史。否认胃肠道,肝胆系疾病史。否认阿司匹林及其他抗凝药用药史。否认药物过敏史。

**专科查体**:跛行入病房,双膝关节屈曲畸形,未见切口瘢痕,双膝关节周围皮肤无发红,轻度肿胀,双膝关节内侧关节间隙髌骨内侧缘压痛(+),明显活动受限。双下肢未见水肿,无感觉减退,双侧足背动脉搏动可触及。

**膝关节测量**

| | 屈曲度数(°) | 伸直度数(°) | 髌上 10cm 周径(cm) | 髌下 10cm 周径(cm) | 膝间距(cm) | 踝间距(cm) |
|---|---|---|---|---|---|---|
| 左膝 | 95 | −10 | 40 | 30 | 10 | 1 |
| 右膝 | 85 | −10 | 40 | 30 | | |

**膝关节特殊检查**

| | 髌研试验 | 浮髌试验 | lachman征 | 前抽屉试验 | 后抽屉试验 | 内翻应力试验 | 外翻应力试验 | 过屈试验 | 过伸试验 | Mcmurry试验 |
|---|---|---|---|---|---|---|---|---|---|---|
| 左膝 | + | − | − | − | − | − | − | + | + | − |
| 右膝 | + | − | − | − | − | − | − | + | + | − |

**辅助检查**：X 线：双膝关节内翻畸形，膝关节内测关节间隙狭窄，软骨下骨硬化，关节周缘及髌骨上下极可见大量骨赘形成，髌骨关节面欠平整。心电图：为大致正常心电图。24 小时动态心电图：窦性心律，心率 59～96 次/分，24 小时动态血压：收缩压 62～137mmHg，平均值 98mmHg，舒张压 66～85mmHg，平均值 68mmHg，平均动脉压 128/61mmHg。

**思维提示**

[1]患者出现疼痛：疼痛的部位为双膝关节疼痛伴活动受限，下蹲上下楼困难等，须做好疼痛的护理。

[2]患者为老年患者，听力减弱，记忆力减退，遵医行为较差，须做好心理护理。

[3]患者下蹲、上下楼困难，应做好防跌倒的措施。

[4]心理护理：患者入院后对手术本身、预后的担心及对新环境的不适应，出现紧张焦虑情绪。

[5]患者主诉想要了解更多疾病及预后的相关知识。

2.护理评估　患者主要症状为双膝关节疼痛伴活动受限，下蹲上下楼困难，步行小于 100 米。患者因疼痛，陌生的环境，接踵而来的术前检查等，患者出现了入睡困难、失眠。患者及家属多次咨询术前注意事项和康复护理要点，希望能有更多的了解。

3.护理思维与实施方案

膝关节内侧关节间隙狭窄,软骨下骨硬化,关节周缘及髌骨大量骨赘形成
↓
双膝关节内翻畸形疼痛

(1)护理目标:患者主诉疼痛缓解,舒适感增强。
(2)护理措施
- 评估患者疼痛的原因、部位、性质。
- 遵医嘱给予镇痛药物,如哌替啶、曲马多等。
- 创造良好的术后修养环境,保持病室整洁、安静,光线柔和,夜间拉好窗帘关闭大灯。
- 医疗护理操作时,动作轻柔,避免粗暴动作,尽量集中进行。
- 告诉患者一些放松的方法,如听音乐、聊天、看报等。

患者下蹲、上下楼困难,关节活动受限
↓
有跌倒的风险

(1)护理目标:患者住院期间不发生跌倒。
(2)护理措施
- 掌握患者基本情况:年龄、神志、肌力。
- 评估患者跌倒的风险因素,依照跌倒风险评估标准给予患者评分。
- 嘱患者穿防滑鞋,下床活动时尽量使用助行器具。
- 保持地面清洁干燥,灯光照明良好,病房设施摆放合理。

患者对手术情况的担心及对新环境的不适应
↓
情绪焦虑

(1)护理目标:24 小时内患者焦虑程度下降。
(2)护理措施
- 评估患者情绪焦虑的原因及程度。
- 观察患者精神状态及表情变化。
- 给予患者讲解有关手术的相关情况,以减轻其紧张情绪。
- 介绍病友与患者认识,增加患者直接的沟通,尽快适应新环境及个人角色的变化。
- 主动与患者沟通,及时发现患者的问题并及时给予解决。
- 向患者简述焦虑对疾病的影响,了解产生焦虑的原因,做好解释工作。
- 保证患者充分时间睡眠,避免急躁,保持情绪稳定。

患者为老年患者,记忆力减退,掌握知识能力有限,遵医行为较差,患者多次咨询术前注意事项,康复期护理要点

↓

知识缺乏

(1)护理目标:患者了解治疗方案,预后康复期要点。

(2)护理措施

- 发放宣传手册。
- 对患者进行手术前需要注意的事项进行耐心的讲解。
- 告知患者可能发生的情况,使患者提前做好心理准备。
- 告知患者按照护理级别,护士可以做好护理。
- 耐心为患者讲解术后康复锻炼的方法。

**(二)实施手术后**

1.诊疗情况 手术当日:T:36℃～37℃,P:69～93 次/分,R18～22 次/分,BP103～137/59～72mmHg。患者在联合麻醉下行右侧人工全膝关节置换术,术毕安返病房,伤口有一根引流管及导尿管均通畅,伤口包扎完整无渗血,患肢足趾感觉活动好,尿液为淡黄色,清亮,持续心电监测及低流量吸氧。告知患者麻醉恢复前需去枕平卧,禁饮食,麻醉恢复后可取半卧位,进行双下肢功能锻炼。术日晚患者主诉伤口疼痛,入睡困难,当晚患者伤口有约 5cm×5cm 渗血。术后第 1 天,T:36.6～37.5℃,P:73～95 次/分,R:18～22 次/分,BP:112～135/68～75mmHg。患者伤口渗血未见扩大。术后第 1 天遵医嘱拔出导尿管,同时协助患者进行 CPM 机(膝关节活动器)练习,向患者和家属讲解术后康复训练的重要性。

**思维提示**

[1]患者伤口疼痛,入睡困难,是由于手术伤口张力增大所致。

[2]患者麻醉恢复前须去枕平卧,卧床期间患者处于独立移动躯体的能力受到限制的状态,出现自理能力的缺陷。

[3]有皮肤受损的危险:患者术后卧床。

[4]患者伤口有引流管要固定稳妥,避免引流管曲折,脱落或逆向感染。患者伤口有 5cm×5cm 渗血,增加了伤口感染的风险,应密切注意伤口敷料渗血的情况,注意体温变化。

[5]潜在并发症,发生下肢深静脉血栓的危险。

[6]潜在并发症,有出血的风险,与手术操作有关。

[7]患者术后疼痛,功能锻炼的依从性差,又有发生膝关节僵硬的风险。

**2.护理评估**　患者麻醉恢复前须去枕平卧,禁饮食。术日晚患者伤口有一根引流管,伤口敷料有 5cm×5cm 渗血,患者伤口疼痛,入睡困难。

**3.护理思维与实施方案**

手术切口
↓
疼痛

(1)护理目标:患者在 2 日内主诉疼痛缓解,舒适感增强。

(2)护理措施

- 评估患者疼痛的原因、部位、性质及持续时间。
- 告诉患者术后疼痛的必然性,可能持续的时间。
- 遵医嘱给予镇痛药物,如哌替啶、曲马多等。
- 给予膝关节冰敷,以减轻疼痛。
- 创造良好的术后修养环境,保持病室整洁、安静,光线柔和,夜间拉好窗帘关闭大灯。
- 医疗护理操作时,动作轻柔,避免粗暴动作,尽量集中进行。
- 告诉患者一些放松的方法,如听音乐、聊天、看报等。

患者麻醉恢复前需要
去枕平卧禁饮食
↓
部分自理能力缺陷

(1)护理目标:患者在卧床输液期间,主诉基本生活需要得到满足。

(2)护理措施

- 评估患者的自理程度。
- 定时巡视患者,密切观察生命体征及伤口渗血情况,保证输液通畅,认真听取患者不适主诉。
- 保持导尿管通畅,定时巡视;协助患者进行床上大便。
- 将信号灯及常用物品放于患者床旁,并教会患者使用信号灯。
- 协助患者床上或如厕大小便,协助便后洗手。
- 协助患者打水、洗脸、梳头、漱口、保持床单位整洁,及时更换已污染的被服、衣裤。

患者术后卧床
↓
有皮肤完整性受损的
危险

(1)护理目标:患者住院期间不发生皮肤破损。

(2)护理措施

- 评估患者皮肤、年龄等情况,按照压疮风险评分标准给予患者评分。
- 协助患者2小时翻身,同时观察皮肤有无压红的症状。
- 定时按摩皮肤受压部位,在骨隆突处垫软枕。
- 给予患者使用气垫床以防压疮出现。
- 保持床单位平整、清洁、干燥。
- 合理膳食、增加营养、增强免疫力。

患者伤口有一根引流管,伤口敷料有5cm×5cm渗血,患者留置导尿管
↓
有感染的风险

(1)护理目标:患者住院期间不发生伤口感染。

(2)护理措施

- 评估感染的危险因素。
- 加强伤口护理、伤口渗液多时,随时更换敷料,保持敷料干燥。
- 定时观察评估伤口情况,注意伤口有无红、肿等症状。
- 定时监测患者血常规及体温的变化。
- 严格执行无菌操作。
- 嘱患者多饮水,每日定时擦洗导尿管。
- 遵医嘱给予抗菌药物预防性治疗。
- 合理膳食、增加营养、增强免疫力。

潜在并发症
↓
发生深静脉血栓的危险

(1)护理目标:患者在住院期间不发生深静脉血栓。

(2)护理措施

- 评估患者发生深静脉血栓的危险因素。
- 给予患者使用防血栓弹力袜。
- 每日给予患者使用气压式血液循环驱动器。
- 定时监测患肢静脉彩超。
- 定时观察患肢皮肤有无发白、疼痛、水肿,如有类似情况,及时通知医生。

患者术后第一天进行关节被动运动（CPM 机）及压腿练习

↓

有关节僵硬的风险

(1)护理目标:患者住院期间按医嘱进行每日功能锻炼,膝关节能够伸直到 0°,屈曲大于 90°。

(2)护理措施
- 评估患者膝关节伸直、屈曲的程度以及功能锻炼依从性差的影响因素。
- 患者初次锻炼时恐惧疼痛,我们要耐心解释,安慰鼓励患者,提高患者对康复训练的认识。
- CPM 机练习训练量应由小到大,循序渐进,在 1 周内尽量达到 90°的活动量。
- 患者可按压膝关节,将腿伸直放在床上,软枕垫于足跟处,双手放在膝盖上方,轻轻下压,使腿伸直,至患者可以忍受疼痛的程度为止。
- 遵医嘱给予止痛药物。

**(三)出院前**

1.诊疗情况　出院前行"膝关节正侧位"、血常规检查,护士给予患者及家属出院指导。各项检查无异常后可带药出院。

**思维提示**

[1]护士向患者及家属讲解膝关节功能锻炼的方法。家属未能正确对待康复训练,说明患者及家属缺乏正确的早期功能锻炼的相关知识,须在出院前使家属能掌握膝关节锻炼的方法。

[2]护士向患者及家属讲解康复期护理注意事项。

2.护理评估　做好出院时患者心理、药物知识水平及康复期的护理宣教。

3.护理思维与实施方案

家属未能正确认识膝关节早期功能锻炼的重要性

↓

知识缺乏

(1)护理目标:家属出院前能正确掌握膝关节锻炼的方法。

(2)护理措施
- 评估患者及家属对膝关节康复锻炼的认识程度。
- 向患者及家属解释康复训练的必要性。
- 可提供相关宣传资料以帮助患者及家属尽快学会膝关节功能锻炼的方法。

患者及家属对康复期护理注意事项不了解

↓

知识缺乏

（1）护理目标：患者及家属出院前能复述康复期护理注意事项。

（2）护理措施

·向患者讲解康复期护理对疾病恢复的重要性。

·告知患者康复期护理的注意事项。

1）手术次日起 14 天伤口拆线。

2）按时服药，注意药物副作用。

3）继续进行下肢的功能锻炼，避免劳累，禁止做剧烈运动、踢毽子、盘腿席地而坐等不利于关节的活动。不适随诊，术后 3 个月门诊复查。

·向患者发放出院指导手册。

## 二、护 理 评 价

患者从入院到出院，护理上给予了一系列的护理方案的实施。入院时为患者做好疼痛、睡眠型态紊乱的护理及血压的监测及控制，手术后不仅满足了患者术后的基本生理需求，对患者的睡眠、伤口等均进行了良好的护理，避免了术后伤口的感染，有效避免了跌倒、坠床、压疮的发生。出院前，给予患者系统的知识、术后康复期的护理。在整个发病期，术后康复期护理尤为重要。

## 三、安 全 提 示

1.有发生跌倒、坠床的危险　患者手术后翻身有坠床的危险；24 小时下床活动时有发生跌倒的危险。护士应积极做好预防工作，了解患者一般情况，包括年龄、神志、肌力等。评估患者发生跌倒、坠床的风险因素；定时巡视患者，固定好病床脚刹、加床档、合理安排陪护；嘱患者穿防滑鞋，保证病房地面干燥，灯光照明良好、病房设施摆放合理。

2.有皮肤受损的危险　患者术后 24 小时内卧床，护士需了解患者皮肤营养状况；定时协助患者翻身，并按摩皮肤受压部位；保持床铺平整、清洁、干燥、无皱褶、无渣屑。

3.药物副作用的观察　患者住院期间需服用降压药物、止痛药物、辅助睡眠药物等，护士需注意观察药物副作用。

## 四、经 验 分 享

1.心理护理　因患者活动锻炼时恐惧疼痛，我们要耐心解释，安慰鼓励患者,消除其紧张恐惧等不良因素,提高患者对康复训练的认识。

2.术后并发症的观察

(1)预防感染:防治感染是手术成功的关键,因此保持敷料清洁干燥,若有污染及时更换。抗生素使用时现用现配。严密观察体温和伤口疼痛情况。留置导尿管期间多饮水,定期导尿管护理。定期室内通风。

(2)预防深静脉血栓形成:鼓励患者早期足趾的主动活动,多做深呼吸咳嗽的运动,尽可能早期离床,下肢穿加压弹力袜。

3.正确的功能锻炼　原则是早期开始、循序渐进、被动活动和主动活动相结合。术后 1 日疼痛缓解后,指导患者练习踝关节伸屈活动,减轻肿胀。第 2 日即进行股四头肌等长收缩。股四头肌训练方法:绷紧股四头肌维持 5～10 秒后放松然后反复进行。术后 1 周内由每日 100 次逐渐增加到每日 500 次。术后第 3 日开始被动与主动膝关节练习。被动锻炼:将患肢置于膝关节持续性被动锻炼器上,进行屈膝练习。每日 2 次,每次 1 小时。从 0°～30°开始逐渐增加度数,1 周之内增至 90°。主动锻炼:患者平卧,做直腿抬高运动。即将健肢放在患肢的足下,协助患肢完成抬腿动作,抬高持续几秒后再放下,反复做,直到患肢能独立抬起。术后第 5 日,协助患者双腿移至床旁,小腿下垂,靠重力作用练习膝关节屈曲度。术后 3～5 天可开始步行短距离锻炼。

(周晓欣)

## ▶ 病例 44 膝关节类风湿关节炎患者的护理

患者,女性,71 岁,主诉:双膝关节疼痛 7 年,加重伴活动受限 3 年,门诊以"膝关节类风湿关节炎(双)"收入院。

## 一、诊疗过程中的临床护理

### (一)入院时

#### 1.诊疗情况

**入院后查体**:体温 37.0℃,脉搏 70 次/分,呼吸 22 次/分,血压 160/83mmHg。患者主诉 7 年前无明显诱因出现双膝关节疼痛,与活动相关,休息可缓解,有夜间痛,无活动受限,行口服药、热疗治疗。症状逐渐进展。3 年前疼痛加重,伴活动受限,下蹲、上下楼困难,步行小于 3m。到积水潭医院门诊就诊,门诊诊为"膝关节类风湿关节炎"。患者自发病以来,精神、食欲良好。患者无不良嗜好,大小便正常,生活部分自理。

**既往史**:既往高血压病史 10 年,最高时达到 180/100mmHg,定期口服降压药。否认糖尿病、冠心病史,否认肝炎、结核等传染病史,否认胃肠道、肝胆系统疾病史,否认阿司匹林及其他抗凝药用药史,否认外伤、手术及输血史,否认药敏史。

**专科查体**:轮椅推入病房,双膝关节内翻畸形,未见切口瘢痕,双膝关节周围皮肤无发红,无肿胀,双膝关节内侧关节间隙压痛(+),明显活动受限,双下肢未见水肿,无感觉减退,双侧足背动脉搏动可触及。膝关节屈曲 60°,伸直 0°。

**辅助检查**:X 线提示双侧膝关节关节间隙均匀狭窄,关节面不平整。

**异常化验结果**:血沉:85mm(<20mm);尿白细胞:71.4/μl(<15.4/μl);类风湿因子:153.00IU/ml(<20IU/ml),C 反应蛋白:16.00mg/L(<8.00mg/L);D-二聚体定量:615.0 μg/L(<400.0 μg/L),纤维蛋白原:471.2 μg/dl(200.0～400.0 μg/dl)。

**思维提示**

[1]患者出现疼痛:疼痛部位为双膝关节内侧关节间隙压痛。

[2]躯体移动障碍:双侧膝关节活动受限。

[3]患者既往有高血压病史,须监督病人定时服药、定时监测血压。

[4]心理护理:患者入院后对手术本身、预后的担心及对新环境的不适应,出现紧张焦虑情绪。

[5]患者主诉对疾病不了解,想要知道更多有关手术的相关事宜。

2.护理评估 患者主要症状为双膝关节疼痛。患者因疼痛出现失眠、易醒。患者血压维持在135～180/85～100mmHg。心理护理:患者入院后对手术本身、预后的担心及对新环境的不适应,出现紧张焦虑情绪。

3.护理思维与实施方案

类风湿关节炎
↓
双膝关节疼痛

(1)护理目标:患者主诉疼痛缓解,舒适感增强。

(2)护理措施

- 评估患者疼痛的原因、部位、性质。
- 遵医嘱给予镇痛药物,如哌替啶、曲马多等。
- 创造良好的术后休养环境,保持病室整洁、安静,光线柔和,夜间拉好窗帘关闭大灯。
- 医疗护理操作时,动作轻柔,避免粗暴动作,尽量集中进行。
- 告诉患者一些放松的方法,如听音乐、聊天、看报等。

高血压史7年,
血压维持在
135～180/85～100mmHg
↓
有发生高血压急症的危险

(1)护理目标:患者住院期间血压控制平稳。

(2)护理措施

- 监督患者按时服用降压药物,密切监测血压变化。
- 低盐饮食,每日<6g。
- 嘱患者戒烟酒。
- 保持放松、平和的心态。
- 如有头痛、烦躁、心悸、恶心、呕吐等不适症状及时通知医生。
- 注意观察降压药物副作用。

因疼痛出现失眠、易醒
↓
睡眠型态紊乱

(1)护理目标:患者住院期间持续性睡眠时间在 6 小时以上。
(2)护理措施
- 评估患者夜间睡眠情况及影响睡眠的因素。
- 创造良好的睡眠环境,控制陪住,尽可能提供安静而舒适的环境。患者休息时,减少不必要的护理活动。
- 告诉患者睡前少饮水,并让其睡前如厕。
- 指导患者使用放松技术,如缓慢地深呼吸,全身肌肉放松等。
- 必要时遵医嘱给予小剂量地西泮口服。

患者对手术情况的担心及对新环境的不适应
↓
情绪焦虑

(1)护理目标:24 小时内患者焦虑程度下降。
(2)护理措施
- 评估患者情绪焦虑的原因及程度。
- 观察患者精神状态及表情变化。
- 给予患者讲解有关手术的相关情况,以减轻其紧张情绪。
- 介绍病友与患者认识,增加患者直接的沟通,尽快适应新环境及个人角色的变化。
- 主动与患者沟通,及时发现患者的问题并及时给予解决。
- 向患者简述焦虑对疾病的影响,了解产生焦虑的原因,做好解释工作。
- 保证患者充分时间睡眠,避免急躁,保持情绪稳定。

患者多次咨询术前注意事项、康复期护理要点
↓
知识缺乏

(1)护理目标:患者了解治疗方案、预后康复期要点。
(2)护理措施
- 对患者进行手术前需要注意的事项进行讲解。
- 发放宣传手册。
- 告知患者术后可能发生的情况,使患者提前做好心理准备。
- 告知患者按照护理级别,护士可以为患者做好护理;为患者讲解术后康复锻炼的方法。

## (二)实施手术后

**1. 诊疗情况**　手术当日 T：36.8～37.8℃，P：80～96 次/分，R：18～22 次/分，BP：125～145/83～92mmHg。患者在全麻下行"人工全膝关节置换术"，术毕后安返病房，伤口敷料包扎完好无渗血，给予患肢抬高，足趾感觉活动恢复，带回有输液，有一根导尿管、股神经置管均通畅，引流管夹毕。遵医嘱持续心电监护及吸氧。告知患者麻醉恢复前需去枕平卧、禁饮食，麻醉恢复后嘱患者进行股四头肌锻炼。术日晚患者主诉疼痛明显，难以入睡，遵医嘱给予哌替啶50mg，异丙嗪25mg肌内注射，后患者可以安静入睡。术后第1天，T：37.1～37.8℃，P：82～94 次/分，R：18～20 次/分，BP：134～148/82～97mmHg。嘱医嘱继续协助患者股四头肌锻炼。遵医嘱给予患者使用弹力袜及足底泵防血栓治疗。定时给予患者翻身，生命体征平稳，停止心电监护及吸氧。患者髋关节保持外展中立位，卧床。术后第2天，遵医嘱拔除患者导尿管，嘱患者多饮水。

**思维提示**

[1]患者手术后皮肤有手术伤口，有感染的危险。应密切注意患者伤口敷料渗血情况，注意体温变化，并且定时检测患者血常规。

[2]患者主诉疼痛，难以入睡。与手术切口及术后功能锻炼有关。

[3]患者麻醉恢复前需去枕平卧，麻醉恢复后患者卧床，卧床期间患者处于独立移动躯体的能力受到限制的状态。不仅出现自理能力的缺陷，还面临着发生压疮的危险。

[4]潜在并发症：有发生深静脉血栓的危险。

**2. 护理评估**　患者术后卧床。手术创口增加感染的风险。数日患者主诉疼痛。

**3. 护理思维与实施方案**

(1)护理目标：患者住院期间不发生伤口感染。

(2)护理措施

手术创伤
↓
有感染的危险

- 加强伤口护理，伤口渗液多时，随时更换伤口敷料。
- 观察和评估伤口情况，注意伤口有无红、肿、痛等症状。
- 定时监测患者血常规及体温的变化。
- 严格执行无菌操作。
- 遵医嘱给予抗菌药物预防性治疗。

手术切口及功能锻炼
↓
疼 痛

- 评估患者疼痛的部位及疼痛程度。
- 告知患者疼痛的必然性及功能锻炼对患者的重要性,在精神上给予患者支持。
- 遵医嘱功能锻炼前给予患者服用口服镇痛药(曲马多等)。
- 用给予患者听音乐等方式分散患者注意力,以减轻疼痛。

患者卧床
↓
估计有皮肤受损的危险

(1)护理目标:患者卧床期间不发生皮肤受损(压疮)。
(2)护理措施
- 评估患者发生压疮的风险因素,依照压疮风险评估标准给予患者评分。
- 协助患者定时翻身:每2小时翻身一次。
- 在骨凸隆处垫软枕。
- 给予患者使用气垫床。
- 保持床铺平整、清洁、干燥、无皱褶、无渣屑。

潜在并发症
↓
发生深静脉血栓的危险

(1)护理目标:患者在住院期间不发生深静脉血栓。
(2)护理措施
- 给予患者使用防血栓弹力袜。
- 每日给予患者使用气压式血液循环驱动器。
- 定时监测患肢静脉彩超。

**(三)出院前**

1.诊疗情况　出院前行"膝关节正侧位"、"深静脉彩超"、血常规检查,护士给予患者及家属出院指导。各项检查无异常后可带药出院。

**思维提示**

[1]患者及家属多次询问出院后患者对类风湿及高血压饮食方面的注意事项。

[2]护士向患者及家属讲解下床活动具体方法。

[3]向患者及家属演示及讲解功能锻炼的方法,并能使患者正确演示。

[4]向患者及家属讲解康复期护理注意事项。

2.护理评估　做好出院时患者康复期的护理宣教。

3.护理思维与实施方案

患者主诉对类风湿及高血压的饮食不了解

↓

知识缺乏

(1)护理目标:患者可以叙述出类风湿及高血压在饮食方面的注意事项。

(2)护理措施

- 评估患者对疾病饮食的了解程度。
- 让患者了解饮食对高血压及类风湿的重要性。
- 可以通过一对一讲述的方式让患者了解两种疾病在饮食方面的注意事项。
- 通过发放健康手册,进一步加深患者对饮食的了解。

患者及家属对康复期护理注意事项不了解

↓

知识缺乏

(1)护理目标:患者及家属出院前能复述出康复期注意事项。

(2)护理措施

- 向患者讲解康复期护理对疾病恢复的重要性。
- 告知患者康复期注意事项,主要包括以下几点:

1)术后3个月复查。

2)避免劳累、负重,外出使用助行器,以防摔倒。

3)继续膝关节屈曲伸直的练习。

4)伤口处如若出现红肿、疼痛的症状,及时就诊。

5)向患者发放出院指导宣传册。

家属未能正确演示下床活动方法

↓

知识缺乏

(1)护理目标:出院前家属能正确演示下床活动方法。

(2)护理措施

- 评估患者及家属对下床活动的基本方法了解程度。
- 向患者解释正确下床活动的必要性。
- 可提供相关宣传资料以帮助患者及家属尽快学会下床活动的技巧。

(1)护理目标：出院前正确掌握功能锻炼的方法。

(2)护理措施

患者及家属未能正确掌握掌握功能锻炼的方法

↓

知识缺乏

- 指导患者辅助主动膝关节屈伸活动、随意主动膝关节屈伸活动和抗阻力主动膝关节屈伸活动,如屈膝运动、伸膝运动。
- 指导患者辅助主动膝关节伸直锻炼股四头肌肌力,辅助主动膝关节屈伸锻炼腘绳肌肌力,抗阻力主动膝关节屈伸需要腘绳肌收缩,抗阻力主动膝关节伸直需要股四头肌收缩,如勾脚尖、直腿抬高。
- 指导患者进行体力恢复锻炼,如支撑起坐,飞燕点水,仰卧起坐。

## 二、护 理 评 价

患者从入院到出院,护理上给予了一系列的护理方案的实施。入院时为患者做好疼痛的护理及血压的监测及控制,手术后对手术伤口进行了良好的护理,避免了术后伤口的感染,有效避免压疮的发生以及深静脉血栓的发生。出院前,给予患者系统的知识宣教、术后康复期的护理。在整个发病期,术后康复期护理及患者的饮食指导尤为重要。

## 三、安 全 提 示

1.有皮肤受损的危险 患者术后卧床,患肢外展中立位,护士需了解患者皮肤营养状况;定时协助患者翻身,并按摩皮肤受压部位;保持床铺平整、清洁、干燥、无皱褶、无渣屑。

2.有跌倒的危险 患者遵医嘱可以下床活动后会有跌倒的危险。护士应该积极做好预防工作,告知患者穿防滑鞋,保持病房地面干燥,灯光照明良好、病房设施摆放合理,教会患者正确使用双拐。

## 四、经 验 分 享

1.心理护理 患者膝关节慢性疼痛,给予患者心理上造成了很大的伤害,此过程中,护士应该告知患者的预后情况,使患者对疾病的康复抱有积极乐观的态度。

2.术后并发症的观察

(1)深静脉血栓的形成:大多数深静脉血栓形成是无症状的,少数患者会发生有症状的深静脉血栓,如若患肢出现肿胀、发硬、疼痛,下肢局部皮肤出现青紫色,皮温降低,或双下肢、臀部、下腹和外生殖器出现水肿的症状时,嘱患者制动、卧床,进一步治疗。

(2)出血:术后严密观察患者的血压及心律,做好相关记录。密切观察患者伤口处有无渗血,引流液的量及性质。定时巡视病房,一旦发生出血征象,及时通知医生,给予处理。

3.功能锻炼

(1)指导患者辅助主动膝关节屈伸活动、随意主动膝关节屈伸活动和抗阻力主动膝关节屈伸活动,如屈膝活动、伸膝运动。

(2)指导患者辅助主动膝关节伸直锻炼股四头肌肌力,辅助主动膝关节屈伸锻炼腘绳肌肌力,抗阻力主动膝关节屈伸需要腘绳肌收缩,抗阻力主动膝关节伸直需要股四头肌收缩。

(3)指导患者进行体力恢复训练,有一系列的训练体操,如支撑起点、飞燕点水等,当然训练要循序渐进,避免过度操劳。

**(张金庆)**

# 病例 45 膝内翻患者的护理

患者,女性,38岁,主诉:左膝内翻,疼痛渐加重2年,门诊以"膝内翻"收入院。

## 一、诊疗过程中的临床护理

### (一)入院时

#### 1.诊疗情况

**入院后查体:**体温36.5℃,脉搏72次/分,呼吸18次/分,血压140/90mmHg。患者因3年前摔伤致左股骨髁上粉碎性骨折,行手术治疗。约8个月开始负重行走后发现左膝内翻,偶尔有膝疼痛,休息后缓解,能耐受,不影响活动未行特殊治疗,后症状逐渐进展。

**既往史:**既往高血压史5年,遵医嘱按时服用硝苯地平缓释片,血压维持在135~145/85~90mmHg。否认冠心病、糖尿病等慢性疾病。否认肝炎、结核等传染病史。否认胃肠道,肝胆系统疾病史,否认阿司匹林及其他抗凝药用药史,患者因3年前摔伤致左股骨髁上粉碎性骨折,行手术治疗,否认输血史。否认药物过敏史。

**专科查体:**左膝关节内翻畸形,可见切口瘢痕,左膝关节周围皮肤无发红,轻度肿胀,左膝关节内侧关节间隙压痛(+),无活动受限。双下肢未见水肿,无感觉减退,双侧足背动脉搏动对称良好。

**辅助检查:**X线:左膝关节内翻畸形,膝关节内侧关节间隙狭窄。查体双膝间距8cm。

**异常化验结果:**无。

### 思维提示

[1]患者出现疼痛:疼痛与膝内翻畸形及活动相关。

[2]患者出现睡眠型态紊乱:因疼痛出现失眠、易醒。

[3]患者既往有高血压病史,须监督患者定时服药、定时监测血压。

[4]心理护理:患者入院后对手术本身、预后的担心及对新环境的不适应,出现紧张焦虑情绪。

[5]患者主诉想要了解更多有关疾病的相关知识。

  2.护理评估  患者主要症状为活动后疼痛加重。患者因疼痛出现失眠、易醒。患者多次咨询术前注意事项及康复护理要点,希望能有更多的了解。患者血压维持在 135~145/85~90mmHg。

  3.护理思维与实施方案

膝关节内翻畸形
内侧关节间隙狭窄
↓
膝关节疼痛

(1)护理目标:患者主诉疼痛缓解。
(2)护理措施
  • 给予心理安慰;遵医嘱给予患者口服消炎止痛药物(如曲马多,洛索洛芬),用药过程中注意观察药物疗效,每日做疼痛评估。
  • 适当减少活动。

因疼痛出现失眠、易醒
↓
睡眠型态紊乱

(1)护理目标:患者可安静入睡。
(2)护理措施
  • 给予心理安慰并告知其睡眠对康复的重要性。
  • 告知患者尽量减少白天睡眠时间。
  • 巡视患者时注意做到"四轻"。
  • 必要时遵医嘱给予止痛药物缓解疼痛。
  • 必要时遵医嘱给予地西泮等药物辅助睡眠。

患者多次咨询术前注意
事项、康复期护理要点
↓
知识缺乏

(1)护理目标:患者对治疗方案、预后、康复期护理要点了解。
(2)护理措施
  • 对患者手术前注意事项进行讲解。
  • 发放宣传手册。
  • 告知患者术后可能发生的情况,使患者提前作好心理准备。
  • 告知患者按照护理级别,护士可以为患者做好护理。

患者未能正确演示
拐杖的使用方法
↓
知识缺乏(特定的)

(1)护理目标:患者能正确演示拐杖的使用方法。
(2)护理措施
  • 评估患者及家属对拐杖使用的基本方法的了解程度。
  • 向患者解释正确使用拐杖的必要性。
  • 可提供相关宣传资料以帮助患者尽快学会扶拐方法。

高血压病史 5 年，
血压维持在
135～145/85～90mmHg
↓
有发生高血压急症的
危险

(1)护理目标:患者住院期间血压控制平稳。

(2)护理措施。

- 监督患者按时服用降压药物,密切监测血压变化。
- 低盐饮食,每日＜6g。
- 嘱患者戒烟酒。
- 保持放松、平和的心态。
- 如有头痛、烦躁、心悸、恶心、呕吐等不适症状及时通知医生。
- 注意观察降压药物副作用。

环境的改变
↓
睡眠型态紊乱

(1)护理目标:患者住院期间持续性睡眠时间在 6 小时以上。

(2)护理措施

- 评估患者夜间睡眠情况及影响睡眠的因素。
- 创造良好的睡眠环境,控制陪住,尽可能提供安静而舒适的环境。患者休息时,减少不必要的护理活动。
- 告诉患者睡前少饮水,并让其睡前如厕。
- 指导患者使用放松技术,如缓慢地深呼吸,全身肌肉放松等。
- 必要时遵医嘱给予小剂量地西泮口服。

高血压病史 5 年，
血压维持在
135～145/85～90mmHg
↓
有发生高血压急症的
危险

(1)护理目标:患者住院期间血压控制平稳。

(2)护理措施

- 评估患者血压控制情况。
- 监督患者按时服用降压药物,密切观察血压变化。
- 嘱患者低盐饮食,每日控制食盐摄入量在 6g 以下,另嘱患者戒烟酒。
- 嘱患者保持放松的心态,避免情绪紧张及激动。
- 如有头痛、烦躁、心悸、恶心等不适症状及时通知医生。
- 注意观察降压药物的副作用。

(1)护理目标:24 小时内患者焦虑程度下降。

(2)护理措施

- 评估患者情绪焦虑的原因及程度。

- 观察患者精神状态及表情变化。

- 给予患者讲解有关手术的相关情况,以减轻其紧张情绪。

- 介绍病友与患者认识,增加患者直接的沟通,尽快适应新环境及个人角色的变化。

- 主动与患者沟通,及时发现患者的问题并及时给予解决。

- 向患者简述焦虑对疾病的影响,了解产生焦虑的原因,做好解释工作。

- 保证患者充分时间睡眠,避免急躁,保持情绪稳定。

患者对手术情况的担心及对新环境的不适应

↓

情绪焦虑

(1)护理目标:患者了解治疗方案、预后康复期要点。

(2)护理措施

- 对患者进行手术前需要注意的事项进行讲解。

- 发放宣传手册。

- 告知患者术后可能发生的情况,使患者提前做好心理准备。

患者多次咨询术前注意事项、康复期护理要点

↓

知识缺乏

**(二)实施手术后**

1.诊疗情况　手术当日:T:36.1℃,P:80 次/分,R:18 次/分,BP:135/85mmHg。患者在联合麻醉下行"右胫骨上端截骨术",术毕安返病房,伤口外敷料包扎完整,无渗血,双下肢感觉活动好,有一根引流管及导尿管均通畅,尿液为淡黄色、清亮,给予 24 小时心电监护及吸氧。告知患者麻醉恢复前需去枕平卧、禁饮食 6 小时,术日晚患者伤口敷料有 4cm×5cm 渗血,患者主诉疼痛,难以入睡。术后第 1 天,T:38~38.3℃,P:82~94 次/分,R:18~20 次/分,BP:135~145/85~95mmHg。伤口敷料渗血未见扩大。24 小时后护士指导患者等长肌收缩练习,同时拔除导尿管。

**思维提示**

[1]皮肤完整性受损,与手术有关。

[2]患者伤口敷料有 5cm×7cm 渗血,增加了伤口感染的危险。应密切观察患者伤口敷料渗血情况,注意体温变化。另外,伤口引流 24 小时后拔除,拔除以前要注意保持引流管通常,并防止拖出,同时观察并记录引流液的量及性质。

[3]患者主诉疼痛,难以入睡。与术中截骨及手术切口有关。

[4]患者麻醉恢复前需去枕平卧,卧床期间患者处于独立移动躯体的能力受到限制的状态。不仅出现自理能力的缺陷,还面临着发生压疮的危险。

2.护理评估　患者麻醉恢复前需去枕平卧、禁饮食。术日晚患者伤口敷料有 5cm×7cm 渗血,患者主诉疼痛,难以入睡。

3.护理思维与实施方案

患者麻醉恢复前需去枕平卧、禁饮食
↓
部分自理能力缺陷

(1)护理目标:满足患者基本生理需求。
(2)护理措施
- 麻醉恢复后,协助患者进食流质饮食,排气前不食牛奶、豆浆等产气食物,协助患者饮水。
- 保持导尿管通畅,定时巡视;协助患者进行床上排便。
- 为患者整理好床单位,盖好被褥。

患者术后 24 小时内需卧床
↓
躯体移动障碍
有皮肤受损的危险

(1)护理目标:患者卧床期间不发生皮肤受损(压疮)。
(2)护理措施
- 根据压疮的评估条件对患者全身情况进行评估。
- 协助患者定时翻身:日间每 2 小时翻身一次,夜间每 3 小时翻身一次。
- 定时按摩皮肤受压部位。
- 保持床铺平整、清洁、干燥、无皱褶、无渣屑。

患者主诉疼痛,难以入睡
↓
睡眠型态紊乱

(1)护理目标:患者主诉疼痛缓解,安静入睡。
(2)护理措施
- 给予心理安慰。
- 提供舒适的环境。
- 巡视患者时注意做到"四轻"。
- 遵医嘱给予止痛药(曲马多、双氯芬酸等)。
- 遵医嘱给予地西泮等药物辅助睡眠。

伤口敷料有
4cm×5cm 渗血
患者留置导尿管
↓
有发生感染的危险

(1)护理目标:患者住院期间不发生伤口感染。
(2)护理措施
- 加强伤口护理,伤口渗液多时,随时更换敷料,保持敷料干燥。
- 观察和评估伤口情况,注意伤口有无红、肿、痛等症状。
- 加强导尿管护理,每日进行会阴擦洗。
- 嘱患者多饮水,以达到冲洗尿道作用。

术后翻身、24 小时后
拄拐下床活动
↓
有发生跌倒、坠床的
危险

(1)护理目标:患者在住院期间不发生跌倒、坠床。
(2)护理措施
- 掌握患者的基本情况:年龄、神志、肌力。
- 评估患者发生跌倒、坠床的风险因素,依照跌倒、坠床风险评估标准给予患者评分。
- 定时巡视患者,固定好病床脚刹、加床档。
- 嘱患者穿防滑鞋,保证病房地面干燥,灯光照明良好、病房设施摆放合理。
- 教会患者正确使用拐杖。

术后 24～48 小时测
体温为 38～38.3℃
↓
体温过高
与手术后吸收热有关

(1)护理目标:术后 72 小时内体温降至 37.5℃以下。
(2)护理措施
- 定时监测体温变化并记录。
- 采用物理降温的方法,如冰袋、温水擦浴。嘱患者多饮水。
- 必要时应用药物降温(遵医嘱),如赖氨酸阿司匹林。

**(三)出院前**

1.诊疗情况　出院前复查 X 线片,双下肢深静脉彩超,继续功能锻炼。术后恢复顺利,无发热,无明显伤口疼痛,伤口干燥,无红肿,愈合良好。未拆线,术后 1 周在保护下下地行走,患肢免负重。术后复查完善无异常。护士给予患者及家属出院指导。

**思维提示**

护士向患者及其家属讲解康复期护理的注意事项,讲解及示范扶拐行走的方法。家属未能正确描述及示范,说明患者及家属缺乏此方面的相关知识,须在出院前使患者及其家属能正确描述和示范。

2.护理评估　做好出院时患者心理、药物知识水平及康复期的护理宣教。

3.护理思维与实施

患者及家属对康复期
护理注意事项不了解

↓

知识缺乏

（1）护理目标:患者及家属出院前能复述康复期护理注意事项。

（2）护理措施

- 向患者讲解康复期护理对疾病恢复的重要性。
- 告知患者康复期注意事项,主要包括以下几点:

1）手术次日起 14 天后可拆线。

2）术后 6 周患肢可部分负重。

3）按时服药,注意药物副作用。

4）术后 3 个月复查,截骨完全愈合后可完全负重。

5）避免劳累。

6）不适随诊。

- 向患者发放出院指导宣传册。

# 二、护 理 评 价

患者从入院到出院,护理上给予了一系列的护理方案的实施。入院时为患者做好疼痛、睡眠型态紊乱护理及血压的监测及控制,手术后不仅满足了患者术后的基本生理需求,对患者伤口进行了良好的护理,避免了术后伤口的感染,有效避免了跌倒、坠床、压疮的发生。出院前,给予患者相关疾病的术后康复指导。在整个患病入院治疗中,术后围术期护理尤为重要。

# 三、安 全 提 示

1.有发生跌倒、坠床的危险　患者手术后翻身有坠床的危险;24 小时下床活动时有发生跌倒的危险。护士应积极做好预防工作,了解患者一般情况,包括年龄、神志、肌力等。评估患者发生跌倒、坠床的风险因素;定时巡视患者,固定好病床脚刹、加床档、合理安排陪护;正确使用拐杖;嘱患者穿防滑鞋,保证病房地面干燥,灯光照明良好、病房设施摆放合理。

2.有皮肤受损的危险　患者术后 24 小时内卧床,护士需了解患者皮肤营养状况;定时协助患者翻身,并按摩皮肤受压部位;保持床铺平整、清洁、干燥、无皱褶、无渣屑。

3.药物副作用的观察　患者住院期间需服用止痛药物、辅助睡眠药物,以及术后应用抗生素等,护士需注意观察用药效果及药物的不良反应。

# 四、经 验 分 享

1. 心理护理 术前评估患者的心理状态,了解存在的心理问题。术前心理准备,使患者了解手术和麻醉的相关知识,解除患者焦虑及恐惧心理,使患者对疾病的康复抱有积极乐观的态度,变被动接受为主动配合,从而不仅使手术得以顺利实施,而且还能减轻患者的痛苦,促进术后康复。

2. 术后并发症的观察

(1)过度矫正及矫正不足:术后 24 小时卧床,活动及翻身时护士应动作轻柔,出院前复查 X 线片及下肢全长片。

(2)感染:术后观察伤口渗血情况,并记录 24 小时引流量,如渗血较多及时向医生汇报进行处理。另外还要观察患者体温变化,观察伤口周围有无红肿热痛等情况发生。

(3)血管神经损伤:术后护士应严密观察患肢足趾感觉活动,足背动脉搏动情况,观察患者的疼痛情况,发现异常及时向医生汇报。

(孙靖)

## ▶ 病例 46 膝外翻患者的护理

患者,女性,44 岁,主诉:右膝关节疼痛 3 年,加重 1 个月,门诊以"膝外翻"收入院。

## 一、诊疗过程中的临床护理

### (一)入院时
### 1.诊疗情况

**入院后查体**:体温 36.5℃,脉搏 76 次/分,呼吸 18 次/分,血压 125/78mmHg。患者主诉右膝关节疼痛 3 年,进行性加重 1 个月,步行小于1000m。于当地医院就诊,行针灸治疗、口服非甾体消炎药治疗效果不明显。1 个月前上述症状加重。患者自发病以来精神、食欲良好,因疼痛出现失眠、易醒。患者无不良嗜好,大小便正常,生活自理。

**既往史**:患者 17 岁因跳高摔倒致右膝关节疼痛,活动受限,休息 1 个月自愈,可行走活动。既往否认高血压、冠心病、糖尿病等慢性疾病。否认肝炎、结核等传染病史。否认重大外伤、手术史。否认药物过敏史。

**专科查体**:步行入病房,右膝关节外翻畸形,未见切口瘢痕,右膝关节周围皮肤无发红,无肿胀,右膝关节内侧关节间隙、外侧关节间隙压痛(一),无活动受限。双下肢未见水肿,无感觉减退,双侧足背动脉搏动可触及。

**辅助检查**:X 线:双膝关节外翻畸形,以右侧明显,膝关节间隙无明显狭窄。

**异常化验结果**:无。

**思维提示**

[1]患者出现疼痛:疼痛与活动相关,休息可缓解,须做好疼痛的护理。

[2]患者出现睡眠型态紊乱:因疼痛出现失眠、易醒,须做好睡眠的护理。

2.**护理评估** 患者主要症状为活动后疼痛加重。患者因疼痛出现失眠、易醒。患者多次咨询术前注意事项及康复护理要点,希望能有更多的了解。

3.**护理思维与实施方案**

膝关节外翻畸形
↓
膝关节疼痛,活动后加重

(1)护理目标:患者主诉疼痛缓解。

(2)护理措施

- 给予心理安慰;遵医嘱给予患者口服消炎止痛药物(如曲马多),用药过程中注意观察药物疗效,每日做疼痛评估。
- 适当减少活动。

因疼痛出现失眠、易醒
↓
睡眠型态紊乱

(1)护理目标:患者可安静入睡。

(2)护理措施

- 给予心理安慰并告知其睡眠对康复的重要性。
- 告知患者尽量减少白天睡眠时间。
- 巡视患者时注意做到"四轻"。
- 必要时遵医嘱给予止痛药物缓解疼痛。
- 必要时遵医嘱给予地西泮等药物辅助睡眠。

患者多次咨询术前注意事项、康复期护理要点
↓
知识缺乏(特定的)

(1)护理目标:患者了解治疗方案、预后、康复期护理要点。

(2)护理措施

- 对患者进行手术前需要注意的事项进行讲解。
- 发放宣传手册。
- 告知患者术后可能发生的情况,使患者提前作好心理准备。
- 告知患者按照护理级别,护士可以为患者做好护理。

患者未能正确演示拐杖的使用方法
↓
知识缺乏(特定的)

(1)护理目标:术前患者能正确演示拐杖的使用方法。

(2)护理措施

- 评估患者及家属对拐杖使用的基本方法了解程度。
- 向患者解释正确使用拐杖的必要性。
- 可提供相关宣传资料以帮助患者尽快学会拄拐方法。

**(二)实施手术后**

1. 诊疗情况　手术当日晨测 T:36.3℃,P:80 次/分,R:18 次/分,BP:135/83mmHg。患者在联合麻醉下行"右侧股骨髁上截骨术",术毕安返病房,伤口外敷料包扎完整,无渗血,双下肢感觉活动好,有一根引流管及导尿管均通畅,尿液为淡黄色、清亮,给予 24 小时心电监护及吸氧。告知患者麻醉恢复

前需去枕平卧、禁饮食 6 小时,术日晚患者伤口敷料有 5cm×7cm 渗血,患者主诉疼痛,难以入睡。术后第 1 天 T:36.3~37.2℃,P:82~94 次/分,R:18~20 次/分,BP:125~135/80~85mmHg。伤口敷料渗血未见扩大。24 小时后护士指导患者等长肌收缩练习,同时拔除导尿管。

**思维提示**

[1]皮肤完整性受损,与手术有关。

[2]患者伤口敷料有 5cm×7cm 渗血,增加了伤口感染的危险。应密切注意患者伤口敷料渗血情况,注意体温变化。

[3]患者主诉疼痛,难以入睡。与术中截骨及手术切口有关。

[4]患者麻醉恢复前需去枕平卧,卧床期间患者处于独立移动躯体的能力受到限制的状态。不仅出现自理能力的缺陷,还面临着发生压疮的危险。另外,伤口引流 24~48 小时拔除,拔除以前要注意保持引流管通畅,并防止脱出。

2.护理评估 患者麻醉恢复前需去枕平卧、禁饮食。术日晚患者伤口敷料 5cm×7cm 渗血,患者主诉疼痛,难以入睡。

3.护理思维与实施方案

患者麻醉恢复前需去枕平卧、禁饮食
↓
部分自理能力缺陷

(1)护理目标:满足患者基本生理需求。

(2)护理措施

- 麻醉恢复后,协助患者进食流质饮食,排气前不食牛奶、豆浆等产气食物,协助患者饮水。
- 保持导尿管通畅,定时巡视;协助患者进行床上大便。
- 为患者整理好床单位,盖好被褥。

患者术后 24 小时内需卧床
↓
躯体移动障碍
有皮肤受损的危险

(1)护理目标:患者卧床期间不发生皮肤受损(压疮)。

(2)护理措施

- 根据压疮的评估条件对患者全身情况进行评估。
- 协助患者定时翻身:日间每 2 小时翻身一次,夜间每 3 小时翻身一次。
- 预防性使用防压疮敷料。
- 保持床铺平整、清洁、干燥、无皱褶、无渣屑。

患者主诉疼痛，
难以入睡

↓

睡眠型态紊乱

（1）护理目标：患者主诉疼痛缓解，安静入睡。

（2）护理措施

- 给予心理安慰。
- 提供舒适的环境。
- 巡视患者时注意做到"四轻"。
- 遵医嘱给予止痛药（曲马多、双氯芬酸等）。
- 遵医嘱给予地西泮等药物辅助睡眠。

伤口敷料有 5cm×7cm
渗血患者留置导尿管

↓

有发生感染的危险

（1）护理目标：患者住院期间不发生伤口感染。

（2）护理措施

- 加强伤口护理，伤口渗液多时，随时更换敷料，保持敷料干燥。
- 观察和评估伤口情况，注意伤口有无红、肿、痛等症状。
- 加强导尿管护理，每日进行会阴护理。
- 嘱患者多饮水，以达到冲洗尿道作用。

术后翻身、24 小时后
拄拐下床活动

↓

有发生跌倒、坠床的危险

（1）护理目标：患者在住院期间不发生跌倒、坠床。

（2）护理措施

- 掌握患者的基本情况：年龄、神志、肌力。
- 评估患者发生跌倒、坠床的风险因素，依照跌倒、坠床风险评估标准给予患者评分。
- 定时巡视患者，固定好病床脚刹、加床档、合理安排陪护。
- 嘱患者穿防滑鞋，保持病房地面干燥，灯光照明良好、病房设施摆放合理。
- 教会患者正确使用拐杖。

**（三）出院前**

1. 诊疗情况　出院前复查 X 线片，双下肢全长片，继续功能锻炼。术后恢复顺利，无发热，无明显伤口疼痛，伤口干燥，无红肿，愈合良好。未拆线在保护下下地行走。术后复查完善无异常。护士给予患者及家属出院指导。

**思维提示**

[1] 护士向患者及家属讲解下床活动具体方法。家属未能正确演示，说明患者及家属缺乏正确下床活动的相关知识，在出院前使家属能掌握正确下床活动方法。

[2] 护士向患者及家属讲解康复期护理注意事项。

2.护理评估 做好出院时患者心理、药物知识水平及康复期的护理宣教。

3.护理思维与实施

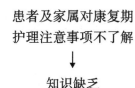

患者及家属对康复期
护理注意事项不了解

↓

知识缺乏

(1)护理目标:患者及家属出院前能复述康复期护理
注意事项。

(2)护理措施

· 向患者讲解康复期护理对疾病恢复的重要性。

· 告知患者康复期注意事项,主要包括以下
几点:

1)手术次日起 14 天后可拆线。

2)术后 6 周患肢可部分的界定。

3)按时服药,注意药物副作用。

4)术后 3 个月复查,截骨完全愈合后可完全
负重。

5)避免劳累,不适随诊。

· 向患者发放出院指导宣传册。

## 二、护理评价

患者从入院到出院,护理上给予了一系列的护理方案的实施。入院时为患者做好疼痛、睡眠型态紊乱的护理及血压的监测及控制,手术后不仅满足了患者术后的基本生理需求,对患者的睡眠、伤口等均进行了良好的护理,避免了术后伤口的感染,有效避免了跌倒、坠床、压疮的发生。出院前,给予患者系统的知识、术后护理的宣教。在整个患病入院治疗中,术后护理尤为重要。

## 三、安全提示

1.有发生跌倒、坠床的危险 患者手术后翻身有坠床的危险;24 小时下床活动时有发生跌倒的危险。护士应积极做好预防工作,了解患者一般情况,包括年龄、神志、肌力等;评估患者发生跌倒、坠床的风险因素,定时巡视患者,固定好病床脚刹、加床档、合理安排陪护;正确使用拐杖;告知患者穿防滑鞋,保证病房地面干燥,灯光照明良好、病房设施摆放合理。

2.有皮肤受损的危险 患者术后 24 小时内卧床,护士需了解患者皮肤营养状况;定时协助患者翻身;保持床铺平整、清洁、干燥、无皱褶、无渣屑。

3.药物副作用的观察 患者住院期间需服用止痛药物、辅助睡眠药物以及术后应用抗生素等,护士需注意观察药物副作用。

# 四、经 验 分 享

1.心理护理 术前评估患者的心理状态,了解存在的心理问题。术前心理准备,使患者了解手术和麻醉的相关知识,解除患者焦虑及恐惧心理,使患者对疾病的康复抱有积极乐观的态度,变被动接受为主动配合,从而不仅使手术得以顺利实施,而且还能减轻患者的痛苦,促进术后康复。

2.术后并发症的观察

(1)过度矫正及矫正不足:因患者术后 24 小时需卧床,护士在为患者活动及翻身时应动作轻柔,并且出院前复查 X 线片及下肢全长片。

(2)感染:术后观察伤口渗血情况,并记录 24 小时引流量,如渗血较多及时向医生汇报进行处理。另外还要观察患者体温变化,观察伤口周围有无红肿热痛等情况发生。

(3)血管神经损伤:术后护士应严密观察患肢足趾感觉活动,足背动脉搏动情况,观察患者的疼痛情况,发现异常及时向医生汇报。

(孙靖)

## 病例 47　膝关节内游离体患者的护理

患者,女性,64 岁,主诉:右膝关节绞锁 20 年,加重半年,为进一步治疗由门诊以"膝关节游离体"收入院。

## 一、诊疗过程中的临床护理

### (一)入院时

**1.诊疗情况**

**入院后查体:**体温 36℃,脉搏 66 次/分,呼吸 18 次/分,血压 115/80mmHg。患者主诉 20 年前无明显诱因出现右膝关节绞锁,与活动相关,休息可缓解,无夜间痛,有活动受限,行口服药治疗效果不佳,症状逐渐进展,半年前疼痛加重,伴活动受限,下蹲、上下楼梯困难。患者自发病以来精神、食欲良好,因疼痛出现失眠、易醒。无不良嗜好,大小便正常,生活自理。

**既往史:**既往糖尿病 15 年,未规律服药治疗,血糖随机化验 8~11mmol/L,否认高血压、冠心病等慢性病史,否认肝炎、结核等传染病史,否认胃肠道、肝胆系统疾病史,否认阿司匹林及其他抗凝药用药史,否认外伤、手术史、输血史,否认药物过敏史。

**专科查体:**直步行入病房,双膝关节内翻畸形,未见切口瘢痕,双膝关节周围皮肤无发红,轻度肿胀,双膝关节压痛(-);右膝明显活动受限。双大腿内侧均可见直径约 10cm 瘢痕,右侧新鲜,左侧陈旧。双下肢未见水肿,无感觉减退,双侧足背动脉搏动可触及。

**辅助检查:**X 线示右膝关节内翻畸形,膝关节内侧关节间隙狭窄,软骨下骨硬化,关节周缘及髌骨上下极可见少量骨赘形成,髌骨关节面欠平整,周围可见数块游离高密度影,双下肢彩超未见异常。24 小时动态血压收缩压 98~142mmHg,平均值 118mmHg;舒张压 79~95mmHg,平均值 86mmHg;平均动脉压 134/92mmHg。心电图:大致正常心电图。24 小时动态心电图提示:窦性心律,心率 68~96 次/分。

**异常化验结果:**D-二聚体定量 541 μg/L(0~400 μg/L)。

**思维提示**

[1]患者出现疼痛:疼痛部位为膝关节周围,须做好疼痛的护理。

[2]患者出现睡眠型态紊乱:因疼痛出现失眠、易醒,须做好睡眠的护理。

[3]患者既往有糖尿病病史,须监督患者定时服药、定时监测血糖。

2.护理评估　患者主要症状为右膝关节绞锁,休息可缓解,疼痛但无夜间痛,伴活动受限,下蹲、上下楼梯困难,行口服药治疗效果不佳,症状逐渐进展。疼痛部位为膝关节。血压 115/80mmHg。糖尿病 15 年,血糖随机化验8～11mmol/L。患者多次咨询术前注意事项及康复护理要点,希望能有更多的了解。

3.护理思维与实施方案

膝关节退行性病变致关节周围骨赘形成关节绞锁
↓
疼痛

(1)护理目标:患者主诉疼痛缓解。
(2)护理措施
- 给予心理安慰。
- 遵医嘱给予止痛药(塞来昔布、曲马多、双氯芬酸),必要时给予止痛针(氯诺昔康、帕瑞昔布钠)。用药过程中要注意观察用药的效果及药物副作用。

因疼痛出现失眠、易醒
↓
睡眠型态紊乱

(1)护理目标:患者可安静入睡。
(2)护理措施:提供安静环境。
- 给予心理安慰并告知其睡眠对康复的重要性。
- 告知患者尽量减少白天睡眠时间。
- 巡视患者时注意做到"四轻"。
- 必要时遵医嘱给予止痛药物缓解疼痛。
- 必要时遵医嘱给予地西泮等药物辅助睡眠。

糖尿病病史 15 年,血糖维持在 8～11mmol/L
↓
有伤口不愈合的危险

(1)护理目标:患者住院期间血压控制平稳。
(2)护理措施
- 监督患者按时服用降糖药物,密切监测血糖变化。
- 严格控制进食量,每日主食＜200～500g,食盐＜6g;少量多餐。
- 保持放松、平和的心态。
- 如有头痛、烦躁、心悸、恶心、呕吐等不适症状及时通知医生。
- 注意观察降糖药物副作用。

患者多次咨询术前注意
事项、康复期护理要点
↓
知识缺乏
{
(1)护理目标:患者对治疗方案、预后、康复期护理要
点了解。
(2)护理措施
· 对患者进行手术前需要注意的事项进行讲解。
· 发放宣传手册。
· 告知患者术后可能发生的情况,使患者提前作
好心理准备。
· 为患者讲解术后康复锻炼的方法。
}

**(二)实施手术后**

1.诊疗情况　手术当日 T:36.6~37.5℃,P:80~96 次/分,R:18~22
次/分,BP:131~146/80~92mmHg。患者在腰麻下行"关节镜下游离体取出
术",术毕安返病房,伤口外敷料包扎完整,无渗血,双下肢感觉活动正常,导
尿管通畅,尿液为淡黄色、清亮,给予 24 小时心电监护及吸氧。告知患者麻醉
恢复前需去枕平卧、禁饮食 6 小时,麻醉恢复后可采取坐位,进行双下肢功能
锻炼。术日晚患者伤口敷料无渗血,患者主诉疼痛,难以入睡给予哌替啶皮
下注射后好转。术后第 1 天,T:36.3~37.2℃,P:82~94 次/分,R:18~20
次/分,BP:134~148/82~97mmHg。伤口敷料包扎完整无渗血。术后 24 小
时护士协助患者下地活动,同时拔除导尿管,并向家属讲解下床活动注意事
项。家属未能正确演示下床活动方法。

**思维提示**

[1]患者伤口敷料包扎完整无渗血,表示无伤口感染的危险。但应继续
密切注意患者伤口敷料渗血情况,注意体温变化。

[2]患者主诉疼痛,难以入睡。与手术切口有关。

[3]患者麻醉恢复前需去枕平卧,麻醉恢复后可采取坐位,术后 24 小时可
下地活动。卧床期间患者处于独立移动躯体的能力受到限制的状
态。不仅出现自理能力的缺陷,还面临着发生压疮的危险。

2.护理评估　患者麻醉恢复前需去枕平卧、禁饮食 6 小时。术日晚患者
伤口敷料包扎完整无渗血,患者主诉疼痛,难以入睡。

3.护理思维与实施方案

患者麻醉恢复前需
去枕平卧、禁饮食
↓
部分自理能力缺陷

(1)护理目标:满足患者基本生理需求。

(2)护理措施

- 麻醉恢复后,协助患者进食流质饮食,排气前不能进食牛奶、豆浆等产气食物,协助患者饮水。
- 保持导尿管通畅,定时巡视;协助患者进行床上大便。
- 为患者整理好床单位,盖好被褥。

患者术后 24 小时内
需卧床
↓
躯体移动障碍
有皮肤受损的危险

(1)护理目标:患者卧床期间不发生皮肤受损(压疮)。

(2)护理措施

- 术前嘱患者进行床上主动翻身练习。
- 协助患者定时翻身;麻醉恢复后协助患者进行第一次翻身。
- 保持床铺平整、清洁、干燥、无皱褶、无渣屑。

患者主诉疼痛,
难以入睡
↓
睡眠型态紊乱

(1)护理目标:患者主诉疼痛缓解,安静入睡。

(2)护理措施

- 给予心理安慰。
- 提供舒适的环境。
- 巡视患者时注意做到"四轻"。
- 遵医嘱给予止痛药(塞来昔布、曲马多、双氯芬酸等)。
- 遵医嘱给予地西泮等药物辅助睡眠。

伤口敷料无渗血
患者留置导尿管
↓
有发生感染的危险

(1)护理目标:患者住院期间不发生伤口感染。

(2)护理措施

- 加强伤口护理,伤口渗液多时,随时更换敷料,保持敷料干燥。
- 观察和评估伤口情况,注意伤口有无红肿痛等症状。
- 加强导尿管护理,每日进行会阴护理。

术后 6 小时可采取坐位、术后 24 小时下床活动

↓

有发生跌倒、坠床的危险

(1)护理目标:患者在住院期间不发生跌倒、坠床。

(2)护理措施

- 掌握患者的基本情况:年龄、神志、肌力。
- 评估患者发生跌倒、坠床的风险因素,依照跌倒、坠床风险评估标准给予患者评分。
- 定时巡视患者,固定好病床脚刹、加床档、合理安排陪护。
- 告知患者穿防滑鞋,保持病房地面干燥,灯光照明良好、病房设施摆放合理。

**(三)出院前**

1.诊疗情况　出院前行"膝关节正侧位 X 线"、血常规检查,护士给予患者及家属出院指导。各项检查无异常后可出院。

**思维提示**

[1]护士向患者及家属讲解下床活动具体方法。家属未能正确演示,说明患者及家属缺乏正确下床活动的相关知识,须在出院前使家属掌握正确下床活动方法。

[2]护士向患者及家属讲解康复期护理注意事项。

2.护理评估　做好出院时患者心理、糖尿病相关知识及康复期的护理宣教。

3.护理思维与实施方案

家属未能正确演示下床活动方法

↓

知识缺乏

(1)护理目标:家属出院前能正确演示下床活动方法。

(2)护理措施

- 评估患者及家属对下床活动的基本方法的了解程度。
- 向患者解释正确下床活动的必要性。
- 可提供相关宣传资料以帮助患者及家属尽快学会下床活动的技巧。

患者及家属对康复期护理注意事项不了解

↓

知识缺乏

(1)护理目标:患者及家属出院前能复述康复期护理注意事项。

(2)护理措施

- 向患者讲解康复期护理对疾病恢复的重要性。
- 告知患者康复期注意事项,主要包括以下几点:

1)手术次日起 14 天后可拆线。

2)循序渐进下床活动,量力而行。

3)按时服降糖药,注意药物副作用,随时监测血糖。

4)术后 3 个月门诊复查,遵医嘱进行膝关节肌力练习(股四头肌等长收缩、直腿抬高等)。

5)避免劳累、负重,需注意保护膝关节。

6)不适随诊。

- 向患者发放出院指导宣传册。

## 二、护 理 评 价

患者从入院到出院,护理上给予了一系列的护理方案的实施。入院时为患者做好疼痛、睡眠型态紊乱的护理及血糖的监测及控制,手术后不仅满足了患者术后的基本生理需求,对患者的睡眠、伤口等均进行了良好的护理,避免了术后伤口的感染,有效避免了跌倒、坠床、压疮的发生。出院前,给予患者系统的知识宣教、术后康复期的护理。在整个发病期,术后康复期护理尤为重要。

## 三、安 全 提 示

1.有发生跌倒、坠床的危险 患者手术后过度活动有坠床的危险;24 小时下床活动时有发生跌倒的危险。护士应积极做好预防工作,了解患者一般情况,包括年龄、神志、肌力等。评估患者发生跌倒、坠床的风险因素;定时巡视患者,固定好病床脚刹、加床档、合理安排陪护;告知患者穿防滑鞋,保持病房地面干燥,灯光照明良好、病房设施摆放合理。

2.有皮肤受损的危险 患者术后 24 小时内卧床,护士需了解患者皮肤营养状况;定时协助患者翻身;保持床铺平整、清洁、干燥、无皱褶、无渣屑。

3.药物副作用的观察 患者住院期间需服用降糖药物、止痛药物、辅助睡眠药物等,护士需注意观察药物副作用。

## 四、经 验 分 享

1. 心理护理  因膝关节进行性退变致关节周围骨赘形成关节绞锁,患者膝关节疼痛并绞锁,活动受限,疼痛进行性加重半年,下蹲、上下楼梯困难。膝关节功能的恢复是一个缓慢的过程,护士可告诉患者手术实施后疼痛可能还要持续一段时间,使患者对疾病的康复抱有积极乐观的态度。

2. 术后并发症的观察

(1)膝关节感染:术后 1~3 天护士应密切观察体温增高、有无伤口渗液,白细胞增多等。

(2)膝关节僵直:如术后出现膝关节活动受限,疼痛加重,有发生关节僵直的可能,因此,护士应鼓励患者尽早进行膝关节功能锻炼、尽早下床活动。

3. 膝关节肌力锻炼的方法

(1)股四头肌练习:股四头肌等长收缩,100~200 次/天,劳逸结合。

(2)直腿抬高练习:患者平卧位,将患肢主动抬高大于 90°。

(3)屈膝练习

1)平卧位练习法:患者平卧位,双手交叉紧抱患肢大腿后侧,用力将患肢向胸部靠拢,小腿自然下垂大于 90°。

2)床边坐位练习法:患者床边坐位,双下肢下垂,健肢置于患肢之上,健肢向后方用力压,使膝关节活动度大于 90°。

3)下床活动练习:第一次下床活动应在床周围进行,避免跌倒,之后可量力而行。下床活动时要使用助行器。

4. 严格控制进食量,每日主食<200~500g,食盐<6g;少量多餐;饮食治疗是最基本的治疗方法,预防糖尿病要注意"三个防止和三个增加":防止总热量摄入过高,防止脂肪比例过高,防止膳食纤维比例过低;增加鱼类的摄入,增加谷物特别是粗粮的摄入,增加高纤维食物的摄入,最终达到降低膳食热量密度的目的。

(李春敏)

## ▶病例 **48** 膝关节置换术后感染患者的护理

患者,女性,62 岁,主诉:右膝关节置换术后肿痛 2 个月,门诊行右膝关节穿刺并做细菌培养,出现表皮葡萄球菌,门诊诊断为"人工膝关节置换术后",为进一步诊治收入院。

## 一、诊疗过程中的临床护理

### (一)入院时

### 1.诊疗情况

**入院后查体**:体温 36.1℃,脉搏 88 次/分,呼吸 18 次/分,血压 147/72mmHg,患者 10 年前无明显诱因出现双膝关节疼痛,与活动有关,休息可缓解,无夜间痛,无活动受限,行口服药、外用中药治疗,症状逐渐加重,1 年前疼痛加重,伴活动受限,下蹲、上下楼困难,步行小于 200m,到积水潭医院就诊,诊断为膝关节骨性关节炎,于 2 个月前在积水潭医院行双膝关节置换术。术后右膝关节发红肿胀,经切口换药及抗感染治疗后好转,现因右膝关节疼痛到积水潭医院门诊就诊,行右膝关节穿刺并做细菌培养,检出表皮葡萄球菌。患者自发病以来精神、食欲良好,因疼痛出现失眠、易醒,因患肢肿胀不能下床行走,影响生活质量。患者无不良嗜好,大小便正常。

**既往史**:糖尿病 15 年,口服拜糖平等降糖药物治疗。否认高血压、冠心病,否认肝炎、结核等传染病史,否认胃肠道、肝胆系疾病史,否认阿司匹林及其他抗凝药用药史,否认药物过敏史。

**专科查体**:双膝关节前正中各有一 12cm 切口瘢痕,右膝关节周围皮肤无发红,略肿胀伴皮温略高,右膝关节内侧关节间隙压痛(+),轻度活动受限。双下肢未见水肿,无感觉减退,双侧足背动脉搏动可触及。

**辅助检查**:X 线显示为关节间隙不对称性狭窄,软骨下骨硬化,可见囊性变,关节内外侧及髌骨上下及可见骨赘形成。24 小时动态血压收缩压 117～153mmHg,平均值 134mmHg;舒张压 52～82mmHg,平均值:67mmHg;平均动脉压 103/75mmHg。心电图:大致正常心电图。24 小时动态心电图提示:窦性心律,心率:68～99 次/分。血糖监测结果:空腹血糖为 11.8mmol/L,餐后血糖 9.9～11.7mmol/L。

**异常化验结果**:魏氏血沉第一小时 32mm(0～20),C 反应蛋白 18.3mg/L(0.00～8.00mg/L)。

**思维提示**

[1]患者出现疼痛:疼痛部位为右膝关节,须做好疼痛的护理。

[2]患者出现睡眠型态紊乱:因疼痛出现失眠、易醒,须做好睡眠的护理。

[3]患者既往有糖尿病病史,须监督患者定时服药、定时监测血糖。

2.护理评估　患者主要症状为右膝关节疼痛、肿胀。患者因疼痛出现失眠,易醒。患者空腹血糖和餐后血糖偏高。患者多次咨询术前注意事项及康复期护理要点,希望能有更多的了解。

3.护理思维与实施方案

右膝关节间隙不对称性狭窄,软骨下骨硬化,关节穿刺细菌培养检出表皮葡萄球菌
↓
右膝关节疼痛、肿胀

(1)护理目标:患者主诉疼痛缓解。

(2)护理措施

- 给予心理安慰。
- 遵医嘱给予止痛药(曲马多,氨酚羟考酮),必要时给予止痛针(氯诺昔康,帕瑞昔布钠)。用药过程中要密切观察用药的效果及其不良反应。

因疼痛出现失眠、易醒
↓
睡眠型态紊乱

(1)护理目标:患者可安静入睡。

(2)护理措施

- 给予心理安慰并告知其睡眠对术后康复的重要性。
- 告知患者尽量减少白天睡眠时间。
- 巡视患者时做到"四轻"。
- 必要时遵医嘱给予止痛药以缓解疼痛。
- 必要时遵医嘱给予地西泮等药物辅助睡眠。

糖尿病15年,餐后血糖调节在9.9~11.7mmol/L
↓
有发生伤口不愈合的危险

(1)护理目标:患者住院期间血糖控制平稳。

(2)护理措施

- 监督患者按时服用降糖药物,密切观察血糖变化。
- 嘱患者按时进食,给予糖尿病饮食。
- 保证睡眠时间和睡眠质量。
- 告知患者若有头晕、心悸、出汗等不适症状及时通知医生。
- 注意观察降糖药物的副作用。

(1)护理目标:让患者了解治疗方案、预后、康复期护理要点。

(2)护理措施

患者多次咨询术前注意
事项、康复期护理要点

↓

知识缺乏

· 对患者讲解手术前需要注意的事项进行讲解。

· 发放宣传手册。

· 告知患者术后可能发生的情况,使患者提前作好心理准备。

· 告知患者的护理级别,护士可以为其做好护理。

· 为患者讲解术后康复锻炼的方法。

**(二)实施手术后**

1. 诊疗情况　手术当日 T:36.4～36.8℃,P:88～98 次/分,R:18～22 次/分,BP:141～169/71～87mmHg。患者在联合麻醉下行膝关节清创,假体取出,间隔物植入术,术毕安返病房,伤口外敷料包扎完整,无渗血,留置引流管 1 根,引出少量血性液体,导尿管通畅,尿液为淡黄色,清亮,患肢足趾感觉活动好,给予 24 小时心电监测及低流量吸氧,患肢气垫抬高。告知患者麻醉恢复前需去枕平卧、禁饮食,麻醉恢复后可进行翻身,下肢床上活动。术日晚患者伤口敷料有少量渗血,并主诉疼痛难以入睡。术后第 1 天,患者生命体征平稳,体温正常,睑结膜苍白,伤口敷料渗血面积增大,患肢轻度肿胀,血常规回报:Hb90g/L(113～151g/L),指导患者进行主动踝关节屈伸活动及下肢肌肉等长收缩锻炼,并拔除导尿管。

**思维提示**

[1]患者伤口敷料有渗血,增加了伤口感染的风险。应密切观察患肢伤口敷料渗血情况,注意体温变化。

[2]患者睑结膜苍白,敷料渗血面积增大,血红蛋白低于正常值,有贫血的危险,应继续观察血红蛋白值。

[3]患者主诉疼痛,难以入睡。与术中神经牵拉及手术切口有关。

[4]患者麻醉恢复前需去枕平卧,麻醉恢复后可翻身,24 小时可进行主动踝关节屈伸活动。卧床期间患者处于独立移动躯体的能力受到限制的状态。不仅出现自理能力的缺陷,还会增加发生压疮的危险。

2. 护理评估　患者麻醉恢复前需去枕平卧,禁食水。术日晚伤口敷料有渗血,第 2 日有扩大,睑结膜苍白,血红蛋白低于正常值。患者主诉疼痛,难以入睡。

3.护理思维与实施方案

患者麻醉恢复前需去
枕平卧、禁食水
↓
部分自理能力缺陷

(1)护理目标:满足患者基本生理需求。

(2)护理措施

- 麻醉恢复后,协助患者进食流质饮食,排气前不食牛奶、豆浆等产气食物。
- 保持导尿管通畅,定时巡视;协助患者进行床上大便。
- 为患者整理好床单位。

患者术后 24 小时内
需卧床
↓
躯体移动障碍,有皮肤
受损的危险

(1)护理目标:患者卧床期间不发生皮肤受损(压疮)。

(2)护理措施

- 术前嘱患者准备一块 0.8m×1.5m 的翻身布,术后平铺于患者背部,翻身时至少两人操作。
- 协助患者定时翻身:日间每 2 小时翻身一次,夜间每 3 小时翻一次。
- 定时按摩皮肤受压部位。
- 保持床单位平整、干燥、无皱褶、无渣屑。

患者主诉疼痛,
难以入睡
↓
睡眠型态紊乱

(1)护理目的:缓解疼痛,使患者安静入睡。

(2)护理措施

- 给予心理安慰。
- 提供舒适的环境。
- 巡视患者时做到"四轻"。
- 遵医嘱给予口服止痛药(曲马多,氨酚羟考酮)和止疼针剂(哌替啶肌内注射)。
- 遵医嘱给予地西泮等药物辅助睡眠。

伤口敷料有渗血,
患者留置导尿管
↓
有发生感染的危险

(1)护理目标:患者住院期间不发生感染。

(2)护理措施

- 加强患肢伤口的护理,伤口渗液多时,随时更换敷料,保持伤口干燥。
- 观察和评估患肢伤口情况,注意伤口有无红肿痛等症状。
- 加强导尿管护理,每日进行会阴擦洗。
- 嘱患者多饮水,以达到冲洗尿道的作用。

术后翻身、24 小时后
主动活动踝关节

↓

有发生跌倒、
坠床的危险

(1)护理目标:患者在住院期间不发生跌倒、坠床。

(2)护理措施

- 掌握患者的基本情况:年龄、神志、肌力。
- 评估患者发生跌倒、坠床的风险因素,依照跌倒、坠床风险评估标准给予患者评分。
- 定时巡视患者,固定好病床脚刹、加床档、合理安排陪护。
- 嘱患者穿防滑鞋,保证病房地面干燥,灯光照明良好、病房设施摆放合理。

**(三)出院前**

1.诊疗情况　出院前行"X 线检查"、血常规检查,护士给予患者及家属出院指导。各项检查无异常后可带药出院。

**思维提示**

[1]向患者及家属讲解康复期护理注意事项。

[2]向患者及家属演示及讲解功能锻炼的方法,并让其主动锻炼,患者及家属未能正确进行功能锻炼,说明患者及家属缺乏正确进行功能锻炼的相关知识,须在出院前使家属能正确进行辅助功能锻炼。

2.护理评估　做好住院时患者心理、药物知识水平及康复期的护理宣教。

3.护理思维与实施方案

患者及家属对康复期
护理注意事项不了解

↓

知识缺乏

(1)护理目标:患者及家属出院前能复述康复期护理注意事项。

(2)护理措施

- 向患者讲解康复期护理对疾病恢复的重要性。
- 告知患者康复期注意事项,主要包括以下几点:

1)手术 2 周拆线。

2)按时服药,注意观察药物的副作用。

3)术后 3 个月复查,遵医嘱进行膝关节屈伸锻炼,避免劳累、负重。

4)不适随诊。

- 向患者发放出院指导宣传册。

（1）护理目标：出院前正确掌握功能锻炼的方法。

（2）护理措施

患者及家属未能正确
掌握功能锻炼的方法
↓
知识缺乏

- 指导患者辅助主动膝关节屈伸活动、随意主动膝关节屈伸活动和抗阻力主动膝关节屈伸活动，如屈膝运动、伸膝运动。
- 指导患者主动膝关节伸直，锻炼增加股四头肌肌力，辅助主动膝关节屈伸锻炼增加腘绳肌肌力，抗阻力主动膝关节屈伸需要腘绳肌收缩，抗阻力主动膝关节伸直需要股四头肌收缩，如勾脚尖、直腿抬高。
- 指导患者进行体力恢复锻炼，如支撑起坐、飞燕点水、仰卧起坐。

## 二、护 理 评 价

患者从入院到出院，护理上给予了一系列的护理方案的实施。入院时为患者做好疼痛、睡眠型态紊乱的护理及血糖的监测及控制，手术后不仅满足了患者术后的基本生理需求，对患者的睡眠、伤口等均进行了良好的护理，避免了术后伤口的感染，有效避免了跌倒、坠床、压疮的发生。出院前，给予患者系统的知识、术后康复期的护理。在整个发病期，术后康复期护理尤为重要。

## 三、安 全 提 示

1. 有发生跌倒、坠床的危险　患者手术后翻身有坠床的危险；24 小时下床活动时有发生跌倒的危险。护士应积极做好预防工作，了解患者一般情况，包括年龄、神志、肌力等。评估患者发生跌倒、坠床的风险因素；定时巡视患者，固定好病床脚刹、加床档、合理安排陪护；嘱患者穿防滑鞋，保证病房地面干燥，灯光照明良好、病房设施摆放合理。

2. 有皮肤受损的危险　患者术后 24 小时内卧床，护士需了解患者身体的营养状况；定时协助患者翻身，并按摩皮肤受压部位；保持床铺平整、清洁、干燥、无皱褶、无渣屑。

3. 药物副作用的观察　患者住院期间需服用降糖药物、止痛药物、辅助睡眠药物等，护士需注意观察药物的副作用。

## 四、经 验 分 享

1. 心理护理　患者因为膝关节置换术后感染导致右膝关节肿痛，行第二次手术进行清创,假体取出术,延长恢复时间,可告诉患者术后疼痛会持续一段时间,使患者对疾病的康复持乐观积极的态度。

2.术后并发症的观察

(1)下肢静脉血栓:术后注意观察患肢血液循环,如患肢皮肤的颜色,足趾的感觉及活动度。

(2)脂肪栓塞综合征:术后注意观察患者生命体征、血常规、动脉血气分析以及 D-二聚体的数值变化。

3.被动功能锻炼 被动功能锻炼主要是通过持续被动活动器锻炼。

(1)操作前,告知患者刚开始练习时会出现明显疼痛,但经过几次屈伸练习之后,疼痛明显减轻。

(2)将 CPM 机妥善放置在病床上,接通电源和地线,将患肢放在软垫上,调节高度和长度至最合适的位置,根据医嘱选择工作时间和活动幅度。

(3)患侧肢体放在 CPM 机上后,要上好固定带,防止肢体离开机器支架,达不到活动要求的角度。

(4)CPM 的操作一般是速度选择先快后慢,角度选择先小后大,逐渐进行,以增加患者的适应性。

(5)应注意的是患者术后引流未拔除时,应在练习前夹闭引流管,随时观察患者疼痛、出血情况。

(孙康 姜海媛)

# ▶病例 49 踝关节融合患者的护理

患者,女性,56 岁,主诉:双踝关节疼痛 3 年,左侧加重伴活动受限 1 年余,门诊收入院。

## 一、诊疗过程中的临床护理

### (一)入院时

**1.诊疗情况**

**入院后查体**:体温 36℃,脉搏 70 次/分,呼吸 22 次/分,血压 120/82mmHg。患者 3 年前无明显诱因出现双踝关节疼痛,与活动相关,休息可缓解,无夜间痛,有活动受限,行口服药、外用中药、按摩治疗。症状逐渐进展。1 年前疼痛加重,伴活动受限,下蹲、上下楼困难,步行小于 1000m。患者自发病以来精神、食欲良好,因疼痛出现失眠、易醒。患者无不良嗜好,大小便正常,生活自理。

**既往史**:糖尿病 3 年,口服阿卡波糖、二甲双胍治疗。否认冠心病、高血压等慢性疾病。否认肝炎、结核等传染病史。否认重大外伤、手术史。否认药物过敏史。

**专科查体**:跛行入病房,双踝关节无畸形,未见切口瘢痕,双踝关节周围皮肤无发红,无肿胀,双膝关节内侧压痛(+),明显活动受限。双下肢未见水肿,无感觉减退,双侧足背动脉搏动可触及。

**辅助检查**:X 线:双踝关节关节间隙明显狭窄,左侧明显,有骨赘增生。24 小时动态血压收缩压 98～132mmHg,平均值 118mmHg;舒张压 69～85mmHg,平均值 86mmHg;平均动脉压 134/82mmHg。心电图:大致正常心电图。24 小时动态心电图提示:窦性心律,心率 68～96 次/分。

**异常化验结果**:血糖 12.1mmol/L(3.9～6.1mmol/L),高密度脂蛋白胆固醇 1.96mmol/L(1.04～1.55mmol/L)。

**思维提示**

[1]患者出现疼痛:疼痛部位为踝关节,与活动有关,须做好疼痛的护理。
[2]患者既往有糖尿病病史,须监督患者定时服药、定时监测血糖。

**2.护理评估** 患者主要症状为踝关节活动性疼痛。患者空腹血糖维持在 7.8～8.5mmol/L。患者多次咨询术前注意事项及康复护理要点,希望有更多的了解。

3. 护理思维与实施方案

踝关节关节间隙明显狭窄,有骨赘增生
↓
踝关节活动性疼痛

(1)护理目标:患者主诉疼痛缓解。

(2)护理措施

- 给予心理安慰。
- 遵医嘱给予止痛药(曲马多),用药过程中要注意观察用药的效果。
- 嘱患者适量活动,以免疼痛加剧。

糖尿病病史 3 年,空腹血糖维持在 7.8～8.5mmol/L
↓
有发生低血糖的危险

(1)护理目标:患者住院期间血糖控制平稳。

(2)护理措施

- 监督患者按时服用降糖药物,密切监测血糖变化。
- 糖尿病饮食。
- 如有头晕、恶心、大汗等不适症状及时通知医生。
- 注意观察降糖药物的副作用。

患者多次咨询术前注意事项、康复期护理要点
↓
知识缺乏

(1)护理目标:患者对治疗方案、预后、康复期护理要求。

(2)护理措施

- 给予患者讲解手术前需要注意的事项。
- 发放宣传手册。
- 告知患者术后可能发生的情况,使患者作好心理准备。
- 告知患者按照护理级别,护士可以为患者做好护理。
- 为患者讲解术后康复锻炼的方法。

**(二)实施手术后**

1. 诊疗情况　手术当日 T:36.6～37.5℃,P:80～96 次/分,R:18～22 次/分,BP:131/80mmHg。患者在全麻下行"左踝关节融合术",术毕安返病房,伤口外敷料包扎完整,无渗血,有短腿石膏托固定,患肢感觉活动好,予以抬高患肢。伤口引流管通畅,引流液为血性液体。导尿管通畅,尿液为淡黄色、清亮,给予持续心电监护及低流量吸氧。告知患者麻醉恢复前需去枕平卧、禁饮食。术日晚患者主诉疼痛,难以入睡。术后第 1 天 T:36.3～37.8℃,P:82～94 次/分,R:16～20 次/分,BP:134～148/82～97mmHg。伤口引流约 400ml。

**思维提示**

[1]患者患肢有短腿石膏托固定,注意观察患肢足趾血运及石膏形态。

[2]患者主诉疼痛,难以入睡。与手术切口有关。

[3]患者麻醉恢复前需去枕平卧,麻醉恢复后可坐位,拔除引流后可在保护下下地行走。卧床期间患者处于独立移动躯体的能力受到限制。不仅出现自理能力的缺陷,还面临着发生压疮的危险。

2.护理评估 患者麻醉恢复前需去枕平卧、禁饮食。术日晚患者主诉疼痛,难以入睡。患肢有短腿石膏托固定。

3.护理思维与实施方案

患者麻醉恢复前需去枕平卧、禁饮食

↓

部分自理能力缺陷

(1)护理目标:满足患者基本生理需求。

(2)护理措施

- 麻醉恢复后,协助患者进食流质饮食,排气前不食牛奶、豆浆等产气食物,协助患者饮水。
- 保持导尿管通畅,定时巡视;协助患者进行床上大便。
- 为患者整理好床单位,盖好被褥。

患者术后24小时内需卧床

↓

躯体移动障碍
有皮肤受损的危险

(1)护理目标:患者卧床期间不发生皮肤受损(压疮)。

(2)护理措施

- 协助患者定时翻身。
- 定时按摩皮肤受压部位。
- 保持床铺平整、清洁、干燥、无皱褶、无渣屑。

患者主诉疼痛,难以入睡

↓

睡眠型态紊乱

(1)护理目标:患者主诉疼痛缓解,可安静入睡。

(2)护理措施

- 给予心理安慰。
- 提供舒适的环境。
- 巡视患者时注意做到"四轻"。
- 遵医嘱给予止痛药(曲马多、氨酚羟考酮等)。
- 遵医嘱给予地西泮等药物辅助睡眠。

患肢短腿石膏托固定，
有引流管
↓
有发生肿胀
缺血性坏死的危险

(1)护理目标:患者住院期间不发生缺血性坏死。
(2)护理措施
- 观察和评估石膏情况,注意石膏未干之前不得挤压。
- 观察患肢足趾血运和感觉活动;抬高患肢。
- 指导患者进行石膏内足趾屈伸活动。
- 加强引流管护理,记录引流量,伤口引流较多时予以更换石膏。

患者留置导尿管
↓
有感染的危险

(1)护理目标:患者住院期间不发生尿路感染。
(2)护理措施
- 加强导尿管护理,每日进行会阴擦洗。
- 嘱患者多饮水,以达到冲洗尿道作用。

术后翻身、拔引流管后
扶拐下床活动
↓
有发生跌倒、坠床的
危险

(1)护理目标:患者在住院期间不发生跌倒、坠床。
(2)护理措施
- 掌握患者的基本情况:年龄、神志、肌力。
- 评估患者发生跌倒、坠床的风险因素,依照跌倒、坠床风险评估标准给予患者评分。
- 定时巡视患者,固定好病床脚刹、加床档、合理安排陪护。
- 嘱患者穿防滑鞋,保证病房地面干燥,灯光照明良好、病房设施摆放合理。

**(三)出院前**

1.诊疗情况　出院前行"踝关节正侧位"、血常规检查,护士给予患者及家属出院指导。各项检查无异常后可带药出院。

**思 维 提 示**

[1]护士向患者及家属讲解拐杖的使用方法。
[2]护士向患者及家属讲解康复期护理注意事项。

2.护理评估　做好出院时患者心理、药物知识水平及康复期护理的宣教。

3.护理思维与实施方案

（1）护理目标：患者及家属出院前能复述康复期护理的注意事项。

（2）护理措施

患者及家属对康复期护理注意事项不了解

↓

知识缺乏

· 向患者讲解康复期护理对疾病恢复的重要性。

· 告知患者康复期的注意事项，主要包括以下几点：

1）手术次日起 14 天拆线，拆石膏。

2）患肢避免负重 3 个月，扶拐行走。

3）3 个月后行负重下蹲，足趾站立运动。

4）按时服药，注意观察药物的副作用。

5）术后 3 个月复查。

6）避免劳累，不适随诊。

· 向患者发放出院指导宣传册。

## 二、护 理 评 价

患者从入院到出院，护理上实施了一系列的护理方案。入院时为患者做好疼痛、睡眠型态紊乱的护理及血糖的监测及控制，手术后不仅满足了患者术后的基本生理需求，对患者的睡眠、伤口等均进行了良好的护理，避免了术后伤口的感染，有效避免了跌倒、坠床、压疮的发生。出院前，给予患者讲解系统的疾病知识、术后康复期的护理。在整个发病期，术后康复期护理尤为重要。

## 三、安 全 提 示

1.有发生跌倒、坠床的危险　患者手术后翻身有坠床的危险；下床活动时有发生跌倒的危险。护士应积极做好预防工作，了解患者一般情况，包括年龄、神志、肌力等。评估患者发生跌倒、坠床的风险因素；定时巡视患者，固定好病床脚刹、加床档、合理安排陪护；嘱患者穿防滑鞋，保证病房地面干燥，灯光照明良好、病房设施摆放合理。

2.有皮肤受损的危险　患者术后 24 小时内卧床，护士需了解患者的营养状况；定时协助患者翻身，并按摩皮肤受压部位；保持床铺平整、清洁、干燥、无皱褶、无渣屑。

3.药物副作用的观察　患者住院期间需服用降糖药物、止痛药物、辅助睡眠药物等，护士需注意观察药物的副作用。

## 四、经 验 分 享

1.心理护理　由于行踝关节融合术,踝关节的功能受限,患者及家属对手术预后是否良好会产生焦虑,护士应详细向患者及家属解释手术可缓解疼痛,患者可以用膝关节及跖趾关节活动代偿,及术后功能锻炼的注意事项。

2.术后并发症的观察　骨折不愈合,如患者术后出现持续性异常的疼痛,应及时拍 X 线检查,护士应指导患者活动时注意保护患肢,适量运动。

(纪娜　姜海媛)

## ▶病例 50 踝关节置换患者的护理

患者,男性,72 岁,主诉:左踝关节疼痛 10 年余,加重伴活动受限 2 年,门诊以"踝关节骨性关节炎"收入院。

## 一、诊疗过程中的临床护理

### (一)入院时

#### 1.诊疗情况

**入院后查体**:体温 36.5℃,脉搏 88 次/分,呼吸 22 次/分,血压 143/88mmHg。10 年前无明显诱因出现左踝关节疼痛,与活动相关,休息可缓解,无夜间痛,无活动受限,行理疗、小针刀、针灸等治疗。症状逐渐进展。2 年前疼痛加重,伴活动受限,下蹲、上下楼困难。患者自发病以来精神、食欲良好,因疼痛出现失眠、易醒。患者无不良嗜好,大小便正常,生活自理。

**既往史**:既往高血压病史 5 年。遵医嘱按时服用硝苯地平缓释片,血压维持在 135～145/80～90mmHg。否认冠心病、糖尿病等慢性疾病。否认肝炎、结核等传染病史。否认重大外伤、手术史。否认药物过敏史。

**专科查体**:左踝关节肿大,无皮肤破溃,无发红,皮温不高。踝关节线处有压痛,无反常活动。双下肢无感觉异常。

**辅助检查**:X 线:左踝关节关节间隙明显狭窄,关节周缘可见大量骨赘形成,关节面欠平整。24 小时动态血压收缩压 98～142mmHg,平均值 118mmHg;舒张压 79～95mmHg,平均值 86mmHg;平均动脉压 134/92mmHg。心电图:大致正常心电图。24 小时动态心电图提示:窦性心律,心率 68～96 次/分。

---

**思维提示**

[1]患者出现疼痛:疼痛部位为踝关节,与活动相关,须做好疼痛的护理。

[2]患者既往有高血压病史,须监督患者定时服药、定时监测血压。

---

**2.护理评估** 患者主要症状踝关节活动性疼痛。患者血压维持在 135～145/80～90mmHg。患者多次咨询术前注意事项及康复护理要点,希望能有更多的了解。

**3.护理思维与实施方案**

踝关节关节间隙明显
狭窄,关节面欠平整
↓
踝关节活动性疼痛

(1)护理目标:患者主诉疼痛缓解。
(2)护理措施
- 给予心理安慰。
- 遵医嘱给予止痛药(曲马多),用药过程中要注意观察用药的效果。
- 嘱患者适量活动,以免疼痛加剧。

高血压病史5年,
血压维持在
135~145/80~90mmHg
↓
有发生高血压急症
的危险

(1)护理目标:患者住院期间血压控制平稳。
(2)护理措施
- 监督患者按时服用降压药物,密切监测血压变化。
- 低盐饮食,每日<6g。
- 嘱患者戒烟酒。
- 保持放松、平和的心态。
- 如有头痛烦躁、心悸、恶心呕吐等不适症状及时通知医生。
- 注意观察降压药物的副作用。

患者多次咨询术前注意
事项、康复期护理要点
↓
知识缺乏

(1)护理目标:患者了解治疗方案、预后、康复期的护理要点。
(2)护理措施
- 对患者进行手术前需要注意的事项进行讲解。
- 发放宣传手册。
- 告知患者术后可能发生的情况,使患者作好心理准备。
- 告知患者按照护理级别,护士可以为患者做好护理。
- 为患者讲解术后康复锻炼的方法。

**(二)实施手术后**

1. 诊疗情况　手术当日 T:36.6~37.5℃,P:80~96 次/分,R:18~22 次/分,BP:131~146/80~92mmHg。患者在麻下行"左踝关节置换术",术毕安返病房,伤口外敷料包扎完整,无渗血,有短腿石膏托固定,患肢感觉活动好,予以抬高.引流管通畅,引流液为血性液体。导尿管通畅,尿液为淡黄色、清亮,给予持续心电监护及吸氧。告知患者麻醉恢复前需去枕平卧、禁饮食。术日晚患者主诉疼痛,难以入睡。术后第1天,T:36.3~37.2℃,P:82~94 次/分,R:18~20 次/分,BP:134~148/82~97mmHg。伤口引流液 200ml。

**思维提示**

[1]患者伤口有短腿石膏托固定,注意观察患肢足趾血运及石膏形态。

[2]患者主诉疼痛,难以入睡。与手术切口有关。

[3]患者麻醉恢复前需去枕平卧,麻醉恢复后可坐位,拔除引流后可在保护下下地行走。卧床期间患者处于独立移动躯体的能力受到限制的状态。不仅出现自理能力的缺陷,还面临着发生压疮的危险。

2.护理评估　患者麻醉恢复前需去枕平卧、禁饮食。术日晚患者主诉疼痛,难以入睡。患肢有短腿石膏托固定。

3.护理思维与实施方案

患者麻醉恢复前需
去枕平卧、禁饮食
↓
部分自理能力缺陷

(1)护理目标:满足患者基本生理需求。

(2)护理措施

- 麻醉恢复后,协助患者进食流质饮食,排气前不食牛奶、豆浆等产气食物,协助患者饮水。
- 保持导尿管通畅,定时巡视;协助患者进行床上大便。
- 为患者整理好床单位,盖好被褥。

患者术后 24 小时内
需卧床
↓
躯体移动障碍
有皮肤受损的危险

(1)护理目标:患者卧床期间不发生皮肤受损(压疮)。

(2)护理措施

- 协助患者定时翻身。
- 定时按摩皮肤受压部位。
- 保持床铺平整、清洁、干燥、无皱褶、无渣屑。

患者主诉疼痛,
难以入睡
↓
睡眠型态紊乱

(1)护理目标:患者主诉疼痛缓解,安静入睡。

(2)护理措施

- 给予心理安慰。
- 提供舒适的环境。
- 巡视患者时注意做到"四轻"。
- 遵医嘱给予止痛药(曲马多、氨酚羟考酮等)。
- 遵医嘱给予地西泮等药物辅助睡眠。

患肢短腿石膏托固定，
有引流管

↓

有发生肿胀、
缺血性坏死的危险

(1)护理目标:患者住院期间不发生缺血性坏死。
(2)护理措施
  • 观察和评估石膏情况,注意石膏未干之前不得挤压。
  • 观察患肢足趾血运和感觉活动;抬高患肢。
  • 指导患者进行石膏内足趾屈伸活动。
  • 加强引流管护理,伤口引流较多时予以更换石膏。

患者留置导尿管

↓

有感染的危险

(1)护理目标:患者住院期间不发生尿路感染。
(2)护理措施
  • 加强导尿管护理,每日进行会阴擦洗。
  • 嘱患者多饮水,以达到冲洗尿道作用。

**(三)出院前**

1.诊疗情况　出院前行"踝关节正侧位"、血常规检查,护士给予患者及家属出院指导。各项检查无异常后可带药出院。

**思维提示**

［1］护士向患者及家属讲解石膏护理的方法。
［2］护士向患者及家属讲解康复期护理注意事项。

2.护理评估　做好出院时患者心理、药物知识水平及康复期的护理宣教。
3.护理思维与实施方案

患者及家属对康复期
护理注意事项不了解

↓

知识缺乏

(1)护理目标:患者及家属出院前能复述康复期护理注意事项。
(2)护理措施
  • 向患者讲解康复期护理对疾病恢复的重要性。
  • 告知患者康复期注意事项,主要包括以下几点:
  1)手术次日起14天拆线,拆石膏。
  2)患肢避免负重2周。
  3)遵医嘱行负重下蹲,足趾站立运动。
  4)按时服药,注意药物副作用。
  5)术后3个月复查。
  6)避免劳累,不适随诊。
  • 向患者发放出院指导宣传册。

## 二、护理评价

患者从入院到出院,护理上给予了一系列的护理方案的实施。入院时为患者做好疼痛、睡眠型态紊乱的护理及血压的监测及控制,手术后不仅满足了患者术后的基本生理需求,对患者的睡眠、伤口等均进行了良好的护理,避免了术后伤口的感染,有效避免了跌倒、坠床、压疮的发生。出院前,给予患者系统的知识、术后康复期的护理。在整个发病期,术后康复期护理尤为重要。

## 三、安全提示

1.有发生跌倒、坠床的危险 患者手术后翻身有坠床的危险;24小时下床活动时有发生跌倒的危险。护士应积极做好预防工作,了解患者一般情况,包括年龄、神志、肌力等。评估患者发生跌倒、坠床的风险因素;定时巡视患者,固定好病床脚刹、加床档、合理安排陪护;嘱患者穿防滑鞋,保证病房地面干燥,灯光照明良好、病房设施摆放合理。

2.有皮肤受损的危险 患者术后24小时内卧床,护士需了解患者皮肤营养状况;定时协助患者翻身,并按摩皮肤受压部位;保持床铺平整、清洁、干燥、无皱褶、无渣屑。

3.药物副作用的观察 患者住院期间需服用降压药物、止痛药物、辅助睡眠药物等,护士需注意观察药物副作用。

## 四、经验分享

1.心理护理 由于行关节置换术,患者及家属对手术费用昂贵及预后是否良好会产生焦虑,护士应详细向患者及家属解释手术的必要性、方法及术后功能锻炼的注意事项。

2.术后并发症的观察

(1)患肢肿胀:肿胀的发生可能与手术有关,术后用气垫将患肢抬高,高于心脏,同时护士指导患者进行足趾屈伸运动,配合口服或静脉给消肿药物,可使肿胀尽快消退。护士应告知患者不要过多恐惧,通过锻炼可以尽快消肿。

(2)关节僵直:关节僵直的发生与患者不配合锻炼有关。术后由于疼痛等原因,患者拒绝活动。护士应耐心指导患者进行功能锻炼,及早恢复关节功能。

(纪娜 姜海媛)

## 病例 51 马蹄足患者的护理

患者，女性，55 岁，主诉：左踝关节疼痛 45 年，加重伴活动受限 2 年余。门诊以"马蹄内翻足（左）"收入院。

## 一、诊疗过程中的临床护理

### （一）入院时

#### 1.诊疗情况

**入院后查体**：体温 36.5℃，脉搏 85 次/分，呼吸 20 次/分，血压 140/85mmHg。患者 45 年前因踝关节外伤致左踝关节疼痛，与活动相关，休息可缓解，无夜间痛，有活动受限，行口服药、外用中药、理疗治疗，症状逐渐进展。2 年前疼痛加重，伴活动受限，下蹲、上下楼困难，步行小于 200m。患者自发病以来精神、食欲良好，因疼痛出现失眠、易醒。患者无不良嗜好，大小便正常，生活自理。

**既往史**：糖尿病 3 年，口服阿卡波糖、二甲双胍治疗。否认冠心病、高血压等慢性疾病。否认肝炎、结核等传染病史。否认重大外伤、手术史。否认药物过敏史。

**专科查体**：跛行入病房，左足呈马蹄内翻足畸形，踝关节活动受限，足趾活动可。未见切口瘢痕，左踝关节周围皮肤无发红，无肿胀，明显活动受限。双下肢未见水肿，无感觉减退，双侧足背动脉搏动可触及。

**辅助检查**：X 线：胫距关节半脱位，内有间隙变窄，外侧间隙变宽。足内翻，距骨囊性变。24 小时动态血压收缩压 98～132mmHg，平均值 118mmHg；舒张压 69～85mmHg，平均值 86mmHg；平均动脉压 134/82mmHg。心电图：大致正常心电图。24 小时动态心电图提示：窦性心律，心率 68～96 次/分。

**异常化验结果**：血糖 11.9mmol/L（3.9～6.1mmol/L），高密度脂蛋白胆固醇 2.04mmol/L（1.04～1.55mmol/L）。

---

**思维提示**

［1］患者出现疼痛：疼痛部位为踝关节，与活动相关，须做好疼痛的护理。

［2］患者既往有糖尿病病史，须监督患者定时服药，定时监测血糖。

2.护理评估　患者主要症状踝关节活动性疼痛。患者空腹血糖维持在6.2～8.7mmol/L。患者多次咨询术前注意事项及康复护理要点,希望能有更多的了解。

3.护理思维与实施方案

胫距关节半脱位,
内存间隙变窄,
外侧间隙变宽,
距骨囊性变
↓
踝关节活动性疼痛

(1)护理目标:患者主诉疼痛缓解。
(2)护理措施
- 给予心理安慰。
- 遵医嘱给予止痛药(曲马多),用药过程中要注意观察用药的效果。
- 嘱患者适量活动,以免疼痛加剧。

糖尿病病史 5 年,
空腹血糖维持在
6.2～8.7mmol/L
↓
有发生低血糖的危险

(1)护理目标:患者住院期间血糖控制平稳。
(2)护理措施
- 监督患者按时服用降糖药物,密切监测血糖变化。
- 给予糖尿病饮食。
- 如有头晕、恶心、大汗等不适症状及时通知医生。
- 注意观察降糖药物副作用。

患者多次咨询术前注意
事项、康复期护理要点
↓
知识缺乏

(1)护理目标:患者对治疗方案、预后、康复期护理要点了解。
(2)护理措施
- 对患者讲解手术前需要注意的事项。
- 发放宣传手册。
- 告知患者术后可能发生的情况,使患者作好心理准备。
- 告知患者按照护理级别,护士可以为患者做好护理。
- 为患者讲解术后康复锻炼的方法。

**(二)实施手术后**

1.诊疗情况　手术当日:T:36.6～37.1℃,P:75～90 次/分,R:18～22次/分,BP:130/80mmHg。患者在联合麻醉下行"左足三关节融合,肌腱移位术",术毕安返病房,患肢伤口外敷料包扎完整,有渗血,为血性液体。有石膏托固定,患肢感觉活动好,予以抬高。导尿管通畅,尿液为淡黄色、清亮,给予持续心电监护及吸氧。告知患者麻醉恢复前需去枕平卧、禁饮食。术日晚患者主诉疼痛,难以入睡。术后第 1 天,T:37.3～38.1℃,P:82～98 次/分,R:

16～20次/分,BP:126～145/78～91mmHg。伤口渗出量约300ml。

## 思维提示

[1]患者伤口有石膏托固定,注意观察患肢血运及石膏形态。

[2]患者主诉疼痛,难以入睡:与手术切口有关。

[3]患者麻醉恢复前需去枕平卧,麻醉恢复后可坐位,拔除引流后可在保护下下地行走。卧床期间患者处于独立移动躯体的能力受到限制的状态。不仅出现自理能力的缺陷,还面临着发生压疮的危险。

2.护理评估  患者麻醉恢复前需去枕平卧、禁饮食。术日晚患者主诉疼痛,难以入睡。患肢有短腿石膏托固定。

3.护理思维与实施方案

患者麻醉恢复前需去枕平卧、禁饮食

↓

部分自理能力缺陷

(1)护理目标:满足患者基本生理需求。

(2)护理措施

• 麻醉恢复后,协助患者进食流质饮食,排气前不食牛奶、豆浆等产气食物,协助患者饮水。

• 保持导尿管通畅,定时巡视;协助患者进行床上大便。

• 为患者整理好床单位,盖好被褥。

患者术后24小时内需卧床

↓

躯体移动障碍
有皮肤受损的危险

(1)护理目标:患者卧床期间不发生皮肤受损(压疮)。

(2)护理措施

• 协助患者定时翻身。

• 定时按摩皮肤受压部位。

• 保持床铺平整、清洁、干燥、无皱褶、无渣屑。

患者主诉疼痛,难以入睡

↓

睡眠型态紊乱

(1)护理目标:患者主诉疼痛缓解,安静入睡。

(2)护理措施

• 给予心理安慰。

• 提供舒适的环境。

• 巡视患者时注意做到"四轻"。

• 遵医嘱给予止痛药(曲马多、氨酚羟考酮等)。

• 遵医嘱给予地西泮等药物辅助睡眠。

患肢短腿石膏托固定
渗血观察

↓

有发生肿胀、缺血性
坏死的危险

(1)护理目标:患者住院期间不发生缺血性坏死。

(2)护理措施
- 观察和评估石膏情况,注意石膏未干之前不得挤压。
- 观察患肢足趾血运和感觉活动;抬高患肢。
- 指导患者进行石膏内足趾屈伸活动。
- 观察患肢渗血情况,伤口渗血较多时予以敷料包扎。

患者留置导尿管

↓

有感染的危险

(1)护理目标:患者住院期间不发生尿路感染。

(2)护理措施
- 加强导尿管护理,每日进行会阴擦洗。
- 嘱患者多饮水,以达到冲洗尿道作用。

术后翻身、扶拐下床
活动

↓

有发生跌倒、坠床的
危险

(1)护理目标:患者在住院期间不发生跌倒、坠床。

(2)护理措施
- 掌握患者的基本情况:年龄、神志、肌力。
- 评估患者发生跌倒、坠床的风险因素,依照跌倒、坠床风险评估标准给予患者评分。
- 定时巡视患者,固定好病床脚刹、加床档、合理安排陪护。
- 嘱患者穿防滑鞋,保证病房地面干燥,灯光照明良好、病房设施摆放合理。

**(三)出院前**

1.诊疗情况　出院前行"踝关节正侧位"、血常规检查,护士给予患者及家属出院指导。各项检查无异常后可带药出院。

**思维提示**

[1]护士向患者及家属讲解石膏护理的方法。

[2]护士向患者及家属讲解康复期护理注意事项。

2.护理评估　做好出院时患者心理、药物知识水平及康复期的护理宣教。

3.护理思维与实施方案

（1）护理目标：患者及家属出院前能复述康复期护理注意事项。

（2）护理措施

患者及家属对康复期护理注意事项不了解
↓
知识缺乏

- 向患者讲解康复期护理对疾病恢复的重要性。
- 告知患者康复期注意事项，主要包括以下几点：
1）手术次日起 14 天拆线，3 个月拆石膏。
2）患肢避免负重 3 个月。
3）遵医嘱行负重下蹲，足趾站立运动。
4）按时服药，注意观察药物的副作用。
5）术后 3 个月复查。
6）避免劳累，不适随诊。
- 向患者讲解有关疾病知识，发放出院指导宣传册。

## 二、护 理 评 价

患者从入院到出院，护理上给予了一系列的护理方案的实施。入院时为患者做好疼痛、睡眠型态紊乱的护理及血糖的监测及控制，手术后不仅满足了患者术后的基本生理需求，对患者的睡眠、伤口等均进行了良好的护理，避免了术后伤口的感染，有效避免了跌倒、坠床、压疮的发生。出院前，给予患者系统的知识、术后康复期的护理。在整个发病期，术后康复期护理尤为重要。

## 三、安 全 提 示

1. 有发生跌倒、坠床的危险　患者手术后翻身有坠床的危险；下床活动时有发生跌倒的危险。护士应积极做好预防工作，了解患者一般情况，包括年龄、神志、肌力等。评估患者发生跌倒、坠床的风险因素；定时巡视患者，固定好病床脚刹、加床档、合理安排陪护；嘱患者穿防滑鞋，保证病房地面干燥、灯光照明良好、病房设施摆放合理。

2. 有皮肤受损的危险　患者术后 24 小时内卧床，护士需了解患者皮肤营养状况；定时协助患者翻身，并按摩皮肤受压部位；保持床铺平整、清洁、干燥、无皱褶、无渣屑。

3. 药物副作用的观察　患者住院期间需服用降糖药物、止痛药物、辅助睡眠药物等，护士需注意观察药物副作用。

4.有感染的危险　患者术后伤口渗血较多,注意观察,无菌敷料加压包扎。

# 四、经 验 分 享

1.心理护理　由于患者行三关节融合、肌腱移位术,患者及家属对手术预后是否良好会产生焦虑,护士应详细向患者及家属解释手术的必要性、方法及术后功能锻炼的注意事项。

2.术后并发症的观察

(1)感染:术后出现体温持续升高,全身发抖,皮肤发亮肿胀,皮肤颜色发红,局部皮肤温度稍高这些情况,应及时通知医生。注意观察伤口渗血情况,保持伤口敷料清洁干燥,常规合理应用抗生素。

(2)患肢肿胀:肿胀的发生可能与手术有关,护士指导患者进行足趾屈伸运动,配合口服或静脉给消肿药物,可使肿胀尽快消退。护士应告知患者不要过多恐惧,通过锻炼可以尽快消肿。

(3)伤口愈合不良。

(4)截骨不愈合。

(5)畸形复发。

**（汤莉娜　姜海媛）**

## ▶ 病例 52 跗外翻患者的护理

患者,女性,60岁,主诉:右足跗趾跖趾关节疼痛12年,加重伴活动受限1个月,门诊以"跖趾关节骨关节炎(右跗趾)"收入院。

## 一、诊疗过程中的临床护理

### (一)入院时

#### 1.诊疗情况

**入院后查体**:体温36.2℃,脉搏80次/分,呼吸20次/分,血压168/80mmHg。患者主诉12年前无明显诱因出现右足跗趾跖趾关节疼痛,与活动相关,休息可缓解,无夜间痛,无活动受限,行口服药、外用中药治疗。症状逐渐进展。1个月前疼痛加重,蔓延至右足第二、三跖趾关节,伴活动受限,步行小于500m。到积水潭医院门诊就诊,诊断为"右跗趾跖趾关节骨关节炎"。患者神志清楚,语言表达流利,查体合作。自发病以来患者精神、食欲良好,自诉入睡困难、易醒。患者无不良嗜好,大小便正常,生活自理。

**既往史**:既往高血压病史2年,未长期服药。否认冠心病、糖尿病等慢性疾病。否认肝炎、结核等传染病史。否认胃肠道、肝胆系统疾病史,否认阿司匹林及其他抗凝药用药史,于37年前因车祸致左小腿离断在北京市协和医院行断肢再植术,手术顺利,现能跛行。15年前行左侧乳腺癌手术治疗,未复发。否认药物过敏史。

**专科查体**:右足跗趾跖趾关节肿胀,外侧压痛明显,第二、三跖趾关节跖面也有压痛,跗趾跖趾关节运动受限,跗趾甲轻度嵌甲,甲下红白反应好,感觉无异常。左小腿中段离断再植术后表现,左踝轻度下垂畸形,左踝及足趾活动障碍,左足感觉减退明显,甲下红白反应可。

**辅助检查**:X线示右足跗趾跖趾关节间隙狭窄,软骨下骨局部硬化,关节周缘可见少量骨赘形成。24小时动态血压收缩压102~172mmHg,平均值137mmHg;舒张压74~90mmHg,平均值82mmHg;平均动脉压142/98mmHg。心电图:大致正常心电图。24小时动态心电图提示:窦性心律,心率73~96次/分。

**异常化验结果**:总胆固醇6.31mmol/L(<5.20mmol/L),高密度脂蛋白胆固醇1.62mmol/L(1.04~1.55mmol/L),低密度脂蛋白胆固醇3.51mmol/L(<3.12mmol/L)。

**思维提示**

[1]患者出现疼痛:疼痛部位为右足蹬趾跖趾关节,第2、3跖趾关节跖面也有压痛。须做好疼痛的护理。

[2]患者出现睡眠型态紊乱:因疼痛出现失眠、易醒,须做好睡眠的护理。

[3]患者既往有高血压病史:须监督患者定时服药、定时监测血压。

2.护理评估　患者跖趾关节无明显发热、麻木。主要症状为右足蹬趾跖趾关节,第二、三跖趾关节跖面有压痛。患者因疼痛出现失眠、易醒。患者血压维持在 102～172/74～90mmHg。患者多次咨询术前注意事项及康复护理要点,希望能有更多的了解。

3.护理思维与实施方案

右足蹬趾跖趾关节间隙狭窄,软骨下骨局部硬化

↓

右足蹬趾跖趾关节,第二、三跖趾关节跖面有压痛

(1)护理目标:患者主诉疼痛缓解。

(2)护理措施

- 给予心理干预-放松疗法。
- 给予药物干预-遵医嘱给予阿片类止痛药、自控式止痛泵缓解疼痛.必要时给予止痛针(哌替啶 50mg)。用药过程中要注意观察用药的效果。

因疼痛出现失眠、易醒

↓

睡眠型态紊乱

(1)护理目标:患者可安静入睡。

(2)护理措施

- 给予心理安慰并告知其睡眠对康复的重要性。
- 告知患者尽量减少白天睡眠时间。
- 巡视患者时注意做到"四轻"。
- 必要时遵医嘱给予止痛药物缓解疼痛。
- 必要时遵医嘱给予地西泮等药物辅助睡眠。

高血压病史 2 年,血压维持在102～172/74～90mmHg

↓

有发生高血压急症的危险

(1)护理目标:患者住院期间血压控制平稳。

(2)护理措施

- 监督患者按时服用降压药物,密切监测血压变化。
- 低盐饮食,每日<6g。
- 保持放松、平和的心态。
- 如有头痛、烦躁、心悸、恶心、呕吐等不适症状及时通知医生。
- 注意观察降压药物副作用。

患者多次咨询术前注意
事项、康复期护理要点
↓
知识缺乏

（1）护理目标：患者了解对该病的治疗方案、预后、康复期护理要点等。

（2）护理措施
- 告知此手术较其他术式所存在的优势。
- 为患者讲解手术前需要注意的事项。
- 告知患者术后可能发生的情况，使患者提前作好心理准备。
- 为患者讲解术后康复锻炼的方法及重要性。

**（二）实施手术后**

1. 诊疗情况　手术当日：T：36℃，P：76 次/分，R：18 次/分，BP：126/82mmHg。患者在腰麻下行"右侧人工跖趾关节置换术"，术毕安返病房，给予 24 小时心电监护及吸氧。伤口外敷料包扎完整，无渗血，有留置导尿管且通畅，尿液为淡黄色、清亮。双下肢给予抬高，足趾感觉活动好。告知患者麻醉恢复前需去枕平卧、禁食水 6 小时，麻醉恢复后可进行双下肢功能锻炼。术日晚患者主诉伤口疼痛，难以入睡，遵医嘱给予镇痛药。术后第 1 天，T：36.5～37.6℃，P：76～92 次/分，R：16～20 次/分，BP：134～148/72～91mmHg。伤口外敷料清洁，24 小时后护士协助患者床上进行功能锻炼，同时拔除导尿管。

**思维提示**

[1] 患者麻醉恢复前需去枕平卧，麻醉恢复后可坐位。卧床期间患者处于独立移动躯体的能力受到限制的状态，不仅出现自理能力的缺陷，还面临着发生压疮的危险。

[2] 注意观察患者足趾的肤色、皮温、感觉和有无运动障碍。

[3] 应密切注意患者伤口敷料渗血情况，注意体温变化。

[4] 患者主诉疼痛，难以入睡。与手术切口有关。

[5] 指导患者进行患肢的功能锻炼。

2. 护理评估　患者麻醉恢复前需去枕平卧、禁饮食。患肢伤口包扎完整。

3. 护理思维与实施方案

患者麻醉恢复前需
去枕平卧、禁饮食
↓
部分自理能力缺陷

(1)护理目标:满足患者基本生理需求。

(2)护理措施

- 麻醉后可在术后 6 小时进食,协助患者进食流质饮食,排气前不食牛奶、豆浆等产气食物,协助患者饮水。
- 保持导尿管通畅,定时巡视;协助患者进行床上大便。

患者术后 24 小时内需
卧床
↓
躯体移动障碍
有皮肤受损的危险

(1)护理目标:患者卧床期间不发生皮肤受损(压疮)。

(2)护理措施

- 协助患者定时翻身:日间每 2 小时轴向翻身一次,夜间每 3 小时轴向翻身一次。
- 定时按摩皮肤受压部位,必要时局部悬空减压。
- 保持床铺平整、清洁、干燥、无皱褶、无渣屑,以避免摩擦、潮湿及排泄物刺激。

伤口敷料的观察
患者留置导尿管
↓
有发生感染的危险

(1)护理目标:患者住院期间预防伤口感染的发生。

(2)护理措施

- 加强伤口护理,术后 3 天伤口换药,检查有无红、肿、热、痛症状。换药时,应严格遵守无菌操作规程。
- 遵医嘱合理地应用抗生素治疗。
- 加强导尿管护理,每日进行会阴擦洗。嘱患者多饮水,以达到冲洗尿道作用。
- 注意观察患者体温变化,如有异常及时做好相应检查。

患足血液循环的观察
↓
有血液循环障碍的危险

(1)护理目标:患者下肢血液回流良好,无肿胀发生。

(2)护理措施

- 给予患肢抬高 10~15cm,有利于血液回流,减轻肿胀。
- 注意观察患足血液循环,如肤色、皮温、感觉和有无运动障碍及肢体是否肿胀。出现症状及时处理。
- 嘱患者尽早恢复患肢功能锻炼,以促进血液回流,有利于消肿。

术后患者功能锻炼

↓

关节和肢体功能丧失的危险

(1)护理目标:患者术后进行功能锻炼,确保手术的良好效果。

(2)护理措施

- 掌握患者的基本情况:年龄、神志、肌力,协助其进行功能锻炼。
- 术后麻醉恢复后行肌力锻炼,包括股四头肌、臀大肌等长肌肉运动。同时锻炼踝关节背伸、跖趾关节屈伸活动。
- 1周后可下地行走,嘱患者穿防滑鞋,保证病房地面干燥,灯光照明良好、病房设施摆放合理。

**(三)出院前**

1.诊疗情况　出院前行"双足正侧位"、血常规检查。患者目前病情平稳,体温不高,未诉伤口明显疼痛,伤口敷料干燥,换药见伤口无红肿及异常分泌物,尚未拆线,X线片显示假体位置满意。护士给予患者及家属出院指导。各项检查无异常后可出院。

**思维提示**

[1]护士向患者及家属讲解出院后注意事项。

[2]护士向患者及家属讲解康复期护理注意事项。

2.护理评估　经过治疗和护理,患者病情好转,护理人员应对其进行一系列的出院指导。做好出院时患者心理、生理及康复期的护理宣教。

3.护理思维与实施方案

家属未能了解出院后注意事项

↓

知识缺乏

(1)护理目标:患者及家属明确出院指导。

(2)护理措施

- 指导患者办理出院手续。
- 向患者讲解出院后的生活护理及心理护理。
- 指导患者遵医嘱按时治疗或定期复查。

患者及家属对康复期
护理注意事项不了解
↓
知识缺乏

（1）护理目标：患者及家属出院前能复述康复期护理注意事项。

（2）护理措施

· 向患者讲解康复期护理对疾病恢复的重要性。

· 告知患者康复期注意事项，主要包括以下几点：

1）手术次日起14天后拆线。

2）嘱患者继续行床上股四头肌、踝关节、跖趾关节的功能锻炼。

3）术后3个月复查，如有不适随时就诊。

4）避免劳累、负重，6个月内不允许穿窄鞋或高跟鞋。

5）防止过早剧烈活动，造成关节不稳定，导致脱位或假体断裂。

## 二、护 理 评 价

患者从入院到出院，护理上给予了一系列护理方案的实施。入院时为患者做好疼痛、睡眠型态紊乱的护理及血压的监测及控制，手术后不仅满足了患者术后的基本生理需求，对患者的睡眠、伤口等均进行了良好的护理，有效避免了术后伤口的感染及跌倒、坠床、压疮的发生。出院前，给予患者系统的知识、术后康复期的护理。在整个发病期，术后康复期的护理尤为重要。

## 三、安 全 提 示

1.有发生跌倒、坠床的危险　患者手术后翻身有坠床的危险；1周后下床活动时有发生跌倒的危险。护士应积极做好预防工作，了解患者一般情况，包括年龄、神志、肌力等。评估患者发生跌倒、坠床的风险因素；定时巡视患者，固定好病床脚刹、加床档、合理安排陪护；嘱患者穿防滑鞋，保证病房地面干燥，灯光照明良好、病房设施摆放合理。

2.有皮肤受损的危险　患者术后24小时内卧床，护士需了解患者皮肤营养状况；定时协助患者翻身，并按摩皮肤受压部位；保持床铺平整、清洁、干燥、无皱褶、无渣屑。

3.药物副作用的观察　患者住院期间需服用降压药物、止痛药物、辅助睡眠药物等，护士需注意观察药物副作用。

# 四、经 验 分 享

1.心理护理 护士与患者建立良好的护患关系,实现有效的沟通。针对患者年龄、职业、生活、智力等因素,全面评估患者的心理状况,正确的引导并及时纠正不良的心理反应。通过交流,增强患者对手术治疗的信心,使患者以最佳的身心状态面对手术。

2.术后护理

(1)患足血液循环的观察:此项护理是最基本、最重要的内容之一。肢体缺血的早期表现为患肢疼痛、肿胀、肢端麻木。检查时可发现患肢张力增高,触压痛明显,被动牵拉足趾时疼痛加剧。出现症状及时处理,予以松解外敷料,并将患肢抬高 10~15cm。因此,护士应鼓励患者尽早进行双下肢功能锻炼、尽早下床活动。

(2)预防感染:①遵医嘱合理应用抗生素治疗;②观察患者体温变化;③补充一些高蛋白饮食,以增强机体的抵抗力;④定时观察伤口有无红、肿、热、痛症状,换药时严格执行无菌操作规程。

(3)患肢功能锻炼的方法:术后指导患者及时恢复功能锻炼,以主动活动为主,主动的肌肉收缩和关节活动可以改善和增加局部血液循环,增强肌肉力量,恢复关节和肢体功能。

(崔伟 陈静)

## ▶病例 53 臀肌挛缩患者的护理

患者,男性,23 岁,主诉:双髋关节活动受限 22 年,下蹲困难,加重 4 年,门诊以"臀肌挛缩症"收入院。

## 一、诊疗过程中的临床护理

### (一)入院时

#### 1.诊疗情况

**入院后查体:**体温 37℃,脉搏 78 次/分,呼吸 18 次/分,血压 110/70mmHg。患者 22 年前因长期臀部肌内注射青霉素等药物后出现双臀部肌肉萎缩,发育较正常人缓慢,并逐渐出现活动受限,下蹲困难,不能跷二郎腿,跑步姿势异常,伴跑步后易劳累。期间未到其他医院就诊,未做任何保守治疗及手术治疗,近四年来加重。患者自发病以来精神、食欲良好,患者无不良嗜好,大小便正常,生活自理。

**既往史:**否认高血压、冠心病、糖尿病等慢性疾病。否认肝炎、结核等传染病史。否认重大外伤、手术史。否认药物过敏史。

**专科查体:**步行入病房,骨盆无倾斜,双髋关节外展、外旋畸形,双侧臀部明显凹陷,无正常的饱满外观,瘢痕挛缩外观,双髋关节腹股沟区、臀区、大粗隆区压痛(一),纵向叩击痛(一),明显活动受限。双侧"4"征(+),双侧直腿抬高受限,中立位屈髋 70°,需外展外旋双髋后方屈髋超过 90°。双下肢未见水肿,无感觉减退,双侧足背动脉搏动可触及。

**辅助检查:**X 线:双髋关节未见发育异常。心电图:大致正常心电图。

#### 2.护理评估
患者主要症状为双臀部肌肉萎缩,发育较正常人缓慢,并逐渐出现活动受限,下蹲困难,不能跷二郎腿,跑步姿势异常,伴跑步后易劳累。患者多次咨询术前注意事项及康复护理要点,希望能有更多的了解。

**思维提示**

> [1]患者对新环境的不适应以及对手术预后的担忧,出现焦虑紧张情绪。
>
> [2]患者对手术的相关注意事项不是很了解,愿意获得更多的有关疾病、手术方面的知识。

#### 3.护理思维与实施方案

患者对手术情况的担心
及对新环境的不适应
↓
情绪焦虑

(1)护理目标:24小时内患者焦虑程度下降。
(2)护理措施
- 评估患者情绪焦虑的原因及程度。
- 观察患者精神状态及表情变化。
- 给予患者讲解有关手术的相关情况,以减轻其紧张情绪。
- 介绍病友与患者认识,增加患者之间的沟通,尽快适应新环境及个人角色的变化。
- 主动与患者沟通,及时发现患者的问题并及时给予解决。
- 向患者简述焦虑对疾病的影响,了解产生焦虑的原因,做好解释工作。
- 保证患者充分时间睡眠,避免急躁,保持情绪稳定。

患者多次咨询术前注意
事项、康复期护理要点
↓
知识缺乏

(1)护理目标:患者能够了解治疗方案、预后、康复期护理等要点。
(2)护理措施
- 对患者手术前需要注意的事项进行讲解。
- 对患者进行有关疾病知识的讲解。
- 告知患者术后可能发生的情况,使患者作好心理准备。
- 告知患者按照护理级别,护士可以为患者做好护理。
- 为患者讲解术后康复锻炼的方法。

**(二)实施手术后**

1. 诊疗情况　手术当日 T:36.1~36.8℃,P:68~83次/分,R:18~22次/分,BP:115/75mmHg。患者在联合麻醉下行"臀肌挛缩松解术",术毕安返病房,伤口外敷料包扎完整,无渗血,有两根引流管通畅,患肢感觉活动好,予以双腿交叉体位摆放。导尿管通畅,尿液为淡黄色、清亮。告知患者麻醉恢复前需去枕平卧、禁饮食6小时。术日晚患者主诉疼痛,难以入睡。术后第1天 T:37.3~37.8℃,P:76~88次/分,R:16~20次/分,BP:102~126/65~74mmHg。伤口引流出血性液体约左侧170ml,右侧150ml。

**思维提示**

[1]患者主诉疼痛,难以入睡。与手术切口有关。

[2]部分自理能力缺陷:患者术后麻醉恢复前需绝对卧床、去枕平卧禁饮食。

[3]有皮肤受损的危险:患者术后卧床。

[4]潜在并发症,有感染的风险,与手术伤口有关。

[5]潜在并发症,有出血的风险,与手术操作有关。

[6]术后翻身、扶拐下床活动有发生跌倒的危险。

2.护理评估　患者麻醉恢复前需去枕平卧、禁饮食。术日晚患者主诉疼痛,难以入睡。

3.护理思维与实施方案

患者麻醉恢复前需
去枕平卧、禁饮食

↓

部分自理能力缺陷

(1)护理目标:满足患者基本生理需求。

(2)护理措施

- 麻醉恢复后,协助患者进食流质饮食,排气前不食牛奶、豆浆等产气食物,协助患者饮水。
- 保持导尿管通畅,定时巡视;协助患者进行床上大便。
- 为患者整理好床单位,盖好被褥。

患者术后24小时内
需卧床
躯体移动障碍

↓

有皮肤受损的危险

(1)护理目标:患者卧床期间不发生皮肤受损(压疮)。

(2)护理措施

- 协助患者定时翻身。
- 定时按摩皮肤受压部位。
- 保持床铺平整、清洁、干燥、无皱褶、无渣屑。

患者主诉疼痛,
难以入睡

↓

睡眠型态紊乱

(1)护理目标:患者主诉疼痛缓解,安静入睡。

(2)护理措施

- 给予心理安慰。
- 提供舒适的环境。
- 巡视患者时注意做到"四轻"。
- 遵医嘱给予止痛药(曲马多、氨酚羟考酮等)。
- 遵医嘱给予地西泮等药物辅助睡眠。

患者留置导尿管

↓

有感染的危险

> (1)护理目标:患者住院期间不发生尿路感染。
> (2)护理措施
>   - 加强导尿管护理,每日进行会阴擦洗。
>   - 嘱患者多饮水,以达到冲洗尿道作用。

术后翻身、扶拐下床活动

↓

有发生跌倒、坠床的危险

> (1)护理目标:患者在住院期间不发生跌倒、坠床。
> (2)护理措施
>   - 掌握患者的基本情况:年龄、神志、肌力。
>   - 评估患者发生跌倒、坠床的风险因素,依照跌倒、坠床风险评估标准给予患者评分。
>   - 定时巡视患者,固定好病床脚刹、加床档、合理安排陪护。
>   - 嘱患者穿防滑鞋,保证病房地面干燥,灯光照明良好、病房设施摆放合理。

**(三)出院前**

1.诊疗情况　出院前护士给予患者及家属出院指导。各项检查无异常后可带药出院。

**思维提示**

[1]护士向患者及家属讲解康复期功能锻炼的方法。

[2]护士向患者及家属讲解康复期护理注意事项。

2.护理评估　做好出院时患者心理、药物知识水平及康复期的护理宣教。

3.护理思维与实施方案

患者及家属对康复期护理注意事项不了解

↓

知识缺乏

> (1)护理目标:患者及家属出院前能复述康复期护理注意事项。
> (2)护理措施
>   - 向患者讲解康复期护理对疾病恢复的重要性。
>   - 告知患者康复期注意事项,主要包括以下几点:
>   1)手术次日起 14 天拆线。
>   2)术后 3 个月复查。
>   3)避免劳累,不适随诊。
>   4)继续加强臀部肌肉的锻炼。
>   "并膝下蹲"练习,"交叉步"练习,"跷二郎腿"练习,"直线上下楼梯"练习。
>   - 向患者讲解有关疾病知识,发放出院指导宣传册。

## 二、护 理 评 价

患者从入院到出院,护理上给予了一系列的护理方案的实施。入院时为患者术前宣教,手术后不仅满足了患者术后的基本生理需求,对患者的睡眠、伤口等均进行了良好的护理,避免了术后伤口的感染,有效避免了跌倒、坠床、压疮的发生。出院前,给予患者系统的知识、术后康复期的护理。在整个发病期,术后康复期护理尤为重要。

## 三、安 全 提 示

1.有发生跌倒、坠床的危险　患者手术后翻身有坠床的危险;下床活动时有发生跌倒的危险。护士应积极做好预防工作,了解患者一般情况,包括年龄、神志、肌力等。评估患者发生跌倒、坠床的风险因素;定时巡视患者,固定好病床脚刹、加床档、合理安排陪护;嘱患者穿防滑鞋,保证病房地面干燥、灯光照明良好、病房设施摆放合理。

2.有皮肤受损的危险　患者术后 24 小时内卧床,护士需了解患者皮肤营养状况;定时协助患者翻身,并按摩皮肤受压部位;保持床铺平整、清洁、干燥、无皱褶、无渣屑。

3.有感染的危险　患者术后伤口渗血较多,注意观察,无菌敷料加压包扎。

## 四、经 验 分 享

1.心理护理　由于患者行臀肌挛缩松解术,患者及家属对手术预后是否良好会产生焦虑,护士应详细向患者及家属解释手术的必要性、方法及术后功能锻炼的注意事项。

2.术后并发症的观察

(1)感染:术后出现体温持续升高,全身发抖;皮肤发亮肿胀,皮肤颜色发红,局部皮肤温度稍高这些情况,应及时通知医生。注意观察伤口渗血情况,保持伤口敷料清洁干燥。常规合理应用抗生素。

(2)血肿:血肿的发生可能与引流不畅有关,护士应密切观察渗血,引流情况。

(3)坐骨神经损伤:严密观察患肢血运和感觉活动情况。

**(汤莉娜　张英英)**

# 病例 54 斜颈患者的护理

患者，女性，14岁，主诉：颈部右倾左斜伴颈部活动受限14年，门诊诊断为"斜颈(右)"收入院。

## 一、诊疗过程中的临床护理

### (一)入院时

**1.诊疗情况**

**入院后查体**：体温36.5℃，脉搏66次/分，呼吸20次/分，血压110/60mmHg。踝阵挛、Hoffmann征、Babinski征为引出。

**既往史**：体健。否认冠心病、糖尿病等慢性疾病。否认肝炎、结核等传染病史。否认重大外伤、手术史。否认药物过敏史。

**专科检查**：步行入病房。右侧颈部见陈旧手术瘢痕，颈部呈右倾左斜畸形，面部稍畸形。周围皮肤无发红，无肿胀，皮下可触及痉挛条索带，局部无明显压痛，轻度活动受限。

**辅助检查**：无。

**异常化验结果**：无。

---

**思维提示**

[1]患者出现焦虑：焦虑为影响美观，日常生活有影响，须做好焦虑的护理。

[2]患者出现睡眠型态紊乱：因焦虑，担心手术出现失眠、易醒，须做好睡眠的护理。

---

**2.护理评估** 患者主要症状为颈部歪斜，影响日常生活和美观，肌肉痉挛引起的颈部不适和疼痛致使患者出现失眠、易醒等睡眠型态紊乱，患者多次咨询术前注意事项及康复护理要点，希望能有更多的了解。

**3.护理思维及实施方案**

颈部肌肉疼痛 → 疼痛

> (1)护理目标:患者主诉疼痛缓解。
> (2)护理措施
> - 给予心理安慰。
> - 指导患者练习颈肌放松和颈部肌肉热敷及进行颈部按摩的方法缓解疼痛遵医嘱给予止痛药(曲马多、氨酚羟考酮)。

担心手术出现失眠、易醒 → 睡眠型态紊乱

> (1)护理目标:患者可安静入睡。
> (2)护理措施
> - 给予心理安慰并告知其睡眠对康复的重要性。
> - 告知患者尽量减少白天睡眠时间。
> - 巡视患者时注意做到"四轻"。

患者沉默寡言,不愿交谈 → 焦虑

> (1)护理目标:患者能够描述自己的焦虑和应对形态。
> (2)护理措施
> - 耐心、细致、热情地给患者讲解该病并非不治之症。
> - 主动介绍手术的方法和效果。
> - 鼓励互相交流,使其消除对手术的恐惧感与不信任感。
> - 提供生活上的方便,减轻患者的后顾之忧。

**(二)实施手术后**

1.诊疗情况　手术当日:T:36.6～37.5℃,P:80～96次/分,R:18～22次/分,BP:131～146/80～92mmHg。患者在全麻下行"斜颈胸锁乳突肌松解术",术毕安返病房,伤口外敷料包扎完整,无渗血,双上肢感觉活动同术前,导尿管通畅,尿液为淡黄色、清亮,给予24小时心电监护及吸氧。术后协助患者将头置于正中位,为防止头不自主向患侧偏斜,可在患侧头垫一沙袋或软枕以固定头位。告知患者麻醉恢复前需去枕平卧、禁饮食,麻醉恢复后可轴向翻身,进行双上肢功能锻炼。术日晚患者伤口敷料有3cm×4cm渗血,患者主诉疼痛,难以入睡。术后第1天 T:36.3～37.2℃,P:82～94次/分,R:18～20次/分,BP:134～148/82～97mmHg。伤口敷料渗血未见扩大。24小时后护士协助患者床上活动,同时拔除导尿管。

2.护理评估　患者麻醉恢复前需去枕平卧、禁饮食。患者主诉疼痛,难以入睡。

**思维提示**

[1]患者麻醉恢复前需去枕平卧,麻醉恢复后可坐位。卧床期间患者处于独立移动躯体的能力受到限制的状态,不仅出现自理能力的缺陷,还面临着发生压疮的危险。

[2]注意观察患者手指的肤色、皮温、感觉和有无运动障碍。

[3]应密切注意患者伤口敷料渗血情况,注意体温变化。

[4]患者主诉疼痛,难以入睡。与手术切口有关。

3.护理思维与实施方案

患者麻醉恢复前需去枕平卧、禁饮食
↓
部分自理能力缺陷

(1)护理目标:满足患者基本生理需求。

(2)护理措施
- 麻醉恢复后,协助患者进食流质饮食,排气前不食牛奶、豆浆等产气食物,协助患者饮水。
- 保持导尿管通畅,定时巡视;协助患者进行床上大便。
- 为患者整理好床单位,盖好被褥。

患者术后1~2d内需卧床
↓
躯体移动障碍

(1)护理目标:患者卧床期间不发生皮肤受损(压疮)。

(2)护理措施
- 术前嘱患者练习在床上大小便。
- 协助患者定时翻身:日间每日翻身2次,及时观察患者皮肤情况躯体移动障碍有皮肤受损危险。
- 定时按摩皮肤受压部有皮肤受损的危险。
- 保持床铺平整、清洁、干燥、无皱褶、无渣屑。

患者主诉疼痛,难以入睡
↓
睡眠型态紊乱

(1)护理目标:患者主诉疼痛缓解,安静入睡。

(2)护理措施
- 给予心理安慰。
- 提供舒适的环境。
- 巡视患者时注意做到"四轻"。
- 遵医嘱给予止痛药(曲马多、哌替啶等)。
- 遵医嘱给予地西泮等药物辅助睡眠。

（1）护理目标：患者在住院期间不发生跌倒、坠床。

（2）护理措施

患者术后易出现眩晕
↓
有发生跌倒、坠床的
危险

- 掌握患者的基本情况：年龄、神志、肌力。
- 评估患者发生跌倒、坠床的风险因素，依照跌倒、坠床风险评估标准给予患者评分。
- 定时巡视患者，固定好病床脚刹、加床档、合理安排陪护。
- 嘱患者穿防滑鞋，保证病房地面干燥，灯光照明良好、病房设施摆放合理。

**（三）出院前**

1.诊疗情况　护士给予患者及家属出院指导。各项检查无异常后可带药出院。

**思维提示**

[1]患者及家属多次询问出院后患者在饮食方面的注意事项。

[2]患者询问出院后的注意事项。

2.护理评估　做好出院时患者心理、药物知识水平及康复期的护理宣教。

3.护理思维与实施方案

（1）护理目标：患者及家属出院前能复述饮食的注意事项。

（2）护理措施

患者及家属想要了解
出院回家后在饮食
方面的注意事项
↓
知识缺乏

- 评估患者学习知识的能力。
- 饮食：多食新鲜蔬菜，适当增加含胆固醇量较少而蛋白质含量较多的禽、鱼、肉类，以谷类为主食，粗细粮搭配，增加豆类制品的摄入，少吃糖果、糕点，不食或少食有刺激性的食物，如烟、酒及生冷、油腻和辣味食品。
- 保证睡眠充足，睡眠使人们恢复体力的最佳方式。
- 合理膳食，保持标准体重。

**思维提示**

[1]护士向患者及家属讲解术后易出现眩晕,可能是低颅压或者前庭神经刺激所致。

[2]护士向患者及家属讲解康复期护理注意事项。

## 二、护 理 评 价

患者从入院到出院,护理上给予了一系列的护理方案的实施。入院时为患者做好疼痛、睡眠型态紊乱的护理及血压的监测及控制,手术后不仅满足了患者术后的基本生理需求,对患者的睡眠、伤口等均进行了良好的护理,避免了术后伤口的感染,有效避免了跌倒、坠床、压疮的发生。出院前,给予患者系统的知识、术后康复期的护理。在整个发病期,术后康复期护理尤为重要。

## 三、安 全 提 示

1.有发生跌倒、坠床的危险　患者手术后翻身有坠床的危险;24小时下床活动时有发生跌倒的危险。护士应积极做好预防工作,了解患者一般情况,包括年龄、神志、肌力等。评估患者发生跌倒、坠床的风险因素;定时巡视患者,固定好病床脚刹、加床档、合理安排陪护;嘱患者穿防滑鞋,保证病房地面干燥,灯光照明良好、病房设施摆放合理。

2.有皮肤受损的危险　患者术后24小时内卧床,护士需了解患者皮肤营养状况;定时协助患者翻身,并按摩皮肤受压部位;保持床铺平整、清洁、干燥、无皱褶、无渣屑。

3.药物副作用的观察　患者住院期间需服用止痛药物、辅助睡眠药物等,护士需注意观察药物副作用。

## 四、经 验 分 享

1.呼吸道管理保持呼吸道通畅,术后常规24小时内鼻导管给氧,氧流量2～4L/min,鼓励患者深呼吸,及时排出呼吸道分泌物。密切观察呼吸活动度、频率。监测血氧饱和度。一旦发现异常,立即查明原因,对症治疗。

2.引流管护理保持引流管通畅,防止引流管曲折、堵塞、受压。密切观察并详细记录引流量、颜色、性质。如出现引流不畅应检查引流管有无折叠受压等,必要时报告医生及时处理。引流管拔除后密切观察伤口有无渗出,如有,应立即通知医生缝合。

3.疼痛护理观察疼痛性质、部位并与手术前对比,每30分钟观察记录1次,以后按病情变化逐渐延长观察记录的时间。红外线照射伤口1h/d。疼痛剧烈者。在排除颅内出血的情况下,可给予口服罗通定,肌内注射曲马多、布桂嗪以缓解疼痛,同时安慰体贴患者,在精神上给予支持。

4.饮食及口腔护理患者患病期间,由于精神压力重,饮食量减少,加之手术创伤使机体对能量、蛋白质的需求明显增加,增加营养是不可忽视的问题,否则影响组织的修复。应鼓励患者多进食,术后第1天可给予高蛋白、高热量、高维生素的软食,以增加营养,增强抵抗力,避免进食辛辣等刺激性食物及暴饮暴食,以免加重或诱发疼痛。多吃蔬菜和水果,以促进肠蠕动,保持大便通畅。做好口腔护理,指导患者进食后漱口,保持口腔清洁,防止口腔感染。

5.早期锻炼鼓励患者尽早纠正头颈姿势,主动或被动地将头置于正中位,一般术后协助患者将头置于正中位,为防止头不自主向患侧偏斜,可在患侧头垫一沙袋或软枕以固定头位。

(杜秀健)

## ▶病例 55 肘关节置换患者的护理

患者,男性,26 岁,主诉: 1 年前因不慎摔伤致左肘部肿胀畸形,活动受限,门诊以"肘关节骨性关节炎"收入院。

## 一、诊疗过程中的临床护理

### (一)入院时

#### 1. 诊疗情况

**入院后查体**:体温 36.5℃,脉搏 88 次/分,呼吸 22 次/分,血压 143/88mmHg。因行左肘关节骨折固定术后关节强直 1 年于 2011 年 6 月 10 日入院。患者 1 年前因不慎摔伤致左肘部肿胀畸形,活动受限。在当地医院诊断为"左肱骨髁、左尺骨鹰嘴严重粉碎骨折",行切开复位内固定术治疗。6 个月后于伸肘位完全强直也不能屈曲,严重影响日常生活,因患者年轻,且未婚,要求最大限度恢复肘关节功能,来院要求进一步治疗。

**专科查体**:全身一般情况良好,左肘关节掌侧见一长 7cm×1cm 手术瘢痕,背侧见一 10cm×1cm 手术瘢痕。左上臂、前臂肌肉轻度萎缩,左肘关节伸直位完全强直,前臂旋转 5°。左尺骨鹰嘴处轻压痛,可触及克氏针头。左手指感觉、运动正常。

**辅助检查**:X 线提示左肘关节骨性融合。

---

**思维提示**

[1]患者出现疼痛:疼痛部位为左肘关节置换处伤口,须做好疼痛的护理。

[2]患者出现睡眠型态紊乱:因疼痛出现失眠、易醒,须做好睡眠的护理。

[3]患者出现焦虑:担忧术后功能恢复,须做好焦虑护理。

---

2. 护理评估　患者主要症状颈部歪斜,影响日常生活和美观,肌肉痉挛引起的颈部不适和疼痛致使患者出现失眠易醒等睡眠型态紊乱,患者多次咨询术前注意事项及康复护理要点,希望能有更多的了解。

3. 护理思维及实施方案

左肘关节置换处疼痛
↓
疼痛
　{
(1)护理目标:患者主诉疼痛缓解。
(2)护理措施
　　• 给予心理安慰。
　　• 遵医嘱给予止痛药(曲马多、氨酚羟考酮)、必要时给予止痛针(氯诺昔康、帕瑞昔布钠)。用药过程中要注意观察用药的效果。

担心手术出现
失眠、易醒
↓
睡眠型态紊乱
　{
(1)护理目标:患者可安静入睡。
(2)护理措施
　　• 给予心理安慰并告知其睡眠对康复的重要性。
　　• 告知患者尽量减少白天睡眠时间。
　　• 巡视患者时注意做到"四轻"。

担心手术出现
失眠、易醒
↓
焦虑
　{
(1)护理目标:患者能够描述自己的焦虑和应对态度。
(2)护理措施
　　• 耐心、细致、热情地给患者讲解该病的常识。
　　• 主动介绍手术的方法和效果。
　　• 鼓励互相交流,使其消除对手术的恐惧感与不信任感。
　　• 提供生活上的方便,减轻患者的后顾之忧。

**(二)实施手术后**

1.诊疗情况　手术当日,T:36.9～37.6℃,P:82～96 次/分,R:18～20 次/分,BP:121～135/69～88mmHg。患者在全麻下行"人工肘关节置换术(左)",术毕安返病房,伤口外敷料包扎完整,无渗血,双上肢感觉活动同术前,导尿管及引流管通畅,尿液为淡黄色、清亮,给予 24 小时心电监护及低流量吸氧。告知患者麻醉恢复前需去枕平卧、禁饮食。术日晚患者伤口敷料有 2cm×1cm 渗血,患者主诉疼痛,难以入睡。

**思维提示**

[1]患者主诉疼痛,难以入睡,与手术切口有关。

[2]部分自理能力缺陷:患者术后麻醉恢复前需绝对卧床、去枕平卧禁饮食。

[3]有皮肤受损的危险:患者术后卧床。

[4]潜在并发症,有感染的风险,与手术伤口有关。

[5]潜在并发症,有出血的风险,与手术操作有关。

2.护理评估　患者麻醉恢复前需去枕平卧、禁饮食。术日晚患者伤口敷料 2cm×1cm 渗血,患者主诉疼痛,难以入睡。

3.护理思维与实施方案

手术切口
↓
疼痛

(1)护理目标:患者在 2 日内主诉疼痛缓解,舒适感增加。

(2)护理措施
- 评估患者疼痛的原因、部位、性质及持续时间。
- 告诉患者术后疼痛的必然性,可能持续的时间。
- 遵医嘱给予镇痛药物,如哌替啶、曲马多等。
- 给予膝关节冰敷,以减轻疼痛。
- 创造良好的术后休养环境,保持病室整洁、安静,光线柔和,夜间拉好窗帘关闭大灯。
- 医疗护理操作时,动作轻柔,避免粗暴动作,治疗尽量集中进行。
- 告诉患者一些放松的方法,如听音乐、聊天、看报等。

患者麻醉恢复前需
去枕平卧、禁饮食
↓
部分自理能力缺陷

(1)护理目标:满足患者基本生理需求。

(2)护理措施
- 麻醉恢复后,协助患者进食流质饮食,排气前不食牛奶、豆浆等产气食物,协助患者饮水。
- 保持导尿管通畅,定时巡视;协助患者进行床上大便。
- 为患者整理好床单位,盖好被褥。

患者术后 24 小时内
需卧床
↓
躯体移动障碍

(1)护理目标:患者卧床期间不发生皮肤受损。

(2)护理措施
- 术前嘱患者练习在床上大小便。
- 协助患者定时翻身:日间每日翻身 2 次,及时观察患者皮肤情况,躯体移动障碍有皮肤受损危险。
- 定时按摩皮肤受压部,有皮肤受损的危险。
- 保持床铺平整、清洁、干燥、无皱褶、无渣屑。

患者主诉疼痛，难以入睡

↓

睡眠型态紊乱

(1)护理目标:患者主诉疼痛缓解,安静入睡。

(2)护理措施

- 给予心理安慰。
- 提供舒适的环境。
- 巡视患者时注意做到"四轻"。
- 遵医嘱给予止痛药(曲马多、哌替啶等)。
- 遵医嘱给予地西泮等药物辅助睡眠。

伤口敷料有 2cm×2cm 渗血,患者留置导尿管

↓

有发生感染的危险

(1)护理目标:患者住院期间不发生伤口感染。

(2)护理措施

- 加强伤口护理,伤口渗液多时,随时更换敷料,保持敷料清洁、干燥。
- 观察和评估伤口情况,注意伤口有无红肿痛等症状。
- 加强导尿管护理,每日进行会阴擦洗。
- 嘱患者多饮水,以达到冲洗尿道的作用。

手术创伤

↓

潜在并发症:出血

(1)护理目标:护士在 48 小时内密切观察患者有无出血征象,一旦发生,立即报告医生,及时处理。

(2)护理措施

- 评估患者呼吸、脉搏、血压及伤口渗血情况。
- 遵医嘱给予止血药物,如卡络磺钠。
- 定期巡视病房,密切观察患者的呼吸、脉搏、血压及伤口渗血情况。
- 一旦发现出血征象,立即报告医生,及时处理。

**(三)出院前**

1.诊疗情况　护士给予患者及家属出院指导。各项检查无异常后可带药出院。

**思维提示**

[1]护士向患者及家属讲解康复期护理注意事项。

[2]患者及家属多次询问出院后患者在饮食方面的注意事项。

2.护理评估　做好出院时患者心理、药物知识水平及康复期的护理宣教。

3.护理思维与实施方案

患者及家属对康复期
护理注意事项不了解
↓
知识缺乏

(1)护理目标:患者及家属出院前能复述康复期护理注意事项。

(2)护理措施

- 向患者讲解康复期护理对疾病恢复的重要性。
- 告知患者康复期注意事项,主要包括以下几点:

1)肘关节正常有 145°的屈伸范围,前臂可旋前 80°及旋后 85°。

2)术后第 1 个月患肢少用。

3)术后 6 周内不能提或端任何比一杯茶(约 250g)重的物品。

4)4 周后弃颈腕吊带。

5)6 周后练习日常操作如吃饭、穿衣、扣纽扣等。

6)术后 3 个月、6 个月、1 年门诊复查或电话随访。

患者及家属想要了解
出院回家后在饮食
方面的注意事项
↓
知识缺乏

(1)护理目标:患者及家属出院前能复述饮食的注意事项。

(2)护理措施

- 评估患者学习知识的能力。
- 饮食:多食新鲜蔬菜,适当增加含胆固醇量较少而蛋白质含量较多的禽、鱼、肉类,以谷类为主食,粗细粮搭配,增加豆类制品的摄入,少吃糖果、糕点,不食或少食有刺激性的食物,如烟、酒及生冷、油腻和辣味食品。
- 保证睡眠充足,睡眠是人们恢复体力的最佳方式。
- 合理膳食,保持标准体重。

## 二、护 理 评 价

患者从入院到出院,护理上给予了一系列的护理方案的实施。入院时为患者做好疼痛、睡眠型态紊乱、焦虑的护理,手术后不仅满足了患者术后的基本生理需求,对患者的睡眠、伤口等均进行了良好的护理,避免了术后伤口的感染,有效避免了跌倒、坠床、压疮的发生。出院前,给予患者系统的知识、术后康复期的护理。在整个发病期,术后康复期护理尤为重要。

## 三、安 全 提 示

1.有发生跌倒、坠床的危险 患者手术后翻身有坠床的危险;24小时下床活动时有发生跌倒的危险。护士应积极做好预防工作,了解患者一般情况,包括年龄、神志、肌力等。评估患者发生跌倒、坠床的风险因素;定时巡视患者,固定好病床脚刹、加床档、合理安排陪护;嘱患者穿防滑鞋,保证病房地面干燥,灯光照明良好、病房设施摆放合理。

2.有皮肤受损的危险 患者术后1天卧床,护士需了解患者皮肤营养状况;定时协助患者翻身,并按摩皮肤受压部位;保持床铺平整、清洁、干燥、无皱褶、无渣屑。

## 四、经 验 分 享

1.体位护理术后平卧6小时即可下地活动,肘关节屈曲$40°\sim90°$,处于功能位,用颈腕悬吊带固定于胸前,防止脱位,尤其在夜间睡眠时应避免不良体位,给予支具保护。

2.疼痛护理术后常规静脉止痛$1\sim2$天,$1\sim2$天后改用塞来昔布口服止痛药物应用2周。止痛的效果良好,无感觉迟钝、呼吸抑制、排尿困难、恶心、呕吐、过敏反应副作用等。尤其是康复训练前半小时就给予止痛药,以减轻训练时的疼痛不适,提高患者对康复训练的依从性。

3.并发症观察及创口护理全肘置换术后最常见的是尺神经损伤,最严重的是感染,其他并发症有松动、磨损和不稳定(半脱位或脱位)。因此术后密切观察生命体征变化、局部创口、肢端血液循环及皮肤感觉、手指运动、肿胀程度及全身情况,每4小时评估1次。若术后立即出现尺神经运动功能减退且不能确定神经的状态,应立即进行神经探查;若属神经支配区的感觉减退,特别是不完全性的感觉减退,可进行观察,多自行恢复或使用促神经生长药,不需要手术探查。一旦发现创口红肿热痛加剧及体温超过38.5℃,及时报告医生处理。

(杜秀健 姜海媛)

## ▶病例 56 前交叉韧带损伤进行重建手术患者的护理

患者,男性,27 岁,主诉:左膝扭伤后疼痛、活动受限 2 个月,门诊以"前交叉韧带损伤"收入院。

## 一、诊疗过程中的临床护理

### (一)入院时

### 1.诊疗情况

**入院后查体**:体温 36℃,脉搏 70 次/分,呼吸 18 次/分,血压 142/90mmHg。患者主诉 2 个月前打篮球时扭伤左膝,致左膝关节剧烈疼痛、不能站立,活动受限。在当地医院检查治疗,X 线片检查:未见骨折。MRI 检查:左膝前交叉韧带损伤。经保守治疗后疼痛缓解,上下楼梯仍有疼痛,关节不稳。患者自发病以来神志清、精神可、无昏迷或意识丧失,无不良嗜好,大小便正常,生活部分自理,因患肢疼痛、肿胀出现失眠、易醒。因左膝关节剧烈疼痛、活动受限影响患者的工作和生活,患者对本病相关知识不了解,担心患肢恢复情况和费用问题,曾多次询问相关知识。

**既往史**:患者否认肝炎、结核等传染病史,否认高血压、糖尿病、冠心病史,否认胃肠道、肝胆系疾病史,否认阿司匹林及 NSAIDs 用药史,否认其他外伤、手术史,否认输血史,否认药物过敏史。

**专科查体**:左膝关节无畸形、肿胀不明显,活动度 0°～170°。浮髌试验(-),髌骨研磨试验(-),髌骨外推试验(+),外推恐惧试验(-);Lachman 试验(+),轴移试验(-),终末点(硬性);后抽屉试验(-),终末点(硬性);内翻应力试验 0°位(+),30°位(+);内、外侧关节间隙压痛,McMurry 试验(+)。

**辅助检查**:MRI:左膝前交叉韧带损伤。心电图:大致正常心电图。

**异常化验结果**:总胆固醇 5.62mmol/L(<5.20mmol/L)。

**思维提示**

[1]患者出现疼痛:疼痛部位为左膝关节,须做好疼痛的护理。

[2]患者因疼痛出现失眠、易醒,出现睡眠型态紊乱,须做好睡眠的护理。

[3]患者因患肢活动受限,须辅助患者做好生活护理,定时按摩皮肤受压部位,保持床铺平整、清洁、干燥、无皱褶、无渣屑。

[4]患者出现焦虑情绪:因担心患肢手术方法、预后情况和费用问题而焦虑,对相关疾病知识不了解,须做好心理护理及相关知识宣教。

[5]患者患肢活动受限,有发生失用综合征的危险,术前应教会患者股四头肌力量锻炼(直腿抬高)和踝泵锻炼的方法,并监督患者进行锻炼,以维持患肢肌肉力量,防止过度萎缩,为术后功能锻炼做好准备。手术最好在患膝活动度达到健侧水平时进行,以利于术后膝关节功能的恢复。

2.护理评估　患者主要症状为左膝关节疼痛,活动受限。患者因疼痛出现失眠、易醒。患者因患肢剧烈疼痛、活动受限,正值壮年因担心患肢不能恢复影响工作生活,多次咨询相关知识、术前注意事项及康复护理要点,担心手术费用过高,希望能有更多的了解。

3.护理思维与实施方案

左膝前交叉韧带断裂
↓
疼痛

(1)护理目标:患者主诉疼痛缓解。

(2)护理措施

- 评估患者疼痛的程度。
- 给予心理安慰,充分理解患者的感受。
- 告知患者尽量避免引起疼痛的姿势。
- 抬高患肢以助消除肿胀,减轻疼痛。
- 协助物理治疗,以减轻疼痛。
- 遵医嘱给予止痛药(曲马多),必要时给予止痛针(氯诺昔康、帕瑞昔布钠)。
- 用药过程中要注意观察用药的效果。

膝关节疼痛、活动受限
↓
躯体活动障碍

(1)护理目标:患者住院期间生活所需得到满足。

(2)护理措施

- 评估患者自理能力受限的程度。
- 协助患者进行患肢的活动。
- 为患者提供舒适的环境。
- 经常巡视患者,提供患者需要的帮助,协助患者大小便。
- 为避免术后尿潴留及不习惯床上排便,术前应教会患者床上排便和使用便器的方法。
- 将常用物品放置患者易取位置,必要时使用呼叫器。

膝关节疼痛、活动受限
↓
有失用综合征的危险

(1)护理目标:患者住院期间患者少出现或不出现失用综合征的发生。

(2)护理措施

- 评估患者患肢运动能力。
- 在病情允许情况下鼓励患者进行可能完成的功能锻炼。
- 协助患者进行被动的功能锻炼。
- 告知患者及家属功能锻炼的重要性。

患者多次询问术后
患肢的恢复情况
↓
焦虑

(1)护理目标:患者住院期间减轻焦虑心理。

(2)护理措施

- 评估患者的焦虑情况,根据患者需要进行指导。
- 对患者进行心理安慰(耐心、细致地讲解手术方式、必要性、注意事项和费用)。
- 向患者讲解自体肌腱是取自健侧肢体的腘绳肌肌腱,优点是自身无排斥反应,缺点是健侧肢体肌力会相应减弱;异体肌腱的优点是不会影响健侧肢体的肌力,缺点是会有排斥反应。
- 告知患者术后早期康复锻炼对膝关节恢复正常功能的重要性。
- 向患者介绍成功病例,使患者对术后患肢功能恢复产生信心。

（1）护理目标：患者对治疗方案、预后、康复期护理要点了解。

（2）护理措施

- 评估患者的知识水平，根据患者需要进行指导。
- 告知患者手术前需要准备的物品（膝关节支具、拐杖等）及术前需做好的准备（如备皮、皮试等）。
- 告知患者术后 6 小时需去枕平卧，禁食水。
- 告知患者佩戴膝关节支具的重要性，术后第 1 天佩戴膝关节支具可下床活动。
- 告知患者术后患者可以进行踝泵的练习及股四头肌的锻炼。
- 为患者讲解术后康复锻炼的方法并发放术后宣传手册。

患者多次咨询术前注意事项及康复期护理要点
↓
知识缺乏

（1）护理目标：患者可安静入睡。

（2）护理措施

- 给予心理安慰并告知其睡眠对康复的重要性。
- 告知患者尽量减少白天睡眠时间。
- 巡视患者时注意做到"四轻"。
- 必要时遵医嘱给予止痛药物缓解疼痛。
- 必要时遵医嘱给予地西泮等药物辅助睡眠。

因疼痛出现失眠、易醒
↓
睡眠型态紊乱

**（二）实施手术后**

1. **诊疗情况**　手术当日 T：35.8～37.5℃，P：68～84 次/分，R：18～22 次/分，BP：135/87mmHg。患者在联合麻醉下行"关节镜下前交叉韧带重建术、关节镜下滑膜部分切除术，同种异体肌腱移植术"，术毕患者清醒返回病房，患肢伤口外敷料包扎完整，无渗血，伤口放置引流管，引流管通畅，引流物为血性液体，患肢伤口给予冰袋冰敷，三角木板和气垫抬高患肢，使之高于心脏水平。告知患者术后 6 小时需去枕平卧、禁饮食，6 小时后可以进食清淡、易消化食物。术后可能出现肢体肿胀，需要定时观察患肢的肿胀情况和肢体远端血运、活动情况，预防因肢体肿胀、敷料包扎过紧而影响肢体远端血运和神经损伤，必要时可以松开敷料。术后给予输液抗感染治疗，地塞米松 5mg 静脉入壶。麻醉恢复后护士指导患者进行股四头肌功能锻炼、踝泵的练习，告知患者可以进行直腿抬高和踝泵锻炼。术日晚患者伤口敷料无渗血，患者主诉疼痛，难以入睡。

术后第 1 天晨伤口引流管引出 115ml 血性液体,伤口敷料无渗血。T:35.5～36.8℃,P:60～88 次/分,R:18～20 次/分。术后第 1 天给予患者输液抗感染治疗,地塞米松 5mg 静脉入壶。护士协助患者佩戴膝关节支具并挂拐下地活动,引流袋固定在低于患肢伤口的位置,并向家属讲解膝关节支具佩戴方法。患者未能正确演示挂拐的方法。家属未能正确演示膝关节支具佩戴方法。

**思维提示**

[1]患者使用异体肌腱植入术,需密切注意体温变化,给予相应处理。

[2]应密切观察患者伤口敷料渗血情况及引流量,注意体温变化。伤口引流如每小时出血量大于 100ml 应及时通知医生。保持引流管通畅,防止压迫打折,加强巡视,及时放出引流液并记录引流液的量、颜色和性质。患肢伤口给予冰袋冰敷,减轻疼痛,减少渗血。

[3]患者返回病房 6 小时需去枕平卧,禁食水,密切观察患者是否出现麻醉反应,预防出现呕吐后引起窒息。

[4]严密观察病情,预防并发症。观察敷料包扎松紧适宜,以及患肢的血运,皮肤温度、神经感觉、踝及足趾活动情况、患肢足背动脉搏动及小腿张力(肿胀)情况。

[5]患者返回病房 6 小时需去枕平卧,禁食水,6 小时后进行患肢功能锻炼。

[6]患者术中使用同种异体肌腱作为移植物,须预防排斥反应。

[7]患者主诉伤口疼痛,难以入睡,有效的镇痛可使患者早期从事康复锻炼和活动,利于早期康复,须做好疼痛的护理。

[8]指导患者进行患肢的功能锻炼,维持患肢肌肉力量,防止过度萎缩,术前康复锻炼的内容包括股四头肌力量锻炼(直腿抬高)和踝泵锻炼。

[9]患者下地活动时伤口引流袋应低于患肢伤口,防止血液倒流。引流管低于 50ml 可拔除。大于 400ml 应及时通知医生。

[10]术后第 1 天可佩戴膝关节支具下地活动,并告知患者挂拐的使用方法和注意事项,防止摔倒。

2.护理评估 患者术后 6 小时需去枕平卧、禁饮食。给予抬高患肢,高于心脏水平。患肢给予持续冰敷,减轻术后疼痛和肿胀,冰敷时需注意观察患肢皮肤,温度,预防冻伤皮肤。术后可能出现肢体肿胀,需要定时观察患肢的肿胀情况和肢体远端血运、活动情况,预防因肢体肿胀、敷料包扎过紧而影响肢体远端血运和神经损伤,必要时可以松开敷料。患者术后体温升高,须密切观察体温情况,必要时给予物理降温。患者伤口敷料包扎张力不高,伤口无渗血,引流管通畅,术后第1天引流量115ml注意观察生命体征。患者主诉疼痛,难以入睡。指导患者在支具保护下可以进行直腿抬高和踝泵锻炼。

3.护理思维与实施方案

手术创伤
↓
膝关节疼痛

(1)护理目标:患者主诉疼痛缓解。
(2)护理措施
- 评估患者疼痛的部位、程度和时间,首先排除是否为并发症所致。
- 给予心理安慰,充分理解患者的感受。
- 告知患者尽量避免引起疼痛的姿势。
- 抬高患肢,给予冰袋冰敷患侧膝关节,缓解局部肿胀。
- 活动足趾及踝关节,促进静脉回流,减轻下肢水肿。
- 遵医嘱给予止痛药(曲马多),必要时给予止痛针(氯诺昔康、帕瑞昔布钠或哌替啶)。
- 使用连续性镇痛泵,定时定量静脉均匀地注入镇痛剂;用药过程中要注意观察用药的效果。

患者主诉疼痛,
难以入睡
↓
睡眠型态紊乱

(1)护理目标:患者主诉疼痛缓解,安静入睡。
(2)护理措施
- 给予心理安慰。
- 提供舒适的环境。
- 巡视患者时注意做到"四轻"。
- 对患肢进行冰敷,以减轻疼痛。
- 遵医嘱给予止痛药(曲马多)。
- 遵医嘱给予地西泮等药物辅助睡眠。

预防并发症的发生
↓
排斥反应的发生

(1)护理目标:患者术后不发生排斥反应。
(2)护理措施
- 注意观察患肢有无红、肿、热、痛症状出现。
- 遵医嘱术后给予消炎、抗过敏药物(地塞米松)预防。
- 向患者介绍成功病例,使患者了解手术的成熟性。
- 如体温增高抽血查血常规。

预防并发症的发生
↓
关节积液、关节血肿

(1)护理目标:患者住院期间不发生关节积液、关节血肿。

(2)护理措施

- 观察敷料包扎松紧适宜,以及患肢的血运,皮肤温度、神经感觉、踝及足趾活动情况、患肢足背动脉搏动及小腿张力(肿胀)情况。
- 如肢端颜色苍白、发绀、麻木,应引起重视,及时通知医生处理。
- 如关节腔积液仅膝关节处肿胀感,疼痛不明显,无明显全身症状,一般术后 4～8 小时出现,为滑膜刺激后反应。
- 如膝关节张力大,肿胀明显,剧烈疼痛,患者拒绝患肢活动,如发现应立即协助医生进行膝关节抽液。
- 定期复查血常规。

患者术后 6 小时须去枕平卧禁饮食
↓
部分自理能力缺陷

(1)护理目标:满足患者基本生理需求。

(2)护理措施

- 麻醉恢复后,协助患者进食流质饮食,排气前不食牛奶、豆浆等产气食物,协助患者饮水。
- 保持引流管通畅,定时巡视;协助患者进行床上大小便。
- 为患者整理好床单位,盖好被褥。

患者术后当天需卧床
↓
躯体移动障碍
有皮肤受损的危险

(1)护理目标:患者卧床期间不发生皮肤受损(压疮)。

(2)护理措施

- 定时观察患肢足趾血运活动及足背动脉搏动情况。
- 指导患者进行患肢股四头肌等长收缩运动,直腿抬高运动。
- 观察佩戴支具是否舒适,定时按摩皮肤受压部位。
- 保持床铺平整、清洁、干燥、无皱褶、无渣屑。

(1)护理目标:患者住院期间不发生伤口感染。

(2)护理措施

伤口引流管术后第 1 天未能拔除

↓

有发生感染的危险

- 密切观察伤口引流情况,如术后 24 小时内超过 400ml 及时通知医生给予相应处理。
- 伤口引流如每小时出血量大于 100ml 应及时通知医生。
- 术后 24 小时低于 50ml,足趾血运活动及足背动脉搏动良好,膝关节伤口处无肿胀时应通知医生给予拔除。
- 告知患者下床活动时先将引流袋妥善固定,防止管道受压、打折或脱出,引流袋位置应低于伤口,防止血液倒流。
- 密切观察引流液的颜色、性状并准确记录引流量。

(1)护理目标:患者在住院期间不发生跌倒、坠床。

(2)护理措施

术后进行功能锻炼、术后第 1 天佩戴膝关节支具下床活动

↓

有发生跌倒、坠床的危险

- 掌握患者的基本情况:年龄、神志、肌力。
- 评估患者发生跌倒、坠床的风险因素,依照跌倒、坠床风险评估标准给予患者评分。
- 定时巡视患者,固定好病床脚刹、加床档、合理安排陪护。
- 嘱患者穿防滑鞋,保证病房地面干燥,灯光照明良好、病房设施摆放合理。
- 告知患者拄拐的方法、注意事项。

(1)护理目标:患者住院期间减轻焦虑心理。

(2)护理措施

因担心患肢术后功能恢复

↓

焦虑

- 评估患者的焦虑情况,根据患者需要进行指导。
- 对患者进行心理安慰(术后康复的注意事项)。
- 告知患者术后患肢可以进行踝泵的练习及股四头肌的锻炼。
- 告知患者术后早期康复锻炼对膝关节恢复正常功能的重要性。
- 向患者介绍成功病例,使患者对术后患肢功能恢复产生信心。

患者多次询问术后
恢复相关知识,
未能正确用拐

↓

知识缺乏

(1)护理目标:患者对预后、康复期护理要点了解。

(2)护理措施

- 评估患者的知识水平,根据患者需要进行指导。
- 告知患者术后膝关节功能锻炼计划并发放宣传手册。
- 告知患者术后麻醉清醒前需去枕平卧,禁食水。
- 告知患者正确用拐的方法,指导患者正确使用。
- 告知患者术后患肢可以进行踝泵的练习及股四头肌的锻炼。
- 告知患者按照护理级别,护士可以为患者做的护理。
- 向患者讲解正确使用支具的方法。

**(三)出院前**

1.诊疗情况 出院前行"膝关节 CT 平扫＋三维重建",护士给予患者及家属出院指导,各项检查无异常后可带药出院。

**思维提示**

[1]护士向患者及家属讲解佩戴膝关节支具的方法。家属未能正确演示膝关节支具佩戴方法,说明患者及家属缺乏正确佩戴膝关节支具的相关知识,须在出院前使家属能正确佩戴膝关节支具。

[2]对于手术治疗的患者,康复锻炼是围手术期护理工作的重点,护士向患者及家属讲解康复期护理注意事项,并告知其康复训练应循序渐进。

2.护理评估 做好出院时患者心理、药物知识水平及康复期的护理宣教。

3.护理思维与实施方案

家属未能正确演示支具佩戴方法
↓
知识缺乏

（1）护理目标：家属出院前能正确演示支具佩戴方法。
（2）护理措施
- 评估患者及家属对支具佩戴的基本方法了解程度。
- 向患者解释正确佩戴支具的必要性。
- 可提供相关宣传资料以帮助患者及家属尽快学会佩戴方法。

患者及家属对康复期护理注意事项不了解
↓
知识缺乏

（1）护理目标：患者及家属出院前能复述康复期护理注意事项。
（2）护理措施
- 向患者讲解康复期护理对疾病恢复的重要性。
- 告知患者康复期注意事项，主要包括以下几点：
1）手术次日起14天后拆线可洗澡。
2）佩戴支具时间遵医嘱。
3）术后次日起14天拆线。
4）术后1个月复查，遵医嘱进行功能锻炼。
5）避免劳累、负重。
6）不适随诊。
- 向患者发放出院指导宣传册。

## 二、护 理 评 价

患者从入院到出院，护理上给予了一系列的护理方案的实施。入院时为患者做好疼痛的监测及控制，术前给予患者心理疏导，解除患者顾虑，以良好的心态接受手术，手术后不仅满足了患者术后的基本生理需求，对患者的伤口等进行了良好的护理，避免了术后伤口的感染，有效避免了跌倒、坠床、压疮的发生。出院前，给予患者系统的知识宣教、术后康复期的护理。在整个发病期，术后康复期护理尤为重要。

## 三、安 全 提 示

1.有发生跌倒、坠床的危险　术后第1天下床活动时有发生跌倒的危险。护士应积极做好预防工作，了解患者一般情况，包括年龄、神志、肌力等。评估患者发生跌倒、坠床的风险因素；定时巡视患者，固定好病床脚刹、加床档、合理安排陪护；嘱患者穿防滑鞋，保证病房地面干燥，灯光照明良好、病房设施摆放合理。指导患者正确使用拐杖，防止摔倒。

2.有皮肤受损的危险 患者术后当天卧床，护士需了解患者皮肤营养状况；指导患者进行床上功能锻炼，并按摩皮肤受压部位，观察支具佩戴是否舒适；保持床铺平整、清洁、干燥、无皱褶、无渣屑。

3.药物副作用的观察 患者住院期间使用止痛药、抗生素等，护士需注意观察药物副作用。

## 四、经 验 分 享

1.心理护理 患者对手术知识缺乏了解，担心手术效果和害怕术后切口疼痛，护士对患者宣教相关手术知识、术后效果，使患者对疾病的康复抱有积极乐观的态度。

2.术后并发症的观察及护理

(1)预防血栓的方法：可使用抗凝药物，但会增加出血的危险。告知患者尽可能早期下床活动，适当抬高患肢。抗血栓梯度压力带。

(2)形成血栓的处理：术后患肢出现剧烈肿胀疼痛者，遵医嘱复查凝血因子、下肢深静脉彩超。确诊血栓后遵医嘱给予皮下注射低分子量肝素钠注射液，改善微循环，抗凝治疗观察有无口腔黏膜改变，皮下有无出血情况。

3.术后康复训练 术后第1~2天指导患者行患肢股四头肌收缩及足背伸趾屈活动。术后第3天开始指导患者进行直腿抬高练习和腘绳肌肌力训练，以加强膝关节的稳定性。直腿抬高时先用力使足趾屈，即腓肠肌收缩，防止胫骨髁前移牵拉移植肌腱。腘绳肌肌力训练可限制胫骨前移，减少交叉韧带的应力，训练方法为患者仰卧位，在膝屈曲45°~60°的范围内进行，协助人员在患者足跟处适当用力，阻止患者屈膝，而患者尽量屈膝，每日2次，每次3分钟。协助患者行CPM功能锻炼，CPM运动一般从30°开始，逐日递增角度，每日2次，每次30分钟，一般要求术后2周屈膝角度达到90°，术后2周行终末伸膝锻炼，在出院前教会患者。方法：在患膝下垫枕，使膝关节屈曲约30°，然后让患者足跟抬离床面，使患膝关节伸直，每日3~4次，每次5分钟。以后可逐渐负重练习，在患肢踝关节处放1kg沙袋，然后按上述方法练习，进行克服阻力的训练以增强肌力。

4.术后4周时可屈膝至90°，患者术后康复应动静结合，不能过急过度运动膝关节导致韧带拉松或拉脱骨块，或因疼痛阻碍了锻炼而导致关节粘连和肌肉萎缩，第8周屈伸膝关节可至120°，12周可至正常活动度。功能锻炼循序渐进，逐步加大活动范围。

(王迪 张爽)

## ▶病例 **57** 半月板损伤行半月板缝合术
## 患者的护理

患者,女性,38 岁,主诉:右膝活动受限 2 年,加重 3 个月,门诊以"膝关节内侧半月板桶柄状撕裂(右)"收入院。

### 一、诊疗过程中的临床护理

**(一)入院时**

**1.诊疗情况**

**入院后查体**:体温 36.2℃,脉搏 84 次/分,呼吸 22 次/分,血压 128/76mmHg。患者主诉于就诊前约 6 年因摔倒致右膝疼痛、肿胀,经休息后缓解,2 年前感觉右膝压腿时不适,3 个月前自觉症状加重,行休息、口服非甾体消炎药治疗效果不明显,来医院就诊,行磁共振检查,诊为"右膝关节内侧半月板桶柄状撕裂",为进一步诊治收住院。患者自发病以来精神状况欠佳,食欲减退,大小便正常,无不良嗜好,生活部分自理,因焦虑出现失眠、多梦。患者入院后第 2 天晨空腹行静脉抽血检查,结果示空腹血糖 9.6mmol/L,经内科会诊,患者于入院后第 3 天行糖耐量检查,诊为"糖尿病"。遵医嘱给予皮下注射胰岛素治疗,三餐前 30 分钟分别注射 8 个单位,晚上睡前注射 4 个单位,并进行血糖监测,每日 7 次测量快速血糖,时间为三餐前、三餐后 2 小时、睡前,血糖可维持在 6.4~14.2mmol/L。

**既往史**:有糖尿病病史 2 余年,口服阿卡波糖治疗。否认肝炎、结核等传染病史。否认重大外伤、手术史。否认药物过敏史。

**专科查体**:右膝无明显疼痛、肿胀、压痛、畸形,膝活动度 0°~140°。浮髌试验(+),髌骨研磨试验(一),髌骨外推试验(一),外推恐惧试验(一);Lachman 试验(一),轴移试验(一),终末点(硬性);后抽屉试验(一),终末点(硬性);内翻应力、外翻应力试验 0°位(一),30°位(一);内、外侧关节间隙无压痛,McMurry 试验(一)。

**辅助检查**:X 线片:未见明显骨折征象;MRI:前交叉韧带信号无异常,右膝内侧半月板见 2~3 级信号。心电图:大致正常心电图。

**异常化验结果**:尿白细胞 19.2/μl(0.0~7.2/μl),血糖 9.6mmol/L(3.9~6.1mmol/L),白蛋白 50.7g/L(34.0~48.0g/L),总胆固醇5.42mmol/

L(<5.20mmol/L),甘油三酯 1.78mmol/L(<1.70mmol/L),高密度脂蛋白
胆固醇 2.18mmol/L(1.04～1.55mmol/L)。

**思维提示**

[1]因害怕手术疼痛,担心糖尿病影响术后伤口愈合,患者出现焦虑,护
士须减轻患者心理压力。

[2]患者因焦虑出现失眠、多梦,引起睡眠紊乱,须做好睡眠的护理。

[3]患者诊为"糖尿病",遵医嘱按时按量给患者注射胰岛素、定时监测血糖。

2.护理评估 患者精神状况欠佳,食欲减退,担心手术预后情况,害怕手术疼
痛。患者因焦虑出现失眠、多梦。患者血糖高,入院后测量空腹血糖 9.6mmol/L,
遵医嘱给予皮下注射胰岛素治疗后,维持在 6.4～14.2mmol/L。患者多次咨询糖
尿病对手术及预后情况的影响、术前注意事项、手术过程、康复护理要点。

3.护理思维与实施方案

害怕手术疼痛,
担心糖尿病影响
术后伤口愈合
↓
焦虑、恐惧

(1)护理目标:患者情绪稳定,心理压力减轻,积极配
合治疗。

(2)护理措施
- 介绍有关疾病知识,鼓励患者表达感情。
- 介绍同种疾病患者的治愈情况,同时还可邀请
已手术的患者介绍配合治疗的经验,帮助患者
认识自己的疾病。
- 介绍麻醉与手术的关系和术后的疼痛规律,以
及术后疼痛的措施。

入院空腹血糖:
9.6mmol/L。
皮下注射胰岛素后血糖
6.4～14.2mmol/L
↓
有发生低血糖的危险

(1)护理目标:患者住院期间血糖控制平稳,无酮症
酸中毒反应,糖尿病各项指标稳定。

(2)护理措施
- 严格遵医嘱定时给患者皮下注射胰岛素,并督
促指导患者注射后进食时间。
- 严密观察病情变化,遵医嘱定时测量血糖,密
切监测血糖变化,观察饮食与药物治疗效果,
并及时与医生沟通。
- 给予患者糖尿病饮食。
- 鼓励患者积极进行功能锻炼,参加适当体育
活动。
- 预防感染,注意个人卫生。
- 密切观察病情,倾听患者主诉,如患者感不适,
及时采取措施,并通知医生。

患者多次咨询糖尿病对手术及预后情况的影响,术前注意事项,手术过程,康复护理要点

↓

知识缺乏

(1)护理目标:患者能正确认识疾病,积极配合做好术前准备工作,了解康复护理要点。

(2)护理措施

- 对患者进行糖尿病相关知识的讲解,如自我保健,用药常识,及手术创伤后注意事项等。
- 告知患者术前注意事项,如禁食水时间,准备好支具,拐杖,气垫,并为患者做好备皮、皮试等工作。
- 告知患者术后 6 小时需去枕平卧,禁食水。
- 为患者讲解术后康复锻炼方法,并告知患者术后第 1 天在支具保护下可患肢不负重拄拐下地。

因焦虑出现失眠、多梦

↓

睡眠型态紊乱

(1)护理目标:患者可安静入睡。

(2)护理措施

- 告知患者充足的睡眠对于手术及康复的重要性。
- 指导患者白天增加活动,限制白天睡眠时间,增加与其他患者交流沟通时间。
- 巡视患者及夜间操作时注意做到"四轻"。
- 必要时遵医嘱给予地西泮等药物辅助睡眠。

**(二)实施手术后**

1.诊疗情况　手术当日:T:35.9～37.6℃,P:84～92 次/分,R:18～22 次/分,BP:123～134/72～88mmHg。患者在全麻＋腰麻下行"关节镜下滑膜部分切除,半月板缝合术",术毕返回病房,患肢有支具制动,给予抬高,伤口外敷料包扎完整,无渗血,伤口留置一根引流,引流管通畅,引流物为血性液体,患肢给予冰袋冰敷,患肢感觉活动未恢复。测量快速血糖 8.2mmol/L。告知患者回病房 6 小时内需去枕平卧、禁饮食,6 小时后测量快速血糖,注射胰岛素后可进食。麻醉恢复后可进行患肢功能锻炼(股四头肌等长收缩,直腿抬高)。术日晚患者主诉排尿困难,用温水冲洗会阴及按摩腹部诱导排尿均不见效,请示值班医生,遵医嘱行留置导尿管术,第一次引出小便 600ml,导尿管通畅,尿色清。患肢伤口敷料有 6cm×7cm 渗血,患者主诉疼痛,难以入睡。术后第 1 天 T:36.2～37.4℃,P:80～94 次/分,R:18～22 次/分,BP:126/72mmHg。患肢伤口敷料渗血 6cm×7cm。24 小时后护士协助患者佩戴支具并拄拐下地活动,同时拔除导尿管,并向家属及患者讲解支具佩戴方法,并强调用拐注意事项。患者不能正确使用拐杖。

**思维提示**

[1] 患者伤口敷料有 6cm×7cm 渗血,增加了伤口感染的危险,应密切注意患者伤口敷料渗血情况,观察渗出的血液颜色,渗出面积是否扩大,并及时告知医生,观察体温变化。

[2] 患者手术当日因麻醉方式,不习惯床上小便及患肢伤口疼痛,引起排尿困难,护士需协助患者排尿,必要时遵医嘱给予留置尿管,并做好会阴擦洗以防泌尿系感染。

[3] 患者主诉伤口疼痛,难以入睡,有效镇痛可使患者早期从事康复锻炼和活动,利于早期康复,需做好疼痛的护理。

[4] 患者术后不能正确用拐,缺乏正确使用拐杖知识。

[5] 患者术后 6 小时内需去枕平卧,24 小时后可佩戴支具挂拐下地活动。卧床期间患者处于独立移动躯体能力受到限制的状态,出现自理能力缺陷。

[6] 患肢需要抬高,患侧足跟部因长期受压面临着发生压疮的危险。

2.护理评估　患者术后 6 小时需去枕平卧、禁饮食。患侧肢体需用气垫抬高,术日晚患者主诉排尿困难,患肢伤口敷料有 6cm×7cm 渗血,患者主诉疼痛,难以入睡。

3.护理思维与实施方案

患者手术后 6 小时内去枕平卧、禁饮食

↓

部分自理能力缺陷

(1)护理目标:满足患者基本生理需求。

(2)护理措施

- 手术 6 小时后,遵医嘱测量快速血糖,注射胰岛素后协助患者进食,排气前不食牛奶、豆浆等产气食物,协助患者饮水。

- 保持引流管通畅,定时巡视。

- 协助患者摆放好患侧肢体位置,注意抬高患肢角度,并适时更换冰袋,达到有效的冷敷。

- 为患者整理好床单位,盖好被褥。

患者主诉排尿困难
↓
尿潴留

(1)护理目标:尿液排出,无尿路感染。

(2)护埋措施

- 保持病房安静,保护患者隐私,拉屏风遮挡。
- 告知患者放松,并协助用温水冲洗会阴。
- 按压膀胱部位,要注意用力妥当,均匀轻柔。
- 将热水袋置于下腹部。
- 各种处置无效,请示值班医生,行留置导尿管术,告知患者多饮水,并定时进行会阴冲洗,防止尿路感染。

伤口敷料有
6cm×7cm渗血
↓
有发生感染的危险

(1)护理目标:患者住院期间不发生伤口感染。

(2)护理措施

- 注意观察和评估伤口情况,观察伤口渗血面积有无扩大及时通知医生。
- 监测患者生命体征。
- 注意观察伤口引流,保持通畅,观察引出物量,性质。
- 倾听患者主诉,观察患者伤口疼痛情况。

患者术后24小时内需
卧床、抬高患肢
↓
躯体移动障碍,有皮肤
完整性受损的危险

(1)护理目标:患者卧床期间皮肤无破损。

(2)护理措施

- 保持皮肤清洁干燥,保持床铺平整、清洁、干燥、无皱褶、无渣屑。
- 患侧肢体抬高时,要注意足跟部悬空,防止受压,并定时巡视,定时按摩皮肤受压部位。
- 手术6小时后协助患者变换体位,鼓励患者早期进行康复锻炼。
- 术后第1天协助患者佩戴支具拄拐下地活动。

术后第1天佩戴支具
拄拐下床活动
↓
有发生跌倒的危险

(1)护理目标:患者在住院期间不发生跌倒。

(2)护理措施

- 掌握患者的基本情况:年龄、神志、肌力。
- 讲解并演示用拐方法。
- 患者下地时应先在床旁活动,并保证身旁有人员保护。
- 嘱患者穿防滑鞋,保证病房地面干燥,灯光照明良好、病房设施摆放合理。

患者主诉疼痛，
难以入睡

↓

舒适的改变，
睡眠型态紊乱

(1)护理目标：患者主诉疼痛缓解，安静入睡。
(2)护理措施
- 给予心理安慰，倾听患者主诉，并帮助患者转移注意力。
- 患肢伤口给予冰敷，并按摩患肢足部，协助患者保持舒适体位。
- 遵医嘱给予止痛药（曲马多、氯诺昔康，哌替啶）。
- 保持病房环境舒适。

**(三)出院前**

1.诊疗情况　出院前行膝关节正侧位 X 线检查，血常规检查，护士给予患者及家属出院指导。各项检查无异常后可出院。

**思维提示**

[1]护士向患者及家属讲解佩戴支具及用拐的方法及注意事项，患者不能很好使用拐杖，说明患者用拐不熟练，不能掌握要点，缺乏正确用拐知识，须在出院前使患者正确熟练用拐。

[2]对于手术治疗的患者，康复锻炼是围手术期护理工作的重点，护士向患者及家属讲解康复期护理注意事项，并告知其康复训练应循序渐进。

[3]患者患糖尿病需长期注射胰岛素，护士应教会患者自行皮下注射胰岛素。

2.护理评估　指导患者正确用拐，讲解康复期护理注意事项，功能锻炼方法。教会患者自行皮下注射胰岛素，进行糖尿病知识的宣教。

3.护理思维与实施方案

患者不能正确用拐

↓

知识缺乏

(1)护理目标：患者出院前能正确熟练使用拐杖。
(2)护理措施
- 评估患者对拐杖使用的了解程度。
- 向患者解释正确使用拐杖的必要性及注意事项。
- 向患者演示如何用拐，并强调要点，指导患者练习，病情许可条件下下床活动。

患者及家属对康复期
护理注意事项、功能
锻炼不了解

↓

知识缺乏

- (1)护理目标:患者及家属出院前能复述康复期护理注意事项,功能锻炼方法。
- (2)护理措施
  - 向患者讲解康复期护理,功能锻炼对疾病恢复的重要。
  - 告知患者术后 14 天拆线。
  - 注意保持伤口部位清洁。
  - 下床活动时注意佩戴支具保护,支具佩戴 1 个月。
  - 术后 1 个月复查。
  - 注意进行功能锻炼。
  - 注意安全,防止跌倒。
  - 向患者发放出院指导宣传册。
  - 不适随诊。

患者不能自行皮下注射
胰岛素,对所患糖尿病
缺乏了解

↓

知识缺乏

- (1)护理目标:家属及患者学会皮下注射方法,了解糖尿病保健知识。
- (2)护理措施
  - 介绍糖尿病知识,强调按时注射胰岛素重要性。
  - 介绍糖尿患者饮食注意事项,合理安排饮食。
  - 教会患者及家属注射胰岛素。
  - 告知患者糖尿病并发症严重性,严加防治。

## 二、护 理 评 价

患者从入院到出院,护理上给予了一系列的护理方案的实施。入院时为患者做好焦虑、睡眠型态紊乱、血糖的监测及控制,手术后不仅满足了患者术后的基本生理需求,解决了排尿困难问题,对患者的睡眠、伤口等均进行了良好的护理,避免了术后伤口的感染,有效防止了跌倒、压疮的发生。出院前,给予患者进行全面的康复锻炼的指导,并详细讲解术后康复期的护理。在整个发病期,术后康复期护理尤为重要。

## 三、安 全 提 示

1. 有发生跌倒的危险　患者术后第 1 天下床活动时有发生跌倒的危险。护士应积极做好预防工作,了解患者一般情况,包括年龄、神志、肌力等。评估患者发生跌倒、坠床的风险因素;演示正确使用拐杖方法,保证患者下床时有人员在旁保护。嘱患者穿防滑鞋,保证病房地面干燥,灯光照明良好、病房设施摆放合理。

2.有皮肤受损的危险  患者术后当日卧床,护士需了解患者皮肤营养状况;定时协助患者更换体位,并按摩皮肤受压部位;保持床铺平整、清洁、干燥、无皱褶、无渣屑。

3.药物副作用的观察  患者住院期间使用胰岛素、止痛药物、抗生素等,护士需注意观察药物副作用。

# 四、经 验 分 享

1.心理护理  患者因患有糖尿病,担心术后感染,担心半月板缝合术效果及术后患肢恢复情况。护士应讲解有关疾病知识及介绍术后功能锻炼方法,疼痛的预防及处理方法,多介绍一些成功病例,及预防并发症方法,增强患者信心,使患者对疾病的康复抱有积极乐观的态度。

2.术后并发症的观察

(1)患肢伤口感染:术后1～3天护士应密切观察患者生命体征,有无发热,患肢有无剧烈疼痛,伤口有无红、肿及伤口渗出物情况。

(2)关节僵直:护士应观察患肢肌肉有无萎缩,指导患者进行增强肌力练习,督促患者正确进行功能锻炼,早日下床活动,注意膝关节屈曲活动练习。

3.股四头肌锻炼的方法  麻醉恢复后即可进行,60次/天,分早、中、晚三组进行锻炼。

(1)股四头肌等长收缩:患者平卧于床上,下肢伸直,踝关节背伸,股四头肌收缩,坚持30秒后放松。

(2)直腿抬高:患者平卧于床上,下肢伸直,踝关节背伸,股四头肌收缩,足跟距床面不超过15cm,抬高坚持30秒。注意练习时佩戴支具保护。

4.髌骨活动方法  用手指的指腹(因指腹推髌骨使受压面积和力度均匀)推住髌骨的边缘,分别向上下左右四个方向缓慢用力地推动髌骨,达到能推到的极限位置。每方向5～10次,推到最大活动幅度的时候要保持3～5秒。能够有利于膝关节弯曲过程中髌骨的滑动。

5.膝关节屈曲活动练习方法

(1)坐在床上,先主动弯曲膝关节到最大角度。然后双手紧握脚踝,用力近心端移位,让足跟缓慢逐渐地接近臀部,来增大膝关节屈曲的角度。在感到明显的疼痛之后停下来保持体位不动,1～2分钟后机体适应了,疼痛就可能消失或者降低,这时候再进一步增大角度向远端移位。

(2)坐在床边。健肢置于患肢下侧。健肢踝部置于患肢踝部后方。患肢的肌肉完全放松,健肢承受患肢的重量。然后,用健肢的力量有控制的,缓慢地向床沿移动,越靠近床沿,患膝关节屈曲的角度也就越大了。在感到明显的疼痛之后停下来保持不动,1～2分钟后机体适应了,疼痛就可能消失或者降低,这时候再往下放。这个方法适用于0°～90°之内的屈曲练习。因为有健肢在下面保护,不会很紧张害怕,特别适于伤病或者手术后早期的屈曲角度练习,和更大角度弯曲之前的热身练习。要点就是患肢必须完全放松,越是害怕不敢放松,疼痛就会越明显,弯曲就会越困难。

(3)仰卧在床上,双手置于患肢股骨后侧,让患肢垂直于床面,必要的时候可以由别人帮助来固定股骨保持稳定。也可以由别人托住患肢的踝关节来保护,也可以自己用另一只手来托住自己的踝部。这样保护好之后,完全放松股四头肌的肌肉,让小腿在重力的作用自然下垂,逐渐增大膝关节屈曲的角度。在感到明显的疼痛之后停下来保持不动,1～2分钟后机体适应了,疼痛就可能消失或者降低,这时候再往更大角度放。这个方式适用于100°～120°的屈曲范围,要点是固定好股骨,不要移动。同时要学会放松肌肉,不要伸膝对抗疼痛。同时掌握好负荷的重量。

(4)俯卧,患肢先伸直,再主动用力弯曲,屈曲到最大角度之后,由别人帮忙或者是自己握住患侧的脚踝,之后向臀部的方向拉近,这样来被动使膝关节增大屈曲角度。如果角度还没有达到能够碰到脚踝的程度,可以借助无弹性的带子或是绳子固定在脚踝处,方便向更大角度用力牵拉。在感到明显的疼痛之后停下来保持不动,1～2分钟后机体适应了,疼痛就可能消失或者降低,这时候再往更大角度牵拉。这个方式适用于120°～135°的屈曲范围,要点在于,绝对不能用暴力突然增大角度,尤其是别人帮忙的时候。

**(魏艳红　张爽)**

## ▶ 病例 58 半月板全切术后半月板移植手术患者的护理

患者,男性,45岁,主诉:右膝关节疼痛,伴活动受限7年余,门诊以"膝外侧半月板缺损"收入院。

## 一、诊疗过程中的临床护理

### (一)入院时

#### 1.诊疗情况

**入院后查体:**体温36.5℃,脉搏76次/分,呼吸18次/分,血压130/80mmHg。患者主诉7年前开始出现右膝关节疼痛,轻度活动受限,但症状不严重,6年前踢足球时扭伤右膝,即出现右膝肿痛,活动受限。在丰台医院就诊,行外侧半月板部分切除术,后感膝关节不稳,跑步时明显,1年前在北京大学第三医院行右膝前交叉韧带重建术,为求进一步治疗来医院就诊,因"膝外侧半月板缺损"收入院。

**既往史:**否认肝炎、结核等传染病史。否认冠心病、糖尿病高血压史等。否认胃肠道、肝胆系疾病史,否认阿司匹林及NSAIDS用药史,6年前行外侧半月板部分切除术,1年前在外院行右前交叉韧带重建术,否认其他外伤史,否认输血史,否认药敏史。

**专科查体:**直腿抬高试验左(+),右(-);Kemp征左(+),右(-);健侧直腿抬高试验左(-),右(-);患者左侧足踇长伸肌、趾伸肌肌力4级;双下肢感觉对称无减退。

**辅助检查:**右膝无明显疼痛、肿胀、压痛、畸形,膝活动度0°~125°。浮髌试验(-),髌骨研磨试验(-),髌骨外推试验(-),外推恐惧试验(-);Lachman试验(-),轴移试验(-),终末点(硬性);后抽屉试验(-),终末点(硬性);内翻应力、外翻应力试验0°位(-),30°位(-);外侧关节间隙压痛,McMurry试验(+)。

**2.护理评估** 患者主要症状为右膝关节疼痛,伴活动受限7年余。患者入院后主诉因环境改变、担心手术及膝关节疼痛影响睡眠。

**思维提示**

[1]患者出现疼痛:患者术前疼痛多与活动相关,为单关节间隙疼痛,运动后肿胀明显,休息后缓解,护士应做好疼痛护理。

[2]患者因疼痛影响睡眠,护士需做好疼痛及睡眠的护理。

[3]患者对半月板移植成功与否表示担心,护士需做好宣教,消除患者顾虑。

[4]患者入院后主诉住院后因环境改变感觉焦虑,护士需减轻其焦虑情绪。

[5]患者多次询问有关知识,护士应向患者讲解有关疾病知识。

3.护理思维与实施方案

半月板缺损
↓
疼痛

(1)护理目标:患者主诉疼痛缓解。
(2)护理措施
- 评估患者疼痛的程度;
- 给予心理安慰,充分理解患者的感受。
- 遵医嘱给予止痛药(曲马多),必要时给予止痛针(氯诺昔康、帕瑞昔布钠)。
- 用药过程中要注意观察用药的效果。

半月板缺损导致膝关节退变和疼痛,引起失眠易醒
↓
睡眠型态紊乱

(1)护理目标:患者主诉疼痛缓解,可安静入睡。
(2)护理措施
- 给予心理安慰并告知其睡眠对康复的重要性;告知患者尽量减少白天睡眠时间。
- 巡视患者时注意做到"四轻"。
- 必要时遵医嘱给予止痛药物缓解疼痛。
- 必要时遵医嘱给予地西泮等药物辅助睡眠。

患者多次咨询异体半月板安全性,排斥反应及移植手术相关知识、术前注意事项
↓
知识缺乏

(1)护理目标:患者对治疗方案、康复锻炼要点了解。
(2)护理措施
- 为患者进行半月板移植手术相关知识的宣教讲解手术成功案例。
- 手术前需要准备的物品(双拐、支具、气垫等)及术前需做好的准备(如备皮、皮试)。
- 告知患者术后麻醉清醒前需去枕平卧,禁食水。
- 告知患者按照护理级别,护士可以为患者做的护理。
- 术前教会患者一系列锻炼方法,如股四头肌等长收缩,被动活动髌骨,踝关节的屈伸,直腿抬高等,以利于术后的康复。

环境改变,担心手术
↓
焦虑、恐惧

(1)护理目标:患者情绪稳定,心理压力减轻,积极配合治疗。

(2)护理措施

- 介绍有关疾病知识,鼓励患者表达感情。
- 介绍同种疾病患者的治愈情况,同时还可邀请已手术的患者介绍配合治疗的经验,帮助患者认识自己的疾病。

**(二)实施手术后**

1. 诊疗情况　手术当日 T:36.3～37.3℃,P:80～95 次/分,R:18～22 次/分,BP:120～130/70～90mmHg。患者在腰麻下行"右膝异体半月板移植术",术毕安返病房,伤口外敷料包扎完整,无渗血,引流通畅,足趾血运正常,患肢伤口给予冰敷,患肢给予抬高,遵医嘱输液抗感染治疗,地塞米松小壶过敏治疗。告知患者需去枕平卧禁食水 6 小时。术日晚患者主诉伤口疼痛,难以入睡,口服止痛药(曲马多)后缓解。术后第 1 天 T:36.8～37.7℃,P:82～94 次/分,R:18～20 次/分,BP:118～131/70～90mmHg。伤口敷料无渗血。术后 24 小时后护士协助患者佩戴支具使用拐杖下床活动,拔除引流管,加压包扎伤口 48 小时,并向家属讲解支具佩戴方法。

**思维提示**

[1]应密切注意患者伤口敷料渗血情况,膝关节肿胀情况,足背动脉搏动情况,足趾血运情况,肌张力情况,注意患者体温变化。

[2]患者主诉伤口疼痛,难以入睡,有效的镇痛可使患者早期从事康复锻炼和活动,利于早期康复,需做好疼痛的护理。

[3]患者下床时需用拐,护士应指导患者如何使用拐杖,且用拐杖前,首先应将拐杖调整至正确高度,具体方法是:将拐杖立于体侧,拐杖的顶端距离腋窝 3～5cm(避免架拐时体重压于拐杖顶端伤及腋窝内各血管、神经),手臂自然下垂,扶手高度位于腕横纹(即手掌和前臂交界处)。此时,前臂屈、伸腕肌群同时用力保持腕关节中立位(避免腕关节于背伸位承重伤及三角软骨盘),再由上肢各部肌群共同发力将身体撑起以实现支持作用。患者采用双拐,同健侧肢体,共"三点"支撑体重,患肢悬空,完成步行过程。

[4]患者术后需使用支具制动患肢,护士应指导患者使用支具。护士站在患者患侧与患腿平齐的位置,患者穿贴身裤子或用衬垫平整包裹身体,患者平躺或坐位患肢伸直抬离床面 10～20cm,打开捆绑带将患肢放在支具内,束紧固定尼龙扣带。

2.**护理评估** 患者麻醉恢复前需去枕平卧、禁饮食。术日晚患者主诉疼痛,难以入睡,口服止痛药曲马多后缓解。

3.**护理思维与实施方案**

患者麻醉恢复前需去枕平卧、禁食水 6 小时
↓
部分自理能力缺陷

(1)护理目标:满足患者基本生理需求。

(2)护理措施
- 麻醉恢复后,协助患者进食流质饮食,排气前不食牛奶、豆浆等产气食物,协助患者饮水。
- 定时巡视;协助患者进行床上大小便。
- 为患者整理好床单位,盖好被褥。

患者术后 24 小时内需卧床
↓
有皮肤受损的危险

(1)护理目标:患者卧床期间不发生皮肤受损(压疮)。

(2)护理措施
- 协助患者侧卧位或卧位。
- 定时按摩皮肤受压部位。
- 保持床铺平整、清洁、干燥、无皱褶、无渣屑。

患者主诉疼痛,难以入睡
↓
睡眠型态紊乱

(1)护理目标:患者主诉疼痛缓解,安静入睡。

(2)护理措施
- 给予心理安慰。
- 提供舒适的环境。
- 巡视患者时注意做到"四轻"。
- 遵医嘱给予止痛药(曲马多)。
- 遵医嘱给予地西泮等药物辅助睡眠。

伤口敷料及引流管护理
↓
有发生感染的危险

(1)护理目标:伤口敷料包扎完好,引流管管路通畅不发生伤口感染。

(2)护理措施
- 加强伤口护理,伤口有渗液时,观察渗血面积,量多时随时更换敷料,保持敷料干燥,引流管管路通畅,记引流量。
- 观察和评估伤口情况,注意伤口有无红肿痛等症状。

术后翻身、24 小时后佩戴支具拄拐下床活动
↓
有发生跌倒、坠床的危险

(1)护理目标:患者在住院期间不发生跌倒、坠床。

(2)护理措施

- 掌握患者的基本情况:年龄、神志、肌力。
- 评估患者发生跌倒、坠床的风险因素,依照跌倒、坠床风险评估标准给予患者评分。
- 定时巡视患者,固定好病床脚刹、加床档、合理安排陪护。
- 嘱患者穿防滑鞋,保证病房地面干燥,灯光照明良好、病房设施摆放合理。

**(三)出院前**

1.诊疗情况 患者出院前,护理人员进行宣教指导,告知患者术后定时回院复查,检查患者功能锻炼的情况,并指导下一步锻炼计划。康复计划需在经治医师和治疗师指导下执行,根据患者复查时锻炼的情况适当调整。

**思维提示**

[1]术后康复锻炼:正确的功能锻炼对于半月板移植术后功能的康复能够起到重要作用,术前护理人员教会患者一系列锻炼方法,如股四头肌等长收缩,被动活动髌骨,踝关节的屈伸,直腿抬高等以利于术后的康复,护士协助其进行康复锻炼,耐心解释,得到患者的信任和配合。

[2]观察患者体温变化,患者主诉伤口疼痛,膝关节肿胀。与术后关节内积血、积液有关。

2.护理评估 做好出院时患者心理、药物知识水平及康复锻炼的指导宣教。

**思维提示**

[1]疼痛的护理:康复锻炼中存在的疼痛是不可避免的,如疼痛在练习停止半小时内可减弱或消失,则不会对组织造成损伤,应尽力坚持。锻炼后根据疼痛程度可服止痛剂,并及时做冰敷处理。

[2]护士向患者及家属讲解康复期护理注意事项,告知患者进行早期功能锻炼的重要性,消除顾虑。

3.护理思维与实施方案

术后康复锻炼
↓
疼痛
$\left\{\begin{array}{l}\end{array}\right.$
(1)护理目标:患者在住院期间以及出院后都能够进行正确有效功能锻炼。
(2)护理措施
- 护士给予协助使患者能按照医生和康复师的安排,进行正确有效的术后功能康复锻炼。
- 给予心理安慰,告知患者循序渐进不要气馁,在每次锻炼后立即冰敷 20～60 分钟以减轻疼痛。

患者及家属对康复
锻炼步骤掌握不牢固
↓
知识缺乏
$\left\{\begin{array}{l}\end{array}\right.$
(1)护理目标:患者及家属出院前能复述演示各个阶段康复锻炼内容及注意事项。
(2)护理措施
- 向患者讲解正确康复锻炼对膝关节恢复的重要性。
- 告知患者康复锻炼的注意事项,主要包括以下几点:
1)练习中,如切口疼痛和肿胀,须及时安慰患者,并给予止痛剂、冰敷、抬高患肢和弹力绷带加压包扎治疗,肿胀突然加重时,应调整练习,减少活动量。
2)不适随诊。
- 向患者发放运动损伤科出院指导宣传手册。

## 二、护 理 评 价

患者从入院到出院,护理上给予了一系列的护理方案的实施。入院时为患者做入院评估及宣教、告知各项规章制度,手术后不仅满足了患者术后的基本生理需求,对患者的伤口、引流管、术后疼痛干预、术后康复锻炼指导等均进行了良好的护理,避免了术后伤口的感染,有效避免了跌倒、坠床、压疮的发生。出院前,给予患者系统的知识宣教、术后康复期的护理。在整个治疗过程中,术后康复锻炼指导尤为重要。

## 三、安 全 提 示

1.有发生跌倒、坠床的危险  患者手术后翻身有坠床的危险;24 小时下床活动时有发生跌倒的危险。护士应积极做好预防工作,了解患者一般情况,包括年龄、神志、肌力等。评估患者发生跌倒、坠床的风险因素;定时巡视患者,固定好病床脚刹、加床档、合理安排陪护;嘱患者穿防滑鞋,保证病房地面干燥,灯光照明良好、病房设施摆放合理。

2.有皮肤受损的危险 患者术后24小时内卧床,护士需了解患者皮肤营养状况;定时协助患者翻身,并按摩皮肤受压部位;保持床铺平整、清洁、干燥、无皱褶、无渣屑。

3.体温升高 住院期间及出院后应密切观察体温变化,38.2℃以上须及时就诊。

## 四、经 验 分 享

1.术前宣教和功能指导 正确的功能锻炼对于半月板移植术后患肢功能的康复能够起到重要作用,术前护理人员教会患者一系列锻炼方法,如股四头肌等长收缩、被动活动髌骨、踝关节的屈伸、直腿抬高等,以利于术后的康复,护士协助其进行康复锻炼,护士耐心解释得到患者的信任和配合,应鼓励患者尽早进行双下肢功能锻炼、教会患者使用拐杖尽早下床活动。

2.术后康复锻炼的方法 患者要完全按照医生和康复师的安排,进行术后功能康复锻炼,尤其是术后对于患者肢体负重的要求,一定要严格遵守。而且,患者应当接受一些运动方面的建议,以保护他们的"投资"。

(1)术后佩戴膝关节支具,保护膝关节,支具佩戴的时间为6周。

(2)术后第1天开始进行股四头肌和腘绳肌力量的锻炼,主要是直腿抬高锻炼。

(3)术后第2～3天开始使用CPM(辅助膝关节持续被动活动)进行膝关节屈曲锻炼。

(4)术后1周内达到膝关节完全伸直(与对侧膝关节相同),术后4周内屈膝角度要求在0°～90°的范围。

(5)术后第1周内可以开始扶双拐下地行走,但要求佩戴膝关节支具保护,而且患侧肢体完全不负重;术后第4周可以开始患肢部分负重,负重的程度以患者能耐受的程度为准;完全负重(脱离拐杖)要到术后第6周。

(6)术后2～3个月时,患侧膝关节应当恢复到完全的屈伸膝活动范围,可以开始逐渐的进行慢跑、跳跃、骑脚踏车的康复训练,6个月后可以开始逐步进行体育活动直至恢复正常的活动(跑步、下蹲、侧方滑步、交叉步等)。

(7)术后1～2周可以进行长时间坐的工作,术后3个月可以开始进行正常工作。

(季鑫 张爽)

# ▶ 病例 59 髌骨脱位患者的护理

患者，女性，18岁，主诉：5个月前下楼梯时感左膝关节疼痛，活动受限。来院就诊，诊为左髌骨脱位，复位后予以支具制动，保守治疗不佳，建议手术治疗。10天前下楼时右髌骨出现脱位，自行复位。为进一步治疗，以"髌骨脱位"收入院。

## 一、诊疗过程中的临床护理

### (一)入院时

#### 1.诊疗情况

**入院后查体**：体温 36.5℃，脉搏 80 次/分，呼吸 18 次/分，血压 126/65mmHg。患者主诉：患者髌骨脱位 5 个月，当时感疼痛，活动受限。自行恢复后来积水潭医院就诊，诊为左髌骨脱位，予以支具固定治疗。20 天前于积水潭医院复查，保守治疗不佳，建议手术治疗。10 天前下楼时，右髌骨出现脱位，自行复位。为进一步治疗，收入院。患者自发病以来精神、食欲正常，无不良嗜好，大小便正常，生活可以部分自理。患者入院后第 2 天行心电图，胸片，抽血查生化(免疫、凝血、血尿常规)。

**既往史**：否认冠心病、糖尿病等慢性疾病。否认肝炎、结核等传染病史。否认重大外伤、手术史。否认药物过敏史。

**专科查体**：双膝无明显疼痛、肿胀、膝活动度正常。浮髌试验(－)，髌骨研磨试验(－)，髌骨外推试验(＋)，外推恐惧试验(－)。

**辅助检查**：X 线示双侧髌骨关节形态异常；胸片检查未见异常；心电图：正常心电图。CT 测量 TT－TG 为 24mm。

**异常化验结果**：无。

**凝血 1 组合**：未见异常，凝血酶原 1.5s；APTT25.8s；FIB367mg/dl；D－D45 μg/L；FDP1.1 μg/ml。

**思维提示**

[1]患者对手术方式(TT-TG测量结果24mm考虑截骨手术),术后恢复的问题表示担心,出现焦虑,须做好心理护理。

[2]患者出现睡眠型态紊乱:因环境改变出现入睡困难、易醒,须做好睡眠的护理。

[3]患者不了解髌骨脱位的病因及术后康复,须认真对患者进行心理护理。

2.护理评估　患者主要为双侧髌骨脱位后自行复位,担心预后恢复问题出现焦虑。患者因环境改变出现入睡困难、易醒,出现睡眠型态紊乱。患者多次咨询髌骨脱位的相关知识,术前、术后的注意事项及康复护理要点,希望能有更多的了解。

3.护理思维与实施方案

担心截骨手术预后
↓
焦虑

(1)护理目标:患者焦虑减轻。

(2)护理措施

- 向患者做好入院宣教。
- 向患者宣教关于髌骨脱位的病因、手术方式、术后如何进行功能锻炼。
- 介绍成功病例,并告知术后患者未再发生髌骨脱位。
- 向患者介绍功能锻炼的重要性。
- 告知患者只要按照正确的方法进行功能锻炼,可以有很好的预后。

因环境的改变出现
入睡困难、易醒
↓
睡眠型态紊乱

(1)护理目标:患者可安静入睡。

(2)护理措施

- 给予心理安慰并告知其睡眠对康复的重要性。
- 告知患者尽量减少白天睡眠时间。
- 巡视患者时注意做到"四轻"。
- 向患者详细介绍病区和医院的环境,让患者尽快熟悉环境。

(1)护理目标:患者对治疗方案、预后、康复期护理要点了解。

(2)护理措施

患者多次咨询髌骨脱位的相关知识、术前注意事项、康复方法

↓

知识缺乏

- 手术前需要准备的物品(气垫、支具等)及术前需做好的准备(如备皮、皮试等)。
- 告知患者术后麻醉清醒前需去枕平卧,禁食水。
- 告知患者尽早下床活动的好处,术后第 1 天可以拄拐、佩戴支具下床活动。
- 告知患者按照护理级别,护士可以为患者做的护理。
- 为患者讲解术后康复锻炼的方法并发放术后宣传手册。

**(二)实施手术后**

1.诊疗情况　手术当日 T:36.6～37.5℃,P:80～96 次/分,R:18～22 次/分,BP:131～146/80～92mmHg。患者在联合麻醉下行"电视下左膝滑膜部分切除、髌外侧支持带松解、内侧股骨髌骨韧带重建、胫骨结节内移截骨、游离体取出术",术毕安返病房,伤口外敷料包扎完整,无渗血,患肢感觉活动正常,足背动脉可触及,带回一根引流,引流通畅,给予妥善固定。告知患者麻醉恢复前需去枕平卧、禁饮食,麻醉恢复后可翻身,进行功能锻炼。术日晚患者伤口敷料无渗血,引流通畅,患者主诉疼痛,难以入睡。术后第 1 天,T:36.4～36.9℃,P:76～88 次/分,R:16～20 次/分。伤口敷料未见渗血。24 小时后护士协助患者拄拐下地活动,下地时必须佩戴支具。患者引流量为 110ml。继续保留引流至第 2 天,第 2 天引流量为 30ml,给予术区换药、拔除引流,并向家属讲解支具佩戴方法。家属未能正确演示支具佩戴方法。

**思维提示**

[1]患者伤口敷料无渗血,带回伤口引流,伤口引流增加了感染的危险。应密切注意患者伤口情况,观察引流物的性质、颜色及引流量,注意体温变化。

[2]患者术后卧床,活动量减少,容易发生深静脉血栓,须鼓励患者术后第 2 天下床活动,防止跌倒。

[3]患者麻醉恢复前需去枕平卧,麻醉恢复后可翻身或坐起,卧床期间患者不仅出现自理能力的缺陷,还面临着发生压疮的危险,须协助患者进行生活护理,定时按摩皮肤受压部位。

[4]患者主诉伤口疼痛,难以入睡,有效的镇痛可使患者早期从事康复锻炼和活动,利于早期康复,须做好疼痛的护理。

[5]患者术后下地须佩戴支具,患肢避免负重,须挂双拐,有可能发生跌倒、坠床,也可以造成患者躯体活动障碍。

[6]患者担心胫骨截骨后会出现胫骨骨折术后不敢锻炼,产生焦虑。

2.护理评估　患者麻醉恢复前须去枕平卧、禁饮食。术日晚患者伤口敷料包扎完整无渗血,带回引流管,引流通畅。患者主诉疼痛,难以入睡。

3.护理思维与实施方案

虽伤口无渗血 24 小时引流量 110ml,但存在潜在出血

↓

有出血的危险

(1)护理目标:患者住院期间不发生伤口出血过多。

(2)护理措施

· 加强伤口护理,伤口如果出现渗血、渗液多时,应及时通知医生,对伤口进行加压包扎。

· 观察和评估伤口情况,注意伤口有无红肿痛等症状。记录渗血面积、时间,观察伤口渗血有无进展,及时发现及时处理。

· 加强引流管的护理,注意观察引流的性质和量。

术后留置引流

↓

有发生感染的危险

(1)护理目标:患者住院期间不发生伤口感染。

(2)护理措施

· 评估患者体温升高的相关因素,给予患者物理降温方法降温(水袋降温、乙醇擦浴)。

· 定期化验血常规,必要时遵医嘱给予清淡、退热药物预防感染及降温。

· 加强伤口护理,伤口如果出现渗血、渗液多时,应及时通知医生,对伤口进行加压包扎。

· 观察和评估伤口情况,注意伤口有无红肿痛等症状。

· 加强引流管的护理,注意观察引流的性质和量。

术后患者伤口疼痛，
不敢下地，活动减少
↓
有深静脉血栓的危险

(1)护理目标：患者住院期间未发生深静脉血栓。
(2)护理措施
- 手术当日麻醉恢复后，指导患者进行足底泵的锻炼。
- 术后第1天指导患者进行直腿抬高和股四头肌及腓肠肌的等长收缩锻炼。
- 饮食应以清淡少盐、富含维生素、选择高纤维、高蛋白、低脂肪低糖食物。
- 指导患者术后第1天拄拐下地活动。
- 使用弹力袜。
- 术后使用足底泵。

患者麻醉恢复前需去
枕平卧、禁饮食
↓
部分自理能力缺陷

(1)护理目标：满足患者基本生理需求。
(2)护理措施
- 麻醉恢复后，协助患者进食，告知患者排气前不食牛奶、豆浆等产气食物，不食高脂或刺激性强的食物，协助患者饮水。
- 保持引流管通畅，定时巡视。
- 协助患者进行床上大、小便。
- 为患者整理好床单位，盖好被褥。

患者术后去枕平卧
6小时
↓
有皮肤受损的危险

(1)护理目标：患者卧床期间未发生皮肤受损（压疮）。
(2)护理措施
- 术前嘱患者准备气垫，术后气垫放在患肢的下方，足跟部必须悬空，防止足跟部受压。
- 定时按摩皮肤受压部位。
- 保持床铺平整、清洁、干燥、无皱褶、无渣屑。

患者主诉疼痛，
难以入睡
↓
睡眠型态紊乱

(1)护理目标：患者主诉疼痛缓解，安静入睡。
(2)护理措施
- 给予心理安慰。
- 提供舒适的环境。
- 巡视患者时注意做到"四轻"。
- 遵医嘱给予止痛药（曲马多）。
- 伤口局部给予冰敷，以减少出血、减轻肿胀、减轻疼痛。

术后佩戴支具，
挂拐下床活动
↓
有发生跌倒、
坠床的危险

(1)护理目标：患者在住院期间不发生跌倒、坠床。

(2)护理措施

- 掌握患者的基本情况：年龄、神志、肌力。
- 评估患者发生跌倒、坠床的风险因素，依照跌倒、坠床风险评估标准给予患者评分。
- 定时巡视患者，固定好病床脚刹、加床档、合理安排陪护。
- 嘱患者穿防滑鞋，保证病房地面干燥，灯光照明良好、病房设施摆放合理。
- 指导患者正确使用双拐，下地时间根据自身情况进行调节；初次下地时一定要有人在患者身旁保护。

患肢有支具固定，
活动受限
↓
躯体活动障碍

(1)护理目标：患者住院期间生活所需得到满足。

(2)护理措施

- 评估患者自理能力受限的程度。
- 辅助患者进行患肢的活动。
- 为患者提供舒适的环境。
- 经常巡视患者，提供患者需要的帮助，协助患者大小便。
- 将常用物品放置于患者易取位置，必要时使用呼叫器。

患者担心胫骨截骨后，
功能锻炼可能造成
截骨处骨折
↓
焦虑

(1)护理目标：减轻患者焦虑。

(2)护理措施

- 评估患者焦虑的原因，根据原因对患者进行心理指导。
- 向患者说明术后功能锻炼的意义。
- 要求患者在早期练习膝关节屈曲时，必须采取"闭链式"屈膝练习。
- 告知患者手术后只要严格按照正确方法进行功能锻炼，避免出现截骨处的骨折。

**(三)出院前**

1.诊疗情况 护士给予患者及家属出院指导。各项检查无异常后可出院。

**思维提示**

[1]护士向患者及家属讲解佩戴支具的方法。家属未能正确演示支具佩戴方法,说明患者及家属缺乏正确佩戴支具的相关知识,须在出院前使家属能正确佩戴支具。

[2]护士向患者及家属讲解康复期护理注意事项,告知患者进行早期功能锻炼的重要性,消除顾虑。

2.护理评估　做好出院时患者心理、药物知识水平及康复期的护理宣教。

3.护理思维与实施方案

家属未能正确演示
支具佩戴方法
↓
知识缺乏

(1)护理目标:家属出院前能正确演示支具佩戴方法。

(2)护理措施

* 评估患者及家属对佩戴支具的基本方法了解程度。
* 向患者解释正确佩戴支具的必要性。
* 可提供相关宣传资料以帮助患者及家属尽快学会佩戴方法。

患者及家属对康复期
护理注意事项不了解
↓
知识缺乏

(1)护理目标:患者及家属出院前能复述康复期护理注意事项。

(2)护理措施

* 向患者讲解康复期护理对疾病恢复的重要性。
* 告知患者康复期注意事项,主要包括以下几点:

1)手术次日起 14 天后可拆线。

2)遵医嘱佩戴支具,早期免负重。

3)术后 1 个月复查,遵医嘱进行行股四头肌、踝泵和直腿抬高锻炼以及膝关节活动度的锻炼。

4)不适随诊。

* 向患者发放出院指导宣传册。

# 二、护 理 评 价

患者从入院到出院,护理上给予了一系列的护理方案的实施。入院时为患者做好焦虑、睡眠型态紊乱的护理,手术后不仅满足了患者术后的基本生理需求,对患者的睡眠、伤口等均进行了良好的护理,避免了术后伤口的感染,有效避免了跌倒、坠床、压疮的发生。出院前,给予患者系统的本疾病知识宣教、术后康复期的护理。在整个治疗过程中,术后康复期护理尤为重要。

## 三、安 全 提 示

1.有发生跌倒、坠床的危险　患者手术后翻身有坠床的危险;第2天下床活动时有发生跌倒的危险。护士应积极做好预防工作,了解患者一般情况,包括年龄、神志、肌力等。评估患者发生跌倒、坠床的风险因素;定时巡视患者,固定好病床脚刹、加床档、合理安排陪护;嘱患者穿防滑鞋,保证病房地面干燥,灯光照明良好、病房设施摆放合理。

2.有皮肤受损的危险　患者术后6小时内卧床,护士需了解患者皮肤营养状况;并按摩皮肤受压部位;保持床铺平整、清洁、干燥、无皱褶、无渣屑。

3.药物副作用的观察　患者住院期间需服用止痛药物、术后应用抗生素药物等,护士需注意观察药物副作用。

## 四、经 验 分 享

1.心理护理　因患者出现左髌骨脱位时间较长,其间又出现右侧髌骨脱位,患者年龄较年轻,担心术后不能达到理想效果而出现焦虑。护士可以告知患者髌骨脱位的原因,去除病因后,避免再出现脱位情况。只要按照医生和康复师指导的功能锻炼进行锻炼,恢复后不会留下后遗症。患肢恢复正常,可以正常生活和运动都不会受到影响,使患者对疾病康复抱有积极乐观的态度。减轻其焦虑症状。

2.术后并发症的观察

(1)伤口感染:术后1~3天护士应密切观察术区情况,引流固定的情况及引流的量和性质。

(2)下肢血栓的形成:术后给予使用足底泵,鼓励患者早期下地活动,加快血流防止血栓形成。

3.膝关节锻炼的方法

(1)直腿抬高:伸膝后保持膝关节伸直,抬高至足跟离开床面10~15cm处,保持30~60秒/次。每日3组,每组20~30次。

(2)踝关节主动屈伸锻炼(踝泵):踝关节用力、缓慢、全范围的跖屈、背伸活动,可促进血液循环,消除肿胀,对防止出现下肢深静脉血栓有重要意义。每日2小时1次。每次1~2组,每组20个。

(3)活动髌骨:用手将髌骨上、下、内、推动,禁止向外推动,每日4次。每次1~2组,每组4个方向,每组15个。4周后可以向外推动髌骨,每日4次。每次1~2组,每组4个方向,每组15个。

(4)等长收缩:股四头肌、腘绳肌等长收缩练习。

(5)膝关节活动度锻炼:要求患侧膝关节能够被动伸直到 0°,屈膝角度小于 90°。可以采用以下几种方法,锻炼的原则是被动的闭链的屈膝锻炼。

(6)仰卧位闭链屈膝锻炼:要求屈膝过程中足跟不能离开床面,在床面上活动,称为"闭链",也可采用足跟沿墙壁下滑锻炼代替,或可以坐在椅子上,健侧足辅助患侧进行屈膝锻炼。每日 4 次,每次约 1 小时。

未进行胫骨截骨内移的患者 4 周后患肢可以部分负重,6 周后患肢可以完全负重;而进行胫骨截骨内移的患者则要到 6 周后患肢才可以进行部分负重,8 周后患肢可以完全负重。

(石新春 张爽)

## ▶病例 60　膝关节多发韧带损伤患者的护理

患者,男性,31 岁,主诉:机器绞伤致左膝关节疼痛、肿胀、畸形 1 小时,来积水潭医院急诊,以"膝关节多发韧带损伤、膝关节脱位、髌骨脱位"收入院。

## 一、诊疗过程中的临床护理

### (一)入院时

#### 1.诊疗情况

**入院后查体**:体温 38℃,脉搏 92 次/分,呼吸 18 次/分,血压 100/70mmHg。患者主诉 1 小时前工作时被机器绞伤,致左膝关节疼痛、肿胀、畸形,活动受限。急诊就诊于医院,经 X 线检查示"左膝关节脱位",因患者被机器绞伤,直接致伤部位为左下肢,受伤暴力和机制较复杂,因此诊断除了应排查左膝关节多发韧带损伤、膝关节脱位、髌骨脱位以外,还应该注意是否合并头颅外伤、胸腹部损伤、其他部位骨折和软组织损伤。在急诊经神经外科、普外科会诊后,除外其他合并损伤,为进一步治疗收入院。患者自发病以来神志清、精神可、无昏迷或意识丧失,无不良嗜好,大小便正常,生活部分自理,患肢出现疼痛、肿胀症状。因患者受到高能量暴力伤,致膝关节脱位、多发韧带损伤,可能出现再次脱位,同时可能导致腘血管和腓总神经损伤,因此需要使用膝关节支具+小腿后托固定,防止出现再次脱位和胫骨固定性后脱位,同时要密切观察足背动脉搏动情况和腓总神经支配区域的感觉运动变化。患者伤后体温升高,需注意观察体温变化。患者左踝关节肿胀、疼痛、跖屈力弱、足趾感觉可,足背动脉可触及,患肢腘窝处瘀斑,须警惕合并血管损伤及皮肤损伤。患者右大腿内侧有 1cm×3cm 的皮擦伤,须预防感染的发生。入院后第 2 天行进一步检查:患肢因较健肢肿胀,为预防下肢深静脉血栓的发生,予以下肢深静脉彩超的检查,未发现血栓。因患者致伤暴力复杂,进行腹部 B 超检查以便排除腹部脏器损伤。为进一步确诊膝关节损伤情况,行 MRI 检查,显示"前、后交叉韧带信号异常,膝内侧副韧带股骨侧断裂,膝后外复合体撕脱损伤,髌骨股骨韧带断裂"。因多发韧带损伤后直接影响患者的工作和生活,患者处在壮年,要求治疗的心情更加迫切,因担心患肢恢复情况,恐惧可能会导致残疾,患者多次询问相关知识。

**既往史**:否认肝炎、结核等传染病史,否认高血压、冠心病、糖尿病病史,否认胃肠道、肝胆系疾病史,否认阿司匹林及 NSAIDs 用药史,否认其他外伤、手术史,否认输血史,否认药敏史。

**专科查体**:左膝明显疼痛、肿胀、压痛、畸形,膝关节主动活动度 $0°\sim30°$,被动活动度 $0°\sim90°$。浮髌试验(+),髌骨研磨试验(-),髌骨外推试验(++),外推恐惧试验(+);Lachman 试验(+++),轴移试验(++),终末点(软);后抽屉试验(+),终末点(软);内翻应力、外翻应力试验 $0°$ 位(++),$30°$ 位(++);内侧副韧带走行区域压痛明显、腓骨头区域和股骨外髁压痛,McMurry 试验无法检查。

**辅助检查**:X 线片(伤后):左膝关节后脱位,未见明显骨折征象;复位后复查 X 线片膝关节已经复位,股骨胫骨对位对线正常。MRI 显示:前、后交叉韧带信号异常,膝内侧副韧带股骨侧断裂,膝后外复合体撕脱损伤,髌骨股骨韧带断裂。心电图:大致正常心电图。下肢深静脉彩超:未见异常。腹部 B 超:未见异常。

**异常化验结果**:白细胞计数 $19.36\times10^9/L$($3.97\times10^9\sim9.15\times10^9/L$),中性粒细胞相对值 76.0%(50.0%~70.0%),淋巴细胞相对值 19.7%(20.0%~40.0%),钙 2.08mmol/L(2.20~2.55mmol/L)。

**思维提示**

[1]患者出现疼痛:疼痛部位为患肢膝关节,须做好疼痛的护理。患者因疼痛出现痛性活动受限,而这会造成患者术后不可逆性活动受限,因此应建议患者术前应将膝关节活动度恢复至 $0°\sim120°$。

[2]患者出现体温升高:因高能量暴力伤引起机体应激反应、患者受伤后软组织损伤严重,膝关节肿胀导致的引起吸收热易可能引起致体温升高,须将体温控制在正常范内。

[3]患者因疼痛出现失眠、易醒,出现睡眠型态紊乱,须做好睡眠的护理。

[4]患者因急性外伤致患者制动,引起患肢活动障碍,出现躯体移动障碍,须辅助患者做好生活护理。

[5]患者因躯体移动障碍,患肢因暴力致伤,对膝关节周围软组织损伤严重,产生瘀斑,在搬动患肢时避免拖拉患者,预防皮肤完整性受损。

[6]患者外伤后患肢肿胀,不稳感,跖屈力弱,足趾感觉可,足背动脉可触及,肢体活动受限,因此须预防深静脉血栓的发生、神经血管损伤的发生,须注意观察患肢肿胀及足趾血运情况。

[7]患者右侧肢体有1cm×3cm的皮擦伤,须注意预防感染的发生。

[8]患者因高能量暴力伤后胫骨相对于股骨向后移位致膝关节多发韧带损伤,为防止膝关节再次脱位,患肢需制动,因此有失用综合征的危险,须监督患者进行患肢的功能锻炼,既要维持患肢肌肉力量防止过度萎缩,又要防止膝关节再次出现脱位而造成再损伤。术前康复锻炼的内容包括股四头肌力量锻炼(直腿抬高)和踝泵锻炼。

[9]患者因高能量暴力伤后影响工作和生活,因此患者对患肢恢复感到焦虑,须做好心理辅导。

[10]预防并发症的发生:异位骨化症常继发于肌肉骨骼创伤和外科手术,对有高危因素的患者,术前需进行预防性用药。

2.护理评估 患者主要因机器绞伤,致左膝关节疼痛、肿胀、畸形、不稳感、不能行走。左踝关节肿胀、疼痛、跖屈力弱、足趾感觉尚可,足背动脉可触及。患者因膝关节受到暴力,导致周围软组织损伤,造成腘窝处有皮肤有瘀斑,在搬动患肢时应避免摩擦患肢。患者因膝关节脱位,容易导致神经血管损伤及深静脉血栓发生,因此需要定时观察患肢情况。D-二聚体值为175mg/L(0~400mg/L)。入院时体温38℃,白细胞计数19.36×$10^9$/L,因外伤后机体应激反应,且右侧肢体有1cm×3cm的皮擦伤,因此应密切观察体温变化,控制体温,定期监测血常规,预防感染的发生。患者因疼痛出现失眠、易醒。患者因患肢肿胀、不稳感、活动受限,正值壮年因担心患肢不能恢复影响工作生活,多次咨询相关知识、术前注意事项及康复护理要点,希望能有更多的了解。患者因工作中机器绞伤,需要观察患者心理状态,给予一定的心理疏导,预防心理创伤后综合征的发生。

3.护理思维与实施方案

胫骨相对与股骨移位至膝关节周围韧带断裂引起膝关节疼痛肿胀、畸形

疼痛

(1)护理目标:患者主诉疼痛缓解。

(2)护理措施

• 评估患者疼痛的程度。

• 给予心理安慰,充分理解患者的感受。

• 告知患者尽量避免引起疼痛的姿势。

• 抬高患肢以助消除肿胀,减轻疼痛。

• 协助物理治疗,以减轻疼痛。

• 给予冰袋冰敷患侧膝关节,缓解局部肿胀。

• 遵医嘱给予止痛药(曲马多),必要时、给予止痛针(氯诺昔康、帕瑞昔布钠)。

• 用药过程中要注意观察用药的效果。

因疼痛出现失眠、易醒
↓
睡眠型态紊乱

(1)护理目标:患者可安静入睡。

(2)护理措施

- 评估患者睡眠型态,影响睡眠的相关因素。
- 给予患者物理方法协助睡眠(如睡前饮热牛奶)。
- 给予心理安慰并告知其睡眠对康复的重要性。
- 告知患者尽量减少白天睡眠时间。
- 巡视患者时注意做到"四轻"。
- 必要时遵医嘱给予止痛药物缓解疼痛。
- 必要时遵医嘱给予地西泮等药物辅助睡眠。

膝疼痛、肿胀、不稳感
活动受限
↓
躯体活动障碍

(1)护理目标:患者住院期间生活所需得到满足。

(2)护理措施

- 评估患者自理能力受限的程度。
- 辅助患者进行患肢的活动。
- 为患者提供舒适的环境。
- 经常巡视患者,提供患者需要的帮助,协助患者大小便。
- 将常用物品放置患者易取位置,必要时使用呼叫器。

T:38℃,白细胞计数
19.36×10⁹/L 右侧肢体
有 1cm×3cm 的皮擦伤
↓
有发生感染的危险

(1)护理目标:患者手术前体温降至正常,未发生感染。

(2)护理措施

- 评估患者体温升高的相关因素(深静脉血栓、吸收热、感染)。
- 给予患者物理方法降温(冰袋冰敷,乙醇擦浴)。
- 给予心理安慰并告知体温升高为暴力伤后的应激反应。
- 定期观察化验血常规及皮擦伤恢复情况。
- 必要时遵医嘱给予抗生素、退热药物预防感染及降温。

胫骨相对与股骨移位至膝关节

↓

有血管神经损伤的危险

(1)护理目标:患者住院期间避免血管神经损伤的发生。

(2)护理措施
- 评估患肢感觉、活动、血运、皮肤温度情况。
- 抬高患肢,超过心脏水平,以帮助消肿。
- 避开受伤部位可进行被动活动,协助患者进行踝关节活动,改善血液循环。
- 经常巡视患者,注意检查患肢皮肤温度,肢体远端动脉波动,末梢神经感觉,踝关节的活动度,与健侧肢体进行对比。
- 借助辅助检查确认是否有神经血管损伤的发生(可行 CT 动脉造影检查)。

胫骨相对于股骨移位至膝关节周围韧带断裂引起膝关节疼痛肿胀,活动受限

↓

有深静脉血栓发生的危险

(1)护理目标:患者住院期间避免深静脉血栓的发生。

(2)护理措施
- 评估患肢感觉,血运,皮肤温度情况。
- 抬高患肢,超过心脏水平,以帮助消肿。
- 避开受伤部位可进行被动活动,协助患者进行踝关节活动,改善血液循环。
- 经常巡视患者,注意观察患肢肿胀,皮肤温度,是否发生患肢突然剧烈疼痛情况,与健侧肢体进行对比。
- 借助辅助检查确认是否有血栓发生(下肢深静脉彩超检查、D-二聚体检查)。
- 给予物理治疗(足底静脉泵)辅助患肢被动活动。
- 必要时应用抗凝药物预防血栓发生,并注意观察药物副作用。

患者因躯体活动障碍,患肢皮肤有瘀斑

↓

有皮肤完整性受损的危险

(1)护理目标:患者患肢住院期间不发生皮肤受损。

(2)护理措施
- 评估引起患者皮肤受损的原因。
- 嘱患者移动患肢时避免禁止床上拖拉肢体。
- 协助患者定时移动患肢。
- 定时按摩皮肤受压部位。
- 患肢因需要佩戴支具,须保持支具内清洁、干燥。
- 保持床铺平整、清洁、干燥、无皱褶、无渣屑。

膝关节脱位后患肢需要制动,患者活动受限

↓

有失用综合征的危险

(1)护理目标:患者住院期间患者少出现或未出现失用综合征的发生。

(2)护理措施

- 评估患者患肢运动能力。
- 在病情允许情况下鼓励患者进行可能完成的功能锻炼。
- 协助患者进行被动的功能锻炼。
- 告知患者及家属功能锻炼的重要性。

因担心患肢不能恢复,影响工作生活

↓

焦虑

(1)护理目标:患者住院期间减轻焦虑心理。

(2)护理措施

- 评估患者的焦虑情况,根据患者需要进行指导。
- 对患者进行心理安慰(耐心,细致的讲解手术方式、必要性及注意事项)。
- 向患者介绍成功病例,使患者对术后患肢功能恢复产生信心。

患者多次询问术后恢复相关知识、术前注意事项、康复期护理要点

↓

知识缺乏

(1)护理目标:患者对治疗方案、预后、康复期护理要点了解。

(2)护理措施

- 评估患者的知识水平,根据患者需要进行指导。
- 手术前需要准备的物品(支具)及术前需做好的准备(如手术区域清洗、备皮、皮试、禁食水等)。
- 告知患者术后麻醉清醒前需去枕平卧,禁食水。
- 告知患者术后患者可以进行踝泵的练习及股四头肌的锻炼。
- 告知患者按照护理级别,护士可以为患者做的护理。
- 为患者讲解术后康复锻炼的方法并发放术后宣传手册。

**(二)实施手术后**

1. 诊疗情况  手术当日 T:38～38.7℃,P:80 次/分,R:18～22 次/分,BP:140/70mmHg。患者在腰硬联合麻醉下行关节镜前交叉韧带重建、后交

叉韧带重建、内侧副韧带重建、后外侧复合体修补、髌内侧结构修补术、使用同种异体肌腱作为移植物。手术时间 3 小时 50 分,术毕患者清醒返回病房,患肢有无菌敷料覆盖、并使用膝关节支具＋小腿后托固定,抬高患者,伤口放置引流管。告知患者术后 6 小时内去枕平卧、禁饮食、肌肉力量恢复后允许在支具保护下可以进行直腿抬高和踝泵锻炼。因患者手术复杂,手术持续时间长,术中使用止血带时间较长,术后可能出现肢体肿胀,需要定时观察患肢的肿胀情况和肢体远端血运、活动情况,预防因肢体肿胀、敷料包扎过紧而影响肢体远端血运和神经损伤,必要时可以松开敷料。由于术中使用止血带时间较长,术后可能出现止血带麻痹,需注意观察术后患肢是否出现与健侧肢体对比浅感觉减退的症状出现,须与止痛泵作用及血管神经损伤相区别。为预防异位骨化的发生,术后第 1 天给予氨糖美辛口服。手术日当晚体温 38～38.7℃,遵医嘱急查血常规,结果:白细胞计数:13.03×10⁹/L,中性粒细胞相对值 86.0%(50.0%～70.0%)予以物理降温,术后第 1 天体温能够降至38.0℃,患者患肢伤口张力不高,伤口无渗血,引流管通畅,引出血性液体:380ml。患者主诉疼痛,难以入睡。

术后第 1 天 T:38℃,P:72 次/分,R:18 次/分,BP:130/82mmHg。伤口敷料无渗血,引流量为血性液 380ml。因患者损伤严重,手术复杂,创伤大,因此术后引流量较多,应注意监测血压、心率和血红蛋白含量,防止出血引起体液失衡的危险。

术后第 2 天 T:37.6℃,P:72 次/分,R:18 次/分,BP:130/82mmHg。伤口敷料无渗血,引流量为血性液 40ml。因引流量较多及体温仍高出正常范围,复查血常规,结果:白细胞计数:12.50×10⁹/L,中性粒细胞相对值 74.7%(50.0%～70.0%),血红蛋白 86g/L(131～172g/L)。

术后护士指导患者进行股四头肌功能锻炼、踝泵的练习及挂拐下地的注意事项,并向家属讲解功能锻炼的重要性,患者术后需要长时间佩戴支具,因患者佩戴支具时需要外加后托。此类手术需防止胫骨后沉,保护重建的后交叉韧带,因此需要指导患者正确使用支具和后托。患者未能正确使用拐杖。

**思维提示**

[1]患者最高体温 38.7℃,须密切注意体温变化,给予相应处理。例如异体肌腱的植入可能会影响患者体温,术后常规使用地塞米松预防排斥反应。

[2]患者伤口敷料包扎患肢并放置引流管。引流量较多。密切注意患者伤口敷料渗血情况及引流量,防止出血过多。

[3]患者因采用腰硬联合麻醉方式,密切观察患者是否出现麻醉反应。预防出现呕吐后引起窒息。

[4]患者主诉疼痛,因手术创伤及对周围软组织的损伤相对较大,必要时给予冰敷患肢及止痛药。

[5]患者手术复杂,患肢受伤严重,主诉伤口疼痛,难以入睡,有效镇痛可使患者早期从事康复锻炼和活动,利于早期康复,须做好疼痛的护理。

[6]患者术后返回病房,应注意观察患肢皮肤温度,肢体远端动脉搏动,末梢神经感觉,踝关节的活动度,预防血管神经损伤。

[7]患者术中使用同种异体肌腱作为移植物,须预防排斥反应。

[8]患者因高能量暴力伤后胫骨相对于股骨向后移位至膝关节多发韧带损伤,手术创伤大,术后功能恢复时间长,对患者要求较高,因此有失用综合征的危险,须监督患者进行患肢的功能锻炼,即要维持患肢肌肉力量防止过度萎缩,术前康复锻炼的内容包括股四头肌力量锻炼(直腿抬高)和踝泵锻炼。

[9]预防并发症的发生:止血带麻痹,患者手术复杂,手术时间长,术中使用止血带时间较长,术后可能出现止血带麻痹,止血带麻痹仅会造成止血带平面以下的浅感觉减退,须与腓总神经损伤进行区分。应观察患肢末梢血液循环和感觉减退程度及恢复情况。

[10]预防并发症的发生:异位骨化症是继发于肌肉骨骼创伤和外科手术后的一种并发症,尤其在严重创伤后高发,须进行预防性用药。

[11]患者术后需要长时间使用拐杖,因此需要防止跌倒的发生。

2.护理评估 患者术后6小时需去枕平卧、禁饮食。给予抬高患肢,高于心脏水平。患肢给予持续冰敷,减轻术后疼痛和肿胀,冰敷时需注意观察患肢皮肤、温度,预防冻伤皮肤。因患者手术复杂,手术持续时间长,术后可能出现肢体肿胀,需要定时观察患肢的肿胀情况和肢体远端血运、活动情况,预防因肢体肿胀、敷料包扎过紧而影响肢体远端血运和神经损伤,必要时可以松开敷料。患者术后体温升高,须密切观察体温情况,必要时给予物理降温。患者伤口敷料包扎张力不高,伤口无渗血,引流管通畅,量较多,注意观察生命体征。患者主诉疼痛,难以入睡。指导患者在支具保护下可以进行直腿抬高和踝泵锻炼。

3.护理思维与实施方案

手术创伤及对周围软
组织损伤相对较大
↓
膝关节疼痛

(1)护理目标:患者主诉疼痛缓解。

(2)护理措施

- 评估患者疼痛的程度。
- 给予心理安慰,充分理解患者的感受。
- 告知患者尽量避免引起疼痛的姿势。
- 给予冰袋冰敷患侧膝关节,缓解局部肿胀。
- 抬高患肢以助消除肿胀,减轻疼痛。
- 遵医嘱给予止痛药(曲马多),必要时给予止痛针(氯诺昔康、帕瑞昔布钠)。
- 用药过程中要注意观察用药的效果。

手术创伤大,术后
吸收热,使用异体肌腱
↓
体温升高

(1)护理目标:使体温降至正常。

(2)护理措施

- 评估患者体温升高的相关因素(术后吸收热,使用异体肌腱的排斥反应)。
- 给予患者物理方法降温(冰袋冰敷,乙醇擦浴)。
- 给予地塞米松预防排斥反应引起的体温升高。
- 给予心理安慰并告知体温升高为术后导致的吸收热。
- 定期观察化验血常规。
- 必要时遵医嘱给予退热药物降温。

术中需要剥离膝关节后
关节囊可能造成腘血管
损伤术中需要显露腓总
神经,有腓总神经损伤
可能
↓
有血管神经损伤的危险

(1)护理目标:患者住院期间避免血管神经损伤的发生。

(2)护理措施

- 评估患肢感觉、活动、血运、皮肤温度情况。
- 抬高患肢,超过心脏水平,以帮助消肿。
- 避开受伤部位可进行被动活动,协助患者进行踝关节活动,改善血液循环。
- 经常巡视患者,注意检查患肢皮肤温度,肢体远端动脉搏动,末梢神经感觉,踝关节的活动度,与健侧肢体进行对比。
- 借助辅助检查确认是否有神经血管损伤的发生(可行 CT 动脉造影检查)

患者手术创伤大,术后
引流血性液体较多
↓
有体液失衡的危险

(1)护理目标:患者住院期间未发生体液失衡。
(2)护理措施
- 定时巡视患者,密切监测患者生命体征(血压、脉搏、体温)。
- 定期巡视患者,观察患者患肢伤口有无渗血。
- 定期为患者化验血常规,监测患者血红蛋白。
- 遵医嘱给予患者补液治疗。
- 鼓励患者进食补血的食物。
- 必要时遵医嘱给予患者输血。

预防并发症的发生
↓
止血带麻痹

(1)护理目标:患者住院期间不发生止血带麻痹或麻痹恢复。
(2)护理措施
- 评估患者的患肢是否出现感觉减退。
- 对患者进行心理安慰(耐心、细致的讲解患肢感觉减退会随时间恢复正常)。
- 需按时巡视患者,注意观察患者感觉减退程度及恢复情况。
- 患肢若出现麻木,应与健肢及术前进行对比。
- 告知患者止血带麻痹不影响踝泵练习。

预防并发症的发生
↓
排斥反应的发生

(1)护理目标:患者术后未发生排斥反应。
(2)护理措施
- 注意观察患肢有无红肿、热、痛症状出现。
- 遵医嘱术后给予消炎、抗过敏药物(地塞米松)预防。
- 向患者介绍成功病例,使患者了解手术的成熟性。
- 定期复查血常规。

患者主诉疼痛,
难以入睡
↓
睡眠型态紊乱

(1)护理目标:患者主诉疼痛缓解,安静入睡。
(2)护理措施
- 给予心理安慰。
- 提供舒适的环境。
- 巡视患者时注意做到"四轻"。
- 对患肢进行冰敷,以减轻疼痛。
- 遵医嘱给予止痛药(曲马多)。
- 遵医嘱给予地西泮等药物辅助睡眠。

患者术后患肢需要
支具制动
↓
有深静脉血栓发生的
危险

(1)护理目标:患者住院期间避免深静脉血栓的发生。

(2)护理措施

- 评估患肢感觉、血运、皮肤温度情况。
- 监督患者对进行踝泵及股四头肌力练习。
- 在条件允许情况下,鼓励患者下床活动,患肢免负重。
- 经常巡视患者,注意观察患肢肿胀,皮肤温度,是否发生患肢突然剧烈疼痛情况,与健侧肢体进行对比。
- 借助辅助检查确认是否有血栓发生(下肢深静脉彩超检查、D-二聚体检查)。
- 给予物理治疗(足底静脉泵)辅助患肢被动活动。
- 必要时应用抗凝药物预防血栓发生,并注意观察药物副作用。

患者手术创伤大,疼痛
术前制动,导致肌肉萎
缩,肌力下降
↓
有失用综合征的危险

(1)护理目标:患者住院期间患者少出现或不出现失用综合征的发生。

(2)护理措施

- 评估患者患肢肌力。
- 在病情允许情况下鼓励患者进行可能完成的功能锻炼(踝泵及股四头肌力练习)。
- 协助患者进行被动的功能锻炼。
- 告知患者及家属功能锻炼的重要性。

术后需要长时间使用
拐杖患肢不负重
↓
有发生跌倒的危险

(1)护理目标:患者在住院期间未发生跌倒。

(2)护理措施

- 掌握患者的基本情况:年龄、神志、肌力。
- 评估患者发生跌倒风险因素,依照跌倒风险评估标准给予患者评分。
- 嘱患者穿防滑鞋,保证病房地面干燥,灯光照明良好、病房设施摆放合理。

预防并发症的发生
↓
异位骨化的发生

(1)护理目标:避免患者术后发生异位骨化。

(2)护埋措施

- 评估异位骨化发生的相关因素。
- 遵医嘱给予氨糖美辛预防异位骨化的发生。
- 因异位骨化一般发生在术后 3 个月后,告知患者应注意观察膝关节是否有疼痛,活动受限的发生,不适随诊。

因担心患肢术后
功能恢复
↓
焦虑

(1)护理目标:患者住院期间减轻焦虑心理。

(2)护理措施

- 评估患者的焦虑情况,根据患者需要进行指导。
- 对患者进行心理安慰。
- 向患者介绍成功病例,使患者对术后患肢功能恢复产生信心。

患者多次询问术后恢复
相关知识,患者未能正
确用拐
↓
知识缺乏

(1)护理目标:患者对预后、康复期护理要点了解。

(2)护理措施

- 评估患者的知识水平,根据患者需要进行指导。
- 告知患者术后膝关节功能锻炼计划并发放宣传手册。
- 告知患者术后麻醉清醒前需去枕平卧,禁食水。
- 告知患者正确用拐的方法,指导患者正确使用。
- 告知患者术后患者可以进行踝泵的练习及股四头肌的锻炼。
- 告知患者按照护理级别,护士可以为患者做好护理。
- 向患者讲解正确使用支具方法及后托摆放位置。

患者因机器绞伤,导致膝关节周围软组织严重损伤,容易出现软组织纤维化和关节粘连,由于重建的韧带需要一定时间的固定,不允许早期活动。因此患者在行关节镜行前交叉韧带重建、后交叉韧带重建、内侧副韧带重建、后外侧复合体修补、髌内侧结构修补,手术后需要在 1~4 周制动,术后 6~8周达被动活动度到 90°。术后对软组织损伤又加重,导致部分纤维粘连。患者术前因疼痛出现痛性活动受限,因此造成患者术后不可逆性活动受限。患者在术后8周是膝关节被动活动度只达到0°～20°,为患者膝关节功能更好的恢复,因此需要行第二次手术,对膝关节进行松解,达到预期角度。

**(三)第二次手术**

1.诊疗情况 患者术后1个月余,生命体征平稳,患肢有支具制动,患肢肢体远端血运、活动情况基本恢复,无神经血管损伤及深静脉血栓的发生。患肢髌骨活动度较小,患者屈伸活动范围0°～20°。遵医嘱需在麻醉下推拿进行膝关节松解,增加膝关节活动度。术中膝关节被动屈膝至130°。术后患肢给予屈曲制动。术后维持正常。

**思维提示**

[1]术后患肢需屈曲制动,需要预防因长时间压迫局部组织导致皮肤受损。

[2]患者出现疼痛,因膝关节活动度增加至130°,给予屈曲制动,应给予患肢冰敷,必要时给止痛药。

[3]患者术后功能锻炼效果不理想,因此有废用综合征的危险,须监督患者按计划进行患肢的功能锻炼。

[4]患者对膝关节活动度恢复没有信心,需要给予患者心里安慰。

[5]预防并发症的发生:有文献报道麻醉下推拿引起下肢骨折,在麻醉下推拿时动作要轻柔,预防骨折的发生。

2.护理思维与实施方案

患肢屈曲制动
↓
有皮肤完整性
受损的危险

(1)护理目标:患者卧床期间未发生皮肤受损(压疮)。
(2)护理措施
· 评估受压部位皮肤营养情况。
· 在受压部位使用衬垫,减轻压力。
· 定时按摩皮肤受压部位。
· 定时观察受压部位。

患肢活动度突然增加,
对关节产生刺激
↓
膝关节疼痛

(1)护理目标:患者主诉疼痛缓解。
(2)护理措施
· 评估患者疼痛的程度。
· 给予心理安慰,充分理解患者的感受。
· 给予冰袋冰敷患侧膝关节,缓解局部肿胀。
· 在情况允许下可以活动膝关节。
· 遵医嘱给予止痛药(曲马多),必要时给止痛针(氯诺昔康、帕瑞昔布钠)。
· 用药过程中要注意观察用药的效果。

患者手术创伤大,伤口疼痛术前制动,导致肌肉萎缩、肌力下降

↓

有失用综合征的危险

{
(1)护理目标:患者住院期间少出现或未出现失用综合征的发生。
(2)护理措施
· 评估患者患肢肌力。
· 在病情允许情况下鼓励患者进行可能完成的功能锻炼。
· 协助患者进行被动的功能锻炼。
· 告知患者及家属功能锻炼的重要性。
}

因担心二次手术患肢术后功能恢复

↓

焦虑

{
(1)护理目标:患者住院期间减轻焦虑心理。
(2)护理措施
· 评估患者的焦虑情况,根据患者需要进行指导。
· 对患者进行心理安慰(术后康复的注意事项)。
· 向患者介绍成功病例,使患者对术后患肢功能恢复产生信心。
}

预防并发症的发生

↓

有骨折发生的危险

{
(1)护理目标:避免患者住院期间发生骨折。
(2)护理措施
· 评估骨折发生的危险因素。
· 遵医嘱指导患者进行循序渐进的康复锻炼。
· 指导患者进行康复锻炼时避免用力过猛。
· 注意观察患者是否出现骨折的体征(疼痛、畸形、活动受限)。
}

**(四)出院前**

1.诊疗情况　出院前行"膝关节正侧位"X线检查、血常规检查,护士给予患者及家属出院指导。各项检查无异常后可出院。

**思维提示**

[1]护士向患者及家属讲解康复期护理注意事项。

[2]护士向患者及家属讲解佩戴支具的方法及注意事项,患者不能很好使用支具,说明患者使用支具不熟练,不能掌握要点,须在出院前使患者正确熟练使用支具。

[3]患者需较长时间佩戴支具,家属无法说出如何保养支具,缺乏有关知识,护士向家属讲解支具保养方法。

[4]患者不了解如何办理出院,护士应向患者及家属讲解出院流程。

2.护理评估　做好出院时患者心理及康复期的护理宣教。

3.护理思维与实施方案

家属未能正确演示
支具佩戴方法

↓

知识缺乏

(1)护理目标:家属出院前能正确演示支具佩戴方法。

(2)护理措施

- 评估患者及家属对佩戴支具的基本方法了解程度。
- 向患者解释正确佩戴支具的必要性。
- 可提供相关宣传资料以帮助患者及家属尽快学会佩戴方法。

家属未能说出支具
保养方法

↓

知识缺乏

(1)护理目标:家属出院前能了解支具保养方法。

(2)护理措施

- 评估患者及家属对支具的保养方法了解程度。
- 告知患者及家属保持支具清洁干燥,避免受压。
- 告知患者及家属应经常检查矫形器,有开线裂口应及时修理。

患者及家属对康复期
护理注意事项不了解

↓

知识缺乏

(1)护理目标:患者及家属出院前能复述康复期护理注意事项。

(2)护理措施

- 向患者讲解康复期护理对疾病恢复的重要性。
- 告知患者康复期注意事项,主要包括以下几点:

1)告知患者术后继续进行股四头肌肌力练习。

2)告知患者注意保护患肢。

3)避免劳累、激烈运动。

4)不适随诊。

- 向患者发放出院指导宣传册。

患者及家属不了解
出院流程

↓

知识缺乏

(1)护理目标:家属出院前能了解出院流程。

(2)护理措施

- 评估患者及家属对出院流程了解程度。
- 告知患者及家属出院处位置,办理时间及需携带的物品。
- 提醒患者患者及家属办理出院后领取诊断书。

## 二、护 理 评 价

患者从受伤入院到康复出院,是一个漫长的治疗康复过程,期间经历2次手术,3个月的住院康复锻炼,在住院期间护理上给予一系列的护理方案使患者得到最好的护理。入院时因受到机器绞伤,导致患者膝关节及周围软组织损伤严重,因此我们要注重观察患者的患肢情况,提前发现患肢是否神经血管损伤、深静脉血栓、感染的发生,并为患者做好疼痛、睡眠、皮肤及基本生活护理。同时还需要对患者进行心理指导并为患者讲解术前相关知识及功能锻炼要点。手术后需满足了患者术后的基本生理需求,对患者的疼痛,睡眠、伤口进行良好的护理,避免了术后伤口发生的感染。术后需预防术后吸收热及异体内置物可能引起的体温升高,仍需继续观察患肢血运感觉肿胀情况,预防神经血管损伤、深静脉血栓的发生,因患者手术复杂手术时间长至止血带使用时间较长,我们需要观察是否出现止血带麻痹的情况,并与神经血管损伤及患肢使用止疼泵的症状相区别。同时还给予患者术后支具、拐杖使用及康复锻炼指导。患者因伤后软组织损伤严重,行手术后更容易出现软组织纤维化和关节粘连,患肢在预计时间膝关节活动没有达到预期角度,因此行第二次松解手术,术后需要做好皮肤、疼痛及基础护理、指导监督患者进行功能锻炼,预防失用综合征的发生。出院前,给予患者系统的知识宣教、术后康复期的护理。在整个治疗康复期间,我们应密切的观察患者病情,了解功能锻炼进展程度、患者的需要,并在不同时期进行相关知识的健康宣教,这些护理工作须贯穿整个过程。

## 三、安 全 提 示

1. 有发生跌倒的危险  患者手术后需要长时间使用拐杖因此有发生跌倒的危险。护士应积极做好预防工作,了解患者一般情况,包括年龄、神志、肌力等。评估患者发生跌倒的风险因素;嘱患者穿防滑鞋,保证病房地面干燥,灯光照明良好、病房设施摆放合理。

2. 有皮肤受损的危险  护士需了解患者皮肤营养状况;定时并按摩皮肤受压部位;在受压部位使用衬垫,减轻压力。

3. 药物副作用的观察  患者住院期间需服用止痛药物、辅助睡眠药物等,护士需注意观察药物副作用。

## 四、经 验 分 享

1. 心理护理  因患者被机器绞伤,直接致伤部位为左下肢,受伤暴力和机制较复杂,因此对患者的心理造成一定创伤,并且膝关节损伤严重,对术后功能恢复是缓慢的过程。护士应对患者进行一定的心理疏导,并介绍成功病例,使患者有信心恢复膝关节功能,使患者对疾病的康复抱有积极乐观的态度。

2.术后并发症的观察

(1)止血带麻痹:术后应观察患肢末梢血液循环和感觉减退程度及恢复情况。止血带麻痹仅会造成止血带平面以下的浅感觉减退,需要与健侧肢体对比,并区分止疼泵引起的肢体麻木。

(2)异位骨化:异位骨化症是继发于肌肉骨骼创伤和外科手术后的一种并发症,尤其在严重创伤后高发,发生后约1年成熟,术前进行预防性用药可以做到有效控制异位骨化的发生和发展,并嘱患者定期复查,注意膝关节活动度、疼痛、肿胀。

(3)排斥反应:术后护士应密切观察体温变化,伤口情况,遵医嘱给患者预防性用药,定期检查血常规。

3.膝关节渐进式康复的方法

(1)术后早期锻炼(术后0～4周):患肢伸直位固定不进行屈曲锻炼。需进行推动髌骨练习,按住髌骨边缘,向上、下、左、右四个方向推动髌骨至极限。

(2)早期屈膝功能锻炼(术后5～8周):被动的膝关节屈曲锻炼,术后8周达到90°。

(3)中期屈膝功能锻炼(术后9～12周):被动的膝关节屈曲锻炼,逐渐增加到120°,12周开始负重。

(4)后期功能锻炼(术后9～12周):在以往锻炼的基础上进行本体感觉,平衡性,稳定性训练及步态训练。

**(李悦　张爽)**

## ▶ 病例 61 髋臼股骨撞击症患者的护理

患者,女性,40岁,主诉:右髋内侧、外侧疼痛、肿胀、活动受限5个月,门诊以"股骨髋臼撞击症,髋臼盂唇损伤(右)"收入院。

## 一、诊疗过程中的临床护理

### (一)入院时

#### 1.诊疗情况

**入院后查体:** 体温36.5℃,脉搏88次/分,呼吸20次/分,血压149/97mmHg。患者于就诊前约5个月因运动损伤致右髋疼痛、肿胀、活动受限。自行休息后不见好转,于当地医院拍X线片检查后诊断"髋关节滑囊炎",给予抗感染止痛药物外敷治疗,稍有缓解,但每有过度活动后,复又出现不适,髋关节时有疼痛,后来积水潭医院,为进一步诊治收住院。患者自发病以来精神、食欲良好,无不良嗜好,大小便正常,生活不能自理。患者入院后第2天行24小时动态血压,经内科会诊,诊为"高血压"。遵医嘱给予口服硝苯地平1次/日,1片/次,并每日2次测量血压,血压可维持在123~145/81~92mmHg。

**既往史:** 否认肝炎、结核等传染病史,否认高血压、冠心病、糖尿病病史,否认胃肠道、肝胆系疾病史,否认阿司匹林及NSAIDs用药史,否认其他外伤、手术史,否认输血史,否认药敏史。

**专科查体:** 扶行入病房,骨盆无倾斜,双髋关节无畸形,未见切口瘢痕、关节红肿,右髋关节腹股沟区、臀区压痛(+),纵向叩击痛(-),轻度活动受限。右侧"4"字征(+),右侧Thomas征(-),右侧Trendelenburg征(-),Allis征(-),右侧Ober征(-),前方撞击试验阳性。双下肢未见水肿,无感觉减退,双侧足背动脉搏动可触及。

**辅助检查:** X线片:右髋关节外上缘增生性改变,股骨头颈部上缘增生性改变。心电图:大致正常心电图。24小时动态心电图提示:窦性心律,心率72~96次/分。24小时动态血压收缩压129~163mmHg,平均值147mmHg;舒张压95~104mmHg,平均值98mmHg;平均动脉压153/101mmHg。

**异常化验结果:** 总胆固醇5.37mmol/L(<5.20mmol/L),高密度脂蛋白胆固醇2.31mmol/L(1.04~1.55mmol/L)。

**思维提示**

> [1]患者出现疼痛:疼痛部位为右髋关节,须做好疼痛的护理。
>
> [2]患者因髋关节疼痛,洗漱、如厕需有人陪护,须协助患者做好生活护理。
>
> [3]患者诊为"高血压",须监督患者按时服药、定时监测血压。

2.护理评估　患者主要症状为右髋关节疼痛,并影响患者洗漱,如厕等日常生活。患者 24 小时动态血压水平较高,维持在 129 ～ 163/95 ～ 104mmHg。口服硝苯地平后,可维持在 123～145/81～92mmHg。患者多次咨询高血压相关知识、对手术影响,术前注意事项及康复护理要点,希望能有更多的了解。

3.护理思维与实施方案

由于髋臼与股骨头颈结合处的异常接触,髋臼盂唇损伤
↓
疼痛

(1)护理目标:患者主诉疼痛缓解。
(2)护理措施
- 给予心理安慰,多与患者沟通,向患者介绍一些治疗成功的病例。
- 必要时遵医嘱给予口服止痛药(曲马多),告知患者用药注意事项,用药过程中注意观察药物疗效及有关不良反应。

因疼痛自行洗漱、如厕困难
↓
部分自理能力缺陷

(1)护理目标:满足患者基本生理需求,做好生活护理。
(2)护理措施
- 定时巡视病房,协助患者洗漱,如厕。
- 主动询问患者是否需要帮助。
- 多与患者沟通,解除心理压力。

24 小时动态血压维持在 129～163/95～104mmHg
↓
有发生高血压急症的危险

(1)护理目标:患者住院期间血压控制平稳。
(2)护理措施
- 监督患者按时服用降压药物,密切监测血压变化。
- 低盐饮食,每日＜6g。
- 嘱患者戒烟酒。
- 嘱患者保持放松、平和的心态。
- 如有头痛、烦躁、心悸、恶心、呕吐等不适症状及时通知医生。
- 注意观察降压药物副作用。

患者多次咨询高血压相关知识、对手术影响，术前注意事项及康复护理要点

↓

知识缺乏

(1)护理目标：患者对治疗方案、预后、康复期护理要点了解。

(2)护理措施

- 对患者进行高血压相关知识的讲解（低盐饮食、戒烟酒、保持心情舒畅，注意休息等）。
- 为患者做好术前准备，如备皮、皮试、在右侧肢体做标记。
- 告知患者术后回病房6小时内须去枕平卧，禁食水。
- 指导患者正确用拐，并演示方法。
- 告知患者按照护理级别，护士可以为患者做好护理。
- 为患者讲解术后康复锻炼的方法。

**(二)实施手术后**

1.诊疗情况　手术当日，T：36.1～37.2℃，P：82～96 次/分，R：18～22 次/分，BP：134～142/88～98mmHg。患者在全麻下行"关节镜下髋臼和股骨头颈结合部骨成形术，髋臼盂唇损伤修补术"，术毕返回病房，患侧伤口给予冰袋冰敷，伤口外敷料包扎完整，无渗血，双下肢感觉活动未恢复，带回导尿管通畅，尿液为淡黄色、色清，遵医嘱给予持续心电监护。告知患者术后6小时内须去枕平卧、禁食水，麻醉恢复后可进行双下肢功能锻炼。手术当日患者主诉会阴部疼痛，伤口疼痛，难以入睡。术后第1天，T：36.7～37.2℃，P：88～94 次/分，R：18～22 次/分，BP：129～146/84～99mmHg。手术后第1天遵医嘱去除心电监护，同时拔除导尿管，指导患者患肢免负重拄拐下地，并向家属及患者讲解功能锻炼方法。

**思维提示**

[1]患者有留置导尿管，应密切注意引流出尿液量、颜色，进行会阴冲洗，防止尿路感染。

[2]患者主诉伤口疼痛，难以入睡，有效镇痛可使患者早期从事康复锻炼和活动，利于早期康复，须做好疼痛的护理。

[3]患者因术中牵引压迫引起会阴部疼痛，须观察会阴是否肿胀，并做好相应护理措施。

[4]患者术后6小时内去枕平卧，卧床期间患者处于独立移动躯体的能力受到限制的状态，自理能力的缺陷，面临着发生压疮的危险。

2.护理评估 患者有留置导尿管,主诉会阴部及手术伤口疼痛,难以入睡。术后6小时内须去枕平卧位。

3.护理思维与实施方案

患者术后6小时内须去枕平卧,手术当日须卧床

↓

有皮肤完整性受损的危险

(1)护理目标:患者卧床期间未发生皮肤受损(压疮)。

(2)护理措施

- 手术后6小时协助患者在疾病允许范围内更换体位。
- 定时按摩皮肤受压部位,如骶尾部、肩胛部、足跟等。
- 保持皮肤清洁干燥,保持床铺平整、清洁、干燥、无皱褶、无渣屑。
- 鼓励患者麻醉恢复后早期进行功能锻炼。

患者手术当日须卧床,躯体移动障碍

↓

部分自理能力缺陷

(1)护理目标:满足患者基本生理需求。

(2)护理措施

- 手术6小时后,协助患者进食,排气前不食牛奶、豆浆等产气食物,协助患者饮水。
- 保持导尿管通畅,定时巡视,并注意观察引出尿液量、颜色。
- 为患者整理好床单位,盖好被褥。
- 协助患者摆放好患侧肢体位置,注意保持功能位。

患者主诉伤口疼痛

↓

疼痛

(1)护理目标:患者主诉疼痛缓解,安静入睡。

(2)护理措施

- 给予心理安慰。
- 提供舒适的环境。
- 遵医嘱给予止痛药(曲马多、氯诺昔康)。

患者留置导尿管

↓

有发生泌尿系感染的危险

(1)护理目标:患者住院期间不发生尿路感染。

(2)护理措施

- 定时巡视病房,保持导尿管通畅,及时倾倒尿液,注意防止逆行感染。
- 加强导尿管护理,定时进行会阴冲洗。
- 告知患者多饮水,以达到冲洗尿道的作用。

患者会阴部肿胀、疼痛
↓
舒适的改变

（1）护理目标：会阴部肿胀消退，疼痛缓解。
（2）护理措施
- 保持会阴部清洁，及时清理分泌物。
- 遵医嘱必要时使用硫酸镁湿敷。
- 密切观察患者体温变化，及时与医生沟通。

### （三）出院前

1.诊疗情况　出院前行血常规检查，护士给予患者及家属出院指导。各项检查无异常后可出院。

**思 维 提 示**

[1]护士向患者及家属强调正确用拐方法、注意事项。
[2]护士向患者及家属讲解康复期护理，功能锻炼注意事项。

2.护理评估　做好出院时患者康复期的护理宣教，讲解功能锻炼注意事项。

3.护理思维与实施方案

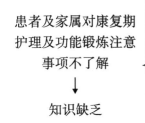

患者及家属对康复期护理及功能锻炼注意事项不了解
↓
知识缺乏

（1）护理目标：患者及家属出院前能复述康复期护理要点，功能锻炼注意事项。
（2）护理措施
- 向患者讲解康复期护理对疾病恢复的重要性。
- 告知患者手术后 14 天伤口拆线，手术后 1 个月复查。
- 告知患者遵医嘱进行功能锻炼，注意保持地面清洁干燥，穿防滑鞋，防止跌倒。
- 向患者发放出院指导宣传册。
- 不适随诊。

## 二、护 理 评 价

患者在整个住院过程中，护理上给予了一系列的护理方案的实施。入院时为患者做好疼痛、血压的监测及控制，并协助患者洗漱、如厕等日常基础护理。手术后不仅满足了患者基本生理需求，并为患者缓解疼痛，使患者可安静入睡。尤其对患者会阴部进行护理，消除会阴部肿胀，防止尿路感染。住院期间有效避免了跌倒、坠床、压疮的发生。出院前，给予患者系统的知识讲解及术后康复期的护理。

## 三、安 全 提 示

1.有发生跌倒、坠床的危险　患者手术后有坠床的危险;术后第1天下床活动时有发生跌倒的危险。护士应积极做好预防工作,了解患者一般情况,包括年龄、神志、肌力等;评估患者发生跌倒、坠床的风险因素;定时巡视患者,固定好病床脚刹、加床档、合理安排陪护;嘱患者穿防滑鞋,保证病房地面干燥,灯光照明良好、病房设施摆放合理。

2.有皮肤完整性受损的危险　患者术后当日卧床,护士须了解患者皮肤营养状况;定时协助患者更换体位,并按摩皮肤受压部位;保持床铺平整、清洁、干燥、无皱褶、无渣屑。

3.药物副作用的观察　患者住院期间需服用降压药物、止痛药物、静脉输注消炎药物等,护士须注意观察药物副作用。

## 四、经 验 分 享

1.会阴部护理

(1)每天用温开水冲洗外阴部,要注意自前向后冲洗,让水流向肛门处,每次大便后最好加洗1次。

(2)尽量保持会阴部清洁及干燥。

(3)若会阴有明显水肿,可用硫酸镁溶液湿敷,每天1~2次,每次20~30分钟,可加快水肿的消除。

(4)有留置导尿管的患者,应注意保持导尿管通畅,定时倾倒尿液,注意防止逆行感染,每日为患者彻底清洁插管部位。在处理尿道前后必须认真洗手,防止交叉感染。鼓励患者多饮水,以达到冲洗尿道作用。

2.术后并发症的观察　下肢静脉血栓:如术后出现下肢肿胀、疼痛,多为坠痛或胀痛,浅静脉曲张,应密切观察,有发生下肢静脉血栓可能。

护理措施

(1)鼓励患者早期进行功能锻炼,术后第1天即开始床上肌肉力量练习;遵医嘱进行被动屈髋活动练习。

(2)饮食护理,进食粗纤维低脂含丰富维生素饮食,保持大便通畅。该类患者术后因伤口疼痛,不愿意下床活动害怕床上大小便及如厕,容易出现便秘,故要加强饮食及二便护理。

(3)避免下肢输液。

(4)遵医嘱给予患者足底泵治疗。

(5)密切观察患肢周径及颜色变化,如出现下肢静脉血栓征象,绝对卧床休息,包括在床上大小便,患肢禁止热敷、按摩,以免血栓脱落。抬高患肢高于心脏水平 20～30cm,促进静脉回流,膝关节微屈,下垫宽大软枕。给予心理护理,必要时给予镇痛药物。

(6)肺动脉栓塞是下肢深静脉血栓形成最严重的并发症,患者如果出现胸痛、心悸、呼吸困难及咯血等症状,立即给予平卧,避免作深呼吸、咳嗽、剧烈翻动活动。报告医生,并给予持续心电监护,高浓度氧气吸入,密切观察生命体征及血氧饱和度的变化积极配合抢救。

3.功能锻炼的方法

(1)术后1～7天:术后第1天指导患者进行静息状态下股四头肌功能锻炼,60次/日,分早中晚三组进行。术后第1天患者可扶拐下地,但患侧下肢应避免负重。指导患者进行仰卧臀部外展训练,患者平卧床上,保持膝部伸直,将腿部外展。30分钟/次,3次/日。

(2)术后8天至术后14天:臀部弯曲训练,护士指导患者站在椅子或桌子旁边,训练带套在患侧腿踝部,另一脚踩住训练带另一端。抬起患侧腿,直至大腿与地面平行。略微弯曲另一条腿,训练时应挺直腰部,10分钟/次,3次/日。

(3)术后3周以上:单侧平衡训练,患侧腿单腿站立,训练带套于该侧腿上,进行微蹲训练,可变化训练带位置以改变负重情况。患者还可进行滑冰跨步训练,将训练带系于双踝,训练时模仿溜冰时的跨步动作向斜前方迈步。

(魏艳红　张爽)

## ▶ 病例 62 肩关节置换患者的护理

患者,女性,70 岁,主诉:左肩关节摔伤后肿痛、活动受限 2 天,门诊以"肱骨近端骨折伴脱位"收入院。

## 一、诊疗过程中的临床护理

### (一)入院时

#### 1.诊疗情况

**入院后查体**:体温 36.9℃,脉搏 67 次/分,呼吸 20 次/分,血压 150/80mmHg。患者,老年女性,急性面容。主诉 2 天前行走时不慎摔倒,当即感左肩肿痛,活动受限,无头昏,肢体麻木无力等症状,在当地医院拍片后行简单固定后,为进一步治疗转来积水潭医院。门诊以左肱骨近端骨折半脱位收入院。患者自发病以来精神、食欲良好,无不良嗜好,大小便正常,生活自理,因疼痛出现不易入睡、易醒。患者入院后第 1 天行 24 小时动态血压及心电图,经内科会诊,诊为"高血压"。遵医嘱继续口服硝苯地平 1 次/日,1 片/次,血压可维持在 125～139/81～90mmHg。

**既往史**:否认肝炎、结核等传染病史,有高血压病史多年,自行服药控制,无冠心病、糖尿病病史,否认胃肠道、肝胆系疾病史,否认阿司匹林用药史,否认重大外伤、手术史,否认输血史,否认药物过敏史。

**专科查体**:左肩一度肿胀,皮下青紫,肩关节盂空虚,局部肿胀及叩痛阳性,左肩活动明显受限,被动活动疼痛拒查,左手感觉活动血运好。

**辅助检查**:X 线示:左肱骨近端骨折伴脱位,心电图:大致正常心电图。24 小时动态心电图提示:窦性心律,心率 60～102 次/分。24 小时动态血压收缩压 119～158mmHg,平均值 135mmHg;舒张压 81～101mmHg,平均值 89mmHg;平均动脉压 142/87mmHg。下肢深静脉彩超:未见异常。

**异常化验结果**:D-二聚体:405mg/L。

**思维提示**

[1]患者出现疼痛:疼痛部位为左肩关节。须做好疼痛的护理。

[2]患者因疼痛出现失眠、易醒,出现睡眠型态紊乱,须做好睡眠的护理。

[3]患者诊为"高血压",须监督患者按时服药、定时监测血压。

[4]患者左肩关节活动受限,生活自理能力下降,满足患者基本生理需求。

[5]患者D-二聚体高于正常,年龄较大,须警惕深静脉血栓的发生。

[6]患者入院前有摔倒史且行动困难,年龄偏大,根据患者入院摔伤评估,属轻度危险,须警惕患者入院后摔伤。

[7]患者患肢屈肘90°颈腕吊带制动,须警惕颈部及腋下皮肤受损。

2.护理评估　患者主要症状为左肩关节疼痛活动受限。患者因疼痛出现失眠、易醒。患者 24 小时动态血压水平较高,维持在 119～158/81～101mmHg。口服硝苯地平后,可维持在 125～139/81～90mmHg。患者多次咨询高血压相关知识、术前注意事项及康复护理要点,希望能有更多的了解。

3.护理思维与实施方案

左肩关节摔伤,活动障碍
↓
左肩关节疼痛,活动受限

(1)护理目标:患者主诉疼痛缓解。
(2)护理措施
- 给予心理安慰。
- 遵医嘱给予止痛药(曲马多),用药过程中要注意观察用药的效果。
- 患肢屈肘90°,应用颈腕吊带制动。

因疼痛出现失眠、易醒
↓
睡眠型态紊乱

(1)护理目标:患者可安静入睡。
(2)护理措施
- 给予心理安慰并告知其睡眠对康复的重要性。
- 告知患者尽量减少白天睡眠时间。
- 巡视患者时注意做到"四轻"。
- 必要时遵医嘱给予止痛药物缓解疼痛。
- 必要时遵医嘱给予地西泮等药物辅助睡眠。

24 小时动态血压维持在 119～158/81～101mmHg
↓
有发生高血压急症的危险

(1)护理目标:患者住院期间血压控制平稳。
(2)护理措施
- 监督患者按时服用降压药物,密切监测血压变化。
- 低盐饮食,每日<6g。
- 嘱患者戒烟酒。
- 保持放松、平和的心态。
- 如有头痛、烦躁、心悸、恶心、呕吐等不适症状及时通知医生。
- 注意观察降压药物副作用。

口服硝苯地平后，血压可维持在 125～139/81～90mmHg → 有发生低血压的危险

(1)护理目标:患者住院期间血压控制平稳。

(2)护理措施
- 监督患者按时、按量服用降压药物。
- 密切监测血压变化。
- 如有头晕、头痛、疲劳、脸色苍白、直立性眩晕、四肢冷、心悸、呼吸困难等不适症状及时通知医生。
- 注意观察降压药物副作用。

D-二聚体高于正常 年龄偏大 → 有发生深静脉血栓的危险

(1)护理目标:患者未发生深静脉血栓。

(2)护理措施
- 鼓励患者下地活动。
- 告知患者下床活动的必要性,遵医嘱使用足底静脉泵。
- 密切观察患者,做好术前高危因素筛查。

患者患肢 90°制动，应用颈腕吊带制动 → 有发生颈部腋下皮肤受损的危险

(1)护理目标:患者未发生皮肤受损。

(2)护理措施
- 在患者颈部受压部位垫吸汗纱布手绢。
- 及时调整吊带松紧,在保持维持患肢屈肘 90° 的情况下,不可过紧。
- 患肢腋下保持干燥,清洗后涂爽身粉,如手绢被汗液浸湿需及时更换。

患者入院前有摔伤史 年龄偏大 → 有发生院内摔伤的危险

(1)护理目标:患者未发生院内摔伤。

(2)护理措施
- 协助患者下地活动,嘱患者穿防滑鞋。
- 保证地面干燥,灯光照明良好、病房设施摆放合理。
- 评估患者发生跌倒、坠床的风险因素,依照跌倒、坠床风险评估标准给予患者评分。
- 定时巡视患者,固定好病床脚刹、加床档。

（1）护理目标：满足患者基本生理需求。

（2）护理措施

患者患肢活动受限 ↓ 生活自理能力下降

- 协助患者下地活动。
- 将患者生活必需品放置在其可触及的地方。
- 主动询问患者是否需要帮助。
- 主动协助患者喝水、吃饭、如厕等，做好生活护理。

（1）护理目标：患者对治疗方案、预后、康复期护理要点了解。

（2）护理措施

患者多次咨询高血压相关知识、术前注意事项、康复期护理要点 ↓ 知识缺乏

- 对患者进行高血压相关知识的讲解（低盐饮食、戒烟酒等）。
- 手术前需要准备的物品及术前需做好的准备（如备皮、皮试等）。
- 告知患者术后麻醉清醒前须去枕平卧，禁食水。
- 告知患者尽早下床活动的好处，术后第1天佩戴外展包可下床活动。
- 告知患者按照护理级别，护士可以为患者做好护理。
- 为患者讲解术后康复锻炼的方法并发放术后宣传手册。

**(二)实施手术后**

1. **诊疗情况** 手术当日 T：36.2～37.9℃，P：64～96 次/分，R：18～24 次/分，BP：131～146/80～92mmHg。患者在全麻下行"左肩人工关节置换术"，术毕安返病房，伤口外敷料包扎完整，无渗血，伤口给予冰敷，留置引流管一根且通畅，患肢给予外展包制动，左上肢感觉活动同术前，留置导尿管通畅，尿液为淡黄色、清亮，给予 24 小时心电监护及吸氧。告知患者麻醉恢复前须去枕平卧、禁食水，麻醉恢复后可半卧位，进行左上肢掌指关节锻炼。术日晚患者伤口敷料无渗血，患者主诉疼痛，难以入睡。术后第 1 天 T：36.3～37.2℃，P：82～94 次/分，R：18～20 次/分，BP：134～148/82～97mmHg。伤口引流通畅，引流出 290ml 血性液体。24 小时后护士协助患者下地活动，同时拔除导尿管，并向家属讲解外展包佩戴方法。家属未能正确演示佩戴方法。

**思维提示**

[1]患者因术中神经根牵拉及手术切口引起伤口疼痛,难以入睡,有效镇痛可使患者早期从事康复锻炼和活动,利于早期康复,须做好疼痛的护理。

[2]患者患肢伤口给与冰敷,如使用不当会发生冻伤,应密切注意观察患者有无冻伤症状,及时更换冰袋并防止冰袋破裂。

[3]患者伤口引流较多,增加了伤口感染及血容量不足的危险,应密切注意患者伤口出血情况,注意体温变化。

[4]患者手术时间长且属于大型手术,术前检查 D-二聚体高于正常,年龄偏大,需警惕深静脉血栓及肺栓塞的发生。

[5]患者麻醉恢复前须去枕平卧,麻醉恢复后可半卧位,24 小时后可下地活动。卧床期间患者处于独立移动躯体的能力受到限制的状态,不仅出现自理能力的缺陷,还面临着发生压疮的危险,须满足患者基本生活需要,并做好皮肤护理防止压疮发生。

2.护理评估 患者麻醉恢复前须去枕平卧、禁食水。术日晚患者伤口敷料 3cm×4cm 渗血,患者主诉疼痛,难以入睡。

3.护理思维与实施方案

左肩关节置换手术后,
患者主诉伤口疼痛
难以入睡
↓
疼痛,睡眠型态紊乱

(1)护理目标:患者主诉疼痛缓解,安静入睡。

(2)护理措施

- 给予心理安慰。
- 提供舒适的环境。
- 必要时遵医嘱给予止痛药(曲马多等),用药过程中要注意观察用药的效果。
- 患肢抬高及冰敷。
- 巡视患者时注意做到"四轻"。
- 遵医嘱给予地西泮等药物辅助睡眠。

患者麻醉恢复前须去
枕平卧、禁食水
↓
部分自理能力缺陷

(1)护理目标:满足患者基本生理需求。

(2)护理措施

- 麻醉恢复后,协助患者进食流质饮食,排气前不食牛奶、豆浆等产气食物,协助患者饮水。
- 保持导尿管通畅,定时巡视,协助患者进行床上大便。
- 为患者整理好床单位,盖好被褥。

患者留置导尿管，
伤口留置引流

↓

有发生感染的危险

(1)护理目标:患者住院期间未发生感染。

(2)护理措施
- 加强伤口护理,保持敷料干燥。
- 观察和评估伤口情况,注意伤口有无红肿痛等症状。
- 加强导尿管护理,每日进行会阴擦洗。
- 嘱患者多饮水,以达到冲洗尿道作用。

伤口引流 290ml

↓

有发生血容量不足的
危险

(1)护理目标:患者未发生血容量不足。

(2)护理措施
- 观察和评估伤口出血情况,必要时遵医嘱输血。
- 注意观察患者生命体征变化。
- 嘱患者多食用补血食物。

患者行肩关节置换

↓

有发生肱骨头脱出的
危险

(1)护理目标:患者未发生肱骨头脱出。

(2)护理措施
- 术后保持患肢外展位。
- 注意观察患者患肢位置,保持患肢的清洁干燥,约束品直接接触皮肤处,可中间垫薄纯棉布,以免引起皮肤不适,如有异常及时通知医生。
- 告知患者及家属使用外展包的重要性及使用方法,叮嘱其须 24 小时保持患肢外展位。

患者 D-二聚体高于
正常,手术较大

↓

有发生深静脉血栓、
肺栓塞的危险

(1)护理目标:患者未发生下肢深静脉血栓及肺栓塞。

(2)护理措施
- 注意观察患者生命体征变化。
- 注意观察患者血氧及呼吸变化,如有异常及时通知医生。
- 嘱患者早期活动,使用足底静脉泵。

患者术后 24 小时内
须卧床

↓

躯体移动障碍,有皮肤
受损的危险

(1)护理目标:患者卧床期间未发生皮肤受损(压疮)。

(2)护理措施
- 协助患者定时翻身。
- 定时按摩皮肤受压部位。
- 保持床铺平整、清洁、干燥、无皱褶、无渣屑。

患者术后患肢外展包制动
↓
有皮肤受损的危险

(1)护理目标:患者未发生皮肤受损。
(2)护理措施
- 外展包松紧度适宜。
- 外展包与皮肤接触部位垫纯棉软布,患肢保持干燥。
- 主动询问患者是否有不适症状,及时处理。

伤口留置引流,患者留置导尿管
↓
有发生管道滑脱的危险

(1)护理目标:患者未发生管道滑脱。
(2)护理措施
- 加强管道护理,保持管道通畅。
- 观察和评估管道情况,注意固定牢固。
- 告知患者及家属下床时应将引流袋或尿袋固定好。

术后翻身、24小时后下床活动
↓
有发生跌倒、坠床的危险

(1)护理目标:患者在住院期间未发生跌倒、坠床。
(2)护理措施
- 掌握患者的基本情况:年龄、神志。
- 评估患者发生跌倒、坠床的风险因素,依照跌倒、坠床风险评估标准给予患者评分。
- 定时巡视患者,固定好病床脚刹、加床档、合理安排陪护。
- 嘱患者穿防滑鞋,保持病房地面干燥,灯光照明良好、病房设施摆放合理。

患者伤口使用化学冰袋
↓
有皮肤冻伤的危险

(1)护理目标:患者未发生皮肤冻伤。
(2)护理措施
- 术后正确使用冰袋,不可直接接触皮肤。
- 注意观察患者患肢,如有异常及时通知医生。
- 告知患者及家属使用化学冰袋的重要性。

**(三)出院前**

1.诊疗情况　出院前行"左肩关节正侧位"、血常规检查,护士给予患者及家属出院指导。各项检查无异常后可带药出院。

**思维提示**

[1]护士向患者及家属讲解佩戴外展包的方法,家属未能正确演示外展包佩戴方法,说明患者及家属缺乏正确佩戴外展包的相关知识,须在出院前使家属能正确佩戴外展包。

[2]对于手术治疗的患者,康复锻炼是围术期护理工作的重点,护士向患者及家属讲解康复期护理注意事项,并告知其康复训练应循序渐进。

2.护理评估　做好出院时患者心理、药物知识水平及康复期的护理宣教。

3.护理思维与实施方案

家属未能正确演示
外展包佩戴方法

↓

知识缺乏

（1）护理目标：家属能正确演示外展包佩戴方法。

（2）护理措施

- 评估患者及家属对佩戴外展包的基本方法了解程度。
- 向患者解释正确佩戴外展包的必要性。
- 可提供相关宣传资料以帮助患者及家属尽快学会佩戴方法。

患者及家属对康复期
护理注意事项不了解

↓

知识缺乏

（1）护理目标：患者及家属出院前能复述康复期护理注意事项。

（2）护理措施

- 向患者讲解康复期护理对疾病恢复的重要性。
- 告知患者康复期注意事项，主要包括以下几点：

1）手术次日起14天后可洗澡。

2）佩戴外展包时间须遵医嘱。

3）术后定期复查，遵医嘱进行患肢锻炼。

4）按时服药，注意药物副作用。

5）避免劳累，负重。

6）不适随诊。

- 向患者发放出院指导宣传册。

## 二、护 理 评 价

患者从入院到出院，护理上给予了一系列的护理方案的实施。入院时为患者做好疼痛、睡眠型态紊乱、血压的监测及控制，手术后不仅满足了患者术后的基本生理需求，对患者的睡眠、伤口等均进行了良好的护理，避免了术后伤口的感染，预防了血容量不足、下肢深静脉血栓及肺栓塞，有效避免了跌倒、坠床、压疮的发生。出院前，给予患者系统的知识宣教、术后康复期的护理。在整个发病期，术后康复期护理尤为重要。

## 三、安 全 提 示

1.有发生跌倒、坠床的危险　患者手术后翻身有坠床的危险；24小时下床活动时有发生跌倒的危险。护士应积极做好预防工作，了解患者一般情况,包括年龄、神志等;评估患者发生跌倒、坠床的风险因素;定时巡视患者,固定好病床脚刹、加床档、合理安排陪护;嘱患者穿防滑鞋,保持病房地面干燥,灯光照明良好、病房设施摆放合理。

2.有皮肤受损的危险　患者患肢须长期制动,术后24小时内卧床,护士须了解患者皮肤营养状况;定时协助患者翻身,并按摩皮肤受压部位;保持床铺平整、清洁、干燥、无皱褶、无渣屑。

3.药物副作用的观察　患者住院期间须服用降压药物、止痛药物、辅助睡眠药物等,护士需注意观察药物副作用。

# 四、经 验 分 享

1.心理护理　患者手术后可因疼痛而惧怕患肢功能锻炼,或因急于恢复正常肩关节功能而造成锻炼过度,护士可告诉患者手术实施后功能锻炼对肩关节恢复正常功能的必要性,锻炼是一个循序渐进的过程,不可急于求成,使患者对疾病的康复抱有积极乐观的态度。

2.术后并发症的观察

(1)肩关节伤口感染:术后1~3天护士应密切观察有无伤口红肿热痛,伤口异常渗液,并有高热、白细胞增多等。

(2)神经损伤:如术后出现患肢手指麻木,感觉活动障碍,有发生神经损伤的可能,因此,护士应鼓励患者尽早进行手指屈伸活动。

(3)血管损伤:如患者患肢手指毛细血管充盈不良,皮肤颜色发白,有发生血管损伤的危险,护士应及时通知医生。

(4)患肢血液回流障碍:如患者患肢肿胀且手指皮肤发紫,有发生血液回流障碍的危险,护士应观察患者患肢包扎是否过紧,同时抬高患肢,并通知医生。

3.肱骨近端骨折锻炼的方法

(1)第一阶段(术后第3~6周):以肩关节被动活动为主,肩关节运动后冷敷1小时(减轻肿胀及疼痛),须告知患者冷敷注意事项。

1)相邻关节的训练(术后1天即可开始):由肢体远端到近端进行训练,包括手、腕、前臂的主动活动及肘关节的屈曲和伸直,20次为1组,上、下午各练习1组。

2)被动前屈上举:去枕仰卧,患臂放于体侧,健侧手扶患肢肘部。在患肢不用力的情况下,由健侧手用力使患肢尽可能上举达最大角度,并在该角度维持2分钟。(当前屈到一定角度出现疼痛或遇到阻力时停留)重复4次为1组,上、下午各练习1组。

3)被动外旋:患者平卧,患侧肘关节屈曲90°并紧贴在体侧。健侧手用一根木棒顶住患侧手掌。在维持患侧肘关节紧贴体侧的同时,尽力向外推患侧手,达到最大限度时同样维持 2 分钟。重复 4 次为 1 组,上、下午各练习 1 组。

4)钟摆练习:患者弯腰躯干与地面平行,患肢下垂,放松、悬垂与躯干成 90°以健侧手扶住患侧手腕。由健侧手用力推拉患侧前臂,做顺时针或逆时针画圈运动,使患侧肘关节在所能达到的最大的活动范围内画圈。画 10 圈为 1 组,上、下午各练习 1 组。

(2)第二阶段(术后 7~12 周):X 线示骨折端有明确骨痂形成,根据愈合程度去掉制动,训练以肩关节主动活动为主,鼓励患者应用患侧手参与日常生活活动,如洗脸、刷牙、梳头、洗澡、如厕等。

1)体前内收:患者站立位,健侧手扶患侧肘关节。健侧手用力使患侧上肢抬平后,将患侧肘关节尽力拉向胸前,越贴近胸前越好。在最贴近胸部的位置维持 2 分钟。

2)后部肩袖肌肉的等长收缩练习:患者站在墙边,患侧肘关节屈曲 90°。保持肘部紧贴身体。手顶墙,做使患侧前臂外旋的动作。

3)前部肩袖肌肉的等长收缩练习:患者站立位。患侧肘关节屈曲 90°。保持肘关节紧贴身体。患侧手顶住健侧手做使前臂内旋的动作。健侧手同时用力,使患侧手不能将其推动。

4)注意:肌肉的等长收缩练习即锻炼时肢体不应有运动而仅仅是在对抗下用力即可。以下所有的等长肌力锻炼均是在没有肢体的任何运动的前提下,要求是每次均要用力,但同时又不能有肢体的运动。

(3)第三阶段(术后 12 周)后以抗阻训练为主,继续牵拉训练(强度增加),增加运动量和运动持续时间,鼓励患者参与日常生活活动,参加体育运动,舒适度以内,可进行任何活动,但应避免接触性运动,最佳运动有游泳、打乒乓球等。

1)关节活动范围锻炼:患者坐在桌边,以患侧靠近桌子,患侧手扶在桌上,患者逐渐弯腰,同时使患侧手在桌面上尽量伸向远方,在达到最大限度时维持 2 分钟,或患者以患侧靠近,身体侧面对墙站立。患肢抬高,手扶在墙上。使身体尽量贴近墙面,手尽量伸向上方,在达到最大限度时维持 2 分钟。

2)抗阻前屈上举:患者站立位,患侧手握一个约 1 斤重的重物,肘部伸直,上肢向前方抬起至最大限度,维持 2 分钟。

3)抗阻内旋:在墙上固定一个滑轮,其高度大约与患者站立时肘关节高度平齐。穿过滑轮坠一个约一斤重的重物,患侧肘部屈曲 90°,并使其紧贴身体,手握住绳子的尾端,用力使患侧前臂旋向体前,拉起重物。

4)抗阻外旋:健侧靠近墙而患侧上肢远离墙壁。患侧肘部仍屈曲 90°,并使其紧贴身体。患侧手握绳子的尾端,用力使患侧前臂旋向身体外侧。

5)抗阻后伸:患者面对墙壁站立。患侧手拉住绳子尾端,用力向后拉绳子,使重物被拉起。

6)抗阻前屈:患者背对墙站立,患侧手拉住绳子尾端,用力向前拉绳子。

注意:告知患者在肌力训练时,应注意正确掌握运动量和训练节律,在无痛范围内锻炼,在训练中应注意调动患者的积极性,肌肉力量练习应练习至肌肉有酸胀疲劳感为宜,充分休息后再进行下一组,肌肉力量的提高是恢复关节稳定性的关键因素,应当坚持锻炼。

(张晓婕　张爽)

## ▶ 病例 63　反球肩关节置换患者的护理

患者,女性,58岁,主诉:8个月前予外院行肱骨近端骨折切开复位内固定术,术后常规治疗,定期复查,6个月前感觉疼痛复查X线片示骨折延迟愈合,予外院予对症治疗,效果不明显,遂来我院就诊,门诊以"肱骨近端骨折术后"收入院。

## 一、诊疗过程中的临床护理

### (一)入院时
#### 1.诊疗情况

**入院后查体:**体温36.2℃,脉搏90次/分,呼吸18次/分,血压125/79mmHg。患者主诉8个月前行有肱骨近端骨折切开复位内固定术,术后常规治疗,定期复查,6个月前感觉患肢疼痛复查X线片示骨折延迟愈合,于外院予对症治疗效果不明显,遂来我院就诊,后经门诊收入院。患者发育正常,体型适中,神志清醒,对答切题,步态正常,自主体位,查体配合。皮肤弹性好,无皮疹、出血、苍白、发绀、黄染。全身浅表淋巴结无肿大,头颅无畸形,结膜无充血,巩膜无黄染,角膜通透。双侧瞳孔大小等圆,直接反射,间接反射等大,耳廓无畸形,耳道通畅,口唇红润,伸舌居中,咽无充血扁桃体无肿大。甲状腺无肿大,胸廓双侧对称,活动不受限。心前区无明显隆起或凹陷,心音有力,心律齐。腹部平坦,全腹无压痛及反跳痛,肝区叩击痛(一),肠鸣音约5次/分,脊柱生理弯曲正常,各项活动不受限。患者否认肝炎、结核等疾病,高血压8年,规律服药,否认冠心病、糖尿病病史,否认胃肠道、肝胆疾病史,否认过敏史、输血史。

**专科查体:**右肩关节压痛,肌肉萎缩,前屈上举20°,外展后伸明显受限,无明显感觉障碍,肘关节及腕关节无明显活动异常。Neer征(+),Hawkins征(+),Jobe征(+),Belly-Press征(一),Lift-Off征(一),Lag征(一)。根据患者查体,结合影像学检查,诊断明确。

**辅助检查:**心电图:大致正常心电图。胸片结果未见异常,24小时动态血压收缩压106～168mmHg,平均值137mmHg;舒张压80～118mmHg,平均值99mmHg;平均动脉压151/102mmHg。

**思维提示**

[1]患者出现疼痛:疼痛部位为右肩关节,须做好疼痛的护理。

[2]患者因疼痛出现失眠、易醒,出现睡眠型态紊乱,须做好睡眠的护理。

[3]患者诊为"高血压",须监督患者按时服药、定时监测血压。

[4]患者右肩关节活动受限,生活自理能力下降,满足患者基本生理需求。

[5]患者入院前有摔倒史且行动困难,年龄偏大,根据患者入院摔伤评估,属轻度危险,须警惕患者入院后摔伤。

2.护理评估　患者主要症状为肩关节疼痛。患者因疼痛出现失眠、易醒。患者24小时动态血压水平较高,维持在106～168/80～118mmHg。口服硝苯地平后,可维持在115～125/70～80mmHg。患者多次咨询高血压相关知识、术前注意事项及康复护理要点,希望能有更多的了解。

3.护理思维与实施方案

由于骨折处伤口延迟愈合导致肩关节疼痛
↓
疼痛

(1)护理目标:患者主诉疼痛缓解。
(2)护理措施
- 给予心理安慰。
- 遵医嘱给予止痛药(曲马多),用药过程中要注意观察用药的效果。

因疼痛出现失眠、易醒
↓
睡眠型态紊乱

(1)护理目标:患者可安静入睡。
(2)护理措施
- 给予心理安慰并告知其睡眠对康复的重要性。
- 告知患者尽量减少白天睡眠时间。
- 巡视患者时注意做到"四轻"。
- 必要时遵医嘱给予止痛药物缓解疼痛。
- 必要时遵医嘱给予地西泮等药物辅助睡眠。

24小时动态血压维持在106～168/80～118mmHg
↓
有发生高血压急症的危险

(1)护理目标:患者住院期间血压控制平稳。
(2)护理措施
- 监督患者按时服用降压药物,密切监测血压变化。
- 低盐饮食,每日<6g。
- 嘱患者戒烟酒。
- 保持放松、平和的心态。
- 如有头痛、烦躁、心悸、恶心、呕吐等不适症状及时通知医生。
- 注意观察降压药物副作用。

口服硝苯地平后，
血压可维持在
115~125/70~80mmHg
↓
有发生低血压的危险

（1）护理目标：患者住院期间血压控制平稳。

（2）护理措施

- 监督患者按时、按量服用降压药物。
- 密切监测血压变化。
- 如有头晕、头痛、疲劳、脸色苍白、直立性眩晕、四肢冷、心悸、呼吸困难等不适症状及时通知医生。
- 注意观察降压药物副作用。

患者多次咨询高血压相
关知识、术前注意事项、
康复期护理要点
↓
知识缺乏

（1）护理目标：患者对治疗方案、预后、康复期护理要点了解。

（2）护理措施

- 对患者进行高血压相关知识的讲解（低盐饮食、戒烟酒等）。
- 手术前需要准备的物品（外展包）及术前需做好的准备（如备皮、皮试、手术标记等）。
- 告知患者术后麻醉清醒前须去枕平卧，禁食水。
- 告知患者尽早下床活动的好处，术后第 1 天佩戴外展包可下床活动。
- 告知患者按照护理级别，护士可以为患者做好护理。
- 为患者讲解术后康复锻炼的方法并发放术后宣传手册。

患者患肢活动受限
↓
部分生活自理能力缺陷

（1）护理目标：满足患者基本生理需求。

（2）护理措施

- 协助患者下地活动。
- 将患者生活必需品放置在其可触及的地方。
- 主动询问患者是否需要帮助。
- 主动协助患者喝水、吃饭、如厕等，做好生活护理。

患者患肢 90°制动，
应用颈腕吊带制动
↓
有发生颈部腋下皮肤
受损的危险

（1）护理目标：患者未发生皮肤受损。

（2）护理措施

- 在患者颈部受压部位垫吸汗纱布手绢。
- 及时调整吊带松紧，在保持维持患肢屈肘 90° 的情况下，不可过紧。
- 患肢腋下保持干燥，清洗后涂爽身粉，垫吸汗手绢及时更换。

患者患肢受损伤,活动
障碍,身体协调性
稍弱,年龄偏大

↓

有跌倒、坠床的危险

(1)护理目标:患者未发生院内摔伤。

(2)护理措施

- 协助患者下地活动,嘱患者穿防滑鞋。
- 保持地面干燥,灯光照明良好、病房设施摆放合理。
- 评估患者发生跌倒、坠床的风险因素,依照跌倒、坠床风险评估标准给予患者评分。
- 定时巡视患者,固定好病床脚刹、加床档。

### (二)实施手术后

1.诊疗情况　手术当日 T:36～37.5℃,P:68～80 次/分,R:18～22 次/分,BP:126～158/66～102mmHg。患者在全麻下行"右肩关节反球关节置换术",术毕安返病房,伤口外敷料包扎完整,无渗血,手指血运活动正常,带回引流管且通畅,患肢有外展枕头制动,伤口冰敷并给予 24 小时心电监护及吸氧。给予雾化吸入和足底泵。告知患者麻醉恢复前须去枕平卧、禁水、禁食,麻醉恢复后可进行手指的功能锻炼。术日晚患者主诉疼痛,难以入睡。术后第 1 天 T:36.3～37.2℃,P:82～94 次/分,R:18～20 次/分,BP:134～148/82～97mmHg。伤口引流通畅,量为 200ml。24 小时后护士协助患者下地活动,并向家属讲解佩戴外展包的方法。

**思维提示**

[1]应密切注意患者 24 小时的生命体征情况,伤口敷料渗血、伤口引流情况。

[2]患者因术中神经根牵拉及手术切口引起伤口疼痛,难以入睡,有效镇痛可使患者早期从事康复锻炼和活动,利于早期康复,须做好疼痛的护理。

[3]患者麻醉恢复前须去枕平卧,麻醉恢复后可垫枕头、摇床、坐起。术后第 1 天可下地活动。患者手术当日卧床期间患者处于独立移动躯体的能力受到限制的状态,不仅出现自理能力缺陷,还面临着发生压疮、坠床的危险。

[4]患者患肢伤口给与冰敷,冰袋不要直接与皮肤接触,如使用不当会发生冻伤,须及时更换冰袋,防止冰袋破裂。

2.护理评估　患者麻醉恢复前须去枕平卧、禁食水。患者主诉疼痛,难以入睡。伤口引流通畅无渗血,防止血栓发生给予双下肢足底泵。

3.护理思维与实施方案

患者麻醉恢复前须
去枕平卧、禁食水

↓

部分自理能力缺陷

> (1)护理目标:满足患者基本生理需求。
> (2)护理措施
> - 麻醉恢复后,协助患者进食流质饮食,排气前不食牛奶、豆浆等产气食物,协助患者饮水。
> - 保持引流管通畅,定时巡视,协助患者进行床上大便。
> - 为患者整理好床单位,盖好被褥。

患者术后卧床,患肢
用外展包制动

↓

躯体移动障碍,有皮肤
受损的危险

> (1)护理目标:患者卧床期间未发生皮肤受损(压疮)。
> (2)护理措施
> - 协助患者定时翻身。
> - 定时按摩皮肤受压部位。
> - 保持床铺平整、清洁、干燥、无皱褶、无渣屑。
> - 在患者颈部受压部位垫吸汗纱布手绢。
> - 及时调整外展包的松紧,患肢腋下保持干燥,清洗后涂爽身粉,垫吸汗手绢及时更换。

患者主诉疼痛,
难以入睡

↓

疼痛

> (1)护理目标:患者主诉疼痛缓解,安静入睡。
> (2)护理措施
> - 给予心理安慰。
> - 提供舒适的环境。
> - 巡视患者时注意做到"四轻"。
> - 遵医嘱给予止痛药(曲马多、哌替啶等)。

手术切口大,伤口
引流通畅,无渗血

↓

有发生感染、管路滑脱
及血栓的危险

> (1)护理目标:患者未发生感染、管路滑脱及血栓。
> (2)护理措施
> - 加强伤口护理,伤口渗液多时,及时更换敷料,保持敷料干燥;保持引流管通畅,避免引流管打折、脱落等。
> - 观察和评估伤口情况,注意伤口有无红肿、渗血等症状,加强巡视伤口引流管的情况,以免发生伤口感染。
> - 术后每天做足底泵,促进血液循环,减免血栓的发生,告知患者及家属使用足底泵的目的。

患者手术大，
伤口引流 200ml
↓
有发生血容量不足的
危险

  (1)护理目标:患者未发生血容量不足。
  (2)护理措施
   • 观察和评估伤口出血情况,必要时遵医嘱输血。
   • 注意观察患者生命体征变化。
   • 嘱患者多食用补血食物。

患者行肩关节置换术
↓
有发生假体脱出的危险

  (1)护理目标:患者未发生假体脱出。
  (2)护理措施
   • 术后保持患肢外展中立位。
   • 注意观察患者患肢位置,保持患肢的清洁干燥,约束品避免直接接触皮肤处,可中间垫薄纯棉布,以免引起皮肤不适,如有异常及时通知医生。
   • 告知患者及家属使用外展包的重要性及使用方法,叮嘱其须 24 小时保持患肢外展中立位。及时观察外展包制动位置,患者如有不适及时通知医生进行调整。

患者伤口使用化学冰袋
↓
有皮肤冻伤的危险

  (1)护理目标:患者未发生皮肤冻伤。
  (2)护理措施
   • 术后正确使用冰袋,不可直接接触皮肤。
   • 注意观察患者患肢,如有异常及时通知医生。
   • 告知患者及家属使用化学冰袋的重要性及使用方法。

术后翻身、24 小时后
下床活动
↓
有发生跌倒、坠床的
危险

  (1)护理目标:患者在住院期间未发生跌倒、坠床。
  (2)护理措施
   • 掌握患者的基本情况:年龄、神志。
   • 评估患者发生跌倒、坠床的风险因素,依照跌倒、坠床风险评估标准给予患者评分。
   • 定时巡视患者,固定好病床脚刹、加床档、合理安排陪护。
   • 嘱患者穿防滑鞋,保持病房地面干燥,灯光照明良好、病房设施摆放合理。

**(三)出院前**

  1.诊疗情况　出院前行"肩关节正侧位、肩关节正(胸片位)/冈上肌出口位/改良腋位"、血常规等检查,护士给予患者及家属出院指导。各项检查无异常后可带药出院。

**思维提示**

[1]护士向患者及家属讲解佩戴外展包的方法。

[2]对于手术治疗的患者,康复锻炼是围术期护理工作的重点,护士向患者及家属讲解康复期护理注意事项,并告知其康复训练应循序渐进。

2.护理评估　做好出院时患者心理、药物知识水平及康复期的护理宣教。

3.护理思维与实施方案

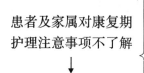
家属未能正确演示
外展包佩戴方法
↓
知识缺乏

(1)护理目标:家属能正确演示外展包佩戴方法。

(2)护理措施

· 评估患者及家属对佩戴外展包的基本方法了解程度。

· 向患者解释正确佩戴外展包的必要性。

· 可提供相关宣传资料以帮助患者及家属尽快学会佩戴方法。

患者及家属对康复期
护理注意事项不了解
↓
知识缺乏

(1)护理目标:患者及家属出院前能复述康复期护理注意事项。

(2)护理措施

· 向患者讲解康复期护理对疾病恢复的重要性。

· 告知患者康复期注意事项,主要包括以下几点:

1)手术次日起14天后可洗澡。

2)佩戴外展包4周。

3)术后3个月复查,遵医嘱进行被动、主动的肩关节功能锻炼。避免劳累、负重、不宜弯腰拾物,须屈膝下蹲拾物。

4)不适随诊。

· 向患者发放出院指导宣传册。

# 二、护 理 评 价

患者从入院到出院,护理上给予了一系列的护理方案的实施。入院时为患者做好疼痛、睡眠型态紊乱、血压的监测及控制,手术后不仅满足了患者术后的基本生理需求,对患者的睡眠、伤口等均进行了良好的护理,避免了术后伤口的感染,有效避免了跌倒、坠床、压疮的发生。出院前,给予患者系统的知识宣教、术后康复期的护理。在整个发病期,术后康复期护理尤为重要。

## 三、安 全 提 示

1.有发生跌倒、坠床的危险 患者手术后翻身有坠床的危险;24 小时下床活动时有发生跌倒的危险。护士应积极做好预防工作,了解患者一般情况,包括年龄、神志、肌力等;评估患者发生跌倒、坠床的风险因素;定时巡视患者,固定好病床脚刹、加床档、合理安排陪护;嘱患者穿防滑鞋,保证病房地面干燥、灯光照明良好、病房设施摆放合理。

2.有皮肤受损的危险 患者术后 24 小时内卧床,护士须了解患者皮肤营养状况;定时协助患者翻身,并按摩皮肤受压部位;保持床铺平整、清洁、干燥、无皱褶、无渣屑。

3.药物副作用的观察 患者住院期间须服用降压药物、止痛药物、辅助睡眠药物等,护士须注意观察药物副作用。

## 四、经 验 分 享

1.心理护理 患者由于二次入院,担心手术再不成功、患肢疼痛等心理因素。护士可告诉患者手术实施成功的例子很多,消除其心理障碍,使患者对疾病的康复抱有积极乐观的态度。

2.疼痛护理 告知患者不是做完手术后患肢的功能就可以恢复,疼痛会随着患肢的康复锻炼持续一段时间。给予患者化学冰袋放在伤口处以消除患肢的肿胀也可减免一些疼痛。其次就是遵医嘱给予患者止痛药物(曲马多),必要时肌内注射帕瑞昔布钠或哌替啶。

3.术后并发症的观察

(1)伤口感染:术后 1～3 天护士应密切观察引流管通畅的程度,伤口有无异常渗液有无发热、白细胞增多等。

(2)血栓:术后双下肢采用足底泵治疗,每天上、下午各一次,每次 30 分钟,预防血栓的发生。

4.肩关节康复的方法

(1)术后 0～3 周:手指做握拳、松拳等简单动作,每个动作持续 10 秒,主要是促进血液循环,以免患肢肿胀。

(2)术后 3～6 周:3 周后肩关节被动活动阶段患侧肩关节应用外展包固定防止假体松动脱位,可以做邻近关节的被动活动,术后从轻微的钟摆练习逐步开始康复锻炼,建立患者的信心。逐步指导患者仰卧位在辅助下进行被动的前屈、外旋练习。本组患者每次练习结束后,用化学冰袋冷敷患侧肩关节 15～20 分钟,缓解练习时造成的局部疼痛。早期在腋下夹软枕,术后 5 周,开始肩关节被动外展训练,从外展 40°～50°开始,逐渐增加。

(3)术后 6～12 周:辅助下肩关节早期主动活动阶段 6 周时 X 线片显示肱骨干与大、小结节有愈合表现时,可去掉外展包,开始三角肌的等长收缩练习,增强肩关节的肌力。患者可进行主动的前屈、后伸、外旋、内旋活动,可在每次练习后进行局部冷敷缓解疲劳和疼痛,促进血液循环。此阶段鼓励患者参与非负重的日常生活活动,如刷牙、洗脸、梳头等,增强患者自信心,有助于患者坚持进行康复锻炼。

(4)13 周以后:肩关节抗阻力训练阶段进一步增强关节的活动度及肌肉的力量和耐力,增强肩关节向各个方向的牵拉强度。进行主动的前屈、外展、后伸、外旋、内旋活动。因本病例为中老年患者,采用假体反球置换术,因为这种手术是和人体肩关节结构相反,所以锻炼肌肉力量有限、重物不宜过重,每次 0.5～1kg 为宜,可参与正常的日常生活活动,但应避免参加对抗性的体育活动,建议患者出院后在专业康复医院继续进行康复锻炼。对于出院后康复锻炼需要在家中完成的患者,详细告知患者及家属正确的康复锻炼方法。主要包括以下几点:①强调坚持康复训练的重要性,肩关节的康复锻炼应每天进行;②在进行肌力及抗阻力训练时应量力而行。注意正确掌握运动量,避免患肢提重物,禁止做投掷等运动,以防止人工肱骨头脱位(出院后应每月定期复查,以便随时调整训练计划)。

(刘蕊　张爽)

## 病例 **64** 肩袖损伤患者的护理

患者,男性,53 岁,主诉:右肩关节疼痛活动受限 3 个月,门诊以"肩袖损伤(右)"收入院。

### 一、诊疗过程中的临床护理

**(一)入院时**

**1.诊疗情况**

**入院后查体**:体温 36.2℃,脉搏 80 次/分,呼吸 20 次/分,血压 151/104mmHg。患者主诉右肩疼痛,活动受限 3 个月,疼痛部位为右肩部。于空军总医院就诊,行 X 线片及 MRI,诊为"右肩袖损伤"。患者自发病以来精神、食欲良好,无不良嗜好,大小便正常,生活自理。患者患有高血压,未予以处理。患者入院后第 2 天行 24 小时动态血压,经内科会诊,诊为"高血压"。遵医嘱给予口服硝苯地平 1 次/日,1 片/次,血压可维持在 125～155/70～90mmHg。

**既往史**:患者糖尿病 4 年余,行胰岛素注射治疗,空腹血糖控制在6.0mmol/L 左右。否认冠心病等慢性疾病。否认肝炎、结核等传染病史。否认重大外伤、手术史。否认药物过敏史。

**专科查体**:患者右肩疼痛,活动受限,大结节压痛明显,主动活动前屈上举 60°,体侧外旋 10°,体侧内旋 L5,被动活动前屈上举 100°,体侧外旋 45°,体侧内旋 L3,Neer 征(＋),Hawkins 征(＋),Jobe 征(＋),Lagtest(＋),Emptycan(＋),Lift‑Off(－),Bear‑hug(－)。

**辅助检查**:X 线示未见明显骨折征象,右肩关节退变;MRI 示肩袖损伤。心电图:大致正常心电图。24 小时动态血压收缩压 93～157mmHg,平均值 129mmHg;舒张压 57～99mmHg,平均值 81mmHg;平均动脉压 69/118mmHg。

**异常化验结果**:活化部分凝血活酶时间 21.7 秒(23.5～34.3 秒),总胆红素 24.2mmol/L(5.1～19.0mmol/L),谷氨酰转肽酶 86IU/L(7～50IU/L),血糖 7.1mmol/L(3.9～6.1mmol/L)。

**思维提示**

[1]患者出现疼痛:疼痛部位右肩部,须做好疼痛的护理。

[2]患者诊为"高血压",须监督患者按时服药、定时监测血压。

[3]患者诊为"糖尿病",定时监测血糖,三餐前30分钟注射胰岛素,以防止低血糖的发生。

[4]患者右肩关节活动受限,生活自理能力下降,满足患者基本生理需求。

2.护理评估　患者主要症状为肩部疼痛,活动受限。患者血糖高,多次询问糖尿病是否影响术后伤口的愈合,肩关节镜术后功能锻炼的要点。患者血压高,希望能有更多高血压的知识。

3.护理思维与实施方案

肩部外展活动频繁时,由于冈上肌穿过肩峰下和肱骨头上的狭小间隙,容易受到挤压、摩擦而损伤
↓
肩部疼痛

(1)护理目标:患者主诉疼痛缓解。

(2)护理措施
- 给予心理安慰。
- 遵医嘱给予止痛药(曲马多,塞来昔布)。
- 必要时给予止痛针(氯诺昔康、帕瑞昔布钠)。
- 用药过程中要注意观察用药的效果。

24小时动态血压维持在125～160/95～108mmHg
↓
有发生高血压急症的危险

(1)护理目标:患者住院期间血压控制平稳。

(2)护理措施
- 监督患者按时服用降压药物,密切监测血压变化。
- 低盐饮食,每日＜6g。
- 嘱患者戒烟酒。
- 保持放松、平和的心态。
- 如有头痛、烦躁、心悸、恶心、呕吐等不适症状及时通知医生。
- 注意观察降压药物副作用。

口服硝苯地平后,血压可维持在115～125/70～80mmHg
↓
有发生低血压的危险

(1)护理目标:患者住院期间血压控制平稳。

(2)护理措施
- 监督患者按时、按量服用降压药物。
- 密切监测血压变化。
- 如有头晕、头痛、疲劳、脸色苍白、直立性眩晕、四肢冷、心悸、呼吸困难等不适症状及时通知医生。
- 注意观察降压药物副作用。

空腹和三餐前注射
胰岛素
↓
有发生低血糖的危险

(1)护理目标:患者住院期间血糖控制平稳。
(2)护理措施
  • 空腹和三餐前 30 分钟遵医嘱皮下注射胰岛素。
  • 密切监测患者空腹和三餐后 2 小时血糖数值。
  • 如有头晕、出虚汗、心慌等不适症状时及时通知医生。
  • 告知患者随身携带糖果或巧克力。

患者患肢活动受限
↓
生活自理能力下降

(1)护理目标:满足患者基本生理需求。
(2)护理措施
  • 为患者提供舒适的环境。
  • 将患者生活必需品放置在其可触及的地方。
  • 主动询问患者是否需要帮助。
  • 主动协助患者喝水、吃饭、如厕等,做好生活护理。

患者多次咨询高血压
相关知识、术前注意
事项、康复期护理要点
↓
知识缺乏

(1)护理目标:患者对治疗方案、及预后康复期护理要点了解。
(2)护理措施
  • 对患者进行高血压相关知识的讲解(低盐饮食、戒烟酒等)。
  • 手术前需要准备的物品(颈腕吊带)及术前需做好的准备(如备皮,皮试,患肢做标记等)。
  • 告知患者术后麻醉清醒前须去枕平卧,禁食水。
  • 告知患者尽早下床活动的好处。
  • 告知患者按照护理级别,护士可以为患者做好护理。
  • 为患者讲解术后康复锻炼的方法并发放术后宣传手册。

**(二)实施手术后**

1.诊疗情况　手术当日,T:36.6～37.5℃,P:80～96 次/分,R:18～22 次/分,BP:123～156/84～99mmHg。患者在全麻和臂丛阻滞麻醉下行"肩袖损伤修补术",术毕安返病房,伤口外敷料包扎完整,无渗血,手指血运正常,患肢感觉活动稍差,告知患者术后 6 小时前须去枕平卧、禁饮食,麻醉恢复后可进行上肢功能锻炼。术日晚患者伤口敷料有 5cm×8cm 渗血,患者主诉疼痛,难以入睡。术后第 1 天,T:36.8～37.4℃,P:82～94 次/分,R:18～20 次/分,BP:123～146/76～100mmHg。伤口敷料渗血未见扩大。术后第 1 天护士协助患者佩戴颈腕吊带下地活动,并向家属讲解颈腕吊带佩戴方法。家属能正确演示颈腕吊带佩戴方法。

**思维提示**

[1]患者主诉伤口疼痛,难以入睡,有效镇痛可使患者早期从事康复锻炼和活动,利于早期康复,须做好疼痛的护理。

[2]患者伤口敷料有 5cm×8cm 渗血,增加了伤口感染的危险,应密切注意患者伤口敷料渗血情况,注意体温变化。

[3]患者术后返回病房,应注意观察患肢皮肤温度,桡动脉搏动情况,末梢神经感觉,由于术后患者在麻醉恢复前须平卧,严防深静脉血栓的发生。

[4]患者麻醉恢复前须去枕平卧,麻醉恢复后可半卧位,24 小时后可下地活动。卧床期间患者处于独立移动躯体的能力受到限制的状态,不仅出现自理能力的缺陷,还面临着发生压疮的危险,须满足患者基本生活需要,并做好皮肤护理防止压疮发生。

[5]患者患肢伤口给予冰敷,正确使用冰袋,防止冻伤。

2.护理评估　患者麻醉恢复前须去枕平卧、禁食水。术日晚患者伤口敷料 5cm×8cm 渗血,患者主诉疼痛,难以入睡。

3.护理思维与实施方案

患者麻醉恢复前须去枕平卧、禁食水
↓
部分自理能力缺陷

(1)护理目标:满足患者基本生理需求。
(2)护理措施
- 麻醉恢复后,协助患者进食流质饮食,排气前不食鸡蛋、牛奶、豆浆等产气食物,协助患者饮水。
- 定时巡视病房,协助患者进行床上小大便。
- 为患者整理好床单位,盖好被褥。

患者主诉疼痛,难以入睡
↓
睡眠型态紊乱

(1)护理目标:患者主诉疼痛缓解,安静入睡。
(2)护理措施
- 给予心理安慰。
- 提供舒适的环境。
- 巡视患者时注意做到"四轻"。
- 遵医嘱给予止痛药(曲马多、哌替啶等)。
- 遵医嘱给予地西泮等药物辅助睡眠。

伤口敷料有
5cm×8cm渗血
↓
有发生感染的危险

(1)护理目标:患者住院期间不发生伤口感染。
(2)护理措施
· 加强伤口护理,伤口渗液多时,及时更换敷料,
保持敷料干燥。
· 观察和评估伤口情况,注意伤口有无红肿痛等
症状。

患者术后麻醉恢复
前须平卧,患肢制动
↓
有发生深静脉血栓的
危险

(1)护理目标:患者住院期间避免深静脉血栓的
发生。
(2)护理措施
· 评估患肢及双下肢感觉、血运、皮肤温度情况。
· 经常巡视患者,注意观察患肢及双下肢是否肿
胀,伴有剧烈疼痛。
· 借助辅助检查确认是否有血栓发生(下肢深静
脉彩超检查、D-二聚体检查)。
· 给予物理治疗(足底静脉泵),预防血栓的
发生。
· 必要时应用抗凝药物预防血栓发生,并注意观
察用药后的并发症。

术后第1天患者
可下床活动
↓
有发生跌倒、坠床的
危险

(1)护理目标:患者在住院期间不发生跌倒、坠床。
(2)护理措施
· 掌握患者的基本情况:年龄、神志、肌力。
· 评估患者发生跌倒、坠床的风险因素,依照跌
倒、坠床风险评估标准给予患者评分。
· 定时巡视患者,固定好病床脚刹、加床档、合理
安排陪护。
· 嘱患者穿防滑鞋,保持病房地面干燥,灯光照
明良好、病房设施摆放合理。

患者伤口使用化学冰袋
↓
有皮肤冻伤的危险

(1)护理目标:患者不发生皮肤冻伤。
(2)护理措施
· 术后正确使用冰袋,不可直接接触皮肤。
· 注意观察患者患肢,如有异常及时通知医生。
· 告知患者及家属使用化学冰袋的重要性。

**(三)出院前**

1.诊疗情况 出院前行"肩关节正(胸片位)/冈上肌出口位/改良腋位"X
线检查,护士给予患者及家属出院指导。各项检查无异常后可带药出院。

**思维提示**

[1] 护士向患者及家属讲解术后控制血压和血糖的必要性,合理膳食,保持良好的精神状态。

[2] 对于手术治疗的患者,康复锻炼是围术期护理工作的重点,护士向患者及家属讲解康复期护理注意事项,并告知其康复训练应循序渐进。

2. 护理评估　做好出院时患者心理、药物知识水平及康复期的护理宣教。

3. 护理思维与实施方案

患者和家属未能认识到术后仍要控制血糖、血压 → 知识缺乏

(1) 护理目标:患者和家属出院前认识到控制血压和血糖的重要性。

(2) 护理措施

- 合理膳食,保持良好的精神状态。
- 定期检测血压和血糖,防止低血压和低血糖的发生。
- 按时服药,注意药物副作用。

患者及家属对康复期护理注意事项不了解 → 知识缺乏

(1) 护理目标:患者及家属出院前能复述康复期护理注意事项。

(2) 护理措施

- 向患者讲解康复期护理对疾病恢复的重要性。
- 告知患者康复期注意事项,主要包括以下几点:

1) 手术次日起 14 天拆线后可洗澡。

2) 遵医嘱佩戴颈腕吊带 3 周。

3) 术后 3 周复查,遵医嘱进行锻炼(握拳、屈肘等)。

4) 避免劳累、患肢免负重。

5) 不适随诊。

- 向患者发放出院指导宣传册。

# 二、护 理 评 价

患者从入院到出院,护理上给予了一系列的护理方案的实施。入院时为患者做好疼痛、血糖、血压的监测及控制,手术后不仅满足了患者术后的基本生理需求,对患者的睡眠、伤口等均进行了良好的护理,避免了术后伤口的感染,有效避免了跌倒、坠床、压疮的发生。出院前,给予患者系统的知识宣教、

术后康复期的护理。在整个发病期,术后康复期护理尤为重要。

## 三、安 全 提 示

1. 有发生跌倒、坠床的危险  患者手术后翻身有坠床的危险;术后第 1 天下床活动时易发生跌倒的危险。护士应积极做好预防工作,了解患者一般情况,包括年龄、神志、肌力等。评估患者发生跌倒、坠床的风险因素;定时巡视患者,固定好病床脚刹、加床档、合理安排陪护;嘱患者穿防滑鞋,保持病房地面干燥,灯光照明良好、病房设施摆放合理。

2. 有皮肤受损的危险  患者术后 6 小时内卧床,护士须了解患者皮肤营养状况;定时协助患者翻身,并按摩皮肤受压部位;保持床铺平整、清洁、干燥、无皱褶、无渣屑。

3. 药物副作用的观察  患者住院期间须服用降压药物、止痛药物、辅助睡眠药物等,护士须注意观察药物副作用。

## 四、经 验 分 享

1. 心理护理  因肩部外展活动频繁时,由于冈上肌穿过肩峰下和肱骨头上的狭小间隙,容易受到挤压、摩擦而损伤引起疼痛。神经功能的恢复是一个缓慢的过程,护士可告诉患者手术实施后疼痛可能还要持续一段时间,使患者对疾病的康复抱有积极乐观的态度。

2. 疼痛护理  因为肩袖损伤的患者,不是做完手术后患肢的功能就可以恢复,而是需要一段时间的功能锻炼。功能锻炼对于患者的疼痛要比手术的疼痛还要难忍。在患者做完康复后,应给予患者物理冰袋放在肩部。

其次就是遵医嘱给予患者止痛药物(曲马多),必要时肌内注射帕瑞昔布钠或是哌替啶。

3. 肩关节锻炼的方法

(1)第一阶段(术后 0～6 周):此阶段患者须佩戴颈腕带吊带制动。

1)掌屈背伸:患肢腕关节缓慢背伸至极限,然后缓慢屈曲至极限,一伸一屈为一组,每次运动 12～36 组,每天 2～3 次。

2)抓空增力:患肢五指伸直并张开,再用力握拳。每次 12～36 组,每天 2～3 次。

3)左右摆掌:患肢五指伸直,手掌向尺侧、桡侧来回摆动。一来一回为一组。每次 12～36 组,每天 2～3 次。

术后 2～6 周,开始进行下列运动:①托手屈肘:健手扶持患肢前臂,逐渐屈曲肘关节。每次 12～36 组,每天 3～5 次。②肘部屈伸:用健手握住患肢腕部,协助患肢进行伸肘屈肘活动。一伸一屈为 1 组,每次 12～36 组,每天 3～

5次。患肩制动。

(2)第二阶段(6~12周):此阶段患者摘除吊带但所有的训练均保持在肩关节平面以下,患者可进行下列运动。

1)屈肘展肩:以上臂为转动轴,前臂沿水平位尽量内收和外展。一收一展为1组,每次12~36组,每天3~5次。

2)内收探肩:患肢屈肘,用健肢扶托患肢肘部,使患肢内收,患侧手尽量探摸健侧肩部,并逐渐向后探摸健侧肩胛部,还原复位后重复上述动作。每次12~36组,每天3~5次。

3)后伸探肩:两手向后背,健手托患肢,协助患肢内旋屈肘摸背、使患臂尽量向健侧肩胛部探摸,然后复原。每次12~36组,每天3~5次。

4)上肢回旋:患肢以肩关节为圆心,做顺时针方向和逆时针方向交替划圈。每次12~36组,每天3~5次。

5)外展指路:患肢伸直向前抬起呈水平位,外展90°后复原。每次12~36组,每天3~5次。

6)手指爬墙:面墙站立,患侧手扶墙面,手指向上攀爬,循序渐进。每次10~20个往返,每天3~5次。

(3)第三阶段(术后12周以后):可以进行抗阻力练习,抗阻力练习和牵伸练习一直持续至术后1年,使肌力达到最大获得最佳疗效。在上述阶段功能锻炼的基础上,进行抗阻力锻炼,增加肩部各方向的主动、被动训练强度。

1)爬墙梯锻炼:采用高约3米的人字梯,在充分固定底架的基础上,双手抓牢扶梯逐级往上爬,人字梯从低度斜坡到陡立,以增加肩部力量,每天一次。

2)哑铃锻炼:患肢持2~3kg的行肩关节外展、上举练习。可以随着音乐的节奏进行锻炼。8节为一组,每天1次或2次。

3)两臂做划船动作或游泳运动,用弹力带进行抗阻力运动。

重锤或弹力计练习:应用提拉重锤或用弹簧拉力计以练习肩部的力量。上、下午各1次,以上力量练习每周3次,持续至术后1年。

(马子君  张爽)

## ▶病例 65 肩关节脱位患者的护理

患者,男性,48岁,主诉:双侧肩关节反复脱位20余年,门诊以"肩关节复发性脱位(双侧)"收入院。

## 一、诊疗过程中的临床护理

### (一)入院时

#### 1.诊疗情况

**入院后查体:**体温36.5℃,脉搏80次/分,呼吸18次/分,血压120/80mmHg。患者主诉于20余年前无外伤致双侧肩关节交替脱位、活动受限,在当地医院诊断为肩关节脱位,无法自行复位,未作固定,之后双侧交替反复脱位,常发生于打羽毛球或打乒乓球挥拍时。今来积水潭医院,门诊以"双侧肩关节复发性脱位"收入院,起病以来,精神、食欲、睡眠可,二便正常。

**既往史:**否认肝炎、结核等传染病史,否认高血压、冠心病、糖尿病病史,否认胃肠道、肝胆系列病史,否认阿司匹林及NSAIDS用药史,否认其他外伤、手术史。否认输血史,否认药物过敏史。

**专科查体:**患者双侧肩无明显畸形,无明显压痛,Crank试验(+),Fulcrum试验(-)。右肩关节活动度:前屈上举170°,体侧外旋80°,体侧内旋T8水平。左侧肩关节活动度:前屈上举120°,体侧外旋20°,体侧内旋L3水平;双侧肌力基本正常。肢端感觉、血运好。

**辅助检查:**X线片:未见明显骨折征象。MRI:左肩袖损伤征象。心电图:大致正常心电图。

**异常化验结果:**尿血红素50/μl+++、空腹血糖6.3mmol/L、活化部分凝血活酶时间21.6、白细胞计数12.22×10⁹/L、中性粒细胞相对值84.1%。

> **思维提示**
>
> [1]患者因环境不适出现失眠、易醒造成睡眠型态紊乱,须做好睡眠的护理。
>
> [2]患者入院时空腹血糖为6.3mmol/L,高于正常水平,须监督患者饮食,适当增加运动量,定时监测血糖。
>
> [3]患者双肩关节活动受限,生活自理能力下降,满足患者基本生理需求。
>
> [4]患者患肢屈肘90°颈腕吊带制动,须警惕颈部及腋下皮肤受损。

2.**护理评估** 患者主要症状为双侧肩关节活动受限。患者因环境改变出现失眠、易醒。患者入院时含认高血压、冠心病、糖尿病病史,但术前检查显示患者 24 小时动态血压水平较高,维持在 125～160/95～108mmHg。口服美托洛尔后,可维持在 115～125/70～80mmHg。患者空腹血糖 6.3mmol/L,定时监测血糖。患者得知检查结果后多次咨询高血压、高血糖相关知识、术前注意事项及康复护理要点,希望能有更多的了解。

3.**护理思维与实施方案**

因环境不适出现
失眠、易醒
↓
睡眠型态紊乱

(1)护理目标:患者可安静入睡。
(2)护理措施
- 给予心理安慰并告知其睡眠对康复的重要性。
- 告知患者尽量减少白天睡眠时间。
- 巡视患者时注意做到"四轻"。
- 保持病房环境干净、经常通风。

空腹血糖:6.3mmol/L
↓
有发生糖尿病的危险

(1)护理目标:患者住院期间血糖控制平稳。
(2)护理措施
- 告知患者注意饮食及多活动,密切监测血糖变化。
- 糖尿病饮食。
- 嘱患者戒烟酒。
- 保持放松、平和的心态。
- 如血糖偏高及时通知医生。

饮食不当(少食或不食)
↓
有发生低血糖的危险

(1)护理目标:患者住院期间血糖控制平稳。
(2)护理措施
- 告知发生低血糖的不良后果及会出现的相关症状。
- 学会正确饮食。
- 密切监测血糖变化。
- 加强巡视。
- 如有心慌、出汗、头晕等不适症状及时通知医生。

(1)护理目标:患者对治疗方案、预后康复期护理要点了解。

(2)护理措施

患者多次咨询高血糖的相关知识、术前注意事项、康复期护理要点

↓

知识缺乏

- 对患者进行高血糖及低血糖相关知识的讲解(低糖饮食、饭后多运动等);在控制血糖的同时注意低血糖的发生。
- 手术前需要准备的物品(吊带、化学冰袋、看护垫)及术前需做好的准备(如备皮、皮试等)。
- 告知患者术后麻醉清醒前须去枕平卧,禁食水。
- 告知患者尽早下床活动的好处,术后第一天佩戴吊带方可下床活动。
- 告知患者按照护理级别,护士可以为患者做好护理。
- 为患者讲解术后康复锻炼的方法并发放术后宣传手册。

(1)护理目标:满足患者基本生理需求。

(2)护理措施

患者患肢活动受限

↓

生活自理能力下降

- 协助患者下地活动。
- 将患者生活必需品放置在其可触及的地方。
- 主动询问患者是否需要帮助。
- 主动协助患者喝水、吃饭、如厕等,做好生活护理。

(1)护理目标:患者未发生皮肤受损。

(2)护理措施

患者患肢 90°制动,应用颈腕吊带制动

↓

有发生颈部腋下皮肤受损的危险

- 在患者颈部受压部位垫吸汗纱布手绢。
- 及时调整吊带松紧,在保持维持患肢屈肘 90°的情况下,不可过紧。
- 患肢腋下保持干燥,清洗后涂爽身粉,垫吸汗手绢。

**(二)实施手术后**

1.诊疗情况 手术当日 T:36.6~37.5℃,P:80~96 次/分,R:18~22 次/分,BP:131~146/80~92mmHg。患者在全麻下行"肩关节镜下左肩关节不稳定重建术",术毕安返病房,伤口外敷料包扎完整,无渗血,患肢手指血运正常,患肢给予吊带制动。告知患者术后须去枕平卧、禁食水 6 小时,6 小时后方可缓慢做

起至半卧位,进行左上肢掌指关节锻炼,手术当日不可下地活动,不可进食刺激及产气的食物。患者土诉疼痛,难以入睡。术后第1大 T:36.3~37.2℃,P:82~94 次/分,R:18~20 次/分。24 小时后护士协助患者佩戴好吊带后下地活动,并告知家属吊带正确的佩戴方法,家属未能正确佩戴。

**思维提示**

[1]患者主诉伤口疼痛,难以入睡,有效镇痛可使患者早期从事康复锻炼和活动,利于早期康复,须做好疼痛的护理。

[2]患者术后须去枕平卧 6 小时并给予患肢吊带制动,麻醉恢复后可向健侧翻身并可缓慢做起,24 小时后可佩戴吊带下地活动。卧床期间处于独立移动躯体的能力受到限制的状态不仅出现自理能力的缺陷,还面临着发生压疮的危险,需满足患者基本生活需要,并做好皮肤护理防止压疮发生。

[3]患者因长时间仰卧位引起腰部疼痛不适,可在腰下垫软枕,按摩腰部。

[4]患者患肢伤口给与冰敷,如使用不当会发生冻伤,应正确使用化学冰袋并注意观察。

[5]患者 24 小时后可佩戴吊带下地活动,初次下地时可能发生直立性低血压,发生跌倒,须做好预防,协助患者下地。

2.护理评估　患者麻醉恢复前须去枕平卧、禁食水。患者主诉疼痛,难以入睡。

3.护理思维与实施方案

患者主诉疼痛,难以入睡 ↓ 睡眠型态紊乱

(1)护理目标:患者主诉疼痛缓解,安静入睡。
(2)护理措施
- 给予心理安慰。
- 提供舒适的环境。
- 巡视患者时注意做到"四轻"。
- 遵医嘱给予止痛药(曲马多、哌替啶等)。
- 遵医嘱给予地西泮等药物辅助睡眠。

患者术后 6 小时须去枕平卧、禁食水 ↓ 部分自理能力缺陷

(1)护理目标:满足患者基本生理需求。
(2)护理措施
- 麻醉恢复后,协助患者进食流质饮食,排气前不食鸡蛋、牛奶、豆浆等产气食物,协助患者饮水。
- 为患者整理好床单位,盖好被褥。

患者术后24小时内
须卧床,躯体移动障碍
↓
有皮肤受损的危险

(1)护理目标:患者卧床期间不发生皮肤受损(压疮)。

(2)护理措施
- 协助患者定时翻身。
- 定时按摩皮肤受压部位。
- 保持床铺平整、清洁、干燥、无皱褶、无渣屑。

患者术后6小时
内去枕平卧
↓
腰部不适

(1)护理目标:患者卧床期间减轻腰痛。

(2)护理措施
- 术前嘱患者准备一块放置腰下的物品(一般为毛巾卷或软垫),大小适中,术后放置患者腰部。
- 保持床铺平整、清洁、干燥、无皱褶、无渣屑。
- 协助患者按摩腰背部。

患者伤口使用化学冰袋
↓
有皮肤冻伤的危险

(1)护理目标:患者不发生皮肤冻伤。

(2)护理措施
- 术后正确使用冰袋,不可直接接触皮肤。
- 注意观察患者患肢,如有异常及时通知医生。
- 告知患者及家属使用化学冰袋的重要性。

术后翻身及初次
下床活动
↓
有发生跌倒、坠床的
危险

(1)护理目标:患者在住院期间不发生跌倒、坠床。

(2)护理措施
- 掌握患者的基本情况:年龄、神志。
- 评估患者发生跌倒、坠床的风险因素,依照跌倒、坠床风险评估标准给予患者评分。
- 嘱患者做到下床前三个"30秒"。
- 定时巡视患者,固定好病床脚刹、加床档、合理安排陪护。
- 嘱患者穿防滑鞋,保持病房地面干燥,灯光照明良好、病房设施摆放合理。

**(三)出院前**

1. 诊疗情况　出院前行"左肩关节正(胸片位)侧/改良腋位"X线检查,护士给予患者及家属出院指导。各项检查无异常后可带药出院。

**思维提示**

[1]护士向患者及家属讲解佩戴吊带的方法,家属未能正确演示吊带佩戴方法。

[2]对于手术治疗的患者,康复锻炼是围手术期护理工作的重点,护士向患者及家属讲解康复期护理注意事项,并告知其康复训练应循序渐进。

2.护理评估　做好出院时患者心理、药物知识水平及康复期的护理宣教。

3.护理思维与实施方案

家属未能正确演示吊带佩戴方法

↓

知识缺乏

(1)护理目标:家属能正确演示吊带佩戴方法。

(2)护理措施

- 评估患者及家属对佩戴吊带的基本方法了解程度。
- 向患者解释正确佩戴吊带的必要性。
- 可提供相关宣传资料以帮助患者及家属尽快学会佩戴方法。

患者及家属对康复期护理注意事项不了解

↓

知识缺乏

(1)护理目标:患者及家属出院前能复述康复期护理注意事项。

(2)护理措施

- 向患者讲解康复期护理对疾病恢复的重要性。
- 告知患者康复期注意事项,主要包括以下几点:

1)手术次日起14天拆线后可洗澡。

2)遵医嘱佩戴颈腕吊带。

3)术后3周复查,遵医嘱进行锻炼(握拳、屈肘等)。

4)避免劳累、患肢免负重。

5)不适随诊。

- 向患者发放出院指导宣传册。

# 二、护 理 评 价

患者从入院到出院,护理上给予了一系列的护理方案的实施。入院时为患者做好疼痛、睡眠型态紊乱、血糖的监测及控制,手术后不仅满足了患者术后的基本生理需求,对患者的睡眠等均进行了良好的护理,改善了睡眠型态,有效避免了跌倒、坠床、腰疼的发生。出院前,给予患者系统的知识宣教、术后康复期的护理。在整个发病期,术后康复期护理尤为重要。

## 三、安 全 提 示

1.有发生跌倒、坠床的危险 患者手术6小时后翻身有坠床的危险;24小时下床活动时有发生跌倒的危险。护士应积极做好预防工作,了解患者一般情况,包括年龄、神志、肌力等。评估患者发生跌倒、坠床的风险因素;定时巡视患者,固定好病床脚刹、加床档、合理安排陪护;嘱患者穿防滑鞋,保持病房地面干燥,灯光照明良好、病房设施摆放合理并嘱患者做到下床前三个"30秒"。

2.有腰部疼痛的危险 患者术后6小时内卧床,护士须了解患者腰部疼痛的状况;帮助患者垫软垫定时协助患者按揉腰部;保持床铺平整、清洁、干燥、无皱褶、无渣屑。

3.血糖的观察 患者住院期间须监测并控制血糖、防止患者因降血糖心切而少食或不食而引发低血糖,护士应多观察、勤告知、多巡视。

4.有皮肤受损的危险 患者患肢须长期制动,术后24小时内卧床,护士须了解患者皮肤营养状况;定时协助患者翻身,并按摩皮肤受压部位;保持床铺平整、清洁、干燥、无皱褶、无渣屑。

5.药物副作用的观察 患者住院期间须服用降压及辅助睡眠药物,护士需注意观察药物副作用。

## 四、经 验 分 享

1.心理护理 患者手术后可因疼痛而惧怕患肢功能锻炼,或因急于恢复正常肩关节功能而造成锻炼过度,护士可告诉患者手术实施后功能锻炼对肩关节恢复正常功能的必要性,锻炼是一个循序渐进的过程,不可急于求成,使患者对疾病的康复抱有积极乐观的态度。

2.术后并发症的观察

(1)肩关节伤口感染:术后1~3天护士应密切观察有无伤口红肿热痛,伤口异常渗液,并有高热、白细胞增多等。

(2)神经损伤:如术后出现患肢手指麻木,感觉活动障碍,有发生神经损伤的可能,因此,护士应鼓励患者尽早进行手指屈伸活动。

(3)血管损伤:如患者患肢手指毛细血管充盈不良,皮肤颜色发白,有发生血管损伤的危险,护士应及时通知医生。

(4)患肢血液回流障碍:如患者患肢肿胀且手指皮肤发紫,有发生血液回流障碍的危险,护士应观察患者患肢包扎是否过紧,同时抬高患肢,并通知医生。

3.肩关节脱位锻炼的方法

(1)第一阶段(术后 6～8 周):以肩关节被动活动为主,肩关节运动后冷敷 1 小时(减轻肿胀及疼痛),须告知患者冷敷注意事项。

1)相邻关节的训练(术后第 1 天即可开始):由肢体远端到近端进行训练,包括手、腕、前臂的主动活动及肘关节的屈曲和伸直,20 次为 1 组,上、下午各练习 1 组。

2)被动前屈上举:去枕仰卧,患臂放于体侧,健侧手扶患肢肘部。在患肢不用力的情况下,由健侧手用力使患肢尽可能上举达最大角度,并在该角度维持 2 分钟。(当前屈到一定角度出现疼痛或遇到阻力时停留)重复 4 次为 1 组,上、下午各练习 1 组。

3)被动外旋:患者平卧,患侧肘关节屈曲 90°并紧贴在体侧。健侧手用一根木棒顶住患侧手掌。在维持患侧肘关节紧贴体侧的同时,尽力向外推患侧手,达到最大限度时同样维持 2 分钟。重复 4 次为 1 组,上、下午各练习 1 组。

4)钟摆练习:患者弯腰躯干与地面平行,患肢下垂,放松、悬垂与躯干成 90°以健侧手扶住患侧手腕。由健侧手用力推拉患侧前臂,做顺时针或逆时针划圈运动,使患侧肘关节在所能达到的最大的活动范围内划圈。划 10 圈为 1 组,上、下午各练习 1 组。

(2)第二阶段(术后 8～12 周):X 线示骨折端有明确骨痂形成,根据愈合程度去掉制动,训练以肩关节主动活动为主,鼓励患者用患侧手参与日常生活活动,如洗脸、刷牙、梳头、洗澡、如厕等。

1)体前内收:患者站立位,健侧手扶患侧肘关节。健侧手用力使患侧上肢抬平后,将患侧肘关节尽力拉向胸前,越贴近胸前越好。在最贴近胸部的位置维持 2 分钟。

2)后部肩袖肌肉的等长收缩练习:患者站在墙边,患侧肘关节屈曲 90°。保持肘部紧贴身体。手顶墙,做使患侧前臂外旋的动作。

3)前部肩袖肌肉的等长收缩练习:患者站立位。患侧肘关节屈曲 90°。保持肘关节紧贴身体。患侧手顶住健侧手做使前臂内旋的动作。健侧手同时用力,使患侧手不能将其推动。

注意:肌肉的等长收缩练习,即锻炼时肢体不应有运动而仅仅是在对抗下用力即可。以下所有的等长肌力锻炼均是在没有肢体的任何运动的前提下,要求是每次均要用力,但同时又不能有肢体的运动。

(3)第三阶段(术后 12 周):以抗阻训练为主,继续牵拉训练(强度增加),增加运动量和运动持续时间,鼓励患者参与日常生活活动,参加体育运动,舒适度以内,可进行任何活动,但应避免接触性运动,最佳运动有游泳、打乒乓球等。

1)关节活动范围锻炼：患者坐在桌边，以患侧靠近桌子，患侧手扶在桌上，患者逐渐弯腰，同时使患侧手在桌面上尽量伸向远方，在达到最大限度时维持2分钟，或患者以患侧靠近，身体侧面对墙站立，患肢抬高，手扶在墙上，使身体尽量贴近墙面，手尽量伸向上方，在达到最大限度时维持2分钟。

2)抗阻前屈上举：患者站立位，患侧手握一大约500g重的重物，肘部伸直，上肢向前方抬起至最大限度，维持2分钟。

3)抗阻内旋：在墙上固定一个滑轮，其高度大约与患者站立时肘关节高度平齐。穿过滑轮坠一个约一斤重的重物，患侧肘部屈曲90°，并使其紧贴身体，手握住绳子的尾端，用力使患侧前臂旋向体前，拉起重物。

4)抗阻外旋：健侧靠近墙而患侧上肢远离墙壁。患侧肘部仍屈曲90°，并使其紧贴身体。患侧手握绳子的尾端，用力使患侧前臂旋向身体外侧。

5)抗阻后伸：患者面对墙壁站立。患侧手拉住绳子尾端，用力向后拉绳子，使重物被拉起。

6)抗阻前屈：患者背对墙站立，患侧手拉住绳子尾端，用力向前拉绳子。

注意：告知患者在肌力训练时，应注意正确掌握运动量和训练节律，在无痛范围内锻炼，在训练中应注意调动患者的积极性，肌肉力量练习应练习至肌肉有酸胀疲劳感为宜，充分休息后再进行下一组，肌肉力量的提高是恢复关节稳定性的关键因素，应当坚持锻炼。

**（胡雨　张爽）**

## ▶ 病例 66 关节镜下肘关节松解患者的护理

患者,男性,33岁,主诉:机器牵拉后右肘关节活动受限7个月,门诊以"关节僵硬(右肘)"收入院。

## 一、诊疗过程中的临床护理

### (一)入院时

#### 1.诊疗情况

**入院后查体:**体温36.5℃,脉搏90次/分,呼吸18次/分,血压109/79mmHg。患者主诉于7个月前,机器牵拉伤致右肘关节疼痛、畸形、活动受限,于北京通州区骨伤医院行手法复位石膏外固定,45天后拆除石膏出现右肘关节活动受限,经自行功能锻炼,症状未见明显好转,现就诊于本院门诊,为进一步诊治收入院。患者自发病以来精神、食欲良好,无不良嗜好,大小便正常,生活自理。

**既往史:**否认冠心病、糖尿病等慢性疾病。否认肝炎、结核等传染病史。否认重大外伤、手术史。否认药物过敏史。

**专科查体:**右肘关节屈曲畸形,屈伸活动受限,活动范围45°～90°。

**辅助检查:**X线片示右肘关节关节间隙略窄,边缘骨赘形成,关节间隙可见骨密度增高影。各项化验检查结果未见明显异常。

**思维提示**

[1]患者出现疼痛:疼痛部位为右肘关节,须做好疼痛的护理。

[2]患者多次咨询疾病相关知识、术前注意事项、康复期护理要点,须为患者讲解相关知识。

[3]患者右肘关节活动受限,生活自理能力下降,满足患者基本生理需求。

2.护理评估　患者主要症状为右肘关节疼痛,活动受限。患者多次咨询疾病相关知识、术前注意事项及康复护理要点,希望能有更多的了解。

3.护理思维与实施方案

右肘关节拉伤，
活动障碍
↓
右肘关节疼痛，
活动受限

> (1)护理目标:患者主诉疼痛缓解。
> (2)护理措施
> ・给予心理安慰。
> ・遵医嘱给予止痛药(曲马多、塞来昔布)。
> ・必要时给予止痛针(氯诺昔康、帕瑞昔布钠)。
> ・用药过程中要注意观察用药的效果。

患者多次咨询疾病
相关知识、术前注意
事项、康复期护理要点
↓
知识缺乏

> (1)护理目标:患者对治疗方案、预后康复期护理要
> 点了解。
> (2)护理措施
> ・对患者进行疾病相关知识的讲解(手术目的、
> 方法、关节镜手术的优势)。
> ・术前需做好的准备(如备皮、皮试等)。
> ・告知患者术后麻醉清醒前须去枕平卧,禁
> 食水。
> ・告知患者尽早下床活动的好处。
> ・告知患者按照护理级别,护士可以为患者做好
> 护理。
> ・为患者讲解术后康复锻炼的方法并发放术后
> 宣传手册。

患肢活动受限
↓
生活自理能力下降

> (1)护理目标:满足患者基本生理需求。
> (2)护理措施
> ・为患者提供舒适的环境。
> ・将患者生活必需品放置在其可触及的地方。
> ・主动询问患者是否需要帮助。
> ・主动协助患者喝水、吃饭、如厕等,做好生活护
> 理。

**(二)实施手术后**

1.诊疗情况 手术当日 T:36.1～37℃,P:72～80 次/分,R:18～20 次/分,BP:120～140/70～80mmHg。患者在全麻下行"右肘关节松解术",术毕安返病房,患肢有石膏制动,伤口无渗血,患肢手指感觉活动正常,伤口给予冰敷,有留置引流管,引流通畅,术后第 1 天引流量为 70ml,继续保留引流管,第 2 天引流量为 75ml,第 3 天引流量为 25ml,给予拔除引流,患肢给予抬高,遵医嘱给予心电监护及吸氧。告知患者麻醉恢复前须去枕平卧、禁食水,麻醉恢复后可进行患肢功能锻炼,注意保持石膏的清洁、干燥。患者主诉疼痛,难以入睡。术后第 1 天 T:36.8～37℃,P:76～84 次/分,R:18～20 次/分,BP:105～130/75～85mmHg。术后麻醉恢复后护士协助患者床上坐起,并告

知患者及家属注意保护石膏。术后第 2 天给予拆除石膏患肢换药,换药后改用支具固定患肢。

**思维提示**

[1]患者主诉伤口疼痛,难以入睡,有效镇痛可使患者早期从事康复锻炼和活动,利于早期康复,须做好疼痛的护理。

[2]患者麻醉恢复前须去枕平卧,麻醉恢复后可枕枕头,摇床,坐起,术后第 1 天可下地活动。患者手术当日须在床上大小便,出现自理能力的缺陷,须满足患者基本生活需求。

[3]患肢石膏制动,有发生压疮的危险,应做好石膏护理,密切观察患肢皮肤情况。

[4]患者伤口敷料无渗血,有留置引流管,增加了伤口感染的危险,应密切注意患者伤口情况,注意体温变化。

[5]神经血管损伤,肘关节处神经血管丰富,容易受到牵拉和损伤,应密切观察手指血运及桡动脉搏动情况。

[6]患者患肢伤口给予冰敷,正确使用冰袋,防止冻伤。

2.护理评估　患者麻醉恢复前须去枕平卧、禁食水。患者主诉疼痛,难以入睡。

3.护理思维与实施方案

患者麻醉恢复前须
去枕平卧、禁食水
↓
部分自理能力缺陷

(1)护理目标:满足患者基本生理需求。

(2)护理措施

- 麻醉恢复后,协助患者进食流质饮食,排气前不食鸡蛋、牛奶、豆浆等产气食物,协助患者进食、饮水,满足患者基本生理需求。
- 定时巡视病房;协助患者进行床上小大便。
- 为患者整理好床单位,盖好被褥。

患者患肢石膏制动
↓
躯体移动障碍,有皮肤
受损的危险

(1)护理目标:患者患肢石膏制动期间不发生压疮。

(2)护理措施

- 协助患者移动患肢,注意石膏护理,定时按摩石膏边缘,严密观察患肢手指血运情况,手指感觉情况,如有异常及时通知医生。
- 协助患者定时翻身。
- 定时按摩皮肤受压部位。
- 保持床铺平整、清洁、干燥、无皱褶、无渣屑。

患者主诉疼痛，
难以入睡
↓
睡眠型态紊乱

(1)护理目标:患者主诉疼痛缓解,安静入睡。
(2)护理措施
　　· 给予心理安慰。
　　· 提供舒适的环境。
　　· 巡视患者时注意做到"四轻"。
　　· 遵医嘱给予止痛药(曲马多、哌替啶等)。
　　· 遵医嘱给予地西泮等药物辅助睡眠。

伤口留置引流
↓
有发生感染的危险

(1)护理目标:患者住院期间未发生伤口感染。
(2)护理措施
　　· 观察和评估伤口情况,注意伤口有无红肿痛等症状。
　　· 加强伤口护理,伤口渗液多时,及时更换敷料,保持敷料干燥。
　　· 妥善固定引流管,观察引流量及性质。
　　· 告知患者及家属下床时应将引流袋固定好。

肘关节处神经血管丰富
↓
有神经血管损伤的危险

(1)护理目标:患者住院期间避免血管神经损伤的发生。
(2)护理措施
　　· 严密观察患者患肢的桡动脉搏动、手指的感觉、腕关节活动情况。
　　· 抬高患肢,超过心脏水平,以帮助消肿。
　　· 借助辅助检查确认是否有神经血管损伤的发生(可行 CT 动脉造检查)。

术后第 1 天下床活动
↓
有发生跌倒、坠床的
危险

(1)护理目标:患者在住院期间未发生跌倒、坠床。
(2)护理措施
　　· 掌握患者的基本情况:年龄、神志。
　　· 评估患者发生跌倒、坠床的风险因素,依照跌倒、坠床风险评估标准给予患者评分。
　　· 定时巡视患者,固定好病床脚刹、加床档、合理安排陪护。
　　· 嘱患者穿防滑鞋,保持病房地面干燥,灯光照明良好、病房设施摆放合理。

患者患肢持续使用化学冰袋 → 有皮肤冻伤的危险

（1）护理目标：患者未发生皮肤冻伤。

（2）护理措施

- 术后正确使用冰袋，不可直接接触皮肤。
- 注意观察患者患肢，如有异常及时通知医生。
- 告知患者及家属使用化学冰袋的重要性。

### （三）出院前

1. 诊疗情况　出院前行"肘关节正侧位"X线检查，护士给予患者及家属出院指导。各项检查无异常后可出院。

**思维提示**

[1]护士向患者及家属讲解佩戴支具的方法，家属未能正确演示支具佩戴方法，说明患者及家属缺乏正确佩戴支具的相关知识，须在出院前教会家属能正确佩戴支具。

[2]对于手术治疗的患者，康复锻炼是围术期护理工作的重点，护士向患者及家属讲解康复期护理注意事项。

2. 护理评估　做好出院时患者心理及康复期的护理宣教。

3. 护理思维与实施方案

家属未能正确演示支具佩戴方法 → 知识缺乏

（1）护理目标：家属能正确演示支具佩戴方法。

（2）护理措施

- 评估患者及家属对佩戴支具的基本方法了解程度。
- 向患者解释正确佩戴支具的必要性。
- 可提供相关宣传资料以帮助患者及家属尽快学会佩戴方法。

患者及家属对康复期护理注意事项不了解 → 知识缺乏

（1）护理目标：患者及家属出院前能复述康复期护理注意事项。

（2）护理措施

- 向患者讲解康复期护理对疾病恢复的重要性。
- 告知患者康复期注意事项，主要包括以下几点：

1）手术次日起14天拆线后可洗澡。

2）遵医嘱佩戴支具时间。

3）术后3周复查，遵医嘱进行肘关节屈伸锻炼。

4）遵医嘱佩戴支具。

5）不适随诊。

- 向患者发放出院指导宣传册。

## 二、护 理 评 价

患者从入院到出院,护理上给予了一系列的护理方案的实施。入院时为患者做好心理护理、疾病相关知识的宣教,不仅满足了患者术后的基本生理需求,对患者术后疼痛、睡眠型态紊乱等均进行了良好的护理,有效避免了压疮的发生。出院前,给予患者系统的知识宣教、术后康复期的护理。在治疗过程中,术后康复期护理尤为重要。

## 三、安 全 提 示

1.注意石膏、支具的护理。术后保持石膏的清洁、干燥。注意观察患肢的血运及感觉活动。石膏边缘给予定时按摩,注意倾听患者主诉,避免石膏内压疮产生。佩戴支具后,观察支具的松紧度,有无不适,如有不适及时通知支具室,进行支具的调整。

2.有皮肤受损的危险 患者术后麻醉恢复前须卧床,护士应了解患者皮肤营养状况;定时协助患者翻身,并按摩皮肤受压部位;保持床铺平整、清洁、干燥、无皱褶、无渣屑。患者术后锻炼患肢容易肿胀,注意支具的松紧度,以免压迫皮肤。

3.术区冰敷时的观察 注意观察局部皮肤情况,避免冻伤。

## 四、经 验 分 享

1.心理护理 患者右肘关节活动受限 7 个月致右肘僵硬。康复锻炼是一个漫长的过程,护士可告诉患者康复锻炼后疼痛可能还要持续一段时间,使患者对疾病的康复抱有积极乐观的态度。

2.术后并发症的观察 潜在的皮肤完整性受损(压疮):注意做好石膏的护理,石膏边缘给予定时按摩,注意倾听患者的主诉,如石膏过紧及时通知医生给予处理。注意观察患肢手指的血运、感觉活动。

3.术后给予化学冰袋持续冰敷,减轻疼痛、减轻患肢肿胀。使用冰袋时注意避免冻伤。

4.屈肘困难功能锻炼

夜间:最大屈肘位(应保证不会因肘关节疼痛而影响睡眠)睡前如出现红肿热痛等症状可冷敷 15 分钟,否则可热敷。

8~9AM:摘除支具,局部热敷 15 分钟(如出现红肿热痛等症状可冷敷),同时主动活动患肢,服用止痛、防止异位骨化药物。

9~12AM:被动伸屈活动,如佩戴支具则须调整在最大伸肘位(出现轻度疼痛或不适为最佳)。

12～1PM:摘除支具,局部热敷 15 分钟(如出现红肿热痛等症状可冷敷),同时主动活动患肢,服用止痛、防止异位骨化药物。

1～5PM:被动伸屈活动,如佩戴支具则须调整在最大屈肘位(出现轻度疼痛或不适为最佳)。

5～6PM:摘除支具,局部热敷 15 分钟,同时主动活动患肢,服用止痛、防止异位骨化药物。

6～9PM:被动伸屈活动,如佩戴支具则须调整在最大伸肘位。

持续 4 周。

5.伸肘困难功能锻炼

夜间:最大伸肘位(应保证不会因肘关节疼痛而影响睡眠)睡前如出现红肿热痛等症状可冷敷 15 分钟,否则可热敷。

8～9AM:摘除支具,局部热敷 15 分钟(如出现红肿热痛等症状可冷敷),同时主动活动患肢,服用止痛、防止异位骨化药物。

9～12AM:被动伸屈活动,如佩戴支具则须调整在最大屈肘位(出现轻度疼痛或不适为最佳)。

12～1PM:摘除支具,局部热敷 15 分钟(如出现红肿热痛等症状可冷敷),同时主动活动患肢,服用止痛、防止异位骨化药物。

1～5PM:被动伸屈活动,如佩戴支具则须调整在最大伸肘位(出现轻度疼痛或不适为最佳)。

5～6PM:摘除支具,局部热敷 15 分钟,同时主动活动患肢,服用止痛、防止异位骨化药物。

6～9PM:被动伸屈活动,如佩戴支具则须调整在最大屈肘位。

持续 4 周。

(赵娟　张爽)

## ▶ 病例 **67** 踝关节韧带损伤患者的护理

患者,女性,17岁,主诉:左踝内侧、外侧疼痛肿胀,不稳感,活动受限5年,门诊以"距腓前韧带损伤(左)"收入院。

## 一、诊疗过程中的临床护理

### (一)入院时

**1. 诊疗情况**

**入院后查体**:体温36.5℃,脉搏84次/分,呼吸20次/分,血压125/74mmHg,身高162cm,体重80kg。患者主诉于就诊前5年因摔倒致左踝疼痛、肿胀,不稳感,活动受限,当时未进行治疗,现疼痛加剧,于当地医院拍片后,转至积水潭医院,为进一步治疗门诊收住院,诊断:左距腓前韧带损伤。患者自发病以来精神、食欲良好,无不良嗜好,大小便正常,生活自理,患肢因疼痛致活动受限。

**既往史**:否认肝炎、结核等传染病史,否认高血压、冠心病、糖尿病病史,否认胃肠道、肝胆系疾病史,否认阿司匹林用药史,否认重大外伤、手术史,否认输血史,否认药物过敏史。

**专科查体**:患者走路不稳,左踝未见明显损伤,无破溃及窦道,触及踝关节内外侧有压痛,背屈0°,跖屈45°,内外翻疼痛,抽屉试验阳性,足背动脉搏动存在,感觉正常。

**辅助检查**:X线示:未见明显骨折征象。MRI:距腓前韧带高信号影。双下肢深静脉彩超:未见异常。

**异常化验结果**:无。

---

**思维提示**

[1] 患者出现疼痛:疼痛部位为左踝关节,须做好疼痛的护理。

[2] 患者左踝关节活动受限,走路不稳,根据患者入院摔伤评估,属轻度危险,须警惕患者入院后摔伤并做好相应措施。

[3] 患者患肢因疼痛致活动受限,惧怕下床活动,身高162cm,体重80kg,体重指数大于30,须警惕深静脉血栓的发生,观察患者下肢是否肿胀、疼痛,做好预防措施。

[4] 患者患肢因疼痛致活动受限,躯体移动障碍,身高162cm,体重80kg,体重指数大于30,局部皮肤长期受压,须警惕压疮的发生,做好皮肤护理。

2.护理评估　患者主要症状为左踝关节活动受限,行走时有不稳感,且因疼痛惧怕下床活动。患者多次咨询术前注意事项及康复护理要点,希望能有更多的了解。

3.护理思维与实施方案

左踝关节行走时疼痛
↓
右踝关节疼痛,活动受限

(1)护理目标:患者主诉疼痛缓解。
(2)护理措施
- 给予心理安慰。
- 遵医嘱给予止痛药(曲马多、塞来昔布)。
- 用药过程中要注意观察用药的效果。

患者惧怕下床,
体重指数大于 30
↓
有发生深静脉血栓的
危险

(1)护理目标:患者未发生深静脉血栓。
(2)护理措施
- 鼓励患者下地活动。
- 告知患者下床活动的必要性,遵医嘱使用足底静脉泵。
- 密切观察患者,做好术前高危因素筛查。

患者体重指数大于 30,
较少下床活动
↓
躯体移动障碍
有皮肤受损的危险

(1)护理目标:患者卧床期间不发生皮肤受损(压疮)。
(2)护理措施
- 协助患者定时翻身。
- 定时按摩皮肤受压部位。
- 保持床铺平整、清洁、干燥、无皱褶、无渣屑。

患者行走时有不稳感
↓
有发生院内摔伤的危险

(1)护理目标:患者未发生院内摔伤。
(2)护理措施
- 协助患者下地活动,嘱患者穿防滑鞋。
- 保持地面干燥,灯光照明良好、病房设施摆放合理。
- 评估患者发生跌倒、坠床的风险因素,依照跌倒、坠床风险评估标准给予患者评分。
- 定时巡视患者,固定好病床脚刹、加床档、合理安排陪护。

患肢活动受限
↓
生活自理能力下降

(1)护理目标:满足患者基本生理需求。
(2)护理措施
- 协助患者下地活动。
- 将患者生活必需品放置在其可触及的地方。
- 主动询问患者是否需要帮助。
- 主动协助患者如厕等,做好生活护理。

(1)护理目标:患者对治疗方案、预后康复期护理要
点了解。

(2)护理措施

- 手术前需要准备的物品及术前需做好的准备
  (如备皮、皮试等)。

患者多次咨询手术
注意事项

↓

知识缺乏

- 告知患者术后麻醉清醒前须去枕平卧,禁
  食水。
- 告知患者按照护理级别,护士可以为患者做好
  护理。
- 为患者讲解术后康复锻炼的方法并发放术后
  宣传手册。

**(二)实施手术后**

1.诊疗情况　手术当日,T:36.9℃,P:71～88 次/分,R:18～24 次/分,
BP:121/76mmHg。患者在联合麻醉下行"关节镜下骨赘切除,踝关节韧带重
建,自体肌腱游离移植术",术毕安返病房,伤口无渗血,伤口给予冰敷。患肢
给予石膏制动,左下肢感觉活动同术前,告知患者麻醉恢复前须去枕平卧、禁
食水,麻醉恢复后可进行左下肢足趾活动,患肢给予抬高,高于心脏水平。术
日晚患者伤口无渗血,患者主诉疼痛,难以入睡。术后第 1 天,T:36.3℃,P:
82 次/分,R:18 次/分,BP:119/71mmHg。患肢石膏给予拆除,使用短腿支具
制动,患肢继续抬高,伤口持续冰敷。24 小时后护士协助患者下地活动,向患
者讲解支具佩戴方法。患者未能正确演示佩戴方法。

**思维提示**

［1］患者主诉伤口疼痛,难以入睡,有效镇痛可使患者早期从事康复锻炼
　　和活动,利于早期康复,须做好疼痛的护理。

［2］患者患肢伤口给与冰敷,如使用不当会发生冻伤,应正确使用化学冰
　　袋并注意观察。

［3］患者手术时间长且术前因活动受限,较少下床活动,须警惕深静脉血
　　栓及肺栓塞的发生。

［4］患者麻醉恢复前须去枕平卧,麻醉恢复后可半卧位,24 小时后可下地
　　活动。卧床期间患者处于独立移动躯体的能力受到限制的状态,且
　　患者体重指数大于 30,身体局部皮肤长期受压,不仅出现自理能力的
　　缺陷,还面临着发生压疮的危险,须满足患者基本生活需求,并做好
　　皮肤护理防止压疮发生。

[5]患者患肢踝关节处组织疏松,容易发生水肿,且使用石膏制动,有发生骨筋膜室综合征的危险,注意观察患肢皮温、血运、皮肤颜色等情况,发现异常及时通知医生。

[6]患者患肢术后须长期使用石膏或支具,有发生局部皮肤压疮的危险,注意观察患肢石膏/支具内皮肤情况,定时按摩受压皮肤。

2.护理评估　患者麻醉恢复前须去枕平卧、禁食水。患者主诉疼痛,难以入睡。患肢使用石膏或支具制动。

3.护理思维与实施方案

患者麻醉恢复前须去枕平卧、禁食水
↓
部分自理能力缺陷

(1)护理目标:满足患者基本生理需求。
(2)护理措施
- 麻醉恢复后,协助患者进食流质饮食,排气前不食鸡蛋、牛奶、豆浆等产气食物,协助患者饮水。
- 协助患者进行床上小大便。
- 为患者整理好床单位,盖好被褥。

踝关节处手术切口,患者主诉伤口疼痛难以入睡
↓
疼痛,睡眠型态紊乱

(1)护理目标:患者主诉疼痛缓解,安静入睡。
(2)护理措施
- 给予心理安慰。
- 提供舒适的环境。
- 必要时遵医嘱给予止痛药(曲马多等),用药过程中要注意观察用药的效果。
- 患肢抬高及冰敷。
- 巡视患者时注意做到"四轻"。
- 遵医嘱给予地西泮等药物辅助睡眠。

患者伤口使用化学冰袋
↓
有皮肤冻伤的危险

(1)护理目标:患者未发生皮肤冻伤。
(2)护理措施
- 术后正确使用冰袋,不可直接接触皮肤。
- 注意观察患者患肢,如有异常及时通知医生。
- 告知患者及家属使用化学冰袋的重要性及使用方法。

术后翻身、下床活动
↓
有发生跌倒、坠床的危险

(1)护理目标:患者在住院期间未发生跌倒、坠床。
(2)护理措施
- 掌握患者的基本情况。
- 评估患者发生跌倒、坠床的风险因素,依照跌倒、坠床风险评估标准给予患者评分。
- 定时巡视患者,固定好病床脚刹、加床档、合理安排陪护。
- 嘱患者穿防滑鞋,保持病房地面干燥,灯光照明良好、病房设施摆放合理。

患者术后 24 小时内须卧床,
体重指数大于 30
局部皮肤长期受压
↓
有皮肤受损的危险

(1)护理目标:患者卧床期间未发生皮肤受损(压疮)。
(2)护理措施
- 协助患者定时翻身。
- 定时按摩皮肤受压部位。
- 保持床铺平整、清洁、干燥、无皱褶、无渣屑。

使用支具及石膏制动
↓
有发生局部皮肤压疮的危险

(1)护理目标:患者住院期间未发生局部皮肤压疮。
(2)护理措施
- 观察和评估局部皮肤受压情况。
- 注意观察患者石膏是否过紧。
- 加强石膏护理。

患者较少下床活动,
体重高于正常
↓
有发生深静脉血栓的危险

(1)护理目标:患者未发生深静脉血栓。
(2)护理措施
- 注意观察患者生命体征变化。
- 注意观察患者呼吸变化,如有异常及时通知医生。
- 嘱患者早期活动,必要时使用足底静脉泵。

踝关节组织疏松
↓
有发生水肿的危险

(1)护理目标:患者住院期间未发生水肿。
(2)护理措施
- 加强患肢护理,保持患肢高于心脏水平。
- 鼓励患者早期活动。
- 给予患肢冰敷。
- 告知患者及家属抬高患肢的必要性,取得配合。

患肢石膏制动,肿胀

↓

有发生骨筋膜室
综合征的危险

(1)护理目标:患者住院期间未发生骨筋膜室综合征。

(2)护理措施

- 加强患肢护理,保持患肢高于心脏水平。
- 观察和评估患肢皮肤情况。
- 如发现异常及时通知医生给予减压。

### (三)出院前

1.诊疗情况　出院前行"左踝关节三维CT",护士给予患者及家属出院指导。

**思维提示**

[1]护士向患者及家属讲解佩戴支具的方法,均未能正确演示支具佩戴方法,说明患者及家属缺乏正确佩戴支具的相关知识,须在出院前教会患者及家属能正确佩戴支具。

[2]对于手术治疗的患者,康复锻炼是围术期护理工作的重点,护士向患者及家属讲解康复期护理注意事项,鼓励患者坚持锻炼。

2.护理评估　做好出院时患者心理及康复期的护理宣教。

3.护理思维与实施方案

患者及家属未能正确
演示支具佩戴方法

↓

知识缺乏

(1)护理目标:患者及家属能正确演示支具佩戴方法。

(2)护理措施

- 评估患者及家属对佩戴支具的基本方法了解程度。
- 向患者解释正确佩戴支具的必要性。
- 可提供相关宣传资料以帮助患者及家属尽快学会佩戴方法。

患者及家属对康复期
护理注意事项不了解
↓
知识缺乏

(1)护理目标:患者及家属出院前能复述康复期护理注意事项。

(2)护理措施
- 向患者讲解康复期护理对疾病恢复的重要性。
- 告知患者康复期注意事项,主要包括以下几点:

1)手术次日起 14 天拆线后可洗澡。

2)遵医嘱佩戴支具时间。

3)术后定期复查,遵医嘱进行患肢锻炼。

4)避免劳累、患肢早期不可负重。

5)不适随诊。

- 向患者发放出院指导宣传册。

## 二、护 理 评 价

患者从入院到出院,护理上给予了一系列的护理方案的实施。入院时为患者做好疼痛的护理,遵医嘱做好深静脉血栓的高危因素的筛查及预防工作,协助患者下床活动,减少局部皮肤长期受压,避免了压疮的发生。手术后不仅满足了患者术后的基本生理需求,对患者的睡眠、伤口等均进行了良好的护理,避免了术后患肢的水肿,预防了局部皮肤受损、深静脉血栓,有效避免了跌倒、坠床、压疮的发生。出院前,给予患者系统的知识宣教、术后康复期的护理。

## 三、安 全 提 示

1.有发生跌倒、坠床的危险 患者手术后翻身有坠床的危险;下床活动时有发生跌倒的危险。护士应积极做好预防工作,了解患者一般情况,包括年龄、神志等。评估患者发生跌倒、坠床的风险因素;定时巡视患者,固定好病床脚刹、加床档、合理安排陪护;嘱患者穿防滑鞋,保证病房地面干燥,灯光照明良好、病房设施摆放合理。

2.有皮肤受损的危险 患者患肢须长期制动,术后 24 小时内卧床,身高 162cm,体重 80kg。护士须了解患者皮肤营养状况;定时协助患者翻身,并按摩皮肤受压部位;注意观察支具的松紧度,可在容易受压的部位垫棉布手绢,保持床铺平整、清洁、干燥、无皱褶、无渣屑。

3.有压疮的危险 患者体重指数大于 30,躯体活动受限,部分皮肤长期受压(如骶尾、足跟等),护士须及时观察皮肤受压情况,并按摩受压部位,鼓励患者下床活动,必要时使用防压疮床垫。

# 四、经验分享

1.心理护理　患者手术后可因急于恢复正常踝关节功能而提早锻炼,或因惧怕疼痛而推迟锻炼时间,护士可告诉患者手术实施后功能锻炼对踝关节恢复正常功能的必要性,但是锻炼是一个循序渐进的过程,不可急于求成,使患者对疾病的康复抱有积极乐观的态度。

2.术后并发症的观察

(1)患肢血液回流障碍:如患者患肢肿胀且足趾皮肤发紫,有发生血液回流障碍的危险,护士应观察患者患肢包扎是否过紧,同时抬高患肢,并通知医生。

(2)骨筋膜室综合征:如患者患肢皮肤变白,皮温变凉,足背动脉搏动变弱,患肢肿胀异常明显,患者疼痛难忍,护士应及时通知医生。

(3)神经受损:患者如感觉患肢麻木,活动受限,有神经受损的危险,护士应早期鼓励患者抬高患肢的同时活动足趾。

(4)皮肤压疮:患者部分皮肤长期受压(如骶尾、足跟等),如局部皮肤发红,有发生压疮的危险,护士须及时观察皮肤受压情况,并按摩受压部位,鼓励患者下床活动,必要时使用防压疮床垫。

3.踝关节韧带损伤锻炼的方法

(1)第一阶段(术后第1天～4周):以相邻关节的训练活动为主,即足趾活动,须佩戴支具,患肢踝关节免负重。

(2)第二阶段(术后5～6周):摘除支具,锻炼关节活动度,训练以踝关节被动活动为主,即被动背屈、跖屈、内翻、外翻训练,须达到健侧角度。

该阶段踝关节需部分负重:

1)第5周使用双拐下地活动,负重力量为体重的1/3。

2)第6周使用单拐下地活动,负重力量为体重的1/2。

3)告知患者计算好负重力量后,使用健康称测量力量即可。

(3)第三阶段(术后7周后):以主动活动训练为主,即被动背屈、跖屈、内翻、外翻训练,8周后逐渐增加力量训练。

1)第7周患肢可完全负重,进行主动活动训练。

2)第8周进行力量训练,及患肢单足(健肢不可触地)提踵训练,3组/天,10次(逐渐增加)/组,5秒/次。

3)术后3个月后开始进行慢跑训练,术后6个月后恢复正常训练。

(张晓婕　张爽)

## 病例 68 膝关节色素沉着性绒毛结节滑膜炎患者的护理

患者,女性,27 岁,主诉:左膝部疼痛肿胀反复发作十余年,门诊以"色素沉着性绒毛结节滑膜炎"收入院。

## 一、诊疗过程中的临床护理

### (一)入院时

1. 诊疗情况

**入院后查体**:体温 36.5℃,脉搏 80 次/分,呼吸 18 次/分,血压 108/72mmHg。患者主诉入院前 10 年跳跃后出现左膝部疼痛肿胀活动受限,于当地行膏药外敷治疗,后无明显好转,于当地予抽吸关节液见血性液后反复发作,于 1 个月前行 MRI 检查后以色素沉着性绒毛结节滑膜炎收住院。患者自发病以来精神、食欲良好,无不良嗜好,大小便正常,生活部分自理。为进一步确诊膝关节损伤情况,行风湿免疫、结核菌素实验等检查排除其他因素。因膝关节疼痛肿胀反复发作,直接影响患者的工作和生活,因担心患肢恢复和复发的情况,患者多次询问相关知识。

**既往史**:否认高血压、冠心病、糖尿病等慢性疾病。否认肝炎、结核等传染病史。否认重大外伤、手术史。否认药物过敏史。

**专科查体**:膝活动度正常。浮髌试验(一),髌骨研磨试验(一),髌骨外推试验(一),外推恐惧试验(一);Lachman 试验(一),轴移试验(一),终末点(硬性);后抽屉试验(一),终末点(硬性);内翻应力试验 0°位(一),30°位(一);内、外侧关节间隙压痛,McMurry 试验(一)。

**辅助检查**:X 线片:未见明显骨折征象;MRI:关节积液滑膜明显增生。心电图:大致正常心电图。

**异常化验结果**:总胆固醇 5.79mmol/L(<5.20mmol/L),高密度脂蛋白胆固醇 1.87mmol/L(1.04～1.55mmol/L),甘油三酯:2.22mmol/L(<1.70mmol/L)。

2. 护理评估 患者主要症状为左膝部肿胀、疼痛,密切注意患者患肢肿胀情况,必要时通知医生。患者多次咨询相关知识、术前注意事项及康复护理要点,希望能有更多的了解。

**思维提示**

[1]患者出现疼痛：疼痛部位为左膝关节，须做好疼痛的护理。

[2]患者曾因患肢肿胀于当地抽吸血性关节积液，应密切观察患者患肢肿胀情况。

[3]患者因疾病反复发作，多次询问原因及手术预后情况，存在焦虑、知识缺乏，须做好心理护理及相关知识宣教。

3. 护理思维与实施方案

膝关节滑膜增生
↓
肿胀、疼痛

(1)护理目标：患者主诉肿胀、疼痛缓解。

(2)护理措施

- 评估患者疼痛的程度。
- 给予心理安慰。
- 密切观察患肢肿胀情况，如出现肿胀、局部皮温增加，应及时通知医生抽吸关节积液。
- 告知患者本病的抽吸关节积液呈暗红色或棕红色。
- 遵医嘱给予止痛药（曲马多），必要时给予止痛针（氯诺昔康、帕瑞昔布钠）。用药过程中要注意观察用药的效果。

患者多次询问病因及手术预后情况
↓
焦虑

(1)护理目标：患者住院期间减轻焦虑心理。

(2)护理措施

- 评估患者的焦虑水平，根据患者需要进行指导。
- 告知患者本病是一种关节内滑膜增生性病变，常发于滑膜关节、腱鞘和滑囊，是介于炎症和肿瘤之间的一种滑膜疾病，病因不明。
- 告知患者本病的特点是：关节滑膜过度增生，形成绒毛结节和棕色含铁血黄素沉着，常有关节反复出血、肿胀。
- 告知患者膝关节镜下手术治疗的要点是全面彻底地切除病变滑膜，不能遗漏有病变滑膜未切除区，否则手术后容易复发。
- 手术后可辅以放疗，但可导致伤口愈合不良和骨生长缓慢，伤口感染率增高，同时还有诱发肉瘤的危险，只要滑膜切除彻底，无须常规辅以放疗。
- 告知患者有一定的复发率。
- 针对个人情况进行心理护理。

患者多次咨询术前注意事项及康复期护理要点

↓

知识缺乏

（1）护理目标：患者对治疗方案、预后康复期护理要点了解。

（2）护理措施

- 评估患者的知识水平，根据患者须要进行指导。
- 手术前需要准备的物品（化学冰袋、看护垫）及术前须作好的准备（如备皮、皮试等）。
- 告知患者术后麻醉清醒前须去枕平卧，禁食水。
- 告知患者术后可以进行踝泵的练习及股四头肌的锻炼。
- 告知患者按照护理级别，护士可以为患者做好护理。
- 为患者讲解术后康复锻炼的方法并发放术后宣传手册。

**（二）实施手术后**

1. 诊疗情况　手术当日 T：35.8～36.9℃，P：72～90 次/分，R：18～22 次/分，BP：110/75mmHg。患者在联合麻醉下行"关节镜下滑膜部分切除术"，术毕患者清醒返回病房，伤口外敷料包扎完整，无渗血，伤口放置引流管，引流管通畅，引出为血性液体，患肢伤口给予冰袋冰敷。告知患者术后 6 小时须去枕平卧、禁食水，6 小时后可以进食清淡、易消化饮食。术后可能出现肢体肿胀，需要定时观察患肢的肿胀情况和肢体远端血运、活动情况，预防因肢体肿胀、敷料包扎过紧而影响肢体远端血运和神经损伤，必要时可以松开敷料。术后给予输液抗感染治疗。麻醉恢复后护士指导患者进行股四头肌功能锻炼、踝泵的练习，告知患者可以进行直腿抬高和踝泵锻炼。术日晚患者伤口敷料有 5cm×5cm 渗血。患者主诉伤口疼痛，难以入睡。

术后第 1 天，T：36.5～37.3℃，P：80～96 次/分，R：18～22 次/分。术后第 1 天伤口引流管引出 150ml 血性液体，伤口敷料渗血未见扩大。术后第 1 天护士协助患者挂拐下地活动，引流袋固定在低于患肢伤口的位置，向患者讲解挂拐的使用方法、注意事项和功能锻炼的重要性。患者能正确演示挂拐的方法。

2. 护理评估　患者麻醉恢复前须去枕平卧、禁食水。严密观察膝关节肿胀情况，患肢感觉和运动情况。预防因肢体肿胀、敷料包扎过紧而影响肢体远端血运和神经损伤，必要时可以松开敷料。患肢给予持续冰敷，减轻术后疼痛和肿胀，冰敷需注意观察患肢皮肤温度，预防冻伤皮肤。术日晚患者伤口敷料 5cm×5cm 渗血,密切观察伤口渗血情况,预防伤口感染。患者主诉疼痛,难以入睡。引流管通畅,术后第 1 天引流量 150ml,注意观察引流量及性质,观察生命体征。指导患者进行直腿抬高和踝泵锻炼。

**思维提示**

[1]患者伤口敷料包扎患肢并放置引流管,患者伤口敷料有 5cm×5cm 渗血,增加了伤口感染的危险,应密切观察患者伤口敷料渗血情况及引流量,注意体温变化。伤口引流如每小时出血量大于 100ml 应及时通知医生。

[2]患肢伤口给予冰袋冰敷,减轻疼痛,减少渗血。

[3]患者返回病房 6 小时须去枕平卧,禁食水,密切观察患者是否出现麻醉反应,预防出现呕吐后引起窒息。

[4]患者主诉疼痛,入睡困难。因关节镜下滑膜切除,患者感觉疼痛,须做好疼痛的护理。疼痛除造成患者痛苦不安外,同时直接影响到手术关节的功能恢复,必须给予重视。积极采取有效镇痛措施。术后早期疼痛,多因手术伤口引起,可用盐酸哌替啶 50mg 肌注或曲马多 1 片口服均可获得良好的镇痛效果。条件允许时可使用连续性镇痛泵,定时定量静脉均匀地注入镇痛剂。

[5]麻醉恢复后可进行患肢功能锻炼,术后第一天可拄拐下地活动。并告知患者拄拐的使用方法和注意事项,防止摔倒。

[6]患者下地活动时伤口引流袋应低于患肢伤口,防止血液倒流,引起感染。引流量低于 50ml 可拔除,高于 50ml 一般放置 48 小时后拔除。

3. 护理思维与实施方案

　　(1)护理目标:患者主诉疼痛缓解。

　　(2)护理措施

手术创伤较大

↓

膝关节疼痛

- 评估患者疼痛的程度。
- 给予心理安慰,充分理解患者的感受。
- 告知患者尽量避免引起疼痛的姿势。
- 给予冰袋冰敷患侧膝关节,缓解局部肿胀。
- 遵医嘱给予止痛药(曲马多),必要时给予止痛针(氯诺昔康、帕瑞昔布钠或哌替啶)。
- 使用连续性镇痛泵,定时定量静脉均匀地注入镇痛剂。
- 用药过程中要注意观察用药的效果。

伤口敷料有 5cm×5cm
渗血
↓
有发生感染的危险

(1)护理目标:患者住院期间不发生伤口感染。
(2)护理措施
- 加强伤口护理,伤口渗液多时,及时更换敷料,保持敷料清洁、干燥。
- 观察和评估伤口情况,注意伤口有无红肿热痛等症状。
- 如肿胀明显,检查有无波动感,有波动感应通知医生穿刺抽液。

伤口引流管术后
第 1 天未能拔除
↓
有发生感染的危险

(1)护理目标:患者住院期间不发生伤口感染。
(2)护理措施
- 密切观察伤口引流情况,如术后 24 小时内超过 400ml 及时通知医生给予相应处理。
- 伤口引流如每小时出血量大于 100ml 应及时通知医生。
- 24 小时内低于 50ml 引流量应通知医生给予拔除。
- 告知患者下床活动时先将引流袋妥善固定,防止管道受压、打折或脱出,引流袋位置应低于伤口,防止血液倒流。
- 密切观察引流液的颜色、性状并准确记录引流量。

患者麻醉恢复前须去
枕平卧、禁食水
↓
部分自理能力缺陷

(1)护理目标:满足患者基本生理需求。
(2)护理措施
- 麻醉恢复后,协助患者进食流质饮食,排气前不食鸡蛋、牛奶、豆浆等产气食物,协助患者饮水。
- 定时巡视病房;协助患者进行床上大小便。
- 为患者整理好床单位,盖好被褥。

术后当天内需卧床,
↓
躯体移动障碍
有皮肤受损的危险

(1)护理目标:患者卧床期间不发生皮肤受损(压疮)。
(2)护理措施
- 定时观察患肢足趾血运活动情况,足背动脉搏动情况。
- 指导患者进行患肢股四头肌等长收缩运动,直腿抬高运动。
- 定时按摩皮肤受压部位。
- 保持床铺平整、清洁、干燥、无皱褶、无渣屑。

术后第 1 天下床活动
↓
有发生跌倒、坠床的危险

（1）护理目标：患者在住院期间不发生跌倒、坠床。

（2）护理措施

- 掌握患者的基本情况：年龄、神志，肌力。
- 评估患者发生跌倒、坠床的风险因素，依照跌倒、坠床风险评估标准给予患者评分。
- 定时巡视患者，固定好病床脚刹、加床档。
- 嘱患者穿防滑鞋，保持病房地面干燥，灯光照明良好、病房设施摆放合理。

**（三）出院前**

1. 诊疗情况　出院前行"膝关节正侧位"X 线检查，护士给予患者及家属出院指导。各项检查无异常后可出院。

**思维提示**

[1]术后康复训练是患肢恢复正常功能的关键，护士向患者及家属讲解康复期护理注意事项鼓励患者坚持锻炼。

[2]患者因疾病反复发作，多次询问手术后复发的情况，存在焦虑、知识缺乏，须做好心理护理及相关知识宣教。

2. 护理评估　做好出院时患者心理、康复期的护理宣教，患者多次询问疾病复发的情况，希望能有更多的了解。

3. 护理思维与实施方案

患者及家属对康复期护理注意事项不了解
↓
知识缺乏

（1）护理目标：患者及家属出院前能复述康复期护理注意事项。

（2）护理措施

- 向患者讲解康复期护理对疾病恢复的重要性。
- 鼓励早期功能锻炼，指导患者进行股四头肌功能锻炼、踝泵的练习。
- 逐渐加强力量与频次，24 小时即可逐渐屈伸膝关节，利于患肢消肿，避免下肢血栓形成。
- 告知患者康复期注意事项，主要包括以下几点：

1）手术次日起 14 天拆线后可洗澡。

2）术后 1 个月复查，遵医嘱进行功能锻炼。

3）不适随诊。

- 向患者发放出院指导宣传册。

患者多次询问疾病
复发情况
↓
焦虑

(1)护理目标:患者焦虑减轻。

(2)护理措施

- 告知患者有一定的复发率。
- 告知患者手术后可辅以放疗,但可导致伤口愈合不良和骨生长缓慢,伤口感染率增高,同时还有诱发肉瘤的危险,只要滑膜切除彻底,无须常规辅以放疗。
- 告知患者少参加竞技性体育运动。
- 向患者讲解预防本病复发的知识。

## 二、护 理 评 价

　　患者从入院到出院,护理上给予了一系列的护理方案的实施。入院时为患者做好疼痛的监测及控制,讲解相关疾病知识,缓解患者的焦虑情绪。手术后不仅满足了患者术后的基本生理需求,对患者的睡眠、伤口等均进行了良好的护理,避免了术后伤口的感染,有效避免了跌倒、坠床、压疮的发生。出院前,给予患者系统的知识宣教、术后康复期的护理。在整个发病期,术后康复期护理尤为重要。

## 三、安 全 提 示

　　1. 有发生跌倒、坠床的危险　术后第 1 天下床活动时有发生跌倒的危险。护士应积极做好预防工作,了解患者一般情况,包括年龄、神志、肌力等。评估患者发生跌倒、坠床的风险因素;定时巡视患者,固定好病床脚刹、加床档、合理安排陪护;嘱患者穿防滑鞋,保证病房地面干燥,灯光照明良好、病房设施摆放合理。

　　2. 有皮肤受损的危险　患者术后当天卧床,护士应了解患者皮肤营养状况;定时协助患者翻身,并按摩皮肤受压部位;保持床铺平整、清洁、干燥、无皱褶、无渣屑。

　　3. 药物副作用的观察　患者住院期间使用止痛药、消炎药等,护士应注意观察药物副作用。

## 四、经 验 分 享

　　1. 心理护理　患者对手术知识缺乏了解,担心手术效果和害怕术后切口疼痛,护士对患者宣教相关手术知识、术后效果,使患者对疾病的康复抱有积极乐观的态度。

2. 术后并发症的观察及护理  膝部肿胀、疼痛：术后均有轻度肿胀，主要原因为关节镜手术操作过程中灌注液持续冲洗，液体渗透至组织间隙及手术创伤造成组织损伤、水肿。术后 24 小时内肿胀最明显，1 天后开始减轻，大多在 1 周左右明显消退。注意观察膝部肿胀的面积、程度。如皮纹消失、皮肤张力过大、肤色苍白则警惕因过度肿胀造成的皮肤缺血、坏死，应加强早期的康复锻炼。

3. 功能锻炼  康复锻炼的早期介入对膝关节功能的恢复具有重要意义。早期正确的康复锻炼可避免软组织挛缩，扩大关节的活动范围，缓解肌肉萎缩，从而促进受伤肢体运动功能的恢复。康复锻炼主要包括从被动到主动的活动。此后逐渐进行伸展和力量的练习。进行被动屈伸运动时患者主诉疼痛，控制疼痛时康复锻炼的重要环节，并贯穿整个康复过程。

4. 预防复发

(1)消除和减少或避免发病因素，改善生活环境空间，养成良好的生活习惯，防止感染，注意饮食卫生，合理膳食调配。

(2)注意锻炼身体，增加机体抗病能力，少参加竞技性体育运动，不要过度疲劳、过度消耗，戒烟戒酒。

(3)早发现、早诊断、早治疗，树立战胜疾病的信心。

**（王迪　张爽）**

## 病例 69 胫骨髁间棘撕脱骨折患者的护理

患者,男性,38岁,主诉:患者于就诊前约 1 日因摔倒致左膝疼痛、肿胀、活动受限、膝关节不能伸直,门诊以"胫骨髁间棘骨折"收入院。

## 一、诊疗过程中的临床护理

### (一)入院时

#### 1. 诊疗情况

**入院后查体**:体温 36.5℃,脉搏 80 次/分,呼吸 18 次/分,血压 126/65mmHg。患者主诉于就诊前约 1 日因摔倒致左膝疼痛、肿胀、活动受限。于当地医院就诊,拍片,诊为"胫骨髁间棘骨折"后来医院,为进一步诊治收入院。患者自发病以来精神、食欲正常、有 20 余年吸烟史,每日 10 支左右,大小便正常,生活可以部分自理,因疼痛出现入睡困难。患者入院后第 2 天行心电图、胸片、检验血生化组合、免疫组合、凝血组合、血、尿常规。

**既往史**:否认冠心病、糖尿病等慢性疾病。否认肝炎、结核等传染病史。否认重大外伤、手术史。否认药物过敏史。

**专科查体**:左膝明显疼痛、肿胀,膝活动度 10°～95°。浮髌试验(＋),髌骨研磨试验(－),髌骨外推试验(－),Lachman 试验(＋),轴移试验(－)。

**辅助检查**:X 线示胫骨髁间棘骨折。心电图:正常心电图。胸片:未见异常。双下肢深静脉彩超:未见异常。

**异常化验结果**:无。

**思维提示**

[1]患者出现疼痛:疼痛部位膝关节,须做好疼痛的护理。

[2]患者疼痛、活动受限、患者不愿下地活动,容易出现血栓,须做好预防血栓的形成的护理。

[3]患者因疼痛出现失眠、易醒,造成睡眠型态紊乱,须做好睡眠的护理。

[4]患者出现部分自理能力缺陷:因患肢无法自由行走,须借助拐杖进行行走,要做好用拐的指导。

[5]患者患肢疼痛,活动受限,下地活动需要挂拐,患肢术前给予支具制动造成患者躯体活动障碍须满足患者基本生活需求。

2. 护理评估 患者主要症状为骨折术后膝关节的疼痛。患者因疼痛出现失眠、易醒。患者因患肢无法负重而出现部分自理能力缺陷,患者多次询问胫骨髁间棘骨折术前、术后注意事项及康复护理要点,希望能有更多的了解。

3. 护理思维与实施方案

胫骨髁间棘骨折,
关节活动受限
↓
疼痛

(1)护理目标:患者主诉疼痛缓解。
(2)护理措施
- 给予心理安慰。
- 遵医嘱给予口服止痛药必要时给予止痛针(氯诺昔康、帕瑞昔布钠)。用药过程中要注意观察用药的效果。
- 鼓励患者可以看一些书籍、报纸或听音乐,以分散疼痛。

因患者疼痛膝关节
活动受限
↓
有深静脉血栓
形成的危险

(1)护理目标:防止血栓形成。
(2)护理措施
- 向患者介绍下肢血栓形成的原因,鼓励患者术前拄拐下地活动,术前指导患者直腿抬高。
- 劝患者戒烟,因烟中的尼古丁可以使血管收缩,血流减慢。
- 给予足底泵治疗。
- 指导患者穿弹力袜。
- 密切观察患者患者的肿胀情况,皮肤温度、颜色、指端感觉及末梢血运变化。

因疼痛出现
失眠、易醒
↓
睡眠型态紊乱

(1)护理目标:患者可安静入睡。
(2)护理措施
- 给予心理安慰并告知其睡眠对康复的重要性。
- 告知患者尽量减少白天睡眠时间。
- 巡视患者时注意做到"四轻"。
- 必要时遵医嘱给予止痛药物缓解疼痛。
- 遵医嘱给予地西泮等药物辅助睡眠。

患者膝关节疼痛
患肢不能负重
↓
部分自理能力缺陷

(1)护理目标:满足患者基本生理需求。
(2)护理措施
- 指导患者正确使用拐杖。
- 协助患者进餐。
- 协助患者床上大小便。
- 指导患者正确使用支具。

膝疼痛、肿胀、
不稳感、
活动受限

↓

躯体活动障碍

(1)护理目标:患者住院期间生活所需得到满足。

(2)护理措施

- 评估患者自理能力受限的程度。
- 辅助患者进行患肢的活动。
- 为患者提供舒适的环境。
- 经常巡视患者,提供患者需要的帮助,协助患者大小便。
- 将常用物品放置患者易取位置,必要时使用呼叫器。

**(二)实施手术后**

1. **诊疗情况**　手术当日 T:35.6～36.8℃,P:80～96 次/分,R:18～22 次/分,BP:131～146/80～92mmHg。患者在联合麻醉下行关节镜下滑膜部分切除、关节镜下胫骨撕脱骨折复位内固定术,术毕安返病房,伤口外敷料包扎完整,无渗血,患肢感觉活动正常,足趾血运活动正常,引流通畅,给予妥善固定。告知患者麻醉恢复前须去枕平卧、禁食水。术日晚患者伤口敷料包扎完整无渗血,患者主诉疼痛,难以入睡。术后第 1 天 T:36.3～37.2℃,P:76～84 次/分,R:16～20 次/分。伤口引流量为 50ml,第 2 天给予引流管拔除,敷料加压包扎。24 小时后护士协助患者佩戴支具下地活动,并向家属讲解支具佩戴方法。家属未能正确演示支具佩戴方法。

**思维提示**

[1]患者因手术切口引起伤口疼痛,难以入睡,有效镇痛可使患者早期从事康复锻炼和活动,利于早期康复,须做好疼痛的护理。

[2]患者术后在麻醉恢复前须去枕平卧,禁食水,不能下地活动,造成患者部分自理能力缺陷,须满足患者基本生活需求。

[3]患者术后卧床,活动量减少,患肢有支具固定,容易发生深静脉血栓,须鼓励患者早期活动,观察患肢肿胀情况。

[4]患者伤口敷料无渗血,有引流管,增加了伤口感染的危险。应密切注意患者伤口敷料渗血及引流的情况,注意体温变化。

[5]患者术后当天不能下地,患肢有支具固定,患者可能出现皮肤受损的危险,须定时按摩受压皮肤。

[6]患者术后患肢需要避免负重,需要借助双拐行走,有可能发生坠床和跌倒的危险,须协助患者下床并做相应预防措施。

2. **护理评估**　患者麻醉恢复前须去枕平卧、禁食水。术日晚患者伤口敷料包扎完整无渗血,引流通畅,患肢足趾血运正常、足背动脉搏动正常,患者主诉疼痛,难以入睡。

3. 护理思维与实施方案

患者主诉疼痛,
难以入睡
↓
睡眠型态紊乱

(1)护理目标:患者主诉疼痛缓解,安静入睡。

(2)护理措施
- 给予心理安慰。
- 提供舒适的环境。
- 巡视患者时注意做到"四轻"。
- 遵医嘱给予止痛药(曲马多、哌替啶等)。
- 术后给予止痛泵止痛。

患者麻醉恢复前须
去枕平卧、禁食水
↓
部分自理能力缺陷

(1)护理目标:满足患者基本生理需求。

(2)护理措施
- 麻醉恢复后,协助患者进食流质饮食,排气前不食鸡蛋,牛奶、豆浆等产气食物,不食辛辣、不好消化的食物,协助患者饮水。
- 保持引流管通畅,定时巡视。
- 协助患者进行床上大、小便。
- 为患者整理好床单位,盖好被褥。

术后患者患肢疼痛,
不敢下地,活动减少
↓
有深静脉血栓的
形成危险

(1)护理目标:满足患者基本生理需求。

(2)护理措施
- 手术当日麻醉恢复后,指导患者进行足泵的锻炼。
- 术后第1天指导患者进行直腿抬高和股四头肌及腓肠肌的等长收缩锻炼。
- 饮食应以清淡少盐、富含维生素、选择高纤维、高蛋白、低脂肪低糖食物。
- 指导患者术后第1天拄拐下地活动。
- 使用弹力袜。
- 术后使用足底泵。

术后留置引流
↓
伤口感染的危险

(1)护理目标:患者住院期间不发生伤口感染。

(2)护理措施
- 妥善固定引流管,观察引流的量和性质。
- 加强伤口护理,伤口渗液多时,告知医生,保持敷料干燥。
- 观察和评估伤口情况,注意伤口有无红肿痛等症状。

患者术后 24 小时内
须卧床
↓
有皮肤受损的危险

(1)护理目标:患者卧床期间不发生皮肤受损(压疮)。
(2)护理措施
- 术前嘱患者准备气垫,术后抬高患肢,足跟处悬空。
- 定时按摩皮肤受压部位。
- 保持床铺平整、清洁、干燥、无皱褶、无渣屑。
- 保持支具的松紧度适宜,以可以伸入一指为宜,不宜过紧,支具过紧容易造成皮肤受损。

术后 24 小时后佩戴
支具下床活动
↓
有发生跌倒、
坠床的危险

(1)护理目标:患者在住院期间不发生跌倒、坠床。
(2)护理措施
- 掌握患者的基本情况:年龄、神志。
- 评估患者发生跌倒、坠床的风险因素,依照跌倒、坠床风险评估标准给予患者评分。
- 定时巡视患者,固定好病床脚刹、加床档、合理安排陪护。
- 嘱患者穿防滑鞋,保持病房地面干燥,灯光照明良好、病房设施摆放合理。

**(三)出院前**

1. 诊疗情况　出院前护士给予患者及家属出院指导。

**思维提示**

[1]护士向患者及家属讲解佩戴支具的方法,家属未能正确演示支具佩戴方法,说明患者及家属缺乏正确佩戴支具的相关知识,须在出院前教会家属能正确佩戴支具。

[2]坚持锻炼可及早恢复患肢功能,但不能急于求成,护士应向患者及家属讲解康复期护理注意事项。

2. 护理评估　做好出院时患者心理、康复期的护理宣教。

3. 护理思维与实施方案

家属未能正确演示
支具佩戴方法
↓
知识缺乏

(1)护理目标:家属能正确演示支具佩戴方法。
(2)护理措施
- 评估患者及家属对佩戴支具的基本方法了解程度。
- 向患者解释正确佩戴支具的必要性。
- 可提供相关宣传资料以帮助患者及家属尽快学会佩戴方法。

患者及家属对康复期
护理注意事项不了解

↓

知识缺乏

(1)护理目标:患者及家属出院前能复述康复期护理注意事项。

(2)护理措施

- 向患者讲解康复期护理对疾病恢复的重要性。
- 告知患者康复期注意事项,主要包括以下几点:

1)手术次日起练习踝泵、直腿抬高、股四头肌和等长收缩的锻炼。

2)佩戴支具时间要遵医嘱。

3)每日坚持功能锻炼。

4)术后1个月复查。

5)术后14天拆线。

6)不适随诊。

- 向患者发放出院指导宣传册。

## 二、护 理 评 价

患者从入院到出院,护理上给予了一系列的护理方案的实施。入院时为患者做好疼痛、睡眠型态紊乱、血压的监测及控制,手术后不仅满足了患者术后的基本生理需求,对患者的睡眠、伤口等均进行了良好的护理,避免了术后伤口的感染,有效避免了跌倒、坠床、压疮的发生。出院前,给予患者系统的知识、术后康复期的护理。在整个治疗过程中,术后康复期护理尤为重要。

## 三、安 全 提 示

1. 有发生跌倒的危险  术后当天患者禁止下地,术后第2天下床活动时需要拄拐易发生跌倒的危险。护士应积极做好预防工作,指导患者正确用拐,下地时间由短至长;嘱患者穿防滑鞋,保持病房地面干燥,灯光照明良好、病房设施摆放合理。

2. 有皮肤受损的危险  患者术后24小时内卧床,护士应了解患者皮肤营养状况;定时协助患者翻身,并按摩皮肤受压部位;保持床铺平整、清洁、干燥、无皱褶、无渣屑。

3. 药物副作用的观察  患者住院期间须使用抗生素、止痛药物、辅助睡眠药物等,护士须注意观察药物副作用。

4. 有下肢血栓形成的危险  术前指导患者早期下地,戒烟、观察患肢的肿胀、颜色和末梢血运情况,术前、术后使用弹力袜和足底泵,注意饮食和术后早期功能锻炼。

# 四、经 验 分 享

1. 心理护理 因患者有胫骨髁间棘,所以入院后患者的患肢疼痛比较明显,应及时对症处理,手术实施后伤口疼痛可能还要持续一段时间,使患者对疾病的康复抱有积极乐观的态度。

2. 术后并发症的观察

术区感染:术后 1~3 天护士应密切观察伤口情况,如渗血、渗液较多时及时通知医生给予换药,同时观察引流管的情况,保持引流通畅,妥善固定引流管,观察引流的量和性质。

预防下肢血栓的形成,鼓励患者早期下地活动,做足底泵,早期加强功能锻炼。

3. 下肢深静脉血栓的预防 术前指导患者进行下肢功能锻炼,建议患者改变生活方式,术前、术后正确使用足底泵和弹力袜,指导患者进行早期功能锻炼,对患者进行正确饮食,观察患肢情况。

4. 早期锻炼的方法

(1)直腿抬高:伸膝后保持膝关节伸直,抬高至足跟离开床面 10~15cm 处,保持 30~60 秒/次。每日 3 组,每组 20~30 次。

(2)踝关节主动屈伸锻炼(踝泵):踝关节用力、缓慢、全范围的跖屈、背伸活动,可促进血液循环,消除肿胀,对防止出现下肢深静脉血栓有重要意义。每日 2 小时 1 次。每次 1~2 组,每组 20 个。

(3)活动髌骨:用手将髌骨上、下、左、右推动,每日 4 次。每次 1~2 组,每组 4 个方向,每组 15 个。

(4)等长收缩:股四头肌、腘绳肌等长收缩练习。

早期患肢免负重,4 周后可以部分负重,6 周后可以完全负重。

**（石新春 张爽）**

## ▶ 病例 70 膝关节盘状软骨损伤患者的护理

患儿,男孩,9岁,患儿家属陈述:患儿右膝反复疼痛6年,肿胀2个月,门诊以"膝外侧盘状软骨损伤(右)"收入院。

## 一、诊疗过程中的临床护理

### (一)入院时

#### 1. 诊疗情况

**入院后查体**:体温36.5℃,脉搏90次/分,呼吸22次/分,血压107/66mmHg。患儿家属陈述患儿6年前不明原因感右膝关节疼痛,不影响日常生活,未予治疗。2年前感膝关节弹响,弹响时伴短暂不适,弹响常发生于突然站立时,无交锁。2个月前疼痛加重,右膝肿胀,患儿自发病以来,精神、食欲良好,无不良嗜好,大小便正常,生活可部分自理。

**既往史**:否认高血压、冠心病、糖尿病病史。否认肝炎、结核等传染病史。否认胃肠道、肝胆系疾病史,否认其他外伤,手术史,否认输血史,否认药敏史。

**专科查体**:右膝无明显肿胀,膝活动度0°~140°。浮髌试验(—),髌骨研磨试验(—),髌骨外推试验(—),外推恐惧试验(—),Lachman试验(—),轴移试验(—),终末点(硬性);后抽屉试验(—),终末点(硬性);内翻应力、外翻应力试验0°位(—),30°位(—);外侧关节间隙压痛,McMurry试验(+)。

**辅助检查**:MRI:右膝外侧盘状软骨损伤。

各项化验结果均正常。

### 思维提示

[1]患儿出现疼痛:疼痛部位为膝关节,须做好疼痛的护理。

[2]患儿对生活环境及各种治疗表现出紧张不安情绪出现恐惧,须做好个性化心理护理,缓解患儿恐惧心理。

[3]患儿因疼痛,恐惧及睡眠环境改变出现易醒,造成睡眠型态紊乱,须做好睡眠的护理。

[4]患儿因年龄小,膝关节疼痛肿胀,造成自理能力缺陷,须做好生活护理。

[5]患儿年龄小自制自理能力差,有发生跌倒、坠床的危险,须做好安全教育及护理。

[6]患儿家属多次咨询盘状软骨损伤的相关知识、术前、术后的注意事项,护士应向其详细讲解注意事项使其配合。

2. 护理评估　患儿主要症状为膝关节肿胀疼痛。因疼痛及睡眠环境改变出现、易醒。患儿年龄尚小,自制自理能力较差,同时生活环境及各种治疗表现出紧张不安情绪,患儿家属多次咨询盘状软骨损伤的相关知识、术前、术后的注意事项及康复护理要点,希望能有更多的了解。

3. 护理思维与实施方案

外侧关节间隙压痛
McMurry 试验(＋)
↓
疼痛

(1)护理目标:患儿主诉疼痛缓解。

(2)护理措施

- 给予心理安慰,并积极性强化,尽可能多地给予表扬,利用语言和多种感觉(如视、触觉)对儿童解释疼痛的原因。
- 情感支持:如无父母陪伴,护士经常去病房看患儿,使患儿不独处。
- 放松法:让患儿进行深呼吸,听音乐。
- 分散注意力:阅读漫画,书报,看儿童电视节目,想有趣的事。
- 年龄尚小必要时遵医嘱给予止痛药,用药过程中要注意观察用药的效果及不良反应。

因疼痛刺激,生活环境
改变,焦虑不安
↓
恐惧

(1)护理目标:患儿恐惧感减轻,接受各种治疗及手术。

(2)护理措施

- 减轻患儿的不安与紧张:应用简单易懂的言辞或其他方式向患儿介绍医院的情况和规章制度,介绍同室的患者与之熟悉。
- 体贴关怀:一面护理一面亲切交谈减少患儿陌生感和疑虑。
- 个性心理护理:应向患儿的家属询问患儿的生活习惯和性格,根据患儿特点满足他们的合理要求。
- 做好解释说服工作:热情耐心地向他们讲治疗的重要性和必要性。
- 示范作用:利用榜样做示范,使患儿受到鼓励,对于患儿勇敢的举动及时给予表扬。
- 减轻患儿家属的焦虑:耐心解释可能造成病情变化的原因,说明目前的护理措施及治疗方案鼓励家属提出疑问,认真解答疑问。
- 情感支持:1名家属陪同,保证患儿爱与归属的需要,以消除患儿因环境改变而出现的紧张情绪。

因疼痛、恐惧、睡眠环境
改变出现，易醒
↓
睡眠型态紊乱

(1)护理目标：患儿可安静入睡。

(2)护理措施

- 白天与患儿多沟通，拉近距离，减少患儿对环境的陌生感。
- 给予心理安慰并告知其睡眠对康复的重要性。
- 告知患儿及家属尽量减少患儿白天睡眠时间。
- 巡视患儿时注意做到"四轻"。
- 情感支持：1 名家属陪同，减少对睡眠环境的不适应。

年龄尚小，生活
环境改变
↓
部分自理能力缺陷

(1)护理目标：满足患儿基本生理需求。

(2)护理措施

- 白天与患儿多沟通，主动询问有无生理需要，呼叫器放在容易够的地方。
- 定时巡视；协助患儿洗漱、饮食、饮水。
- 为患儿整理好床单位，盖好被褥。

年龄尚小，自制
自理能力差
↓
有发生跌倒、
坠床的危险

(1)护理目标：患儿在住院期间未发生跌倒、坠床。

(2)护理措施

- 掌握患儿的基本情况：年龄、神志、肌力。
- 评估患儿发生跌倒、坠床的风险因素，依照跌倒、坠床风险评估标准给予患儿评分。
- 定时巡视患儿，固定好病床脚刹、加床档、安排一名家属陪护。
- 嘱患儿穿防滑鞋，保持病房地面干燥，灯光照明良好，病房设施摆放合理。

患儿家属多次咨询盘状
软骨损伤的相关知识、
术前注意事项、康复期
护理要点
↓
知识缺乏

(1)护理目标：患儿家属对治疗方案、预后、康复期护理要点了解。

(2)护理措施

- 对患儿及家属进行盘状软骨损伤相关知识的讲解。
- 手术前需要准备的物品(支具、双拐等)及术前需做好的准备(如备皮、皮试，患肢做标记等)。
- 告知患儿术后麻醉清醒前须去枕平卧，禁食水。
- 告知患儿尽早下床活动的好处；术后第 1 天可以挂拐、佩戴支具下床活动。
- 告知患儿家属按照护理级别，护士可以为患儿做好护理。
- 为患儿家属讲解术后康复锻炼的方法并发放术后宣传手册。

**(二)实施手术后**

1. 诊疗情况 手术当日 T：36.6～37.5℃，P：90～108 次/分，R：18～22 次/分，BP：96～108/67～75mmHg。患儿在联合麻醉下行右膝盘状软骨成形术半月板修复缝合术(一般情况下，小儿盘状软骨损伤只做盘状软骨成形术，此病例较特殊)，术毕安返病房，伤口外敷料包扎完整，无渗血，双下肢感觉活动良好。足趾血运正常，足背动脉搏动同术前，带回一引流，引流通畅，给予妥善固定。告知患儿家属麻醉恢复前须去枕平卧、禁食水，麻醉恢复后可垫枕，翻身，饮水，饮食，避免辛辣油腻刺激性食物。可进行双下肢功能锻炼。术日晚患儿伤口敷料有 3cm×4cm 渗血，引流通畅，患儿主诉疼痛，难以入睡。术后第 1 天 T：36.3～37.2℃，P：82～94 次/分，R：18～20 次/分，BP：134～148/82～97mmHg。伤口敷料渗血未见扩大，患儿引流量为 45ml，给予术区换药、拔除引流管加压包扎，24 小时后护士协助患儿佩戴支具下地活动(只做盘状软骨成形术的患儿不需佩戴支具)，并向家属讲解支具佩戴方法及双拐的使用方法。

**思维提示**

[1]患儿伤口敷料有 3cm×4cm 渗血，增加了伤口感染的危险，应密切注意患儿伤口敷料渗血情况，注意体温变化。

[2]患儿主诉伤口疼痛，难以入睡，有效镇痛可使患儿早期从事康复锻炼和活动，利于早期康复，须做好疼痛的护理。

[3]患儿麻醉恢复前须去枕平卧，卧床期间患儿处于独立移动躯体的能力受到限制的状态，不仅出现自理能力的缺陷，还面临着发生压疮的危险，须满足患儿基本生活需求，并做好皮肤护理防止压疮发生。

2. 护理评估 患儿麻醉恢复前须去枕平卧、禁食水。术日晚患儿伤口敷料 3cm×4cm 渗血，患儿主诉疼痛，难以入睡。

3. 护理思维与实施方案

(1)护理目标：满足患儿基本生理需求。

(2)护理措施

患儿麻醉恢复前须
去枕平卧、禁食水
↓
部分自理能力缺陷

· 麻醉恢复后，协助患儿进食流质饮食，排气前不食鸡蛋、牛奶、豆浆等产气食物，协助患儿饮水。

· 保持引流管通畅，定时巡视。

· 协助患儿进行床上小大便。

· 为患儿整理好床单位，盖好被褥。

患肢疼痛患儿拒绝躯体移动,处于被动体位

↓

躯体移动障碍
有皮肤受损的危险

(1)护理目标:患儿卧床期间未发生皮肤受损(压疮)。

(2)护理措施

- 术前嘱患儿家属准备一气垫,患肢有支具保护,气垫垫于支具下,悬空后脚跟。
- 麻醉恢复后主动活动患肢。
- 定时按摩皮肤受压部位。
- 保持床铺平整、清洁、干燥、无皱褶、无渣屑。

患儿主诉疼痛,难以入睡

↓

睡眠型态紊乱

(1)护理目标:患儿主诉疼痛缓解,安静入睡。

(2)护理措施

- 给予心理安慰。
- 提供舒适的环境;1名家属陪同,保证患儿爱与归属的需要。
- 巡视患儿时注意做到"四轻"。
- 年龄尚小,必要时遵医嘱给予止痛药物,注意观察药物效果及不良反应。

伤口敷料有 3cm×4cm 渗血,伤口有引流管

↓

有发生感染的危险

(1)护理目标:患儿住院期间未发生伤口感染。

(2)护理措施

- 加强伤口护理,伤口渗液多时,及时更换敷料,保持敷料干燥。
- 加强引流管护理,保持引流管通畅,注意观察引流液的颜色性质及引流量。
- 观察和评估伤口情况,注意伤口有无红肿痛等症状。

年龄尚小协作能力差,术后疼痛

↓

有发生跌倒、坠床的危险

(1)护理目标:患儿在住院期间未发生跌倒、坠床。

(2)护理措施

- 掌握患儿的基本情况:年龄、神志,肌力。
- 评估患儿发生跌倒、坠床的风险因素,依照跌倒、坠床风险评估标准给予患儿评分。
- 定时巡视患儿,固定好病床脚刹、加床档、合理安排陪护。
- 嘱患儿穿防滑鞋,保持病房地面干燥,灯光照明良好、病房设施摆放合理。

**(三)出院前**

1.诊疗情况　出院前护士给予患儿及家属出院指导。各项检查无异常后可出院。

[1]护士向患儿及家属讲解佩戴支具的方法及如何拄拐的相关知识。

[2]护士向患儿及家属讲解康复期护理注意事项。

2. 护理评估　做好出院时患儿心理、康复期的护理宣教。

3. 护理思维与实施方案

患儿及家属对康复期
护理注意事项不了解
↓
知识缺乏

(1)护理目标：家属出院前能复述康复期护理注意事项。

(2)护理措施

- 对患儿及家属讲解康复期护理对疾病恢复的重要性。
- 告知患儿及家属康复期注意事项，主要包括以下几点：

1)手术次日起 14 天拆线后可洗澡。

2)术后 1 个月复查，遵医嘱进行锻炼。

3)患肢早期免负重。

4)不适随诊。

- 向患儿及家属发放出院指导宣传册。

## 二、护 理 评 价

患儿从入院到出院,护理上给予了一系列的护理方案的实施。入院时为患儿做好疼痛、恐惧、睡眠型态紊乱的护理,手术后不仅满足了患儿术后的基本生理需求,对患儿的睡眠、伤口等均进行了良好的护理,避免了术后伤口的感染,有效避免了跌倒、坠床、压疮的发生。出院前,给予患儿家属系统的知识讲解、术后康复期的护理。在整个发病期,术后康复期护理尤为重要。

## 三、安 全 提 示

1. 有发生跌倒、坠床的危险　患儿年龄尚小,由于儿童好动的特点,只要不痛就会自动使用肢体,平衡能力较差,协作能力欠缺,很容易发生跌倒、坠床,护士应积极做好预防工作,了解患儿一般情况,包括年龄、神志、肌力等。评估患儿发生跌倒、坠床的风险因素;定时巡视患儿,固定好病床脚刹、加床档、合理安排陪护;嘱患儿穿防滑鞋,保持病房地面干燥、灯光照明良好、病房设施摆放合理。

2. 有皮肤受损的危险　患儿术后 6 小时内卧床,小儿皮肤娇嫩,容易发生破溃,护士应了解患儿皮肤营养状况;定时协助患儿翻身,并按摩皮肤受压部位;保持床铺平整、清洁、干燥、无皱褶、无渣屑。

3. 药物副作用的观察  患儿住院期间须静脉输入抗感染药物,儿童对药物较敏感,护士应注意观察药物副作用。严格控制患儿用药量,做好三查七对,要求监护人的确认。

## 四、经 验 分 享

1. 皮肤护理  小儿皮肤娇嫩,容易发生破溃而引起感染,且一旦感染极易扩散。注意全身皮肤的清洁卫生,压疮的预防。

2. 心理护理  恐惧反应是住院儿童突出的心理现象,是病儿接受治疗过程中的严重心理障碍,护士应弄清恐惧产生的原因针对不同的心理反应进行有的放矢的心理护理。早期由于疼痛、恐惧,自我保护表现非常强烈;加之独生子女的自我娇惯心理和父母的过度溺爱呵护,使早期锻炼难以进行,因此,在锻炼前应加强和沟通,取得患儿及家属的信赖和配合,锻炼时应具备极大的耐心、爱心,注意循序渐进。必要时遵医嘱配合使用镇痛药物,尽量减轻锻炼时的痛苦,争取初次锻炼成功,相对减轻患儿及家属心理上的压力。同时根据儿童的特点在锻炼形式上注意趣味性、娱乐性,寓锻炼于游戏中,可借助部分玩具,使患儿乐意接受膝关节锻炼的方法。

3. 锻炼方法:

(1)直腿抬高:伸膝后保持膝关节伸直,抬高至足跟离开床面 10～15cm 处,保持 30～60 秒/次。每日 3 组,每组 20～30 次。

(2)踝关节主动屈伸锻炼(踝泵):踝关节用力、缓慢、全范围的跖曲、背伸活动,可促进血液循环,消除肿胀。每日 2 小时 1 次。每次 1～2 组,每组 20 个。

(3)等长收缩:股四头肌、腘绳肌等长收缩练习。

(王小东)

## ▶ 病例 **71** 断肢再植患者的护理

患者,男性,28 岁,主诉:左前臂挤压伤离断 3 小时,急诊以"肢体离断伤(左,前臂,完全)"收入院。

## 一、诊疗过程中的临床护理

### (一)入院时
**诊疗情况**

**入院后查体**:体温 37℃,脉搏 90 次/分,呼吸 18 次/分,血压 130/60mmHg。患者缘于 3 小时前因施工不慎被裁纸机将左前臂击伤,致左前臂离断,当时止血不止,被他人给予加压包扎止血,远端简单包扎后速被送急诊,伤后患者无昏迷史。患者神志清楚,二便正常。

**既往史**:既往体健,无遗传性病史,否认肝炎、结核等传染病史,否认重大外伤、手术史,否认药物过敏史。

**专科检查**:左前臂远端 1/3 以远完全离断,创缘较整齐,近端伤口皮缘有挫伤,可见断端肌肉、骨折端外露,有明显活动性出血,断端血污重。离断远端色苍白,皮温低,无弹性,远端完整,创缘较整齐,伤口皮缘有挫伤,断端血污重。

**辅助检查**:X 线:左前臂远端 1/3 缺如。

### (二)实施手术后
**1. 诊疗情况**

手术当日 T:36.9~38.5℃,P:92~108 次/分,R:20~24 次/分,BP:112~139/65~84mmHg。患者在急诊臂丛麻醉下行"左前臂清创,短缩再植术,尺桡骨骨折外固定架术,负压引流置入术",术毕收入病房,患者神志清楚,患肢伤口敷料包扎完好,无渗血,患肢外固定架固定牢固,再植患肢颜色正常,毛细血管反应灵敏,皮温正常。VSD 负压引流通畅,可引出血性液体。患者有一留置导尿管,尿色清,引流通畅。嘱患者去枕平卧、禁食水 6 小时,给予患肢抬高制动,加床档保护。遵医嘱给予抗感染、扩血管、抗血栓等对症治疗。嘱患者术后需绝对卧床 7~10 天,卧床期间须床上大小便。术日晚患者主诉疼痛,入睡困难。遵医嘱给予患者哌替啶 50mg,异丙嗪 25mg 肌注,半小时后患者可间断入睡。术后第 1 天 T:37~38.6℃,P:88~96 次/分,R:22~24 次/分,BP:108~136/67~86mmHg。伤口敷料包扎完好,有较多渗血,及时通知医生,协助医生换药。再植患肢颜色正常、红润,毛细血管反应灵敏,皮温正常。

**思维提示**

[1]患者断肢再植伤口,伤口敷料有较多渗血,体温最高 38.5℃,有感染的危险,应密切注意观察患者伤口情况,注意体温变化。

[2]患者主诉疼痛,难以入睡,与手术切口有关,须做好患者疼痛的护理。

[3]患者卧床期间生活自理能力受到限制,须满足患者的基本需求。

[4]患者卧床期间肠蠕动减慢,易造成便秘,做好预防便秘的护理。

[5]患者术后需长期卧床休息,有发生压疮的危险,做好预防压疮的护理。

2. 护理评估　患者术后需卧床 7～10 天;再植患肢颜色正常,毛细血管反应、血运好,皮温正常,患肢轻微肿胀;患肢有外固定架固定,VSD 负压引流通畅,导尿管引流通畅,尿色清;患者体温较高;患者主诉疼痛,入睡困难,并担心预后情况。

3. 护理思维与实施方案

患者主诉担心
预后情况
↓
焦虑

(1)护理目标:患者主诉焦虑状况减轻。

(2)护理措施

- 评估患者产生焦虑的原因及程度。
- 观察患者精神状态及表情的变化。
- 鼓励患者积极配合治疗。
- 倾听患者主诉,并表示理解。
- 鼓励患者多与室友交流沟通。
- 保持病房空气新鲜,保持适宜温湿度。
- 告知家属,支持并安慰患者。
- 通过讲述手术成功的病例来鼓励患者。
- 评估患者焦虑程度进行对比。

再植患肢有
手术伤口
主诉伤口疼痛
↓
疼痛

(1)护理目标:患者主诉疼痛缓解。

(2)护理措施

- 评估患者疼痛的原因,部位,性质,给予心理安慰。
- 向患者解释术后疼痛的必然性,可能持续的时间。
- 协助患者取适宜舒适体位。
- 遵医嘱给予患者口服或肌注止疼药物。
- 若有其他情况导致的疼痛,及时通知医生,给予处理。
- 医疗护理操作时动作轻柔,尽量集中进行。
- 定时巡视,观察患者伤口疼痛变化。

患者再植患肢
↓
有发生坏死的危险

(1)护理目标:密切观察再植患肢情况,预防坏死。

(2)护理措施

- 密切观察再植患肢的血运、颜色、皮温、毛细血管反应等情况。
- 用治疗巾固定再植患肢,预防患肢不自主活动。
- 加床档保护患肢。
- 给予患肢垫软枕,取舒适位,防止肿胀影响血运。
- 遵医嘱给予患者静脉输入扩血管药物治疗。
- 遵医嘱给予持续烤灯照射,给予患肢保暖。
- 及时与医生沟通,及时处理紧急情况。

患者再植患肢
有手术伤口
↓
有出血的危险

(1)护理目标:患者在住院期间无出血征象;一旦发生,及时通知医生及时处理。

(2)护理措施

- 用治疗巾固定再植患肢,预防患肢不自主活动,预防出血。
- 嘱患者平卧 7~10 天,协助患者床上大小便;加床档保护患肢。
- 遵医嘱给予患者输入止血药物进行预防。
- 定时巡视,观察患者伤口情况。
- 若有出血情况,及时通知医生,给予处理。

患者有手术伤口
留置导尿管
体温 38.5℃
↓
有发生感染的危险

(1)护理目标:患者住院期间不出现伤口化脓、咳嗽等感染症状。

(2)护理措施

- 加强伤口护理,伤口渗液多时,随时通知医生,协助及时换药。
- 每日记 VSD 引流量,保持 VSD 负压引流通畅,有异常及时通知医生给予处理。
- 与医生沟通,尽早拔除导尿管,嘱患者多饮水。
- 密切观察患者体温变化,以作参考。
- 遵医嘱观察血象的变化。
- 遵医嘱给予患者静脉输入抗生素治疗。
- 严格执行无菌操作技术。
- 每日清洁床单位,并减少探视。

患者须绝对卧床
7～10 天
↓
有皮肤完整性
受损的危险

(1)护理目标:患者卧床期间不发生皮肤受损。
(2)护理措施
- 每 2 小时协助患者翻一次身,避免受压。
- 在患者骨隆突处垫气垫或给予患者垫气垫床。
- 保持床铺平整、清洁、干燥、无皱褶、无渣屑。
- 翻身、更换床单、衣裤时,抬起患者身体。
- 便盆使用得当,轻放轻撤。
- 保持臀部皮肤干燥。
- 在患者骨隆突处贴防压疮贴,预防压疮发生。
- 鼓励患者加强营养,增强身体免疫力。

患者须卧床 7～10 天
有手术患肢
↓
部分自理能力缺陷

(1)护理目标:患者主诉基本生理需求得到满足。
(2)护理措施
- 定时巡视,认真听取患者主诉,及时处理。
- 协助患者进食水、洗漱,擦背,洗头等生理需求。
- 协助患者进行床上大便。
- 为患者整理好床单位,盖好被褥。
- 将呼叫器放于枕边,便于患者使用。
- 及时更换已污染的被服、衣裤。

患者须绝对卧床
7～10 天
↓
有便秘的危险

(1)护理目标:患者住院期间不发生便秘。
(2)护理措施
- 每天评估患者大便性状、颜色、次数。
- 嘱患者多食粗纤维食物,蔬菜,水果。
- 嘱患者多饮水。
- 协助患者顺时针按摩腹部。
- 必要时遵医嘱给予服用促肠蠕动药物。

患者须绝对卧床
7～10 天
↓
有失用综合征的危险

(1)护理目标:患者住院期间少出现、或不出现失用综合征。
(2)护理措施
- 评估患者患肢运动能力。
- 在病情允许情况下鼓励患者进行可能完成的功能锻炼。
- 协助患者进行被动的功能锻炼。
- 告知患者及家属功能锻炼的重要性。
- 鼓励患者健侧和下肢主动锻炼。

**(三)出院前**

1. **诊疗情况** 患者出院前行"左前臂正侧位"拍片检查,护士给予患者出院指导。各项检查无异常后可带药出院。

| 思 维 提 示 |

[1]患者主动询问外固定架的护理及注意事项。

[2]患者及家属询问出院后的注意事项。

2. **护理评估** 做好出院时患者心理、药物及康复期的护理宣教。
3. **护理思维与实施方案**

患者询问外固定架的
护理及注意事项
↓
知识缺乏

    (1)护理目标:出院时患者能正确说出如何护理外固定架及注意事项。

    (2)护理措施

- 嘱患者勿用任何液体刺激外固定架针道处。
- 嘱患者保持患肢干燥清洁,有渗液、渗血及时到医院换药。
- 嘱患者外固定架有松动及时找医生处理。
- 嘱患者保护患肢外架避免碰撞。
- 嘱患肢勿负重。
- 嘱患者外架固定3个月,不适随诊。

## 二、护 理 评 价

患者从入院到出院,护理上给予了一系列的护理方案的实施。患者因机械致伤,较严重,急诊手术后收入病房。入病房后护士做好焦虑、疼痛的护理,满足了患者的基本生理需求,对患者伤口进行了良好的护理,避免了术后伤口的出血,有效预防了压疮、便秘等症状。出院前,给予患者系统的知识、术后康复期的护理。在整个发病期,再植患肢的护理尤为重要。

## 三、安 全 提 示

1. **再植患肢的血运情况** 密切观察再植患肢的颜色、血运、毛细血管反应、皮温等情况;一旦发生异常,及时通知医生,给予处理。
2. **持续烤灯照射的观察** 密切观察烤灯照射的副作用,防止烫伤患肢。若照射患肢出现水疱,及时通知医生,停止照射。
3. **药物副作用的观察** 患者住院期间须输入抗生素药物治疗、止痛药物、扩血管药物等,护士需注意观察药物副作用,若出现过敏、牙龈出血或鼻出血、腹痛等症状,通知医生,改量或停约。

## 四、经 验 分 享

1. 心理护理　患者较年轻,担心手术的预后,担心再植患肢的成活。因此护士应做好患者焦虑的护理。

2. 术后并发症的观察及护理　预防血栓的方法:可使用抗凝药物,但会增加出血的危险。告知患者尽可能早期下床活动,适当抬高患肢。指导患者抗血栓梯度压力带的使用。

3. 出院后患者需练习再植患肢的活动。手指屈曲保持 10 秒,伸直保持 10 秒,每天做 50 组。患肢勿负重。

**(安艳晶)**

## 病例 72 断指再植患者的护理

患者,男性,17岁,主诉:左手刀砍伤伴疼痛、流血及畸形10小时,急诊以"手指离断伤"收入院。

## 一、诊疗过程中的临床护理

### (一)入院时
诊疗情况

**入院后查体**:体温36.7℃,脉搏84次/分,呼吸18次/分,血压125/80mmHg。

患者缘于10小时前左手被刀砍伤,即感左手疼痛、流血及畸形,左手麻木感,即给予简单包扎,未作其他特殊处理。患者无昏迷史,无意识障碍,精神可,二便正常。

**既往史**:既往体健,否认高血压、糖尿病、冠心病、遗传性病史,否认肝炎、结核等传染病史,否认重大外伤、手术史,否认药物过敏史,否认癌瘤病史。

**专科检查**:左手拇指指间关节以远缺失,可见掌骨远端关节面外露;左手背侧可见两处斜行创口;从示指掌指关节至环指背侧近节中段斜行创口和从左示指背侧近节远端至环指背侧中节中段斜行创口。左手示指掌指关节囊全部断裂,左示指屈指深肌腱及屈指浅肌腱均断裂,左示指近节远端可触及反常活动,左示指末梢颜色苍白,指腹凹陷;左中指近节近端及远端均可触及反常活动,左中指末梢颜色苍白,指腹凹陷;左环指近节中段及中节中段均可触及反常活动,左环指末梢颜色苍白,指腹凹陷。

**辅助检查**:左手正斜位片,结果显示:左拇指末节缺失,左示指近节骨折,左中指近节近端及远端骨折,左环指指骨近节及中节骨折。

### (二)实施手术后
1. 诊疗情况  手术当日 T:36.2～36.6℃,P:78～100次/分,R:18～20次/分,BP:120～138/70～92mmHg。患者在臂丛麻醉下行"清创,拇指推进皮瓣,示中环指再植术",术毕收入病房,患者神志清楚,伤口敷料包扎完好,再植患指颜色正常,毛细血管反应灵敏,皮温正常,指腹饱满,患肢有石膏外固定,松紧适宜。遵医嘱给予持续烤灯照射,患肢抬高制动,并予抗感染、抗凝、扩血管药物治疗。嘱患者绝对卧床7～10天,需床上大小便;嘱患者及家属勿吸烟、饮酒;患者勿食刺激辛辣食物。术日晚患者主诉疼痛,入睡困难。遵医嘱给予患者哌替啶50mg,异丙嗪25mg肌注,半小时后患者可间断入睡。术后第1天,T:37～37.6℃,P:82～96次/分,R:22～24次/分,BP:113～132/64～85mmHg。伤口敷料包扎完好,有较多渗血,及时通知医生,协助医生换药。再植患指颜色正常,毛细血管反应灵敏,皮温正常;患肢石膏松紧适宜,烤灯持续照射。

**思维提示**

[1]患者断指再植伤口,有坏死、感染的危险,应密切注意患者伤口敷料渗血情况,并预防患肢肿胀。

[2]患者主诉疼痛,难以入睡,与手术切口有关,须做好患者的疼痛护理。

[3]患者卧床期间生活自理能力受到限制,须满足患者的基本需求。

[4]患者需长期卧床休息,有发生压疮的危险,做好预防压疮的护理。

[5]患者卧床期间肠蠕动减慢,易造成便秘,应预防便秘的发生。

2. **护理评估** 患者术后需卧床 7～10 天;再植患指颜色正常,毛细血管反应、血运好,皮温正常,患肢轻微肿胀;患者体温略高;患者主诉疼痛,入睡困难,并担心再植手指成活情况;患者及家属询问烤灯的注意事项。

3. **护理思维与实施方案**

患者主诉担心再植患指成活情况

↓

焦虑

(1)护理目标:患者主诉焦虑状况减轻。

(2)护理措施

- 评估患者产生焦虑的原因及程度。
- 观察患者精神状态及表情的变化。
- 鼓励患者积极配合治疗。
- 倾听患者主诉,并表示理解。
- 鼓励患者多与室友交流沟通。
- 保持病房空气新鲜,保持适宜温湿度。
- 告知家属,支持并安慰患者。
- 通过讲述手术成功的病例来鼓励患者。
- 评估患者焦虑程度进行对比。

再植患指有手术伤口主诉疼痛

↓

疼痛

(1)护理目标:患者主诉疼痛缓解。

(2)护理措施

- 评估患者疼痛的原因,部位,性质,给予心理安慰。
- 向患者解释术后疼痛的必然性,可能持续的时间。
- 协助患者取适宜舒适体位。
- 遵医嘱给予患者口服或肌注止疼药物。
- 若有其他情况导致的疼痛,及时通知医生,给予处理。
- 医疗护理操作时动作轻柔,尽量集中进行。
- 定时巡视,观察患者伤口疼痛变化。

患者再植患指
↓
有发生坏死的危险

(1)护理目标:密切观察再植患指情况,预防坏死。

(2)护理措施

- 密切观察再植患指的血运、颜色、皮温、毛细血管反应等情况。
- 用治疗巾固定再植患肢,预防患肢不自主活动。
- 加床档保护患肢。
- 给予患肢垫软枕,取舒适位,防止肿胀影响血运。
- 遵医嘱给予患者静脉输入扩血管药物治疗。
- 遵医嘱给予持续烤灯照射,给予患肢保暖。
- 及时与医生沟通,及时处理紧急情况。

患者再植患指
有手术伤口
↓
有出血的危险

(1)护理目标:患者在住院期间无出血征象;一旦发生,及时通知医生及时处理。

(2)护理措施

- 用治疗巾固定再植患肢,预防患肢不自主活动,预防出血。
- 嘱患者平卧 7～10 天,协助患者床上大小便;加床档保护患肢。
- 遵医嘱给予患者输入止血药物进行预防。
- 定时巡视,观察患者伤口情况。
- 若有出血情况,及时通知医生,给予处理。

患者有手术伤口
体温 37.6℃
↓
有发生感染的危险

(1)护理目标:患者住院期间不出现伤口化脓、咳嗽等感染症状。

(2)护理措施

- 加强伤口护理,伤口渗液多时,随时通知医生,协助及时换药。
- 密切观察患者体温变化,以作参考。
- 遵医嘱观察血象的变化。
- 遵医嘱给予患者静脉输入抗生素治疗。
- 嘱患者多饮水。
- 严格执行无菌操作技术。
- 每日清洁床单位,并减少探视。

患者须绝对卧床
7～10 天
↓
有皮肤完整性
受损的危险

(1)护理目标:患者卧床期间不发生皮肤受损。

(2)护理措施

- 每 2 小时协助患者翻一次身,避免受压。
- 在患者骨隆突处垫气垫或给予患者垫气垫床。
- 保持床铺平整、清洁、干燥、无皱褶、无渣屑。
- 翻身、更换床单、衣裤时,抬起患者身体。
- 便盆使用得当,轻放轻撤。
- 保持臀部皮肤干燥。
- 在患者骨隆突处贴防压疮贴,预防压疮发生。
- 鼓励患者加强营养,增强身体免疫力。

患者须卧床 7～10 天
↓
部分自理能力缺陷

(1)护理目标:患者主诉基本生理需求得到满足。

(2)护理措施

- 定时巡视,认真听取患者主诉,及时处理。
- 协助患者进食水、洗漱、擦背、洗头等生理需求。
- 协助患者进行床上大小便。
- 为患者整理好床单位,盖好被褥。
- 将呼叫器放于枕边,便于患者使用。
- 及时更换已污染的被服、衣裤。

患者须绝对卧床
7～10 天
↓
有便秘的危险

(1)护理目标:患者住院期间不发生便秘。

(2)护理措施

- 每天评估患者大便性状、颜色、次数。
- 嘱患者多食粗纤维食物、蔬菜、水果。
- 嘱患者多饮水。
- 协助患者顺时针按摩腹部。
- 必要时遵医嘱给予服用促肠蠕动药物。

患者及家属询问
烤灯护理及
注意事项
↓
知识缺乏

(1)护理目标:患者及家属能正确说出烤灯的注意事项。

(2)护理措施

- 询问并检查局部知觉有无异常。
- 经常询问患者感觉,观察治疗部位反应,有汗时应擦干。
- 嘱患者不得移动患肢,以免碰触烤灯引起烫伤。
- 保持烤灯与患肢垂直距离 40～60cm。
- 患者如诉头晕、恶心、乏力等不适时,应通知医生,停止治疗。

## (三)出院前

**1. 诊疗情况** 患者出院前行"左手正侧位"拍片检查,护士给予患者出院指导。各项检查无异常后可带药出院。

> [1]患者询问石膏的护理及注意事项。
> [2]患者及家属咨询出院后的注意事项。

**2. 护理评估** 做好出院时患者心理、药物及康复期的护理宣教。

**3. 护理思维与实施方案**

患者询问石膏的护理
及注意事项
↓
知识缺乏

(1)护理目标:出院时患者能正确说出如何护理石膏及注意事项。

(2)护理措施
- 嘱保持石膏松紧适宜。
- 嘱患者保持石膏干燥清洁,有渗液、渗血及时到医院换药。
- 嘱患者保持患肢抬高,预防患肢肿胀,以免影响石膏松紧。
- 嘱患者保护患肢石膏,避免碰撞。
- 嘱患肢勿负重。
- 嘱患者石膏外固定1个月,不适随诊。

# 二、护 理 评 价

患者从入院到出院,护理上给予了一系列的护理方案的实施。患者因刀砍致伤,较严重,急诊手术后收入病房。入病房后护士做好焦虑、疼痛的护理,满足了患者的基本生理需求,对患者伤口进行了良好的护理,避免了术后伤口的出血,有效预防了压疮、便秘等症状。出院前,给予患者系统的知识、术后康复期的护理。在整个发病期,再植患指的护理尤为重要。

# 三、安 全 提 示

1. 再植患指的血运情况 密切观察再植患指的颜色、血运、毛细血管反应、皮温等情况;一旦发生异常,及时通知医生,给予处理。

2. 持续烤灯照射的观察 密切观察烤灯照射的副作用,防止烫伤患肢。若照射患肢出现水疱,及时通知医生,停止照射。

3. 药物副作用的观察　患者住院期间须输入抗生素药物治疗、止痛药物、扩血管药物等,护士需注意观察药物副作用,若出现过敏、牙龈出血或出鼻血、腹痛等症状,通知医生,改量或停药。

## 四、经 验 分 享

1. 心理护理　患者较年轻,担心手术的预后,担心再植患指的成活。因此护士应做好患者焦虑的护理。

2. 出院后患者需在医生的建议指导下进行功能锻炼,患肢避免负重,应用吊带进行悬吊制动。

**（安艳晶）**

# 病例 73 　踇甲瓣患者的护理

患者,男性,16岁,主诉:右手拇指近节缺损5个月,左手功能严重受限,残端麻木,门诊以"拇指缺损(右,近节基底)"收入院。

## 一、诊疗过程中的临床护理

### (一)入院时

1. 诊疗情况

**入院后查体:**体温36.5℃,脉搏76次/分,呼吸22次/分,血压125/75mmHg。

患者5个月前电锯伤致左手拇指近节处离断,在医院就诊行"清创,残端修整术"治疗。5个月来感左手功能严重受限,持物困难,残端麻木,不适。患者近1个月无寒战,无胸闷,气短,无咳嗽,咳痰,饮食睡眠及二便正常。

**既往史:**既往体健,无遗传性病史,否认肝炎、结核等传染病史,否认药物过敏史,承认5月前有手术史。患者吸烟2年,1支/天,无饮酒史。

**专科检查:**左手拇指近节基底处缺如,残端可见陈旧创口瘢痕,局部轻压痛,无肿胀,皮色及皮温正常,残端皮肤感觉存在,掌指关节屈伸活动及第一掌骨内收活动存在。

**辅助检查:**手功能:左手拇指近节缺损,活动度变小,功能缺失。下肢血管彩超及左足踝部血管造影结果示:左足背动脉、趾总动脉、趾固有动脉及穿支可见。心电图及胸片检查均正常。

**思维提示**

[1]患者左手功能受限,持物困难,须协助患者做好生活护理。

[2]患者有吸烟史2年,烟草中的尼古丁可导致患指的血管痉挛、收缩,影响患指血运,须嘱患者及家属在住院期间戒烟。

[3]患者较年轻,较在意自己的形象,须做好患者的心理护理。

2. 护理评估　患者左手近节缺损,残端可见陈旧创口瘢痕,拇指功能受限,有2年的吸烟史。患者主诉拇指缺损影响形象,并担心手术预后情况。

3. 护理思维与实施方案

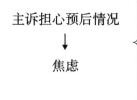

主诉担心预后情况
↓
焦虑

(1)护理目标:手术前患者主诉焦虑状况减轻。

(2)护理措施

- 评估患者产生焦虑的原因及程度。
- 观察患者精神状态及表情的变化。
- 向患者解释手术方式、术后情况,并鼓励其积极配合治疗。
- 倾听患者主诉,并表示理解。
- 鼓励患者多与室友交流沟通。
- 保持病房空气新鲜,保持适宜温湿度。
- 告知家属,支持并安慰患者。
- 通过讲述手术成功的病例来鼓励患者。

患者有 2 年的吸烟史
↓
知识缺乏

(1)护理目标:宣教后患者能说出吸烟对手术预后的影响,进行戒烟。

(2)护理措施

- 向患者介绍吸烟对伤口愈合的影响。
- 向患者解释戒烟的重要性。
- 嘱患者可以嚼口香糖来代替吸烟。
- 每日提醒患者,监督其勿吸烟。
- 嘱其家属勿带烟进病房。

主诉拇指缺如
影响形象
↓
自我形象紊乱

(1)护理目标:患者能接受自己的形象,并积极配合治疗。

(2)护理措施

- 向患者解释此时形象是暂时的。
- 告知家属,支持并安慰患者。
- 通过讲述手术成功的病例来鼓励患者。
- 鼓励患者积极配合医生治疗。

**(二)实施手术后**

1. **诊疗情况** 手术当日,T:36.8～37.8℃,P:80～96 次/分,R:18～22 次/分,BP:122～139/69～96mmHg。患者在全麻下行"左足踇甲瓣游离移植再造拇指,取髂骨植骨,钢板螺丝钉内固定术,大腿取皮植皮术",术毕安返病房,患者神志清楚,伤口敷料包扎完好,无渗血,左手有石膏托外固定,踇甲瓣颜色红润,血运正常,毛细血管反应灵敏,皮温正常,足部活动正常,取髂骨处加压包扎,无渗血。嘱患者需去枕平卧、禁食水 6 小时,给予 6 小时心电监护及吸氧。遵医嘱给予踇甲瓣持续烤灯照射,给予抬高制动,嘱其绝对卧床 7～10 天,卧床期间床上大小便。遵医嘱给予抗感染、抗凝、扩血管、补液治疗。

密切观察患者病情变化。术日晚患者主诉疼痛,入睡困难。遵医嘱给予患者哌替啶 50mg,异丙嗪 25mg 肌注,半小时后患者可间断入睡。术后第 1 天,患者生命体征平稳,T:36.9~38.2℃,P:88~96 次/分,R:20~22 次/分,BP:112~136/72~85mmHg。伤口外敷料包扎完好,无渗血,轻度疼痛,患肢轻度肿胀,蹈甲瓣颜色正常,毛细血管反应灵敏,石膏托固定良好。给予烤灯持续照射。

**思维提示**

[1]患者蹈甲瓣伤口,有坏死及感染的危险,应密切观察蹈甲瓣的血运情况。

[2]患者主诉疼痛,难以入睡,与手术切口有关,做好患者疼痛的护理。

[3]患者有蹈甲瓣、足部供区伤口、取髂骨处三处伤口,有出血的危险,须做好观察及护理。

[4]患者卧床期间生活自理能力受到限制,须满足患者的基本需求。

[5]患者卧床期间肠蠕动减慢,易造成便秘,做好预防便秘的护理。

[6]患者需长期卧床休息,有发生压疮的危险,做好预防压疮的护理。

2.护理评估 患者术后须卧床 7~10 天,蹈甲瓣患肢颜色正常,毛细血管反应、血运好,皮温正常,患肢轻微肿胀;取髂骨处无渗血,给予加压包扎;患者体温较高;患者主诉疼痛,入睡困难;患者及家属询问石膏及烤灯的注意事项。

3.护理思维与实施方案

(1)护理目标:患者主诉疼痛缓解。

(2)护理措施

蹈甲瓣、足部蹈趾
取髂骨处
有手术伤口
患者主诉疼痛
↓
疼痛

- 评估患者疼痛的原因、部位、性质,给予心理安慰。
- 向患者解释术后疼痛的必然性,可能持续的时间。
- 协助患者取适宜舒适体位。
- 遵医嘱给予患者口服或肌注止疼药物。
- 若有其他情况导致的疼痛,及时通知医生,给予处理。
- 医疗护理操作时动作轻柔,尽量集中进行。
- 定时巡视,观察患者伤口疼痛变化。

患者踇甲瓣

↓

有发生坏死的危险

(1)护理目标:密切观察踇甲瓣血运情况,预防坏死。

(2)护理措施

- 密切观察踇甲瓣的血运、颜色、皮温、毛细血管反应等情况。
- 用治疗巾固定踇甲瓣患肢,预防患肢不自主活动。
- 加床档保护患肢。
- 给予患肢垫软枕,取舒适位,防止肿胀影响血运。
- 遵医嘱给予患者静脉输入扩血管药物治疗。
- 遵医嘱给予持续烤灯照射,给予患肢保暖。
- 及时与医生沟通,及时处理紧急情况。

踇甲瓣、足部踇趾、取髂骨处

有手术伤口

↓

有出血的危险

(1)护理目标:患者在住院期间无出血征象;一旦发生,及时通知医生及时处理。

(2)护理措施

- 给予取髂骨处沙袋加压包扎。
- 嘱患者平卧 7～10 天,取髂骨侧下肢制动,协助患者床上大小便。
- 用治疗巾固定踇甲瓣患肢,预防患肢不自主活动,预防出血。
- 加床档保护患肢。
- 遵医嘱给予患者输入止血药物进行预防。
- 定时巡视,观察患者伤口情况。
- 若有出血情况,及时通知医生,给予处理。

患者有手术伤口
体温 38.2℃

↓

有发生感染的危险

(1)护理目标:患者住院期间不出现伤口化脓、咳嗽等感染症状。

(2)护理措施

- 加强伤口护理,伤口渗液多时,随时通知医生,协助及时换药。
- 密切观察患者体温变化,以作参考。
- 遵医嘱观察血象的变化。
- 遵医嘱给予患者静脉输入抗生素治疗。
- 嘱患者多饮水。
- 严格执行无菌操作技术。
- 每日清洁床单位,并减少探视。

患者须绝对卧床
7～10 天

↓

有皮肤完整性
受损的危险

(1)护理目标:患者卧床期间不发生皮肤受损。
(2)护理措施
- 每 2 小时协助患者翻一次身,避免受压。
- 在患者骨隆突处垫气垫或给予患者垫气垫床。
- 保持床铺平整、清洁、干燥、无皱褶、无渣屑。
- 翻身、更换床单、衣裤时,抬起患者身体。
- 便盆使用得当,轻放轻撤。
- 保持臀部皮肤干燥。
- 在患者骨隆突处贴防压疮贴,预防压疮发生。
- 鼓励患者加强营养,增强身体免疫力。

患者须卧床 7～10 天
有手术患肢

↓

部分自理能力缺陷

(1)护理目标:患者主诉基本生理需求得到满足。
(2)护理措施
- 定时巡视,认真听取患者主诉,及时处理。
- 协助患者进食水、洗漱,擦背,洗头等生理需求。
- 协助患者进行床上大小便。
- 为患者整理好床单位,盖好被褥。
- 将呼叫器放于枕边,便于患者使用。
- 及时更换已污染的被服、衣裤。

患者须绝对卧床

↓

有便秘的危险

(1)护理目标:患者住院期间不发生便秘。
(2)护理措施
- 每天评估患者大便性状、颜色、次数。
- 嘱患者多食粗纤维食物,蔬菜,水果。
- 嘱患者多饮水。
- 协助患者顺时针按摩腹部。
- 必要时遵医嘱给予服用促肠蠕动药物。

患者须绝对卧床
7～10 天

↓

有失用综合征的危险

(1)护理目标:患者住院期间少出现、或不出现失用综合征。
(2)护理措施
- 评估患者患肢运动能力。
- 在病情允许情况下鼓励患者进行可能完成的功能锻炼。
- 协助患者进行被动的功能锻炼。
- 告知患者及家属功能锻炼的重要性。
- 鼓励患者健侧上肢、下肢主动锻炼。

患者及家属询问
石膏及烤灯
护理及注意事项
↓
知识缺乏

> (1)护理目标:患者及家属能正确说出石膏及烤灯的注意事项。
>
> (2)护理措施
> - 主动询问患肢的石膏松紧情况,过紧或过松及时通知医生进行处理。
> - 嘱患者保持患肢石膏干燥清洁。
> - 给予患肢抬高制动,预防患肢肿胀。
> - 保持烤灯与踇甲瓣患肢垂直距离 40～60cm。
> - 密切观察烤灯照射的副作用,及时处理。

**(三)出院前**

1. **诊疗情况** 患者出院前行"左手正侧位"拍片检查,护士给予患者出院指导。各项检查无异常后可带药出院。

**思 维 提 示**

患者询问出院后患肢的护理及注意事项。

2. **护理评估** 做好出院时患者心理、药物及康复期的护理宣教。

3. **护理思维与实施方案**

患者及家属询问
出院后的
注意事项
↓
知识缺乏

> (1)护理目标:出院时患者能正确说出患肢的注意事项。
>
> (2)护理措施
> - 预防患肢伤口感染。
> - 嘱患者保持患肢干燥清洁,有渗液、渗血及时到医院换药。
> - 嘱患者术后 2 周拆线。
> - 嘱患者术后 1 个月复查。
> - 嘱患肢勿负重。
> - 嘱患者石膏外固定 4 周,不适随诊。

## 二、护 理 评 价

患者从入院到出院,护理上给予了一系列的护理方案的实施。入院时为患者做好焦虑、知识缺乏、自我形象紊乱的护理,手术后满足了患者的基本生理需求,对患者伤口进行了良好的护理,避免了术后伤口的出血及感染,有效缓解了疼痛等症状,避免了患者出现便秘、皮肤完整性受损。出院前,给予患者系统的知识、术后康复期的护理。在整个发病期,踇甲瓣护理尤为重要。

# 三、安 全 提 示

1. 姆甲瓣的血运情况　密切观察姆甲瓣的颜色、血运、毛细血管反应、皮温等情况;一旦发生异常,及时通知医生,给予处理。

2. 持续烤灯照射的观察　密切观察烤灯照射的副作用,防止烫伤患肢。若照射患肢出现水疱,及时通知医生,停止照射。

3. 药物副作用的观察　患者住院期间须输入抗生素药物治疗、止痛药物、扩血管药物等,护士需注意观察药物副作用,若出现过敏、牙龈出血或出鼻血、腹痛等症状,通知医生,改量或停药。

# 四、经 验 分 享

1. 心理护理　患者较年轻,担心手术的预后,担心姆甲瓣的成活。因此护士应做好患者焦虑的护理。

2. 姆甲瓣血运的观察,需与健侧相比较,有异常及时通知医生进行处理。下肢供区患侧勿负重。

(安艳晶)

# 病例 74 急诊手外伤患者的护理

患者,女性,18岁,主诉:右示指机器压伤4小时,急诊收入院。

## 一、诊疗过程中的临床护理

### (一)入院时

**1. 诊疗情况**

**入院后查体:**体温36.7℃,脉搏85次/分,呼吸18次/分,血压114/77mmHg。患者于4小时前右示指被机器压伤,示指离断仅掌侧肌腱相连,患指苍白出血,疼痛,来积水潭医院急诊就诊,拍X线片显示右示指近端骨折,在急诊手术室臂丛麻醉下行右示指清创再植术,术后收入病房。自发病以来,精神紧张,担心术后手指能否成活,饮食可,无寒战,有留置导尿管,色清,通畅。

**既往史:**患者既往体健。否认高血压、冠心病、糖尿病等慢性疾病。否认肝炎、结核等传染病史。否认重大外伤、手术史。否认药物过敏史。

**专科查体:**右示指自近节指骨近端距掌指关节约2cm处离断,仅屈指肌腱相连,指骨外露,近侧指间关节面外露脱位,部分缺损约0.5cm×1cm,断指苍白无血运,创面不整齐,远断端可见双侧指神经及指动脉从创面抽出约4cm。

**辅助检查:**心电图:大致正常心电图;胸部平片:心肺膈未见明显异常;右手X线片:回报右示指近节指骨骨折,近指间关节脱位。

---

**思维提示**

[1]患者主诉疼痛:患者因机器致伤右示指造成患指出血、疼痛,须注意观察患者疼痛程度,对患者生活质量的影响。

[2]焦虑:此次受伤为意外事件,患者为年轻女性,因伤势较重,担心再植手指能否成活及受伤手指手术后是否会影响美观或导致功能丧失,须注意观察患者情绪变化,及时给予患者心理疏导,帮助患者建立恢复健康的信心。

---

**2. 护理评估** 患者于4小时前右示指被机器压伤,示指离断仅掌侧肌腱相连,患指苍白、出血、疼痛,来积水潭医院急诊就诊,拍X线片显示右示指近

端骨折,在急诊手术室臂丛麻醉下行右示指清创再植术,术后收入病房。自发病以来,精神紧张,担心术后手指能否成活导致残疾。

3. 护理思维与实施方案

患者有手术伤口
患者主诉疼痛
↓
疼痛

(1)护理目标:患者主诉疼痛;缓解、舒适感提高。

(2)护理措施

- 评估患者疼痛的原因、部位、性质、持续时间。
- 告诉患者术后疼痛的必然性及可能持续的时间。
- 定时巡视病房,耐心倾听患者的主诉并给予适当的关心,向患者介绍有关疼痛的知识及克制疼痛的经验。
- 必要时遵医嘱给予止痛药(氨酚羟考酮、哌替啶)。
- 操作时注意做到"四轻"。
- 保持病室安静、整洁、温度适宜、空气清新、光线柔和。

患者担心手指
是否能够成活
↓
焦虑

(1)护理目标:患者住院期间焦虑情绪减轻,表现为情绪稳定。

(2)护理措施

- 评估焦虑程度,并进行分级。
- 入院后向患者做以下宣教:疾病的相关知识及成功病例;手术的相关知识;术前准备的内容及注意事项;术后需要注意的相关内容。
- 嘱患者保持放松、平和的心态。

**(二)入院后观察期**

1. 诊疗情况　手术当日 T:36.6～37.5℃,P:84～104 次/分,R:18～22 次/分,BP:121～135/62～74mmHg。患者在急诊手术室臂丛麻醉下行"右示指清创,再植术",术毕安返病房,伤口外敷料包扎完整,无渗血,患指颜色红润,毛细血管反应正常,患肢有石膏托外固定,有留置导尿管,通畅色清。告知患者术后需绝对卧床,患肢制动 7～10 天,绝对禁烟,患肢给予抬高,有烤灯持续照射,术日晚患者主诉伤口疼痛。术后第 1 天,T:36.3～37.2℃,P:82～94 次/分,R:18～20 次/分,BP:112～125/65～77mmHg。24 小时后给予拔除导尿管,患者可自行排尿。术后向患者及其家属讲解术后注意事项。术后 3 日患者主诉未解大便,术后第 8 日遵医嘱协助患者取半坐卧位后患者主诉头晕,出虚汗。

**思维提示**

[1]患者主诉伤口疼痛,难以入睡,护士须注意观察患者疼痛程度及对睡眠的影响,及时给予止疼药物,必要时给予辅助睡眠药物,以减轻手术给患者带来的不适。

[2]患者术后须绝对卧床,患肢制动 7～10 天,卧床期间患者处于独立移动躯体的能力受到限制的状态。不仅出现自理能力的缺陷,还面临着发生压疮的危险,护士须按时巡视病房,及时发现并满足患者的基本生活需要,注意保持床单位清洁、平整,观察受压部位皮肤情况,定时对患者受压部位进行按摩,防止患者发生皮肤破损。

[3]患者卧床时间长,进食量减少,肠蠕动减慢,容易发生便秘,护士须按时记录患者排便情况,倾听患者主诉,给予患者饮食指导,教会患者腹部按摩法,必要时遵医嘱给予患者口服缓泻药物,防止便秘发生。

[4]患者因长期卧床,取半坐卧位后出现头晕,出虚汗症状,护士在协助患者取半坐卧位时需要注意在床旁保护患者安全,并给予患者心理护理及健康宣教,告诉患者循序渐进,帮助患者逐渐适应下床活动。

2. 护理评估 患者术后须绝对卧床,患肢制动 7～10 天,绝对禁烟,患肢给予抬高,有烤灯持续照射,术日晚患者主诉疼痛。

3. 护理思维与实施方案

患者主诉伤口疼痛
↓
疼痛

(1)护理目标:患者主诉疼痛缓解、舒适感提高。

(2)护理措施

- 评估患者疼痛的原因、部位、性质、持续时间。
- 告诉患者术后疼痛的必然性及可能持续的时间。
- 定时巡视病房,耐心倾听患者的主诉并给予适当的关心向患者介绍有关疼痛的知识及克制疼痛的经验。
- 必要时遵医嘱给予止痛药(氨酚羟考酮、哌替啶)。
- 操作时注意做到"四轻"。
- 保持病室安静、整洁、温度适宜、空气清新、光线柔和。

患者须绝对卧床
7～10 天
需卧床输液治疗
↓
部分自理能力缺陷

(1)护理目标:患者卧床期间主诉基本生活需要得到满足。

(2)护理措施

- 评估患者目前身体状况及自理程度。
- 定时巡视;了解患者需求。
- 将患者日常用品放置于患者易于拿取的位置。
- 协助患者打饭、进食、洗漱。
- 及时帮助患者取送大小便器,便后及时倾倒,并开窗通风。
- 保持床单位整洁,及时更换污染的被服及衣物。
- 保持室内空气清新,定时开窗通风,保持病室内安静。

患者须绝对卧床
7～10 天
骶尾部及全身
骨突处易受压
↓
有皮肤完整性
受损的危险

(1)护理目标:患者卧床期间皮肤完好无破损。

(2)护理措施

- 评估患者全身皮肤状况及皮肤受压程度。
- 全身骨突处定时按摩,病情允许时刻活动身体其他部位。
- 保持床铺平整、清洁、干燥、无皱褶、无渣屑。
- 给予患者进行有关防止压疮的健康宣教,指导患肢增加饮食营养。
- 必要时给予患者使用气垫床。

患者须绝对卧床
肠蠕动减慢
患者主诉 3 天未解
大便并有腹胀感,
排便困难
↓
便秘

(1)护理目标:患者主诉排便状况改善,无不适感。

(2)护理措施

- 评估患者便秘的原因、程度及平日排便情况。
- 给予患者进行腹部环状按摩。
- 告诉患者多食粗纤维食物。
- 告诉患者每天必须保证一定的饮水量,至少每天 2000ml 以上,并可饮蜂蜜水。
- 排便时协助患者坐上便盆,使患者保持舒适体位。
- 排便后及时倾倒,开窗通风。
- 必要时遵医嘱给予患者通便药物,如开塞露。

患者取半坐卧位后
主诉头晕
出虚汗
↓
活动无耐力

> (1)护理目标:1 日内患者摇床 30°坐起后无头晕、出虚汗等不适感;3 日内患者下床站立及行走 100m 后无头晕、下肢无力等不适感。
> (2)护理措施
> ·评估患者活动无耐力的程度。
> ·向患者解释引起不适的原因。
> ·将床头摇起 30°等待患者适应坐位后再下床站立及行走,初次活动必须有人从旁保护。
> ·循序渐进,逐渐增加活动量。
> ·指导患者卧床期间如何进行股四头肌锻炼。
> ·如下床活动时出现头晕,下肢无力等不适,应立即卧床或就地休息。
> ·注意加强饮食营养。

### (三)出院前

1. 诊疗情况 出院前行"右示指正侧位"、血常规检查,护士给予患者及家属出院指导。各项检查无异常后可带药出院。

**思维提示**

[1]患者家属未能正确演示颈腕吊带佩戴方法,说明患者家属缺乏正确佩戴颈腕吊带的相关知识,护士须向患者及家属讲解佩戴颈腕吊带的方法及正确的佩戴颈腕吊带的必要性,保证在出院前家属能正确佩戴。

[2]患者出院前对术后康复期的注意事项不了解,护士须向家属讲解康复期护理注意事项。

[3]尼古丁对再植手指的成活会造成很大影响,患者身边同事及家人吸烟者较多,护士在健康宣教方面应对此项着重强调。

2. 护理评估 做好出院时患者心理、药物知识水平及康复期的护理宣教。

3. 护理思维与实施方案

家属向护士询问
颈腕吊带的佩戴方法
↓
知识缺乏

> (1)护理目标:家属出院前能正确演示颈腕吊带的佩戴方法。
> (2)护理措施
> ·评估患者及家属对佩戴颈腕吊带的基本方法了解程度。
> ·向患者解释正确佩戴颈腕吊带的必要性。
> ·可提供相关宣传资料以帮助患者及家属尽快学会佩戴方法。

（1）护理目标：患者家属出院前能复述康复期护理注意事项。

（2）护理措施

患者家属对康复期
护理注意事项不了解
↓
知识缺乏

- 评估患者家属对手术后患肢功能恢复程度的接受程度。
- 对患者家属讲解康复期护理对疾病恢复的重要性。
- 告知患者家属康复期注意事项，主要包括以下几点：①手术次日起 14 天拆线；②出院 2 周后门诊复查；③按时服药，注意药物副作用；④患肢保暖，注意禁烟；⑤患肢避免劳累、负重，不适随诊。
- 向患者家属发放出院指导宣传册。

# 二、护 理 评 价

患者从入院到出院，护理上给予了一系列的护理方案的实施。入院时为患者做好疼痛、焦虑状况的监测，手术后满足了患者的基本生理需求，对患者患肢、皮肤、排便等进行了良好的护理，避免了术后伤口的感染，有效避免了跌倒、压疮的发生。出院前，给予患者系统的知识、术后康复期的护理。在整个发病期，术后康复期护理尤为重要。

# 三、安 全 提 示

1. 有发生跌倒的危险　患者手术后翻身有坠床的危险；术后患者卧床 7 天，第 8 天下床活动时有发生跌倒的危险。护士应积极做好预防工作，了解患者一般情况，包括年龄、神志、肌力等。评估患者发生跌倒的风险因素；定时巡视患者，固定好病床脚刹、加床档、合理安排陪护；嘱患者穿防滑鞋，保持病房地面干燥，灯光照明良好、病房设施摆放合理。

2. 有皮肤受损的危险　患者术后绝对卧床，护士需了解患者皮肤营养状况；定时协助患者翻身，并按摩皮肤受压部位；保持床铺平整、清洁、干燥、无皱褶、无渣屑。

3. 药物副作用的观察　患者住院期间需服用抗感染、消肿、止痛药物等，护士需注意观察药物副作用。

4. 再植患指的血运情况　密切观察再植患指的颜色、血运、毛细血管反应、皮温等情况；一旦发生异常，及时通知医生，给予处理。

5. 持续烤灯照射的观察　密切观察烤灯照射的副作用,防止烫伤患肢。若照射患肢出现水疱,及时通知医生,停止照射。

# 四、经 验 分 享

1. 心理护理　心理康复对机体功能康复起着积极作用。断指再植术后患者多因受伤后精神紧张,情绪波动大。因为患者一旦受伤,会产生方方面面的想法,例如,再植肢体是否成活,是否能恢复其功能,在治疗上疑虑,对环境不适应以及对医护人员不了解,经济问题等均可产生紧张、焦虑、忧郁、恐惧等不良情绪,而且家属等周围人群的不良情绪也会刺激患者,由于情绪的波动变化,使血管收缩的 5-羟色胺和儿茶酚胺一类物质分泌增多,使吻合的血管发生痉挛,或者形成血栓。另外焦虑、恐惧心理、精神压力很大、患者精神紧张等因素可造成细胞表面电荷减少,抗凝血活力下降,极易在血管损伤或吻合处形成血栓,易导致再植手术失败。针对以上问题,对其进行健康教育,根据患者特定的健康问题和存在影响健康的不良因素进行分析,进行正确的心理导向,主动将手术成功的案例介绍给患者。科室的环境,加之护士的熟练操作,医护人员周到的服务,使患者在短时间内解除紧张、焦虑、恐惧等不良心理反应,保持平常健康的心境,防止血管痉挛,使再植手术后顺利恢复,帮助患者树立战胜疾病的信心,使患者的心情处于最佳状态。

2. 术后局部观察与护理

(1)若患指皮肤温度低于健侧 3~4℃,且皮肤颜色变为苍白、张力低、毛细血管反应慢或消失,提示动脉痉挛或栓塞。所以断指再植术后患者应安排在室内温度 25~28℃,湿度为 50%~60% 的房间内,局部用 60~100W 烤灯照射,但注意烤灯应距患肢 40~60cm,防止烫伤,这样既可保温,又利于血液循环的观察,避免遇冷刺激而引起血管痉挛。室内每天湿式擦地 2 次,以保持室内湿度。同时也应对患者进行宣教,使患者能配合治疗并适应病房环境,以促进术后恢复。

(2)断指再植术后常应用抗感染、抗凝、抗痉挛药物治疗,根据不同患者选择有效的抗生素,常规使用低分子右旋糖酐静脉输液,罂粟碱肌注治疗。使用抗凝药物期间,应密切观察局部或全身反应,定时检查凝血酶原活动度及凝血酶原时间,如出现头痛、恶心、呕吐、皮疹应立即停用,低分子右旋糖酐的滴注速度不宜太快,使其能在体内持续起作用。

3. 功能康复指导　断指再植术后患者应抬高患肢于心脏水平,以利静脉回流,于 2 周开始在医生的指导下作循序渐进的保护性被动功能锻炼,3 周开始结合主动功能锻炼,逐渐增大活动量,要求患者用伤手做捏、握、抓的锻炼,以防止关节僵硬和肌腱粘连。

(刘莹)

## 病例 75 舟骨骨折患者的护理

患者,男性,48岁,主诉:左手腕摔伤后肿痛伴活动受限2天,门诊以"舟骨骨折(左)"收入院。

### 一、诊疗过程中的临床护理

#### (一)入院时

1. 诊疗情况

**入院后查体:**体温36.7℃,脉搏64次/分,呼吸18次/分,血压145/98mmHg。

患者缘于2天前不慎摔倒致左手掌着地,即感左手腕疼痛不适,腕部略肿胀,伴活动受限,就诊时拍片及CT显示:左舟状骨骨折,给予石膏制动。患者伤后无昏迷,无头晕头痛,无胸闷气短,饮食尚可,睡眠因疼痛易醒。患者二便正常。

**既往史:**既往体健,否认糖尿病、冠心病史,否认遗传性病史,否认肝炎、结核等传染病史,否认药物过敏史。患者承认高血压史10余年,口服替米沙坦、卡维地洛等药物。

**专科检查:**左腕部肿胀明显,无明显畸形,有明显压痛,以舟骨结节为著,腕关节活动明显受限,被动活动时明显加重,左手各指感觉无明显减退,指腹色红润,皮温正常。

**辅助检查:**X线:左舟骨骨折。左腕正侧位片及腕部CT,结果显示:左舟骨新鲜骨折。头颅CT、心电图、胸片结果显示无异常。

> **思维提示**
>
> [1]患者有高血压病史10余年,口服降压药治疗,须监督定时服药、定时监测血压。
> [2]患者左手骨折,活动受限,须协助患者做好生活护理。
> [3]患者因骨折疼痛明显,影响睡眠,须做好疼痛的护理。

2. 护理评估 患者左手舟骨骨折,肿胀明显,各指主动伸屈活动受限,疼痛明显,末梢血运好,感觉无明显减退,腕掌侧皮下有明显淤血斑;石膏外固定牢固,松紧适宜;患者主诉头部不适,偶有恶心,未吐;患者有10余年的高血压病史。

3. 护理思维与实施方案

左手骨折,肿胀明显
患者主诉疼痛
↓
疼痛

(1)护理目标:患者主诉疼痛缓解。

(2)护理措施

- 评估患者疼痛的原因、部位、性质,给予心理安慰。
- 向患者解释骨折疼痛的必然性。
- 遵医嘱给予患者口服或肌注止疼药物,并注意观察药物副作用。
- 定时巡视,若有其他情况导致的疼痛,及时通知医生,给予处理。
- 协助患者取适宜舒适体位,给予患肢抬高制动,预防患肢肿胀。
- 遵医嘱给予物理冷敷,减轻疼痛。
- 医疗护理操作时动作轻柔,尽量集中进行。

患者主诉疼痛、
头部不适,恶心
↓
睡眠型态紊乱

(1)护理目标:患者可安静入睡。

(2)护理措施

- 采取措施减轻疼痛。
- 巡视患者时注意做到"四轻"。
- 告知患者尽量减少白天睡眠时间。
- 必要时行头部 CT。
- 创造良好的病室环境,保持室内整洁、安静、光线柔和。
- 必要时给予患者助睡眠药物。
- 嘱其家属留一陪住。

高血压病史 10 年
血压 145/98mmHg
↓
有发生高血压
急症的危险

(1)护理目标:患者住院期间血压控制平稳。

(2)护理措施

- 监督患者按时服用降压药物,密切监测血压变化。
- 嘱患者低盐饮食,每日＜6g。
- 嘱患者戒烟酒。
- 嘱患者保持放松、平和的心态。
- 如有头痛、烦躁、心悸、恶心、呕吐等不适症状及时通知医生。
- 注意观察降压药物副作用。

患者左舟骨骨折
↓
部分自理能力缺陷

(1)护理目标:患者主诉基本生理需求得到满足。

(2)护理措施

- 定时巡视,认真听取患者主诉,及时处理。
- 协助患者进食水、打饭、洗漱、擦背、洗头等生理需求。
- 协助患者如厕需求。
- 为患者整理好床单位,盖好被褥。
- 将呼叫器放于枕边,便于患者使用。
- 及时更换已污染的被服、衣裤。

**(二)实施手术后**

1. 诊疗情况　手术当日 T:35.6～36.5℃,P:78～84 次/分,R:18～22 次/分,BP:122～139/72～96mmHg。患者在臂丛麻醉下行"舟状骨骨折复位内固定术",术毕安返病房,患者神志清楚,左患肢伤口敷料包扎完好,无明显渗出,患指颜色红润,血运好,皮温正常,患肢有石膏外固定,石膏松紧适宜。给予患肢抬高制动,预防患肢肿胀。遵医嘱给予抗感染等对症治疗。嘱患者可进食水,勿食辛辣刺激性食物。术日晚患者主诉伤口疼痛,入睡困难。遵医嘱给予哌替啶 50mg,异丙嗪 25mg 肌注,半小时后患者可间断入睡。术后第 1 天,T:36.5～37.3℃,P:72～84 次/分,R:18～20 次/分,BP:128～152/79～96mmHg。患者无特殊不适主诉,伤口敷料包扎完好,无渗血,左手略肿胀,石膏外固定松紧适宜,嘱其患肢继续抬高制动。

**思维提示**

[1]患者主诉伤口疼痛,给予疼痛护理。

[2]患者有手术伤口,有出血的危险,须做好观察及护理。

[3]患者患肢有石膏外固定,做好石膏护理。

[4]患者患肢活动受限,须协助患者做好生活护理。

2. 护理评估　患者患肢略肿胀,颜色正常,血运好;患肢有石膏外固定,松紧适宜;患者询问石膏的注意事项;患者主诉伤口疼痛,入睡困难。

3. 护理思维与实施方案

左手手术伤口
患者主诉疼痛
↓
疼痛

(1)护理目标:患者主诉疼痛缓解。

(2)护理措施

- 评估患者疼痛的原因、部位、性质,给予心理安慰。
- 向患者解释术后疼痛的必然性,可能持续的时间。

左手手术伤口
患者主诉疼痛
↓
疼痛

- 遵医嘱给予患者口服或肌注止疼药物,并注意观察药物副作用。
- 定时巡视,若有其他情况导致的疼痛,及时通知医生,给予处理。
- 协助患者取适宜舒适体位,给予患肢抬高制动,预防患肢肿胀。
- 遵医嘱给予物理冷敷,减轻疼痛。
- 医疗护理操作时动作轻柔,尽量集中进行。

左手有手术伤口
↓
有出血的危险

(1)护理目标:患者在住院期间无出血征象;一旦发生,及时通知医生及时处理。
(2)护理措施
- 给予患肢抬高制动。
- 给予患侧加床档保护。
- 遵医嘱给予患者输入止血药物进行预防。
- 定时巡视,观察患者伤口情况。
- 若有出血情况,及时通知医生,给予处理。

患者手术患肢
↓
部分自理能力缺陷

(1)护理目标:患者主诉基本生理需求得到满足。
(2)护理措施
- 定时巡视,认真听取患者主诉,及时处理。
- 协助患者进食水、打饭、洗漱、擦背、洗头等生理需求。
- 协助患者如厕需求。
- 输液治疗时定时巡视。
- 为患者整理好床单位,盖好被褥。
- 将呼叫器放于枕边,便于患者使用。
- 及时更换已污染的被服、衣裤。

患者询问石膏护理
的注意事项
↓
知识缺乏

(1)护理目标:患者能正确说出石膏护理的注意事项。
(2)护理措施
- 主动询问患肢的石膏松紧情况,过紧或过松及时通知医生进行处理。
- 嘱患者保持患肢石膏干燥清洁。
- 给予患肢抬高制动,预防患肢肿胀。
- 嘱患者若出现石膏卡压皮肤情况,及时通知医生处理。

**(三)出院前**

1. 诊疗情况　患者出院前行"左手正侧位"拍片检查,护士给予患者出院指导。各项检查无异常后可带药出院。

**思维提示**

患者主动咨询出院后患肢的护理及注意事项。

2. 护理评估　做好出院时患者心理、药物及康复期的护理宣教。

3. 护理思维与实施方案

患者询问出院后护理的注意事项

↓

知识缺乏

(1)护理目标:出院时患者能正确说出注意事项。

(2)护理措施

- 嘱患者术后 2 周拆线。
- 嘱患者术后 4 周复查。
- 嘱患者保持患肢敷料干燥清洁。
- 嘱患者石膏外固定 4 周。
- 嘱按时服药,注意药物副作用。
- 嘱患肢抬高,预防肿胀。
- 向患者发放出院指导宣传册,不适随诊。

## 二、护 理 评 价

患者从入院到出院,护理上给予了一系列的护理方案的实施。入院时为患者做好疼痛、睡眠型态紊乱的护理,手术后满足了患者的基本生理需求,对患者伤口进行了良好的护理,避免了术后伤口的出血,有效缓解了疼痛、失眠等症状。出院前,给予患者系统的知识、术后康复期的护理。在整个发病期,疼痛,患肢的出血、肿胀护理尤为重要。

## 三、安 全 提 示

1. 患肢的出血情况　密切观察患者左手伤口处的渗血情况;一旦发生渗血,及时通知医生,给予处理。

2. 药物副作用的观察　患者住院期间须输入抗生素药物、止痛药物等,护士须注意观察药物副作用。

## 四、经 验 分 享

患者左手舟骨骨折,疼痛较为明显,致患肢肿胀,手术前可用物理冷敷,既可减轻疼痛,又可减轻患肢肿胀程度。

(安艳晶)

## 病例 76 取髂骨植骨患者的护理

患者,男性,38岁,主诉:右手示指骨髓炎术后4个月,屈曲活动受限,门诊以"骨髓炎术后(右手、示指)"收入院。

## 一、诊疗过程中的临床护理

### (一)入院时

#### 1. 诊疗情况

**入院后查体**:体温36.2℃,脉搏78次/分,呼吸18次/分,血压111/68mmHg。

患者于4个月前不慎被花盆划伤右手示指,患者既往行清创术治疗2次,末次手术时间为4个月前。术后患指屈曲运动受限,患指指端血运好。患者精神佳,食欲好,二便正常,生活基本自理。

**既往史**:既往体健,无遗传性病史,否认肝炎、结核等传染病史,否认药物过敏史。患者有吸烟史20年,20支/天;饮酒20年,50g/d。

**专科检查**:右手示指近节背侧见约3cm手术瘢痕,示指屈曲运动障碍,指端感觉、血运好,示指侧弯畸形。

**辅助检查**:心电图为正常心电图;胸片、血液检查均正常。

> **思维提示**
>
> [1]患者有吸烟史、饮酒史均20年,烟草中的尼古丁可导致患指的血管痉挛、收缩,影响患指血运,须嘱患者及家属在住院期间戒烟、戒酒。
>
> [2]患者右手示指活动受限,须协助患者做好生活护理。

**2. 护理评估** 患者右手示指屈曲活动受限,示指侧弯畸形,示指近节背侧有约有3cm手术瘢痕。患者有20年的吸烟、饮酒史。患者主诉担心手术预后情况。

**3. 护理思维与实施方案**

患者主诉担心
预后情况
↓
焦虑

(1)护理目标:手术前患者主诉焦虑状况减轻。
(2)护理措施
- 评估患者产生焦虑的原因及程度。
- 观察患者精神状态及表情的变化。
- 向患者解释手术方式、术后情况,并鼓励其积极配合治疗。

患者主诉担心
预后情况
↓
焦虑

{
- 倾听患者主诉,并表示理解。
- 鼓励患者多与室友交流沟通。
- 保持病房空气新鲜,保持适宜温湿度。
- 告知家属,支持并安慰患者。
- 通过讲述手术成功的病例来鼓励患者。
- 评估患者焦虑程度进行对比。
}

患者有 20 年的
吸烟饮酒史
↓
知识缺乏

{
(1)护理目标:患者能说出吸烟饮酒对手术预后的影响,进行戒烟戒酒。
(2)护理措施
- 向患者介绍吸烟对伤口愈合的影响。
- 向患者介绍饮酒对伤口愈合的影响。
- 向患者解释戒烟戒酒的重要性。
- 嘱患者可以嚼口香糖来代替吸烟。
- 每日提醒患者,监督其勿吸烟饮酒。
- 嘱其家属勿带烟酒进病房。
}

**(二)实施手术后**

1. 诊疗情况　手术当日 T:36.3～37.1℃,P:78～90 次/分,R:18～20 次/分,BP:115～142/72～83mmHg。患者在臂丛麻醉下行"右手示指指骨融合,示指陈旧切复内固定,取髂骨植骨术",术毕安返病房,患者神志清,伤口外敷料包扎完好,患指血运,颜色正常,患指及取髂骨处无渗血,取髂骨处加压包扎。给予患者患肢抬高制动,平于或略高于心脏,取舒适位。嘱患者可进食饮水,平卧 2～3 天,减少取髂骨侧患肢的活动。卧床期间须床上大小便。术日晚患者主诉疼痛,入睡困难。遵医嘱给予患者哌替啶 50mg,异丙嗪 25mg 肌注,半小时后患者可间断入睡。术后第 1 天,T:36.7～37.5℃,P:80～92 次/分,R:18～20 次/分,BP:123～142/68～82mmHg。患肢伤口敷料包扎完好,患指及取髂骨处无渗血,患指指端血运好,感觉可。

**思维提示**

[1]患者有示指,取髂骨处两处伤口,有出血的危险,须做好观察及护理。

[2]患者主诉伤口疼痛,给予疼痛护理。

[3]患者因疼痛导致入睡困难。

[4]患者因病情需要卧床 2～3 天,协助患者做好基础护理。

2. 护理评估　患者术后需卧床 2～3 天;患者主诉疼痛,入睡困难;患者右手示指,左侧髂骨处有手术伤口。

3. 护理思维与实施方案

右手示指及髂骨处
有手术伤口
↓
有出血的危险

(1)护理目标:患者在住院期间无出血征象;一旦发生,及时通知医生及时处理。

(2)护理措施

- 给予取髂骨处沙袋加压包扎。
- 嘱患者平卧 2～3 天,取髂骨侧下肢制动,协助患者床上大小便。
- 遵医嘱给予患者输入止血药物进行预防。
- 定时巡视,观察患者伤口情况。
- 若有出血情况,及时通知医生,给予处理。

右手示指及髂骨处
手术伤口
患者主诉疼痛
↓
疼痛

(1)护理目标:患者主诉疼痛缓解。

(2)护理措施

- 评估患者疼痛的原因、部位、性质、给予心理安慰。
- 向患者解释术后疼痛的必然性,可能持续的时间。
- 遵医嘱给予患者口服或肌注止疼药物,并注意观察药物副作用。
- 定时巡视,若有其他情况导致的疼痛,及时通知医生,给予处理。
- 协助患者取适宜舒适体位,给予患肢抬高制动,预防患肢肿胀。
- 遵医嘱给予物理冷敷,减轻疼痛。
- 医疗护理操作时动作轻柔,尽量集中进行。

患者主诉疼痛
入睡困难
↓
睡眠型态紊乱

(1)护理目标:患者可安静入睡。

(2)护理措施

- 采取措施减轻疼痛。
- 巡视患者时注意做到"四轻"。
- 告知患者尽量减少白天睡眠时间。
- 创造良好的术后休养环境,保持室内整洁、安静、光线柔和。
- 嘱其家属留一陪住。
- 必要时给予患者助睡眠药物。

(1)护理目标:患者主诉基本生理需求得到满足。

(2)护理措施

患者需卧床 2～3 天

↓

部分自理能力缺陷

- 定时巡视,认真听取患者主诉,及时处理。
- 协助患者进食水、打饭、洗漱,擦背,洗头等生理需求。
- 协助患者如厕需求。
- 输液治疗时定时巡视。
- 为患者整理好床单位,盖好被褥。
- 将呼叫器放于枕边,便于患者使用。
- 及时更换已污染的被服、衣裤。

**(三)出院前**

1. 诊疗情况　患者出院前行"右手正侧位"拍片检查,护士给予患者出院指导。各项检查无异常后可带药出院。

**思维提示**

[1]患者主动咨询出院后注意事项。

[2]患者询问办理出院手续流程。

2. 护理评估　做好出院时患者心理、药物知识水平及康复期的护理宣教。

3. 护理思维与实施方案

(1)护理目标:出院时患者能正确说出注意事项。

(2)护理措施

患者询问出院后
护理的注意事项

↓

知识缺乏

- 嘱患者术后 2 周拆线。
- 嘱患者术后 4 周复查。
- 嘱患者保持患肢敷料干燥清洁。
- 嘱患者石膏外固定 4 周。
- 向患者介绍如何复印病历。
- 嘱按时服药,注意药物副作用。
- 嘱患肢及下肢勿负重 1 个月。
- 向患者发放出院指导宣传册,不适随诊。

# 二、护 理 评 价

　　患者从入院到出院,护理上给予了一系列的护理方案的实施。入院时为患者做好焦虑、知识缺乏的护理,手术后满足了患者的基本生理需求,对患者伤口进行了良好的护理,避免了术后伤口的出血,有效缓解了疼痛、失眠等症状。出院前,给予患者系统的知识、术后康复期的护理。在整个发病期,术后康复期护理尤为重要。

## 三、安 全 提 示

1. 患肢的出血情况　密切观察患者右手及左侧取髂骨处的渗血情况;一旦发生,及时通知医生,给予处理。

2. 药物副作用的观察　患者住院期间须输入抗生素药物、止痛药物等,护士需注意观察药物副作用。

## 四、经 验 分 享

1. 心理护理　患者有手术史,比较担心这次手术的预后。因此护士应做好患者焦虑的护理。

2. 患者取髂骨处术后应给予加压包扎,防止出血。密切观察此处的渗血情况。48 小时后可协助医生换药。嘱患者减少取髂骨侧下肢的活动,避免负重。

**(安艳晶)**

# 病例 77 腹部皮瓣患者的护理

患者,女性,11 岁,主诉:右腕部畸形,活动受限 7 年,门诊以"不稳定瘢痕(右手)"收入院。

## 一、诊疗过程中的临床护理

### (一)入院时

#### 1. 诊疗情况

**入院后查体:**体温 36.2℃,脉搏 80 次/分,呼吸 18 次/分,血压 120/60mmHg。患者缘于出生时发现右上肢毛细血管瘤,于外院行同位素治疗,8 年前右上肢出现黑色斑片并逐渐加重,7 年前右腕部及手部出现皮肤破溃,破溃后形成硬性痂皮,痂皮反复脱落结痂,右腕部活动逐渐受限。患者精神、食欲良好,二便正常,生活自理。

**既往史:**既往体健,无遗传性病史,否认肝炎、结核等传染病史,否认重大外伤、手术史,否认药物过敏史。

**专科检查:**右手背、前臂、上臂背侧可见大片样瘢痕,皮肤色素沉着,右肘、腕关节屈曲畸形,第二掌指关节伸直畸形,右上肢无压痛、叩击痛,皮肤感觉略差,两点辨别觉为 6mm,右肘关节伸 60°,屈曲 120°,右腕关节屈曲 30°固定,不能主动伸直及屈曲。第二掌指关节 0°位固定,不能主动屈曲。拇指活动受限,不能对掌。余各指间关节、掌指关节活动尚可,桡动脉搏动可触及。

**辅助检查:**心电图、胸片检查无异常,腕关节正侧位 X 线,右上肢血管造影。

---

> **思维提示**
>
> [1]患者皮肤破溃处及造影穿刺处易出血、感染,须做好伤口护理。
>
> [2]患者出现睡眠型态紊乱:因环境改变出现失眠,须做好睡眠的护理。
>
> [3]患者右手活动受限及造影后须平卧制动 24 小时,须做好患者的生活护理。

---

2. 护理评估 患者主要症状为右腕部及手部出现皮肤破溃,破溃后形成硬性痂皮,痂皮反复脱落结痂,易造成伤口出血、感染。患者因环境改变出现

失眠症状。患者及其家长多次咨询术前注意事项及康复护理要点,希望能有更多的了解。

3. 护理思维与实施方案

右腕部及手部出现皮肤破溃造影穿刺处伤口
↓
有出血的危险

(1)护理目标:预防出血,给予各种措施,减少患者伤口出血的发生。

(2)护理措施
- 给予造影穿刺处沙袋加压包扎。
- 嘱患者平卧,下肢制动 24 小时,协助患者床上大小便。
- 协助医生给予患者皮肤破溃处换药,包扎。
- 嘱患者避免摩擦皮肤破溃、结痂处。
- 每 2 小时观察一次伤口渗血情况。
- 若有出血情况,及时通知医生,给予处理。

因环境改变出现失眠
↓
睡眠型态紊乱

(1)护理目标:患者可安静入睡。

(2)护理措施
- 给予心理安慰并告知其睡眠对康复的重要性。
- 给予患者介绍病房环境,减少陌生感。
- 告知患者尽量减少白天睡眠时间。
- 创造良好的术后休养环境,保持室内整洁、安静、光线柔和。
- 巡视患者时注意做到"四轻"。
- 嘱其家属留一陪住。
- 必要时给予患者助睡眠药物。

患者及家长多次咨询术前注意事项、康复期护理要点
↓
知识缺乏

(1)护理目标:患者对治疗方案、预后、康复期护理要点了解。

(2)护理措施
- 对患者及其家长进行手术前需要注意的事项进行讲解。
- 发放宣传手册。
- 告知患者及其家长术后可能发生的情况,使患者提前作好心理准备。
- 为患者讲解术后康复锻炼的方法。

**（二）实施手术后**

1. **诊疗情况** 第一次手术当日 T：35.8～37.1℃，P：80～96 次/分，R：18～20 次/分，BP：106～128/65～76mmHg。患者在全麻下行"右腕部瘢痕切除，腕部关节松解，腹部皮瓣转移修复术"术毕安返病房，患者神志清，伤口外敷料包扎完整，腹部皮瓣有腹带包裹，无渗血，给予 6 小时心电监护及吸氧。告知其家长患者需去枕平卧、禁食水 6 小时，给予患者患肢下垫软枕，抬高患肢，取舒适位，预防皮瓣蒂部扭转。嘱患者术后需绝对卧床 3～5 天，卧床期间需床上大小便。术日晚患者主诉疼痛，入睡困难。遵医嘱给予患者哌替啶25mg，异丙嗪 12mg 肌注，半小时后患者可间断入睡。术后第 1 天，T：36～36.9℃，P：80～92 次/分，R：18～20 次/分，BP：98～126/62～76mmHg。伤口敷料包扎完好，无渗血。医生换药见：腹部皮瓣血运良好，颜色正常，蒂部无扭转，蒂部植皮区有少量渗出，协助医生换药，包扎。

第二次手术当日，T：36.2～37.3℃，P：88～96 次/分，R：20～22 次/分，BP：98～125/66～78mmHg。患者在全麻下行"腹部皮瓣断蒂术"，术毕安返病房，患者神志清，右手及腹部伤口敷料包扎完好，无渗血。给予 6 小时心电监护及吸氧。告知其家长患者需去枕平卧、禁食水 6 小时，给予患者患肢下垫软枕，抬高患肢，取舒适位。术日晚患者主诉疼痛，入睡困难。遵医嘱给予患者哌替啶 25mg，异丙嗪 12mg 肌注，半小时后患者可间断入睡。术后第 1 天，T：36～37.5℃，P：84～96 次/分，R：22～24 次/分，BP：102～118/60～74mmHg。患者伤口包扎完整，无渗血。

**思维提示**

[1]患者腹部皮瓣伤口，增加了感染的危险，应密切注意患者伤口敷料渗血情况，注意体温变化。

[2]患者主诉疼痛，难以入睡，与手术切口有关，做好患者疼痛的护理。

[3]患者卧床期间生活自理能力受到限制，不仅出现自理能力的缺陷，还面临着发生压疮的危险，须做好患者的基础护理及预防压疮的护理。

[4]患者卧床期间肠蠕动减慢，易造成便秘，做好预防便秘的护理。

2. **护理评估** 患者术后需卧床 3～5 天；患者腹部皮瓣伤口有少量渗出；患者主诉疼痛，入睡困难。

3. **护理思维与实施方案**

患者腹部皮瓣
↓
有发生坏死的危险

> (1)护理目标:预防患者皮瓣坏死。
> (2)护理措施
> - 密切观察腹部皮瓣的血运、颜色、皮温、毛细血管反应等情况。
> - 给予腹部皮瓣腹带外包扎,预防皮瓣蒂部扭转。
> - 保持皮瓣处干燥。
> - 给予患肢垫软枕,取舒适位,防止牵拉皮瓣。
> - 遵医嘱给予患者静脉输入扩血管药物治疗。
> - 及时与医生沟通,及时处理紧急情况。

患者有手术伤口
腹部皮瓣处
有渗出
↓
有发生感染的危险

> (1)护理目标:患者住院期间不出现伤口化脓、咳嗽、发热等感染症状。
> (2)护理措施
> - 加强伤口护理,伤口渗液多时,及时通知医生,协助换药。
> - 每日打开腹带,观察和评估伤口情况,注意伤口有无红、肿、痛等症状。
> - 若腹带被血渍污染,及时更换清洁腹带。
> - 保持皮瓣处干燥,必要时可用风扇加快空气流动,促进皮瓣处干燥。
> - 密切观察患者体温变化,以作参考。
> - 遵医嘱给予患者静脉输入抗生素治疗。
> - 严格执行无菌操作技术。
> - 每日清洁床单位,并减少探视。

患者需绝对卧床3~5天
患肢被腹带包裹
↓
部分自理能力缺陷

> (1)护理目标:患者主诉基本生理需求得到满足。
> (2)护理措施
> - 定时巡视,认真听取患者不适主诉,及时处理。
> - 协助患者进食水、洗漱、擦背、洗头等生理需求。
> - 协助患者进行床上大小便。
> - 为患者整理好床单位,盖好被褥。
> - 将呼叫器放于枕边,便于患者使用。
> - 及时更换已污染的被服、衣裤。

患者需绝对卧床3～5天
↓
有皮肤完整性
受损的危险

(1)护理目标:患者卧床期间不发生皮肤受损。

(2)护理措施
- 每2小时协助患者翻一次身,避免受压。
- 在患者骨隆突处垫气垫或给予患者垫气垫床。
- 保持床铺平整、清洁、干燥、无皱褶、无渣屑。
- 便盆使用得当,轻放轻撤。
- 保持臀部皮肤干燥。
- 在患者骨隆突处贴防压疮贴,预防压疮发生。
- 鼓励患者加强营养,增强身体免疫力。

患者需绝对卧床3～5天
↓
有便秘的危险

(1)护理目标:患者住院期间不发生便秘。

(2)护理措施
- 嘱患者多食粗纤维食物,蔬菜,水果。
- 嘱患者多饮水。
- 每天询问患者大便性状、颜色。
- 必要时遵医嘱给予服用促肠蠕动药物。

患者需绝对卧床3～5天
↓
有失用综合征的危险

(1)护理目标:患者住院期间少出现、或不出现失用综合征。

(2)护理措施
- 评估患者患肢运动能力。
- 在病情允许情况下鼓励患者进行可能完成的功能锻炼。
- 协助患者进行被动的功能锻炼。
- 告知患者及家属功能锻炼的重要性。
- 鼓励患者健侧和下肢主动锻炼。

**(三)出院前**

**1. 诊疗情况** 患者出院前行"右腕部正侧位"、血常规检查,护士给予患者及家属出院指导。各项检查无异常后可带药出院。

**思维提示**

[1]患者及家属询问患肢康复锻炼的方法及重要性。

[2]患者家属询问如何办理出院手续及注意事项,须向患者及家属讲解。

**2. 护理评估** 做好出院时患者心理、药物知识水平及康复期的护理宣教。

**3. 护理思维与实施方案**

患者及家属对
康复训练注意事项
不了解
↓
知识缺乏

   (1)护理目标:患者出院前能正确做出康复训练的内容。
   (2)护理措施
     • 向患者讲解康复训练对疾病恢复的重要性。
     • 告知患者康复训练,主要包括以下几点:①练习右肘关节屈伸运动;②练习右肩关节活动;③练习右手做爬墙运动;④向患者提供宣传册。

患者询问出院后
护理的注意事项
↓
知识缺乏

   (1)护理目标:出院时患者能正确说出注意事项。
   (2)护理措施
     • 嘱患者术后2周拆线。
     • 嘱患者术后4周复查。
     • 嘱患者保持患肢敷料干燥清洁。
     • 嘱患者石膏外固定4周。
     • 向患者介绍如何复印病历。
     • 嘱按时服药,注意药物副作用。
     • 嘱患者患肢继续功能锻炼。
     • 向患者发放出院指导宣传册,不适随诊。

## 二、护 理 评 价

患者从入院到出院,护理上给予了一系列的护理方案的实施。入院时为患者做好伤口出血、睡眠型态紊乱、知识缺乏的护理,手术后满足了患者的基本生理需求,对患者伤口进行了良好的护理,避免了术后伤口的感染,有效避免了便秘、压疮的发生。出院前,给予患者系统的知识、术后康复期的护理。在整个发病期,术后康复期护理尤为重要。

## 三、安 全 提 示

1. 皮瓣的观察  密切观察腹部皮瓣的血运、颜色、毛细血管反应、皮温等,保持皮瓣干燥,给予皮瓣腹带外包扎,防止皮瓣扭转。

2. 药物副作用的观察  患者住院期间须输入抗生素药物、止痛药物等,护士需注意观察药物副作用。

3. 有皮肤受损的危险  患者术后5天内绝对卧床,护士需了解患者皮肤营养状况;定时协助患者翻身,并给予骨隆突处垫气垫或睡气垫床护理;保持床铺平整、清洁、干燥、无皱褶、无渣屑。

# 四、经 验 分 享

1. 心理护理  患者是年龄较小的女孩,对手术是否疼痛较在意,护士应向其解释麻醉情况,缓解其心理负担;患者做皮瓣手术住院时间较长,其家长担心术后恢复情况,护士需用成功的病例鼓励患者及家属,使其对疾病的康复抱有积极乐观的态度。

2. 断蒂后患肢的锻炼方法  术后第 1 天,开始患肢的锻炼。肘关节屈曲、伸直;肩关节外展、内收、旋转;患肢从脑后做抓对侧耳朵运动;患肢做爬墙运动,直至患肢能上举 180°。

(安艳晶)

## 病例 78 肌腱粘连松解患者的护理

患者,男性,45岁,主诉:双手电击伤2年10个月,门诊以"电击伤术后(双手)"收入院。

## 一、诊疗过程中的临床护理

### (一)入院时

#### 1. 诊疗情况

**入院后查体**:体温36.5℃,脉搏76次/分,呼吸18次/分,血压127/81mmHg。患者2年10个月前在工作中双手电击伤,伤后在外院就诊,给予腹部皮瓣覆盖创面。后转入积水潭医院,先后行左手腹部皮瓣移植术、异体肌腱移植重建屈指、肌腱松解术;右手腹部皮瓣移植、异体肌腱移位重建屈指、虎口开大术。现为行进一步治疗门诊入院。患者自受伤以来精神、食欲良好,睡眠良好。无不良嗜好,大小便正常,双手屈腕屈指畸形,活动受限,屈无力,腕部部分感觉丧失,影响日常劳动工作。患者受伤后行多次手术,心理压力较大,担心手术效果。

**既往史**:患者既往体健。否认高血压、冠心病、糖尿病等慢性疾病。否认肝炎、结核等传染病史。否认重大外伤、手术史。否认药物过敏史。

**专科查体**:双手屈腕屈指畸形,腕部以远掌侧感觉丧失,左前臂皮瓣、虎口区皮瓣血运良好,手指、手腕主被动活动受限,屈无力,前臂可触及屈肌腱收缩,伸肌力5级。

**辅助检查**:心电图:大致正常心电图。胸部平片示心肺膈未见异常。

**思维提示**

> [1]患者出现部分生活自理能力缺陷:因双手屈腕屈指畸形,活动受限,影响日常劳动工作,须加强巡视及时做好生活护理。
> [2]患者出现焦虑:双手屈腕屈指畸形,活动受限,屈无力,腕部部分感觉丧失,影响日常劳动工作,患者受伤后行多次手术,心理压力较大,担心手术效果,护士须与患者及时沟通了解患者情绪变化,做好心理护理。

**2. 护理评估** 患者主要症状为双手屈腕屈指畸形,活动受限,屈无力,腕部部分感觉丧失,影响日常劳动工作,有无助感。

**3. 护理思维与实施方案**

因双手活动受限影响生活和工作 → 部分生活自理能力缺陷

(1)护理目标:患者住院期间基本生活需要得到满足。
(2)护理措施
  • 评估患者目前身体状况及自理程度。
  • 协助患者进食饮水。
  • 协助患者完成基本生活需求,将患者日常用品放置于患者易于拿取的位置。
  • 为患者整理好床单位,盖好被褥。

双手活动受限多次手术 → 焦虑

(1)护理目标:患者住院期间焦虑情绪缓解。
(2)护理措施
  • 评估焦虑程度,并进行分级。
  • 鼓励患者表达,多与其交流,帮助其树立信心。
  • 提供安全和舒适的环境,减少环境刺激。
  • 教给患者缓解焦虑的方法,例如:深呼吸、听音乐、运动等。
  • 及时向患者解释病情及相关的治疗。

**(二)实施手术后**

1. 诊疗情况 手术当日,T:36.6~37℃,P:72~88 次/分,R:18~22 次/分,BP:111~126/70~92mmHg。患者在臂丛+静脉全麻下行"屈指肌腱松解、桡侧腕屈肌腱延长术",术毕安返病房,患者神志清楚,伤口外敷料包扎完整,无渗血,患肢有一负压引流球,内为血性液体约 5ml,告知患者麻醉恢复前需去枕平卧、禁食水,麻醉恢复后患肢可进行功能锻炼,进食水。术日患者主诉疼痛,难以入睡。术后第 1 天,T:36.8~37.6℃,P:80~92 次/分,R:18~20 次/分,BP:117~140/66~80mmHg。24 小时伤口引流量为 90ml 血性液。24 小时后护士协助患者妥善固定好引流管,佩戴颈腕吊带下地活动,并向家属讲解颈腕吊带佩戴方法。家属向护士询问佩戴吊带的注意事项。

**思维提示**

[1]患者伤口有一引流球,应密切注意患者伤口引流渗血情况,注意体温变化。

[2]患者主诉疼痛,难以入睡,护士须注意观察患者疼痛程度及对睡眠的影响,及时给予止疼药物,必要时给予辅助睡眠药物,以减轻手术给患者带来的不适。

[3]患者麻醉恢复前须去枕平卧,麻醉恢复后可进行患肢手指活动,可佩戴颈腕吊带下地活动。术后患者一侧患肢处于活动能力受到限制的状态并需要卧床输液治疗,出现部分生活自理能力的缺陷,护士须加强巡视,及时发现并满足患者的生活需求。

2. 护理评估 患者麻醉恢复前须去枕平卧、禁食水;患者主诉疼痛,难以入睡。

3. 护理思维与实施方案

患肢活动受限
患者需卧床输液治疗
↓
部分生活自理
能力缺陷

(1)护理目标:患者住院期间基本生活需要得到满足。
(2)护理措施
- 评估患者目前身体状况及自理程度。
- 定时巡视,了解患者需要。
- 协助患者进食饮水。
- 协助患者打饭、进食、洗漱。
- 协助患者完成基本生活需求,将患者日常用品放置于患者易于拿取的位置。
- 及时帮助患者取送大小便器,便后及时倾倒并开窗通风。
- 保持床单位整洁,及时更换污染的被服及衣物。
- 保持室内空气清新,定时开窗通风,保持病室内安静。

患者主诉伤口疼痛
↓
疼痛

(1)护理目标:患者主诉疼痛缓解、舒适感提高。
(2)护理措施
- 评估患者疼痛的原因、部位、性质、持续时间。
- 告诉患者术后疼痛的必然性及可能持续的时间。
- 定时巡视病房,耐心倾听患者的主诉并给予适当的关心。
- 必要时遵医嘱给予止痛药(氨酚羟考酮、哌替啶)。
- 操作时注意做到"四轻"。
- 保持病室安静、整洁、温度适宜、空气清新、光线柔和。

患者主诉伤口疼痛
入睡困难
↓
睡眠型态紊乱

(1)护理目标:患者主诉疼痛缓解,夜间可连续睡眠6小时。
(2)护理措施
- 评估患者夜间睡眠情况及影响睡眠的因素。
- 告诉患者术后疼痛的必然性及可能持续的时间。
- 必要时遵医嘱给予止痛药(氨酚羟考酮、哌替啶)。
- 创造良好的睡眠环境,保持室内安静及适宜的温湿度。
- 必要时遵医嘱给予地西泮等药物辅助睡眠。
- 限制白天睡眠时间,最多不超过2小时。
- 尽量在患者睡眠时把干扰减到最少,如避免不必要地叫醒患者吃药,测量生命体征。

## (三)出院前

**1. 诊疗情况** 出院前行伤口换药拔除引流管,护士给予患者及家属出院指导。各项检查无异常后可带药出院。

**思维提示**

[1]患者及家属不能完全说出康复期护理注意事项,须在患者出院前完善出院宣教。

[2]护士向患者及家属讲解颈腕吊带时患者家属向护士询问其注意事项,须在出院前使家属能正确佩戴颈腕吊带。

[3]术后康复锻炼对患者的手部功能恢复起着重要作用,护士在术后对患者进行有针对性的健康宣教,使患者有信心克服困难,配合医生进行正确有效的功能锻炼,使手功能最大限度地得到恢复。

**2. 护理评估** 做好出院时患者心理、药物知识水平及康复期的护理宣教。

**3. 护理思维与实施方案**

患者对康复期护理
注意事项不了解
↓
知识缺乏

(1)护理目标:患者及家属出院前能复述康复期护理注意事项;住院期间患者可正确进行功能锻炼。

(2)护理措施

·向患者讲解康复期护理对疾病恢复的重要性。

·告知患者康复期注意事项,主要包括以下几点:

1)手术次日起 14 天后拆线。

2)按时服药,注意药物副作用。

3)术后 1 个月复查,遵医嘱进行患肢手指屈伸功能锻炼。

4)避免劳累、负重。

5)不适随诊。

家属询问颈腕吊带的
佩戴方法注意事项
↓
知识缺乏

(1)护理目标:家属出院前能正确演示颈腕吊带的佩戴方法。

(2)护理措施

·评估患者及家属对佩戴颈腕吊带的基本方法了解程度。

·向患者解释正确佩戴颈腕吊带的必要性。

·可提供相关宣传资料以帮助患者及家属尽快学会佩戴方法。

术后康复锻炼
↓
知识缺乏
{
(1)护理目标:患者在住院期间以及出院后都能够进行正确有效的功能锻炼。
(2)护理措施
- 护士给予协助使患者能按照医生和康复师的安排,进行正确有效的术后功能康复锻炼。
- 给予心理安慰,告知患者循序渐进不要气馁,循序渐进,劳逸结合。
}

## 二、护 理 评 价

患者从入院到出院,护理上给予了一系列的护理方案的实施。入院时为患者做好心理,疼痛、睡眠型态紊乱的监测及控制,手术后满足了患者术后的基本生理需求,对患者的睡眠、伤口等均进行了良好的护理,避免了术后伤口的感染;出院前,给予患者系统的知识、术后康复期的护理。在整个发病期,术后康复期护理尤为重要。

## 三、经 验 分 享

1. 心理护理 手部神经纤维分布十分丰富,手外伤后患者多因疼痛而拒绝行功能锻炼,影响了肌腱活动,最终导致肌腱粘连而影响疗效。护士应向患者讲明功能锻炼的重要性,根据患者情况制订康复计划并及时与患者沟通,鼓励患者进行正确的功能锻炼,针对患者的心理特点,有针对性地进行解释,使之消除思想顾虑,树立战胜疾病的信心。重点强调手术只是治疗过程的一部分,术后应在医护人员的指导下进行正确有效的功能锻炼,才能获得满意效果。

2. 观察出血及血运情况 注意观察伤口出血情况,对包扎敷料的渗血范围用笔做标记,通过观察渗血范围扩大的速度,敷料被血浸湿的程度来判定伤口出血情况,伤口出血过多、过快应及时通知医生给予处理。注意观察患肢血液循环的情况,注意指腹张力、温度、毛细血管反应,发现异常及时处理。

3. 功能锻炼 肌腱松解后,早期功能锻炼是防止再粘连的必要措施。术后早期应进行积极的功能锻炼,能增强肌力,增加肌肉的协调作用,恢复手部功能的灵活性,防止肌腱粘连。有研究显示,将胶原纤维成熟期与未成熟期进行比较,未成熟期较脆弱、可溶解、方向不一致、排列紊乱。而成熟期时,强韧、不可溶解、方向一致、排列规则。所以应力作用有利于胶原纤维重建塑形,减少瘢痕形成和粘连产生,这是早期功能锻炼的组织学基础。术后24～48小时后,由主治医生指导,责任护士配合进行手指主被动屈曲锻炼,锻炼时去除多层敷料,单层敷料包扎下进行功能锻炼,让各指间关节能得到充分范围的活动,每个指间关节做最大力量的主动屈曲,并在此基础上辅以被动的加强,最后使患者坚持2分钟,然后进行最大力量的伸直,并至此基础上辅以被动加强,坚持2分钟。同时辅助运用物理治疗,一般为每日2次,每次半小时。若肿胀程度较重,可以增加1次。注意观察患者反应,耐心纠正训练中不成功的动作,对每一细微进步给予肯定,以增强患者的信心。

4. **疼痛护理** 为患者创造舒适的休息环境,根据患者的疼痛程度遵医嘱应用止疼药物治疗,以利患者休息,并及时评估疼痛的改善程度。

5. **安全护理** 术后鼓励患者下床活动,进行安全宣教,嘱患者起床活动时,用颈腕吊带悬吊患肢,可以减轻疼痛,同时注意避免发生直立性低血压及滑倒等意外事故的发生。

(刘莹)

## 病例 79 尺神经炎患者的护理

患者，男性，42岁，主诉：右手尺侧一个半手指麻木3个月，门诊以"尺神经炎（右）"收入院。

## 一、诊疗过程中的临床护理

### （一）入院时

#### 1. 诊疗情况

**入院后查体**：体温36.5℃，脉搏70次/分，呼吸16次/分，血压120/88mmHg。患者主诉3个月前无明显诱因出现右手尺侧一指半麻木疼痛，以夜间麻木明显，活动后症状可减轻，未行任何治疗，患者症状逐渐加重，抓持东西无力。曾于当地医院就诊，诊为"右尺神经炎"，未行任何治疗，门诊给予查体后，以"右尺神经炎"收入院治疗。患者自发病以来精神、食欲良好，因手指麻木疼痛出现失眠、易醒，无不良嗜好，大小便正常，生活自理。

**既往史**：患者既往体健。否认高血压、冠心病、糖尿病等慢性疾病。否认肝炎、结核等传染病史。否认重大外伤、手术史。否认药物过敏史。

**专科查体**：右手内在肌较健侧萎缩，右肘尺神经沟处叩击痛，并向前臂及右尺侧放射，右肘内侧Horner征阳性，右手尺侧一指半麻木感，右手夹纸试验阳性，右前臂尺侧浅感觉较健侧减退，右手拇指内收，外展、对掌功能正常，示中环小指屈曲、伸直活动正常，右手指端血运正常。

**辅助检查**：心电图：大致正常心电图；胸部平片示心肺膈未见异常；肌电图：右尺神经不全，传导功能受阻，符合神经炎肌电图表现。

> **思维提示**
>
> [1] 患者出现睡眠型态紊乱：因疼痛出现失眠、易醒，须做好睡眠的护理。
>
> [2] 患者出现焦虑：因手指抓持东西无力影响日常劳动工作，须做好心理护理。

**2. 护理评估** 患者主要症状为右手尺侧一指半麻木疼痛，以夜间麻木明显，活动后症状可减轻，患者症状逐渐加重，抓持东西无力。因夜间麻木明显出现失眠，易醒，劳动能力减弱。

**3. 护理思维与实施方案**

因麻木疼痛出现
失眠、易醒
↓
睡眠型态紊乱

(1)护理目标:患者可安静入睡。
(2)护理措施
- 评估患者夜间睡眠情况及影响睡眠的因素。
- 给予心理安慰并告知其睡眠对康复的重要性。
- 告知患者尽量减少白天睡眠时间。
- 巡视患者时注意做到"四轻"。
- 必要时遵医嘱给予止痛药物缓解疼痛。
- 必要时遵医嘱给予地西泮等药物辅助睡眠。

患者劳动能力减弱
↓
焦虑

(1)护理目标:患者住院期间焦虑情绪减轻,表现为情绪稳定。
(2)护理措施
- 评估焦虑程度,并进行分级。
- 入院后向患者做以下宣教:疾病的相关知识及成功病例;有关手术的相关知识;术前准备的内容及注意事项。术后需要注意的相关内容。
- 嘱患者保持放松、平和的心态。

**(二)实施手术后**

1. 诊疗情况 手术当日,T:36.6～37℃,P:72～88 次/分,R:18～22 次/分,BP:111～126/70～92mmHg。患者在臂丛＋静脉全麻下行"尺神经松解前移术",术毕安返病房,患者神清合作,伤口外敷料包扎完整,无渗血,患肢有石膏托外固定,患肢固定于肘关节屈曲 90°位,患肢有一负压引流球,内为血性液体约 5ml,告知患者麻醉恢复前需去枕平卧、禁食水,麻醉恢复后患肢可进行功能锻炼,进食水。术日患者主诉疼痛,难以入睡。术后第 1 天,T:36.8～37.6℃,P:80～92 次/分,R:18～20 次/分,BP:117～140/66～80mmHg。24 小时伤口引流量为 75ml 血性液。24 小时后护士协助患者妥善固定好引流管佩戴吊带下地活动,并向家属讲解颈腕吊带佩戴方法。家属向护士询问佩戴吊带的注意事项。

**思维提示**

[1]患者伤口有一引流球,应密切注意患者伤口引流渗血情况,注意体温变化。

[2]患者主诉疼痛,难以入睡,护士须注意观察患者疼痛程度及对睡眠的影响,及时给予止疼药物,必要时给予辅助睡眠药物,以减轻手术给患者带来的不适。

[3]患者麻醉恢复前须去枕平卧,麻醉恢复后可进行患肢手指活动,可佩戴颈腕吊带下地活动。术后患者一侧患肢处于活动能力受到限制的状态并需要卧床输液治疗,出现部分生活自理能力的缺陷,护士须加强巡视,及时发现并满足患者的生活需求。

**2. 护理评估** 患者麻醉恢复前需去枕平卧、禁食水；患者主诉疼痛，难以入睡。

**3. 护理思维与实施方案**

患肢活动受限
患者需卧床输液治疗
↓
部分生活自理
能力缺陷

（1）护理目标：患者住院期间基本生活需求得到满足。

（2）护理措施

- 评估患者目前身体状况及自理程度。
- 定时巡视，了解患者需要。
- 协助患者进食饮水。
- 协助患者打饭、进食、洗漱。
- 协助患者完成基本生活需求，将患者日常用品放置于患者易于拿取的位置。
- 及时帮助患者取送大小便器，便后及时倾倒并开窗通风。
- 保持床单位整洁，及时更换污染的被服及衣物。
- 保持室内空气清新，定时开窗通风，保持病室内安静。

患者主诉伤口疼痛
↓
疼痛

（1）护理目标：患者主诉疼痛缓解、舒适感提高。

（2）护理措施

- 评估患者疼痛的原因、部位、性质、持续时间。
- 告诉患者术后疼痛的必然性及可能持续的时间。
- 定时巡视病房，耐心倾听患者的主诉并给予适当的关心。
- 必要时遵医嘱给予止痛药（氨酚羟考酮、哌替啶）。
- 操作时注意做到"四轻"。
- 保持病室安静，整洁，温度适宜，空气清新，光线柔和。

(1)护理目标:患者主诉疼痛缓解,夜间可连续睡眠6小时。

(2)护理措施

患者主诉伤口疼痛
入睡困难

↓

睡眠型态紊乱

- 评估患者夜间睡眠情况及影响睡眠的因素。
- 告诉患者术后疼痛的必然性及可能持续的时间。
- 必要时遵医嘱给予止痛药(氨酚羟考酮、哌替啶)。
- 创造良好的睡眠环境,保持室内安静及适宜的温湿度。
- 必要时遵医嘱给予地西泮等药物辅助睡眠。
- 限制白天睡眠时间,最多不超过2小时。
- 尽量在患者睡眠时把干扰减到最少,如避免不必要地叫醒患者吃药,测量生命体征。

**(三)出院前**

**1. 诊疗情况** 出院前行伤口换药拔除引流管,护士给予患者及家属出院指导。各项检查无异常后可带药出院。

**思维提示**

[1]患者及家属不能完全说出康复期护理注意事项,须在患者出院前完善出院宣教。

[2]护士向患者及家属讲解颈腕吊带时,患者家属向护士询问其注意事项,须在出院前使家属能正确佩戴颈腕吊带。

[3]术后康复锻炼对患者的手部功能恢复起着重要作用,护士在术后对患者进行有针对性的健康宣教,使患者有信心克服困难,配合医生进行正确有效的功能锻炼,使手功能最大限度得到恢复。

**2. 护理评估** 做好出院时患者心理、药物知识水平及康复期的护理宣教。

**3. 护理思维与实施方案**

患者对康复期护理
注意事项不了解

↓

知识缺乏

(1)护理目标:患者及家属出院前能复述康复期护理注意事项;住院期间患者可正确进行功能锻炼。

(2)护理措施

- 向患者讲解康复期护理对疾病恢复的重要性。

患者对康复期护理
注意事项不了解
↓
知识缺乏

- 告知患者康复期注意事项,主要包括以下几点:
1)手术次日起 14 天后拆线。
2)术后患肢保持屈肘 90°,石膏托固定 3 周。
3)按时服药,注意药物副作用。
4)术后 1 个月复查,遵医嘱进行患肢手指屈伸功能锻炼。
5)避免劳累、负重。
6)不适随诊。

家属询问颈腕吊带的
佩戴方法注意事项
↓
知识缺乏

(1)护理目标:家属出院前能正确演示颈腕吊带的佩戴方法。
(2)护理措施
- 评估患者及家属对佩戴颈腕吊带的基本方法了解程度。
- 向患者解释正确佩戴颈腕吊带的必要性。
- 可提供相关宣传资料以帮助患者及家属尽快学会佩戴方法。

## 二、护 理 评 价

患者从入院到出院,护理上给予了一系列的护理方案的实施。入院时为患者做好心理、疼痛、睡眠型态紊乱的监测及控制,手术后满足了患者术后的基本生理需求,对患者的睡眠、伤口等均进行了良好的护理,避免了术后伤口的感染;出院前,给予患者系统的知识、术后康复期的护理。在整个发病期,术后康复期护理尤为重要。

## 三、经 验 分 享

1. 心理护理　因尺神经受到嵌压,患者出现右手尺侧一指半麻木疼痛,以夜间麻木明显,活动后症状可减轻,抓持东西无力。神经功能的恢复是一个缓慢的过程,护士可告诉患者手术实施后疼痛可能还要持续一段时间,使患者对疾病的康复抱有积极乐观的态度。

2. 术后并发症的观察　伤口感染:术后密切观察患肢肿胀情况,皮温、颜色及感觉,引流管是否通畅,若有苍白、剧烈疼痛,体温过高,有可能伤口感染所致因此,护士应严格无菌操作,遵医嘱按时输入抗生素治疗。

3. 尺神经炎患者术后功能锻炼　第一阶段术后第 1 天至石膏拆除前的 3

周内。此阶段锻炼的目的是促进患肢血液循环及手指肌力恢复,防止失用性骨质疏松、关节僵硬、肌肉萎缩。方法:术后第1天开始进行每日3次的患肢手指主动、被动活动及转腕、转肩运动。第1天每个关节的锻炼不少于2分钟,锻炼总时间在10分钟左右,此后根据患者具体情况逐渐增加锻炼量;同时进行每日3次,每次10~15分钟石膏固定部位肌肉的等长舒缩活动。

第二阶段锻炼的目的是促进肘关节功能及手指感觉、运动的恢复。方法:拆除石膏后第1天先开始每日3~4次,每次3~5分钟肘关节小范围内缓慢屈伸运动,并逐渐加大活动范围和时间,至术后6周过渡到肘关节全范围活动。同时开始进行手部精细活动训练,如捡豆子、系扣、穿针等,但要注意进行手部锻炼时,持续屈肘时间不要超过5分钟。

第三阶段为石膏拆除3周后至术后4个月的时间内。此阶段锻炼的目的是逐渐恢复肘关节和手指的日常活动能力。具体方法:在肘关节的全范围活动的基础上开始逐渐进行一些患肢的负重锻炼。刚开始的几天内可以让患者手握500g左右物体(如一瓶矿泉水)进行每日3次,每次5~10分钟的患肢肘关节运动,以后逐日加量,至术后4个月基本恢复患肢日常活动,同时,此阶段继续手部精细功能锻炼,以促进手指功能及手部畸形的康复。

(刘莹)

## ▶病例 80　胸腔出口综合征患者的护理

患者,女性,30 岁,主诉:左侧颈肩部疼痛伴上肢沉重无力感 7 个月余,门诊以"胸腔出口综合征(左)"收入院。

## 一、诊疗过程中临床护理

### (一)入院时

**1. 诊疗情况**

**入院后查体**:T:36℃,P:80 次/分,BP:118/70mmHg。患者主诉入院前 7 月余,自觉在一次洗澡吹空调后左肩部疼痛不适,下午及夜间不适症状自觉加重且间断性发作,休息后无缓解。在当地医院予以诊治,给予膏药贴敷及热敷理疗、口服药物等保守治疗,未见明显好转,后又出现左颈肩部疼痛不适伴有左上肢无力、疲劳,但手指未见明显麻木,为求进一步治疗入住骨科。患者自发病以来精神、食欲较差,大小便正常,生活部分自理,无不良嗜好。

**既往史**:否认冠心病、糖尿病等慢性疾病。否认肝炎、结核等传染病史。否认重大外伤、手术史。否认药物过敏史。

**专科查体**:左斜方肌上侧肌支可触及肌肉硬结,肌肉收缩尚可,屈肘及肩上举活动无力、疲劳,腕关节主被动活动正常,手指活动正常,左上肢未见明显麻木,叩击颈部三角斜肌间隙远端有麻木及异样感,颈椎棘突及椎旁无明显压痛,Adson(斜角肌压迫)试验阴性,Wright(过度外展)试验阳性,Roos(上臂外展)试验阳性,左上肢有沉重感,桡动脉搏动正常。

**辅助检查**:颈椎 MRI:颈椎反曲。臂丛 MRI:双侧臂丛走行区未见明显异常信号,颈椎曲度欠佳,C4~5 及 C5~6 椎间盘轻度突出。胸部透视:左膈神经运动传导功能正常,双侧膈肌活动好。骨肌肉软组织疾病/肿瘤及周围大血管彩超:左侧颈根部锁骨下动脉局限变细。

**异常化验结果**:无。

**2. 护理评估**　患者主要症状为左肩部疼痛不适,下午及夜间不适症状自觉加重且间断性发作,休息后无缓解。患者多次咨询术前注意事项及术后左上肢功能恢复的情况,希望对此能有更多的了解。该病恢复周期长,患者及家属心理负担沉重。经过一系列常规术前检查后,择期拟行"臂丛神经探查、第一肋骨切除"术。

**思 维 提 示**

[1]患者出现左颈肩部疼痛不适伴有左上肢无力疲劳:在巡视病房时须及时发现并满足患者基本生活需求。

[2]患者出现焦虑:因患者担心自己病情及术后恢复情况,是否影响未来正常生活及工作,须及时做好患者的心理疏导工作。

[3]患者多次强调既往体健,不理解此次发病原因,护士须注意及时做好心理疏导。

[4]患者 Wright(过度外展)试验阳性,Roos(上臂外展)试验阳性,骨肌肉软组织疾病/肿瘤及周围大血管彩超:左侧颈根部锁骨下动脉局限变细,须进一步确诊此病。

3. 护理思维与实施方案

(1)护理目标:满足患者在住院期间基本生活需求。

(2)护理措施

屈肘及肩上举活动
无力、疲劳
↓
部分自理能力缺陷

- 评估患者精神状态、日常生活的自理能力。
- 给予患者心理安慰。
- 做好晨晚间护理,必要时协助患者沐浴、更衣、如厕等生活护理。
- 协助并指导患者进行有针对性的功能锻炼,防止关节僵硬和肌肉失用性萎缩,同时也为术后神经的恢复创造条件。锻炼方法:类似蛙泳动作:手臂上伸,肩关节略内旋,两臂分开成40°~45°,两臂分别向侧、下、后方屈臂画圈动作,注意肘关节要屈成90°,这个角度能利用胸背部大肌肉群。每天早中晚各3次,每次做3组,每组做30个。

(1)护理目标：患者精神状态好，食欲恢复正常。

(2)护理措施

- 通过焦虑自评量表(SAS)帮助患者自评其焦虑程度。
- 对患者报以同情关怀的态度加强沟通，了解其焦虑的原因。
- 认真进行术前教育、介绍此次手术的目的、方法及术后的护理重点，做好患者的思想工作，解除其对手术的顾虑，树立战胜疾病的信心，以积极的心态接受手术治疗。
- 鼓励患者与类似疾病治疗效果较好的患者进行交流沟通，增强患者信心。
- 给予心理安慰并告知患者饮食营养对健康恢复的重要性。
- 充分发挥支持系统的作用，使其感受到来自家属的鼓励支持与家庭温暖；另外，听轻音乐、散步、看电视等，会转移对病情的注意力。

患者担心病情及术后恢复情况，精神、食欲较差
↓
焦虑

(1)护理目标：在住院期间患者能够保持最佳活动水平，使其乏力消失。

(2)护理措施

- 评估患者患肢肌肉力量。
- 给予患者安全事项的指导，使患者及其家属意识到因患肢乏力容易造成意外伤害，尤其提醒患者，不要提重物，以免因肌肉无力造成重物坠落引起的砸伤。还应协助患者吃饭时间取舒适体位将，饭放置在患者面前。
- 适度活动，按照循序渐进原则进行。
- 经常巡视病房，满足患者基本需求，将经常使用的日常生活用品放在患者容易拿取的地方。
- 嘱患者应注意保暖，但患肢使用暖水袋或洗澡时严格控制水温。
- 衣服应柔软宽松，以减少功能锻炼时衣物对患肢活动阻力的增大。

左颈肩部疼痛不适伴有左上肢无力疲劳感左侧颈根部锁骨下动脉局限变细
↓
活动无耐力

患者咨询患此病原因
术前及术后注意事项
↓
知识缺乏

(1)护理目标:宣教后患者能说出此病发病原因及手术前后的注意事项。

(2)护理措施

- 评估患者知识缺乏的程度及患者的接受能力、社会文化因素、患者的配合程度、有无五官的感觉缺陷。
- 耐心地向患者解释此次手术术前及术后的注意事项。
- 解释手术前后准备工作的全部过程、理由以及必要性。
- 告知患者及其家属术后可能发生的并发症,让其知道如有必要或有指征时可能被安置在重症监护室,使患者及家属作好心理准备。
- 简单解释医院各项规章制度及病房探视制度。
- 对术前术后的功能锻炼方法做床边指导。

**思 维 提 示**

[1]患者会出现由于自理能力部分丧失而产生依赖性及不良的自我概念的情况,护士须鼓励患者自我护理。

[2]患者出现肢体感觉缺乏,在洗澡过程中,护士应指导患者多擦洗患肢,保持患肢清洁,又促进运动;鼓励患者洗澡用温水擦洗,可促进全身血液循环,解除疲劳,使全身肌肉松弛。

[3]患者出现不配合功能锻炼的情况,护士应注意使患者意识到如果不配合或不参与,将对术后并发症易感,以鼓励患者积极参与教学活动,且在巡视病房时监督患者进行功能锻炼。

**(二)实施手术后**

1. **诊疗情况** 手术当日,T:36.5～37℃,P:80～90 次/分,R:16～22 次/分,BP:110/76mmHg。患者在全麻下行"臂丛神经探查松解、第一肋骨切除"术,术毕安返病房,患者神志清楚,呼之可应,有一条留置引流,通畅,引出为血性液。给予 6 小时心电监护及持续低流量吸氧,告知患者及家属需去枕平卧、禁食水 6 小时,6 小时后可以下地。术日晚术区伤口敷料包扎完好无渗血,患者主诉伤口疼痛,难以入睡。术后第 1 天,T:37～37.4℃,P:80～94 次/分,R:16～20 次/分,BP:120～136/76～70mmHg,SPO$_2$:99%～100%。6 小时后护士搀扶患者下地活动,3 日后拔除引流管。

**思维提示**

> [1]患者术后出现伤口疼痛,难以入睡的情况,护士须注意患者疼痛护理。
>
> [2]患者伤口敷料虽包扎完好无渗血,但仍要密切注意患者伤口敷料是否渗血,如有异常立即通知主管医生。
>
> [3]护士须注意患者引流管的管路护理。
>
> [4]患者术后可能会发生并发症如气胸。护士须密切倾听患者主诉有无呼吸困难及胸闷等症状,如有异常立即通知主管医生。

　　2. 护理评估　　患者术后麻醉恢复前给予持续心电监护,须去枕平卧位、禁食水。术后伤口处留置引流管通畅,术日晚患者主诉伤口疼痛,难以入睡。

　　3. 护理思维与实施方案

麻醉作用消失
↓
疼痛
↓
睡眠型态紊乱

(1)护理目标:患者疼痛缓解,夜间可安静入睡。

(2)护理措施

- 评估患者疼痛程度,要求患者在感觉最好时、采取镇痛措施后和感觉最差时分别进行评估。
- 告知患者术后伤口疼痛是由于术后皮肤牵拉,麻醉作用消失所致,是正常的生理反应,消除患者的疑虑。
- 告知患者忍受疼痛会影响术后功能锻炼、神经的生长、延迟伤口愈合、影响机体免疫、改变应激反应及自主神经系统功能状态,使外周和中枢神经系统产生永久性改变,促使其积极配合药物治疗。
- 告知患者伤口疼痛时,护士会遵医嘱给予止痛片(氨酚羟考酮、曲马多)口服或者肌注哌替啶来缓解疼痛,并告知所用止疼药物的治疗作用,消除患者及家属对止痛药物副作用的顾虑;提醒患者注射后卧床一段时间,待无头痛、头晕、乏力等症状时,方可下床活动。另外,嘱患者止痛药最好在饭后半小时服用,否则长时间空腹服用会损害胃黏膜。
- 患者疼痛时转移患者注意力,家属可陪其聊天、听轻音乐等。
- 提供舒适的睡眠环境,温湿度适宜,夜间护理操作时若非必须,可只开床头灯。
- 巡视患者时注意做到"四轻"。
- 遵医嘱给予地西泮等药物辅助睡眠。

（1）护理目标：术后满足患者基本生活需求。

（2）护理措施

术后活动受限、
须卧床输液治疗

↓

部分自理能力缺陷

- 评估患者精神状态、日常生活的自理能力。
- 麻醉恢复后，协助患者进食流质饮食，避免辛辣刺激食物，协助患者多饮水。
- 协助患者床上大小便。
- 为患者整理好床单位，盖好被褥。
- 定期观察伤口包扎处与皮肤接触情况，防止皮肤出现瘙痒、皮疹等不良反应，及时通知医生做好对症处理。
- 定时巡视病房，满足患者日常生活需求，床头放置呼叫器。

（1）护理目标：患者住院期间不发生伤口感染。

（2）护理措施

伤口敷料有
留置引流管

↓

有发生感染的危险

- 评估发生感染的危险因素。
- 遵医嘱给予术后抗感染治疗。
- 定时观察和评估伤口情况，加强伤口护理，伤口若有渗液时，观察渗液颜色、气味、渗液面积有无继续扩大，并且通知值班医生随时更换敷料，保持敷料干燥；注意伤口有无红肿热痛等症状。
- 嘱患者进食以粗纤维、高蛋白、高能量饮食为主。
- 每天定时整理床单位，保持床单位的干净整洁。
- 每天记录 24 小时引流量，并观察其颜色性状，而且引流管要妥善固定，防止脱出、压折、血块堵塞，要保持其通畅，严禁牵拉引流管（尤其在更换床单和协助患者更换体位时）。
- 告知患者，下地活动时将引流管置于低于伤口平面处并固定，防止引流液逆行感染。
- 定时观察引流球负压是否持续存在，引流球有无漏气，连接是否紧密，若有异常立即通知主管医生。

手术行"第一肋骨切除"术

↓

潜在并发症:气胸

> (1)护理目标:患者住院期间不发生气胸。
> (2)护理措施
>   • 评估患者呼吸功能,观察呼吸幅度、频率等。
>   • 注意倾听患者主诉有无呼吸困难、胸闷等症状,如有异常及时通知主管医生。
>   • 维持正常呼吸功能,给予持续低流量吸氧、保持呼吸道通畅。
>   • 患者麻醉恢复后给予半坐卧位:增加心排出量,促进肺扩张。

锁骨上 8cm 横行切口

↓

自我形象紊乱

> (1)护理目标:患者接受自己的外表。
> (2)护理措施
>   • 鼓励患者表达自己感受,护士应予以理解。
>   • 鼓励患者的家属同伴探视患者,让患者多接触家人、朋友,建立自信。
>   • 多让患者与治疗效果好的患者接触,分享积极的方面。

**思维提示**

[1]患者出现疼痛,护士须注意疼痛的护理。

[2]患者吸氧时,询问患者鼻腔是否干燥,并注意鼻导管是否拖出。若鼻腔干燥,可在患者床头安放加湿器,或用一杯温开水放到口鼻处,让蒸汽湿润鼻腔等。

[3]术后护士须注意观察患者有无缺氧症状:口唇、甲床颜色等;观察患肢手指活动、桡动脉搏动是否同术前。

**(三)出院前**

1. **诊疗情况**　出院前行胸部透视、血常规检查,护士给予患者及家属出院指导。各项检查无异常后可带药出院。

2. **护理评估**　做好出院时患者心理、药物知识水平及康复期的护理宣教。

3. **护理思维与实施方案**

患者及家属对康复期护理注意事项不了解

↓

知识缺乏

> (1)护理目标:患者及家属能复述康复期护理注意事项。
> (2)护理措施
>   • 评估患者及家属对手术后患肢功能恢复的知识缺乏程度及接受能力。

患者及家属对康复期
护理注意事项不了解
↓
知识缺乏

- 向患者讲解康复期护理对疾病恢复的重要性。
- 告知患者康复期注意事项,主要包括以下几点:
  1)手术次日起 14 天拆线;出院 1 个月后门诊复查。
  2)按时服药,注意药物副作用。
  3)患肢避免劳累、负重,不适随诊。
- 向患者发放出院指导宣传册。

## 二、护理评价

　　患者从入院到出院,护理上给予了一系列的护理方案的实施。入院时已为患者做好焦虑、自理能力等评估,手术后满足了患者术后的基本生理需求,对患者的睡眠、伤口等均进行了良好的护理,避免了术后伤口的感染,有效避免了气胸等并发症、引流管脱出。出院前,给予患者系统的知识、术后康复期的护理。在整个发病期,术后康复期功能锻炼尤为重要。

## 三、安 全 提 示

　　1. 有受伤的危险　左侧颈肩部疼痛伴上肢沉重无力感,患者有可能会被物品砸伤等意外伤害,护士应积极做好预防工作,了解患者一般情况,包括年龄、神志、肌力等;评估患者受伤的危险因素;定时巡视患者,及时询问患者有无喝水或洗漱等生理需求;告知患者有任何需求及时向护士反应,护士会随叫随到。

　　2. 药物副作用的观察　患者住院期间须服用止痛药物、辅助睡眠药物等,护士须注意观察药物副作用。

　　3. 潜在并发症　气胸。术后护士须注意观察患者呼吸情况。

## 四、经 验 分 享

　　1. 心理护理　本病好发于 20～40 岁女性。此年龄阶段女性肩部活动量明显减少,肌肉收缩力量减弱,上肢下垂后对臂丛神经在第一肋骨表面的牵拉力量加大,造成臂丛神经下干在第一肋骨处受压,而出现临床症状。因此,中青年女性手麻、乏力应首先考虑本病。由于患者病程长,且术前因误诊或进行保守治疗效果差,因此,患者难免有恐惧、紧张、焦虑等情绪,或者对手术及后有顾虑。故术前应针对患者的病情,施行手术的必要性、危险性、可能发生的并发症,术后恢复过程和预后,以及清醒状态下因体位造成的不适等,予以耐心解释,取得信任和配合,使患者能以积极的心态接受手术和术后治疗。值得重视的是,术后2天内患者自觉症状明显缓解、肌力增强、感觉恢复,但由于手术导致的创伤反应,术后局部出现水肿,因而在创伤反应阶段,患者对手术疗效产生怀疑,出现焦虑、消极情绪。另外,患者术后还须进行肩带肌肉锻炼,所以再次向患者阐明术后症状出现反复的原因,充分调动其主观能动性,配合整个治疗过程顺利进行显得异常重要。我们要对患者进行系统指导并鼓励其要树立信心,使患者对疾病的恢复程度抱有积极乐观的态度。

2. 术后并发症的观察

(1)伤口感染:术后1～3天护士应密切观察伤口是否剧烈疼痛且进行性加重,伤口渗血处颜色、气味、有无进行性活动性出血,血常规检查白细胞是否增多等。

(2)气胸:术后6小时护士应密切观察患者呼吸情况,注意倾听患者主诉有无呼吸困难、胸闷等症状。

3. 康复护理  拆线前每天进行手指按摩,以增强关节活动度,防止肌肉萎缩和关节强直,幅度应小,次数应少。但患肢肩关节要制动,拆线后开始有意识地进行患肢功能锻炼,循序渐进,功能锻炼方法同术前,持续时间至少半年。

4. 出院指导  预防胸腔出口综合征复发:避免用肩扛重的东西,因这样会压迫锁骨,且增加在胸出口上的压力,也可以做一些简单的练习使肩部肌肉强壮。

下面介绍四个练习,每日每种练习各做10次,重复2次。

(1)在角落伸展:站在角落里,大约离开一英尺(1英尺＝0.3048米),两手放在两面墙壁上。身体向角落靠,感觉到脖子有牵拉为止,坚持5秒钟。

(2)脖子伸展:左手放在后脑勺上,右手放在背后。用左手将头部向左肩靠,右边脖子有牵拉感为止,坚持5秒钟。换手再向相反的方向练习。

(3)肩关节活动训练:耸肩,然后向后、向下运动,类似肩关节做圆弧形运动。

(4)脖子收缩:向地笔直地昂起头,保持下颚位置,坚持5秒。

(田一)

## 病例 81 腕管综合征患者的护理

患者,女性,50岁,主诉:双手麻木无力2年,门诊以"腕管综合征(双手)"收入院。

## 一、诊疗过程中临床护理

### (一)入院时

#### 1. 诊疗情况

**入院后查体**:T:36℃,P:78次/分,BP:120/75mmHg。患者主诉2年前无明显诱因出现双手桡侧3个半手指麻木伴手指屈曲无力,曾在外院理疗无效后且症状自行加重。患者自发病以来精神、食欲较差,大小便正常,生活部分自理。无不良嗜好。否认冠心病、糖尿病等慢性疾病。否认肝炎、结核等传染病史。否认重大外伤、手术史。否认药物过敏史,既往史。

**专科查体**:双手无畸形,大鱼际处肌肉轻度萎缩,感觉麻木,拇外展屈曲内收肌力5级,各指屈曲肌力5级,桡侧3个半手指麻木,末梢血运正常,双腕叩击试验阳性,屈曲握拳试验阳性。

**辅助检查**:胸部X线:肺心膈未见明显异常。

**异常化验结果**:无。

> **思维提示**
>
> [1]患者出现部分自理能力缺陷的情况,护士须及时发现并满足患者基本生活需求,并且提示患者防止烫伤,避免冷热刺激。
>
> [2]患者出现焦虑不安的情况,护士须及时做好患者的心理疏导工作。
>
> [3]腕管综合征诊断依据:患者双手桡侧3个半手指麻木伴手指屈曲无力,双腕叩击试验阳性,屈曲握拳试验阳性,提示左上臂丛神经损伤。

**2. 护理评估** 患者主要症状为双手桡侧3个半手指麻木伴手指屈曲无力且进行性加重。患者多次咨询术前注意事项及术后双手灵活度功能等是否能恢复到正常,希望对此能有更多的了解。该病是种可预防性疾病,术后应预防该病复发。经过一系列常规术前检查后,择期拟行"双手腕管切开减压术"。

3. 护理思维与实施方案

双手桡侧
3个半手指屈曲无力
且进行性加重
↓
部分自理能力缺陷

(1)护理目标:患者主诉基本生活需求得到满足。

(2)护理措施
- 评估患者精神状态、日常活动的自理能力。
- 给予患者心理安慰。
- 将呼叫器放置于患者触手可及的地方,并经常巡视病房。
- 做好晨晚间的护理,必要时协助患者沐浴、更衣、如厕等。
- 协助并指导患者进行有针对性的功能锻炼,防止关节僵硬和肌肉失用性萎缩,同时也为术后神经的恢复创造条件。锻炼方法:各手指关节有节律屈伸,可每天5次,每次10组,每组10个。

患者担心病情及
术后恢复情况,
精神、食欲较差
↓
焦虑

(1)护理目标:患者精神状态好,食欲恢复正常。

(2)护理措施
- 通过焦虑自评量表(SAS)帮助患者自评其焦虑程度。
- 对患者报以同情关怀的态度加强沟通,了解其焦虑的原因。
- 认真进行术前教育、介绍此次手术的目的、方法及术后的护理重点,做好患者的思想工作,解除其对手术的顾虑,树立战胜疾病的信心,以积极的心态接受手术治疗。
- 鼓励患者与类似疾病治疗效果较好的患者进行交流沟通,增强患者信心。
- 给予心理安慰并告知患者饮食营养对健康恢复的重要性。
- 充分发挥支持系统的作用,使其感受到来自家属的鼓励支持与家庭温暖;另外,听轻音乐、散步、看电视等,会转移对病情的注意力。

双手桡侧3个半手指麻木伴手指屈曲无力

↓

有皮肤完整性受损的危险

(1)护理目标:在住院期间保持患者的皮肤完整性。

(2)护理措施

- 评估患者发生意外伤害的危险因素。
- 给予患者安全事项的指导,使患者及其家属意识到因患肢感觉障碍容易造成意外伤害如烫伤、皮肤破溃等。
- 经常巡视病房,满足患者基本需求如:倒水、热饭等。
- 在床头醒目地方及浴室卫生间等地放置安全提示牌:防烫伤、防滑倒。
- 嘱患者应注意保暖,患肢不能使用暖水袋以免烫伤,洗澡时注意水温。
- 衣服应柔软宽松以减少对皮肤的刺激,避免搔抓重压以防止皮肤损伤及感染。

患者多次咨询术前及术后注意事项

↓

知识缺乏

(1)护理目标:患者能说出腕管切开减压术的术前及术后注意事项。

(2)护理措施

- 评估患者知识缺乏的程度及患者的接受能力、社会文化因素、患者的配合程度,有无五官的感觉缺陷。
- 解释手术前后准备工作的全部过程、理由以及必要性及注意事项。
- 告知患者及其家属术后可能发生的并发症,使患者及家属作好心理准备。
- 简单解释医院各项规章制度及病房探视制度。
- 为患者讲述术后功能锻炼方法并做床边指导。

**(二)实施手术后**

1. 诊疗情况　手术当日,T:36～37.1℃,P:80～98次/分,R:18～26次/分,BP:122/84mmHg。患者在双臂丛麻醉下行"双手腕管切开减压"术,术毕安返病房,患者神志清楚,呼之可应;伤口外敷料包扎完整,无渗血,双手伤口处各有一条留置引流管通畅,为血性液;术后用气垫分别将患肢垫高于心脏平面,观察患肢末梢血液循环良好,术日晚患者主诉疼痛,难以入睡。术后第1天,T:36.3～37.2℃,P:82～94次/分,R:18～20次/分,BP:134～148/82～97mmHg,SPO$_2$:96%～100%。术后护士搀扶患者下地活动,并向家属讲解术后注意事项。

2. 护理评估　患者术后若无不适主诉即可下地活动。术后引流管固定良好、通畅,术日晚患者主诉伤口疼痛,难以入睡。

**思维提示**

[1] 患者出现伤口疼痛强烈,难以入睡的情况,与手部神经末梢丰富有关,护士须注意患者的疼痛护理。

[2] 患者出现部分自理能力缺陷的情况,患者自理能力部分丧失会产生依赖性及不良的自我概念,护士应鼓励患者自我护理,同时协助患者进行日常生活护理。

[3] 肢体感觉缺乏的患者,在洗澡过程中,指导患者多擦洗患肢,保持患肢清洁,又促进运动;鼓励患者洗澡用温水擦洗可促进全身血液循环,解除疲劳,使全身肌肉松弛。

[4] 注意引流管的护理,防止出现术后伤口感染等并发症。

3. 护理思维与实施方案

(1)护理目标:患者疼痛缓解,夜间可安静入睡。

(2)护理措施

麻醉作用消失

↓

疼痛

↓

睡眠型态紊乱

- 评估患者疼痛程度,要求患者在感觉最好时,采取镇痛措施后和感觉最差时分别进行评估。
- 告知患者术后伤口疼痛是由于术后皮肤牵拉,麻醉作用消失,是正常的生理反应,消除患者的疑虑。
- 告知患者忍受疼痛会影响术后功能锻炼、神经的生长、延迟伤口愈合、影响机体免疫、改变应激反应及自主神经系统功能状态,使外周和中枢神经系统产生永久性改变,促使其积极配合药物治疗。
- 告知患者伤口疼痛时,护士会遵医嘱给予止痛片(氨酚羟考酮、曲马多)口服或者肌注哌替啶来缓解疼痛;并告知所用止疼药物的治疗作用,消除患者及家属对止痛药物副作用的顾虑;提醒患者注射后卧床一段时间,待无头痛、头晕、乏力等症状时,方可下床活动;另外,嘱患者止痛药最好在饭后半小时服用,否则长时间空腹服用会损害胃黏膜。
- 患者疼痛时转移患者注意力;家属可陪其聊天、听轻音乐等。
- 提供舒适的睡眠环境,温湿度适宜,夜间护理操作时若非必须,可只开床头灯。
- 巡视患者时注意做到"四轻"。
- 遵医嘱给予地西泮等药物辅助睡眠。

(1)护理目标:患者主诉基本生活需求得到满足。

(2)护理措施

患肢麻醉未恢复、
双手伤口处有
敷料包扎
↓
部分自理能力缺陷

- 评估患者自理能力缺陷的程度。
- 术后满足患者基本生活需求,如帮助患者进食、饮水、如厕、沐浴、更衣等。
- 定期观察患肢伤口敷料包扎松紧度,患肢血运情况。
- 为患者整理好床单位,盖好被褥。
- 将呼叫器放置于患者触手可及的地方,并经常巡视病房。
- 告知患者平卧时抬高患肢,有利于静脉回流,减轻肿胀和疼痛;下地活动时,将患肢用手臂吊带抬高至胸部水平,切勿将患肢下垂或摆动。

(1)护理目标:患者住院期间不发生伤口感染。

(2)护理措施

伤口有留置引流管
↓
有发生感染的危险

- 评估发生感染的危险因素。
- 遵医嘱给予术后抗感染治疗。
- 定时观察和评估伤口情况,加强伤口护理,伤口若有渗液时,观察渗液颜色、气味、渗液面积有无继续扩大,并且通知值班医生随时更换敷料,保持敷料干燥;注意伤口有无红肿热痛等症状。
- 嘱患者进食以粗纤维、高蛋白、高能量饮食为主。
- 每天定时整理床单位,保持床单位的干净整洁。
- 每天记录24小时引流量,并观察其颜色性状,而且引流管要妥善固定,防止脱出、压折、血块堵塞,要保持其通畅;严禁牵拉引流管(尤其在更换床单和协助患者更换体位时)。
- 告知患者下地活动时将引流管置于低于伤口平面处并固定,防止引流液逆行感染。
- 定时观察引流球负压是否持续存在,引流球有无漏气,连接是否紧密,若有异常立即通知主管医生。

**思维提示**

[1]患者疼痛时,须做好患者的疼痛护理。

[2]患者家属有吸烟的情况,告知患者主动与被动吸烟会影响神经恢复,劝诫家属在外面抽完烟后不要立刻接触患者,防止烟味刺激患者伤口,影响神经恢复。

[3]定时观察患肢外敷料包扎松紧度、末梢血液循环情况,患者伤口敷料虽包扎完好无渗血,但仍要密切注意患者伤口敷料是否渗血,如有异常立即通知主管医生。

### (三)出院前

1. 诊疗情况　出院前行血常规检查,护士给予患者及家属出院指导。各项检查无异常后可带药出院。

2. 护理评估　做好出院时患者心理、药物知识水平及康复期的护理宣教。

**思维提示**

[1]患者及家属未能正确复述腕管综合征的预防。

[2]患者及家属询问康复期护理注意事项。

3. 护理思维与实施方案

患者未能正确
复述此病预防知识
↓
知识缺乏

(1)护理目标:患者出院前一天能正确复述此病的预防。

(2)护理措施
- 评估患者及家属对此病发病原因的了解程度。
- 向患者解释此病好发原因。
- 可提供相关宣传资料以帮助患者及家属尽快掌握此病发病原因。
- 告知患者坚持服用营养神经药物。

患者及家属对康复期
护理注意事项不了解
↓
知识缺乏

(1)护理目标:患者及家属出院前一天能复述康复期护理注意事项。

(2)护理措施
- 评估患者及家属对手术后患肢功能恢复的知识缺乏程度及接受力。
- 向患者讲解康复期护理对疾病恢复的重要性。

患者及家属对康复期
护理注意事项不了解
↓
知识缺乏

- 告知患者康复期注意事项,主要包括以下几点:
  1)手术次日起 14 天拆线后可洗澡。
  2)出院 3 天再次伤口换药;出院 2 周后门诊复查,并建议到理疗科就诊。
  3)按时服药,注意药物副作用。
  4)保持患肢功能锻炼。
  5)患肢避免劳累、负重,不适随诊。
- 向患者发放出院指导宣传册。

## 二、护 理 评 价

患者从入院到出院,护理上给予了一系列的护理方案的实施。入院时已为患者做好焦虑、自理能力等评估,手术后满足了患者术后的基本生理需求,对患者的睡眠、伤口等均进行了良好的护理,避免了术后伤口的感染,有效避免了烫伤等意外伤害、引流管脱出、伤口感染的发生。出院前,给予患者系统的知识、术后康复期的护理。在整个发病期,术后康复期的功能锻炼和预防尤为重要。

## 三、安 全 提 示

1. 有皮肤受损的危险  双手桡侧 3 个半手指麻木伴手指屈曲无力且进行性加重,患者有可能会发生烫伤等意外伤害,护士应积极做好预防工作,了解患者一般情况,包括年龄、神志、肌力等;评估发生烫伤的风险因素;定时巡视患者,及时询问患者有无喝水或洗漱等生理需求;告知患者有任何需求及时向护士反应,护士会随叫随到。又因患肢对外界压力感觉不敏感,定期协助患者被动活动,鼓励患者主动活动,避免皮肤长期受压,保持床铺平整、清洁、干燥、无皱褶、无渣屑,尤其是患肢处。

2. 药物副作用的观察  患者住院期间须服用止痛药物、辅助睡眠药物等,护士须注意观察药物副作用。

3. 知识缺乏  告知患者术后预防此病复发的正确方法。

## 四、经 验 分 享

1. 心理护理  患者手术前多次强调既往体健,不理解此次发病原因。告知患者此病好发的高危人群:本病好发于女性尤其是更年期妇女。在特殊职业中的发生率可达 17%～61%,多以重复性手部运动,特别是抓握性手部运动者多见,如:木工、充气钻工人,由于手腕关节长时间处于紧张状态不能自然伸展,或腕部的重复活动导致劳损,会导致腕管内组织发炎、肿胀,从而压迫腕管中的正中神经,使神经传导受损,而出现一系列的神经压迫症状。告知患者手术是一种常规的治疗手段,术前患者保持身心处于良好状态准备迎接手术治疗;护士主动及时地与患者交流沟通,缓解患者紧张情绪,用通俗易懂的语言讲解疾病的相关知识,术前准备的目的以及手术的必要性和安全性;说明手术的大概过程和配合手术的注意事项,从而减轻患者的恐惧、焦虑情绪,保持充足的睡眠,提高机体的抵抗力。我们要对患者进行系统指导并鼓励其要树立信心,使患者对疾病的恢复程度抱有积极乐观的态度。

2. 术后并发症的观察 伤口感染:术后1~3天护士应密切观察伤口是否剧烈疼痛且进行性加重,伤口渗血处颜色、气味、有无进行性活动性出血,血常规检查白细胞是否增多等。

3. 康复护理 术后麻醉恢复后即可进行手指有节律的屈伸,可促进静脉和淋巴回流,减轻肿胀,防止关节僵直,护士可以协助患者制订每天锻炼计划,按计划有规律循序渐进地进行手指屈伸活动。

4. 出院指导 嘱患者保持良好的心态,一定要向患者反复强调功能锻炼对今后的功能恢复至关重要,不要间断锻炼,以及叮嘱患者要正确的使用腕关节,预防腕管综合征的发生,同时长期服用营养神经药物。

(田一)

## 病例 82 小儿多组神经移位治疗全臂丛神经根性撕脱伤患者的护理

患儿,男性,2岁,家属叙述:车祸后右上肢感觉及功能障碍2个月,门诊以"臂丛神经损伤(右)"收入院。

## 一、诊疗过程中临床护理

### (一)入院时

#### 1. 诊疗情况

**入院后查体**:T:36℃,P:110次/分,R:26次/分。患儿因车祸后右上肢感觉及运动功能障碍,在外院保守治疗后,近2个月上臂外侧上段感觉有所恢复,可做耸肩动作,但仍有右上肢肩肘腕手感觉及运动功能障碍,为进一步治疗就诊于积水潭医院,以"右臂丛神经撕脱伤"收入骨科;患儿自住院以来因不能与父母同住,精神、食欲差,无不良嗜好,大小便正常。

**既往史**:否认冠心病、糖尿病等慢性疾病,否认肝炎、结核等传染病史。否认重大外伤、手术史。否认药物过敏史。患儿1年前曾患肺炎现已治愈。

**专科查体**:右上肢呈旋前畸形,三角肌轻度萎缩,肌力0级,双肩能耸肩,右侧斜方肌肌力4级,肩关节外展0度,冈上冈下肌肌力0级,胸大小肌无收缩肌力0级,背阔肌肌力0级,大小菱形肌肌力0级,前锯肌肌力0级,右肘关节不能屈肘,肱二头肌肌力0级,不能伸肘,肱三头肌肌力0级,腕关节不能屈伸,肌力为0级,不能伸屈指,健侧屈指时患侧中指可屈曲,肌力3+,上臂前外侧感觉S2,余感觉S0。

**辅助检查**:臂丛MRI:右侧臂丛$C_{5\sim8}$和$T_1$节前根性撕脱($C_{5\sim7}$完全,$C_8$和$T_1$不全)。膈肌透视:右膈神经运动传导功能正常,双侧膈肌活动好。肌电图检查:右侧臂丛神经完全性损伤;根性孔内节前撕脱。颈椎CT:提示右侧臂丛神经根性损伤,右侧椎管内神经束膜囊肿。手功能评定:提示右侧臂丛神经根性损伤。

**异常化验结果**:无。

2. 护理评估　患儿主要症状为右上肢感觉及运动功能障碍。保守治疗后,上臂外侧上段感觉有所恢复,可做耸肩动作。但仍有右上肢肩肘腕手感觉及运动功能障碍,患儿家属多次咨询术前注意事项及术后右上肢感觉及运动功能的情况,希望对此能有更多的了解。该病恢复周期长,患儿家属心理负担沉重。经过一系列常规术前检查后,择期拟行"全臂丛神经探查、椎管内神经探查、健侧 $C_7$ 神经移位、膈神经移位、副神经移位于肩胛上神经、腓肠神经移位"术。

**思 维 提 示**

[1]患儿1年前曾患肺炎,注意观察患儿肺炎是否痊愈,有无后遗症。
[2]有受伤的危险,特别注意其安全护理。
[3]右臂丛神经全撕脱伤诊断依据:专科查体及辅助检查确定诊断。

### 3. 护理思维与实施方案

护理对象:患儿

(1)护理目标:满足患儿住院期间的基本生活需求。

(2)护理措施

右上肢肩肘腕手部
感觉及运动功能障碍
↓
完全自理能力缺陷

- 评估患儿自理能力缺陷的程度。(根据此年龄阶段儿童动作、语言和适应能力发育过程。)。
- 尽可能满足患儿住院前的爱好及生活习惯,并耐心讲解院内的生活安排及介绍周围环境,使其对陌生环境有所了解,减轻焦虑情绪。
- 因患儿处于幼儿期,语言表达、理解能力低于成人,护士须及时发现并满足患儿基本生活需求,固定护士对幼儿进行全面的、连续的护理,加强关心爱护,使其得到母爱的替代。
- 鼓励患儿自行穿衣、如厕等,必要时协助,对患儿的自理行为给予夸奖、奖励,培养其自我照顾的意识及能力。
- 协助患儿进食,与家长沟通,了解患儿饮食结构及喜好,并联系营养师尽量满足患儿的喜好。
- 经常更换患儿被褥及床单,定期为患儿擦浴或沐浴。
- 协助患儿进行有针对性的功能锻炼,防止关节僵硬和肌肉失用性萎缩,同时也为术后神经的恢复创造条件。锻炼方法:每天3次被动活动肩关节,尽量使肩关节外展、外举、外旋、内旋达到正常,使被动屈肘达 $120°$,伸肘达 $0°$,每次至少半小时。

患儿不能同时见到父母，与父母分离时哭闹不止

↓

分离性焦虑

(1) 护理目标：患儿能正确面对离别，精神状态好，食欲恢复正常。

(2) 护理措施

- 评估患儿焦虑程度。

- 促进了解：向患儿父母询问患儿的心理及有关情况，以利于根据患儿的特点进行身心护理，同时还能使家长体会到医护人员对患儿的关心、负责，增强其信任感，以解除父母的疑虑，密切护患关系。同时患儿刚到医院时处于陌生环境，缺乏安全感，加上语言表达能力有限，患肢活动受限会产生孤独及反抗情绪，会害怕治疗操作和医护人员，此时更要注意与患儿有效沟通，给予患儿安全感。

- 患儿出现焦虑，护士在与患儿交流时应用简单能理解的词语，观察其表情、动作，允许患儿表达悲伤等不愉快心情，理解患儿哭闹的行为，耐心陪伴患儿。

- 要理解儿童的恐惧并给以解释，给患儿提供机会，观察其他患儿是如何成功应对可怕事物。

- 减少分离，允许增加患儿家属探视时间，尽可能多陪患儿。

- 减少控制感的丧失：努力取得患儿的合作，增加患儿自由活动的时间，安排好治疗和护理的日程计划，尽量维持患儿日常的生活作息，鼓励患儿的独立性，支持患儿做自己可以完成的活动，促进其控制感。

- 固定护士照顾患儿：尽可能让固定的护士照顾患儿，以增加其亲密感，以及为患儿提供全面、连续、完整的身心护理。在初次接触患儿的时候应在父母在场情况下，不仅增加患儿信任感及安全感，也能增强患儿家属的信任感。

- 给患儿提供表达恐惧的机会和学习如何健康地发泄愤怒和悲哀如：游戏疗法。

- 告诉患儿，在他手术时家长在什么地方等候，减少患儿恐惧感。

右上肢肩肘腕手部感觉运动功能障碍患儿处于幼儿期
↓
有受伤的危险

(1)护理目标:在住院期间保证患儿不出现意外受伤。

(2)护理措施

- 评估导致患儿受伤的危险因素。
- 护士提高对患儿意外损伤的警惕性。
- 病区环境:防止患儿行走时跌倒,地面保持整洁干燥,移开暂时不需要的器械,尽量减少障碍物。
- 注意幼儿玩具的致险因素。
- 培养患儿初步树立安全意识,告知哪些东西是危险的。
- 教育幼儿在游戏过程中了解安全要点,明白什么是危险并说明防范措施。
- 衣服应柔软宽松以减少对皮肤的刺激,避免搔抓重压以防止皮肤损伤及感染。
- 防止患儿烫伤,将暖壶、水杯等放置远离患儿的地方,无人进入配膳室时要锁门等。

膈神经移位
↓
有低效性呼吸型态的危险

(1)护理目标:患者做好呼吸功能锻炼及各项呼吸功能检查,为手术作好呼吸道准备。

(2)护理措施

- 评估患儿呼吸功能。
- 呼吸功能锻炼:常规做深呼吸训练,预防肺部感染,为后期手术做准备。术前应指导患儿每天进行深呼吸练习,多咳嗽,每日进行吹气球、吹瓶训练,可以在 2 次深呼吸间稍微间隔一会儿,以防吸气过度,造成头昏(通过深吸气锻炼,刺激膈神经,从而达到肱二头肌支配之肌皮神经功能恢复,为术后锻炼肱二头肌随呼吸运动而收缩作准备)。开始时每天早中晚各训练 3 次,5 组/次,每组锻炼 30～50 下。
- 肺功能的检查:术前常规作胸部透视检查,观察膈肌有无抬高,并排除肺部疾病、肋骨骨折以及胸腔广泛粘连,避免膈神经移位术后对呼吸功能影响。

护理对象:患儿家属

患儿家属多次咨询
术前及术后注意事项
↓
知识缺乏

(1)护理目标:患儿家属能说出此次手术的术前及术后注意事项。

(2)护理措施

- 评估患儿家属知识缺乏的程度及接受能力。
- 耐心地向患儿家属解释此次手术术前及术后的注意事项。
- 解释手术前后准备工作的全部过程、理由以及必要性。
- 告知患儿家属术后可能发生的并发症,让其知道如有必要或有指征时可能被安置在重症监护室,使患儿家属作好心理准备。
- 告知患儿家属如何正确佩戴使用支具,并提前试戴使患儿适应使用支具。
- 为患儿家属讲述术后功能锻炼的必要性及方法;简单解释医院各项规章制度及病房探视制度,已取得家属配合。

探视制度限制
家属探视时间
↓
焦虑

(1)护理目标:消除患儿家属焦虑。

(2)护理措施

- 通过焦虑自评量表(SAS)帮助患儿家属自评其焦虑程度。
- 对患儿家属报以同情关怀的态度加强沟通与信任,共同探讨其焦虑的原因。
- 给予心理安慰并告知家属情绪及态度对患儿的影响。
- 认真进行术前教育、介绍此次手术的目的、方法及术后的护理重点,做好患儿家属的思想工作,解除其对手术的顾虑,树立战胜疾病的信心,以积极的心态接受手术治疗。
- 鼓励患儿家属与类似疾病治疗效果较好的患者进行交流沟通,增强患者信心。
- 患儿家属出现焦虑,因家属担心患儿病情及术后恢复情况,须及时做好患儿家属的心理疏导工作。因为神经恢复是一个漫长的过程,患儿年龄小,对患儿家庭造成沉重心理负担,术前要做好家属的心理护理,消除顾虑,同情理解家属并取得其配合。

**思维提示**

[1]患儿出现分离性焦虑的情况,护士须注意及时做好患儿的心理护理。

[2]家庭对患儿住院的反应强烈,护士须做好患儿家庭的护理,减轻其焦虑程度。

[3]在功能锻炼时要以称赞和鼓励为主,在护理幼儿期儿童时应为小儿提供自己做决定的机会并对其能力加以赞赏。

[4]呼吸功能锻炼:Huckabay 等学者提出儿科患者中参加吹瓶者比未参加者有明显呼吸运动增加,故让患儿把吹瓶训练当做游戏来鼓励患儿进行呼吸功能锻炼。

### (二)实施手术后

1. 诊疗情况  手术当日,T:36～37℃,P:140～148 次/分,R:26～30 次/分,BP:100/74mmHg。患儿在全麻下行"全臂丛神经探查、椎管内神经探查、健侧 $C_7$ 神经移位、膈神经移位、副神经移位、腓肠神经移位"术,术毕安返病房,患儿神志清楚,呼之可应;伤口外敷料包扎完整,无渗血;头臂外固定头部偏向患侧,内收上肢于体侧,外固定架佩戴良好,将前臂外固定架抬高,防止压迫胸部影响呼吸;右下肢留置引流通畅,引出为血性液;脑脊液引流通畅,引出为血性液;留置导尿管通畅,尿液为淡黄色、清亮;给予 24 小时心电监护及持续低流量吸氧。告知患儿及家属需去枕平卧、禁食水 6 小时,术后 6 小时给予导尿管夹毕训练,术日晚患儿哭闹不止且主诉伤口疼痛,难以入睡。

术后第 1 天,T:37～37.2℃,P:160～170 次/分,R:26～30 次/分,BP:96～100/60～70mmHg,$SPO_2$ 96%～100%。患儿呕吐多次,均为胃内容物;脑脊液引流通畅为带血性液,约为 250ml;下肢伤口引流通畅约为 2ml。遵医嘱给予脑脊液引流管夹毕,每 4 小时开放一次;24 小时后遵医嘱停止心电监护及吸氧。

术后第 2 天,患儿一般情况好,无不适主诉,伤口外敷料包扎完好无渗血,伤口无红肿热痛,脑脊液引流通畅为清亮液,约为 90ml,遵医嘱给予化验血清生化检查,结果示:[$K^+$]3.4mmol/L,[$Na^+$]130mmol/L,[$Cl^-$]94mmol/L,同时拔除下肢伤口引流管及导尿管,并向家属讲解头臂外固定架使用方法及术后其他注意事项。

2. 护理评估  患者术后有持续心电监护及吸氧,麻醉恢复前须去枕平卧位、禁食水。术后有头臂固定架及腹带固定,引流管及导尿管通畅,且主诉伤口疼痛,难以入睡。

**思维提示**

[1]患儿夜间哭闹不止,主诉伤口疼痛,难以入睡,注意患儿疼痛管理。

[2]患儿出现完全自理能力缺陷的情况,此时,护士需要满足患儿生理、心理等各方面需求。

[3]术后头颈胸肢体支架固定4周,避免头部剧烈运动,否则易造成膈神经吻合口断裂,过度牵拉移植神经张力增加,致手术失败。

[4]注意头臂外固定架的护理;拔出引流管尤其是脑脊液引流管和尿管前的管路护理。

[5]患儿一侧膈神经移位,可能会影响呼吸功能,患儿有呼吸功能减弱的危险,须做好呼吸功能的监测,且告知患儿家属心电监护仪的作用,护士会24小时记录监护仪的数据,有异常会及时发现,减少患儿家属的忧虑。

[6]若患儿无脑脊液引流即单纯腓肠神经移植术,若无不适主诉,术后第2天即可下地活动,但应注意循序渐进的原则。

3. 护理思维与实施方案

(1)患儿

麻醉作用消失

↓

疼痛

↓

睡眠型态紊乱

(1)护理目标:患儿主诉疼痛缓解,夜间可安静入睡。

(2)护理措施

· 评估儿童经受疼痛情况:可以让患儿指出疼痛部位,测定最差和最佳时的疼痛强度;可用笑脸评估生动形象地评估患儿疼痛程度。

· 告知患儿家属术后伤口疼痛是由于术后皮肤牵拉,麻醉作用消失,是正常的生理反应,消除患儿家属的疑虑。

· 告知患儿家属疼痛会影响术后功能锻炼、神经的生长、延迟伤口愈合、影响机体免疫、改变应激反应及自主神经系统功能状态,使外周和中枢神经系统产生永久性改变;告知患儿家属伤口疼痛时,护士会遵医嘱给予肌注哌替啶来缓解疼痛;并告知所用止疼药物的治疗作用,消除患儿家属对止痛药物副作用的顾虑。为幼儿进行疼痛性操作时用适合于患儿年龄和发展水平的方法来说明操作过程,在操作时尽量减少疼痛,并转移患儿注意力。

麻醉作用消失
↓
疼痛
↓
睡眠型态紊乱

- 遵医嘱给予哌替啶后,密切观察患儿呼吸情况,幼儿根据 1mg/kg 剂量注射,注射后向家属解释药物的副作用如嗜睡状态。
- 患儿疼痛时转移患儿注意力,家属可陪其玩最喜欢的玩具、给患儿讲故事等。
- 提供舒适的睡眠环境,温湿度适宜,夜间护理操作时若非必须,可只开床头灯。
- 巡视患儿时注意做到"四轻"。
- 减少睡眠时受损伤的可能性:①必要时使用床档;②把床放低;③提供适当安全指导;④提供夜间照明灯;⑤保证管道有足够长度可以翻身(如静脉输液管)。

患者麻醉恢复前需
去枕平卧、禁食水
↓
完全自理能力缺陷

(1)护理目标:患儿主诉基本生活需求得到满足。
(2)护理措施
- 评估此年龄阶段儿童动作、语言和适应能力发育过程;评估每个患儿从事自理活动的能力。
- 麻醉恢复后,协助患儿进食流质饮食,避免辛辣刺激食物,协助患儿多饮水。
- 在给予心电监护期间,护士整理好各种线路、管路。
- 患儿麻醉恢复后可以垫枕,拔除脑脊液引流后可以下床活动。
- 为患儿整理好床单位,盖好被褥。
- 定期观察外固定架与皮肤接触情况,防止皮肤出现瘙痒、皮疹等不良反应,及时通知医生做好对症处理。

脑脊液引流管
伤口引流管
留置导尿管
↓
有发生感染的危险

(1)护理目标:患儿住院期间不发生伤口感染,管路逆行感染。
(2)护理措施
- 评估患儿的发生感染的危险因素。
- 定时监测生命体征。
- 定时观察和评估伤口情况,加强伤口护理,伤口渗液多时,观察渗液颜色、气味、渗液面积有无继续扩大,并且通知值班医生及时更换敷料,保持敷料干燥;注意伤口有无红肿热痛等症状。

脑脊液引流管
伤口引流管
留置导尿管
↓
有发生感染的危险

- 注意伤口引流管、脑脊液引流管护理。
- 加强导尿管护理,每日进行会阴擦洗;保持导尿管通畅,定时巡视;麻醉恢复后进行导尿管夹毕训练,为拔除导尿管作好准备,协助患儿进行床上大便;给予患儿多饮水,以达到冲洗尿道作用。
- 给予患儿进食以高营养、高蛋白、高能量饮食为主。
- 每天定时整理床单位,保持床单位的干净整洁。
- 遵医嘱给予术后抗感染治疗。

(1)护理目标:患儿术后6小时内呼吸功能正常。
(2)护理措施

单侧膈神经移位
↓
可能会影响呼吸运动
↓
有低效性呼吸
型态的危险

- 评估患儿术后呼吸功能,观察呼吸幅度、频率、监测血氧等,每2小时监测一次呼吸和血压。
- 术后6小时给予患儿持续低流量吸氧1L/min,吸氧时注意鼻导管是否脱出;为防止患儿鼻腔干燥可在患儿床头安放加湿器。
- 呼吸功能锻炼:告知患儿家属术后继续呼吸功能训练的重要性,每天指导患儿进行深呼吸运动,同术前。
- 告知患儿家属膈神经移位切断后,对肺功能有部分影响,但1年后,由于副神经和肋间神经代偿,其损害可得到改善,同时国内已有研究可以证明单纯膈神经移位术对呼吸功能无明显影响,打消患儿家属疑虑。
- 遵医嘱给予患儿抗感染治疗,注意防寒保暖,防止小儿肺炎的发生。

(1)护理目标:患儿不发生误吸。
(2)护理措施

患儿多次呕吐
↓
有误吸的危险

- 评估患儿发生误吸的危险因素。
- 观察病情:注意呕吐的性质是否为喷射性、持续性、间歇性;呕吐物性质;呕吐时是否所伴随发热、腹痛等症状;有无精神状态的改变。
- 术后常规给予吸氧,监测血氧饱和度,严密观察呼吸频率节律和深浅度变化及面色、口唇、甲床的变化,保持呼吸道通畅。

患儿多次呕吐
↓
有误吸的危险

- 预防窒息:幼儿呕吐时,应使患儿保持侧卧位以免误吸,应注意及时清理口腔呕吐物,保持呼吸道通畅。
- 保证患儿水分摄入充足,环境温湿度适宜,防止痰液黏稠,必要时遵医嘱给予祛痰药或雾化吸入。
- 若发生误吸,按照应急预案流程处理。

呕吐、脑脊液引流
↓
有电解质紊乱危险

(1)护理目标:患儿不发生电解质紊乱。
(2)护理措施

- 评估发生电解质紊乱的因素。
- 消除或减少诱因。
- 维持体液平衡:多饮水,给予患儿喜欢的易消化食物并且根据血液生化监测值遵医嘱给予静脉补液:①建立静脉通路,保证液体按计划输入;②按照先盐后糖、先晶后胶、先快后慢、见尿补钾的原则;③每小时记录输液量,根据病情调整输液速度20～40滴/分。
- 脑脊液引流管未拔除时,密切观察心率、心律、血压变化及呕吐情况。
- 待患儿停止呕吐可以正常进食后或拔除脑脊液引流管后就可适当减少或停止补液。
- 脑脊液成分有 $K^+$、$Na^+$、$Cl^-$,当有脑脊液引流时,$K^+$、$Na^+$、$Cl^-$ 也随之流出,会造成患儿电解质紊乱,故脑脊液引流未拔除时要监测血清生化 $K^+$、$Na^+$、$Cl^-$ 水平,若低于正常值要适度补液,注意补液速度。

**思维提示**

[1]患儿疼痛时,须做好患儿的疼痛护理。

[2]患儿家属有吸烟的情况,护士须告知家属被动吸烟会影响神经恢复,劝诫家属在病房外面抽完烟后不要立刻接触患儿,防止烟味刺激患者伤口,影响神经恢复。

[3]向家属解释引流管的重要性及注意事项,减轻家属对引流管的恐惧与焦虑。

[4]患儿术后体温维持在 $37～37.2℃$,给予患儿物理降温即可,并注意室内环境安静,温湿度适宜,通风良好,要勤擦浴,每2小时测一次体温,还应注意患儿伤口情况是否良好,更要防止肺炎发生。

### (三)出院前

1. 诊疗情况　出院前行胸部透视、血常规检查,护士给予患儿家属出院指导。各项检查无异常后可带药出院。

2. 护理评估　出院前教会患儿家属外固定架的使用及护理,做好患儿的康复指导及患儿家属健康教育工作。

3. 护理思维与实施方案

**思维提示**

[1]患儿家属未能正确演示外固定架佩戴方法,说明患儿家属缺乏正确佩戴外固定架的相关知识,护士向患儿及家属讲解佩戴外固定架的方法及正确的佩戴外固定架的必要性,保证在出院前家属能正确佩戴。

[2]护士向患儿家属讲解康复期护理注意事项,告知患儿家属被动吸烟对神经恢复的危害性并告诫患儿家属吸烟后不要立即接触患儿,防止影响神经再生功能。

家属未能正确演示
外固定架的使用方法
↓
知识缺乏

(1)护理目标:家属能正确演示外固定架使用方法。
(2)护理措施
- 评估家属对使用外固定架的基本方法了解程度。
- 向患儿家属解释正确佩戴外固定架的必要性。
- 可提供相关宣传资料以帮助患儿家属尽快学会佩戴方法。
- 出院当天让家属演示为患儿佩戴臂丛神经外固定架,护士检查是否正确。
- 告知患儿家属坚持佩戴外固定架4～6周,因为神经生长是一个缓慢的过程。在4～6周卸下外固定架后方可进行主动功能锻炼后。

患儿家属对康复期
护理注意事项不了解
↓
知识缺乏

(1)护理目标:患儿家属能复述康复期护理注意事项。
(2)护理措施
- 评估患儿家属对手术后患肢功能恢复程度的接受程度。
- 对患儿家属讲解康复期护理对疾病恢复的重要性。
- 告知患儿家属康复期注意事项,主要包括以下几点:

患儿家属对康复期
护理注意事项不了解

↓

知识缺乏

1）手术次日起 14 天拆线后可洗澡。

2）出院 1 个月后门诊复查。

3）保持外固定架固定良好，并遵医嘱进行关节功能锻炼。

4）患肢避免劳累、负重，不适随诊。

· 向患儿家属发放出院指导宣传册。

## 二、护 理 评 价

患儿从入院到出院，护理上给予了一系列的护理方案的实施。在整个住院期间满足了患儿基本生理、心理需求，保证患儿安全，避免了摔倒等意外伤害；入院时为患儿及患儿家属分别做好分离性焦虑、知识缺乏的评估及护理干预；手术后对患儿的睡眠、伤口等均进行了良好的护理，避免了术后伤口感染，引流管脱出、尿道逆行感染，有效避免了呼吸道并发症、电解质紊乱的发生；术后康复期护理的功能锻炼尤为重要，出院前给予患儿家属康复指导及健康教育。以整体护理观念为指导，做好患儿及家属的心理护理，减少疾病及手术带来的应激反应，结合社会因素，使患儿最大限度地达到生理、心理、社会功能的全面康复。

## 三、安 全 提 示

1. 有受伤的危险

（1）患儿正处于对新鲜事物好奇阶段，喜欢奔跑蹦跳等运动，常会使其受伤，适当为患儿安排空旷处玩耍，还要使患儿不离开陪护者视线；病房内物品摆放合理有序，危险物品如水壶等放在患儿触及不到的地方；入睡时需加床档，专人陪护。

（2）因为右上肢感觉及运动功能障碍，患儿处于幼儿期，有可能会发生烫伤等意外伤害，护士应积极做好预防工作，了解患儿一般情况，包括年龄、神志、肌力、语言表达、理解能力等，耐心与其沟通，使其初步形成安全意识，及时发现并满足患儿基本生活需求，适当为患儿安排空旷处玩耍，还要使患儿不离开陪护者视线。

（3）患儿因为右上肢感觉及运动功能障碍，患肢对外界压力感觉不敏感，定期协助患儿被动活动，鼓励患儿主动活动，避免皮肤长期受压，保持床铺平整、清洁、干燥、无皱褶、无渣屑，尤其是患肢处。

2. 药物护理　患儿术后前三天根据需要肌注止痛药物，静脉点滴消炎药物等，护士须注意观察患儿用药情况及药物副作用；保管好药物，避免患儿误食。

3. 患儿术后有呼吸功能减弱的危险

（1）膈神经移位术后，一侧膈肌抬高，有时会出现呼吸代偿不充分，影响呼吸功能,术后一定要密切注意患儿呼吸情况,护士要特别监测患儿血氧饱和度、心率有无突然加快,注意胸部健侧和患侧随着呼吸运动的起伏是否对称,还要观察患者口唇、甲床颜色等。由于幼儿有气道直径较小的特点增加了阻塞危险,尤其要注意防止患儿窒息(潮气量、呼吸频率、呼吸末二氧化碳分压、脉搏血氧饱和度是临床来检测呼吸功能变化的可靠指标)。

(2)患儿住院期间,术前积极进行呼吸功能锻炼,术后护士须注意观察患者呼吸情况。因为小儿胸廓短、桶状、肋骨呈平位,膈肌也较成人相对为高,胸腔小,肺相对小,若同时切断膈神经和肋间神经会造成呼吸困难,故确定手术方案时不能选膈神经和肋间神经同时移植。又因膈神经支配膈肌,术中行膈神经移位尤其是 10 岁以下患儿可能会影响呼吸功能,须注意术前呼吸功能锻炼,完善肺功能检查,术后密切注意呼吸状况。

4. 窒息　患儿术后因麻醉反应出现呕吐,护士应密切观察患儿口唇颜色等,另外,禁止给患儿玩易导致窒息的玩具,防止患儿发生窒息。

# 四、经 验 分 享

1. 疼痛护理　体温、脉搏、呼吸、血压是我们已知的四个基本生命体征,疼痛现被列为第五个生命体征,在临床护理工作中,医护人员应该转变观念提高认识,制度化、规范化、科学化的镇痛,阻止急性疼痛转化为慢性疼痛,据研究,慢性疼痛中有 20% 是由于手术造成,消除疼痛是患者的基本权利为最新理念,按需止痛、按时给药、个体化给药、多模式镇痛、预防性提前镇痛为基本原则。

2. 心理护理

(1)患儿住院期间与父母短期分离,在一般情况下反应比学龄期儿童强烈。在住院期间,迫切希望得到父母的照顾与安慰。父母不在身边,会感到孤独无依、恐惧。对父母进行有关各年龄期患儿的正常恐惧表现并进行正确的积极对待方法的教育。

(2)家属对患儿住院最初反应往往是否认,不相信自己的孩子会出现如此严重的健康问题,继而会感到内疚,认为是自己过失而使幼儿生病,尤其是照顾不周引起的健康问题。护士应能理解患儿家属的各种反应,提供有关知识和信息,不仅帮助患儿家属更好地应对和处理这些危机,还能使护患关系密切。

(3)告知患儿家属副神经移位于肩胛上神经是神经移位的最佳选择,因为肩胛上神经支配的冈上肌、冈下肌是肩关节外展的"启动肌",又是上举和上臂外旋的关键肌肉。大量临床资料证明副神经移位后对肩部功能无明显影响;健侧 $C_7$ 神经移位对健侧上肢无功能影响,也为患肢的神经修复提供了丰富的神经纤维;膈神经在治疗臂丛神经节前损伤或根性撕脱伤是目前的主要手段,且有明显优越性,这与膈神经具有较强的自发电活动及有较多粗大运动神经纤维有关。告知患儿家属神经功能的恢复是一个缓慢的过程,由于神经平均每天生长约 1mm,对多组神经移位术的患儿,术后大概 6 个月才可以恢复有效的屈肘运动,因此需要长时间的功能锻炼来配合。我们要对患儿家属进行系统指导并鼓励其要树立信心,使家属对患儿的疾病恢复程度抱有积极乐观的态度。腓肠神经在小腿后侧,位置表浅,相对恒定,可利用的长度较长,术后感觉丧失区小易于恢复,约在术后 3～6 个月感觉障碍区逐渐缩小直至消失,是较为理想的神经供体。

3. 术后并发症的观察

(1)伤口感染:术后 1～3 天护士应监测患儿体温变化,密切观察患儿伤口是否剧烈疼痛且进行性加重,伤口渗血处颜色、气味、有无进行性活动性出血,血常规检查白细胞是否增多等。

(2)呼吸功能衰竭:术后注意观察患儿是否出现气急、鼻翼扇动、上唇发绀及呼吸困难等三凹征。因此,护士应注意术前鼓励并监督患儿进行呼吸功能能锻炼。遵医嘱积极应用有效的抗生素及祛痰剂防治呼吸道感染,鼓励咳痰、雾化吸入、间歇给氧都是有效的防治措施。呼吸困难并发症的防治:①对 10 岁以下儿童,由于呼吸道发育不全或呼吸道功能不良者,不应同时进行膈神经与肋间神经两组移位术,以免加重术后呼吸困难;②儿童膈肌是主要呼吸肌,即使是单组膈神经移位也应注意对呼吸功能监测。

(3)颅内感染:护士应随时观察并记录脑脊液的颜色、量及性状,注意翻身搬动时要夹毕引流管防止逆流,夹管后密切观察患儿有无头痛呕吐等颅内压增高的症状,发现异常及时通知主管医生。

4. 康复护理

(1)特殊功能训练:膈神经是主管呼吸的神经,移位到主管屈肘功能的神经上去,功能训练很重要,指导患儿每天继续进行深呼吸运动,方法同术前。

(2)一般功能锻炼:除进行特殊功能训练外,佩戴外固定架期间还应每天进行手指按摩,以增强关节活动度,防止肌肉萎缩和关节强直。但幅度应小,次数应少。在 4～6 周去除外固定架后(神经每天增长 1mm,一般 4～6 周后神经已完全愈合)开始有意识的屈肘动作,指导患儿用健侧肢体抬高患肢,用力行屈指及屈腕关节活动,循序渐进,当出现肌肉收缩时,逐渐屈曲手指及腕关节而带动屈曲肘关节的活动,每天早中晚各三次,每次做三组,并不断在水平位做屈肘动作。观察神经恢复征象:重建屈肘或肩外展术后 8 个月做深呼吸运动时,一般可见肱二头肌收缩或逐渐有肩外展动作而重建屈肘功能,一般术后 12 个月才出现屈指,这些征象提示神经已生长到肌肉内,继续功能锻炼。其间,应加强对患儿练习活动的督促指导,及时视患者的锻炼感觉调整运动量。鼓励患者长期坚持肢体的被动功能训练。

5. 引流管护理

(1)患肢引流球护理:①每天记录 24 小时引流量,并观察其颜色性状,而且引流管要妥善固定,防止脱出、压折、血块堵塞,要保持其通畅;严禁牵拉引流管(尤其在更换床单和协助患者更换体位时)。②告知患儿家属,下地活动时将引流管置于低于伤口平面处并固定,防止引流液逆行感染。③定时观察引流球负压是否持续存在,引流球有无漏气,连接是否紧密,若有异常立即通知主管医生。

(2)脑脊液引流管护理:①使用引流袋而不是使用带负压的引流球:若由于负压吸引引流过快过多,可使颅内压骤然降低,导致意外发生,所以应将引流袋适当放高于侧脑室平面约 10cm。②保持引流通畅:引流管不可受压、扭曲、成角、折叠,应适当限制患儿头部活动,活动及翻身应避免牵拉引流管。注意观察引流管是否通畅,若引流管内不断有脑脊液流出,管内的液面随患者呼吸、脉搏上下波动多表明引流液通畅;若引流管内无脑脊液流出,应通知主管医生予以查明原因。③观察并记录脑脊液的颜色、量及性状:正常脑脊液无色透明,无沉淀,术后 1～2 日脑脊液可略呈血性,以后转为橙黄色。若脑脊液中有大量血液,或血性脑脊液的颜色逐渐加深,常提示有脑室内出血,须紧急手术止血。④严格遵守无菌操作原则:每日定时更换引流袋时,应先夹闭引流管以免管内脑脊液逆流,注意严格执行无菌操作技术。⑤患儿脑脊液引流管未拔除时,告知患儿家属尽量不要下床活动,以免引起引流管脱落或颅内压骤然降低引起意外。⑥拔管:拔管前一天应试行抬高引流袋或夹闭引流管 24 小时,以了解脑脊液循环是否通畅,有否颅内压升高表现。拔管时先夹闭引流管防止液体逆流入脑室引起感染。拔管后,密切注意有无脑脊液漏出。

(3)脑脊液护理注意:因正常脑脊液每日分泌 400～500ml,故每日引流量不超过 500ml 为宜,小儿不超过 300ml;引流时间一般不宜超过 5～7 日,时间过长有可能发生颅内感染。感染后的脑脊液混浊,呈毛玻璃或有絮状物,患者有颅内感染的全身及局部表现。故应密切观察脑脊液形状、透明度、有无沉淀等。另外,脑脊液中含钾、钠、氯等电解质离子,未拔除引流管之前应注意监测血清钾、钠、氯离子值,若低于正常值要注意补液,补液时速度不宜过快。患儿呕吐时要注意是否为喷射状呕吐,防止颅内高压。翻身搬动时要夹毕脑脊液引流管防止逆流,夹管后密切观察患儿有无头痛呕吐等颅内压增高的症状,发现异常及时通知主管医生。

6. 出院指导 一定要向患儿家属反复强调功能锻炼对今后的功能恢复至关重要,叮嘱患儿家属不要对患儿间断锻炼,功能锻炼的幅度要逐步增加,并自我观察神经恢复征。一般术后 4～6 个月开始有肱二头肌收缩,术后 6～12 个月肌力恢复可达 3 级。因此,要帮助患儿功能锻炼,直到屈肘达 90°以上能完成日常的工作活动。另外,患儿 1 年前曾患肺炎,注意其是否痊愈或复发,嘱家属定时带患儿到医院复诊,妥善保护患肢,注意防寒保暖,如有不适及时就诊,如有其他不良反应,应及时到医院进行处理。

(田一)

## ▶病例 83 膈神经移位治疗臂丛神经损伤患者的护理

患者,男性,32岁,主诉:左肩摔伤后致左肩不能外展上举3个半月,门诊以"上干节前根性臂丛神经撕脱伤(左)"收入院。

## 一、诊疗过程中临床护理

### (一)入院时

#### 1. 诊疗情况

**入院后查体**:T:36℃,P:78 次/分,BP:120/75mmHg。患者主诉 3 个半月前饮酒后骑摩托车摔倒,当时旁人诉患者伤后自行站起并请旁人送当地医院就诊,但事后患者主诉不能完全回忆当时受伤情形。于当地医院就诊时,左肩不能外展外旋,左肘不能主动屈曲,口服甲钴胺治疗 1 个月余,左肩肘症状仍无改善,左肩不能外展外旋,左肘不能主动屈曲,左上臂肌肉萎缩及左肩部感觉消失,左上臂及前臂外侧感觉减退伴麻木。左腕和各指活动感觉好。患者自发病以来精神、食欲较差,大小便正常,生活部分自理。有烟酒嗜好。

**既往史**:否认冠心病、糖尿病等慢性疾病。否认肝炎、结核等传染病史。否认重大外伤、手术史。否认药物过敏史。

**专科查体**:左肩不能外展外旋,左肘不能主动屈曲,左上臂及前臂外侧感觉减退伴麻木。左上臂肌肉:三角肌、冈上肌、冈下肌、肱二头肌萎缩,左上臂周长较健侧短 4.5cm。

**辅助检查**:臂丛 MRI:左侧臂丛 C5~7 节前根性撕脱;左上臂丛神经损伤,根性孔内受损;C5~6 中度受损;C7~8、T1 不全受损。胸部透视:左膈神经运动传导功能正常,双侧膈肌活动好。肌电图检查:C5~6 中度受损;C7~8、T1 不全受损。

**异常化验结果**:无。

#### 2. 护理评估

患者主要症状为左上肢不能外展外旋,左肘不能屈曲,口服甲钴胺治疗 1 个月余,左肩肘症状仍无改善,左上臂肌肉萎缩及左肩部感觉消失,左上臂及前臂外侧感觉减退伴麻木。患者多次咨询术前注意事项及术后左上肢功能恢复的情况,希望对此能有更多的了解。该病恢复周期长,患者及家属心理负担沉重。经过一系列常规术前检查后,择期拟行"臂丛神经探查、膈神经移位于肩胛上神经、尺神经束支移位于肌皮神经、正中神经束支移位于腋神经术"。

**思维提示**

[1]对于手术治疗患者,围术期的功能锻炼是护理工作重点。

[2]患者术后会有呼吸功能减弱的危险,因膈神经支配膈肌,术中行膈神经移位会影响呼吸功能,须注意术前呼吸功能锻炼,完善肺功能检查。

[3]左上臂丛神经损伤诊断依据:患者外伤后左肩关节不能外展外旋,左肘不能主动屈曲,左上臂肌肉萎缩,左肩部感觉消失左上臂及前臂外侧感觉减退伴麻木,三角肌、冈上肌、冈下肌、肱二头肌萎缩,左上臂周长较健侧短 4.5cm。辅助检查提示左上臂丛神经损伤。

3. 护理思维与实施方案

(1)护理目标:满足患者基本生活需求。

(2)护理措施

左肩不能外展外旋左肘不能屈曲

↓

部分自理能力缺陷

- 评估患者精神状态、从事日常活动的自理能力等。
- 给予患者心理安慰。
- 将呼叫器放置于患者触手可及的地方,并经常巡视病房。
- 做好晨晚间的护理,必要时协助患者沐浴、更衣、如厕等。
- 协助并指导患者进行有针对性的功能锻炼,防止关节僵硬和肌肉失用性萎缩,同时也为术后神经的恢复创造条件。锻炼方法:每天 3 次被动活动肩关节,尽量使肩关节外展、外举、外旋、内旋达到正常,使被动屈肘达 120°,伸肘达 0°每次至少半小时。

患者担心病情及
术后恢复情况,精神、
食欲较差

↓

焦虑

(1)护理目标:患者精神状态好,食欲恢复正常。

(2)护理措施

- 通过焦虑自评量表(SAS)帮助患者自评其焦虑程度。
- 对患者报以同情关怀的态度加强沟通,了解其焦虑的原因。
- 认真进行术前教育、介绍此次手术的目的、方法及术后的护理重点,做好患者的思想工作,解除其对手术的顾虑,树立战胜疾病的信心,以积极的心态接受手术治疗。
- 鼓励患者与类似疾病治疗效果较好的患者进行交流沟通,增强患者信心。
- 给予心理安慰并告知患者饮食营养对健康恢复的重要性。
- 充分发挥支持系统的作用,使其感受到来自家属的鼓励支持与家庭温暖;另外,听轻音乐、散步、看电视等,会转移对病情的注意力。

左上臂肌肉萎缩及
左肩部感觉消失
前臂外侧感觉
减退伴麻木

↓

有皮肤完整性
受损的危险

(1)护理目标:患者不发生皮肤完整性受损。

(2)护理措施

- 评估患者发生皮肤完整性受损的危险因素。
- 给予患者安全事项的指导,使患者及其家属意识到因患肢感觉障碍容易造成意外伤害如烫伤、皮肤破溃等。
- 经常巡视病房,满足患者基本需求如:倒水、热饭等。
- 在床头醒目地方及浴室卫生间等地放置安全提示牌:防烫伤、防滑倒。
- 嘱患者应注意保暖,但患肢不能使用暖水袋,洗澡时注意水温。
- 衣服应柔软宽松以减少对皮肤的刺激,避免搔抓重压以防止皮肤损伤及感染。

膈神经移位后
影响呼吸运动
↓
有低效性呼吸
型态的危险

(1)护理目标:患者做好呼吸功能锻炼及各项呼吸功能检查。

(2)护理措施

- 评估患者呼吸功能。
- 呼吸功能锻炼:常规做深呼吸训练,预防肺部感染,为后期手术做准备。术前应指导患者每天进行深呼吸练习,多咳嗽,每日进行吹气球、吹瓶训练,可以在2次深呼吸间稍微间隔一会儿,以防吸气过度,造成头昏(通过深吸气锻炼,刺激膈神经,从而达到肱二头肌支配之肌皮神经功能恢复,为术后锻炼肱二头肌随呼吸运动而收缩作准备)。开始时每天早中晚各训练3次,5组/次,每组锻炼30～50下。
- 肺功能的检查:术前常规作胸部透视检查,观察膈肌有无抬高,并排除肺部疾病、肋骨骨折以及胸腔广泛粘连,避免膈神经移位术后对呼吸功能影响。

患者多次咨询术前
及术后注意事项
↓
知识缺乏

(1)护理目标:患者能说出膈神经移位术的术前及术后注意事项。

(2)护理措施

- 评估患者知识缺乏的程度及患者的接受能力、社会文化因素、患者的配合程度,有无五官的感觉缺陷。
- 解释手术前后准备工作的全部过程、理由以及必要性及注意事项。
- 告知患者及其家属术后可能发生的并发症,让其知道如有必要或有指征时可能被安置在重症监护室,使患者及家属作好心理准备。
- 简单解释医院各项规章制度及病房探视制度。
- 告知患者及其家属如何正确佩戴使用支具,并提前试戴使患者适应使用支具。
- 为患者讲述术后功能锻炼方法并做床边指导。

**(二)实施手术后**

1. 诊疗情况　手术当日 T:36～37.1℃,P:80～98 次/分,R:18～26 次/分,BP:122/84mmHg。患者在全麻下行"臂丛神经探查、膈神经移位于肩胛上神经、尺神经束支移位于肌皮神经、正中神经束支移位于腋神经术",术毕安返病房,患者神志清楚,呼之可应;伤口外敷料包扎完整,无渗血,头臂外固定架佩戴良好,将前臂外固定架抬高,防止压迫胸部影响呼吸;腹带固定好,保持平整,包扎松紧适度;留置引流通畅,引出为血性液,有留置导尿管通畅,尿液为淡黄色、清亮,给予24小时心电监护及持续低流量吸氧。告知患者及家属需去枕平卧、禁食水6小时,6小时后给予半坐卧位,将床头摇起30°～45°并且进行呼吸功能锻炼有利于排痰。术日晚患者伤口敷料有3cm×4cm渗血且主诉疼痛,难以入睡。术后第1天,T:36.3～37.2℃,P:82～94次/分,R:18～20次/分,BP:134～148/82～97mmHg,SPO$_2$:96%～100%。伤口敷料渗血未见扩大。24小时后护士搀扶患者下地活动,同时拔除导尿管,停止心电监护及吸氧,并向家属讲解头臂外固定架使用方法,三日后拔除引流管。遵医嘱长期肌内注射神经生长因子(鼠神经生长因子)。

2. 护理评估  患者术后有持续心电监护及吸氧,麻醉恢复前须去枕平卧位、禁食水。术后有头臂固定架及腹带固定,引流管及导尿管通畅,术日晚患肢伤口敷料有3cm×4cm渗血,且主诉伤口疼痛,难以入睡。

3. 护理思维与实施方案

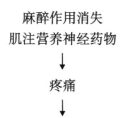

(1)护理目标:患者主诉疼痛缓解,夜间可安静入睡。

(2)护理措施

- 通过面部表情量表评估患者疼痛程度。
- 告知患者术后伤口疼痛是由于术后皮肤牵拉,麻醉作用消失,是一种正常的生理反应,消除患者的疑虑。
- 告知患者忍受疼痛会影响术后功能锻炼、神经的生长、延迟伤口愈合、影响机体免疫、改变应激反应及自主神经系统功能状态,使外周和中枢神经系统产生永久性改变,促使其积极配合药物治疗。
- 告知患者伤口疼痛时,护士会遵医嘱给予止痛片(氨酚羟考酮、曲马多)口服或者肌注哌替啶来缓解疼痛。并告知所用止疼药物的治疗作用,消除患者及家属对止痛药物副作用的顾虑。提醒患者注射后卧床一段时间,待无头痛头晕乏力等症状时,方可下床活动。另外,嘱咐患者止痛药最好在饭后半小时服用,否则长时间空腹服用会损害胃黏膜。

麻醉作用消失
肌注营养神经药物
↓
疼痛
↓
睡眠型态紊乱

- 患者疼痛时转移患者注意力,家属可陪其聊天、听轻音乐等。
- 提供舒适的睡眠环境,温湿度适宜,夜间护理操作时若非必须,可只开床头灯。
- 巡视患者时注意做到"四轻"。
- 遵医嘱给予地西泮等药物辅助睡眠。

患者麻醉恢复前须
去枕平卧、禁饮食
↓
部分自理能力缺陷

(1)护理目标:住院期间满足患者基本生活需求。

(2)护理措施

- 评估患者自理能力缺陷的程度。
- 麻醉恢复后,协助患者进食流质饮食,避免辛辣刺激食物,协助患者多饮水。
- 在给予心电监护期间,患者取坐位时,护士整理好各种线路、管路。(完全补偿系统:术后24小时内;患者自理能力完全不能满足治疗性自理需要。)
- 患者麻醉恢复后可以协助患者取坐位,24小时后可以下床活动。(部分补偿系统:患者术后24小时后自理能力部分满足治疗性自理需要)。
- 为患者整理好床单位,盖好被褥。
- 告知患者腹带固定目的:减轻腹部伤口张力缓解疼痛、辅助腹肌收缩促进伤口愈合,使患者予以理解配合;包扎时松紧适宜,以伸进一个手指为宜;保持腹带压力恒定,面料干净整洁,若被渗出液、血液污染应及时更换。
- 定期观察腹带与皮肤接触情况,防止皮肤出现瘙痒、皮疹等不良反应,及时通知医生做好对症处理。

伤口敷料有
3cm×4cm渗血
伤口引流管
留置导尿管
↓
有发生感染的危险

(1)护理目标:患者住院期间不发生伤口感染。

(2)护理措施

- 评估患者的发生感染的危险因素。
- 定时监测生命体征。
- 定时观察和评估伤口情况,加强伤口护理,伤口渗液多时,观察渗液颜色、气味、渗液面积有无继续扩大,并且通知值班医生及时更换敷料,保持敷料干燥;注意伤口有无红肿热痛等症状。

伤口敷料有
3cm×4cm渗血
伤口引流管
留置导尿管
↓
有发生感染的危险

- 每天记录 24 小时引流量,并观察其颜色性状,而且引流管要妥善固定,防止脱出、压折、血块堵塞,要保持其通畅,严禁牵拉引流管(尤其在更换床单和协助患者更换体位时)。
- 告知患者下地活动时将引流管置于低于伤口平面处并固定,防止引流液逆行感染。
- 定时观察引流球负压是否持续存在,引流球有无漏气,连接是否紧密,若有异常立即通知主管医生。
- 加强导尿管护理,每日进行会阴擦洗,保持导尿管通畅,定时巡视;麻醉恢复后进行导尿管夹毕训练,为拔除导尿管作好准备,协助患者进行床上大便;给予患者多饮水,以达到冲洗尿道作用。
- 嘱患者进食以粗纤维、高蛋白、高能量饮食为主。
- 每天定时整理床单位,保持床单位的干净整洁。
- 遵医嘱给予术后抗感染治疗。

(1)护理目标:患者术后不出现呼吸抑制。

(2)护理措施

单侧膈神经移位
后会影响呼吸运动
↓
有低效性呼吸
型态的危险

- 评估患者术后呼吸功能,观察呼吸幅度、频率、监测血氧等。
- 呼吸功能锻炼:告知患者术后继续呼吸功能训练的重要性,每天指导患者进行深呼吸运动,同术前。
- 膈神经移位术后,一侧膈肌抬高,有时会出现呼吸代偿不充分,影响呼吸功能,术后一定要密切注意患者呼吸情况,护士要特别监测患者血氧饱和度、心率有无突然加快,注意胸部健侧和患侧随着呼吸运动的起伏是否对称,还要观察患者口唇、甲床颜色等(潮气量、呼吸频率、呼吸末二氧化碳分压、脉搏血氧饱和度是临床来检测呼吸功能变化的可靠指标)。

单侧膈神经移位
后会影响呼吸运动
↓
有低效性呼吸
型态的危险

- 患者一侧膈神经移位,可能影响呼吸功能,须做好呼吸功能的监护,麻醉恢复后,可摇起床头 30°～45°,保持利于排痰的位置。
- 告知患者膈神经移位切断后,对肺功能有部分影响,但 1 年后,由于副神经和肋间神经代偿,其损害可得到改善,同时国内已有研究可以证明单纯膈神经移位术对呼吸功能无明显影响,打消患者疑虑。

腹部伤口疼痛
↓
有清理呼吸道
无效的危险

(1)护理目标:患者住院期间不发生窒息。
(2)护理措施

- 术后常规给予吸氧,监测血氧饱和度,严密观察呼吸频率、节律和深浅度变化及面色、口唇、甲床颜色的变化,保持呼吸道通畅。
- 鼓励患者不能惧怕伤口疼痛,多作深呼吸,患者麻醉恢复后,可抬高床头约 30°～45°,保持利于排痰的位置。
- 指导患者用有效的方法进行咳嗽:①让患者尽量坐高一些,慢慢进行深呼吸,最好用膈肌呼吸;屏住呼吸 3～5 秒,然后通过口,慢慢地呼气而且尽可能呼尽,第二次吸气末,屏住呼吸然后用力从胸部咳出。②必要时给予伤口止痛药,告知患者药物发挥疗效后 0.5～1 小时帮助。
- 患者实施最有效咳嗽促进痰液排出,防止肺部感染。
- 保证患者水分摄入充足,环境温湿度适宜。
- 必要时遵医嘱给予镇咳祛痰药或者雾化吸入(深吸浅呼)。

患者及家属术后
多次询问护士各项操作
及各种管路作用
↓
知识缺乏

(1)护理目标:患者与家属住院期间了解各项护理操作目的。
(2)护理措施

- 评估患者及家属的知识缺乏程度,理解能力等。
- 告知患者各种管路作用及护理要点。
- 告知患者主动与被动吸烟会影响神经恢复,劝诫家属在外面抽完烟后不要立刻接触患者,防止烟味刺激患者伤口,影响神经恢复。

**思维提示**

[1]患者术后 6 小时内出现疼痛,护士应注意患者疼痛护理。

[2]患者术后呼吸功能可能会受到影响,护士应密切注意观察呼吸活动。

[3]患者吸氧时,询问患者鼻腔是否干燥,并注意鼻导管是否拖出。若鼻腔干燥,可在患者床头安放加湿器,或用一杯温开水放到口鼻处,让蒸汽湿润鼻腔等。

[4]急性期采用完全补偿系统,术后 24 小时内患者卧床,自理能力完全不能满足。治疗性自理需要,一切生活护理均由护士提供。恢复期先采用部分补偿系统,患者术后 24 小时后自理能力部分满足治疗性自理需要,护士提供部分帮助,保证医嘱的正确执行。恢复后期采用支持教育系统,补充患者康复期的相关知识,对患者进行健康宣教。

### (三)出院前

1. **诊疗情况**　出院前行胸部透视、血常规检查,护士给予患者及家属出院指导。各项检查无异常后可带药出院。

2. **护理评估**　做好出院时患者心理、药物知识水平及康复期的护理宣教。

**思维提示**

[1]家属未能正确演示外固定架佩戴方法,说明患者及家属缺乏正确佩戴外固定架的相关知识,护士向患者及家属讲解佩戴外固定架的方法及正确的佩戴外固定架的必要性,保证在出院前家属能帮患者正确佩戴。

[2]护士向患者及家属讲解康复期护理注意事项。

[3]告知患者主动与被动吸烟和饮酒对神经恢复的危害性并告诫患者戒烟戒酒。

3. 护理思维与实施方案

家属未能正确演示外固定架的使用方法
↓
知识缺乏

(1)护理目标:家属出院前一天内能正确演示外固定架使用方法。

(2)护理措施

- 评估家属对使用外固定架的基本方法了解程度。
- 向患者及家属解释正确佩戴外固定架的必要性。
- 可提供相关宣传资料以帮助患者及家属尽快学会佩戴方法。

家属未能正确演示
外固定架的使用方法
↓
知识缺乏

- 出院当天让家属演示为患者佩戴臂丛神经外固定架,护士检查是否正确。
- 告知患者坚持佩戴外固定架 4～6 周,因为神经生长是一个缓慢的过程。在 4～6 周卸下外固定架后方可进行主动功能锻炼后。

患者及家属对康复期
护理注意事项不了解
↓
知识缺乏

(1)护理目标:患者及家属出院前一天内能复述康复期护理注意事项。
(2)护理措施
- 评估患者及家属对手术后患肢功能恢复的知识缺乏程度及接受力。
- 向患者讲解康复期护理对疾病恢复的重要性。
- 告知患者康复期注意事项,主要包括以下几点:
1)手术次日起 14 天拆线后可洗澡。
2)出院 3 天再次伤口换药;出院 1 个月后门诊复查;并建议到理疗科就诊。
3)按时服药,注意药物副作用,保持外固定架固定良好,并遵医嘱进行腕关节功能锻炼。
4)患肢避免劳累、负重,不适随诊。
- 向患儿家属发放出院指导宣传册。

## 二、护 理 评 价

患者从入院到出院,护理上给予了一系列的护理方案的实施。在整个护理过程中将 Orem 的自理理论与护理程序有机地结合起来,评估患者自理能力及自理缺陷,以帮助患者更好的达到自理、回归社会、提高生活质量。入院时已为患者做好焦虑、自理能力等评估,手术后不仅满足了患者术后的基本生理需求,对患者的睡眠、伤口等均进行了良好的护理,避免了术后伤口的感染引流管脱出、尿道逆行感染的发生,有效避免了烫伤等意外伤害、呼吸道并发症。出院前,给予患者系统的知识、术后康复期的护理及健康教育。

## 三、安 全 提 示

1. 有皮肤受损的危险　因为左上臂及前臂外侧感觉减退伴麻木,皮肤对温度感觉减退,患者有可能会发生烫伤等意外伤害,护士应积极做好预防工作,了解患者一般情况,包括年龄、神志、肌力等;评估发生烫伤的风险因素;

定时巡视患者,及时询问患者有无喝水或洗漱等生理需求;告知患者有任何需求及时向护士反应,护士会随叫随到,另外,患肢对外界压力感觉不敏感,定期协助患者被动活动,鼓励患者主动活动,避免皮肤长期受压,保持床铺平整、清洁、干燥、无皱褶、无渣屑,尤其是患肢处。

2. 药物副作用的观察  患者住院期间须服用止痛药物、辅助睡眠药物等,护士须注意观察药物副作用。

3. 有呼吸功能减弱的危险  患者住院期间,术前积极进行呼吸功能锻炼,术后护士须注意观察患者呼吸情况。

4. 知识缺乏  ①告知家属不能在病房里抽烟,避免引起火灾;②护士协助患者下地活动时,嘱患者术后应以循序渐进的原则下床活动,防止用力过猛造成直立性低血压。

## 四、经 验 分 享

1. 心理护理  告知患者一侧膈神经移位对肺功能有一定影响,但尚不致引起明显的临床症状,而且随机体代偿作用,一年后可有所恢复。告知患者膈神经在治疗臂丛神经节前损伤或根性撕脱伤是目前的主要手段,且有明显优越性,这与膈神经具有较强的自发电活动及有较多粗大运动神经纤维有关。告知患者神经功能的恢复是一个缓慢的过程,由于神经平均每天生长约1mm,对膈神经移位术的患者,要恢复有效的屈肘运动需要长时间的功能锻炼来配合。我们要对患者进行系统指导并鼓励其要树立信心,使患者对疾病的恢复程度抱有积极乐观的态度。

2. 术后并发症的观察

(1)伤口感染:术后1~3天护士应密切观察伤口是否剧烈疼痛且进行性加重,伤口渗血处颜色、气味、有无进行性活动性出血,血常规检查白细胞是否增多等。

(2)呼吸功能衰竭:术后注意观察患者是否出现气急、鼻翼扇动、上唇发绀及呼吸困难等三四征。因此,护士应注意术前鼓励并监督患者进行呼吸功能能锻炼。遵医嘱积极应用有效的抗生素及祛痰剂防治呼吸道感染,鼓励咳痰,雾化吸入,间歇给氧都是有效的防治措施。

3. 注射鼠神经生长因子注意事项

(1)适应证:用于治疗正己烷中毒性周围神经病,通过促进神经损伤恢复发挥作用。

(2)一般成人注射1支/次,每日1次,用2ml灭菌注射用水溶解后肌内注射。4周为一疗程,根据病情轻重缓急可遵医嘱多疗程连续给药。①遵守注射原则、严格执行查对制度;②运用无痛注射技术。

（3）此药物用药后常见注射部位疼痛或注射侧下肢疼痛（发生率分别为85％和29％），一般不需特殊处理。个别症状较重者，口服镇静剂即可缓解。可定期更换注射部位来减轻疼痛，也可促进药物吸收。

（4）禁忌：此药物有促进神经细胞生长、发育的作用，建议孕妇及哺乳期妇女慎用。

4. 康复护理　①特殊功能训练：膈神经是主管呼吸的神经，移位到主管屈肘功能的神经上去，功能训练很重要，指导患者每天继续进行深呼吸运动，方法同术前。②一般功能锻炼：除进行特殊功能训练外，佩戴外固定架期间还应每天进行手指按摩，以增强关节活动度，防止肌肉萎缩和关节强直，但幅度应小，次数应少。在4～6周去除外固定架后（神经每天增长1mm，一般4～6周后神经已完全愈合）开始有意识的屈肘动作，指导患者用健侧肢体抬高患肢低于30°，防止过度牵拉神经吻合口，用力行屈指及屈腕关节活动，循序渐进，当出现肌肉收缩时，逐渐屈曲手指及腕关节而带动屈曲肘关节的活动，每天早中晚各三次，每次做三组，并不断在水平位做屈肘动作。③观察神经恢复征象：重建屈肘或肩外展术后8个月做深呼吸运动时，一般可见肱二头肌收缩或逐渐有肩外展动作而重建屈肘功能，一般术后12个月才出现屈指，这些征象提示神经已生长到肌肉内，继续功能锻炼。期间，应加强对患者练习活动的督促指导，及时视患者的锻炼感觉调整运动量。鼓励患者长期坚持肢体的被动功能训练。臂丛损伤后肢体运动恢复一般在1年以后，我们指导患者在术后1周开始在佩戴支具的情况下，进行上肢关节可控制性的活动，按摩肢体防止水肿；术后4～6周去除支具后每天开始主动屈肘运动，并一直坚持下去。

5. 出院指导　嘱患者保持良好的心态，一定要向患者反复强调功能锻炼对今后的功能恢复至关重要，叮嘱患者不要间断锻炼，功能锻炼的幅度要逐步增加，并自我观察神经恢复征象，同时长期服用营养神经药物。一般术后4～6个月开始有肱二头肌收缩，术后6～12个月肌力恢复可达3级。因此，要教会患者功能锻炼方法且要加强功能锻炼，直到屈肘达90°以上能完成日常的工作活动。嘱患者定时到医院复诊，妥善保护患肢，注意防寒保暖，如不适及时就诊。如有其他不良反应，应及时到医院进行处理。长期服用营养神经药物，促进神经再生。

（田一）

## ▶ 病例 84 腰骶丛神经探查松解治疗腰骶丛神经损伤患者的护理

患者,男性,51 岁,主诉:砸伤后下肢运动及感觉障碍 8 个半月,门诊以"骶丛神经损伤(右)"收入院。

## 一、诊疗过程中临床护理

### (一)入院时

### 1. 诊疗情况

**入院后查体**:T:36℃,P:78 次/分,BP:110/75mmHg。患者主诉 8 个月前因塌方致伤,于当地医院就诊查体拍片诊断为"骨盆骨折、双侧血气胸,右侧第 2、8 肋骨骨折,右股骨大粗隆骨折、右肾挫伤、右坐骨神经损伤",曾于当地行胸腔闭式引流术,右侧下肢经保守治疗后感觉及运动功能仍无恢复,行走时需辅助拐杖,为求进一步治疗收入院。入院时主诉:大便排出干硬成形便,小便无力。患者有刺激性神经痛,长期口服止痛药。诊断为:腰骶丛神经损伤。

患者自发病以来精神、食欲较好,生活部分自理。硅沉着病病史 4 年,乙肝病史 5 年。吸烟 35 年无戒断史,已戒酒 5 年。

**既往史**:否认冠心病、糖尿病等慢性疾病。否认药物过敏史,家族遗传史。

**专科查体**:患者呈痛苦面容,右下肢呈跨域步态,双下肢屈髋,活动度正常,双侧髂腰肌肌力 5 级,双侧伸膝活动度正常,双侧股四头肌肌力 5 级;右侧臀大肌肌力 5-级,左侧 5 级。右侧臀中肌肌力 5-级,左侧 5 级;右侧腓肠肌肌力 4 级,左侧 5 级;右侧股二头肌肌力 4+级,左侧 5 级;股二头肌肌张力右侧小于左侧;右侧胫前肌肌力 5-级,左侧 5 级;左侧趾长伸肌、踇长伸肌肌力 3 级,右侧 0 级;左侧趾屈伸肌、踇长伸肌 5 级,右侧 5-级;右足外翻肌力 4-级内翻肌力 4+级;左足内外翻肌力 5 级;骶 1、2 感觉自配区感觉减退 S2,右侧肛周感觉减退,右侧睾丸及阴囊感觉减退 S2,足背动脉搏动有力。右侧跟腱反射消失,左侧正常;右下肢肌肉较对侧萎缩,右侧 35cm,左侧 38cm,膝上周径 10cm,膝下 12cm,右侧 27cm,左侧 30cm。

**辅助检查**:下肢肌力检查:术前:臀下神经支配臀大肌肌力 5 级;闭孔神

经后支前支各支配的大收肌前部、股薄肌、长收肌、短收肌 5 级,股神经支配股四头肌肌力 5 级;胫神经支配腓肠肌肌力 4 级,趾长屈肌、踇长屈肌 5-级,股二头肌短头和腓总神经支配股二头肌长头肌力 4+级;腓浅神经支配的腓骨长肌和腓骨短肌 4 级,腓深神经支配的胫骨前肌 5-级,趾长伸肌 3 级踇长伸肌 0 级。(肌萎缩:正常-,轻度+,中度++,重度+++;肌张力:正常 0,减弱:-,亢进:+)

**下肢感觉检查**:右侧腓肠外侧皮神经支配区域 S2;腓深神经支配区域 S1;骶神经后支支配区域 S1;股后皮神经、腓肠神经支配区域 S2。

**骶丛 CTM+骶骨三维重建**:$L_{1\sim3}$ 水平硬膜囊形态完整,骶丛神经根显示尚可,骨盆多发骨折后改变。

**胸部透视**:心肺膈未见明显异常。

**肌电图检查**:右下肢肌 $L_4\sim S_1$ 椎旁肌神经源性受损。
　　　　　　　左下肢肌 $L_4\sim S_1$ 椎旁肌神经源性受损。

**肺功能检查**:阻碍性通气功能障碍。

**异常化验结果**:无。

**思维提示**

[1]患者出现感觉运动障碍,护士须加强生活护理,注意安全护理。

[2]患者出现慢性疼痛,护士须做好疼痛管理,提高患者舒适度。

[3]患者未出现明显的呼吸道症状,其呼吸功能障碍易被忽视,充分作好呼吸道准备,严防术后出现呼吸道并发症。

[4]患者长期受疾病困扰,应重视心理护理,增强患者对康复的信心,促进其积极配合治疗、护理。

[5]腰骶丛神经损伤诊断依据:下肢运动感觉活动障碍,专科查体即可确诊。

2. **护理评估** 患者主要症状为砸伤后下肢感觉活动障碍,呈跨域步态,行走时需辅助拐杖;且主诉患肢长期疼痛,自行口服止痛药;常出现心悸、出汗、警觉性增高等自主神经功能亢进症状;患者多次咨询术前注意事项及术后右下肢功能恢复的情况,希望对此能有更多的了解。该病恢复周期长,患者及家属心理负担沉重。经过一系列常规术前检查后,择期拟行"腰骶丛神经根椎管内神经探查、腓肠神经移植、盆腔内骶丛神经探查松解、坐骨神经探查"术。

3. **护理思维与实施方案**

下肢运动感觉障碍,
右下肢呈跨域步态
↓
部分自理能力缺陷

(1)护理目标:患者在住院期间的基本生活需求得到满足。

(2)护理措施

- 评估患者精神状态、从事日常活动的自理能力。
- 做好晨晚间的护理,必要时协助患者沐浴、更衣、如厕等;将常用物品放于患者触手可及的地方。
- 将呼叫器放置于患者触手可及的地方,并加强巡视,及时发现并满足患者合理需求。
- 协助并指导患者进行有针对性的功能锻炼,防止关节僵同时也为术后神经的恢复创造条件。锻炼方法:空中脚踏车运动,每天 3 次,每次 5 组,每组 20 下,按照循序渐进原则。

患者呈痛苦面容且
主诉疼痛超过 6 个月
↓
慢性疼痛

(1)护理目标:患者主诉疼痛减轻,日常活动有所增加。

(2)护理措施

- 评估患者疼痛程度及疼痛对患者日常生活的影响。
- 讲授疼痛的危害及止痛药的用法、用量及注意事项。
- 给予心理安慰,采用积极心理暗示,增强康复信心。
- 指导患者进行放松训练,呼吸行为训练。
- 强调运动的重要性,根据病情及其喜好与患者共同制订活动计划,转移注意力。
- 遵医嘱给予止痛药物,注意观察药效及不良反应。

患者有硅沉着病病史、
且肺功能检查:阻碍性
通气功能障碍
↓
气体交换受损

(1)护理目标:患者住院期间能维持最佳气体交换。

(2)护理措施

- 评估气体交换的诱因。
- 观察患者呼吸运动情况及意识状态。
- 监测生命体征。
- 指导患者呼吸功能锻炼,深呼吸、有效咳嗽。
- 告知患者戒烟的重要性并劝其戒烟。
- 严防感冒,避免呼吸道感染。
- 完善肺功能的检查。

患者担心自己病情及
术后功能恢复状况
↓
焦虑

(1)护理目标:患者主诉焦虑程度减轻。
(2)护理措施
- 用焦虑自评量表(SAS)评估患者焦虑程度。
- 对患者报以同情关怀的态度加强沟通,了解其焦虑原因。
- 满足患者对信息的需求,耐心解释、积极倾听,建立信任的护患关系。
- 帮助患者进行认知重建及焦虑控制训练。
- 保持医护一致性,防止医源性不良影响。
- 鼓励患者与类似疾病治疗效果较好的患者进行交流沟通,增强患者信心。
- 充分发挥支持系统的作用,使患者感受到来自家属的鼓励支持与家庭温暖。
- 必要时遵医嘱给予抗焦虑药物。

下肢运动感觉障碍
↓
有皮肤完整性
受损的危险

(1)护理目标:在住院期间保持患者的皮肤完整性。
(2)护理措施
- 评估患者发生皮肤完整性受损的危险因素。
- 提高安全意识,使患者及其家属意识到因患肢感觉障碍易造成意外伤害如烫伤、皮肤破溃等。
- 给予安全指导,注意保暖,但患肢不能使用暖水袋,避免用患肢试水温;衣服应柔软宽松以减少对皮肤的刺激,避免搔抓重压以防止皮肤损伤及感染。
- 经常巡视病房,及时发现并满足患者基本需求。
- 护理服务标志的应用,在床头醒目地方及浴室卫生间等地放置安全提示牌:防烫伤、防滑倒。

下肢呈跨域步态,
需借助拐杖行走
↓
有摔倒的危险

(1)护理目标:患者住院期间不发生摔倒。
(2)护理措施
- 评估患者发生摔倒的危险因素。
- 提高患者安全意识、增强其应对能力。
- 制订应急预案并定期组织护理人员演练。
- 环境管理:病房走廊、厕所地面保持整洁、干燥、安有扶手,在厕所处放置呼叫器,使患者有安全感。
- 物品管理:病室、走廊物品摆放整齐、合理有序在洗澡间提供安全措施,如椅子、凳子、防滑踏板或橡皮垫;墙上安装扶手。
- 指导患者正确使用拐杖。
- 应用护理服务标志。

排便困难
↓
便秘

(1)护理目标:患者住院期间大便正常。

(2)护理措施

- 评估患者导致便秘的原因、排便形态、排便习惯等。
- 经常询问患者排便情况,并强调养成规律排便习惯。
- 进行健康教育,告知患者预防便秘的重要性。
- 维持患者舒适的最佳体位。
- 顺时针按摩腹部,促进肠蠕动。
- 饮食疗法:多食富含纤维素的食物,向患者介绍此类食物的种类,每天需要约800g的蔬菜和水果维持正常的肠道活动。
- 保证足够液体入量,鼓励每天至少摄入2000ml液体。
- 鼓励患者在能力范围内适量运动,以促进正常排便和每日正常尿量。
- 必要时,遵医嘱给予甘油灌肠剂灌肠。

$S_1$椎旁肌神经源
性受损
↓
排尿障碍

(1)护理目标:患者排尿形态正常。

(2)护理措施

- 评估排尿困难的原因。
- 观察尿液颜色、气味、量等。
- 压迫下腹部、听流水声音等物理方法的应用。
- 嘱患者多饮水,养成定时排尿的习惯。
- 必要时,可遵医嘱给予留置导尿管。

**思维提示**

[1]对患者的生活护理要适度,根据Orem自理理论,此阶段护士提供部分帮助,尊重患者,维护其自我概念,使其恢复自信,提高适应能力。

[2]止疼药的护理:个性化护理,服药半小时后观察患者止痛效果及间隔多久疼痛又开始加剧,指导患者对服药前后的疼痛程度进行分级比较,同时动员家属对患者的疼痛做出最佳反应。

[3]为增强膀胱控制力,术前尽可能不使用留置导尿管。

[4]吸烟影响神经生长及药物作用,指导患者戒烟。

**(二)实施手术后**

1. 诊疗情况 手术当日,T:36～37.1℃,P:80～110 次/分,R:18～26 次/分,BP:132/86mmHg。患者在全麻下行"腰骶丛神经根椎管内神经探查、腓肠神经移植、盆腔内骶丛神经探查松解、坐骨神经探查"术,术毕安返病房,患者神志清楚,呼之可应;伤口外敷料包扎完整,无渗血;腹带固定良好,保持平整,包扎松紧适度;右髂部有一引流球,通畅,引出为血性液;脑脊液引流通畅,引出为血性液,至术后第 1 天晨 6 时脑脊液引流约为 300ml;留置导尿管通畅,尿液为淡黄色、清亮;给予 24 小时心电监护及持续低流量吸氧。术毕带回悬浮红细胞 6U 继续由病房输入;告知患者及家属须去枕平卧、禁食水 6 小时。术日晚患者主诉伤口疼痛,头痛,难以入睡,遵医嘱已给予脑脊液引流暂时夹毕,并向家属讲解术后其他注意事项。术后第 1 天,T:37～37.2℃,P:78～100 次/分,R:18～20 次/分,BP:97～118/70～90mmHg,SPO$_2$:96％～100％。患者精神食欲弱,脑脊液引流通畅为带血性液,约为 250ml 遵医嘱给予脑脊液引流管夹毕,每 2 小时开放一次;下肢伤口引流通畅约为 50ml;患者呕吐一次,为胃内容物;24 小时后遵医嘱停止心电监护及吸氧,患者主诉头痛严重,经神经外科会诊考虑为"脑脊液漏"。遵医嘱逐步抬高脑脊液引流袋高度。术后第 2 天,患者一般情况好,无不适主诉,伤口外敷料包扎完好无渗血,伤口无红肿热痛,脑脊液引流通畅为清亮液,约为 50ml,遵医嘱给予化验血清生化检查,结果示[K$^+$]3.3mmol/L。术后第 3 天患者一般情况好,无不适主诉,伤口外敷料包扎完好无渗血,伤口无红肿热痛,协助患者坐起于床边,遵医嘱予以检查血常规:Hb 70g/L,血清生化检查,结果示[K$^+$]3.3mmol/L。患者于术后第 6 天拔除伤口引流管及脑脊液引流管。

2. 护理评估 患者术后有持续心电监护及吸氧,术后带回病房悬浮红细胞继续输入,术后第 1 天有头痛、呕吐等症状。麻醉恢复前须去枕平卧位、禁食水。术后引流管及导尿管通畅,且脑脊液引流管定时夹毕。

**思维提示**

[1]术后护理工作重点在于监测生命体征,密切观察病情变化。

[2]纠正电解质紊乱及贫血。

[3]注重各引流管的护理。

[4]警惕患者发生呼吸困难等并发症,积极应用有效的抗生素及祛痰剂防治呼吸道感染,鼓励咳痰,蒸汽吸入,间歇给氧都是有效的防治措施。

3. 护理思维与实施方案

（1）护理目标：患者主诉疼痛缓解，不影响正常休息。

（2）护理措施

- 评估疼痛的性质、程度、部位。
- 观察伤口情况，患者神态、精神状况。
- 监测生命体征。
- 心理支持：做好解释工作，告知患者术后伤口疼痛是由于术后皮肤牵拉，麻醉作用消失，是正常的生理反应，消除患者的疑虑。患者忍受疼痛会影响术后功能锻炼、神经的生长、延迟伤口愈合、影响机体免疫、改变应激反应及自主神经系统功能状态，使外周和中枢神经系统产生永久性改变。
- 环境管理：提供舒适的环境，温湿度适宜，夜间护理操作时若非必须，可只开床头灯，巡视患者时注意做"四轻"。
- 积极心理暗示、转移注意力，如听轻音乐、聊天等。
- 遵医嘱给予止疼药曲马多、哌替啶后，密切观察患者呼吸情况；注射后向家属解释药物的副作用如嗜睡、呕吐、头晕等，如下床活动防止摔倒。

术后组织损伤
主诉伤口疼痛
↓
疼痛

（1）护理目标：住院期间满足患者基本生活需求。

（2）护理措施

- 评估患者自理能力缺陷的程度。
- 麻醉恢复后，协助患者进食流质饮食，避免辛辣刺激食物，协助患者多饮水。
- 在给予心电监护期间，患者取坐位时，护士整理好各种线路、管路。
- 患者麻醉恢复后可以协助患者坐起，24 小时后可以下床活动。
- 为患者整理好床单位，盖好被褥。
- 告知患者腹带固定目的：减轻腹部伤口张力缓解疼痛、辅助腹肌收缩促进伤口愈合，使患者予以理解配合。包扎时松紧适宜。以伸进一个手指为宜。保持腹带压力恒定，面料干净整洁，若被渗出液、血液污染应及时更换。
- 定期观察腹带与皮肤接触情况，防止皮肤出现瘙痒、皮疹等不良反应，及时通知医生做好对症处理。

患者麻醉恢复前
须去枕平卧、禁食水
↓
部分自理能力缺陷

(1)护理目标:患者住院期间不发生伤口感染。

(2)护理措施

- 评估易感因素。
- 定时监测生命体征及化验结果。
- 定时观察和评估伤口情况,加强伤口护理,伤口渗液多时,观察渗液颜色、气味、渗液面积有无继续扩大,并且通知值班医生及时更换敷料,保持敷料干燥;注意伤口有无红肿热痛等症状。
- 严格无菌操作,加强伤口引流管的护理。
- 加强导尿管护理,每日进行会阴擦洗。严格遵守无菌技术每日更换导尿管,保持导尿管通畅,定时巡视;麻醉恢复后进行导尿管夹毕训练,为拔除导尿管作好准备,协助患者进行床上大便;给予患者多饮水,以达到冲洗尿道作用。
- 告知患者,下地活动时将引流管置于低于伤口平面处并固定,防止引流液逆行感染。
- 定时观察引流球负压是否持续存在,引流球有无漏气,连接是否紧密,若有异常立即通知主管医生。
- 由于术后患者免疫功能低下,应注意患者防寒保暖,避免肺部感染,患者可以进食后给予患者高热量高蛋白饮食。
- 营养支持,以高营养、高蛋白、高能量饮食为主。
- 每天定时整理床单位,保持床单位的干净整洁。
- 遵医嘱给予输血治疗。
- 遵医嘱给予术后抗感染治疗。

脑脊液引流管
导尿管 伤口引流管
Hb:70g/L
↓
有发生感染的危险

(1)护理目标:患者术后不发生窒息。

(2)护理措施

- 评估患者发生窒息的危险因素。
- 观察病情:注意呕吐的性质是否为喷射性、持续性、间歇性;呕吐物性质;呕吐时是否所伴随发热、腹痛等症状;有无精神状态的改变。
- 术后常规给予吸氧,监测血氧饱和度,严密观察呼吸频率节律和深浅度变化及面色、口唇甲床颜色的变化,保持呼吸道通畅。
- 预防窒息:应使患者保持侧卧位以免误吸,应注意及时清理口腔呕吐物,保持呼吸道通畅。
- 保证患者水分摄入充足,环境温湿度适宜,防止痰液黏稠,必要时遵医嘱给予祛痰药或雾化吸入。

患者术后第1天
呕吐一次
↓
有窒息的危险

(1)护理目标:患者电解质紊乱好转。

(2)护理措施

- 评估电解质紊乱发生因素。

- 消除或减少诱因。

- 脑脊液引流管拔除前,密切注意血液中钾、钠,监测生命体征、观察患者有无口渴、恶心、呕吐、四肢麻木、无力、意识障碍等症状;记录24小时尿量。

- 维持体液平衡:多饮水,给予患者喜欢的易消化食物并且根据血液生化监测值遵医嘱给予静脉补液:①建立静脉通路,保证液体按计划输入;②按照先盐后糖、先晶后胶、先快后慢、见尿补钾的原则;③每小时记录输液量,根据病情调整输液速度。

- 待患者停止呕吐可以正常进食后或拔除脑脊液引流管后就可适当减少或停止补液。

- 指导患者多吃香芹菜、香蕉、柚子、葡萄等富含钾离子的食物。

- 脑脊液成分有 $K^+$、$Na^+$、$Cl^-$,当有脑脊液引流时,$K^+$、$Na^+$、$Cl^-$ 也随之流出,会造成患者电解质紊乱,故脑脊液引流未拔除时要监测血清生化 $K^+$、$Na^+$、$Cl^-$ 水平,若低于正常值要适度补液,注意补液速度。

呕吐、脑脊液引流
K:3.3mmol/L
↓
有电解质紊乱危险

**思维提示**

[1]注意做好患者的疼痛护理。

[2]告知患者被动吸烟会影响神经恢复,劝诫家属在外面抽完烟后不要立刻接触患者,防止烟味刺激患者伤口,影响神经恢复。

[3]术后6小时给予患者持续低流量吸氧1~2L/min,吸氧时注意鼻导管是否脱出。为防止患者鼻腔干燥可在患者床头安放加湿器。

[4]患者出现电解质紊乱,护士遵医嘱给予补液时须注意补液先后顺序、速度等。

## (三)出院前

1. 诊疗情况　出院前行胸部透视、血常规检查。

术后:下肢肌力检查:臀下神经支配臀大肌肌力 5-级。闭孔神经后支前支各支配的大收肌前部、肌薄肌、长收肌、短收肌肌力 5 级,股神经支配股四头肌肌力 5 级。胫神经支配腓肠肌肌力 4 级,趾长屈肌、蹈长屈肌肌力 5-级,股二头肌短头和腓总神经支配股二头肌长头肌力 4＋级。腓浅神经支配的腓骨长肌和腓骨短肌 4＋级,腓深神经支配的胫骨前肌肌力 5-级,趾长伸肌力 4 级,蹈长伸肌肌力 3＋级。(肌萎缩:正常-,轻度＋,中度＋＋,重度＋＋＋;肌张力:正常 0,减弱-,亢进＋)

下肢感觉检查:右侧腓肠外侧皮神经支配区域、腓浅神经支配区域、腓深神经支配区域、腓肠神经支配区域;股后皮神经支配区域。

护士给予患者及家属各项出院指导。各项检查无异常后可带药出院。

2. 护理评估　做好出院时患者心理、药物知识水平及康复期的护理宣教。

**思维提示**

[1]患者未能正确演示拐杖使用方法,说明患者及家属缺乏正确使用拐杖的相关知识,护士向患者及家属讲解正确使用拐杖的方法及必要性,保证在出院前患者能正确使用拐杖。

[2]患者及家属询问康复期护理注意事项。

[3]告知患者及家属被动吸烟对神经恢复的危害性并告诫家属吸烟后不要立即接触患者,防止影响神经再生功能。

[4]告知患者借助拐杖行走时注意患者的安全。

[5]指导患者遵医安全、规律用药。

3. 护理思维与实施方案

患者未能正确
使用拐杖
↓
知识缺乏

(1)护理目标:患者出院前能正确使用拐杖。

(2)护理措施
- 评估患者及家属对正确使用拐杖的基本方法了解程度。
- 向患者解释正确使用拐杖的必要性。
- 可提供相关宣传资料以帮助患者及家属尽快学会拐杖正确的使用方法。
- 出院当天让患者演示正确使用拐杖行走,护士检查是否正确。
- 告知患者双下肢继续功能锻炼。

患者及家属询问
康复期护理注意事项
↓
知识缺乏

(1)护理目标:患者及家属出院前能复述康复期护理注意事项。

(2)护理措施
- 评估患者及家属对手术后患肢功能恢复程度的接受程度。

患者及家属询问
康复期护理注意事项
↓
知识缺乏

- 向患者讲解康复期护理对疾病恢复的重要性。
- 告知患者康复期注意事项,主要包括以下几点:
1)手术次日起 14 天拆线后可洗澡。
2)出院 3 天再次伤口换药;出院 2 周后门诊复查,并建议到理疗科就诊。
3)按时服药,注意药物副作用。
4)不适随诊。
- 向患者发放出院指导宣传册。

## 二、护 理 评 价

从入院到出院,将整体护理观念渗透到整个护理方案的实施中。入院时为患者做好焦虑、自理能力等评估并给予积极护理干预;手术后积极纠正贫血与电解质紊乱,对患者的睡眠、伤口、引流等均进行了有效的护理,有效避免了呼吸道并发症;出院前,给予患者系统的知识及技术指导;在整个住院期间及时发现并满足患者生理、心理、社会需求,注重安全护理和疼痛管理,鼓励患者自我照顾,提高其适应能力,为重返社会作好准备。

## 三、安 全 提 示

1. 有受伤的危险

(1)因为患者呈痛苦面容,右下肢呈跨域步态,需借助拐杖行走,患者有可能会发生摔倒等意外伤害,护士应积极做好预防工作,了解患者一般情况,包括年龄、神志、肌力等。评估发生摔倒的风险因素;定时巡视患者,及时询问患者有无喝水或洗漱等生理需求;告知患者有任何需求及时向护士反映,护士会随叫随到。

(2)患者因为右下肢呈跨域步态,需借助拐杖行走,右侧下肢感觉及运动功能减退,患肢对外界压力感觉不敏感,定期协助患者被动活动,鼓励患者主动活动,鼓励患者在有家属保护下借助拐杖行走,加强患肢肌肉力量,防止神经肌肉出现失用性萎缩。

2. 药物护理 患者住院期间须服用止痛药物、辅助睡眠药物等,护士须注意观察药物副作用。

3. 有呼吸功能减弱的危险 患者住院期间,术前积极进行呼吸功能锻炼,术后护士须注意观察患者呼吸情况。

4. 知识缺乏 ①告知家属不能在病房里抽烟,避免引起火灾;②教会患者正确使用拐杖。

# 四、经 验 分 享

1. 循证护理

(1)可利用的最适宜的护理研究依据:熟练掌握并应用护理程序、工作流程及应急预案。

(2)护理人员的个人技能和临床经验:随访调查、收集资料、积累经验、熟练操作。

(3)患者的实际情况、价值观和愿望:加强沟通、个性化护理。

2. 心理护理 神经功能的恢复是一个缓慢的过程,由于神经按照每天1mm进行生长,因此治疗周期长,需要长时间的功能锻炼来配合。对患者进行系统指导并鼓励其要树立信心,使患者对疾病的恢复程度抱有积极乐观的态度。

3. 健康教育 讲解疼痛的危害、吸烟的危害、功能锻炼的重要性及方法,增加患者的护理依从性,促进康复。健康教育的关键流程如下:

(1)在入院评估过程中,了解患者对健康教育知识的需求。

(2)根据患者的个体需求,制订健康教育计划,确定时间、内容、教育方式及目标。

(3)实施健康教育计划,对有关疾病知识、辅助检查、相关治疗、饮食、运动、用药护理等进行指导。

(4)对实施健康教育计划的效果进行评价(用观察法、提问法、面谈法、问卷法等)。

4. 术后康复

(1)卧床期:脑脊液引流拔除前,卧床休息,腹带固定,促进伤口愈合,增加营养,调整精神状态。

(2)恢复早期:遵医嘱屈髋屈膝锻炼,床边活动,拐杖助行或他人辅助,循序渐进,以未感疲劳为宜。

(3)恢复后期:注意疼痛与活动间的关系,遵医嘱屈髋屈膝锻炼,长期坚持,以达到完全自理。

5. 术后并发症的观察。

(1)伤口感染:术后1~3天护士应密切观察伤口是否剧烈疼痛且进行性加重,伤口渗血处颜色、气味、有无进行性活动性出血,血常规检查白细胞是否增多等。

(2)呼吸道并发症:术后注意观察患者是否出现气急、鼻翼扇动、上唇发绀,及呼吸困难等三凹征。因此,护士应注意术前鼓励并监督患者进行呼吸功能能锻炼。遵医嘱积极应用有效的抗生素及祛痰剂防治呼吸道感染,鼓励咳痰,雾化吸入,间歇给氧都是有效的防治措施。

(3)输血反应:患者术后遵医嘱输注大量悬浮红细胞,密切注意患者输血过程中或输血后有无发热、皮肤瘙痒、荨麻疹、呼吸困难、血红蛋白尿等症状,如出现上述症状立即停止输血,通知主管医生给予对症治疗。

## ▶ 病例 85 手部先天畸形患者的护理

患者,女性,2岁,主诉:多指畸形2年余,门诊以"右手复拇畸形(右手)"收入院。

## 一、诊疗过程中的临床护理

### (一)入院时

**1. 诊疗情况**

**入院后查体**:体温36.5℃,脉搏102次/分,呼吸18次/分。患者出生后,父母发现右手多指畸形。为求手术治疗来积水潭医院,由门诊以"右手复拇畸形"收入院治疗。患者自发病以来精神、睡眠、食欲良好,无不良嗜好,大小便正常,生活部分自理。既往史:患者既往体健。否认高血压、冠心病、糖尿病等慢性疾病,否认肝炎、结核等传染病史,否认重大外伤、手术史,否认药物过敏史。患儿自入院后精神、食欲良好,由于进入陌生环境,睡眠质量不佳,难入睡,易醒,大小便正常,生活全部依赖父母。患儿父母自患儿入院后,精神紧张,总是询问手术时间及术前注意事项,担心术后恢复情况。

**专科查体**:右手桡侧多指畸形,右手第一掌骨桡侧复生两节短小指骨。甲床及指甲完整,末端血运好,感觉同余各指。无自主活动。

**辅助检查**:心电图:大致正常心电图。胸部平片示心肺膈未见明显异常。

**双手X线片**:右手第一掌骨桡侧复生两节短小指骨。

**异常化验结果**:无。

**思维提示**

[1] 完全自理能力缺陷:因患儿处于幼儿期,语言表达、理解能力低于成人,护士须及时发现并满足患儿基本生活需求。护士在与患儿交流时应用简单能理解的词语,允许患儿表达悲伤等不愉快心情。

[2] 睡眠型态紊乱:患儿初入陌生环境,适应力差,病房内儿童患者较多环境吵闹,护士需加强对病房环境的管理,做好患儿的睡眠护理。

[3]焦虑:患儿父母出现焦虑,因父母担心患儿是否能及时手术及术后恢复情况,须及时做好患儿父母的心理疏导工作。因为患儿年龄小,术后外观的改变及功能恢复情况对患儿家庭造成一定心理负担,术前要做好家属的心理护理,消除顾虑。

[4]有受伤的危险:患儿正处于对新鲜事物好奇阶段,喜欢奔跑蹦跳等运动,但常会使其受伤,护士应加强巡视,消除安全隐患,适当为患儿安排空旷处玩耍,还要使患儿不离开陪护者视线,床旁加床档,防止坠床的发生。

2. 护理评估　患者右手多指畸形 2 年余,未行任何治疗。患儿年龄偏小,其语言能力及理解能力差,恐惧感强,进入陌生环境,睡眠质量不佳,难入睡,易醒。患儿家属多次询问手术时间,术前注意事项及术后手指外观及功能恢复情况,希望对此能有更多的了解。患儿年幼生活需家长协助。

3. 护理思维与实施方案

护理对象:患儿

患儿年幼,
生活不能自理
↓
自理能力缺陷

(1)护理目标:患儿住院期间基本生活需求得到满足。

(2)护理措施

- 评估此年龄阶段儿童动作、语言和适应能力发育过程。
- 评估患儿从事自理活动的能力。
- 满足患儿基本生理需求,尽量固定护士对幼儿进行全面的、连续的护理,加强关心爱护,使其得到母爱的替代。
- 协助患儿进食,与家长沟通,了解患儿饮食结构及喜好,并联系营养师尽量满足患儿的喜好。
- 经常更换患儿被褥及床单,定期为患儿擦浴或沐浴。
- 尽可能满足患儿住院前的爱好及生活习惯,并耐心讲解医院内的生活安排及介绍周围环境,使其对陌生环境有所了解,减轻焦虑情绪。

因进入陌生环境，
环境吵闹，睡眠质量
不佳，难入睡，易醒
↓
睡眠型态紊乱

(1)护理目标:患儿住院期间夜间可安静入睡，并持续睡眠 6 小时以上。

(2)护理措施
- 评估患儿夜间睡眠情况及影响睡眠的因素。
- 告知患儿家长尽量减少患儿白天睡眠时间。
- 帮助患儿理解夜晚的意义，帮助患儿准备就寝，使患儿逐渐从活动状态转变到上床睡觉，不要让患儿睡前做兴奋的事情或游戏。
- 为患儿介绍同病房的病友，再次介绍病房环境。
- 保持病房的安静，整洁。

患儿处于幼儿期
↓
有受伤的危险

(1)护理目标:在住院期间保持患儿的皮肤完整性，防止受伤。

(2)护理措施
- 评估患儿受伤的危险因素。
- 提高护士对患儿意外损伤的警惕性。
- 病区环境:防止患儿行走时跌倒，地面保持整洁、干燥，移开暂时不需要的器械，尽量减少障碍物。
- 患儿在床上活动时，予以床档保护，防止坠床。
- 注意幼儿玩具的致险因素。
- 培养患儿初步树立安全意识，告知哪些东西是危险的。
- 教育幼儿在游戏过程中了解安全要点，明白什么是危险并说明防范措施。
- 衣服应柔软宽松以减少对皮肤的刺激，避免搔抓重压以防止皮肤损伤及感染。

护理对象:患儿家属

患儿家属多次询问
手术时间术前及
术后注意事项
↓
知识缺乏

(1)护理目标:患儿家属能说出此次手术术前及术后注意事项。

(2)护理措施
- 评估患儿家属知识缺乏的程度及患儿的接受能力、社会文化因素、患者的配合程度，有无五官的感觉缺陷。

患儿家属多次询问
手术时间术前及
术后注意事项

↓

知识缺乏

- 耐心地向患儿家属解释此次手术术前及术后的注意事项。
- 解释手术前后准备工作的全部过程、理由以及必要性。
- 简单解释医院各项规章制度及病房探视制度。
- 告知患儿家属如何正确佩戴使用颈腕吊带。
- 为患儿家属讲述术后患儿患肢功能锻炼的方法。

患儿家属担心患儿
手指出现外观异常,并对
患儿生长发育过程中
心理造成一定影响

↓

焦虑

(1)护理目标:消除患儿家属焦虑情绪。

(2)护理措施

- 通过焦虑自评量表(SAS)帮助患儿家属自评其焦虑程度。
- 对患儿家属报以同情关怀的态度加强沟通,了解其焦虑的原因。
- 认真进行术前教育、介绍此次手术的目的、方法及术后的护理重点,做好患儿家属的思想工作,解除其对手术的顾虑,树立战胜疾病的信心,以积极的心态接受手术治疗。
- 鼓励患儿家属与类似疾病治疗效果较好的患者进行交流沟通,增强患者信心。
- 给予心理安慰并告知患儿家属情绪及态度对患儿的影响。

**(二)实施手术后**

1. 诊疗情况　手术当日 T:36.6～37.6℃,P:102～120 次/分,R:18～22 次/分。

患者在全麻下行"右拇多指切除术",术毕安返病房,患儿神志清楚,呼之可应;伤口外敷料包扎完整,无渗血,右患肢有石膏托外固定,患肢手指颜色红润,毛细血管反应正常,告知患儿家长患儿麻醉恢复前须去枕平卧、禁食水6 小时,麻醉恢复后患儿可进食半流质饮食,患肢佩戴颈腕吊带正常下床活动。术日患儿哭闹严重,主诉伤口疼痛,夜间睡眠差。术后第 1 天,T:37.3～38.6℃,P:104～132 次/分,R:20～22 次/分。

2. 护理评估　患者麻醉恢复前须去枕平卧、禁食水。术后患肢有石膏托外固定,术后当日晚测体温 38.6℃,患儿术后当日晚哭闹严重,主诉疼痛,难以入睡。

**思维提示**

[1]患儿夜间哭闹不止,主诉伤口疼痛,难以入睡,与手术切口有关。通过脸谱等对疼痛进行评估,采用个体化、多模式、超前的镇痛方案以及积极与患儿沟通教育达到缓解、减轻患儿术后疼痛,可给予患儿预防用药,联合用药,告知患儿家属疼痛的危害,可遵医嘱肌注哌替啶有效控制疼痛,且告知所用药物的一般治疗效果,消除患儿家属对止痛药物副作用的顾虑。

[2]患儿出现完全自理能力缺陷,与术后麻醉恢复前须去枕平卧位,患肢有石膏托外固定,伤口疼痛等有关。此时,要满足患儿生理、心理等各方面需求。

[3]患儿正处于幼儿期,手术后免疫能力低下,增加了伤口感染的危险。应密切注意患者伤口敷料有无渗血情况,若有渗血观察渗出的血液颜色、渗出面积是否继续扩大。另外还应注意防寒保暖,遵医嘱应用抗生素,防止呼吸道感染。

[4]患儿体温 T37.3~38.6℃,与患儿哭闹,手术创伤有关,需注意体温监测并给予对症处理。

[5]患儿患肢有石膏托固定,应注意患儿石膏固定的松紧情况,与皮肤接触部位情况的观察。

3. 护理思维与实施方案

(1)护理目标:住院期间患儿基本生活需求得到满足。

(2)护理措施

患儿麻醉恢复前须去枕平卧、禁食水
↓
完全自理能力缺陷

- 评估此年龄阶段儿童动作、语言和适应能力发育过程。
- 评估患儿从事自理活动的能力。
- 麻醉恢复后,协助患儿进食流质饮食,避免辛辣刺激食物,协助患儿多饮水。
- 为患儿整理好床单位,盖好被褥。
- 定时巡视保证各种管路的通畅。
- 定期观察石膏托与皮肤接触情况,防止皮肤出现瘙痒、皮疹等不良反应,及时通知医生做好对症处理。

手术造成组织损伤

↓

疼痛

↓

睡眠型态紊乱

(1)护理目标:患儿1日内主诉疼痛缓解,夜间可安静入睡。

(2)护理措施

- 评估患儿经受疼痛情况:可以让患儿指出疼痛部位,测定最差和最佳时的疼痛强度。
- 告知患儿家属术后伤口疼痛是由于术后皮肤牵拉,麻醉作用消失,是正常的生理反应,消除患儿家属疑虑。
- 告知患儿家属疼痛会影响术后功能锻炼、神经的生长、延迟伤口愈合、影响机体免疫、改变应激反应及自主神经系统功能状态,使外周和中枢神经系统产生永久性改变。
- 告知患儿家属伤口疼痛时,护士会遵医嘱给予肌注哌替啶来缓解疼痛;并告知所用止疼药物的治疗作用,消除患儿家属对止痛药物副作用的顾虑。
- 为幼儿进行疼痛性操作时用适合于患儿年龄和发展水平的方法来说明操作过程,在操作时尽量减少疼痛,并转移患儿注意力。
- 患儿疼痛时转移患者注意力:家属可陪其玩最喜欢的玩具、给患儿讲故事等。
- 提供舒适的睡眠环境,温湿度适宜,夜间护理操作时若非必须,可只开床头灯。
- 巡视患儿时注意做到"四轻"。
- 减少睡眠时受损伤的可能性:①必要时使用床档;②把床放低;③提供适当安全指导;④提供夜间照明灯;⑤保证管道有足够长度可以翻身(如静脉输液管)。

术后测体温38.6℃

↓

体温过高

(1)护理目标:患儿2天内体温降至正常范围。

(2)护理措施

- 每4小时测量体温、脉搏和呼吸并记录。
- 保持室内空气清新,每日通风2次,每次15～30分钟,并注意保暖。
- 鼓励患儿多饮水或选择喜欢的饮料,每天>1000ml。

术后测体温 38.6℃
↓
体温过高

- 出汗后及时给予患儿更换衣服,注意保暖。
- 物理降温后半小时测量体温并记录于体温单上。
- 遵医嘱给予抗生素、退热剂。
- 向患儿家属讲解体温升高的原因并指导家属使用冰袋。

术后患肢有
石膏托外固定
↓
有皮肤完整性
受损的危险

(1)护理目标:患儿住院期间皮肤完整无破损。
(2)护理措施
- 评估患儿全身皮肤情况及石膏处皮肤受压程度。
- 患肢抬高,观察石膏有无松动,石膏内有无渗血。
- 搬动患儿患肢时注意平托保护,防止石膏折裂。
- 告诉患儿家属如何帮助患儿进行患肢功能锻炼。
- 保持床单位清洁、干燥、无皱褶。

**(三)出院前**

1. 诊疗情况 出院前行"右手正侧位片"、伤口换药,护士给予患者及家属出院指导。各项检查无异常后可带药出院。

**思维提示**

[1]患儿家属不能完全说出康复期护理注意事项,须在患儿出院前完善出院宣教。

[2]患儿家属询问颈腕吊带的佩戴方法及其注意事项,在出院前家属能正确佩戴颈腕吊带。

2. 护理评估 做好出院时患儿心理、药物知识水平及康复期的护理宣教。

3. 护理思维与实施方案

家属向护士询问
颈腕吊带的佩戴方法
↓
知识缺乏

(1)护理目标:家属出院前能正确演示颈腕吊带的佩戴方法。
(2)护理措施
- 评估患儿及家属对佩戴颈腕吊带的基本方法了解程度。
- 向患儿家属解释正确佩戴颈腕吊带的必要性。
- 可提供相关宣传资料以帮助患儿及家属尽快学会佩戴方法。

患儿家属对康复期护理注意事项不了解

↓

知识缺乏

(1)护理目标:患儿家属出院前能复述康复期护理注意事项。

(2)护理措施

- 评估患儿家属对手术后患肢功能恢复程度的接受程度。
- 对患儿家属讲解康复期护理对疾病恢复的重要性。
- 告知患儿家属康复期注意事项,主要包括以下几点:

1)手术次日起14天拆线后可洗澡。

2)出院4周后门诊复查。

3)按时服药,注意药物副作用。

4)保持石膏固定良好,并遵医嘱进行患肢功能锻炼。

5)患肢避免劳累、负重,不适随诊。

6)告知患儿家属注意保持患儿患肢清洁干燥。

- 向患儿家属发放出院指导宣传册。

## 二、护 理 评 价

患儿从入院到出院,护理上给予了一系列的护理方案的实施。入院时已为患儿做好睡眠型态、安全、生活自理能力等方面的评估,并为患儿家属做好焦虑、知识缺乏等评估,手术后不仅满足了患儿术后的基本生理需求,对患儿的睡眠、伤口等均进行了良好的护理,避免了术后伤口的感染及相关并发症的发生,有效避免了摔倒等意外伤害的发生。出院前,给予患儿家属系统的知识、术后康复期的护理。在整个发病期,术后康复期护理的功能锻炼尤为重要。

## 三、安 全 提 示

1. 有受伤的危险　因为患儿年幼,感知及运动能力发育不完善,患儿有可能会发生摔伤、烫伤等意外伤害,护士应积极做好预防工作,了解患儿一般情况,包括年龄、神志、肌力等。因患儿处于幼儿期,语言表达、理解能力低于成人,护士须及时发现并满足患儿基本生活需求。护士在与患儿交流时应用简单能理解的词语,允许患儿表达悲伤等不愉快心情。

2. 药物副作用的观察　患儿住院期间须肌注止痛药物、术后抗生素等,护士须注意观察药物副作用。

## 四、经 验 分 享

1. 心理护理　由于该疾病表现为明显的功能及外在形态的畸形,患儿家属承受着巨大的心理压力。同时,手部先天性畸形的变异很大,种类很多,组织结构复杂,而且常常合并其他部位的畸形,家属多未接受过有关的医学知识教育,缺乏对疾病的认识。此外,患儿年龄小,其手术前后的护理工作繁杂且重要,需要家属全力配合。为了达到提高护理质量以保障患儿手术成功的目的,需要护士对患儿家属通过语言、书面等方面做耐心细致的宣传教育工作。

2. 术后并发症的观察

(1)伤口感染:术后1～3天护士应密切观察伤口是否剧烈疼痛且进行性加重,伤口渗血处颜色、气味、有无进行性活动性出血,血常规检查白细胞是否增多等。

(2)石膏护理:术后注意观察患肢指端血运,搬动患肢时注意用手掌平托保护,防止断裂,用潮湿毛巾清洁石膏,卧床时患肢抬高 15°～30°,注意观察石膏内有无渗血。

3. 出院指导　术后固定是保证手术成功的重要因素,术后康复锻炼是指解除内外固定后,须医生指导及家属密切配合,指导患儿进行功能锻炼。嘱患儿家属带患儿定时到医院复诊,妥善保护患肢,注意防寒保暖,如有不适及时就诊。如有其他不良反应,应及时到医院进行处理。

(刘莹)

## 病例 86  Poland综合征患者的护理

患者,男性,3岁,主诉:发现右胸、右手发育不良47个月,门诊以"Poland综合征(右)"收入院。

## 一、诊疗过程中的临床护理

### (一)入院时

#### 1. 诊疗情况

**入院后查体**:体温36.1℃,脉搏108次/分,呼吸18次/分。患儿出生时,发现右侧胸部、右手发育不良,右侧胸肌小,右侧胸壁薄并且相对左侧凹陷,右侧上肢稍短、右手偏斜、右拇指活动度稍受限,无明显活动障碍。出生以来上述症状逐渐明显。为求进一步治疗来积水潭医院,由门诊以"Poland综合征"收入院治疗。患儿自住院以来因不能同时见到父母,由于进入陌生环境,睡眠质量不佳,难入睡,易醒,精神紧张、食欲较好,大小便正常,生活全部依赖父母。

**既往史**:患者既往体健。否认高血压、冠心病、糖尿病等慢性疾病。否认肝炎、结核等传染病史。否认重大外伤、手术史。否认药物过敏史。

**专科查体**:患儿右侧胸部薄并且相对左侧凹陷,右侧胸壁、胸骨、肋骨、右大鱼际肌发育不良,右侧胸肌明显小,右侧上肢稍短,右手向尺侧偏斜、右拇指内收、屈曲畸形,右侧虎口变小,右手示中环小指指间关节于伸腕时伸直受限,以中指明显,右拇指外展活动度受限,右手感觉、血运正常。

**辅助检查**:心电图:窦性心律不齐,大致正常心电图。

超声心动:显示心内结构血流显像未见明显异常。

**异常化验结果**:无。

---

**思维提示**

[1]完全自理能力缺陷:因患儿处于幼儿期,语言表达、理解能力低于成人,护士应及时发现并满足患儿基本生活需求。护士在与患儿交流时应用简单能理解的词语,允许患儿表达悲伤等不愉快心情。

[2]患儿出现睡眠型态紊乱:由于进入陌生环境,睡眠质量不佳,难入睡,易醒,须做好睡眠的护理。

[3]有受伤的危险:患儿正处于对新鲜事物好奇阶段,喜欢奔跑蹦跳等运动,但常会使其受伤,护士应加强巡视,消除安全隐患,适当为患儿安排空旷处玩耍,还要使患儿不离开陪护者视线,床旁加床档,防止坠床的发生。

[4]患儿家属出现焦虑:患儿家属出现焦虑,因其担心患儿病情及术后恢复情况,须及时做好患儿家属的心理疏导工作。

2. **护理评估** 患儿年龄偏小,其语言能力及理解能力差,恐惧感强,进入陌生环境,睡眠质量不佳,难入睡,易醒。患儿家属多次咨询术前注意事项、手术效果及术后右上肢感觉及运动功能的情况,希望对此能有更多的了解。患儿家属心理负担沉重,神经敏感,无助感。

3. **护理思维与实施方案**

护理对象

(1)患儿

患儿不能同时
见到父母
↓
分离性焦虑
↓
有亲子依恋
受损的危险

(1)护理目标:患儿家属精神状态好转。

(2)护理措施

- 促进了解:向患儿父母询问患儿的心理及有关情况,包括患儿生活习惯、性格、喜好等特殊要求,以利于根据患儿的特点进行身心护理。
- 要理解儿童的恐惧并给以解释,给患儿提供机会观察其他患儿如何成功应对可怕事物。
- 减少分离:允许增加患儿家属探视时间,尽可能多陪患儿。
- 减少控制感的丧失:努力取得患儿的合作,增加患儿自由活动的时间,安排好治疗和护理的日程计划,尽量维持患儿日常的生活作息,鼓励患儿的独立性,支持患儿做自己可以完成的活动,促进其控制感。
- 固定护士照顾患儿:尽可能让固定的护士照顾患儿,以增加其亲密感,以及为患儿提供全面、连续、完整的身心护理。
- 给患儿提供表达恐惧的机会和学习如何健康地发泄愤怒和悲哀,如游戏疗法。
- 告诉患儿,在他手术时,家属在什么地方等候来减少患儿恐惧感。

患儿处于幼儿期
↓
有受伤的危险

(1)护理目标:在住院期间保持患儿的皮肤完整性,防止受伤。
(2)护理措施
- 评估患儿受伤的危险因素。
- 提高护士对患儿意外损伤的警惕性。
- 病区环境:防止患儿行走时跌倒,地面保持整洁、干燥,移开暂时不需要的器械,尽量减少障碍物。
- 患儿在床上活动时,予以床档保护,防止坠床。
- 注意幼儿玩具的致险因素。
- 培养患儿初步树立安全意识,告知哪些东西是危险的。
- 教育幼儿在游戏过程中了解安全要点,明白什么是危险并说明防范措施。
- 衣服应柔软宽松以减少对皮肤的刺激,避免搔抓重压以防止皮肤损伤及感染。

因进入陌生环境,
睡眠质量不佳,
难入睡,易醒
↓
睡眠型态紊乱

(1)护理目标:患儿可安静入睡,保证基础睡眠。
(2)护理措施
- 建立护士与患儿的良好关系,消除患儿对医院的恐惧。
- 告知患儿家属尽量减少其白天睡眠时间。
- 巡视患者时注意做到"四轻"。
- 给予心理安慰并告知家属睡眠对康复的重要性。

(2)患儿家属

患儿家属多次询问
术前及术后注意事项
↓
知识缺乏

(1)护理目标:患儿家属能说出此次手术术前及术后注意事项。
(2)护理措施
- 评估患儿家属知识缺乏的程度及其接受能力、社会文化因素、其配合程度,有无五官的感觉缺陷。
- 耐心地向患儿家属解释此次手术术前及术后的注意事项。
- 解释手术前后准备工作的全部过程、理由以及必要性。
- 简单解释医院各项规章制度及病房探视制度。
- 告知患儿家属如何正确佩戴使用支具,并提前试戴使患儿适应使用支具。
- 为患儿家属讲述术后功能锻炼的方法。

患儿家属担心手术效果及患儿术后恢复情况

↓

焦虑

(1)护理目标:消除患儿家属焦虑情绪。

(2)护理措施

- 通过焦虑自评量表(SAS)帮助患儿家属自评其焦虑程度。
- 对患儿家属报以同情关怀的态度加强沟通,了解其焦虑的原因。
- 认真进行术前教育、介绍此次手术的目的、方法及术后的护理重点,做好患儿家属的思想工作,解除其对手术的顾虑,树立战胜疾病的信心,以积极的心态接受手术治疗。
- 鼓励患儿家属与类似疾病治疗效果较好的患者进行交流沟通,增强患者信心。
- 给予心理安慰并告知患儿家属情绪及态度对患儿的影响。

**(二)实施手术后**

1. 诊疗情况　手术当日 T:36.6~37.1℃,P:98~126 次/分,R:18~22 次/分。患儿在全麻下行"挛缩松解,对侧腹股沟取皮植皮术",术毕安返病房,患儿神志清楚,呼之可应;患儿主诉有痰,伤口外敷料包扎完整,无渗血,右患肢有石膏托外固定,患肢手指颜色红润,毛细血管反应正常,取皮处敷料包扎完整,无渗血。告知患儿家属患儿麻醉恢复前须去枕平卧、禁食水 6 小时,麻醉恢复后患儿可进食半流质饮食,患肢佩戴颈腕吊带可下床活动。术日患儿哭闹严重,主诉伤口疼痛,夜间睡眠差。

**思维提示**

[1]患儿夜间哭闹不止,主诉伤口疼痛,难以入睡,与手术切口有关。通过脸谱等对疼痛进行评估,采用个体化、多模式、超前的镇痛方案以及积极与患儿沟通教育达到缓解、减轻患者术后疼痛,可给予患者预防用药,联合用药,告知患儿家属疼痛的危害,可遵医嘱肌注哌替啶有效控制疼痛,且告知所用药物的一般治疗效果,消除患儿家属对止痛药物副作用的顾虑。

[2]患儿患肢有石膏托固定,应注意患儿石膏固定的松紧情况,与皮肤接触部位情况。

[3]患儿年龄小,自制能力弱,麻醉恢复前,应注意患儿安全。

[4]患儿采用全麻,麻醉恢复前须去枕平卧,将头偏向一侧,防止发生窒息等,麻醉恢复后可进行患肢手指活动,可佩戴吊带下地活动。术后患儿一侧患肢处于活动能力受到限制的状态,可能产生哭闹、烦躁不安,护士应及时发现给予安慰。

[5]患儿主诉有痰,痰液黏稠不易排出,应注意观察患儿排痰及呼吸情况,教会患儿家属有效排痰方法。

2. 护理评估 患儿麻醉恢复前须去枕平卧、禁食水。患儿哭闹,烦躁不安,难以入睡。

3. 护理思维与实施方案

患儿麻醉恢复前须去枕平卧、禁食水
↓
完全自理能力缺陷

(1)护理目标:患儿住院期间基本生活需求得到满足。

(2)护理措施
- 评估此年龄阶段儿童动作、语言和适应能力发育过程。
- 评估患儿从事自理活动的能力。
- 麻醉恢复后,协助患儿进食流质饮食,避免辛辣刺激食物,协助患儿多饮水。
- 为患儿整理好床单位,盖好被褥。
- 定时巡视保证各种管路的通畅。
- 定期观察石膏托与皮肤接触情况,防止皮肤出现瘙痒、皮疹等不良反应,及时通知医生做好对症处理。
- 床旁加床档防止坠床的发生。

全麻插管术后
支气管分泌物增加
患儿主诉有痰
不易咳出、痰液黏稠
↓
清理呼吸道无效

(1)护理目标:患儿及家属掌握正确排痰方法,有效咳出呼吸道分泌物;患者住院期间不发生肺部感染。

(2)护理措施
- 评估痰液性质、量。
- 教会患儿及患儿家属正确的排痰方法。
- 遵医嘱必要时雾化吸入。
- 调节室内温湿度。
- 观察痰液性质、量,嘱患者多饮水。

(1)护理目标:患儿主诉疼痛缓解,夜间可安静入睡。

(2)护理措施

手术造成组织损伤
↓
疼痛
↓
睡眠型态紊乱

- 评估患儿经受疼痛情况:可以让患儿指出疼痛部位,测定最差和最佳时的疼痛强度。
- 告知患儿家属术后伤口疼痛是由于术后皮肤牵拉麻醉作用消失,是正常的生理反应,消除患儿家属疑虑。
- 告知患儿家属疼痛会影响术后功能锻炼、神经的生长、延迟伤口愈合、影响机体免疫、改变应激反应及自主神经系统功能状态,使外周和中枢神经系统产生永久性改变。
- 告知患儿家属伤口疼痛时,护士会遵医嘱给予肌注哌替啶来缓解疼痛。并告知所用止疼药物的治疗作用,消除患儿家属对止痛药物副作用的顾虑。
- 为患儿进行疼痛性操作时用适合于患儿年龄和发展水平的方法来说明操作过程,在操作时尽量减少疼痛,并转移患儿注意力。
- 患儿疼痛时转移患者注意力,家属可陪其玩最喜欢的玩具、给患儿讲故事等。
- 提供舒适的睡眠环境,温湿度适宜,夜间护理操作时若非必须,可只开床头灯。
- 巡视患儿时注意做到"四轻"。
- 减少睡眠时受损伤的可能性:①必要时使用床档;②把床放低;③提供适当安全指导;④提供夜间照明灯;⑤保证管道有足够长度可以翻身(如静脉输液管)。

(1)护理目标:患儿住院期间皮肤完整无破损。

(2)护理措施

术后患肢有
石膏托外固定
↓
有皮肤完整性
受损的危险

- 评估患儿全身皮肤情况及石膏处皮肤受压程度。
- 患肢抬高,观察石膏有无松动,石膏内有无渗血。
- 搬动患儿患肢时注意平托保护,防止石膏折裂。
- 告诉患儿家属如何帮助患儿进行患肢功能锻炼。
- 保持床单位清洁、干燥、无皱褶。

### (三)出院前

1. 诊疗情况 出院前,护士给予患儿及家属出院指导。各项检查无异常后可带药出院。

**思维提示**

[1]患儿家属不能完全说出康复期护理注意事项,须在患者出院前完善出院宣教。

[2]患儿家属询问颈腕吊带的佩戴方法及其注意事项,须在出院前教会家属正确佩戴颈腕吊带。

2. 护理评估 做好出院时患儿心理、药物知识水平及康复期的护理宣教。

3. 护理思维与实施方案

家属向护士询问
颈腕吊带的佩戴方法
↓
知识缺乏

(1)护理目标:家属出院前能正确演示颈腕吊带的佩戴方法。

(2)护理措施

- 评估患儿及家属对佩戴颈腕吊带的基本方法了解程度。
- 向患儿家属解释正确佩戴颈腕吊带的必要性。
- 可提供相关宣传资料以帮助患儿及家属尽快学会佩戴方法。

患儿家属对康复期
护理注意事项不了解
↓
知识缺乏

(1)护理目标:患儿家属出院前能复述康复期护理注意事项。

(2)护理措施

- 评估患儿家属对手术后患肢功能恢复程度的接受程度。
- 对患儿家属讲解康复期护理对疾病恢复的重要性。
- 告知患儿家属康复期注意事项,主要包括以下几点:

1)手术次日起14天拆线后可洗澡。

2)出院4周后门诊复查。

3)按时服药,注意药物副作用。

4)保持石膏固定良好,并遵医嘱进行患肢功能锻炼。

5)患肢避免劳累、负重,不适随诊。

6)告知患儿家属注意保持患儿患肢清洁干燥。

- 向患儿家属发放出院指导宣传册。

## 二、护 理 评 价

患儿从入院到出院,护理上给予了一系列的护理方案的实施。入院时已为患儿及其家属分别做好分离性焦虑、知识缺乏等评估,手术后不仅满足了患儿术后的基本生理需求,对患儿的睡眠、伤口等均进行了良好的护理,避免了术后伤口的感染,有效避免了摔倒等意外伤害、呼吸道并发症的发生。出院前,给予患儿家属系统的知识、术后康复期的护理。在整个发病期,术后康复期护理的功能锻炼尤为重要。

## 三、安 全 提 示

1. 有发生跌倒、坠床的危险 患儿手术后翻身有坠床的危险;24 小时下床活动时有发生跌倒的危险。护士应积极做好预防工作,了解患者一般情况,包括年龄、神志、肌力等;评估患儿发生跌倒、坠床的风险因素;定时巡视患儿,固定好病床脚刹、加床档、合理安排陪护;嘱患儿穿防滑鞋,保证病房地面干燥,灯光照明良好、病房设施摆放合理。

2. 有受伤的危险 因为患儿年幼,感知及运动能力发育不完善,患儿有可能会发生摔伤、烫伤等意外伤害,护士应积极做好预防工作,了解患儿一般情况,包括年龄、神志、肌力等。因患儿处于幼儿期,语言表达、理解能力低于成人,护士须及时发现并满足患儿基本生活需求。护士在与患儿交流时应用简单能理解的词语,允许患儿表达悲伤等不愉快心情。

3. 药物副作用的观察 患儿住院期间须肌注止痛药物、术后抗生素等,护士须注意观察药物副作用。

## 四、经 验 分 享

1. 心理护理 由于该疾病表现为明显的功能及外在形态的畸形,患儿家属承受着巨大的心理压力。同时,手部先天性畸形的变异很大,种类很多,组织结构复杂,而且常常合并其他部位的畸形,家属多未接受过有关的医学知识教育,缺乏对疾病的认识。此外,患儿年龄小,其手术前后的护理工作繁杂且重要,需要家属全力配合。为了达到提高护理质量以保障患儿手术成功的目的,需要护士对患儿家属通过语言、书面等方面做耐心细致的宣传教育工作。

2. 术后并发症的观察

(1)伤口感染:术后 1~3 天护士应密切观察伤口是否剧烈疼痛且进行性加重,伤口渗血处颜色、气味、有无进行性活动性出血,血常规检查白细胞是否增多等。

（2）石膏护理：患儿术后须石膏制动，因小儿天性活泼好动，很容易造成石膏托松动，为避免因手部长期下垂造成患指肿胀及石膏托长期与患指磨蹭造成植皮区皮坏死，应用颈腕吊带将患肢悬吊于胸前，心脏水平位即可，并向患儿家属讲明悬吊的重要性，请家属协助看护好患儿。术后1～2天内，患肢均会有不同程度的肿胀，要随时观察患肢的血运，手指末梢的感觉及皮温，石膏的松紧度，以能进入成人的指尖为宜。

（3）功能锻炼：患指待植皮成活10～14天后开始功能锻炼。患儿手指锻炼时要适当用力并伸屈到功能位，每日早、中、晚各锻炼30分钟，因患儿年龄小，自制能力差，不易配合，不能进行主动训练，我们准备了颜色鲜艳的玩具以及棒棒糖等引导孩子能够自主地抓握住物体，达到患指的主动伸屈。患儿患侧的肌肉力量均不足，因此，在给患儿患指功能锻炼的同时，患侧的肩关节也每日练习外展、内收、内旋、外旋，并在抵抗阻力下练习加紧收缩，早、中、晚各10次，避免失用性萎缩。

（4）胸廓发育异常的护理：护士应严密观察患儿的呼吸情况，注意频率是否均匀，皮肤有无青紫，发现异常及时处理。我们在护理中尤其注重患儿胸部的保护，叮嘱患儿家属怀抱患儿时，将患侧位于自己怀中，避免碰撞，患儿玩耍时，一定看护好患儿，避免追逐打闹，不小心伤及患儿胸壁。术后搬运患儿过程中，用滚板搬运，避免搬运时慌乱中伤及胸壁，造成胸壁破裂。

3. 出院指导　指导家属出院后坚持给患儿进行主动及被动锻炼，并向家属详细介绍正确的训练方法，防止肌腱粘连。关于Poland综合征胸部畸形的治疗，向患儿家属解释，说明婴幼儿时期，暂不予治疗，男性患儿可以在青春期或稍前时间进行手术治疗，尽早消除患者由于胸壁畸形引起的心理负担。

**（刘莹）**

## ▶ 病例 87 异体肌腱移植术患者的护理

患者,男性,18岁,主诉:右前臂外伤术后伴右拇示指功能受限1年余,门诊以"桡神经损伤(右)"收入院。

## 一、诊疗过程中的临床护理

### (一)入院时

**1. 诊疗情况**

**入院后查体:**体温36.5℃,脉搏81次/分,呼吸18次/分,血压112/68mmHg。患者自述1年前因车祸致右前臂被玻璃割伤,伤后创口流血较多,疼痛剧烈伴右手活动受限,经简单包扎伤口后被他人急送入呼和浩特市第二附属医院行手术治疗,术中有输血史。术后伤口恢复良好但出现右拇示指功能受限,为寻求进一步治疗,来积水潭医院门诊,门诊给予查体后,以"右桡神经损伤"收入院治疗。患者自发病以来精神、食欲良好,无不良嗜好,大小便正常,因右拇示指功能受限,影响正常生活和工作,部分生活自理能力缺陷,有无助感。

**既往史:**患者既往体健。否认高血压、冠心病、糖尿病等慢性疾病。否认肝炎、结核等传染病史。否认重大外伤、手术史。否认药物过敏史。

**专科查体:**右前臂掌侧中段可见一约9cm×7cm植皮,颜色红润,弹性较差。右腕桡侧屈伸功能受限,尺侧正常,右尺桡动脉搏动有力,右拇指外展及背伸功能受限,右示指中远节指骨背伸功能受限,右手诸指无麻木感,血运正常,屈曲良好。

**辅助检查:**心电图:大致正常心电图。胸部平片未见异常。X线片:示右尺桡骨双骨折术后。

**思维提示**

> [1]患者出现部分生活自理能力缺陷,因右拇示指功能受限,影响正常生活和工作,须做好生活护理。
>
> [2]患者出现焦虑,因右拇示指功能受限,影响正常生活和工作,有无助感,须做好心理护理。

**2. 护理评估** 患者主要症状右拇示指功能受限,影响正常生活和工作,部分生活自理能力缺陷,有无助感。

**3. 护理思维与实施方案**

因右拇示指功能受限，影响正常生活和工作

↓

部分自理能力缺陷

(1)护理目标：满足患者基本生理需求。

(2)护理措施

- 评估患者目前身体状况及自理程度。
- 协助患者进食饮水。
- 协助患者完成基本生活需求，如系扣子、系鞋带。
- 为患者整理好床单位，盖好被褥。
- 定时巡视病房，及时发现问题，解决问题。

因右拇示指功能受限，影响正常生活和工作有无助感

↓

焦虑

(1)护理目标：患者住院期间焦虑情绪缓解。

(2)护理措施

- 评估焦虑程度，并进行分级。
- 鼓励患者表达。
- 提供安全和舒适的环境，减少环境刺激。
- 教给患者缓解焦虑的方法，例如：深呼吸、听音乐、运动等。
- 及时向患者解释病情及相关的治疗。

**(二)实施手术后**

**1. 诊疗情况**

手术当日 T：36.6～36.9℃，P：72～88 次/分，R：18～22 次/分，BP：110～128/60～88mmHg。患者在臂丛麻醉下行"示指固有伸肌腱移位，拇长伸肌腱功能重建，示指伸肌腱修复，异体肌腱移植，克氏针固定术"，术毕安返病房，伤口外敷料包扎完整，无渗血，患肢有石膏托外固定，患肢有一负压引流球，内为血性液体约 5ml，告知患者麻醉恢复前注意手臂活动安全，麻醉恢复后患肢可进行功能锻炼，进食水。术日患者主诉疼痛，难以入睡。术后第 1 天，T：36.8～37.6℃，P：80～92 次/分，R：18～20 次/分，BP：117～140/66～80mmHg。24 小时伤口引流量为 80ml 血性液，24 小时后护士协助患者妥善固定好引流管佩戴吊带下地活动，并向家属讲解吊带佩戴方法。患者及家属能正确演示吊带佩戴方法。

**思 维 提 示**

[1]患者伤口有一引流球，应密切注意患者伤口引流渗血情况，注意体温变化。

[2]患者主诉疼痛，难以入睡，护士须注意观察患者疼痛程度及对睡眠的影响，及时给予止疼药物，必要时给予辅助睡眠药物，以减轻手术给患者带来的不适。

［3］患者麻醉恢复前须去枕平卧,麻醉恢复后可进行患肢手指活动,可佩戴颈腕吊带下地活动。术后患者一侧患肢处于活动能力受到限制的状态并需要卧床输液治疗,出现部分生活自理能力的缺陷,护士须加强巡视,及时发现并满足患者的生活需求。

［4］患肢有石膏托外固定,应注意石膏托松紧情况及石膏与皮肤接触部位情况的观察。

［5］患者术中使用同种异体肌腱作为移植物,须预防排斥反应。

2. 护理评估　患者术后患肢活动能力受限,患者主诉疼痛,难以入睡。

3. 护理思维与实施方案

患肢活动能力受限
术后须输液治疗
↓
部分自理能力缺陷

(1)护理目标:满足患者基本生理需求。

(2)护理措施

· 术后协助患者进食半流质饮食,协助患者饮水。

· 定时巡视,协助患者如厕。

· 为患者整理好床单位,盖好被褥。

· 将患者日常用品放置于患者易于拿取的位置。

· 床旁加床档保护,防止患者坠床。

患者主诉伤口疼痛
↓
疼痛

(1)护理目标:患者主诉疼痛缓解、舒适感提高。

(2)护理措施

· 评估患者疼痛的原因、部位、性质、持续时间。

· 告诉患者术后疼痛的必然性及可能持续的时间。

· 定时巡视病房,耐心倾听患者的主诉并给予适当的关心。

· 必要时遵医嘱给予止痛药(氨酚羟考酮、哌替啶)。

· 操作时注意做到"四轻"。

· 保持病室安静、整洁、温度适宜、空气清新、光线柔和。

(1)护理目标:患者住院期间不发生伤口感染。

(2)护理措施

- 评估发生感染的危险因素。

- 遵医嘱给予术后抗感染治疗。

- 定时观察和评估伤口情况,加强伤口护理,伤口渗液多时,观察渗液颜色、气味、渗液面积有无继续扩大,并且通知值班医生及时更换敷料,保持敷料干燥;注意伤口有无红肿热痛等症状。

伤口处有引流管
↓
有发生感染的危险

- 嘱患者进食以粗纤维、高蛋白、高能量饮食为主。

- 每天定时整理床单位,保持床单位的干净整洁。

- 每天记录 24 小时引流量,并观察其颜色性状,而且引流管要妥善固定,防止脱出、压折、血块堵塞,要保持其通畅;严禁牵拉引流管(尤其在更换床单和协助患者更换体位时)。

- 告知患者,下地活动时将引流管置于低于伤口平面处并固定,防止引流液逆行感染。

- 定时观察引流球负压是否持续存在,引流球有无漏气,连接是否紧密,若有异常立即通知主管医生。

异体肌腱移植
↓
排斥反应的发生

(1)护理目标:患者术后不发生排斥反应。

(2)护理措施

- 注意观察患肢有无红、肿、热、痛症状出现。

- 遵医嘱术后给予消炎、抗过敏药物(地塞米松)预防。

- 向患者介绍成功病例,使患者了解手术的成熟性。

**(三)出院前**

1. 诊疗情况　出院前行伤口换药拔除引流管,护士给予患者及家属出院指导。各项检查无异常后可带药出院。

**思维提示**

　　患者及家属对康复期护理注意事项不了解,须完善出院宣教,出院前患者掌握出院后的注意事项。

2. 护理评估　做好出院时患者心理、药物知识水平及康复期的护理宣教。

3. 护理思维与实施方案

患者及家属对康复期
护理注意事项不了解
↓
知识缺乏

(1)护理目标:患者及家属出院前能复述康复期护理注意事项。

(2)护理措施

· 向患者讲解康复期护理对疾病恢复的重要性。

· 告知患者康复期注意事项,主要包括以下几点:

1)手术次日起14天后拆线。

2)术后石膏托固定4周。

3)按时服药,注意药物副作用。

4)术后1个月复查,遵医嘱进行患肢手指屈伸功能锻炼。

5)避免劳累、负重。

6)不适随诊。

## 二、护 理 评 价

患者从入院到出院,护理上给予了一系列的护理方案的实施。入院时为患者做好疼痛、睡眠型态紊乱的监测及控制,手术后不仅满足了患者术后的基本生理需求,对患者的睡眠、伤口等均进行了良好的护理,避免了术后伤口的感染,有效避免了跌倒、坠床的发生。出院前,给予患者系统的知识、术后康复期的护理。

## 三、安 全 提 示

1. 有发生跌倒、坠床的危险　患者手术后翻身有坠床的危险;24小时下床活动时有发生跌倒的危险。护士应积极做好预防工作,了解患者一般情况,包括年龄、神志、肌力等;评估患者发生跌倒、坠床的风险因素;定时巡视患者,固定好病床脚刹、加床档、合理安排陪护;嘱患者穿防滑鞋,保证病房地面干燥,灯光照明良好、病房设施摆放合理。

2. 药物副作用的观察　患者住院期间须服用降压药物、止痛药物、辅助睡眠药物等,护士须注意观察药物副作用。

3. 桡神经损伤后,引起支配区域皮肤营养改变,使皮肤萎缩干燥,弹性下降,容易受伤,而且损伤后伤口易形成溃疡,应注意皮肤的预防与护理。①每日用温水擦洗患肢,保持清洁,促进血液循环;②定时变换体位,避免皮肤受压引起压疮;③禁用热水袋,防止烫伤。

## 四、经 验 分 享

1. 心理护理　患者为年轻男性,正处在事业上升期,一方面患者担心术后手指功能不能恢复,影响以后的工作及日常生活对治疗缺乏信心;另一方面是对异体组织移植手术缺乏认识产生恐惧和排斥心理。术前我们耐心细致地向患者说明手术的必要性和成功的可靠性,介绍其与术后康复的患者进行交谈,解除思想顾虑,特别要对患者说明健康的肌腱来源及异体肌腱移植的优点,如肌腱供体已经严格检测,无传染性疾病,异体肌腱移植不需切取自体肌腱,减少手术切口创伤,既保存了肢体美观,又达到了与自体肌腱移植相当的疗效,以期达到患者与医护合作,确保手术成功。详细向患者介绍术后注意事项,让患者观看通过肌腱移植手术已改变的肢体位置的病例资料,以增强其治疗与康复的信心。

2. 术后功能锻炼对恢复手指功能至关重要。手部肌腱移植一般需固定3～4周,去除制动后开始练习。主动活动可在术后4周开始,使用手功能弹性支具,在弹力皮筋保护下进行锻炼,活动中坚持主动为主、被动锻炼为辅的原则。循序渐进,主动屈伸手指各关节以减少粘连,增强肌力。至于术后何时开始锻炼应依据手术情况及伤口愈合情况等而定,并严格在医护人员指导下进行。活动中力量由小到大,不可用力过大,防止肿胀出血甚至肌腱断裂。同时配合超短波、蜡疗及体疗等康复治疗,有利于局部瘢痕软化、拉长、消肿和肌腱愈合。

(刘莹)

## ▶ 病例 88 取腓肠神经移植术患者的护理

患者,男性,25岁,主诉:左腕背伸无力,左手指背伸不能,虎口区麻木4个月,门诊以"桡神经损伤(左)"收入院。

## 一、诊疗过程中的临床护理

### (一)入院时

**1. 诊疗情况**

**入院后查体:**体温36.4℃,脉搏86次/分,呼吸18次/分,血压121/75mmHg。患者自述今年5月因外伤致"左肱骨骨折,桡骨骨折,桡神经损伤,前臂皮肤缺损"在积水潭医院行开放复位钢板内固定、取皮植皮术。现感桡神经损伤症状恢复缓慢,故来积水潭医院要求手术治疗。门诊给予查体后,以"左桡神经损伤"收入院治疗。患者自发病以来精神、食欲良好,因左手垂指、垂拇、垂腕畸形,影响日常劳动工作。无不良嗜好,大小便正常,生活部分自理。入院后多次咨询术前注意事项担心手术效果,出现失眠、易醒。

**既往史:**患者既往体健。否认高血压、冠心病、糖尿病等慢性疾病。否认肝炎、结核等传染病史。否认重大外伤、手术史。否认药物过敏史。

**专科查体:**左上肢可见多处手术瘢痕,左垂指、垂拇畸形。左手指皮肤颜色正常,虎口区感觉迟钝,左腕能主动背伸,仅30°左右,背伸肌力3级。左拇手指掌指关节背伸不能,指间关节能主动背伸,背伸肌肌力4级。左腕、左手屈曲活动可,左手指末梢血运可。

**辅助检查:**心电图:大致正常心电图。胸部平片示心肺膈未见异常。

**肌电图:**显示左桡神经损伤。

**异常检查:**无。

**思维提示**

[1]患者出现睡眠型态紊乱:因入院后多次咨询术前注意事项担心手术效果出现失眠、易醒,须做好睡眠的护理。

[2]患者出现焦虑:因左手垂指、垂拇、垂腕畸形影响日常劳动工作,须做好心理护理。

**2. 护理评估** 患者主要症状因左手垂指、垂拇、垂腕畸形,影响日常劳动工作,生活部分自理。入院后多次咨询术前注意事项担心手术效果,出现失眠、易醒。

3. 护理思维与实施方案

因担心手术效果
出现失眠、易醒
↓
睡眠型态紊乱

(1)护理目标:患者可安静入睡。

(2)护理措施
- 评估患者夜间睡眠情况及影响睡眠的因素。
- 给予心理安慰并告知其睡眠对康复的重要性。
- 告知患者尽量减少白天睡眠时间。
- 巡视患者时注意做到"四轻"。
- 必要时遵医嘱给予止痛药物缓解疼痛。
- 必要时遵医嘱给予地西泮等药物辅助睡眠。

因左手垂指、垂拇、
垂腕畸形出现,
劳动能力减弱
↓
焦虑

(1)护理目标:患者住院期间焦虑情绪减轻,表现为情绪稳定。

(2)护理措施
- 评估焦虑程度,并进行分级。
- 入院后向患者做以下宣教:疾病的相关知识及成功病例;有关手术的相关知识;术前准备的内容及注意事项;术后需要注意的相关内容。
- 嘱患者保持放松、平和的心态。

**(二)实施手术后**

1. 诊疗情况

手术当日 T:36.6~37℃,P:72~88 次/分,R:18~22 次/分,BP:111~126/70~92mmHg。患者在臂丛+静脉全麻下行"左桡神经探查、取对侧腓肠神经移植术",术毕安返病房,患者神清合作,患肢伤口外敷料包扎完整,无渗血,患肢有石膏托外固定,患肢有一负压引流球,内为血性液体约 5ml,右下肢伤口包扎完整,无渗血。告知患者麻醉恢复前须去枕平卧、禁食水,麻醉恢复后患肢可进行功能锻炼,进食水。术日患者主诉疼痛,难以入睡。术后第 1 天 T:36.8~37.6℃,P:80~92 次/分,R:18~20 次/分,BP:117~140/66~80mmHg。24 小时伤口引流量为 75ml 血性液,24 小时后护士协助患者妥善固定好引流管佩戴吊带挂拐杖下地活动,并向家属讲解颈腕吊带佩戴方法及如何正确使用拐杖。术后 6 小时患者仍无排尿,主诉有憋尿感。

2. 护理评估 患者麻醉恢复前须去枕平卧、禁食水。患者主诉疼痛,难以入睡。

**思维提示**

[1]患者伤口有一引流球,应密切注意患者伤口引流渗血情况,注意体温变化。

[2]患者主诉疼痛,难以入睡,护士须注意观察患者疼痛程度及对睡眠的影响,及时给予止痛药物,必要时给予辅助睡眠药物,以减轻手术给患者带来的不适。

[3]患者麻醉恢复前须去枕平卧,麻醉恢复后可进行患肢手指活动,可佩戴颈腕吊带下地活动。术后患者一侧患肢处于活动能力受到限制的状态并需要卧床输液治疗,出现部分生活自理能力的缺陷,护士需加强巡视,及时发现并满足患者的生活需求。

[4]尿潴留与手术麻醉后排尿抑制有关,应注意观察患者排尿情况。

[5]患者术后初次拄拐下地活动,应注意防止外伤的发生。

3. 护理思维与实施方案

患肢活动能力受限
术后须输液治疗
↓
部分自理能力缺陷

(1)护理目标:满足患者基本生理需求。
(2)护理措施
- 评估患者目前身体状况及自理程度。
- 定时巡视,了解患者需要。
- 为患者整理好床单位,盖好被褥。
- 将患者日常用品放置于患者易于拿取的位置。
- 及时帮助患者取送大小便器,便后及时倾倒,并开窗通风。
- 协助患者打饭、进食、洗漱。
- 床旁加床档保护,防止患者坠床。
- 保持床单位整洁,及时更换污染的被服及衣物。

患者主诉伤口疼痛
↓
疼痛

(1)护理目标:患者主诉疼痛缓解、舒适感提高。
(2)护理措施
- 评估患者疼痛的原因、部位、性质、持续时间。
- 告诉患者术后疼痛的必然性及可能持续的时间。
- 定时巡视病房,耐心倾听患者的主诉并给予适当的关心。
- 必要时遵医嘱给予止痛药(氨酚羟考酮,哌替啶)。
- 操作时注意做到"四轻"。
- 保持病室安静,整洁,温度适宜,空气清新,光线柔和。

患者主诉疼痛，
难以入睡
↓
睡眠型态紊乱

(1)护理目标:患者夜间可连续睡眠 6 小时。
(2)护理措施
- 评估患者夜间睡眠情况及影响睡眠的因素。
- 告诉患者术后疼痛的必然性及可能持续的时间。
- 限制白天睡眠时间,最多不超过 2 小时。
- 遵医嘱给予止痛药(氨酚羟考酮,哌替啶)。
- 遵医嘱给予地西泮等药物辅助睡眠。
- 创造良好的睡眠环境,保持室内安静及适宜的温湿度。
- 尽量在患者睡眠时把干扰减到最少,如避免不必要地叫醒患者吃药,测量生命体征。

患者主诉有尿意
但不能自行排尿
腹部有膨胀感
↓
尿潴留

(1)护理目标:患者排尿正常,排尿无不适感。
(2)护理措施
- 评估患者尿潴留原因、程度。
- 给予患者下腹部环状按摩、热敷。
- 告诉患者精神紧张会影响正常排尿。
- 疏散病室人员,创造有利环境。
- 必要时遵医嘱给予无菌导尿。
- 记录尿量,并观察患者有无不适主诉。

患者术后 24 小时
内须卧床
↓
躯体移动障碍
有皮肤受损的危险

(1)护理目标:患者卧床期间不发生皮肤受损(压疮)。
(2)护理措施
- 协助患者翻身时,禁止床上拖拉患者。
- 协助患者定时翻身:日间每 2 小时翻身一次。
- 定时按摩皮肤受压部位。
- 保持床铺平整、清洁、干燥、无皱褶、无渣屑。

患者主诉不会使用拐杖、
拄拐杖方法不正确
↓
有外伤的危险

(1)护理目标:住院期间患者拄拐下床活动不发生意外。
(2)护理措施
- 评估患者身体状况及使用拐杖时可能引起的外伤因素。
- 教会患者正确使用拐杖的方法并告知其应注意的事项。
- 保持病室及楼道内地面清洁干燥无杂物。
- 外出做检查时可用轮椅或平车。
- 鼓励患者加强营养并坚持下肢肌力锻炼。

### (三)出院前

**1. 诊疗情况** 出院前行伤口换药拔除引流管,患者生命体征平稳,能部分自理,以适应因特殊治疗所需要的患肢制动,并具备了相关的护理知识。护士给予患者及家属出院指导。各项检查无异常后可带药出院。

**思维提示**

> [1]患者及家属不能完全说出康复期护理注意事项,须在患者出院前完善出院宣教。
> [2]患者不能正确说出拐杖的使用方法,须加强宣教,出院前患者可熟练掌握拐杖的使用方法。

**2. 护理评估** 做好出院时患者心理、药物知识水平及康复期的护理宣教。

**3. 护理思维与实施方案**

患者及家属对康复期护理注意事项不了解
↓
知识缺乏

(1)护理目标:患者及家属出院前能复述康复期护理注意事项;住院期间患者可正确进行功能锻炼。

(2)护理措施
- 向患者讲解康复期护理对疾病恢复的重要性。
- 告知患者康复期注意事项,主要包括以下几点:
1)手术次日起 14 天后拆线。
2)按时服药,注意药物副作用。
3)术后 1 个月复查,遵医嘱进行患肢功能锻炼。
4)避免劳累、负重。
5)不适随诊。
6)告知患者腓肠神经切取后外踝至足跟可能出现的感觉异常为正常现象,不必惊慌。

家属向护士询问颈腕吊带的佩戴方法
↓
知识缺乏

(1)护理目标:家属出院前能正确演示颈腕吊带的佩戴方法。

(2)护理措施
- 评估患者及家属对佩戴颈腕吊带的基本方法了解程度。
- 向患者解释正确佩戴颈腕吊带的必要性。
- 可提供相关宣传资料以帮助患者及家属尽快学会佩戴方法。

患者未能正确使用拐杖
↓
知识缺乏

（1）护理目标：患者出院前能正确使用拐杖。

（2）护理措施
- 评估患者及家属对正确使用拐杖的基本方法了解程度。
- 向患者解释正确使用拐杖的必要性。
- 可提供相关宣传资料以帮助患者及家属尽快学会拐杖正确的使用方法。
- 出院当天让患者演示正确使用拐杖行走，护士检查是否正确。
- 告知患者双下肢继续功能锻炼。

## 二、护 理 评 价

患者为青年男性，有既往手术史，均为左侧患肢。入院时为患者做好心理、疼痛、睡眠型态紊乱的监测及控制，顺利安全度过围术期，手术后不仅满足了患者术后的基本生理需求，对患者的睡眠、伤口等均进行了良好的护理，避免了术后伤口的感染，有效避免了跌倒、坠床、压疮的发生。出院前患者情绪平稳，给予患者术后康复期的护理，自我照顾能力增强，具备了术后预防并发症和康复锻炼的相关知识，能按计划康复训练。

## 三、安 全 提 示

桡神经损伤后，引起支配区域皮肤营养改变，使皮肤萎缩干燥，弹性下降，容易受伤，而且损伤后伤口易形成溃疡，应注意皮肤的预防与护理。

1. 每日用温水擦洗患肢，保持清洁，促进血液循环。
2. 定时变换体位，避免皮肤受压引起压疮。
3. 禁用热水袋，防止烫伤。

## 四、经 验 分 享

1. 心理护理　患者为青年男性，有既往手术史，均为左侧患肢。从入院至出院，无论是手术前担心患肢不能治愈，还是术后不愿配合早期活动，均为其心理原因所致。因此，针对此类患者，应在日常工作中将心理护理作为工作重点。具体方法：

（1）心理疏导：让患者主动倾诉，使心理负担得以释放。

（2）针对问题，及时处理：患者言语中流露的心理问题，护士应及时发现。针对这些心理问题，制订相应的处理方案，并及时解决。

（3）经验交流：为患者介绍同类疾病已治愈的病患，相互交流感受、经验，帮助患者树立信心。

（4）在神经生长这段时间里，由于神经再生缓慢，患者比较担心、着急，所以护士要做好心理护理工作，同时为了更好地巩固手术效果和恢复功能，功能康复工作必须同步进行，鼓励和指导患者进行功能康复训练，以达到最大限度恢复原有的功能恢复正常的日常生活，重返工作岗位或从事力所能及的工作，提高生活质量。

2. 腓肠神经终末分支分布在足背外侧皮肤，神经切取后，以外踝至足跟及第五跖骨基底区域内，可分别呈现三角形、矩形、靴形皮肤感觉麻木，随时间延长麻木区域逐渐缩小。

（刘莹）

# ▶病例 89 发育性髋脱位患者的护理

患者,女性,9岁,患者父母代诉:发现跛行6年,门诊以"发育性髋脱位(右)"收入院。

## 一、诊疗过程中的临床护理

### (一)入院时

#### 1. 诊疗情况

**入院后查体**:T:36.8℃,P:90次/分,R:22次/分,BP:118/78mmHg。患者3岁时发现跛行伴右髋疼痛,未予诊治,2010年7月开始发现跛行及疼痛加重,来积水潭医院就诊,拍X线示发育性髋脱位,患者轻微跛行,双下肢等长,近期精神好,食欲佳,无不良嗜好,大小便正常,生活部分自理。

**既往史**:否认心脏病、肝炎、结核等疾病史,否认外伤、手术及输血史,否认药物及食物过敏史。

**专科查体**:Allis征阴性,Trendelenburg征右侧阳性。双侧髋关节活动度正常,屈髋130°,伸髋10°,屈髋内旋45°,屈髋外旋50°,外展45°,内收30°,双下肢等长。

**辅助检查**:X线示右髋关节半脱位,股骨头向外移位,股骨头骨骺发育较对侧差,股骨颈干角左侧150°,右侧140°,髋臼指数右侧30°。右侧Shenton线中断。

**异常化验结果**:未发现。

> **思维提示**
>
> [1]患者有受伤的危险:患者为儿童,天性活泼好动,且同病室患者较多,缺乏自身安全保护意识,须做安全宣教,设立安全标志及安全措施。
>
> [2]患者出现焦虑:不了解医院环境及害怕手术疼痛,须热情接待,耐心讲解,消除患者顾虑。
>
> [3]患者家属知识缺乏:家属对患者手术方案及预后等不了解,须做好家属的术前宣教,告知家属康复期的护理注意事项,使家属能大致了解。
>
> [4]患者出现行为能力缺陷:由于疾病影响患者走路及下蹲,须协助患者,满足患者生活需要。
>
> [5]患者出现睡眠型态紊乱:由于脱位造成的疼痛和对环境不适应,须提供舒适安静环境,仔细评估疼痛情况,及时给予有针对性的措施。

2. **护理评估**　患者因不了解医院环境及害怕手术产生焦虑,儿童天性活泼好动,同病室患者较多,相互间追跑打闹,存在摔倒的危险。

3. **护理思维与实施方案**

不了解医院环境
及害怕手术
↓
焦虑

   (1)护理目标:患者主诉可适应医院环境,减轻对手术的害怕、焦虑。
   (2)护理措施
     • 热情接待患者,并告知治疗目的。
     • 多与患者沟通,用通俗易懂的语言讲解手术过程及优点,鼓励患者配合治疗。
     • 语言温和,用肢体语言安抚患者(抚触、拥抱)。

因患者为儿童,天性
活泼好动,且同病室
患者较多,缺乏安全
保护意识
↓
有受伤的危险

   (1)护理目标:患者住院期间不发生坠床、跌倒、烫伤等意外。
   (2)护理措施
     • 尽量排除患者可能跌倒碰伤的因素,室内光线充足,地板防滑。
     • 监督患者不要登高爬低,同病室患者不追跑打闹。
     • 告知患者不要在床上行走、跳跃,必要时加床档。

患者家属多次咨询
术前注意事项、术中
麻醉风险及意外
↓
知识缺乏

   (1)护理目标:患者家属对治疗方案、预后、康复期护理要点了解,能大概叙述。
   (2)护理措施
     • 讲解术前注意事项。
     • 发放宣传手册。
     • 告知患者家属麻醉术后可能发生的情况及处理方法,告知家属常见麻醉反应的基本情况。
     • 讲解术后康复锻炼的方法及注意事项。

**(二)实施手术后**

1. **诊疗情况**　手术当日,T:36～37℃,P:88～106 次/分,R:18～24 次/分,BP:93～111/61～67mmHg。患者在全麻下行"右侧内收肌、髂腰肌松解,股骨截骨 PHP 内固定,骨盆内移截骨,髋人字石膏外固定术",术毕返回病房,带有伤口引流管一根,髋人字石膏固定完好,伤口敷料清洁无渗血,患肢足趾血运好,活动存在。遵医嘱给予 24 小时心电监护及持续低流量(1～2L)吸氧。告知患者家属麻醉恢复前需去枕平卧、禁饮食,麻醉恢复后可进行患肢功能锻炼。术日晚患者伤口引流处敷料有少量渗血,患者主诉疼痛,难以入睡。术后第 1 天,T:36.3~37.2℃,伤口敷料渗血未见扩大,主管医生给予伤口换药一次。

**思维提示**

[1]患者有引流管一根,增加了伤口感染的危险。应密切注意患者伤口引流管引流情况及敷料渗血情况,注意体温变化。

[2]患者主诉疼痛,难以入睡。与手术切口有关,应做好疼痛的护理。

[3]患者麻醉恢复前需去枕平卧,因患者有髋人字石膏外固定,患者独立移动躯体的能力受到限制的状态,出现自理能力缺陷。

[4]患者手术行髋人字石膏外固定,凸出处皮肤长期与相对较硬的石膏接触,有发生皮肤缺损的危险。

2. 护理评估　患者麻醉恢复前需去枕平卧、禁饮食。术日晚因有髋人字石膏外固定,无法移动身体,患者主诉疼痛,难以入睡。

3. 护理思维与实施方案

手术切口 → 疼痛

(1)护理目标:患者主诉疼痛缓解。
(2)护理措施
- 评估患者疼痛部位、原因,与家属沟通了解患者疼痛的情况。
- 给予患者心理护理,转移患者疼痛注意力。
- 遵医嘱给予患者止痛药口服并密切观察药物疗效。

患者术后 24 小时需卧床且住院期间需卧床 → 自理能力缺陷

(1)护理目标:住院期间患者基本生活需要得到满足。
(2)护理措施
- 评估患者的需要,自理能力。
- 与患者家属沟通,了解患者需要。
- 多巡视病房,询问患者,满足其需要。
- 将常用物品放在患者伸手可及的地方。

患者主诉疼痛,难以入睡 → 睡眠型态紊乱

(1)护理目标:患者可安静入睡。
(2)护理措施
- 给予患者心理安慰。
- 遵医嘱给予患者止痛药。
- 为患者提供舒适的睡眠环境。
- 巡视病房时,做到"四轻"避免吵醒患者。

患者术后需髋
人字石膏外固定
↓
皮肤完整性受损的危险

（1）护理目标：患者住院期间不发生皮肤完整性受损。
（2）护理措施
- 保持床单位清洁、舒适。
- 每日帮助患者定时翻身，按摩受压部位。
- 可用软布将皮肤与石膏长期接触部位垫起，定时更换位置，防止压疮发生。
- 每日检查受压部位皮肤，必要时增加翻身频率。

有伤口引流管一根
↓
有感染的危险

（1）护理目标：患者住院期间不发生伤口感染。
（2）护理措施
- 观察和评估伤口引流情况，注意引流出分泌物的性状及颜色。
- 每日监测体温，定期复查血常规。
- 每日监测引流量，保持伤口敷料清洁，尽早拔除引流，预防逆行感染。

### (三)出院前

1. 诊疗情况　出院前行"双髋正侧位"、血常规检查及伤口引流处换药。护士给予患者及家属出院指导。各项检查无异常后可出院。

**思维提示**

[1]护士向患者及家属讲解功能锻炼。
[2]护士向患者及家属讲解石膏护理的方法。
[3]教会家属如何在家为患者进行轴向翻身。
[4]教会家属如何进行石膏搬运。
[5]告知家属康复期护理及注意事项。

2. 护理评估　做好出院时患者心理及康复期的护理宣教。
3. 护理思维与实施方法

患者及家属对康复期
护理注意事项不了解
↓
知识缺乏

（1）护理目标：患者及家属出院前能复述康复期护理注意事项、石膏搬运及患者轴向翻身的方法。
（2）护理措施
- 向患者及家属讲解康复期护理对疾病恢复的重要性。
- 告知患者及家属康复期注意事项及功能锻炼方法。
- 可用软布将皮肤与石膏长期接触部位垫起，定时更换位置，防止压疮发生。
- 指导患者家属轴向翻身方法及注意事项。

## 二、护 理 评 价

患者从入院到出院,护理上给予了一系列的护理方案的实施。入院时为患者做好疼痛、睡眠型态紊乱的护理。手术后不仅满足了患者术后的基本生理需求,对患者的睡眠、伤口等均进行了良好的护理,避免了术后伤口的感染,有效避免了压疮的发生。出院前,给予患者及家属系统的知识、术后康复期的护理。在整个发病期,术后康复期护理尤为重要。

## 三、安 全 提 示

1. 有发生跌倒的危险  患者为儿童,天性活泼好动,同病室患者较多,护士应积极做好预防工作,了解患者一般情况。评估患者发生跌倒、坠床的风险因素;定时巡视患者,固定好病床脚刹、加床档、合理安排陪护;嘱患者穿防滑鞋,严禁在病室及楼道内追跑打闹,保证病房地面干燥,灯光照明良好、病房设施摆放合理。

2. 有皮肤受损的危险  患者术后有髋人字石膏外固定,石膏相对坚硬,长期与皮肤接触极容易发生压疮,定时给予患者翻身及石膏凸出处软垫抬高,定时按压受压部位皮肤,保持床面清洁干燥,无渣无屑,防止进入石膏内部压迫皮肤。

## 四、经 验 分 享

1. 心理护理  因患者跛行伴右髋疼痛 6 年余,家属未予患者诊治,2010年 7 月开始发现跛行及疼痛加重。发育性髋关节脱位是伴着患者成长发育而发展的病情,护士可告诉患者家属,通过手术只可能使脱出的髋关节复位,跛行视情况可以得到适当改善,术后功能锻炼也是非常重要的一部分。

2. 术后并发症的观察

(1)引流逆行感染:术后引流管应注意每日清晨定时倒引流,记录引流量及引流性状,观察伤口敷料渗出等情况,预防感染发生。

(2)活动受限:因髋人字石膏限制了患者活动,固定体位极易造成身体受压部位压疮发生,所以护士应定时给予患者翻身拍背,指导家属轴向翻身的操作要领。

3. 患肢肌力训练  因患者打髋人字石膏时间较长,指导患者每日在床上练习下肢肌肉等长收缩训练,预防制动下肢肌肉萎缩。

**(高朋飞)**

## ▶ 病例 90 先天性髋内翻患者的护理

患者,女性,9岁,患者父母代诉:发现跛行1年余,门诊以"先天性髋内翻(右)"收入院。

## 一、诊疗过程中的临床护理

### (一)入院时

#### 1. 诊疗情况

**入院后查体**:T:36.5℃,P:70次/分,R:16次/分,BP:86/60mmHg。患者家属1年余前发现患者跛行,右下肢较左下肢短。曾就诊于当地医院诊断"股骨颈骨折"。之后就诊于积水潭医院,行X线检查诊断为"髋内翻"。嘱患者定期复查,近期发现髋内翻逐渐加重,为进一步诊治收入院。患者无明显外伤,髋关节无疼痛肿胀史,近期精神好,食欲佳,无不良嗜好,大小便正常,生活部分自理。

**既往史**:否认心脏病、肝炎、结核等疾病史,否认外伤、手术及输血史,否认药物及食物过敏史。

**专科查体**:患者明显跛行,行走时右侧负重期延长,Allis征阳性,Trendelenburg征右侧阳性。髋关节伸屈范围:左侧0°～140°,右侧0°～140°;外展:左侧50°,右侧30°;内收:左右侧20°;内旋:左侧40°,右侧20°;外旋:左右侧45°;髂前上棘至内踝距离左侧59cm,右侧56cm。

**辅助检查**:X线示右髋关节内翻畸形,股骨颈干角左侧132°,右侧110°。HE角左侧15°,右侧50°。Shenton线中断。心电图:大致正常心电图。24小时动态心电图提示:窦性心律,心率68～96次/分。

**异常化验结果**:未发现。

---

**思维提示**

[1] 患者有受伤的危险:患者为儿童,天性活泼好动,且同病室患者较多,缺乏安全保护意识,须做好患者的安全护理。

[2] 患者家属知识缺乏:患者家属多次询问术前注意事项、手术流程及功能锻炼方法。

[3] 患者出现焦虑:不了解医院环境及害怕手术疼痛,须热情接待,耐心讲解,消除患者顾虑。

[4]患者出现行为能力缺陷:由于疾病影响患者走路及下蹲,须协助患者,满足患者生活需要。

[5]患者出现睡眠型态紊乱:由于害怕手术和对环境不适应,须提供舒适安静环境,适当的家属陪护,及时给予有针对性的措施。

2. 护理评估　患者因不了解医院环境及害怕手术产生焦虑,儿童天性活泼好动,同病室患者较多,存在摔倒的可能。

3. 护理思维与实施方案

不了解医院环境及
害怕手术
↓
焦虑

(1)护理目标:患者主诉可适应医院环境,减轻对手术的害怕、焦虑。
(2)护理措施
•热情接待患者,并告知治疗目的。
•多与患者沟通,用通俗易懂的语言讲解手术过程及优点,鼓励患者配合治疗。
•语言温和,用肢体语言安抚患者(抚触、拥抱)。

因患者为儿童,天性
活泼好动,且同病室
患者较多,缺乏安全
保护意识
↓
有受伤的危险

(1)护理目标:患者住院期间不发生坠床,跌倒,烫伤等意外。
(2)护理措施
•尽量排除患者可能跌倒碰伤的因素,室内光线充足,地板防滑。
•监督患者不要登高爬低,同病室患者不追跑打闹。
•告知患者不要在床上行走、跳跃,必要时加床档。

患者家属多次咨询
术前注意事项康复期
护理要点
↓
知识缺乏

(1)护理目标:患者家属对治疗方案、预后、康复期护理要点了解,能大概叙述。
(2)护理措施
•讲解术前注意事项。
•发放宣传手册。
•告知患者家属术后可能发生的情况,使患者家属提前作好心理准备。
•告知患者家属按护理级别,护士可以为患者做好护理。
•讲解术后康复锻炼的方法及注意事项。

**(二)实施手术后**

1. 诊疗情况　手术当日,T:36～37.7℃,P:78～96 次/分,R:18～22 次/

分,BP:89～101/56～67mmHg。患者在全麻下行"股骨近端外展截骨,PHP内固定术",术毕返回病房,伤口敷料包扎完好,清洁无渗血,患肢足趾血运好,活动存在。遵医嘱给予24小时心电监护及持续低流量(1～2L)吸氧。主管医生为患者行双下肢皮牵引。告知患者麻醉恢复前需去枕平卧、禁饮食,麻醉恢复后可进行双下肢功能锻炼。术日晚患者伤口敷料有3cm×2cm渗血,患者主诉疼痛,难以入睡。术后第1天T:36.3～37.2℃,伤口敷料渗血未见扩大,主管医生给予换药一次。

**思维提示**

[1]患者伤口敷料有3cm×2cm渗血,增加了伤口感染的危险。应密切注意患者伤口敷料渗血情况,注意体温变化。

[2]患者麻醉恢复前需去枕平卧,卧床期间患者处于独立移动躯体的能力受到限制的状态,出现自理能力的缺陷。

[3]患者手术当日行下肢皮牵引且长期卧床,有皮肤完整性受损的危险。

[4]患者出现术后疼痛,应仔细评估疼痛部位和性质,给予有效的针对性措施,减轻疼痛,增进舒适。

[5]术后疼痛及独立移动躯体能力受限会影响患者睡眠质量,应注意为患者提供清洁安静的环境,协助患者取舒适卧位。

2. 护理评估　患者麻醉恢复前需去枕平卧、禁饮食。术日晚患者伤口敷料3cm×2cm渗血,患者主诉疼痛,难以入睡。

3. 护理思维与实施方案

手术切口 → 疼痛

(1)护理目标:患者主诉疼痛缓解。

(2)护理措施

- 评估患者疼痛部位、原因,与家属沟通了解患者疼痛情况。
- 给予患者心理支持。
- 遵医嘱给予患者止痛药口服并密切观察药物疗效。

患者住院期间需卧床 → 自理能力缺陷

(1)护理目标:住院期间患者基本生活需要得到满足。

(2)护理措施

- 评估患者的需要,自理能力。
- 与患者家属沟通,了解患者需要。
- 多巡视病房,询问患者,满足其需要。
- 将常用物品放在患者伸手可及的地方。

患者主诉疼痛，难以入睡 → 睡眠型态紊乱

(1)护理目标:患者可安静入睡。

(2)护理措施

- 给予患者心理安慰。
- 遵医嘱给予患者止痛药。
- 为患者提供舒适的睡眠环境。
- 巡视病房时,做到"四轻"避免吵醒患者。

患者术后需卧床且须行下肢皮牵引 → 有皮肤完整性受损的危险

(1)护理目标:患者住院期间不发生皮肤完整性受损。

(2)护理措施

- 保持床单位清洁。
- 每日帮助患者翻身拍背,定时按摩受压部位。
- 可用气垫把患肢抬高,缓解皮肤受压状况。
- 每日检查皮牵引处皮肤,必要时内附棉垫。

伤口敷料有 3cm×2cm 渗血 → 有感染的危险

(1)护理目标:患者住院期间不发生伤口感染。

(2)护理措施

- 观察和评估伤口情况,注意伤口有无红肿热痛等症状。
- 每日监测体温,定期复查血常规。
- 加强伤口护理,伤口渗液多时,随时更换敷料,保持敷料干燥、清洁。

**(三)出院前**

1. 诊疗情况 出院前行"双髋正侧位"、血常规检查及伤口换药。护士给予患者及家属出院指导。各项检查无异常后可出院。

**思维提示**

[1]护士向患者及家属讲解功能锻炼及康复期护理的方法。

[2]护士向患者及家属讲解康复期护理知识。

[3]告知家属患者出院后的注意事项。

[4]评估患者心理状况和患肢活动情况,耐心做好安全宣教。

2. 护理评估 做好出院时患者心理及康复期的护理宣教。

3. 护理思维与实施方法

患者及家属对康复期护理注意事项不了解 → 知识缺乏

(1)护理目标:患者及家属出院前能复述康复期护理注意事项。

(2)护理措施

- 向患者及家属讲解康复期护理对疾病恢复的重要性。
- 告知患者及家属康复期注意事项及功能锻炼方法。
- 向患者及家属发放宣传手册。

## 二、护 理 评 价

患者从入院到出院,护理上给予了一系列的护理方案的实施。入院时为患者做好焦虑、睡眠型态紊乱的护理。手术后不仅满足了患者术后的基本生理需求,对患者的睡眠、伤口等均进行了良好的护理,避免了术后伤口的感染,有效避免了压疮的发生。出院前,给予患者及家属系统的知识、术后康复期的护理。在整个发病期,术后康复期护理尤为重要。

## 三、安 全 提 示

1. 有发生跌倒的危险　患者为儿童,天性活泼好动,同病室患者较多,护士应积极做好预防工作,了解患者一般情况。评估患者发生跌倒、坠床的风险因素;定时巡视患者,固定好病床脚刹、加床档、合理安排陪护;嘱患者穿防滑鞋,保证病房地面干燥,灯光照明良好、病房设施摆放合理。

2. 有皮肤受损的危险　患者术后长期卧床,护士需了解患者皮肤营养状况;定时协助患者翻身,并按摩皮肤受压部位;保持床铺平整、清洁、干燥、无皱褶、无渣屑。定时查看牵引处皮肤,必要时加棉垫。

## 四、经 验 分 享

1. 心理护理　护士应在康复训练前告知患者及家属早期康复训练的内容、目的和意义,可能出现的不良反应及应对措施,使其有充分的心理准备。

2. 股四头肌的锻炼方法

(1)术后第 1 天,即开始进行功能锻炼,首先是做股四头肌的等长收缩,要求患者先做健侧的股四头肌等长收缩,然后再做患侧,双下肢交替进行。每天练习 4～5 次,每次 5～10 分钟,以不疲劳为限度。

(2)术后 1 周,可做直腿抬高训练,仰卧位,将腿伸直匀速抬高达 $35°$～$45°$,并在空中停留 5～10 秒。后放下,直腿抬高不超过 $45°$为宜(若超过 $45°$,股四头肌则失去张力强度,而成为锻炼屈髋肌的力量),20～30 次/组,2～4 组/天,组间休息 30 秒。

（胡亚楠）

## 病例 91 股骨头缺血坏死患者的护理

患者,男性,7岁,患者父母代诉:左髋关节疼痛近10个月,活动部分受限,门诊以"股骨头缺血坏死(左)"收入院。

### 一、诊疗过程中的临床护理

#### (一)入院时

**1. 诊疗情况**

**入院后查体**:T:37℃,P:80 次/分,R:20 次/分,BP:115/72mmHg。患者家属主诉于 10 个月前,患者无诱因下出现左侧髋部隐痛,行走表现出轻度跛行,否认发热及外伤史,随后家属带患者至当地医院就诊,考虑髋关节滑膜炎,予以中药外敷处理,症状反复,3 个月后到积水潭医院就诊,考虑为股骨头缺血坏死,建议休息半年,于今年 5 月份复诊,拍 X 线片后未见改善,患者出现跛行步态,左侧髋关节无明显畸形,左下肢肌张力减退,患者近期精神好,食欲佳,无不良嗜好,大小便正常,生活部分自理。

**既往史**:否认心脏病、结核等病史。否认外伤、手术、输血史。否认药物过敏史。

**专科查体**:左髋腹股沟中点压痛明显,左髋关节"4 字征"阳性,左下肢足底纵向叩击痛,双下肢无短缩,其余肢体未见异常。

**辅助检查**:X 线示左侧股骨头缺血性坏死。

**异常化验结果**:未发现。

> **思维提示**
>
> [1]患者出现疼痛:疼痛部位为左侧髋关节,须做好疼痛的护理。
>
> [2]患者出现跛行步态:跛行易导致患者摔伤,须做好安全护理。
>
> [3]患者出现独立移动躯体能力受限,应协助患者进行日常活动,满足患者生活需要。
>
> [4]患者家属知识缺乏:患者家属多次询问术前注意事项及手术流程及功能锻炼方法,应仔细向家属进行术前宣教。
>
> [5]患者出现焦虑:不了解医院环境及害怕手术疼痛,须热情接待,耐心讲解,消除患者顾虑。
>
> [6]患者出现睡眠型态紊乱:由于疼痛和对环境不适应,须提供舒适安静环境,仔细评估疼痛情况,及时给予针对性的措施。

2. 护理评估  患者主要症状为左侧髋关节疼痛,患者因疼痛出现跛行,患肢活动受限,患者家属多次询问术前注意事项及术后康复护理要点,希望能有更多的了解。

3. 护理思维与实施方案

股骨头缺血坏死髋
关节生理位置存在异常
↓
左侧髋关节疼痛

(1)护理目标:患者主诉疼痛缓解。

(2)护理措施

• 给予患者心理疏导。

• 遵医嘱给予止痛药物(索米痛片、曲马多),必要时给予止痛针,用药过程中注意观察用药效果。

因疼痛出现跛行
↓
活动受限

(1)护理目标:保证患者安全,患肢免负重。

(2)护理措施

• 患者卧床,避免患肢进行负重活动。

• 保护患者安全,协助患者生活护理。

患者及家属多次
咨询术前注意事项及
康复期护理要点
↓
知识缺乏

(1)护理目标:患者对治疗方案、预后、康复期护理要点了解。

(2)护理措施

• 向患者讲解术前注意事项。

• 发放宣传手册。

• 告知患者术后可能发生的情况,使患者及家属提前作好心理准备。

• 告知患者及家属按护理级别,护士可为患者做好护理。

• 向患者及家属讲解术后康复锻炼的方法。

**(二)实施手术后**

1. 诊疗情况  手术当日,T:36.2～37℃,P:78～102 次/分,R:18～24 次/分,BP:93～115/61～77mmHg。患者在全麻下行"左股骨粗隆间内翻截骨,角钢板内固定术",术毕返回病房。患肢有单髋人字石膏外固定,左侧腹股沟处伤口敷料包扎完好,患肢足趾血运好,带回伤口引流管一根且通畅,引出为血性液体。遵医嘱给予患者 24 小时心电监护及持续低流量(1～2L)吸氧,告知患者麻醉恢复前需平卧位,禁食水。术日晚观察患者腹股沟处伤口敷料有少量渗血,做标记,继续观察渗血未见扩大。次日晨,测量伤口引流量约为 50ml,于手术后 3 天,测量患者 24 小时伤口引流量小于 5ml,主管医生给予患者伤口换药并拔除引流管。护士协助患者定时轴向翻身,并向患者家属讲解并演示护理单髋人字石膏及轴向翻身的正确方法。

**思 维 提 示**

[1]患者伤口敷料有渗血,增加了伤口感染的危险。应密切注意患者伤口敷料渗血情况,注意体温变化。

[2]患者有伤口引流管一根,应妥善安置引流袋,避免引流管被拖拽。

[3]卧床期间患者处于独立移动躯体的能力受到限制的状态。不仅出现自理能力的缺陷,还面临着发生压疮的危险。

[4]患者术后卧床时间较长,有皮肤完整性受损的危险。

[5]患者出现术后疼痛,应仔细评估疼痛部位和性质,给予有效的针对性措施,减轻疼痛,增进舒适。

[6]术后疼痛及独立移动躯体能力受限会影响患者睡眠质量,应注意为患者提供清洁安静的环境,协助患者取舒适卧位。

2. 护理评估　患者麻醉恢复前需去枕平卧、禁饮食。患者有伤口引流管,须妥善安置,避免拖拽。患者术后有单髋人字石膏固定,身体无法活动,需协助翻身,避免压疮发生。

3. 护理思维与实施方案

患者麻醉恢复前
需去枕平卧、禁食水
↓
部分自理能力缺陷

(1)护理目标:满足患者基本生理需求。
(2)护理措施
- 麻醉恢复后,协助患者进食流质饮食排气前不食牛奶、豆浆等产气食物,协助患者饮食。
- 为患者整理好床单位,盖好被褥,保暖。

患者术后需卧床
↓
躯体移动障碍
有皮肤受损的危险

(1)护理目标:患者卧床期间不发生皮肤受损(压疮)。
(2)护理措施
- 协助患者定时翻身,日间每 2 小时轴向翻身一次,夜间每 4~5 小时轴向翻身一次。
- 定时按摩皮肤受压部位。
- 保持床铺平整、清洁、干燥,无褶皱,无渣屑。

伤口敷料处有渗血
↓
有发生感染的危险

(1)护理目标:患者住院期间不发生伤口感染。
(2)护理措施
- 加强患者伤口的护理,随时更换伤口敷料,保持伤口敷料的干燥、清洁。
- 密切观察和评估伤口情况,注意伤口有无红肿热痛等症状。

**(三)出院前**

1. 诊疗情况　患者于出院前行 X 线(髋关节正侧位)检查,血常规化验检查,护士给予患者及家属出院指导。待患者各项检查均无异常后可出院。

**思维提示**

[1]护士向患者家属讲解并演示轴向翻身的正确方法。在患者出院前使家属能够熟练掌握轴向翻身的正确方法。

[2]护士向患者家属讲解康复期护理注意事项。

2. 护理评估　护士做好出院患者及家属心理、药物水平及康复期的护理宣教。

3. 护理思维与实施方法

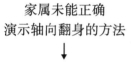

家属未能正确演示轴向翻身的方法 → 知识缺乏

(1)护理目标:患者家属出院前能够正确演示轴向翻身的方法。

(2)护理措施

* 评估患者及家属对轴向翻身的基本方法了解程度。
* 向患者家属解释说明轴向翻身的必要性。
* 向患者家属提供相关宣传资料以帮助其尽快学会轴向翻身的正确方法。

患者及家属对康复期护理注意事项不了解 → 知识缺乏

(1)护理目标:患者及家属出院前能够复述康复期护理注意事项。

(2)护理措施

* 向患者讲解康复期护理对疾病恢复的重要性。
* 告知患者康复期注意事项,主要包括以下几点:
1)按时服药,注意药物副作用。
2)术后 4 周复查。
3)患者多食清淡,易消化食物。
4)不适随诊。
5)建立正确的饮食习惯。
* 向患者发放出院指导宣传册。

## 二、护 理 评 价

患者从入院至出院期间,护理上给予了一系列的护理方案的实施。入院时为患者做好疼痛、知识缺乏,安全的护理,手术后不仅满足了患者术后的基本生理需求,对患者的睡眠、伤口等均进行了良好的护理,避免了术后伤口的感染,有效避免了坠床、压疮的发生。出院前,给予患者系统的知识、术后康复期的护理。在整个发病期,术后康复期护理尤为重要。

## 三、安 全 提 示

1. 有发生跌倒、坠床的危险　患者手术后翻身有坠床的危险;下床活动时有发生跌倒的危险。护士应积极做好预防工作,了解患者一般情况,包括年龄、神志、肌力等。评估患者发生跌倒、坠床的风险因素;定时巡视患者,固定好病床脚刹、加床档、合理安排陪护;嘱患者穿防滑鞋,保证病房地面干燥、灯光照明良好、病房设施摆放合理。

2. 有皮肤受损的危险　患者术后 24 小时内卧床,护士需了解患者皮肤营养状况;定时协助患者翻身,并按摩皮肤受压部位;保持床铺平整、清洁、干燥、无皱褶、无渣屑。

3. 药物副作用的观察　患者住院期间需服用止痛药物、抗感染药物等,护士须注意观察药物副作用。

## 四、经 验 分 享

1. 心理护理　因患者股骨头缺血坏死,致患者髋关节疼痛。髋关节手术后的恢复是一个较缓慢的过程,护士可以告知患者及家属手术实施后需要持续一段时间的正确功能锻炼,使者及家属对于疾病的康复保持乐观积极的态度。

2. 术后并发症的观察

(1)伤口感染:密切观察和评估伤口情况,注意伤口有无红肿热痛等症状。

(2)皮肤受损:协助患者定时翻身,日间每 2 小时轴向翻身一次,夜间每 4～5 小时轴向翻身一次。定时按摩皮肤受压部位。保持床铺平整、清洁、干燥、无褶皱,无渣屑。

(冯雯卿)

## 病例 92  股骨头骺滑脱患者的护理

患者,男性,14岁,患者父母代诉:摔伤致左髋关节疼痛,活动受限1个月余,门诊以"股骨头骺滑脱(左)"收入院。

## 一、诊疗过程中的临床护理

### (一)入院时

1. 诊疗情况

**入院后查体**:T:36.6℃,P:90次/分,R:20次/分,BP:110/90mmHg。患者就诊前40天因打篮球摔伤致左髋疼痛,跛行,在青海省医院行X线检查,诊断为"肌肉拉伤",之后就诊于外院,行X线检查,诊断为"左股骨头骺滑脱",建议手术治疗。后为进一步治疗,收入院。患者近期无腹痛等症状,大小便正常,生活自理。

**既往史**:否认心脏病、结核等病史。否认、手术史、输血史。否认药物过敏史。

**专科查体**:患者跛行,左髋无肿胀,有外旋畸形,左腹股沟压痛(+)。髋关节内收:左10°,右10°;外展:右40°,左20°;左髋中立位屈髋不能,右髋中立位屈髋120°,左侧屈髋外旋30°,内旋0°,右侧屈髋外旋30°,内旋20°,左侧伸髋位外旋30°,内旋0°,右侧位伸髋外旋30°,内旋20°,肢体纵向叩击痛(-)肢端感觉正常,运动自如,无被动牵拉疼痛。

**辅助检查**:X线示左股骨头骺滑脱,轻度移位。

**异常化验结果**:未发现。

**思维提示**

[1]患者出现疼痛,疼痛部位为左髋关节,须做好疼痛的护理。

[2]患者受伤后出现跛行,跛行易导致患者摔伤,须做好患者安全的护理。

[3]患者出现独立移动躯体能力受限,应协助患者进行日常活动,满足患者生活需要。

[4]患者家属知识缺乏:患者家属多次询问术前注意事项及手术流程及功能锻炼方法,应仔细向家属进行术前宣教。

[5]患者出现焦虑:不了解医院环境及害怕手术疼痛,须热情接待,耐心讲解,消除患者顾虑。

[6]患者出现睡眠型态紊乱:由于疼痛和对环境不适应,须提供舒适安静环境,仔细评估疼痛情况,及时给予针对性的措施。

2. 护理评估 患者主要症状为左髋部疼痛,患者因疼痛出现跛行,患肢活动受限,患者多次咨询术前注意事项及康复护理要点,希望能有更多的了解。

3. 护理思维与实施方案

髋关节生理位置存在异常 → 左髋部疼痛

(1)护理目标:患者主诉疼痛缓解。
(2)护理措施
- 给予心理安慰。
- 遵医嘱给予止痛药物,必要时给予止痛针,用药过程中要注意观察用药的效果。

因疼痛出现跛行 → 活动受限

(1)护理目标:保证患者安全,患肢免负重。
(2)护理措施
- 患者卧床,避免患肢进行负重活动。
- 保护患者安全,协助患者生活护理。

患者及家属多次咨询术前注意事项及康复期护理要点 → 知识缺乏

(1)护理目标:患者对治疗方案、预后、康复期护理要点了解。
(2)护理措施
- 向患者讲解术前注意事项。
- 发放宣传手册。
- 告知患者术后可能发生的情况,使患者及家属提前作好心理准备。
- 告知患者及家属按护理级别,护士可为患者做好护理。
- 向患者及家属讲解术后康复锻炼的方法。

**(二)实施手术后**

1. 诊疗情况 手术当日,T:36～37℃,P:87～97次/分,R:18～24次/分,BP:89～112/67～74mmHg。患者在联合麻醉下行"左股骨髁上骨牵引术",术毕返回病房,主管医生为患者行骨牵引治疗。针孔处伤口敷料有少量渗血。患肢足趾血运好,活动存在。术后第1天观察伤口渗血未见扩大,主管医生给予更换伤口敷料。每日观察骨牵引位置,观察并按摩患者受压皮肤。3周后患者在全麻下行"左侧股骨头空心钉内固定术",术毕返回病房,测T:37.1℃,P:90次/分,R:22次/分,BP:119/75mmHg。告知患者麻醉恢复前需平卧位,禁食水。患者患肢有单髋人字石膏外固定,足趾血运好,活动存在。术日晚患者主诉患肢伤口疼痛,难以入睡。术后每日协助患者轴向翻身,并向家属演示轴向翻身的方法。

**思维提示**

[1]患者伤口敷料有渗血,增加了伤口感染的危险。应密切注意患者伤口敷料渗血情况,注意体温变化。

[2]患者主诉疼痛,难以入睡,与术中神经根牵拉及手术切口有关。

[3]卧床期间患者处于独立移动躯体的能力受到限制的状态。不仅出现自理能力的缺陷,还面临着发生压疮的危险。

[4]患者术后卧床时间较长,有皮肤完整性受损的危险。

[5]患者出现睡眠型态紊乱:与疼痛及相对固定的特殊体位有关。

[6]患者术后骨牵引时间长,有发生肌肉萎缩和足下垂等术后并发症的危险,应积极指导患者进行功能锻炼,注意患者患肢肌肉力量及活动的变化。

[7]患者术后长期卧床,有发生便秘和尿路感染的危险,注意患者的饮食指导。

2. 护理评估  患者麻醉恢复前需去枕平卧、禁饮食。患者主诉疼痛,难以入睡。患者术后有单髋人字石膏固定,身体无法活动,需协助翻身,避免压疮发生。

3. 护理思维与实施方案

患者麻醉恢复前需去枕平卧、禁饮食
↓
部分自理能力缺陷

(1)护理目标:满足患者基本生理需求。
(2)护理措施
- 麻醉恢复后,协助患者进食流质饮食,排气前不食牛奶、豆浆等产气食物,协助患者饮食。
- 为患者整理好床单位,盖好被褥。

患者术后长时间须卧床躯体移动障碍
↓
有皮肤受损的危险

(1)护理目标:患者卧床期间不发生皮肤受损(压疮)。
(2)护理措施
- 协助患者定时翻身:日间每2小时轴向翻身一次,夜间每4～5小时轴向翻身一次。
- 定时按摩皮肤受压部位。
- 保持床铺平整、清洁、干燥、无皱褶、无渣屑。

患者主诉疼痛,难以入睡
↓
睡眠型态紊乱

(1)护理目标:患者可安静入睡。
(2)护理措施
- 给予患者心理安慰。
- 遵医嘱给予患者止痛药。
- 为患者提供舒适的睡眠环境。
- 巡视病房时,做到"四轻",避免吵醒患者。

伤口敷料有渗血

↓

有感染的危险

(1)护理目标:患者住院期间不发生伤口感染。

(2)护理措施

- 观察和评估伤口情况,注意伤口有无红肿热痛等症状。
- 每日监测体温,定期复查血常规。
- 加强伤口护理,伤口渗液多时,随时更换敷料,保持敷料干燥。

**(三)出院前**

1. 诊疗情况　出院前行 X 线检查,血常规检查,护士给予患者及家属出院指导。各项检查无异常后可出院。

**思维提示**

[1]护士向患者及家属讲解轴向翻身的方法。在出院前使家属能正确协助患者轴向翻身。

[2]护士向患者及家属讲解康复期护理注意事项。

[3]告知家属如何正确搬运石膏。

[4]告知家属患者出院后的注意事项。

[5]向家属进行患者出院后的安全宣教。

[6]教会家属如何在家为患者进行石膏的护理。

2. 护理评估　做好出院时患者心理、药物知识水平及康复期的护理宣教。

3. 护理思维与实施方案

家属未能正确演示轴向翻身的方法

↓

知识缺乏

(1)护理目标:家属出院前能正确演示轴向翻身的方法。

(2)护理措施

- 评估患者及家属对轴向翻身的基本方法了解程度。
- 向患者解释轴向翻身的必要性。
- 可提供相关宣传资料以帮助患者及家属尽快学会翻身方法。

患者及家属对康复期护理注意事项不了解

↓

知识缺乏

(1)护理目标:患者及家属出院前能够复述康复期护理注意事项。

(2)护理措施

- 向患者讲解康复期护理对疾病恢复的重要性。
- 告知患者康复期注意事项,主要包括以下几点:

1)按时服药,注意药物副作用。

患者及家属对康复期
护理注意事项不了解

↓

知识缺乏

2)术后4周复查,遵医嘱进行股四头肌锻炼。

3)患者多食清淡,易消化食物。

4)不适随诊。

5)建立正确的饮食习惯。

• 向患者发放出院指导宣传册。

## 二、护 理 评 价

患者从入院到出院,护理上给予了一系列的护理方案的实施。入院时为患者做好疼痛、知识缺乏、安全的护理,手术后不仅满足了患者术后的基本生理需求,对患者的睡眠、伤口等均进行了良好的护理,避免了术后伤口的感染,有效避免了坠床、压疮的发生。出院前,给予患者系统的知识、术后康复期的护理。在整个发病期,术后康复期护理尤为重要。

## 三、安 全 提 示

1. 有发生跌倒、坠床的危险 患者手术后翻身有坠床的危险;下床活动时有发生跌倒的危险。护士应积极做好预防工作,了解患者一般情况,包括年龄、神志、肌力等。评估患者发生跌倒、坠床的风险因素;定时巡视患者,固定好病床脚刹、加床档、合理安排陪护;嘱患者穿防滑鞋,保证病房地面干燥,灯光照明良好、病房设施摆放合理。

2. 有皮肤受损的危险 患者术后卧床期间,护士需了解患者皮肤营养状况;定时协助患者翻身,并按摩皮肤受压部位;保持床铺平整、清洁、干燥、无皱褶、无渣屑。

3. 药物副作用的观察 患者住院期间需服用止痛药物等,护士须注意观察药物副作用。

## 四、经 验 分 享

1. 心理护理 因患者股骨头缺血坏死,致髋关节疼痛。髋关节手术后的恢复是一个较缓慢的过程,护士可以告知患者及家属手术实施后需要持续一段时间的正确功能锻炼,使患者及家属对于疾病的康复保持乐观积极的态度。

2. 术后并发症的观察

(1)伤口感染:密切观察和评估伤口情况,注意伤口有无红肿热痛等症状。

(2)皮肤受损:协助患者定时翻身,日间每2小时轴向翻身一次,夜间每4～5小时轴向翻身一次。定时按摩皮肤受压部位。保持床铺平整、清洁、干燥、无褶皱、无渣屑。

(李娜)

## ▶ 病例 93 髋关节感染患者的护理

患者,男性,4岁,患者父母代诉:发热伴有右髋关节肿痛1周,急诊以"髋关节感染(右)"收入院。

## 一、诊疗过程中的临床护理

### (一)入院时

#### 1. 诊疗情况

**入院后查体**:T:39.3℃,P:112次/分,R:20次/分,BP:102/64mmHg。患者自1周前双眼出现分泌物,到当地儿童医院就诊,诊断为双侧泪囊炎,并行双眼探通术。术后即出现发热,口服消炎退热药治疗后无好转,两天后发现患者右下肢不能运动,被动活动后出现哭闹,为进一步治疗来积水潭医院,行X线检查,化验检查,诊断为"右侧化脓性髋关节炎"。患者近期精神弱,食欲差,无不良嗜好,大小便正常,生活部分自理。

**既往史**:否认心脏病、肝炎、结核等疾病史,否认外伤及输血史,否认药物及食物过敏史。

**专科查体**:右髋部及大腿近端肿胀,皮温高于左侧,触之哭闹,右侧患肢屈髋外展位,被动活动右侧髋关节时哭闹明显,远端足趾活动血运良好。

**辅助检查**:双髋关节正位X线示右侧髋关节半脱位。

**异常化验结果**:C反应蛋白:141mg/L,魏氏第一小时血沉:100mm,白细胞:14.27×10$^9$/L。

---

**思维提示**

[1]患者出现高热:与关节腔感染有关。

[2]患者出现疼痛:与关节腔感染、炎性渗出、关节腔内压力增高、活动受限有关。

[3]患者出现睡眠型态紊乱:因疼痛出现入睡困难、易惊醒,须做好睡眠的护理。

[4]患者烦躁不安,食欲减退,须评估患者心理状态,耐心安抚患者,指导患者正确健康饮食。

[5]患者独立移动躯体能力受限:与疼痛和限制体位有关,须协助患者的日常生活,满足患者需要。

---

[6]患者家属相关知识缺乏：对患者病情、治疗方案、康复及预后等不了解，须向家属做好解释和宣教。

[7]患者出现焦虑：与全身不适及对治疗和护理措施不了解和排斥有关，除详细告知外，有效的专科护理和心理护理也能减轻患者焦虑情绪。

2. 护理评估　患者急骤发病，全身不适，食欲减退，体温高达 38.5～40℃。出现畏寒、出汗等菌血症表现。白细胞计数及 C 反应蛋白数值增高。右髋关节剧痛、肿胀、局部皮温增高，患肢不能负重。患者家属多次咨询术前注意事项及康复护理要点，希望能有更多的了解。

3. 护理思维及实施方案

髋关节腔感染，炎性渗出，右髋关节腔内压力增高
↓
右髋关节剧烈疼痛

(1)护理目标：患者主诉疼痛缓解。
(2)护理措施
- 给予心理安慰。
- 患肢给予皮牵引制动，牵开关节面止痛，保持有效牵引。
- 保护患肢，搬动时动作要轻，尽量减少刺激以免引起疼痛。

右髋关节感染
↓
发热

(1)护理目标：体温降至正常。
(2)护理措施
- 物理降温：乙醇擦浴、温水擦浴、冰袋冷敷法。
- 化学降温：口服对乙酰氨基酚。服用退热药时，观察患者病情变化，每半小时测一次体温，并做好记录。
- 嘱患者多饮水或果汁，及时补充液体，维持水电解质平衡。
- 出汗较多时，应勤擦洗，勤更换衣裤和被单，使患者清洁、舒适。
- 注意保暖，防止着凉。

因疼痛出现失眠、易醒
↓
睡眠型态紊乱

(1)护理目标：患者可安静入睡。
(2)护理措施
- 给予心理安慰并告知其睡眠对康复的重要性。
- 告知患者及家属尽量减少白天睡眠时间。
- 巡视患者时注意做到"四轻"。

患者家属多次咨询术前注意事项、康复期护理要点

↓

知识缺乏

(1)护理目标:患者家属对治疗方案、预后、康复期护理要点了解,能大概叙述。

(2)护理措施

- 讲解术前注意事项。
- 发放宣传手册。
- 告知患者家属术后可能发生的情况,使患者家属提前作好心理准备。
- 告知患者家属按护理级别,护士可以为患者做好护理。
- 讲解术后康复锻炼的方法及注意事项。

### (二)实施手术后

**1. 诊疗情况** 手术当日,T:37～39.3℃,P:91～115 次/分,R:20～24 次/分,BP:89～112/63～71mmHg。患者在全麻下行"右髋关节切开引流,灌洗术",术毕返回病房,伤口外敷料包扎完整,无渗血,单髋人字支具固定完好。灌洗通畅,引流通畅,引出液为洗肉水色。告知患者麻醉恢复前需去枕平卧、禁饮食,麻醉恢复后可垫软枕,逐步恢复饮食。手术当晚患者疼痛哭闹,难以入睡,T39.6℃。术后第 1 天,T:39℃,P:89 次/分,R:20 次/分,BP:105/65mmHg。伤口敷料包扎好,有 3cm×4cm 渗液。灌洗通畅,引出为洗肉水色液体。

### 思维提示

[1]患者伤口敷料有 3cm×4cm 渗液,增加了伤口感染的危险。应密切注意患者伤口敷料渗血情况,注意体温变化。

[2]患者主诉疼痛,难以入睡:与手术切口有关。

[3]患者出现高热:与关节腔感染有关。

[4]患者麻醉恢复前需去枕平卧,麻醉恢复后可垫枕。卧床期间患者处于独立移动躯体的能力受到限制的状态。出现自理能力的缺陷。

[5]患者术后卧床及佩戴支具可能造成的不适会增加患者皮肤受损的危险,除勤为患者翻身外,注意检查支具佩戴是否合适,肢端血运、活动是否正常。

[6]感染造成体温升高和全身机能消耗大,注意指导患者合理饮食,保证营养充足。

**2. 护理评估** 患者麻醉恢复前需去枕平卧、禁饮食。患者主诉疼痛,难以入睡。患者体温 38.5～40℃。住院期间未曾下地活动。

3. 护理思维与实施方案

患者麻醉恢复前
需去枕平卧、禁饮食
↓
自理能力缺陷

(1)护理目标:满足患者基本生理需求。
(2)护理措施
- 麻醉恢复后,协助患者进食流质饮食,排气前不食牛奶、豆浆等产气食物,协助患者饮水。
- 为患者整理好床单位,盖好被褥。
- 定时巡视,协助患者进行床上大小便。

右髋关节感染
↓
发热

(1)护理目标:体温降至正常。
(2)护理措施
- 物理降温:乙醇擦浴,温水擦浴,冰袋冷敷法。
- 化学降温:口服对乙酰氨基酚。服用退热药时,观察患者病情变化,每半小时测一次体温,并做好记录。
- 嘱患者多饮水或果汁,及时补充液体,维持水电解质平衡。
- 及时更换因大汗湿透的衣物,注意保暖,防止着凉。

患者主诉疼痛,
出现失眠
↓
睡眠型态紊乱

(1)护理目标:患者可安静入睡。
(2)护理措施
- 给予心理安慰并告知其睡眠对康复的重要性。
- 告知患者及家属尽量减少白天睡眠时间。
- 巡视患者时注意做到"四轻"。

伤口敷料有 3cm×
4cm 渗液,患者有
灌洗管及引流管
↓
有发生感染的危险

(1)护理目标:患者住院期间不发生伤口感染。灌洗通畅,引流通畅。
(2)护理措施
- 加强伤口护理,伤口渗液多时,随时更换敷料,保持敷料清洁干燥。
- 观察和评估伤口情况,注意伤口有无红肿热痛等症状。
- 定时倒引流,并观察引流液颜色、性状。

患者术后需卧床,佩戴
支具,躯体移动障碍
↓
有皮肤受损的危险

(1)护理目标:患者卧床期间不发生皮肤受损(压疮)。
(2)护理措施
- 定时打开支具检查患者皮肤。
- 询问患者支具有无不适,观察患者动作,如总挠一个部位等可能是此处支具不适,检查后通知工作人员进行修整。
- 受压部给予充分减压,可在压红处垫一小块软垫。
- 保持床铺平整、清洁、干燥、无皱褶、无渣屑。

### (三)出院前

1. **诊疗情况** 出院前行"双髋关节正位"、复查血常规及血沉、C反应蛋白,护士给予患者及家属做出院指导。各项检查无异常后可带药出院。

**思 维 提 示**

[1]护士向患者及家属讲解单髋人字支具注意事项。家属能正确为患者佩戴、保护支具,检查皮肤状况,说明正确护理患者的相关知识,须在出院前使家属能正确护理患者。

[2]护士向患者及家属讲解康复期护理注意事项。

2. **护理评估** 做好出院时患者心理、药物知识水平及康复期的护理宣教。

3. **护理思维与实施方案**

家属未能正确演示
支具佩戴方法
↓
知识缺乏

(1)护理目标:家属出院前能正确演示支具佩戴方法。

(2)护理措施
- 评估患者及家属对支具基本方法了解程度。
- 向患者及家属解释正确佩戴支具的必要性。
- 提供宣传资料帮助患者及家属尽快学会佩戴方法。

患者及家属对康复期
护理注意事项不了解
↓
知识缺乏

(1)护理目标:患者及家属出院前能复述康复期护理注意事项。

(2)护理措施
- 对患者家属讲解康复期护理对疾病恢复的重要性。
- 告知患者家属康复期注意事项,主要包括以下几点:

1)佩戴支具6周。

2)定时检查皮肤,避免压疮。

3)术后4周门诊复查。

4)不适随诊。

- 向患者发放出院指导宣传册。

## 二、护 理 评 价

患者从入院到出院,护理上给予了一系列的护理方案的实施。入院时为患者做好疼痛、睡眠型态紊乱、发热的控制,手术后不仅满足了患者术后的基本生理需求,对患者的睡眠、伤口等均进行了良好的护理,避免了术后伤口的感染,有效避免了压疮的发生。出院前,给予患者家属讲解各项注意事项、康复期的护理。在整个发病期,术后康复期护理尤为重要。

## 三、安 全 提 示

1. 有发生跌倒的危险　患者为儿童,天性活泼好动,同病室患者较多,护士应积极做好预防工作,了解患者一般情况。评估患者发生跌倒、坠床的风险因素;定时巡视患者,固定好病床脚刹、加床档、合理安排陪护;嘱患者穿防滑鞋,保证病房地面干燥、灯光照明良好、病房设施摆放合理。

2. 有皮肤受损的危险　患者术后长期卧床,护士需了解患者皮肤营养状况;定时协助患者翻身,并按摩皮肤受压部位;保持床铺平整、清洁、干燥、无皱褶、无渣屑。

3. 药物副作用的观察　患者住院期间需静脉输入抗生素,口服退热药,护士须注意观察药物副作用。

## 四、经 验 分 享

1. 心理护理　因患者髋关节感染、炎性渗出、压力增高导致患肢疼痛,了解患者心理状况,患者疼痛时转移患者注意力,如:看电视、听故事、玩游戏等。并给予患者安抚,告知家属疼痛会持续一段时间,使患者保持良好的心情。

2. 术后并发症的观察

(1)伤口感染:术后观察患者体温变化,抽取血常规,C反应蛋白及魏氏血沉。观察数值变化。

(2)潜在并发症:肌肉萎缩,关节僵直。患肢制动,保持患肢功能位。

3. 功能锻炼的方法　急性炎症消退后,关节未明显破坏者,体温平稳2周后,即可逐渐进行关节伸屈功能锻炼;关节腔灌洗拔出后,开始主动练习关节功能活动,做股四头肌等长收缩练习;拔管后5~7天,做关节屈伸运动;根据关节功能改善及肌力恢复情况,逐步增加活动量。

(王瀛波　师京叶)

## ▶ 病例 94  膝内翻患者的护理

患者,女性,10岁,患者父母代诉:佝偻病伴双下肢畸形7年,右膝术后10个月,门诊以"膝内翻(双右侧术后)"收入院。

## 一、诊疗过程中的临床护理

### (一)入院时

#### 1. 诊疗情况

**入院后查体**:T:36℃,P:86次/分,R:21次/分,BP:111/68mmHg。患者于两年前双下肢弯曲逐渐加重伴行走时双膝关节疼痛,于2009年4月行右胫骨截骨矫形,带锁髓内针内固定术,术后恢复好,右膝疼痛好转,为进一步治疗入院拟行再次手术。患者近期精神、食欲良好,患者无不良嗜好,大小便正常,生活部分自理。

**既往史**:7岁被诊断为"低磷抗维生素D佝偻病",长期口服磷酸盐合剂。否认心脏病、肝炎、结核等疾病史,否认外伤及输血史,否认药物及食物过敏史。

**专科查体**:双下肢O形腿畸形,右小腿见陈旧手术瘢痕,双髋关节、双膝关节、双踝关节活动不受限,右侧股骨大转子到膝外侧间隙29cm,左侧30cm,膝关节外侧间隙到外踝间距右侧24cm,左侧25cm,膝间距4cm,足趾活动良好,感觉正常。

**辅助检查**:X线示左膝内翻畸形,左胫骨外翻。

**异常化验结果**:未发现。

---

**思维提示**

[1] 患者出现疼痛:疼痛部位为右膝关节,须做好疼痛的护理。

[2] 自我形象紊乱:由于身体重量过多集中于下肢,在行走时,不易保持平衡,步态难看,须做好心理的护理以及安全的护理。

[3] 患者出现睡眠型态紊乱:与疼痛和对环境不适应有关,有针对性地减轻患者疼痛,提供安静舒适的睡眠环境。

[4] 患者步态不稳,活动受限,须协助患者进行日常活动,满足患者生活需要。

[5] 家属相关知识缺乏,须详细做好解释及术前宣教工作。

2. **护理评估** 患者走路不稳,呈摇摆步态。活动量增加后,晚间感到下肢疲乏,膝部疼痛加重。患者因疼痛出现失眠、易醒。步态不稳而出现跌倒。患者家属多次咨询术前注意事项及康复护理要点,希望能有更多的了解。

3. **护理思维与实施方案**

下肢重力线异常,
力学因素改变
↓
软组织劳损,疼痛

(1)护理目标:患者主诉疼痛缓解。
(2)护理措施
- 给予心理安慰。
- 转移患者注意力:如看电视及玩游戏机等。
- 按摩患者疼痛部位。
- 遵医嘱给予止痛药用药过程中要注意观察用药的效果。
- 减少患者活动量。

因疼痛出现失眠、易醒
↓
睡眠型态紊乱

(1)护理目标:患者可安静入睡。
(2)护理措施
- 给予心理安慰并告知其睡眠对康复的重要性。
- 告知患者尽量减少白天睡眠时间。
- 巡视患者时注意做到"四轻"。
- 必要时遵医嘱给予止痛药物缓解疼痛。

由于重力改变导致
患者走路不稳,
呈摇摆步态
↓
有受伤的危险,
自我形象紊乱

(1)护理目标:患者住院期间无跌倒碰撞,给予患者心理安慰,提高患者自信心。
(2)护理措施
- 为患者及家属讲解跌倒的危害。
- 消除病房内引起跌倒的危险因素。
- 看护好患者,避免患者发生跌倒。
- 为患者讲述有关恢复期事项及预后,给予患者心理安慰,提高患者自信心。

患者家属多次
咨询术前注意事项、
康复期护理要点
↓
知识缺乏

(1)护理目标:患者对治疗方案、预后、康复期护理要点了解。
(2)护理措施
- 向患者家属讲解手术前需要注意的事项。
- 告知患者家属术后可能发生的情况,使者提前作好心理准备。
- 告知患者家属按护理级别,护士可以为患者做好护理。
- 为患者家属讲解术后康复锻炼的方法。

**(二)实施手术后**

1. **诊疗情况** 手术当日,T:36.6～37℃,P:80～96 次/分,R:18～22 次/分,BP:105～110/65～70mmHg。患者在全麻下行"左胫骨截骨矫形、带锁髓内针内固定术",术毕返回病房,伤口敷料包扎完好,清洁无渗血,左下肢感觉活动存在。告知患者麻醉恢复前需去枕平卧、禁饮食,麻醉恢复后可垫枕头,缓慢抬高床头。术日晚患者伤口敷料有 3cm×4cm 渗血,患者主诉疼痛,难以入睡。术后第 1 天观察伤口渗血未见扩大,医生给予伤口换药。术后第 2 天协助患者进行股四头肌等长收缩练习和踝关节伸屈练习,患者不配合。

**思维提示**

[1]患者伤口敷料有 3cm×4cm 渗血,增加了伤口感染的危险。应密切注意患者伤口敷料渗血情况,注意体温变化。

[2]患者主诉疼痛,难以入睡。与术中截骨、手术切口有关。

[3]患者麻醉恢复前需去枕平卧,麻醉恢复后逐渐抬高床头,卧床期间患者处于独立移动躯体的能力受到限制的状态。不仅出现自理能力的缺陷,还面临着发生压疮的危险。

[4]患者出现睡眠型态紊乱:与术后疼痛及限制活动有关,除减轻疼痛外,协助患者在床上进行适当活动和肌力训练。

[5]患者术后卧床期间,躯体活动受限,有皮肤受损的危险。

[6]患者出现患肢水肿:与术后局部静脉和淋巴阻滞,循环缓慢,回流障碍有关。

2. **护理评估** 患者麻醉恢复前需去枕平卧、禁饮食。术日晚患者伤口敷料 3cm×4cm 渗血,患者主诉疼痛,难以入睡。

3. **护理思维与实施方案**

患者麻醉恢复前
需去枕平卧、禁饮食
↓
部分自理能力缺陷

(1)护理目标:满足患者基本生理需求。
(2)护理措施
- 麻醉恢复后,协助患者进食流质饮食,排气前不食牛奶、豆浆等产气食物,协助患者饮水。
- 定时巡视:协助患者进行床上大小便。
- 为患者整理好床单位,盖好被褥。

患者主诉疼痛,难以入睡
↓
睡眠型态紊乱

(1)护理目标:患者主诉疼痛缓解,安静入睡。
(2)护理措施
- 给予心理安慰。
- 提供舒适的环境。
- 巡视患者时注意做到"四轻"。
- 遵医嘱给予止痛药。

| 伤口敷料有 3cm×<br>4cm 渗血<br>↓<br>有发生感染的危险 | (1)护理目标：患者住院期间不发生伤口感染。<br>(2)护理措施<br>　　• 加强伤口护理，伤口渗液多时，随时更换敷料，<br>　　保持敷料干燥。<br>　　• 观察和评估伤口情况，注意伤口有无红肿热痛<br>　　等症状。 |
|---|---|
| 患者术后<br>长时间需卧床<br>↓<br>躯体移动障碍，<br>有皮肤受损的危险 | (1)护理目标：患者卧床期间不发生皮肤受损<br>　　（压疮）。<br>(2)护理措施<br>　　• 避免骶尾部长期受压，可在骶尾部垫防压<br>　　疮垫。<br>　　• 协助患者定时更换体位。<br>　　• 定时按摩皮肤受压部位。<br>　　• 保持床铺平整、清洁、干燥、无皱褶、无渣屑。 |
| 术后局部静脉和<br>淋巴淤滞，循环缓慢，<br>回流障碍<br>↓<br>下肢水肿 | (1)护理目标：患者尽快消肿。<br>(2)护理措施<br>　　• 给予患肢抬高，超过心脏水平，以促进血液<br>　　循环。<br>　　• 给予消肿药(七叶皂苷钠等)。<br>　　• 鼓励患者多活动脚趾，以促进血液循环。 |
| 患者及家属不了解<br>术后功能锻炼的知识<br>↓<br>知识缺乏 | (1)护理目标：患者及家属了解术后功能锻炼的方<br>　　法，患者配合锻炼。<br>(2)护理措施<br>　　• 保持患肢中立位，防止患肢内旋或外悬。<br>　　• 术后第 2 天行股四头肌等长收缩练习和踝关<br>　　节屈伸练习，3 组/天，100～200 次/组，以患者<br>　　不感疲劳为标准。<br>　　• 鼓励患者努力练习，为患者及家属讲解功能锻<br>　　炼优点。 |

**(三)出院前**

1. 诊疗情况　出院前行"左膝关节正位"、血常规检查，护士给予患者及家属出院指导。各项检查无异常后可带药出院。

2. 护理评估　做好出院时患者心理、药物知识水平及康复期的护理宣教。

**思维提示**

[1]护士向患者及家属讲解康复期护理注意事项。

[2]护士向患者及家属讲解出院后的注意事项。

[3]告知家属患者出院后康复训练内容和计划。

[4]向患者及家属进行出院后的安全宣教。

[5]教会患者及家属如何正确拄拐。

3. 护理思维与实施方案

患者及家属对康复期护理注意事项不了解
↓
知识缺乏

(1)护理目标:患者及家属出院前能复述康复期护理注意事项。

(2)护理措施

· 向患者讲解康复期护理对疾病恢复的重要性。

· 告知患者康复期注意事项,主要包括以下几点:

1)术后 6～8 周可扶拐不完全负重下地行走。

2)术后 2～3 个月后复查 X 线片,证实截骨处骨性愈合。

3)术后 3 个月可弃拐独立行走。

4)避免劳累、负重、不宜弯腰拾物,需屈膝下蹲拾物。

5)不适随诊。

## 二、护 理 评 价

患者从入院到出院,护理上给予了一系列的护理方案的实施。入院时为患者做好疼痛、睡眠型态紊乱、疼痛控制,手术后不仅满足了患者术后的基本生理需求,对患者的睡眠、伤口等均进行了良好的护理,避免了术后伤口的感染,有效避免了跌倒、坠床、压疮的发生。出院前,给予患者系统的知识、术后康复期的护理。在整个发病期,术后康复期护理尤为重要。

## 三、安 全 提 示

1. 有发生跌倒、坠床的危险 患者手术后翻身有坠床的危险;下床活动时有发生跌倒的危险。护士应积极做好预防工作,了解患者一般情况,包括年龄、神志、肌力等。评估患者发生跌倒、坠床的风险因素;定时巡视患者,固定好病床脚刹、加床档、合理安排陪护;嘱患者穿防滑鞋,保证病房地面干燥,灯光照明良好、病房设施摆放合理。

2. 有皮肤受损的危险　患者术后卧床,护士需了解患者皮肤营养状况;定时协助患者翻身,并按摩皮肤受压部位;保持床铺平整、清洁、干燥、无皱褶、无渣屑。

3. 药物副作用的观察　患者住院期间需服用止痛药物等,护士须注意观察药物副作用。

## 四、经 验 分 享

1. 心理护理　因患者膝内翻导致下肢重力学改变,下肢软组织劳损疼痛。护士可告诉患者手术实施后疼痛可能还要持续一段时间,使患者对疾病的康复抱有积极乐观的态度。

2. 术后并发症的观察　伤口感染:术后1~3天护士应密切观察患肢伤口周围有无红肿以及脓性渗出,有无白细胞增高,体温变化。

3. 功能锻炼的方法　术后第2天进行股四头肌等长收缩练习和踝关节屈伸练习,3组/天,100~200次/组,以患者不感疲劳为标准;术后6~8周可扶拐不完全负重下地行走;术后2~3个月后复查X线片,证实截骨处骨性愈合;术后3个月可弃拐独立行走;避免劳累、负重、不宜弯腰拾物,需屈膝下蹲拾物。

(李长虹　桑林)

## 病例 95  膝外翻患者的护理

患者,男性,12岁10个月,患者父母代诉:发现右膝外翻5个月,门诊以"膝外翻(右)"收入院。

## 一、诊疗过程中的临床护理

### (一)入院时

#### 1. 诊疗情况

**入院后查体**:T:36.5℃,P:96次/分,R:20次/分,BP:114/74mmHg。患者家属发现患者右膝外翻5个月,畸形呈渐进性加重且疼痛。曾在外院拍片检查,未进行下一步处理。患者近期精神、食欲良好,因疼痛出现失眠、易醒。患者无不良嗜好,大小便正常,生活自理。

**既往史**:否认心脏病、肝炎、结核等传染病史,无输血史,2009年外伤致右髌骨骨折,行石膏外固定治疗,2010年12月有外伤史,行右膝关节镜治疗,有破伤风药物过敏史,否认食物过敏史。

**专科查体**:右膝部见数个手术切口瘢痕,局部无红肿压痛,右膝外翻畸形,外翻角度20度,右膝关节侧方应力试验阴性,活动度伸0°,屈150°,足背动脉搏动好。足趾感觉正常,活动自如。

**辅助检查**:X线示右膝外翻,股骨远端骨桥形成。

**异常化验结果**:血小板 $342×10^9$/L($100×10^9$～$300×10^9$/L)。

> **思维提示**
>
> [1]患者出现疼痛:疼痛部位为右膝关节,须做好疼痛的护理。
>
> [2]患者出现睡眠型态紊乱:因疼痛出现失眠、易醒,须做好睡眠的护理。
>
> [3]患者出现右膝外翻:由于身体重量过多集中于膝关节外侧,在行走时,不易保持平衡,步态异常,须做好心理护理及安全护理。
>
> [4]患者步态不稳,活动受限,须协助患者进行日常活动,满足患者生活需要。
>
> [5]家属相关知识缺乏,须详细做好解释及术前宣教工作。

**2. 护理评估**　患者主要症状为右膝外翻。患者因疼痛出现失眠、易醒。患者及家属多次咨询术前注意事项及康复护理要点,希望能有更多的了解。

3. 护理思维与实施方案

滑膜肿胀、肥厚和
关节积液
↓
疼痛

(1)护理目标:患者主诉疼痛缓解。

(2)护理措施

- 给予心理安慰。
- 转移患者注意力:如看电视及玩游戏机等。
- 按摩患者疼痛部位。
- 遵医嘱给予止痛药,用药过程中要注意观察用药的效果。

因疼痛出现失眠、易醒
↓
睡眠型态紊乱

(1)护理目标:患者可安静入睡。

(2)护理措施

- 给予患者心理安慰。
- 告知患者尽量减少白天睡眠时间。
- 遵医嘱睡前给予索米痛片口服。
- 巡视患者时注意做到"四轻"。

由于身体重量过多
集中于膝关节外侧
在行走时,不易
保持平衡,步态异常
↓
有跌倒的危险

(1)护理目标:患者住院期间无跌倒、撞伤。

(2)护理措施

- 向患者进行安全宣教。
- 整理病房,消除患者跌倒的隐患。
- 告诉家属看护好患者,以免发生危险。
- 满足患者生活需要,陪同患者如厕,协助患者进食等。

患者及家属多次咨询
术前注意事项
↓
知识缺乏

(1)护理目标:患者对治疗方案、手术前注意事项要点了解。

(2)护理措施

- 向患者及家属讲解术前注意事项。
- 教会患者及家属术前针对股四头肌的功能锻炼。
- 告知患者及家属按护理级别,护士可以为患者做好护理。

**(二)实施手术后**

1. **诊疗情况** 手术当日,T:36.6~37.5℃,P:80~94 次/分,R:18~26次/分,BP:109~126/79~92mmHg。患者在全麻下行"右侧股骨远端骺开放,8 字钢板骺阻滞术"术毕返回病房,患肢伤口敷料包扎完好,清洁无渗血,足趾血运好,遵医嘱给予冰敷机持续冰敷患肢 24 小时并抬高患肢。告知患者麻醉恢复前需去枕平卧、禁饮食。术日晚观察患肢伤口敷料有 2cm×3cm 渗血。术后第 1 天，T：36.3～37.2℃，P：82～94 次/分，R：18～24 次/分，BP：110～124/82～97mmHg。主管医生给予患者换药一次。

**思维提示**

[1]患者伤口敷料有 2cm×3cm 渗血，增加了伤口感染的危险。应密切注意患者伤口敷料渗血情况，注意体温变化。

[2]患者主诉疼痛，难以入睡：与术中植入 8 字钢板及手术切口有关。

[3]患者麻醉恢复前需去枕平卧，麻醉恢复后可翻身。卧床期间患者处于独立移动躯体的能力受到限制的状态。出现自理能力的缺陷。

[4]患者出现睡眠型态紊乱：与术后疼痛及限制活动有关，除减轻疼痛外，协助患者在床上进行适当活动和肌力训练。

[5]患者术后卧床期间，躯体活动受限，有皮肤受损的危险。

2. 护理评估　患者麻醉恢复前需去枕平卧、禁饮食。术日晚患者伤口敷料有 2cm×3cm 渗血，患者主诉疼痛，难以入睡。患者由于疼痛总是经常更换体位。住院期间未曾下地活动。

3. 护理思维与实施方案

患者麻醉恢复前
需去枕平卧、禁饮食
↓
部分自理能力缺陷

(1)护理目标：满足患者基本生理需求。

(2)护理措施

- 麻醉恢复后，协助患者进食流质饮食，排气前不食牛奶、豆浆、鸡蛋等产气食物。
- 定时巡视，协助患者进行床上大小便。
- 为患者整理好床单位，盖好被褥。
- 麻醉恢复后，协助患者取舒适体位。

患者主诉疼痛，
难以入睡
↓
睡眠型态紊乱

(1)护理目标：患者主诉疼痛缓解，安静入睡。

(2)护理措施

- 给予心理安慰。
- 分散患者注意力：看电视、讲故事等。
- 遵医嘱给予患者冰敷机 24 小时持续冰敷患肢以减少疼痛感。
- 提供舒适的环境。
- 巡视患者时注意做到"四轻"。
- 遵医嘱给予患者止痛药或肌内注射盐酸哌替啶。

术后患者由于
疼痛总是改变体位
↓
有发生跌倒、
坠床的危险

(1)护理目标:患者在住院期间不发生跌倒、坠床。
(2)护理措施
- 评估患者发生跌倒、坠床的风险因素,依照跌倒、坠床风险评估标准给予患者评分。
- 定时巡视患者,帮助患者摆正体位,固定好病床脚刹、加床档。
- 灯光照明良好、病房设施摆放合理。
- 嘱患者家属看护好患者,防止坠床。

术后患者由于
长时间卧床
↓
有皮肤受损的危险

(1)护理目标:患者在住院期间无压疮。
(2)护理措施
- 定时巡视患者,帮助患者按时翻身、按摩骨突处。
- 指导家属协助患者勤翻身及擦背,观察皮肤情况。
- 保持床单位平整、清洁、干燥、无皱褶、无渣屑。

**(三)出院前**

1. 诊疗情况　出院前行"右膝关节正侧位"、血常规检查,护士给予患者及家属出院指导。各项检查无异常后可出院。

**思维提示**

[1]护士向患者及家属讲解出院指导及功能锻炼的方法。
[2]护士向患者及家属讲解出院后的注意事项。
[3]告知家属患者出院后康复训练内容和计划。
[4]向患者及家属进行出院后的安全宣教。

2. 护理评估　做好出院时患者心理及康复期的护理宣教。
3. 护理思维与实施方法

患者及家属对康复期
护理注意事项不了解
↓
知识缺乏

(1)护理目标:患者及家属出院前能复述康复期护理注意事项。
(2)护理措施
- 对患者及家属讲解康复期护理对疾病恢复的重要性。
- 告知患者及家属康复期注意事项,主要包括以下几点:
1)手术次日起14天后可洗澡,注意保持伤口的清洁和干燥,术后14天后门诊复查。
2)术后1个月复查,遵医嘱进行股四头肌锻炼。
3)避免患肢负重。
4)不适随诊。
- 向患者家属发放出院指导宣传册。

## 二、护 理 评 价

患者从入院到出院,护理上给予了一系列的护理方案的实施。入院时为患者做好疼痛、睡眠型态紊乱、预防跌倒、撞伤等的护理措施,手术后不仅满足了患者术后的基本生理需求,对患者的疼痛、睡眠、伤口等均进行了良好的护理,避免了术后伤口的感染,以及坠床、压疮的发生。出院前,给予患者及家属系统的知识、术后康复期的护理。在整个发病期,术后康复期护理尤为重要。

## 三、安 全 提 示

1. 有发生坠床的危险　患者手术后翻身有坠床的危险;护士应积极做好预防工作,了解患者一般情况,包括神志、肌力等。评估患者发生坠床的风险因素;定时巡视患者,固定好病床脚刹、加床档、合理安排陪护;保证灯光照明良好、病房设施摆放合理。

2. 有皮肤受损的危险　患者术后卧床,护士须了解患者皮肤营养状况;定时协助患者翻身,并按摩皮肤受压部位;保持床铺平整、清洁、干燥、无皱褶、无渣屑。

3. 药物副作用的观察　患者住院期间需静脉输入消炎药抗感染治疗。护士须注意观察药物副作用。

## 四、经 验 分 享

1. 心理护理　韧带或肌组织疲劳受损,局部细胞、异常电位因素侵犯关节和腱鞘滑膜,均可导致患者患肢疼痛。护士可告诉患者手术实施后疼痛可能还要持续一段时间,使患者对疾病的康复抱有积极乐观的态度。

2. 术后并发症的观察　伤口感染:术后 1～3 天护士应密切观察患肢伤口周围有无红肿以及脓性渗出,有无白细胞增高。

3. 功能锻炼的方法　术后第 2 天即可进行股四头肌等长收缩练习和踝关节屈伸练习,3 组/天,100～200 次/组,以患者不感觉疲劳为标准。鼓励患者尽早下地。单膝术后 3 天可扶拐下地,6～8 周拍摄膝关节 X 线片,如截骨处愈合良好可部分负重行走,需扶拐保护,术后 3 个月可弃拐正常行走,手术后 1～2 年取出内固定。

(王瀛波　师京叶)

## ▶ 病例 96 先天性马蹄内翻足患者的护理

患者,女性,5岁1个月,患者父母代诉:患者出生时即发现右足畸形,门诊以"先天性马蹄内翻足(右)"收入院。

## 一、诊疗过程中的临床护理

### (一)入院时

**1. 诊疗情况**

**入院后查体:**T:37.1℃,P:84次/分,R:21次/分,BP:90/68mmHg。患者出生时即发现右足畸形,在外院就诊,诊断为"先天性马蹄内翻足"建议手法、石膏治疗。行手法按摩,矫正鞋治疗,畸形好转。但行走时足跟仍然不能正常着地,以"先天性马蹄内翻足(右)"收入院进一步治疗。近期患者无发热、咳嗽,精神、饮食、睡眠基本正常。

**既往史:**既往先天性支气管狭窄、先天性喉骨软、多次发生肺炎,近2年未再发肺炎。否认心脏病、肝炎、结核等疾病史,否认外伤、手术及输血史,否认药物及食物过敏史。

**专科查体:**右足明显畸形,固定于跖屈45°、内收30°、内翻20°,外侧胼胝体2个,直径约3cm,被动矫正跖屈40°、内收20°、内翻20°。站立位检查、肌力检查和感觉检查患者不合作。右下肢稍短、细。全长左侧52cm、右侧50cm,股骨全长左侧25cm、右侧24cm,小腿全长左侧24cm、右侧23cm。

**辅助检查:**X线双足正侧位片示右足正位前足明显内收,跟距角10°,第一跖距角15°,侧位片跟距角30°,跟骨骰骨角140°。

**异常化验结果:**未发现。

### 思维提示

[1]患者步态不稳:须做好安全教育,消除安全隐患,防止患者跌倒、摔伤。

[2]患者右足外侧胼胝体2个:入院后每日为患者温水泡脚3次,每次20分钟以软化胼胝。

[3]患者出现焦虑情绪:与不熟悉病房环境有关,须热情接待,向患者及家属介绍病房环境和病友,取得患者信任。

[4]患者出现独立移动躯体障碍:与马蹄足畸形有关,患者不能独立完成日常生活活动,须协助患者,满足患者需要。

[5]患者家属对相关知识缺乏,须做好充分解释及术前宣教工作。

2. 护理评估 患者出生后即发现有马蹄内翻足。随着年龄增长,足部相应的软组织挛缩及骨性畸形日趋严重。开始负重后,足背外侧缘出现胼胝,影响发育和行走,保守治疗效果不明显,患者家属有强烈要求改善畸形。患者入院后多次哭闹,需要父母陪伴,依赖性增强。患者家属多次询问术前注意事项及康复护理要点。

3. 护理思维与实施方案

患者入院后多次哭闹,
需要父母陪伴,
依赖性增强
↓
焦虑

(1)护理目标:患者适应病房环境。

(2)护理措施

- 向患者及家属介绍病房环境,消除其焦虑心理。
- 介绍同病室患者,利于患者放松心情。
- 主动接近患者及家属,采用恰当的沟通方式,与患者及家属建立信任与合作的关系。
- 告知患者及家属放松的技巧,如舒适的体位,呼吸练习等。

患者家属多次询问
术前注意事项及康复
护理要点
↓
知识缺乏

(1)护理目标:患者家属能复述术前注意事项及康复护理要点。

(2)护理措施

- 向患者及家属讲解进行手术前的注意事项。
- 告知患者及家属术后可能发生的情况,使患者提前作好心理准备。
- 告知患者及家属按护理级别,护士可以为患者做好护理。
- 为患者家属讲解患肢石膏护理的注意事项。

患者右足畸形
明显步态不稳
↓
有发生跌倒的危险

(1)护理目标:患者在住院期间不发生摔倒。

(2)护理措施

- 评估患者发生的跌倒风险因素,依照跌倒风险评估标准给予患者评分。
- 定时巡视患者,固定好病床脚刹、加床档、合理安排陪护。
- 满足患者生理需要,陪同患者如厕,协助患者进食等。
- 病房设施摆放合理。

**(二)实施手术后**

1. 诊疗情况 手术当日,T:36～37.5℃,P:80～96 次/分,R:20～22 次/

分,BP:90～99/50～63mmHg。患者在全麻下行"右足后内侧广泛松解,肌腱延长,距舟关节复位,骰骨截骨,克氏针内固定术",术毕返回病房,患肢长腿石膏固定完好,足趾血运好,给予持续抬高患肢。告知患者麻醉恢复前需去枕平卧、禁饮食,麻醉恢复后可先少量饮水,未出现呛咳反应后可先进食流质饮食。术日晚观察患者患肢石膏外有 2cm×2cm 渗血,给予标记后观察渗血未见扩大。患者夜间哭闹,主诉疼痛,难以入睡。遵医嘱给予患者半片索米痛片口服后疼痛缓解。

## 思维提示

[1]患者患肢石膏 2cm×2cm 渗血,增加了伤口感染的危险。应密切注意患者石膏处渗血情况,注意体温变化。

[2]患者哭闹,主诉疼痛,难以入睡。与手术切口、骰骨截骨、克氏针内固定有关。

[3]患者麻醉恢复前需去枕平卧,患肢有长腿石膏。这说明患者活动受限,不仅出现自理能力的缺陷,还面临着坠床及发生压疮的危险,注意使用床档,加强病房巡视。

[4]患者出现睡眠型态紊乱:与术后疼痛及石膏固定的相对限制体位有关。应仔细评估,缓解疼痛,协助患者适当改变体位,促进舒适。

[5]患者术后卧床期间有发生皮肤完整性受损的危险。

[6]患者年龄小,自身安全意识差,有发生院内意外的危险,应注意床档的使用及安全知识宣教。

2. 护理评估 患者麻醉恢复前需去枕平卧、禁饮食。术日晚患者伤口敷料 2cm×2cm 渗血,患者主诉疼痛,难以入睡。

3. 护理思维与实施方案

患者麻醉恢复前
需去枕平卧、禁饮食
↓
部分自理能力缺陷

(1)护理目标:满足患者基本生理需求。

(2)护理措施

- 麻醉恢复后,协助患者饮水,协助患者进食流质饮食,不食牛奶、豆浆等产气食物。

- 麻醉恢复后,协助患者取舒适体位。

- 为患者整理好床单位,盖好被褥。

- 定时巡视病房,协助患者如厕,教会患者家属便器的使用方法。

患者术后卧床，
长腿石膏固定患肢
↓
有皮肤受损的危险

(1)护理目标：患者卧床期间不发生皮肤受损（压疮）。
(2)护理措施
· 询问患者石膏内有无压痛,避免皮肤压伤。
· 定时按摩石膏边缘皮肤。
· 协助患者翻身。
· 定时按摩皮肤受压部位。
· 保持床单位平整、清洁、干燥、无皱褶、无渣屑。

患者哭闹,主诉
疼痛,难以入睡
↓
睡眠型态紊乱

(1)护理目标：患者疼痛缓解,安静入睡。
(2)护理措施
· 给予患者心理安慰。
· 提供舒适的环境。
· 巡视患者时注意做到"四轻"。
· 遵医嘱给予止痛药,并观察用药后反应。

患肢石膏有 2cm×
2cm 渗血
↓
有发生感染的危险

(1)护理目标：患者住院期间不发生伤口感染。
(2)护理措施
· 加强伤口护理,伤口渗液多时,随时更换敷料,保持敷料干燥。
· 观察和评估伤口情况,注意伤口有无红肿热痛等症状。
· 监测患者体温变化。
· 协助患者多饮水。

**(三)出院前**

1. 诊疗情况　出院前行"右足正侧位"X线检查,血常规检查,护士给予患者及家属出院指导。各项检查无异常后可出院。

**思维提示**

[1]护士向患者及家属讲解石膏的护理方法。须在出院前使家属能正确叙述如何护理石膏。

[2]护士向患者及家属讲解康复期的护理知识。

[3]做好家属患者出院后安全宣教,防止意外发生。

[4]告知家属患者出院后功能锻炼计划和内容。

[5]告知家属患者出院后的注意事项。

2. 护理评估　做好出院时患者心理及康复期的护理宣教。

3. 护理思维与实施方案

患者及家属对康复期
护理注意事项不了解
↓
知识缺乏
｛

(1)护理目标：患者及家属出院前能复述康复期护理注意事项。

(2)护理措施

· 对患者及家属讲解康复期护理对疾病恢复的重要性。

· 告知患者及家属康复期注意事项，主要包括以下几点：

1)遵医嘱每日定时做功能锻炼。

2)保持石膏固定好，伤口敷料清洁干燥。

3)保护石膏，切忌用力搬动石膏，防止石膏断裂。

4)遵医嘱按时复查，不适随诊。

5)满足患者足够的营养摄入，有利于患者术后恢复。

## 二、护理评价

患者从入院到出院，护理上给予了一系列的护理方案的实施。入院后协助患者每日温水泡脚 3 次，每次 20 分钟，保持足部清洁避免了术后伤口的感染，有效避免了跌倒、压疮的发生。出院前，给予患者及家属系统的讲解知识和术后康复期的护理。在整个发病期，术后康复期护理尤为重要。

## 三、安全提示

1. 有发生跌倒的危险　患者手术前步态不稳，有跌倒的危险，定时巡视患者，固定好病床脚刹、满足患者生理需要，病房设施摆放合理。

2. 有皮肤受损的危险　患者术后卧床，石膏固定患肢，护士需了解患者皮肤营养状况；定时协助患者翻身，并按摩皮肤受压部位；保持床铺平整、清洁、干燥、无皱褶、无渣屑。

## 四、经验分享

1. 特殊护理　足部护理：先天性马蹄内翻足患者的足外侧缘均有不同程度的胼胝。入院后，护士每日为患者温水泡脚 3 次，每次 20 分钟，保持足部清洁,软化胼胝,为治疗做准备。

2. 健康教育

(1)在矫正后的 1 年内,每 1～2 个月复查一次。然后,再根据严重程度和复发程度进行复查。第一次戴上支具后,每 2 周复查一次。3 个月后改为夜间穿戴,以后每 4 个月一次至 3 岁、每 6 个月一次至 4 岁、每 1～2 年一次至骨骼发育成熟。

(2)利用每周复查时间,护士要与家属强调穿戴支具的重要性。强调去除最后一次石膏后,为防止复发,必须全天穿戴支具达 3 个月,之后保持夜间穿戴 2～4 年,这是防止复发的唯一有效的方法。

(李长虹　孙婉婷)

## 病例 97 先天性垂直距骨患者的护理

患者,男性,7个月,患者父母代诉:发现双足畸形7个月,门诊以"先天性垂直距骨(双)"收入院。

## 一、诊疗过程中的临床护理

### (一)入院时

#### 1. 诊疗情况

**入院后查体:** T:36.8℃,P:90次/分,R:20次/分,BP:82/54mmHg。患者家属发现患者出生后双足畸形,至当地医院就诊,拍片等检查后,诊断为"双足畸形",未给予治疗。为进一步治疗,来积水潭医院门诊检查拍片,显示"双足垂直距骨",为手术治疗,门诊以"先天性垂直距骨(双)"收入院。近期患者精神好,食欲好,智力正常,睡眠食欲无异常。

**既往史:** 否认心脏病,肝炎,结核等疾病史,否认外伤,手术及输血史,否认食物及药物过敏史。

**专科查体:** 双足前足背伸,跟骨外翻上翘,足部中部向下凸出,呈摇椅样改变,足背外侧可见皮肤深褶皱。双足畸形僵硬,手法不能矫正。末梢血运好。

**辅助检查:** X线示双足距骨直立旋转。

**异常化验结果:** 未发现。

> **思维提示**
>
> [1]患者出现焦虑:因不了解医院环境及害怕手术产生焦虑,须做好患者的心理护理。
>
> [2]患者有受伤的危险:患者为儿童,天性活泼好动,且同病室患者较多,缺乏安全保护意识,须做好患者的安全护理。
>
> [3]患者双足外侧均有胼胝体2个:入院后为患者温水泡脚3次,每次20分钟。
>
> [4]患者出现独立移动躯体障碍:与足畸形有关,患者不能独立完成日常生活活动,须协助患者,满足患者需要。
>
> [5]患者步态不稳:须做好安全教育,消除安全隐患,防止患者跌倒,摔伤。
>
> [6]患者家属对相关知识缺乏,须做好充分解释及术前宣教工作。

2. 护理评估　患者不能自我照顾生活常规活动,而且因识别危险的能力差,没有自身防护能力,易发生坠床、跌倒等安全事故。患者主要以足部畸形导致的躯体活动障碍为主。患者及家属多次咨询术前注意事项及康复护理要点,希望能有更多的了解。

3. 护理思维与实施方案

无自我照顾生活常规活动及识别危险的能力

↓

无自理能力,易发生安全事故

(1)护理目标:照顾患者生活常规活动,在住院期间无意外事故发生。

(2)护理措施
- 照顾患者一切生活常规活动。
- 定时巡视,防止跌倒、坠床、烫伤,防止误吸误饮,严格执行陪住、探视制度。

足部畸形

↓

胖胀

(1)护理目标:术前清洁足部皮肤,软化胖胀。

(2)护理措施
- 每日为患者用温水泡脚 3 次,每次 20 分钟,保持足部清洁,为治疗作准备。

患者家属多次咨询术前注意事项、康复期护理要点

↓

知识缺乏

(1)护理目标:患者对治疗方案、预后、康复期护理要点了解。

(2)护理措施
- 向患者家属讲解手术前需要注意的事项。
- 发放宣传手册。
- 告知患者家属术后可能发生的情况,使患者家属提前作好心理准备。
- 告知患者按照护理级别,护士可以为患者做好护理。
- 为患者家属讲解术后康复锻炼的方法。

**(二)实施手术后**

1. 诊疗情况　手术当日,T:36.4～37.8℃,P:127～142 次/分,R:19～22 次/分,BP:105～142/60～90mmHg。患者在全麻下行"左足先天性垂直距骨,距骨周围广泛松解,动力平衡术",术毕返回病房,患肢长腿石膏固定完好,足趾血运好,给予持续抬高患肢。告知患者麻醉恢复前去枕平卧,禁饮食,麻醉恢复后可坐起。术日晚患者疼痛哭闹,难以入睡。术后第 1 天 T36.6～37.8℃。患者一般情况好,患肢肢端血运活动好,伤口外敷料无渗血。鼓励患者练习肢端活动,继续抗感染输液治疗。

**思维提示**

[1]患者术后有发生伤口感染的危险。应密切注意患者石膏处渗血情况,注意体温变化。

[2]患者哭闹,主诉疼痛。与手术切口有关,仔细评估疼痛部位和性质,针对性采取止痛措施。

[3]患者麻醉恢复前需去枕平卧,患肢有长腿石膏。这说明患者活动受限,可能出现自理能力的缺陷,加强病房巡视。

[4]患者出现睡眠型态紊乱:与术后疼痛及石膏固定的相对限制体位有关。应仔细评估,缓解疼痛,协助患者适当改变体位,促进舒适。

[5]患者术后卧床期间有发生皮肤完整性受损的危险。

[6]患者年龄小,无表达能力,自身安全意识差,有发生院内意外的危险,应注意床档的使用,家属24小时陪护。

[7]患者出现食欲低下,进食困难:与术后疼痛及固定体位的不适感有关,应与家属一同为患者制定合理饮食计划,加强营养,促进康复。

[8]患者出现患肢肿胀:与手术和石膏固定有关。加强患肢血运、活动的观察,适当抬高患肢,促进血液回流,减轻肿胀。

2. 护理评估　患者麻醉恢复前需去枕平卧、禁饮食。患者患肢长腿石膏固定,给予持续抬高。术日晚患者哭闹疼痛,难以入睡。

3. 护理思维与实施方案

患者麻醉恢复前需去枕平卧、禁饮食
↓
自理能力缺陷

(1)护理目标:满足患者基本生理需求。

(2)护理措施
- 麻醉恢复后,协助患者逐渐坐起并协助患者饮水进食,防止误吸误饮,呛咳引起的窒息。排气前不食牛奶、豆浆等产气食物。
- 为患者整理好床单位,盖好被褥。

患者术后需卧床
↓
躯体移动障碍,有皮肤受损及坠床的危险

(1)护理目标:患者卧床期间不发生皮肤受损(压疮)。

(2)护理措施
- 定时按摩皮肤受压部位。
- 协助患者定时翻身。
- 评估患者发生坠床的风险因素,依照坠床风险评估标准给予患者评分。
- 定时巡视患者,固定好病床脚刹,加床档,合理安排陪护。
- 保持床铺平整、清洁、干燥、无皱褶、无渣屑。

患者疼痛哭闹，
难以入睡

↓

睡眠型态紊乱

(1)护理目标:患者疼痛缓解,安静入睡。

(2)护理措施

- 应用"疼痛评估量表"评估患者疼痛水平,给予转移注意力及减轻皮肤刺激等非药物干预。
- 提供舒适的环境。
- 巡视患者时注意做到"四轻"。
- 遵医嘱给予止痛药(曲马多、索米痛片等)。

患者患肢长腿
石膏固定

↓

躯体活动障碍

(1)护理目标:做好患者的石膏护理。

(2)护理措施

- 石膏未干透时,不搬动患者。石膏干硬后,搬动时用手掌平托,注意保护以防折断。
- 用温水将肢端石膏粉迹轻轻擦去。
- 定时巡视患者,并观察肢端皮肤颜色、温度、肿胀、感觉及活动情况。
- 保持石膏清洁,不被水、尿及粪便污染,如有污染要及时用清水擦去。

由于手术原因及
石膏固定

↓

肢体肿胀

(1)护理目标:减轻患者肢体肿胀。

(2)护理措施

- 利用气垫垫在小腿下使足跟部悬空。
- 患肢高于心脏,以利于静脉及淋巴液回流。

**(三)出院前**

1. 诊疗情况　出院前行"左足正侧位"、血常规检查,护士给予患者家属出院指导。各项检查无异常后可出院。

**思维提示**

[1]护士向家属讲解石膏护理方法,须在出院前使家属自行进行石膏护理。

[2]护士向患者及家属讲解康复期的护理知识。

[3]做好家属患者出院后安全宣教,防止意外发生。

[4]告知家属患者出院后功能锻炼计划和内容。

[5]告知家属患者出院后的注意事项。

2. 护理评估　做好出院时患者家属心理、知识水平及康复期的护理宣教。

3. 护理思维与实施方案

患者家属对康复期
护理注意事项不了解
↓
知识缺乏

(1)护理目标:患者及家属出院前能复述康复期护理注意事项。

(2)护理措施
- 向患者讲解康复期护理对疾病恢复的重要性。
- 告知患者家属康复期注意事项,主要包括以下几点:

1)手术后 4 周复查。

2)休息 1 个月。

3)不适随诊。

- 向患者家属发放出院指导宣传册。

## 二、护 理 评 价

患者从入院到出院,护理上给予了一系列的护理方案的实施。入院时为患者生活护理及术前准备。手术后不仅满足了患者术后的基本生理需求,对患者的睡眠、石膏等均进行了良好的护理,避免了术后伤口的感染,有效避免了跌倒、坠床、压疮的发生。出院前,给予患者家属系统的知识、术后康复期的护理。在整个发病期,术后康复期护理尤为重要。

## 三、安 全 提 示

1. 有发生跌倒、坠床、烫伤的危险　患者为儿童,天性活泼好动,同病室患者较多,护士应积极做好预防工作,了解患者一般情况,包括年龄、神志、肌力等。评估患者发生跌倒、坠床的风险因素;定时巡视患者,固定好病床脚刹、加床档、合理安排陪护。

2. 有皮肤受损的危险　患者术后需卧床,护士需了解患者皮肤营养状况;定时协助患者翻身,并按摩皮肤受压部位;保持床铺平整、清洁、干燥、无皱褶、无渣屑。

## 四、经 验 分 享

1. 心理护理　患者入院后因为环境的改变,并对医院感到陌生恐惧,会产生不安哭闹或拒绝治疗等反应,护士应主动关心爱护患者,根据不同的心理反应进行心理护理,使患者身心早日康复。

患者家属因缺乏相关知识,对疾病认识不足,存在一定的焦虑心理,护士要对家属心情表示理解,并进行健康宣教。

2. 石膏的护理　保持石膏的清洁,防止粪尿污染。石膏未干透时,不覆盖,不可搬动。搬动患者时用手掌托起石膏而不能用手指,防止石膏上出现凹陷,形成压迫点。注意观察石膏边缘及骨突处皮肤,每日用手按摩石膏边缘,以促进血液循环,防止压疮的发生。密切观察患者患肢的感觉运动及末梢血运情况。抬高患肢,利于静脉血及淋巴液回流。

3. 术后并发症的观察

(1)骨筋膜室综合征:石膏固定后,由于包扎过紧或患肢肿胀,可造成骨筋膜室综合征,术后护士应密切观察石膏松紧度及患肢末梢血液循环情况。

(2)压迫性溃疡:如术后出现患肢的局部持续疼痛不适,或石膏局部有臭味及分泌物,需及时松解石膏进行检查。

## 一、诊疗过程中的临床护理

### (一)入院时

**1. 诊疗情况**

**入院后查体**：T:36.6℃，P:100 次/分，R:20 次/分，BP:98/48mmHg。患者 8 个月时注射疫苗后出现高热，不伴惊厥，经治疗后好转。5 年前患者开始走路，比同龄儿童晚 2~3 个月，家属发现跑步时脚尖轻微向内。2 年前患"脑膜炎"后足部症状加重伴跟骨外翻，到当地医院就诊，诊断为"扁平足（双）"，穿矫形鞋垫 1 年，效果不佳并有轻度加重，后又到另一医院就诊，以"扁平足"再次穿矫形鞋垫 1 年，效果不佳并有加重。跑步时脚尖向内，足跟向外加重。现以"扁平足（双）"收入院。患者近期精神好，食欲佳，无不良嗜好，大小便正常，生活部分自理。

**既往史**：否认心脏病、肝炎、结核等疾病史，否认外伤、手术及输血史，否认食物及药物过敏史。

**专科查体**：双足足弓塌陷，跟骨外翻，膝外翻畸形，左侧为著。双前足无固定畸形，内收外展正常，踝关节活动度：背伸左:15°，右:20°，固定跟骨背伸外翻，左:15°，右:20°。双足空心凹消失，背伸跚趾关节有轻微改善，提踵：足弓、跟骨外翻无改善，背伸受限。双侧胫后肌肌力 3 级。双足背侧皮肤感觉正常。双侧踝阵挛存在。腹壁、肱二头肌肌腱、膝腱反射正常，Hoffmann 征、Babinski 征未引出。

**辅助检查**：X 线示双扁平足。肌电图报告：双侧小腿肌神经源性受损。

**异常化验结果**：未发现。

**思维提示**

[1] 患者有受伤的危险：患者为儿童，天性活泼好动，且同病室患者较多，缺乏安全保护意识，须做好患者的安全护理。

[2] 患者足部畸形，有发生胼胝的危险，每日为患儿温水泡脚 3 次，每次 20 分钟，减少胼胝发生，保持足部清洁。

［3］患者出现焦虑:因不了解医院环境及害怕手术产生焦虑,须做好患者的心理护理。

［4］患者出现独立移动躯体障碍:与足畸形有关,患者不能独立完成日常生活活动,须协助患者,满足患者需要。

［5］患者步态不稳:须做好安全教育,消除安全隐患,防止患者跌倒,摔伤。

［6］患者家属对相关知识缺乏,须做好充分解释及术前宣教工作。

2. 护理评估　患者自我照顾生活常规活动的能力差,而且因识别危险的能力差,自身防护能力差,易发生坠床、跌倒等安全事故。患者主要以足部畸形导致的躯体活动障碍为主。患者及家属多次咨询术前注意事项及康复护理要点,希望能有更多的了解。

3. 护理思维与实施方案

无自我照顾生活常规活动及识别危险的能力

↓

无自理能力,易发生安全事故

(1)护理目标:照顾患者生活常规活动,在住院期间无意外事故发生。

(2)护理措施

• 照顾患者一切生活常规活动。

• 定时巡视,防止跌倒、坠床、烫伤,防止误吸误饮,严格执行陪住、探视制度。

足部畸形

↓

胼胝

(1)护理目标:术前清洁足部皮肤,软化角质。

(2)护理措施

• 每日为患者用温水泡脚3次,每次20分钟,保持足部清洁,为治疗作准备。

患者家属多次咨询术前注意事项、康复期护理要点

↓

知识缺乏

(1)护理目标:患者对治疗方案、预后、康复期护理要点了解。

(2)护理措施

• 向患者家属讲解手术前需要注意的事项。

• 发放宣传手册。

• 告知患者家属术后可能发生的情况,使患者家属提前作好心理准备。

• 告知患者按照护理级别,护士可以为患者做好护理。

• 为患者家属讲解术后康复锻炼的方法。

**(二)实施手术后**

1. 诊疗情况　手术当日,T:36.1～37.2℃,P:98～64 次/分,R:19～20

次/分,BP:80～105/42～68mmHg。患者在全麻下行"左足距下关节外固定,取胫骨板植骨,腓骨短肌延长,右足跟腱,腓骨短肌延长,胫后肌止点重建术",术毕返回病房,双下肢短腿石膏固定完好,足趾血运好,给予持续抬高患肢。告知患者家属麻醉恢复前去枕平卧,禁饮食,麻醉恢复后可坐起。术日晚患者主诉疼痛,难以入睡。术后第1天,T:37～37.8℃。患者一般情况好,双下肢肢端血运、活动好,伤口外敷料无渗血。鼓励患者练习肢端活动,继续抗感染输液治疗。

**思维提示**

[1]患者有发生术后伤口感染的危险。应密切注意患者石膏处渗血情况,注意体温变化。

[2]患者哭闹,主诉疼痛。与手术切口有关,仔细评估疼痛部位和性质,针对性采取止痛措施。

[3]患者麻醉恢复前需去枕平卧,患肢有石膏固定。这说明患者活动受限,可能出现自理能力的缺陷,加强病房巡视。

[4]患者出现睡眠型态紊乱:与术后疼痛及石膏固定的相对限制体位有关。应仔细评估,缓解疼痛,协助患者适当改变体位,促进舒适。

[5]患者术后卧床期间有发生皮肤完整性受损的危险。

[6]患者年龄小,自身安全意识差,有发生院内意外伤害的危险,应注意床档的使用及做好安全宣教。

[7]患者出现患肢肿胀:与手术和石膏固定有关。加强患肢血运、活动的观察,适当抬高患肢,促进血液回流,减轻肿胀。

2. 护理评估　患者麻醉恢复前需去枕平卧、禁饮食。患者双下肢短腿石膏固定,给予持续抬高。术日晚患者疼痛,难以入睡。

3. 护理思维与实施方案

患者麻醉恢复前需去枕平卧、禁饮食
↓
自理能力缺陷

(1)护理目标:满足患者基本生理需求。

(2)护理措施

· 麻醉恢复后,协助患者逐渐坐起并协助患者饮水进食,防止误吸误饮,呛咳引起的窒息。排气前不食牛奶、豆浆等产气食物。

· 为患者整理好床单位,盖好被褥。

患者术后需卧床
↓
躯体移动障碍,有
皮肤受损及坠床的危险

(1)护理目标:患者卧床期间不发生皮肤受损
(压疮)。
(2)护理措施
- 定时按摩皮肤受压部位。
- 协助患者定时翻身。
- 评估患者发生坠床的风险因素,依照坠床风险评估标准给予患者评分。
- 定时巡视患者,固定病床脚刹,加床档,合理安排陪护。
- 保持床铺平整、清洁、干燥、无皱褶、无渣屑。

患者疼痛哭闹,
难以入睡
↓
睡眠型态紊乱

(1)护理目标:患者疼痛缓解,安静入睡。
(2)护理措施
- 应用"疼痛评估量表"评估患者疼痛水平,给予转移注意力及减轻皮肤刺激等非药物干预。
- 提供舒适的环境。
- 巡视患者时注意做到"四轻"。
- 遵医嘱给予止痛药(曲马多、索米痛片等)。

患者患肢短腿
石膏固定
↓
躯体活动障碍

(1)护理目标:做好患者的石膏护理。
(2)护理措施
- 石膏未干透时,不搬动患者。石膏干硬后,搬动时用手掌平托,注意保护以防折断。
- 用温水将肢端石膏粉迹轻轻擦去。
- 定时巡视患者,并观察肢端皮肤颜色、温度、肿胀、感觉及活动情况。
- 保持石膏清洁,不被水、尿及粪便污染,如有污染要及时用清水擦去。

由于手术原因及
石膏固定
↓
肢体肿胀

(1)护理目标:减轻患者肢体肿胀。
(2)护理措施
- 利用气垫垫在小腿下使足跟部悬空。
- 患肢高于心脏,以利于静脉及淋巴液回流。

**(三)出院前**

1. 诊疗情况  出院前行 X 线片、血常规检查,护士给予患者家属出院指导。各项检查无异常后可出院。

**思 维 提 示**

[1]护士向患者家属讲解石膏护理方法,须在出院前使家属可自行进行
　　石膏护理。
[2]护士向患者及家属讲解康复期的护理知识。
[3]做好家属患者出院后安全宣教,防止意外发生。
[4]告知家属患者出院后功能锻炼计划和内容。
[5]告知家属患者出院后的注意事项。

2. 护理评估　做好出院时患者家属心理、知识水平及康复期的护理
宣教。

3. 护理思维与实施方案

患者家属对康复期
护理注意事项不了解
↓
知识缺乏

(1)护理目标:患者及家属出院前能复述康复期护理
　　注意事项。
(2)护理措施
　·向患者讲解康复期护理对疾病恢复的重要性。
　·告知患者家属康复期注意事项,主要包括以下
　　几点:
　1)手术后 6 周复查。
　2)休息 1 个月。
　3)不适随诊。
　·向患者家属发放出院指导宣传册。

## 二、护 理 评 价

患者从入院到出院,护理上给予了一系列的护理方案的实施。入院时为
患者提供生活护理及术前准备。手术后不仅满足了患者术后的基本生理需
求,对患者的睡眠、石膏等均进行了良好的护理,避免了术后伤口的感染,有
效避免了跌倒、坠床、压疮的发生。出院前,给予患者家属讲解系统的知识、
术后康复期的护理。在整个发病期,术后康复期护理尤为重要。

## 三、安 全 提 示

1. 有发生跌倒、坠床、烫伤的危险　护士应积极做好预防工作,了解患者
一般情况,包括年龄、神志、肌力等。评估患者发生跌倒、坠床的风险因素;定
时巡视患者,固定好病床脚刹、加床档、合理安排陪护。

2. 有皮肤受损的危险　患者术后需卧床,护士需了解患者皮肤营养状

况;定时协助患者翻身,并按摩皮肤受压部位;保持床铺平整、清洁、干燥、无皱褶、无渣屑。

# 四、经 验 分 享

1. 心理护理　患者入院后因为环境改变,并对医院感到陌生感到焦虑,会产生不安哭闹或拒绝治疗等反应,护士应主动关心爱护患者,根据不同的心理反应进行心理护理,使患者身心早日康复。

患者家属因多次就医,仍对疾病认识不足,存在一定的焦虑心理,护士要对家属心情表示理解,并进行健康宣教。

2. 石膏的护理　保持石膏的清洁,防止粪尿污染。石膏未干透时,不覆盖,不可搬动。搬动患者时用手掌托起石膏而不能用手指,防止在石膏上出现凹陷,形成压迫点。注意石膏边缘及骨突处皮肤,每日用手按摩石膏边缘,以促进血液循环,防止压疮的发生。密切观察患者患肢的感觉运动及末梢血运情况。抬高患肢,利于静脉血及淋巴液回流。

3. 术后并发症的观察

(1)骨筋膜室综合征:石膏固定后,由于包扎过紧或患肢肿胀,可造成骨筋膜室综合征,术后护士应密切观察石膏松紧度及患肢末梢血液循环情况。

(2)压迫性溃疡:如术后出现患肢的局部持续疼痛不适,或石膏局部有臭味及分泌物,需及时松解石膏进行检查。

(彭琳琳　宋佳)

## 病例 99 肌性斜颈患者的护理

患者,男性,8岁,患者父母代诉:发现头颈部歪斜6年半,诊断为先天性斜颈,术后5年再复发,门诊以"先天性肌性斜颈"收入院。

## 一、诊疗过程中的临床护理

### (一)入院时

#### 1. 诊疗情况

**入院后查体**:T:37℃,P:80次/分,R:20次/分,BP:100/64mmHg。患者自1岁半时家属发现其头颈部向右侧歪斜,发现后就诊于当地医院,诊断为先天性斜颈。3岁时在当地医院手术行胸锁乳突肌切断,术后颈托固定约2周后因不能耐受取下。后发现患者头颈部歪斜症状复发,并逐渐加重。2010年7月门诊诊断为"先天性肌性斜颈"。于2010年12月5日住院拟手术治疗。患者近期一般情况良好,无明显身体不适,饮食,大小便及睡眠正常。

**既往史**:否认心脏病、肝炎、结核等疾病。否认外伤及输血史,否认药物及食物过敏史。

**专科查体**:头颈部右倾15°畸形,下颌指向偏左侧,右侧胸锁乳突肌挛缩紧张,触及条索状肿块,外眦至嘴角距离:右侧6.5cm,左侧7cm,颈椎左倾受限,屈伸及旋转活动无受限。四肢感觉,肌力及血运正常。

**辅助检查**:X线示肌性斜颈,心电图为正常心电图,胸片示心肺膈未见明显异常。

**异常化验结果**:血小板计数$395\times10^9$/L($100\times10^9\sim300\times10^9$/L)。

### 思维提示

[1]患者出现焦虑:因年龄小、不习惯病房环境等因素,须与患者做好沟通,帮助患者尽快适应。

[2]患者家属出现知识缺乏:因为有第一次手术失败史,须向家属解释病情,安抚家属情绪。

[3]患者出现睡眠型态紊乱:与焦虑情绪及病房环境有关,适当安抚患者,消除陌生感,取得信任,同时提供安静舒适的病房环境,提高患者睡眠质量。

[4]患者有发生院内意外的危险:年龄小,自我安全意识差,应注意床档的使用,加强巡视,做好安全宣教。

[5]患者出现自理缺陷:与颈部畸形有关。协助患者做好日常生活活动,满足患者需要。

2. 护理评估 患者入院后不适应病房,出现哭闹现象,患者家属多次咨询术前注意事项及康复护理要点,希望能有更多的了解。

3. 护理思维与实施方案

患者年龄小,不适应环境,哭闹 → 不配合治疗

(1)护理目标:使患者熟悉病房,配合治疗。
(2)护理措施
  · 给予心理安慰。
  · 与患者沟通,消除其陌生感,可采取游戏、讲故事、唱歌等方式与患者培养感情。适时给予患者表扬与鼓励。

患者家属多次咨询术前注意事项、康复期护理要点 → 知识缺乏

(1)护理目标:患者家属对治疗方案、预后、康复期护理要点了解。
(2)护理措施
  · 向患者家属讲解手术前需要注意的事项。
  · 发放宣传手册。
  · 告知患者家属术后可能发生的情况,使患者家属提前作好心理准备。
  · 告知患者家属按护理级别,护士可以为患者做好护理。
  · 为患者家属讲解术后康复锻炼的方法。

**(二)实施手术后**

1. 诊疗情况 手术当日,T:36.6~37.5℃,P:96~110 次/分,R:22~28 次/分,BP:101~123/60~80mmHg。患者在全麻下行"右胸锁乳突肌松解术",术后返回病房,头颈部支具固定完好,伤口敷料清洁无渗血,患侧手指血运好,告知患者家属麻醉恢复前给予患者去枕平卧位,禁食水。麻醉恢复后可以饮水,如无呛咳可逐渐恢复饮食。术日晚患者主诉疼痛,难以入睡。术后第 1 天,主诉伤口疼痛,T:36.8~37.5℃。给予患者输液抗感染治疗,并指导及协助患者下床活动。

2. 护理评估 患者麻醉恢复前需去枕平卧、禁饮食。术日晚患者主诉疼痛,难以入睡。

## 思维提示

[1]患者麻醉恢复前需去枕平卧,麻醉恢复后可下床活动,指导患者下床活动,避免发生坠床、摔倒等情况发生。

[2]患者佩戴支具,防止皮肤出现压红、破溃等情况。

[3]患者哭闹,主诉疼痛。与手术切口有关,仔细评估疼痛部位和性质,针对性采取止痛措施。

[4]患者术后有支具外固定,活动受限,可能出现自理能力的缺陷,加强病房巡视。

[5]患者出现睡眠型态紊乱:与术后疼痛及支具固定的相对限制体位有关。应仔细评估,缓解疼痛,协助患者适当改变体位,促进舒适。

[6]患者年龄小,自身安全意识差,有发生院内意外的危险,应注意床档的使用及做好安全宣教。

### 3. 护理思维与实施方案

患者麻醉恢复前
需去枕平卧、禁饮食
↓
部分自理能力缺陷

(1)护理目标:满足患者基本生理需求。
(2)护理措施
- 麻醉恢复后,协助患者进水,如无呛咳,可逐渐恢复饮食,排气前不食牛奶、豆浆等产气食物。
- 定时巡视,协助患者进行床上大小便。
- 为患者整理好床单位,盖好被褥。

患者主诉疼痛,
难以入睡
↓
睡眠型态紊乱

(1)护理目标:患者主诉疼痛缓解,安静入睡。
(2)护理措施
- 给予心理安慰。
- 提供舒适的环境。
- 巡视患者时注意动作轻柔。
- 遵医嘱给予止痛药。

术后佩戴支具
下床活动
↓
有发生跌倒、
坠床的危险

(1)护理目标:患者在住院期间不发生跌倒、坠床。
(2)护理措施
- 掌握患者的基本情况:年龄、神志、肌力。
- 评估患者发生跌倒、坠床的风险因素,依照跌倒、坠床风险评估标准给予患者评分。
- 定时巡视患者,固定好病床脚刹、加床档、合理安排陪护。
- 保证病房地面干燥,灯光照明良好。
- 评估患者有无恶心、头晕、呕吐等反应。

术后佩戴支具
↓
有皮肤压疮的危险

(1)护理目标:患者在住院期间不发生皮肤压疮。

(2)护理措施

- 定时巡视患者,观察支具松紧度,患者皮肤有无压红。
- 如出现压红,通知医生,及时给予修整支具。

### (三)出院前

1. 诊疗情况　出院前行 X 线片复查,血常规检查,护士给予患者及家属出院指导。各项检查无异常后可出院。

**思维提示**

[1]护士向家属讲解支具的护理方法。

[2]护士向患者及家属讲解康复期的护理知识。

[3]做好家属患者出院后安全宣教,防止意外发生。

[4]告知家属患者出院后功能锻炼计划和内容。

[5]告知家属患者出院后的注意事项。

2. 护理评估　做好出院时患者及家属心理康复期的护理宣教。

3. 护理思维与实施方法

患者家属对康复期
护理注意事项不了解
↓
知识缺乏

(1)护理目标:患者及家属出院前能复述康复期护理注意事项。

(2)护理措施

- 向患者家属讲解康复期护理对疾病恢复的重要性。
- 告知患者康复期注意事项,主要包括以下几点:

1)佩戴支具 6 周后门诊复查。

2)不适随诊。

## 二、护 理 评 价

　　患者从入院到出院,护理上给予了一系列的护理方案的实施。入院时为患者做好心理护理。手术后不仅满足了患者术后的基本生理需求,对患者的生活、睡眠、伤口等均进行了良好的护理,避免了术后伤口的感染,有效避免了跌倒、坠床、压疮的发生。出院前,给予患者家属系统的知识以及术后康复期护理。

## 三、安 全 提 示

1. 有发生跌倒、坠床的危险　患者手术后有跌倒、坠床的危险；评估患者有无恶心、头晕、呕吐等反应，护士应积极做好预防工作，了解患者一般情况，包括年龄、神志、肌力等。评估患者发生跌倒、坠床的风险因素；定时巡视患者，固定好病床脚刹、加床档、合理安排陪护；保证病房地面干燥，灯光照明良好。

2. 有皮肤受损的危险　定时巡视患者，观察患者皮肤有无压红，如出现压红，通知医生，及时给予修整支具。

## 四、经 验 分 享

1. 告知患者家属佩戴支具的重要性，协助患者头置于矫正位，防止治疗无效。

2. 术后按时复查，坚持功能锻炼，保持患者坐位或平卧位，帮助患者头部向健侧侧屈，使健侧耳垂靠近肩部。缓缓转动头部，使下颌贴近患侧肩部。训练时注意手法轻柔，牵拉动作持续而稳定，切忌暴力。

3. 患者下地时注意保护患者，防止跌倒。

4. 定时观察患者皮肤，防止出现压疮。

（宋艳敬　侯燕）

# 病例100 臀肌筋膜挛缩症患者的护理

患者,女性,13岁,患者父母代诉:步态异常7年,加重2年,门诊以"臀肌膜挛缩症(双)"收入院。

## 一、诊疗过程中的临床护理

### (一)入院时

#### 1. 诊疗情况

**入院后查体**:T:36.5℃,P:80 次/分,R:20 次/分,BP:110/70mmHg。患者自3个月时发现先天性心脏病(室间隔缺损),易感冒,经常肌注青霉素,每次持续1周左右。6岁时发现患者行走时步态异常,随年龄增加,步态异常加重,无双下肢疼痛,能下蹲,能行走,但影响美观。现诊断为"臀肌筋膜挛缩症(双)"。于2010年11月26日住院拟手术治疗。患者近期无明显身体不适,饮食、睡眠及大小便正常。

**既往史**:有先心病史。否认心脏病、肝炎、结核等疾病。否认外伤及输血史,否认药物及食物过敏史。

**专科检查**:摇摆步态,站立双膝不能并拢,画圈征阳性。臀纹对称,臀肌挛缩。双侧臀部无红肿,无压痛。双侧臀部触及条索状肿块。股动脉搏动正常,Allis 征阴性,Trendelenburg 征双侧阴性,双下肢托马斯征阴性。双下肢等长,膝、踝关节活动无受限。

**辅助检查**:X线片示髋关节骨质正常。心电图:窦性心律不齐,不完全性右束支传导阻滞。超声心动提示:二尖瓣前叶脱垂伴反流(少量),三尖瓣反流(少量)。动态心电图示:窦性心律,心率:59～176 次/分,全天心率偏快,有时不齐,房性期前收缩1次/23 小时,完全性后束支传导阻滞。胸片示心脏肺动脉段饱满。心内科会诊结果:心功能一级,非手术禁忌。

**异常化验结果**:未发现。

**思维提示**

[1]患者出现焦虑:因住院及康复期间会耽误学校课程,须与患者做好沟通,帮助其尽快适应,鼓励患者在医院可以复习功课。

[2]患者家属出现焦虑:因为担心心脏病会影响手术,须与家属做好解释心内科会诊的结果。

[3]患者家属出现知识缺乏:关心术后如何康复,是否影响生活,须向家属解释病情。

[4]患者出现自理能力缺陷:行走时步态异常,下蹲困难。须协助患者进行日常生活活动,满足患者需要。

[5]患者有发生院内意外的危险:患者年龄小,安全意识差,步态不稳。须加强巡视,增加安全标志,做好安全宣教。

2. 护理评估　患者入院后会担心住院,康复期间耽误学校课程,患者家属多次咨询心脏病会不会影响这次手术,并询问术前注意事项及术后康复护理要点,想有更多的了解。

3. 护理思维与实施方案

患者担心学习成绩
↓
焦虑

(1)护理目标:使患者解除焦虑。

(2)护理措施
- 给予心理安慰。
- 与患者沟通,使其尽快适应,鼓励其在医院复习功课。
- 为患者提供好的学习环境。

患者家属多次询问心脏病会不会影响手术
↓
焦虑

(1)护理目标:使患者家属解除焦虑。

(2)护理措施
- 给予心理安慰,仔细听家属说出心中感受,耐心解释。
- 与家属沟通,解释心内科会诊结果。
- 通知主管医生向患者家属解释病情。

患者家属多次咨询术前注意事项、康复期护理要点
↓
知识缺乏

(1)护理目标:患者家属了解治疗方案、预后、康复期护理要点。

(2)护理措施
- 向患者家属讲解手术前需要注意的事项。
- 发放宣传手册。
- 告知患者家属术后可能发生的情况,使患者家属提前作好心理准备。
- 告知患者家属按护理级别,护士可以为患者做好护理。
- 为患者家属讲解术后髋关节内收康复锻炼的方法。

**(二)实施手术后**

1. **诊疗情况** 手术当日,T:36～36.9℃,P:90～134 次/分,R:22～28 次/分,BP:108～125/67～89mmHg。患者在全麻下行"髋外展肌挛缩松解术",术毕返回病房,双患肢伤口敷料包扎完好,清洁无渗血,双足趾血运好。告知患者家属麻醉恢复前给予患者去枕平卧位,禁食水。麻醉恢复后可以饮水,如无呛咳可逐渐恢复饮食。术日晚患者伤口敷料有 2cm×3cm 渗血,给予标记,继续观察。患者主诉疼痛,难以入睡。遵医嘱给予患者索米痛片半片口服后可稍缓解。术后第 1 天 T:37.5～37.7℃,P:96～124 次/分,R:20～27 次/分,BP:107～123/72～97mmHg。伤口敷料渗血未见扩大。主管医生给予患者换药一次。鼓励患者练习肢端活动,给予患者输液抗感染治疗。

**思维提示**

[1]患者患肢伤口敷料有 2cm×3cm 渗血,增加了感染的危险,应密切注意伤口敷料渗血情况,注意体温变化。

[2]患者麻醉恢复前给予患者去枕平卧位,麻醉恢复后也不能下地活动,卧床期间患者身体活动能力受到限制,不仅出现自理能力的缺陷,还有发生压疮的危险。

[3]患者主诉疼痛,与手术伤口有关。应仔细评估疼痛部位和性质,采取针对性措施缓解患者疼痛。

[4]患者出现睡眠型态紊乱:与术后疼痛及不适体位有关。应在减轻患者疼痛的同时,协助患者适当更换舒适体位,改善睡眠质量。

[5]患者卧床期间有发生皮肤完整性受损的危险,应保持床单位清洁,加强翻身。

2. **护理评估** 患者麻醉恢复前需去枕平卧位,恢复后需卧床。患者术日伤口敷料有 2cm×3cm 渗血。患者主诉疼痛,难以入睡。

3. **护理思维与实施方案**

患者麻醉恢复前需去枕平卧,术后床上功能锻炼

↓

部分自理能力缺陷

(1)护理目标:满足患者基本生理需求。

(2)护理措施

- 麻醉恢复后,协助患者进水,如无呛咳,则逐渐恢复饮食,排气前不食牛奶、豆浆等产气食物。
- 定时巡视:协助患者进行床上大小便。
- 为患者整理好床单位。

患者术后需卧床
↓
躯体移动障碍，
有皮肤受损的危险

（1）护理目标：患者卧床期间不发生皮肤受损（压疮）。
（2）护理措施
- 术前嘱患者家长准备一块 0.8m×1.5m 的浴巾，术后平铺垫在患者背部，禁止床上拖拉患者。
- 定期巡视，观察患者受压部位皮肤。
- 定时按摩皮肤受压部位。
- 保持床单位清洁干燥，无褶皱，无渣屑。

患者主诉疼痛，
难以入睡
↓
睡眠型态紊乱

（1）护理目标：患者主诉疼痛缓解，安静入睡。
（2）护理措施
- 给予心理安慰。
- 提供舒适的环境。
- 巡视患者时注意动作轻柔。
- 遵医嘱给予止痛药。

伤口敷料有 2cm×3cm 渗血
↓
有发生感染的危险

（1）护理目标：患者住院期间不发生伤口感染。
（2）护理措施
- 加强伤口护理，伤口渗液多时，随时更换敷料，保持敷料干燥。
- 观察和评估伤口情况，注意伤口有无红肿热痛等症状。
- 注意患者体温变化，嘱患者多饮水。
- 遵医嘱给予患者输液抗感染治疗。

**（三）出院前**

1. 诊疗情况 出院前行 X 线片复查，血常规检查，护士给予患者及家属出院指导。各项检查无异常后可出院。

**思维提示**

[1]护士向患者及家属讲解康复期护理知识。

[2]护士向患者及家属讲解患者出院后的注意事项。

[3]护士向家属进行患者出院后的安全宣教，防止意外发生。

[4]告知家属患者出院后的功能锻炼计划和内容。

2. 护理评估 做好出院时患者及家属心理及康复期的护理宣教。

3. 护理思维与实施方法

患者家属对康复期
护理注意事项不了解
↓
知识缺乏

（1）护理目标：患者及家属出院前能复述康复期护理注意事项。

（2）护理措施
- 对患者家属讲解康复期护理对疾病恢复的重要性。
- 告知患者康复期注意事项，主要包括以下几点：

1）全休 2 个月，术后 4 周门诊复查。

2）不适随诊。

## 二、护 理 评 价

患者从入院到出院，护理上给予了一系列的护理方案的实施。入院时为患者及家属做好心理护理。手术后不仅满足了患者术后的基本生理需求，对患者的生活、睡眠、伤口等均进行了良好的护理，避免了术后伤口的感染，有效避免了压疮的发生。出院前，给予患者家属系统的知识、术后康复期的护理。

## 三、安 全 提 示

有皮肤受损的危险：定时巡视患者，观察患者皮肤有无压红，定时对受压皮肤进行按摩。保持床单位清洁干燥，无褶皱，无渣屑。

## 四、经 验 分 享

1. 臀肌筋膜挛缩患者术后的功能锻炼要及时开展并长期坚持，护士在出院前要教会患者掌握每天练习方法及步骤，告知坚持功能锻炼的重要性。

2. 功能锻炼方法

（1）平卧位练习

1）置患者于仰卧位，一名护士站于患者右侧床旁保护患者，另一名护士将患者左侧患肢交叠于右侧患肢上，使左侧患肢处于内收位，保持 5～10 分钟。双下肢交替进行。

2）置患者于仰卧位，另一名护士站于床尾，将患者双脚并拢、屈曲，一名护士站于床头，扶起患者躯干，让患者头面胸尽量贴紧膝部，双手抱紧屈曲的下肢，使患者保持屈髋屈膝的位置 5～10 分钟。

（2）坐位练习：置患者坐于椅子之上，一名护士站于患者右侧，保持患者躯干挺直靠于椅背上，另一名护士将患者一侧患肢交叠于另一侧患肢之上，保持承重患肢的足跟部不能离开地面,保持 5～10 分钟。双下肢交替进行。

(3)蹲位练习:让患者站于床尾,双手握紧床档,一名护士站于患者背后,双手放于患者腋下保护和支撑,让患者双膝并拢,缓慢下蹲。下蹲过程中,保持双膝并拢,双足跟部不能离开地面,蹲下后,将胸部尽量贴近膝关节,双手抱紧双腿,保持屈髋屈膝位置 5～10 分钟。

(4)行走练习:在患者面前画一条直线,两名护士站于患者两侧保护患者,患者两足保持在直线上,俗称"走猫步"。

此功能锻炼要遵循循序渐进的原则,避免粗暴训练引起手术切口裂开和出血。

(宋艳敬　侯燕)

## 病例101 高肩胛患者的护理

患者,男性,7 岁 4 个月,患者父母代诉:发现右肩畸形伴活动受限 5 年,门诊以"先天性高肩胛(右)"收入院。

## 一、诊疗过程中的临床护理

### (一)入院时

#### 1. 诊疗情况

**入院后查体:**T:36℃,P:101 次/分,R:22 次/分,BP:100/56mmHg。患者家属于 5 年前发现患者右肩较左肩高,伴右上肢外展及上举受限,偶伴疼痛,曾在当地医院就诊,未行任何治疗。门诊以"先天性高肩胛症(右)"收入院。患者近期精神好,食欲佳,无不良嗜好,大小便正常,生活部分自理。

**既往史:**患者出生后不久其父母发现其左足趾屈曲畸形,伴左踝及左足活动受限,患者 1 岁学会走路即有轻度跛行,逐渐加重,后于 2 年前在当地医院以"跟腱挛缩症(左)"收入院,行"跟腱延长术",具体不详。否认心脏病、肝炎、结核等疾病病史,于 5 年前因腹股沟疝,行药物注射治疗,具体不详,否认药物及食物过敏史。

**专科查体:**右肩胛外形较左肩胛明显变小、抬高、外旋、纵径右侧 9.5cm,左侧 11.5cm,横径右侧 9.5cm,左侧 10cm,内上角距后正中线右侧 4cm,下角平肋弓右侧对第五,左侧对第七,可触及右肩胛骨喙突高于锁骨,右肩胛骨前凸,右肩背部肌萎缩。外展上举右侧 90°,左侧 170°;前屈上举右侧 120°,左侧 170°。左小腿肌萎缩,周径 18cm,右侧 21cm,左足跟后方有一长 6cm 纵行刀口愈合瘢痕,左足跖曲 20°、跟骨内翻 10°、前足内收 15°畸形,左足高弓仰趾畸形,内翻及内收畸形可以被动矫正,跖曲畸形可矫正至中立位 10°。左腓骨长短肌肌力 0 级,胫后肌肌力 0 级。左小腿及左足感觉减退。左膝腱反射及跟腱反射较右侧减弱。

**辅助检查:**X 线示右肩胛骨较左侧明显升高。左足跖屈 20°、跟骨内翻 10°、前足内收 15°畸形,左足高弓仰趾畸形。肌电图诊断:左小腿肌神经源性受损。双肩关节 CT 平扫+三维重建(140cm 以下):右侧肩胛骨高位畸形。

**异常化验结果:**未发现。

**思维提示**

[1]患者年龄偏小有坠床的危险:住院期间应有家属陪伴,防止坠床等危险意外的发生。

[2]患者出现睡眠型态紊乱:因生活环境的改变导致生活不习惯,夜间睡眠出现易醒,失眠,须做好睡眠的护理。

[3]患者主要为高肩胛:要考虑因疾病造成的患者自我形象紊乱,适时给予鼓励、安抚。

[4]患者高弓仰趾畸形,在行走时不易保持平衡,须做好安全的护理。

[5]患者出现自理能力缺陷:患者年龄小,生活部分自理,须协助患者进行日常生活活动,满足患者需要。

[6]患者家属对相关知识缺乏:家属对患者手术方案、护理措施不了解。须向家属进行解释和术前宣教。

2. 护理评估 患者主要为高肩胛、马蹄内翻足。因年龄偏小,住院期间要做好安全及心理的护理,防止坠床、滑倒及协助家属安抚患者,防止环境的改变造成的入睡困难。另外要考虑因疾病造成的患者自我形象紊乱。患者家属多次咨询术前注意事项及康复护理要点,希望能有更多的了解。

3. 护理思维与实施方案

患者年龄为7岁4个月,学龄期患者
↓
有坠床的危险

(1)护理目标:患者住院期间不发生坠床事故。
(2)护理措施
· 使用床栏给予保护。
· 使用相应的警示牌。
· 遵医嘱留家属陪护。

环境改变,生活规律改变
↓
睡眠型态紊乱

(1)护理目标:患者住院期间可以安静入睡。
(2)护理措施
· 给予心理安慰。
· 告知患者家属监督患者尽量减少白天睡眠时间。
· 巡视患者时注意做到"四轻"。

足内翻畸形,走路不稳,易摔倒
↓
有受伤的危险

(1)护理目标:患者住院期间无跌倒撞伤。
(2)护理措施
· 告知患者跌倒的危险,禁止患者下床。
· 整理病房,消除患者跌倒的隐患。
· 看护好患者,以免发生危险。

(1)护理目标:患者接受病情造成的形象不佳。

(2)护理措施

- 及时了解患者的思想情绪活动,通过谈心、聊天,有的放矢地进行思想工作和心理护理。
- 生活上多关心患者,帮助其解决实际困难,使患者的生活丰富多彩,分散精力,克服不良心理。

患者外观形象不佳
↓
自我形象紊乱

(1)护理目标:患者对治疗方案、预后、康复期护理要点了解。

(2)护理措施

- 向患者讲解手术前需要注意的事项。
- 发放宣传手册。
- 告知患者及家属术后可能发生的情况,使其提前作好心理准备。
- 告知患者按照护理级别,护士可以为患者做好护理。
- 为患者讲解术后康复锻炼的方法。

患者家属多次
咨询术前注意事项,
康复期护理要点
↓
知识缺乏

### (二)实施手术后

1. 诊疗情况  手术当日,T:36～36.6℃,P:84～102 次/分,R:16～20 次/分,BP:92～107/59～71mmHg。患者在全麻下行"右肩胛骨周围松解、冈上部分切除,肩胛下移成形术",术毕返回病房,伤口敷料包扎完好,清洁无渗血,患侧肢端血运、活动好,告知患者家属监督患者麻醉恢复前去枕平卧,禁饮食,并抬高患肢于心脏水平以减少静脉回流防止患肢肿胀,麻醉恢复后可床上坐起,术后 24～48 小时在护理人员的帮助下可下地行走,并鼓励练习肢端活动。手术日晚患者主诉伤口疼痛,间断入睡。术后第 1 天,T:37～37.7℃患者主诉伤口疼痛,患肢肢端血运及活动均好,患肢伤口敷料未见渗血,术后第 1 天护士鼓励患者主动或被动练习肢端活动,并协助患者抬高患肢,遵医嘱给予输液抗感染治疗,密切观察病情变化,向家属讲解协助患者活动手指的方法。

**思维提示**

[1]有伤口感染的危险:与手术切口及术式有关,注意体温变化。

[2]患者麻醉恢复前需去枕平卧,麻醉恢复后可坐起,术后 24～48 小时下地活动,卧床期间患者处于独立移动躯体的能力受到限制的状态。有出现自理能力的缺陷的危险。

[3]有周围神经血管功能障碍和意外损伤的危险；与术式有关，须加强巡视和观察。

[4]患者主诉疼痛，与手术切口有关，须仔细评估，采取针对性措施减轻疼痛。

[5]患者出现睡眠型态紊乱；与术后疼痛有关，除缓解疼痛外，抚触和放松治疗也能提高患者睡眠质量。

[6]患者卧床期间有发生皮肤完整性受损的危险，应适时为患者调整舒适卧位，防止压疮发生。

2. 护理评估　患者麻醉恢复前需去枕平卧、禁饮食；术日晚患者主诉疼痛，难以入眠；术后患肢手指肿胀，术后 24～48 小时需卧床。

3. 护理思维与实施方案

患者麻醉恢复前需去枕平卧、禁饮食
↓
部分自理能力缺陷

(1)护理目标：满足患者基本生理需求。

(2)护理措施
- 麻醉恢复后，协助患者进水，如无呛咳，可逐渐恢复饮食，排气前不食牛奶、豆浆等产气食物。
- 定时巡视，协助患者进行床上大小便。
- 为患者整理好床单位，盖好被褥。

由于术式的原因，有可能损伤神经血管
↓
潜在并发症

(1)护理目标：患者无周围神经血管功能障碍。

(2)护理措施
- 密切观察患肢手指血运、活动。
- 下床活动、坐或走时，上肢用三角巾悬吊。

患肢肿胀（有石膏固定）
↓
潜在并发症：骨筋膜室综合征

(1)护理目标：患者不发生前臂 Volkman 缺血挛缩。

(2)护理措施
- 密切观察肢端血液循环及手指活动情况，抬高患肢，观察肢体肿胀情况，有无桡动脉搏动，手指颜色，如有发生苍白发凉或主诉有麻木、手指背伸剧痛，应立即通知医生调节松紧度，肿胀一般在伤后 3～4 天达到高峰。
- 护士鼓励患者主动或被动练习肢端活动，松拳、握拳。
- 平卧位时患肢抬高于心脏水平。
- 指导患者行患肢屈指、握拳及伸屈腕、肘关节活动。

患者术后 24～48 小时
需卧床休息
↓
有皮肤受损的危险

(1)护理目标：患者卧床期间不发生皮肤受损（压疮）。
(2)护理措施
- 定时按摩皮肤受压部位，帮助患者勤翻身及擦背，观察皮肤情况。
- 保持床铺平整、清洁、干燥、无皱褶、无渣屑。

患者主诉疼痛，
难以入睡
↓
睡眠型态紊乱

(1)护理目标：患者主诉疼痛缓解，安静入睡。
(2)护理措施
- 给予心理安慰。
- 提供舒适的环境。
- 巡视患者时注意做到"四轻"。
- 遵医嘱给予止痛药。
- 抬高患肢，减轻肿胀，减轻疼痛。
- 运用放松技术，转移注意力（听听音乐、看看书，与好朋友、父母说话等）。
- 改变体位，患肢放置舒适功能位，但要符合疾病的要求。
- 下地行走时佩戴前臂吊带，防止伤口牵拉痛。

手术切口及术式
↓
有发生感染的危险

(1)护理目标：患者住院期间不发生伤口感染。
(2)护理措施
- 加强伤口护理，伤口渗液多时，随时更换敷料，保持敷料干燥。
- 观察和评估伤口情况，注意伤口有无红肿热痛等症状。
- 换药时要无菌操作。

术后 24～48 小时
下床活动
↓
有发生跌倒、
坠床的危险

(1)护理目标：患者在住院期间不发生跌倒、坠床。
(2)护理措施
- 评估患者发生跌倒、坠床的风险因素，依照跌倒、坠床风险评估标准给予患者评分。
- 定时巡视患者，固定好病床脚刹，加床档，合理安排陪护。
- 嘱患者穿防滑鞋，保证病房地面干燥，灯光照明良好、病房设施摆放合理。

**(三)出院前**

1. 诊疗情况　出院前行"双肩关节正侧位"、血常规检查及伤口换药。护士给予患者及家属出院指导。各项检查无异常后可带药出院。

**思 维 提 示**

[1]护士向患者及家属讲解康复期护理的方法。

[2]护士向患者及家属讲解康复期注意事项。

[3]告知家属患者出院后的功能锻炼内容和计划。

[4]向家属进行患者出院后的安全宣教,防止意外发生。

2. 护理评估　做好出院时患者心理、药物知识水平及康复期的护理宣教。

3. 护理思维与实施方案

患者及家属对康复期护理注意事项不了解

↓

知识缺乏

(1)护理目标:患者及家属出院前能复述康复期护理注意事项。

(2)护理措施

· 向患者讲解康复期护理对疾病恢复的重要性。

· 告知患者康复期注意事项,主要包括以下几点:

1)术后14天后可洗澡,注意保持伤口的清洁、干燥。

2)遵医嘱进行肢端锻炼,术后4周门诊复查。

3)不适随诊。

· 向患者发放出院指导宣传册。

# 二、护 理 评 价

患者从入院到出院,护理上给予了一系列的护理方案的实施。入院时为患者做好安全的护理,手术后不仅满足了患者术后的基本生理需求,对患者的睡眠、伤口等均进行了良好的护理,避免了术后伤口的感染,有效避免了跌倒、坠床、压疮的发生。出院前,给予患者系统的知识、术后康复期的护理。在整个发病期,术后康复期护理尤为重要。

# 三、安 全 提 示

1. 有发生跌倒、坠床的危险　患者手术后翻身有坠床的危险;24～48小时下床活动时有发生跌倒的危险。护士应积极做好预防工作,了解患者一般情况,包括年龄、神志、麻醉恢复等。评估患者发生跌倒、坠床的风险因素;定时巡视患者,固定好病床脚刹、加床档、合理安排陪护;嘱患者穿防滑鞋,保证病房地面干燥,灯光照明良好、病房设施摆放合理。

2. 有皮肤受损的危险 患者术后 24～48 小时内卧床,护士需了解患者皮肤营养状况;定时协助患者翻身,并按摩皮肤受压部位;保持床铺平整、清洁、干燥、无皱褶、无渣屑。

3. 药物副作用的观察 患者住院期间需使用抗感染药物、止痛药物等,护士须注意观察药物副作用。

# 四、经 验 分 享

1. 心理护理 因患者术前右肩较左肩高,伴右上肢外展及上举受限,偶伴疼痛,患者左足趾屈曲畸形,伴左踝及左足活动受限,走路即有轻度跛行,术后也需要一定的时间适应患肢的改变及继续适应未行手术侧足畸形带来的自我形象紊乱。护士可告诉患者及家属手术实施后疼痛可能还要持续一段时间,使患者及家属对疾病的康复抱有积极乐观的态度。另外,患者因年偏小以致在生理上及心理上都具有的特殊性,护士不仅要做好家属在患者住院期间的安全宣教,入院指导,并安抚患者,避免院内特殊环境对患者造成的不利影响,谨防延误手术治疗,护士还要做好患者出院后的安全宣教及针对专科的出院宣教。

2. 术后并发症的观察

(1)血管和神经的损伤:术后 24 小时内观察伤口敷料有无出血,麻醉恢复时间后观察患肢手指血运及手指活动;术后随时观察患肢肢端有无苍白麻木,背伸剧痛及肢端皮温低的情况,护士鼓励患者主动或被动活动患肢,平卧时患肢高于心脏水平。

(2)有发生感染的危险:观察并评估伤口有无红肿热痛的情况,监测血常规及体温。

3. 患肢功能锻炼

(1)康复期的功能训练

1)外固定期的功能训练,术后早期(1～14 天),功能锻炼能防止关节粘连、僵直及预防肌肉萎缩等并发症。术后第 1 天就可以进行功能锻炼。术后麻醉作用消失后即行患肢的被动按摩,按摩时由上至下按摩三角肌、肱三头肌及前臂肌群,每日 2～3 次,每次 30 分钟,此法对转移患者的注意力、减轻疼痛也有一定效果;在切口疼痛缓解情况下,指导患者行患肢屈指、握拳及伸屈腕、肘关节的活动,每日 3～4 次,每次 5～10 分钟,可以预防关节粘连,促进患肢血液循环,减轻肿胀。

2)外固定拆除后的功能训练,手术 14 天后,拆除 U 形石膏托,开始进行功能锻炼,主要进行肩关节前后左右的往复摆动运动,每日 3～4 次,每次 5～10 分钟,每分钟 15～20 下,并逐日增加运动的次数和摆幅。可以增加肩关节的活动度、松粘连,为后期康复打下良好的基础。

(2)恢复期的功能训练:术后 4～5 周开始训练,目的为预防软组织挛缩、关节粘连、创伤性关节炎等的发生,缩短康复时间,提高患者的生活质量。

1)卧位旋臂操练法:患者仰卧,肘部紧贴身旁,手掌向上,前臂逐渐向外,直至手背触及床缘,重复数次。

2)爬墙运动:面墙而立,患肢的示、中指在墙上爬动,后做环旋运动,使患肢上抬,待不能再往上爬时,做好标记,保持于该位置至疲劳为止,每日 3 次,每次重复 5 遍。

3)立位操练:患者站立,弯腰后患肢自然下垂,先做前后甩动,后做环旋运动,活动由小到大,每天操练 3 次,每次至少 5 分钟。

4)自由活动:最初可做一些小游戏,如玩滚球、投圈等。

**(王楠　孙蕾)**

## 病例102 肘内翻患者的护理

患者,女性,7岁,患者父母代诉:摔倒致左肘畸形3年,门诊以"肘内翻(左)"收入院。

### 一、诊疗过程中的临床护理

#### (一)入院时

#### 1. 诊疗情况

**入院后查体**:T:36.5℃,P:98 次/分,R:19 次/分,BP:101/65mmHg。患者3年前从自行车上摔下,致左肘疼痛、肿胀、活动受限。在外院治疗,诊断为"肱骨髁上骨折(左)",给予切开复位克氏针内固定术治疗,术后患者出现左肘内翻畸形,为进一步治疗转院而来,门诊以"肘内翻(左)"收入院。患者精神、食欲好,无不良嗜好,大小便正常,生活部分自理。

**既往史**:否认心脏病、肝炎、结核等病史,否认手术及输血史,否认药物及食物过敏史。

**专科查体**:左肘内翻畸形,左肘外侧见手术切口瘢痕,无压痛,未触及骨擦音及反常活动。左肘关节伸 0°,屈 120°,旋转活动正常,左桡动脉搏动好。手指感觉正常,活动自如。无被动牵拉痛。

**辅助检查**:X线示左肱骨髁上骨折,畸形愈合。

**异常化验结果**:未发现。

**思维提示**

[1]患者年龄偏小,有坠床的危险:住院期间应有家属陪伴,防止坠床等意外的发生。

[2]患者出现睡眠型态紊乱:因生活环境的改变导致生活不习惯,夜间睡眠出现失眠、易醒,需做好睡眠的护理。

[3]患者主要为肘内翻,要考虑因疾病造成的自我形象紊乱,适时给予鼓励、安抚。

[4]患者有自理能力缺陷的危险:与肘部畸形有关,须协助患者进行日常生活活动,满足患者需要。

[5]患者家属对相关知识缺乏,须进行必要解释和术前宣教。

**2. 护理评估** 患者因年龄偏小,住院期间要做好安全及心理的护理,防止坠床及协助家属女扰患者,防止环境的改变造成的失眠。另外要考虑因疾病造成的患者自我形象紊乱。患者家属多次咨询术前注意事项及康复护理要点,希望能有更多的了解。

**3. 护理思维与实施方案**

患者年龄小,
缺乏安全保护意识
↓
有坠床的危险

   (1)护理目标:患者住院期间不发生坠床事故。
   (2)护理措施
     • 使用床栏给予保护。
     • 使用相应的警示牌。
     • 遵医嘱留家属陪住。

环境改变,
生活规律改变
↓
睡眠型态紊乱

   (1)护理目标:患者住院期间可以安静入睡。
   (2)护理措施
     • 给予心理安慰。
     • 告知患者家属监督患者尽量减少白天睡眠时间。
     • 巡视患者时注意做到"四轻"。

患者外观形象不佳
↓
自我形象紊乱

   (1)护理目标:患者病情造成的形象不佳。
   (2)护理措施
     • 及时了解患者的思想情绪活动,通过谈心、聊天,有的放矢地进行思想工作和心理护理。
     • 生活上多关心患者,帮助其解决实际困难,使患者的生活丰富多彩,分散精力,克服不良心理。

患者家属多次
咨询术前注意事项
康复期护理要点
↓
知识缺乏

   (1)护理目标:患者家属对治疗方案、预后、康复期护理要点了解,能大概叙述。
   (2)护理措施
     • 讲解术前注意事项。
     • 发放宣传手册。
     • 告知患者家属术后可能发生的情况,使患者家属提前作好心理准备。
     • 告知患者家属按护理级别,护士可以为患者做好护理。

**(二)实施手术后**

**1. 诊疗情况** 手术当日,T:36～36.8℃,P:95～110 次/分,R:18～29次/分,BP:89～101/56～67mmHg。患者在全麻下行"左肱骨髁上楔形截骨,克氏针张力带固定术",术毕返回病房,患肢有屈肘石膏外固定,手指血运、活动好,告知患者家属监督患者麻醉恢复前去枕平卧、禁饮食,并抬高患肢于心脏水平以减少静脉回流,麻醉恢复后可床上坐起,术后 24～48 小时在护理人员的帮助下可下地行走,并鼓励练习肢端活动。术日晚患者主诉伤口疼痛,间断入睡。术后第 1 天:T:36.8～37.5℃。患者主诉伤口疼痛,患肢肢端血运及活动均好,手指稍肿胀,患肢伤口敷料及石膏未见渗血,术后第 1 天护士鼓励患者主动或被动练习肢端活动,并协助患者抬高患肢,遵医嘱给予输液抗感染治疗,密切观察病情变化,向家属讲解协助患者活动手指的方法。

**思 维 提 示**

[1]有伤口感染的危险:与手术切口及术式有关,注意体温变化。

[2]患者主诉疼痛,难以入睡:与手术切口有关。

[3]患者麻醉恢复前需去枕平卧,麻醉恢复后可坐起,术后 24～48 小时下地活动;卧床期间患者处于独立移动躯体的能力受到限制的状态。不仅出现自理能力的缺陷,还面临着发生压疮的危险。

[4]有周围神经血管功能障碍和意外损伤的危险:与术式有关。

2. 护理评估　患者麻醉恢复前需去枕平卧、禁饮食;术日晚患者主诉疼痛,难以入眠;术后患肢手指肿胀。

3. 护理思维与实施方案

患者麻醉恢复前需去枕平卧,术后床上功能锻炼
↓
部分自理能力缺陷

(1)护理目标:满足患者基本生理需求。

(2)护理措施

- 麻醉恢复后,协助患者进水,如无呛咳,则逐渐恢复饮食,排气前不食牛奶、豆浆等产气食物。
- 定时巡视;协助患者进行床上大小便。
- 为患者整理好床单位。

由于术式的原因,有可能损伤神经血管
↓
潜在并发症

(1)护理目标:患者无周围神经血管功能障碍。

(2)护理措施

- 密切观察患肢手指血运、活动。
- 石膏的护理:
1)石膏干前:适当支托;防止折断、变形;勿覆盖被褥;保护石膏。
2)石膏干后:清洁石膏时防止被污物污染,换药时防止脓液流入石膏管内;注意石膏内出血,血迹边缘标记,注明时间;注意有无臭味,防止压疮的发生;下床活动、坐或走时上肢用三角巾悬吊。

患肢肿胀

↓

潜在并发症：
骨筋膜室综合征

(1)护理目标：患者未发生前臂 Volkman 缺血挛缩。

(2)护理措施

- 密切观察肢端血液循环及手指活动情况,抬高患肢,观察肢体肿胀情况,有无桡动脉搏动,手指颜色,如有发生苍白发凉或主诉有麻木、手指背伸剧痛,应立即通知医生调节松紧度,肿胀一般在伤后 3～4 天达到高峰。
- 护士鼓励患者主动或被动练习肢端活动,松拳握拳。
- 平卧位时患肢抬高于心脏水平。
- 指导患者行患肢屈指、握拳及伸屈腕、肘关节活动。

患肢屈肘石膏固定

↓

潜在并发症：
有发生压疮的危险

(1)护理目标：患者在住院期间不发生压疮。

(2)护理措施

- 随时观察并调节石膏松紧度。
- 观察患者时注意有无臭味。
- 观察石膏边缘处有无压红、压疮。

患者术后 24～48 小时
需卧床休息

↓

有皮肤受损的危险

(1)护理目标：患者卧床期间不发生皮肤受损（压疮）。

(2)护理措施

- 定时按摩皮肤受压部位,帮助患者勤翻身及擦背,观察皮肤情况。
- 保持床铺平整、清洁、干燥、无皱褶、无渣屑。

患者主诉疼痛,
难以入睡

↓

睡眠型态紊乱

(1)护理目标：患者主诉疼痛缓解,安静入睡。

(2)护理措施

- 给予心理安慰。
- 提供舒适的环境。
- 巡视患者时注意做到"四轻"。
- 遵医嘱给予止痛药。
- 抬高患肢,减轻肿胀,减轻疼痛。
- 运用放松技术,转移注意力(听听音乐,看看书,与好朋友、父母说话等)。
- 改变体位,患肢放置舒适功能位但要符合疾病的要求。

手术切口及术式
（有截骨）
↓
有发生感染的危险

(1)护理目标:患者住院期间不发生伤口感染。

(2)护理措施

- 加强伤口护理,伤口渗液多时,随时更换敷料,保持敷料干燥。
- 观察和评估伤口情况,注意伤口有无红肿热痛等症状。
- 换药时要无菌操作。

术后 24～48 小时
佩戴三角巾下床活动
↓
有发生跌倒、
坠床的危险

(1)护理目标:患者在住院期间不发生跌倒、坠床。

(2)护理措施

- 评估患者发生跌倒、坠床的风险因素,依照跌倒、坠床风险评估标准给予患者评分。
- 定时巡视患者,固定好病床脚刹、加床档、合理安排陪护。
- 嘱患者穿防滑鞋,保证病房地面干燥,灯光照明良好、病房设施摆放合理。

**(三)出院前**

1. 诊疗情况　出院前行"左肘关节正侧位",血常规检查,护士给予患者及家属出院指导。各项检查无异常后可带药出院。

**思维提示**

[1]护士向患者及家属讲解康复期护理的方法。

[2]护士向患者及家属讲解出院后注意事项。

[3]告知家属患者出院后石膏护理方法。

[4]告知家属患者出院后功能锻炼计划和内容。

[5]护士向患者及家属进行出院后的安全宣教,防止意外发生。

2. 护理评估　做好出院时患者心理、药物知识水平及康复期的护理宣教。

3. 护理思维与实施方案

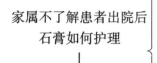

家属不了解患者出院后
石膏如何护理
↓
知识缺乏

(1)护理目标:家属出院前能正确复述如何护理石膏。

(2)护理措施

· 向患者家属讲解石膏护理对疾病恢复的重要性。

· 告知患者康复期注意事项,主要包括以下几点:

1)保持石膏清洁。

2)向患者解释石膏固定的必要性。

3)观察患肢肢端血液循环及手指的活动。

4)注意观察石膏边缘处,预防压疮。

患者及家属对康复期
护理注意事项不了解
↓
知识缺乏

(1)护理目标:家属出院前能复述康复期间护理注意事项。

(2)护理措施

· 向患者讲解康复期护理对疾病恢复的重要性。

· 告知患者康复期注意事项,主要包括以下几点:

1)石膏固定4～6周。

2)4周门诊复查。

3)主动或被动松握拳。

· 不适随诊。

· 向患者发放出院指导宣传册。

## 二、护 理 评 价

患者从入院到出院,护理上给予了一系列的护理方案的实施。入院时为患者做好睡眠型态紊乱的护理,手术后不仅满足了患者术后的基本生理需求,对患者的睡眠、伤口等均进行了良好的护理,避免了术后伤口的感染,有效避免了跌倒、坠床、压疮的发生。出院前,给予患者系统的知识、术后康复期的护理。在整个发病期,术后康复期护理尤为重要。

## 三、安 全 提 示

1. 有发生跌倒、坠床的危险 患者手术后翻身有坠床的危险;术后24～48小时下床活动时有发生跌倒的危险。护士应积极做好预防工作,了解患者一般情况,包括年龄、神志、麻醉恢复等。评估患者发生跌倒、坠床的风险因素;定时巡视患者,固定好病床脚刹、加床档、合理安排陪护;嘱患者穿防滑鞋,保证病房地面干燥,灯光照明良好、病房设施摆放合理。

2. 有皮肤受损的危险　患者术后 24～48 小时内卧床,护士需了解患者皮肤营养状况;定时协助患者翻身,并按摩皮肤受压部位;保持床铺平整、清洁、干燥、无皱褶、无渣屑。

3. 药物副作用的观察　患者住院期间需使用抗感染药物、止痛药物等,护士须注意观察药物副作用。

## 四、经 验 分 享

1. 心理护理　因患者术后需要一定的时间适应患肢的改变及术后疼痛。护士可告诉患者及家属手术实施后疼痛可能还要持续一段时间,使患者及家属对疾病的康复抱有积极乐观的态度。另外,患者因年偏小以致在生理上及心理上都具有的特殊性,护士不仅要做好家属在患者住院期间的安全宣教,入院指导,安抚患者避免院内特殊的环境对患者造成的不利影响,谨防延误手术治疗,护士还要做好患者出院后的安全宣教及针对专科的出院宣教。

2. 术后并发症的观察

(1)血管和神经的损伤:术后 24 小时内观察伤口石膏有无渗血,麻醉恢复时间后观察患肢手指血运及手指活动;术后随时观察患肢肢端有无苍白麻木背伸剧痛及肢端皮温低等情况,护士鼓励患者主动或被动活动患肢,平卧时患肢高于心脏水平。

(2)有发生感染的危险:观察并评估伤口有无红肿热痛的情况,监测血常规及体温。

(3)骨筋膜室综合征:随时观察肢端血液循环及手指的活动情况,抬高患肢观察肢体肿胀情况,有无桡动脉搏动,手指颜色,如有发生苍白发凉或主诉有麻木手指背伸剧痛应立即通知医护人员,说明石膏过紧现象,肿胀一般在伤后 3～4 天达到高峰,要及时调节石膏松紧度;护士鼓励患者主动或被动练习肢端活动,松拳握拳;平卧位时患肢抬高于心脏水平。

(王楠　孙蕾)

## 病例103 肱骨髁上骨折患者的护理

患者,男性,9岁,患者父母代诉:摔伤致左肘关节疼痛、肿胀、活动受限 5 小时,急诊以"肱骨髁上骨折(左)"收入院。

# 一、诊疗过程中的护理

## (一)入院时

### 1. 诊疗情况

**入院后查体**:T:36.5℃,P:80 次/分,R:20 次/分,BP:107/62mmHg。患者于就诊前 5 小时玩耍时摔倒致左肘关节疼痛、肿胀、活动受限。急诊拍片后,以"肱骨髁上骨折(左)"收入院。患者伤后无昏迷、头痛、腹痛等症状,大小便正常。

**既往史**:否认心脏病、肝炎、结核等疾病史,否认手术及输血史,否认药物及食物过敏史。

**专科查体**:左肘疼痛、畸形,左肱骨远端压痛明显,骨擦感及反常活动存在。左肘活动因疼痛而受限,左桡动脉搏动好,手指感觉正常,活动弱,无被动牵拉痛。

**辅助检查**:X线示肱骨髁上可见明显骨折线,骨皮质不连,骨折远端向尺侧移位。

**异常化验结果**:未发现。

**思维提示**

[1]患者出现疼痛:疼痛部位为左臂,须做好患者疼痛的护理。

[2]患者出现睡眠型态紊乱:因疼痛出现失眠、易醒,须做好患者的睡眠护理。

[3]患者出现焦虑情绪:与疼痛、不熟悉病房环境、害怕手术有关。须耐心倾听患者主诉,加强沟通,取得信任,尽可能消除焦虑相关因素。

[4]患者患肢肿胀,肢体活动受限,须协助患者进行日常生活活动,满足患者需要。

[5]患者家属对相关知识缺乏,须做好必要解释和术前宣教。

**2. 护理评估** 患者左肘肿胀、疼痛、活动受限。患者因疼痛出现失眠、易醒。患者家属希望更多地了解术前注意事项。

3. 护理思维与实施方案

(1)护理目标:患者及家属能接受手术事实并主动配合术前术后治疗及护理。

(2)护理措施

环境陌生,
对疾病不了解
↓
焦虑

- 主动介绍病房环境,并介绍同病室患者与其认识。
- 了解患者及家属的心理状态,与其多交谈,鼓励其正视疾病,保持积极乐观情绪。
- 耐心听取患者的倾诉,理解、同情患者的感受,并共同分析焦虑产生的原因,尽可能消除其相关因素。
- 积极、正确对待患者及家属提出的疑问。
- 讲解疾病及手术的相关知识。
- 嘱家属不要让焦虑的情绪影响患者,帮助其树立战胜疾病的信心。

患者家属多次
询问术前注意事项
↓
知识缺乏

(1)护理目标:患者及家属了解术前相关注意事项。

(2)护理措施

- 介绍疾病基本知识,将手术重要性、预后效果及一些注意事项向患者及家属解释清楚。
- 告知患者及家属术后可能发生的情况,作好心理准备。
- 向患者及家属讲解术前各项准备工作及必要性。
- 训练患者床上大小便。
- 保护患者安全,减少活动,防止院内发生意外。

术后患肢肿胀、疼痛
↓
睡眠型态紊乱

(1)护理目标:患者可安静入睡。

(2)护理措施

- 给予心理安慰并告知充足的睡眠对手术的重要性。
- 告知患者尽量减少白天睡眠时间。
- 夜间巡视病房时注意做到"四轻"。
- 必要时遵医嘱给予止痛药物缓解疼痛。

**(二)实施手术后**

1. 诊疗情况　手术当日,T:36.5～37℃,P:86～95 次/分,R:18～20 次/

分,BP:92~108/62~75mmHg。患者在全麻下行"左肱骨髁上骨折闭合复位克氏针内固定术",术毕返回病房,患肢屈肘石膏固定完好,手指血运好,给予抬高患肢。告知患者麻醉未完全清醒前需去枕平卧,禁食水。术日晚患者主诉疼痛,难以入眠。术后第1天,T:37.4℃,P:96次/分,R:20次/分,BP:101/68mmHg。护士协助患者进行功能锻炼,并向家属讲解术后功能锻炼方法。

**思维提示**

[1]患者出现压疮的危险:与术后有屈肘石膏固定有关,协助患者做好皮肤的防护及石膏护理。

[2]患者出现舒适及睡眠型态紊乱:与术后疼痛有关,保持舒适体位,排除各种引起疼痛的因素,促进舒适,改善患者睡眠。

[3]患者患肢肿胀,与受伤骨折畸形有关,适当抬高患肢,促进血液回流。

[4]患者有发生骨筋膜室综合征等术后并发症的危险:与患肢肿胀及石膏固定有关。须检查石膏松紧度,加强巡视,注意观察患肢血运和活动。

[5]患者出现自理能力缺陷:与术后患肢石膏固定制动,活动受限有关,须协助患者进行生活护理,满足患者基本生活需要。

2. 护理评估　患者术后伤口疼痛,造成睡眠型态的紊乱及舒适的改变。
3. 护理思维与实施方案

(1)护理目标:
・患者疼痛刺激因素被消除或减弱。
・患者痛感消失或减弱。

(2)护理措施
・观察记录疼痛性质、部位、起始和持续时间、发作规律、伴随症状及诱发因素。
・减轻或消除疼痛刺激,维持良好的姿势与体位,帮助患者保持身体舒适,去除刺激物,创造条件使患者有足够的休息和睡眠。
・减轻疼痛:心理护理,关心患者,与患者聊天,听舒缓的音乐以分散注意力。
・必要时遵医嘱给予止痛剂,注意观察药效及不良反应。

手术伤口
↓
疼痛

手术切口疼痛,
患者精神过度紧张
↓
舒适的改变

(1)护理目标:患者主诉疼痛减轻或消失,舒适感增加。
(2)护理措施
  • 减少不必要的刺激,尽可能消除引起疼痛的因素。
  • 在允许的情况下,改变体位并保持健康部位处于舒适的状态,注意肢体保持功能位。
  • 避免棉被直接压迫患肢引起疼痛。
  • 提供一些转移注意力的活动,如看电视、读小说、听音乐,耐心倾听患者对疼痛的反应。

患者主诉疼痛,
难以入睡
↓
睡眠型态紊乱

(1)护理目标:患者得到充足睡眠,表现为睡眠后精力充沛,精神饱满。
(2)护理措施
  • 积极配合医生处理引起睡眠紊乱的客观因素(疼痛等),减轻由疾病引起的不适。
  • 指导患者促进睡眠:
  1)保持舒适体位。
  2)睡前避免过多饮水。
  3)与患者聊天或让其听舒缓音乐。
  • 创造有利于患者睡眠的环境:
  1)保持室温舒适,盖被厚薄适宜。
  2)避免大声喧哗,保持睡眠环境安静。
  3)关好门窗,拉上窗帘,夜间使用夜灯。
  • 尽量满足患者睡眠习惯和方法。
  • 有计划安排好护理工作,尽量减少对患者睡眠的干扰。
  • 尽可能消除引起焦虑的因素。
  • 必要时遵医嘱给予止疼药,并观察疗效及不良反应。

患者术后
有屈肘石膏固定
↓
有皮肤完整性受损的
危险

(1)护理目标:
  • 患肢皮肤保持完整;患者及家属熟知造成皮肤损伤的危险因素。
  • 患者家属掌握皮肤自护方法。
(2)护理措施
  • 预防患肢皮肤压疮:
  1)原则是预防为主,防止组织长期受压,重视局部护理,改善血液循环状况,加强观察。
  2)询问患者患肢皮肤有无压痛点,定时检查并按摩石膏边缘皮肤。
  3)保持床单位清洁、干燥,无皱褶,无碎屑。

**（三）出院前**

1. 诊疗情况　出院前行"左肘关节正侧位"X线检查,血常规检查,护士给予患者及家属出院指导。各项检查无异常后可出院。

**思维提示**

[1]护士向患者及家属讲解功能锻炼方法及康复期的护理注意事项。

[2]护士向患者及家属讲解石膏的护理及前臂吊带的使用方法。

2. 护理评估　患者及家属希望更多的了解术后功能锻炼及护理要点。

3. 护理思维与实施方法

患者家属多次询问护理要点

↓

知识缺乏

　　　　　(1)护理目标:
　　　　　　　· 患者家属在出院前能复述康复期护理注意事项。

　　　　　(2)护理措施
　　　　　　　· 告知家属石膏护理要点:
　　　　　　　1)石膏未完全干燥前不要负重或按压石膏,以免变形。
　　　　　　　2)石膏完全干燥后注意保持石膏的完整性和稳定性,发现石膏过紧或松动时及时通知医护人员。
　　　　　　　3)经常检查和按摩石膏边缘皮肤,防止压疮。
　　　　　　　· 教会患者和家属观察血液循环障碍的先兆,当出现肢体疼痛难忍、末梢肿胀明显、皮温较健侧低、感觉迟钝、桡动脉搏动减弱中的任何一项时,均应及时通知医护人员,以便妥善处理。
　　　　　　　· 指导并协助患者进行术后功能锻炼;术后第1天开始,每天进行主动的多次肌肉收缩,即握拳活动,每次大约20分钟,可促进患肢的静脉及淋巴回流,消除肿胀,减少肌肉之间的粘连,减慢肌肉萎缩,给骨折部位造成一定的生理压力。

# 二、护 理 评 价

患者从入院到出院,护理上给予了一系列的护理方案的实施。入院时,为患者做好焦虑和知识缺乏的评估,告知患者及家属术前注意事项。术后对患者伤口、睡眠、皮肤进行了良好的护理,使患者得到充足的休息,并缓解了术后的疼痛。并指导家属如何监督患者进行术后的功能锻炼。出院前,为患者及家属讲解术后康复锻炼知识,最终患者治愈出院。

## 三、安 全 提 示

由于此疾病为患者摔伤所致,而且儿童的生理特点决定了患者不能像成人一样有良好的自我约束力,所以要勤巡视病房,保证患者的安全。对于有屈肘石膏固定的患者,护士要注意倾听患者的主诉,并进行针对性护理,避免皮肤的损伤。

## 四、经 验 分 享

肱骨髁上骨折患者术后的功能锻炼尤为重要,对减轻肌肉萎缩,减少肌肉间粘连,减轻肿胀有着至关重要的作用,可促进患者的康复,提高患者的生活质量。

术后功能锻炼方法:术后第 1 天开始,每天进行主动的多次肌肉收缩,即握拳活动,每次大约 20 分钟,可促进患肢的静脉及淋巴回流,消除肿胀,减少肌肉之间的粘连,减慢肌肉萎缩,给骨折部位造成一定的生理压力。

(杨楠 仇烨)

## 病例104 陈旧孟氏骨折患者的护理

患者,男性,7岁,患者父母代诉:摔伤致右侧肘关节受限50天,门诊以"陈旧孟氏骨折(右)"收入院。

## 一、诊疗过程中的护理

### (一)入院时

#### 1. 诊疗情况

**入院后查体**:T:36.7℃,P:88次/分,R:19次/分,BP:102/67mmHg。患者于50天前不慎摔伤右肘关节致肿胀伴活动受限,在当地医院就诊未做处理,嘱回家观察,第2日家属发现患者患肢肿胀加重后又到当地另一家医院就诊,行支具固定4周,拆除后为求进一步治疗转诊而来。检查后,以"陈旧孟氏骨折(右)"收住院。患者近期精神饮食好,无头痛头晕,无心慌气短,无腹痛腹胀,大小便正常。

**既往史**:否认心脏病、肝炎、结核等疾病史,否认手术及输血史,否认药物及食物过敏史。

**专科查体**:右肘无肿胀、肘关节前侧隆起,可触及桡骨小头。肘关节无明显压痛,肘关节活动度:左:屈90°过伸10°。右:屈135°,伸0°,双侧旋前旋后不受限。右桡动脉搏动好,手指感觉正常,运动自如。

**辅助检查**:右肘关节正侧位:可见桡骨小头向前脱位,未见骨折征象。

**异常化验结果**:未发现。

---

**思维提示**

[1] 患者出现疼痛、肿胀:疼痛部位为右臂,须做好患者疼痛的护理。

[2] 患者有跌倒、坠床的危险:患者年龄较小,好动,须做好安全护理。

[3] 患者患肢伸直受限,生活部分自理,须协助患者进行生活护理,满足患者基本生活需要。

[4] 患者出现焦虑情绪:与不熟悉病房环境及害怕手术有关,须仔细倾听患者主诉,尽可能消除焦虑相关因素。

[5] 患者出现睡眠型态紊乱:与患者患肢肿胀疼痛,活动受限有关。应倾听患者不适主诉,耐心抚慰患者,同时提供安静舒适的睡眠环境以提高睡眠质量。

2. 护理评估　患者患肢伸直受限,年龄小,易发生外伤。患者家属希望更多了解术前注意事项。

3. 护理思维与实施方案

患者年龄小,好动,
安全意识差
↓
有受伤的危险

(1)护理目标:患者在住院期间无外伤发生。

(2)护理措施

- 勤巡视病房,保证患者安全。
- 如需活动应指导患者在床旁、本室内活动,避免跑跳等激烈活动,活动间歇充分休息。
- 注意倾听患者主诉,满足患者基本生活需要。

环境的陌生,
对疾病不了解
↓
焦虑

(1)护理目标:患者及家属能接受手术事实并主动配合术前术后治疗及护理。

(2)护理措施

- 主动介绍病房环境,并介绍同病室患者与其认识。
- 了解患者及家属的心理状态,与其多交谈,鼓励其正视疾病,保持积极乐观情绪。
- 耐心听取患者的倾诉,理解、同情患者的感受,并共同分析焦虑产生的原因,尽可能消除其相关因素。
- 积极、正确对待患者及家属提出的疑问。
- 讲解疾病及手术的相关知识。
- 嘱家属不要让焦虑的情绪影响患者,帮助其树立战胜疾病的信心。

患者家属多次
询问术前注意事项
↓
知识缺乏

(1)护理目标:患者及家属了解术前相关注意事项。

(2)护理措施

- 介绍疾病基本知识,将手术重要性、预后效果及一些注意事项向患者及家属解释清楚。
- 告知患者及家属术后可能发生的情况,作好心理准备。
- 向患者及家属讲解术前各项准备工作及必要性。
- 训练患者床上大小便。
- 保护患者安全,减少活动,防止院内发生意外。

肿胀、疼痛
↓
睡眠型态紊乱

（1）护理目标:患者可安静入睡。
（2）护理措施
- 给予心理安慰并告知充足的睡眠对手术的重要性。
- 告知患者尽量减少白天睡眠时间。
- 夜间巡视病房时注意做到"四轻"。
- 必要时遵医嘱给予止痛药物缓解疼痛。

**(二)实施手术后**

1. 诊疗情况　手术当日,T:36.5～37℃,P:86～95 次/分,R:18～20 次/分,BP:92～108/62～75mmHg。患者在全麻下行"右肱桡关节切开复位,环状韧带成形,尺骨近端截骨钢板内固定术",术毕返回病房,患肢屈肘石膏固定完好,手指血运好,给予抬高患肢。告知患者家属麻醉未完全清醒前需协助患者去枕平卧,禁食水。术日晚患者主诉疼痛,难以入眠。术后第1天,T:37.4℃,P:96 次/分,R:20 次/分,BP:101/68mmHg,护士协助患者进行功能锻炼,并向家属讲解术后功能锻炼方法。

**思维提示**

[1]患者出现压疮的危险:与术后有屈肘石膏固定有关,做好石膏护理,避免压疮发生。

[2]患者出现自理能力的缺陷:与患者麻醉恢复前需去枕平卧有关,协助患者生活护理,满足患者需要。

[3]患者主诉疼痛:与手术伤口有关。应仔细评估疼痛部位和性质,倾听患者主诉,酌情应用物理或药物减轻患者疼痛感。

[4]患者睡眠型态紊乱:与患者术后疼痛及相对限制的体位有关,除做好疼痛护理外,指导患者主动活动患肢,适时调整患者卧位,增加舒适感。

[5]患者有发生骨筋膜室综合征等术后并发症的危险,应加强巡视,注意对患肢肢端血运和活动的观察,及时发现异常。

2. 护理评估　患者术后伤口疼痛,造成睡眠型态的紊乱及舒适的改变。
3. 护理思维与实施方案

手术伤口
↓
疼痛

（1）护理目标:
- 患者疼痛刺激因素被消除或减弱。
- 患者痛感消失或减弱。
（2）护理措施
- 观察记录疼痛性质、部位、起始和持续时间、发作规律、伴随症状及诱发因素。

手术伤口
↓
疼痛

- 减轻或消除疼痛刺激,维持良好的姿势与体位,帮助患者保持身体舒适,去除刺激物,创造条件使患者有足够的休息和睡眠。
- 减轻疼痛:心理护理,关心患者,与患者聊天,听舒缓的音乐以分散注意力。必要时遵医嘱给予止痛剂,注意观察药效及不良反应。

患者主诉疼痛、
难以入睡
↓
睡眠型态紊乱

(1)护理目标:患者得到充足睡眠,表现为睡眠后精力充沛,精神饱满。

(2)护理措施

- 积极配合医生处理引起睡眠紊乱的客观因素(疼痛等),减轻由疾病引起的不适。
- 指导患者促进睡眠:
1)保持舒适体位。
2)睡前避免过多饮水。
3)与患者聊天或让其听舒缓音乐。
- 创造有利于患者睡眠的环境:
1)保持室温舒适,盖被厚薄适宜。
2)避免大声喧哗,保持睡眠环境安静。
3)关好门窗,拉上窗帘,夜间使用夜灯。
- 尽量满足患者睡眠习惯和方法。
- 有计划安排好护理工作,尽量减少对患者睡眠的干扰。
- 尽可能消除引起焦虑的因素。
- 必要时遵医嘱给予止痛药,并观察疗效及不良反应。

手术切口疼痛,
患者精神过度紧张
↓
舒适的改变

(1)护理目标:患者主诉疼痛减轻或消失,舒适感增加。

(2)护理措施

- 减少不必要的刺激,尽可能消除引起疼痛的因素。
- 在允许的情况下,改变体位并保持舒适的状态,注意肢体保持功能位。
- 避免棉被直接压迫患肢引起疼痛。
- 提供一些转移注意力的活动,如看电视、读小说、听音乐,耐心倾听患者对疼痛的反应。

患者术后有
屈肘石膏固定
↓
皮肤完整性
受损的危险

(1)护理目标
- 患肢皮肤保持完整;患者及家属熟知造成皮肤损伤的危险因素。
- 患者家属掌握皮肤自护方法。

(2)护理措施
- 预防患肢皮肤压疮:
1)原则是预防为主,防止组织长期受压,重视局部护理,改善血液循环状况,加强观察。
2)询问患者患肢皮肤有无压痛点,定时检查并按摩石膏边缘皮肤。
3)保持床单位清洁、干燥,无皱褶,无碎屑。

**(三)出院前**

1. 诊疗情况　出院前行"右肘关节正侧位 X 线检查",血常规检查,护士给予患者及家属出院指导。各项检查无异常后可出院。

**思维提示**

[1]护士向患者及家属讲解功能锻炼方法及康复期的护理注意事项。
[2]护士向患者及家属讲解石膏的护理及前臂吊带的使用方法。

2. 护理评估　患者及家属希望更多的了解术后功能锻炼及护理要点。
3. 护理思维与实施方案

患者家属多次
询问护理要点
↓
知识缺乏

(1)护理目标:患者家属在出院前能复述康复期护理注意事项。
(2)护理措施
- 告知家属石膏护理要点:
1)石膏未完全干燥前不要负重或按压石膏,以免变形。
2)石膏完全干燥后注意保持石膏的完整性和稳定性,发现石膏过紧或松动时及时通知医护人员。
3)经常检查和按摩石膏边缘皮肤,防止压疮。
- 教会患者和家属观察血液循环障碍的先兆,当出现肢体疼痛难忍、末梢肿胀明显、皮温较健侧低、感觉迟钝、桡动脉搏动减弱中的任何一项时,均应及时通知医护人员,以便妥善处理。

患者家属多次
询问护理要点
↓
知识缺乏

· 指导并协助患者进行术后功能锻炼：术后第1天开始，每天进行主动的多次肌肉收缩，即握拳活动，每次大约 20 分钟，可促进患肢的静脉及淋巴回流，消除肿胀，减少肌肉之间的粘连，减慢肌肉萎缩，给骨折部位造成一定的生理压力。

## 二、护 理 评 价

患者从入院到出院，护理上给予了一系列的护理方案的实施。入院时，为患者做好焦虑和知识缺乏的评估，告知患者及家属术前注意事项。术后对患者伤口的疼痛、睡眠型态紊乱、舒适度的改变、预防皮肤完整性受损的危险进行了良好的护理，使患者得到充足的休息，并缓解了术后的疼痛。并指导家属如何监督患者进行术后的功能锻炼。出院前，为患者及家属讲解术后康复锻炼知识，最终患者治愈出院。

## 三、安 全 提 示

由于此疾病为患者摔伤所致，而且儿童的生理特点决定了患者不能像成人一样有良好的自我约束力，所以要勤巡视病房，保证患者的安全。对于有屈肘石膏固定的患者来说，石膏内的情况我们不了解，所以要注意倾听患者的主诉，并进行针对性护理，避免皮肤的损伤。

## 四、经 验 分 享

陈旧孟氏骨折患者术后的功能锻炼尤为重要，对减轻肌肉萎缩，减少肌肉间粘连，减轻肿胀有着至关重要的作用，可促进患者的康复，提高患者的生活质量。

术后功能锻炼：术后第1天开始，每天进行主动的多次肌肉收缩，即握拳活动，每次大约 20 分钟，可促进患肢的静脉及淋巴回流，消除肿胀，减少肌肉之间的粘连，减慢肌肉萎缩，给骨折部位造成一定的生理压力。

**（杨楠 仇烨）**

## ▶病例105 股骨干骨折患者的护理

患者,男性,11岁,患者父母代诉:车祸伤1小时余,急诊以"股骨干骨折(左)"收入院。

## 一、诊疗过程中的临床护理

### (一)入院时

#### 1. 诊疗情况

**入院后查体**：T:37℃,P:106次/分,R:26次/分,BP:98/58mmHg。患者于就诊前1小时因车祸致左大腿疼痛、肿胀、活动受限。于急诊室拍片、CT并请急诊外科会诊后,为进一步治疗收入院,患者伤后无昏迷、意识不清、胸痛、腹痛、气促、恶心、呕吐等症状,大小便正常,生活部分自理。

**既往史**：否认心脏病、肝炎、结核等病史,否认手术及输血史,否认药物及食物过敏史。

**专科查体**：左大腿肿胀,短缩畸形,左股骨干压痛明显,骨擦感及反常活动存在,左足背动脉搏动好,足趾血运好,患者神清语利,双侧瞳孔等大等圆,左上肢、右胸、左臀部及左下肢多处软组织挫伤,表皮擦伤,胸腹骨盆未见异常。

**辅助检查**：X线示左股骨骨折;胸腹部CT:未见明显异常。

**异常化验结果**：未发现。

> **思维提示**
>
> [1]患者出现疼痛:部位为左大腿,须做好患者的疼痛护理。
>
> [2]患者出现哭闹、焦虑:因周围环境改变,陌生感增加,同时对疾病缺乏了解,做好患者的心理护理,并讲解疾病相关知识。
>
> [3]由于皮牵引治疗需长期卧床,有发生压疮的危险,协助患者做好皮肤的防护,定期检查牵引部位皮肤,及时消除压疮诱因。
>
> [4]患者出现睡眠型态紊乱:与骨折疼痛和皮牵引有关。应积极消除或减轻影响患者睡眠的因素,提高患者睡眠质量。
>
> [5]患者出现独立移动躯体能力障碍:皮牵引治疗限制了患者的活动,须协助患者适当调整舒适卧位,协助患者的日常生活,满足患者需要。

2. 护理评估　患者主要症状为左大腿疼痛,体位改变后疼痛加剧,患者及家属希望更多地了解治疗及护理相关问题。

3. 护理思维与实施方案

左股骨干骨折致
左大腿疼痛、肿胀、
活动受限
↓
腿外侧至足趾疼痛

(1)护理目标:患者主诉疼痛缓解。

(2)护理措施

* 给予心理安慰,关怀患者,为患者讲故事等分散其对疼痛的注意力。
* 注意调整患肢皮牵引角度,保持牵引体位正确、有效。
* 遵医嘱给予止痛药物,用药过程中注意观察用药效果。
* 记录疼痛的性质、部位、起始和持续时间及有无其他特殊伴随症状,及时排除引起疼痛或疼痛加剧的因素。

环境陌生,
对疾病缺乏了解
↓
焦虑

(1)护理目标:家属及患者对疾病有所有解,并可积极主动配合术前治疗及护理。

(2)护理措施

* 耐心听取患者的主诉,并表示理解患者的感受,共同分析可能产生焦虑的原因,尽力消除其相关因素。
* 为患者介绍病房环境,并帮助其于同病房患者认识、沟通,尽快使患者融入周围环境。
* 了解患者及家属心理状态,与其多沟通,鼓励其保持乐观情绪,树立战胜疾病的信心。
* 为患者和家属用通俗易懂的语言讲解疾病及手术治疗与护理的相关知识。

因疼痛出现
失眠,易醒
↓
睡眠型态紊乱

(1)护理目标:患者可以安静入睡。

(2)护理措施

* 调整睡眠时间,尽量减少白天睡眠时间,以保证夜间有充足睡眠。
* 巡视患者注意做到"四轻"。
* 有计划安排好护理活动,尽量减少对患者睡眠的干扰。
* 必要时遵医嘱给予止痛药物缓解疼痛。

(1)护理目标：保证患者皮肤完整性，无压疮。

(2)护理措施

- 观察患肢牵引处及各承重部位的皮肤状况，定时按摩受压皮肤，促进血液循环，有效预防压疮。
- 牵引套内加棉垫，避免硬物直接接触皮肤。
- 保持床单干燥、清洁、无渣屑。
- 避免局部长期受压。
- 放取便盆时避免推、拉动作，以免擦伤皮肤。

患肢皮牵引
治疗需长期卧床
↓
有发生压疮的危险

### (二)实施手术后

1. 诊疗情况　手术当日，T：36.4～37.4℃，P：80～96次/分，R：19～22次/分，BP：102～119/70～90mmHg。患者在全麻下行"左股骨骨折闭合复位，弹性髓内针内固定术"术毕返回病房，患肢伤口敷料包扎完好，无渗血、足趾血运好，告知患者麻醉恢复前需去枕平卧，并禁食水。术日晚患者主诉疼痛，难以入睡，术后第1天，T：36.5～37.2℃，P：82～94次/分，R：18～20次/分，BP：104～112/78～90mmHg。护士向家属及患者详细讲解术后护理要点。

**思维提示**

[1]患者主诉疼痛，难以入睡。与手术切口有关。

[2]患者出现便秘，与卧床、肠蠕动减弱及体位改变有关。

[3]患者有发生各种术后并发症的危险，应加强巡视，注意观察患肢肢端血运、活动，指导患者进行患肢的主动活动。

[4]患者出现睡眠型态紊乱：与术后疼痛和体位限制有关，应倾听患者不适主诉，减轻患者疼痛感，适当调整患者体位，减轻影响患者睡眠的因素，提高患者睡眠质量。

[5]患者出现自理能力缺陷：骨折和皮牵引治疗限制了患者的活动，须协助患者的日常生活，满足患者需要。

2. 护理评估　患者术后疼痛，难以入睡，并长期卧床，排便习惯改变，有便秘的可能。

3. 护理思维与实施方案

手术原因
↓
疼痛

(1)护理目标
- 患者疼痛刺激因素被减弱或消除。
- 患者感觉舒适感增加。

(2)护理措施
- 观察记录疼痛性质、部位、起始和持续时间,伴随症状及诱发因素。
- 维持正确并舒适的姿势与体位,为患者创造良好的休息条件。
- 必要时遵医嘱给予止痛药物,并在用药过程中观察使用效果。
- 给予心理支持,多关心、鼓励患者,帮助其树立信心。

术日晚患者
因疼痛难以入睡
↓
睡眠型态紊乱

(1)护理目标:患者得到充足睡眠,表现为睡眠后,精力充沛、精神饱满。

(2)护理措施
- 积极配合医生处理引起睡眠紊乱的客观因素(疼痛等),减轻由疾病引起的不适。
- 为患者保持舒适体位。
- 调节病房内适宜温度、湿度,创造良好的睡眠环境。
- 尽量满足患者睡眠习惯和方式。
- 有计划安排好护理操作,尽量减少对患者睡眠的干扰。
- 巡视病房做到"四轻"。
- 睡前避免让患者多喝水。
- 必要时遵医嘱给予止痛药物,并观察药效及不良反应。

因长期卧床,排便习惯
及姿势改变
↓
便秘

(1)护理目标:患者可顺利排便。

(2)护理措施
- 指导患者增加粗纤维食物的摄入,适当增加喝水量。
- 指导家属并协助其为患者环行按摩腹部。
- 指导患者每天训练定时排便。
- 遵医嘱给予缓泻药物或灌肠。

患者及家属多次
询问术后注意
事项及护理要点

↓

知识缺乏

(1)护理目标：患者及家属能叙述术后主要护理
要点。

(2)护理措施

- 为患者及家属介绍疾病相关知识及术后注意
事项。
- 告知患者家属术后可能出现的情况，使其有充
分的心理准备。
- 指导患者做术后功能锻炼。
- 告知患者护士可以协助其做好各项护理。

**(三)出院前**

1. 诊疗情况　出院前行左股骨正侧位、正常规检查，护士给予患者及家属出院指导，各项检查无异常后可出院。

**思维提示**

[1]护士向患者及家属讲解功能锻炼的方法。

[2]护士向患者及家属讲解康复期护理的意义及注意事项。

[3]告知患者及家属康复期护理方法。

[4]教会家属如何观察患者患肢的活动及恢复情况。

[5]向患者及家属进行出院后的安全宣教，防止意外发生。

2. 护理评估　患者家属希望了解出院后的护理要点。

3. 护理思维与实施方案

患者家属对康复期
护理注意事项不了解

↓

知识缺乏

(1)护理目标：患者及家属出院前能复述康复期护理
注意事项。

(2)护理措施

- 对患者及家属讲解康复期护理对疾病恢复的
重要性。
- 指导并协助患者进行术后患肢功能锻炼。
- 指导患者进行患肢的踝背伸及股四头肌收缩
运动，促进患肢肿胀消退，避免肌肉萎缩，防止
粘连僵硬。
- 指导患者患肢免负重期间进行患侧膝关节及
髋关节屈伸活动，防止患肢内旋或外旋。
- 功能锻炼应循序渐进，主动运动为主，切勿暴
力运动，锻炼过度，造成伤害。

## 二、护 理 评 价

患者从入院到出院,护理上给予了一系列的护理方案的实施,入院时为患者做好疼痛睡眠型态紊乱的评估及护理,术后满足患者的基本生理需求,对患者的睡眠、排泄等均进行了良好的护理,有效避免皮肤受损、压疮等不良事件的发生,出院前给予患者及家属系统的知识,术后康复期的护理,在整个病程期,术后康复护理非常重要,指导患者进行练习,并取得满意效果。

## 三、安 全 提 示

1. 有皮肤受损的危险　患者术前需患肢皮牵引治疗,术前术后均需卧床,周期较长,受压部位皮肤容易引发压疮,护士了解患者皮肤状况,勤观察受压骨突处及牵引套周围皮肤情况,并给予按摩护理,促进血液循环,保持床单平整、清洁、干燥、无渣屑、清除易引发压疮的客观因素。

2. 药物及副作用观察　患者住院期间需服用止痛药物,护士须注意观察药物的副作用。

3. 注意观察足趾血运、温度、颜色及活动,防止牵引过度压迫腓总神经,根据病情,每日督促患者主动或被动做勾脚等活动,防止关节僵直和跟腱挛缩。

## 四、经 验 分 享

1. 潜在并发症的观察　有感染的危险,应密切观察伤口状况,并积极消除可能引起伤口感染的因素。

2. 心理护理　因车祸突发意外伤害,患者及亲属都没有任何心理准备,护士可告诉患者必要的病情以后,使患者及家属对疾病康复抱有积极乐观的态度。

（段楠　王晶）

## ▶病例106 股骨颈骨折患者的护理

患者,女性,12岁,患者父母代诉:2天前玩耍时摔伤,急诊以"股骨颈骨折(右)"收入院。

## 一、诊疗过程中的临床护理

### (一)入院时

#### 1. 诊疗情况

**入院后查体**:T:36.8℃,P:98次/分,R:22次/分,BP:87/58mmHg。患者2天前玩滑板时不慎摔倒,致右髋部疼痛,活动受限。以"股骨颈骨折(右)"急诊收入院,患者近期精神、食欲、睡眠与大小便正常,无胸痛、腹痛、恶心、呕吐等症状,体重无明显变化。

**既往史**:否认心脏病、肝炎、结核等病史,否认手术及输血史,否认药物及食物过敏史。

**专科查体**:右髋肿胀、畸形,右股骨近端压痛明显,骨擦感、反常活动未见,右髋部活动因疼痛受限,足趾感觉正常,活动自如。

**辅助检查**:X线片示右股骨颈骨折。

**异常化验结果**:未发现。

**思维提示**

[1]患者出现疼痛:部位为右大腿及右髋部,须做好患者的疼痛护理。

[2]患者出现焦虑:因疾病耽误学习,不能参加考试,患者出现焦虑、烦躁,须做好患者的心理护理,减轻患者的不适感。

[3]患者出现自理能力缺陷:因骨折导致不能下地活动,须做好生活护理,使患者清洁、舒适。

[4]患者出现睡眠型态紊乱:患肢疼痛、对疾病和手术的担心及被动卧位的体位变化影响患者的睡眠质量,须倾听患者感受,消除影响患者睡眠的因素。

[5]患者家属对相关知识缺乏,应向患者及家属讲解疾病相关知识、治疗和护理方案,告知术前注意事项,解除患者家属的疑虑。

**2. 护理评估** 患者右髋部疼痛,活动受限,生活自理能力减弱,并担心疾病休假影响学业、考试,产生焦虑,患者及家属能大致了解治疗及护理相关问题。

3. 护理思维与实施方案

右股骨颈骨折
致右髋疼痛、肿胀,
活动受限
↓
疼痛

(1)护理目标:患者主诉疼痛缓解。

(2)护理措施

- 给予心理安慰,尊重并接受患者对疼痛的反应。
- 向患者用浅显易懂的语言解释疼痛的原因、机制,介绍减轻疼痛的措施,有助于减轻患者焦虑等负性情绪,从而缓解疼痛压力。
- 鼓励患者与同病患者多交流、沟通,可听音乐、读报、与亲人交谈、深呼吸等方法分散对疼痛的注意力。
- 尽可能满足患者对舒适的需要。
- 遵医嘱给予止痛药物,用药过程中注意观察用药效果。

因疾病导致学业耽误,
不能参加考试
↓
焦虑

(1)护理目标:患者能正确面对生病现实,树立信心,焦虑消除。

(2)护理措施

- 心理护理,向患者说明负面情绪对身体会造成不良影响,使患者能从主观上控制不良情绪反应。
- 运用良好的护理交流技巧,注意倾听患者的主诉,允许患者有适量情绪宣泄。
- 鼓励患者正确面对疾病,树立信心,使其理解健康的重要性。
- 为患者提供必要的帮助,在不影响治疗的前提下可继续坚持学习,尽量满足患者学习上的客观要求,为患者创造安静的病室环境等。

因股骨颈骨折
不能下地活动
↓
生活自理缺陷

(1)护理目标:患者卧床期间清洁舒适,生活需要得到满足。

(2)护理措施

- 将患者经常使用的物品放在易拿取的地方,以方便患者随时取用。
- 协助患者完成排泄、沐浴、进食等基本生活护理。
- 为患者穿宽松柔软、容易更换的衣服。
- 保持床单位清洁、干燥、无渣屑。
- 鼓励患者进行力所能及的生活自理活动,以提升患者的信心,达到自我肯定。

患者及家属希望
了解更多病情的相关
治疗与护理知识
↓
知识缺乏

(1)护理目标:患者及家属对于疾病相关知识基本了解,并能积极主动配合治疗与护理。

(2)护理措施
- 根据患者心理状态和身体情况制订合适的宣教计划。
- 针对患者与家属的顾虑及疑问给予解释。
- 对家属及患者进行疾病的护理知识的宣教。
- 为患者讲解术前、术后可能遇到的各种情况,使其有足够的心理准备。
- 告知患者护士可以协助其做好各项护理。

**(二)实施手术后**

1. 诊疗情况 手术当日,T:36.2～37.2℃,P:88～98 次/分,R:18～23 次/分,BP:101～114/78～92mmHg。患者在全麻下行"右股骨颈骨折闭合复位,空心钉内固定术",术毕返回病房,患者伤口敷料包扎完好,无渗血,主管医生为患者行双下肢皮牵引治疗,观察牵引持续有效,双足趾血运好,活动存在。告知患者麻醉恢复前需去枕平卧,禁食水 6 小时。术日晚患者主诉疼痛,舒适度差,术后第 1 天,T:36.7～37℃,P:89～94 次/分,R:20～22 次/分,BP:100～112/79～92mmHg。护士向家属及患者详细讲解术后护理要点。

**思维提示**

[1]患者术后需卧床,并行下肢皮牵引治疗,有皮肤完整性受损的危险,须密切观察受压部位皮肤有无红、肿等症状,及时消除压疮诱因。

[2]患者术后需卧床牵引治疗,出现自理能力缺陷,须做好生活护理。

[3]患者出现睡眠型态紊乱,与牵引治疗、体位受限有关,须做好睡眠的护理。

[4]患者主诉疼痛:与手术及牵引有关,仔细评估,酌情采取物理或药物镇痛措施减轻患者疼痛感。

[5]患者出现独立移动躯体能力受限:与术后卧床行皮牵引治疗有关,应协助患者适当调整体位,增进舒适感。

2. 护理评估 患者术后产生疼痛,因体位改变,舒适感变差。

3. 护理思维与实施方案

因手术原因
↓
疼痛

(1)护理目标:患者疼痛因素减弱或清除,舒适感增加。

(2)护理措施

- 观察记录疼痛性质、部位、起始和持续时间,伴随症状,诱发因素。
- 维持正确且舒适的姿势与体位,去除干扰物,为患者创造良好的休息条件。
- 心理护理,尊重并接受患者对疼痛的反应,注意倾听患者的倾诉。
- 多关心、鼓励患者,指导患者进行深呼吸缓解疼痛。
- 必要时遵医嘱给予止痛药,并在用药过程中观察使用效果。

牵引治疗需卧床
↓
有皮肤受损的危险

(1)护理目标:患者皮肤保持完整无压疮。

(2)护理措施

- 保持床单位干燥、清洁、无渣屑、无褶皱。
- 定时按摩受压部位皮肤,促进血液循环。
- 注意观察各承重部位皮肤状况,适当做主被动活动。
- 注意牵引套固定的松紧状况,防止过紧压迫皮肤。
- 评估患者营养状况及体重状况。
- 为患者补充营养,防止消瘦引起脂肪减少形成诱因。

患者长期卧床并行
牵引治疗
↓
躯体移动障碍

(1)护理目标:患者在帮助下可以进行活动并在卧床期间生活需要得到满足。

(2)护理措施

- 指导患者对没受影响的肢体实施主动的全关节活动锻炼。
- 对患者进行被动功能锻炼。
- 向患者讲解活动的重要性。
- 鼓励患者表达自己的感受,对患者的每一点进步给予肯定。
- 减少患者在卧床期间发生感染及压疮的诱因。

（1）护理目标：患者能确认帮助睡眠的技巧，取得休息与活动的最佳平衡。

（2）护理措施

患者因治疗需要，睡眠
姿势及体位改变
↓
睡眠型态紊乱

- 创造有利的睡眠环境（保持环境安静；避免大声喧哗；保持室内温湿度适宜；被子厚度适宜等）。
- 尽量减少白天的睡眠次数和时间。
- 合理安排护理操作治疗时间，在休息期间减少不必要的护理活动。
- 减少夜间液体摄入，并在睡前排尿。

**（三）出院前**

1. 诊疗情况　出院前行右股骨及右髋关节正侧位，血常规检查，护士给予患者及家属出院指导，各项检查无异常后方可出院。

**思维提示**

［1］护士向患者及家属讲解功能锻炼的方法。
［2］护士向患者及家属讲解康复期护理的意义及注意事项。
［3］告知患者及家属康复期护理方法。
［4］教会家属如何观察患者患肢的活动及恢复情况。
［5］向患者及家属进行出院后的安全宣教，防止意外发生。

2. 护理评估　患者及家属希望了解更多疾病相关知识。

3. 护理思维与实施方案

（1）护理目标：患者及家属能复述疾病相关的护理知识。

（2）护理措施

患者及家属对疾病的
认知不足，希望
更多了解
↓
知识缺乏

- 让患者及家属共同参与计划和目标的制订过程。
- 通过交谈沟通确认患者对疾病的顾虑，给予解释或指导。
- 尽量使用形象且浅显易懂的语言进行讲解，对学习方法给予肯定和鼓励。

## 二、护 理 评 价

患者从入院到出院,护理上给予了一系列方案的实施,入院时为患者做好疼痛、焦虑等的评估及护理,充分满足患者的基本需求,对患者的睡眠、排泄等均进行良好的护理,有效避免皮肤受损、压疮等不良事件的发生,给予患者全程心理指导与护理,帮助患者树立战胜疾病的信心。出院前,给予患者及家属系统的疾病知识及术后康复期护理的讲解。在整个病程中,术后康复护理至关重要,指导其进行练习,并取得满意效果。

## 三、安 全 提 示

1. 有皮肤受损的危险 患者术前需行皮牵引治疗,术前术后均需卧床,周期较长,受压部位皮肤容易引发压疮,护士需了解患者皮肤状况,勤观察受压骨突处及牵引套周围皮肤情况,并给予按摩护理,促进血液循环,保持床单位平整、清洁、干燥、无渣屑,消除易引发压疮的客观因素。

2. 药物副作用观察 患者住院期间需服用止痛药物,护士须注意观察药物的副作用。

3. 注意观察足趾血运、温度、颜色及活动,防止牵引过紧压迫皮肤。根据病情每日督促患者主动或被动做勾脚等活动,防止关节僵硬和跟腱挛缩。

## 四、经 验 分 享

1. 心理护理 由于突发意外而股骨颈骨折患者缺乏思想准备,生活习惯突然改变和局部疼痛的刺激,患者会导致精神体力不佳,加之对治疗的知识缺乏,会使患者处于焦虑等状态,心理护理为重要,做好心理护理,使患者在精神放松的情况下接受手术,树立战胜疾病的信心。

2. 大龄患者身体发育渐趋成熟,一切护理须注意保护患者的隐私。

3. 稳定家属情绪也是护理的关键,家属的心理反应将直接影响患者的情绪及行为。

4. 潜在并发症的观察 密切观察患者伤口状况,发现异常应及时复查,避免延误病情。

(段楠 王晶)

## 病例107 胫腓骨骨折患者的护理

患者,男性,10岁,患者父母代诉:车祸伤致右小腿畸形,流血、疼痛3小时,急诊以"胫腓骨骨折(右,开放性,粉碎性)"收入院。

## 一、诊疗过程中的临床护理

### (一)入院时

#### 1. 诊疗情况

**入院后查体**:T:36.5℃,P:80 次/分,R:25 次/分,BP:111/68mmHg。患者3小时前不慎因车祸伤及右小腿,出现右小腿畸形、疼痛、流血,急诊入院拍片示"右胫腓骨骨皮质断裂,移位明显",遂以"胫腓骨骨折(右,开放性,粉碎性)"收入院,患者伤后无昏迷、意识不清、胸痛、腹痛、气促、恶心、呕吐等症状,大小便正常,生活部分自理。

**既往史**:否认心脏病、肝炎、结核等传染病史。否认手术及输血史,否认药物及食物过敏史。

**专科查体**:右小腿肿胀、畸形。右小腿中下端内侧可见一约 1.5cm 大小裂伤创面,有活动性出血,局部压痛明显,骨擦感及反常活动存在。右踝活动因疼痛受限。右足背动脉搏动好。足趾感觉正常,运动自如,无被动牵拉疼痛。

**辅助检查**:X线示右胫腓骨中下端骨皮质断裂,移位明显,骨折呈粉碎性。

**异常化验结果**:未发现。

**思维提示**

[1]患者出现疼痛:疼痛部位为右小腿,右踝,须做好疼痛的护理。

[2]患者出现睡眠型态紊乱:骨折疼痛及对环境不熟悉引起睡眠型态紊乱,须促进舒适,积极消除影响睡眠的因素,改善睡眠质量。

[3]患者出现焦虑:由于担心病情,害怕手术引起,应耐心倾听患者感受,做好沟通、安抚,平复患者焦虑情绪。

[4]患者出现独立移动躯体受限:骨折原因造成患者活动受限,范围仅限于床上,须协助患者移动躯体,适当调整体位,增进舒适感。

[5]患者出现自理能力缺陷,应协助患者的日常生活,满足患者需要。

[6]患者及家属对相关知识缺乏,应仔细讲解患者病情及治疗、护理方案,解除患者和家属的疑虑。

2. 护理评估 患者主要症状为右小腿及右踝疼痛。患者因疼痛出现失眠、易醒。患者家属多次咨询术前注意事项及康复护理要点,希望能有更多的了解。

3. 护理思维与实施方案

右胫腓骨中下端骨皮质断裂,移位明显,骨折成粉碎性
↓
右小腿及右踝疼痛

(1)护理目标:患者主诉疼痛缓解。
(2)护理措施
- 给予心理安慰。
- 遵医嘱给予止痛药(索米痛)、必要时给予止痛针(哌替啶),用药过程中要注意观察用药的效果。

因疼痛出现失眠、易醒
↓
睡眠型态紊乱

(1)护理目标:患者可安静入睡。
(2)护理措施
- 给予心理安慰并告知其睡眠对康复的重要性。
- 告知患者尽量减少白天睡眠时间。
- 巡视患者时注意做到"四轻"。
- 必要时遵医嘱给予止痛药物缓解疼痛。

患者家属多次咨询术前注意事项、康复期护理要点
↓
知识缺乏

(1)护理目标:患者家属对治疗方案、预后、康复期护理要点了解。
(2)护理措施
- 向患者家属讲解手术前需要注意的事项。
- 发放宣传手册。
- 告知患者术后可能发生的情况,使患者家属提前作好心理准备。
- 告知患者家属按护理级别,护士可以为患者做好护理。
- 为患者家属讲解术后康复锻炼的方法。

**(二)实施手术后**

1. 诊疗情况 手术当日,T:36.6～37.5℃,P:88～96 次/分,R:25～29 次/分,BP:86～115/58～79mmHg。患者在椎管内麻醉下行"清创,右胫骨复位,Stryker 外固定架固定术",术毕返回病房,患肢外固定架固定完好,针孔处伤口敷料包扎完好,无渗血,右下肢足趾血运好,活动存在。告知患者麻醉恢复前需去枕平卧、禁饮食,麻醉恢复后可翻身,逐渐进行右下肢功能锻炼。术日晚患者外固定架固定完好,针孔处敷料无渗血,患者主诉疼痛,难以入睡。术后第 1 天,T:36.3～37.3℃,P:88～109 次/分,R:22～26 次/分,BP:78～101/55～62mmHg。患肢外固定架固定完好,伤口敷料无渗血,肢体肿胀,张

力略高,循环良好。术后24小时护士协助患者抬高患肢,练习肢端活动,并向家属讲解患肢功能锻炼的方法。家属未能正确演示功能锻炼的方法。

**思维提示**

[1]患者右小腿肿胀,张力略高,循环良好,增加了发生骨筋膜室综合征的危险。应密切注意患者患肢肿胀情况,注意肢端活动。

[2]患者麻醉恢复前需去枕平卧,麻醉恢复后可翻身,卧床期间患者处于独立移动躯体的能力受到限制的状态。不仅出现自理能力的缺陷,还面临着发生压疮的危险。

[3]患者有外固定架固定,增加了发生感染的危险。应密切观察外架针眼处皮肤情况,并监测体温变化。

[4]患者卧床期间有发生皮肤完整性受损的危险,应保持床单位清洁,勤为患者翻身,防止压疮发生。

[5]患者主诉疼痛,与手术和外固定架使用有关,仔细评估,采取针对性的镇痛措施。

[6]患者有发生坠床等院内意外的危险:患者年龄小,安全意识差,另外,外固定架的使用限制了患者活动,可能发生坠床等,应加强巡视,注意床档的使用。

2. **护理评估** 患者麻醉恢复前需去枕平卧、禁饮食。术日晚患者患肢肿胀,张力略高,患者主诉疼痛,难以入睡。

3. **护理思维与实施方案**

患者麻醉恢复前
需去枕平卧、禁饮食
↓
部分自理能力缺陷

(1)护理目标:满足患者基本生理需求。
(2)护理措施
- 麻醉恢复后,协助患者进食流质饮食,排气前不食牛奶、豆浆等产气食物,协助患者饮水。
- 定时巡视;协助患者进行床上大小便。
- 为患者整理好床单位,盖好被褥。

患肢肿胀,张力略高
↓
有发生骨筋膜
室综合征的危险

(1)护理目标:患者住院期间不发生骨筋膜室综合征。
(2)护理措施
- 观察和评估患肢肿胀情况,注意患肢有无疼痛、苍白、无脉、麻木、感觉异常等症状。
- 协助患者抬高患肢,鼓励练习肢端活动。
- 遵医嘱给予患者相关药物消肿治疗。

患者术后需卧床
↓
躯体移动障碍，
有皮肤受损的危险

(1)护理目标：患者卧床期间不发生皮肤受损（压疮）。

(2)护理措施
- 术前嘱患者家属准备两块 0.8m×1.5m 的大浴巾，术后平铺垫在患者腰部，翻身应至少两人操作，禁止床上拖拉患者。
- 协助患者摆放舒适体位。
- 定时按摩皮肤受压部位。
- 保持床铺平整、清洁、干燥、无皱褶、无渣屑。

患者主诉疼痛，
难以入睡
↓
睡眠型态紊乱

(1)护理目标：患者主诉疼痛缓解，安静入睡。

(2)护理措施
- 给予心理安慰，鼓励患者，以讲故事或听轻柔音乐的方式分散患者注意力，帮助患者入睡。
- 提供舒适、安静的睡眠环境。
- 巡视患者时注意做到"四轻"。
- 遵医嘱给予止痛药（索米痛、哌替啶），注意用药反应。

术后卧床、下床活动
↓
有发生跌倒、
坠床的危险

(1)护理目标：患者在住院期间不发生跌倒、坠床。

(2)护理措施
- 掌握患者的基本情况：年龄、神志、肌力。
- 评估患者发生跌倒、坠床的风险因素，依照跌倒、坠床风险评估标准给予患者评分。
- 定时巡视患者，固定好病床脚刹、加床档、合理安排陪护。
- 嘱患者穿防滑鞋，保证病房地面干燥，灯光照明良好，病房设施摆放合理。

患者有外固定架固定
↓
有感染的危险

(1)护理目标：患者在住院期间不发生感染。

(2)护理措施
- 监测生命体征变化。
- 注意观察外固定架针眼处皮肤，有无红肿及分泌物。必要时给予碘伏消毒针眼处皮肤。
- 严格执行无菌操作规程，避免交叉感染。

**(三)出院前**

1. **诊疗情况**　出院前行"右胫腓骨正侧位"、血常规检查，护士给予患者及家属出院指导。各项检查无异常后可带药出院。

**思维提示**

[1]护士向患者及家属讲解功能锻炼的方法。出院前使家属能正确协助
　　患者功能锻炼。

[2]护士向家属讲解康复期护理方法。

[3]护士向患者及家属讲解康复期的注意事项。

[4]教会家属如何观察患者患肢的活动及恢复情况。

[5]向患者及家属进行出院后的安全宣教,防止意外发生。

2. 护理评估　做好出院时患者心理、药物知识水平及康复期的护理
宣教。

3. 护理思维与实施方案

家属未能正确演示
功能锻炼方法
↓
知识缺乏

(1)护理目标:家属出院前能正确演示功能锻炼
　　方法。

(2)护理措施

· 评估患者及家属对功能锻炼的基本方法了解
　程度。

· 向患者解释正确功能锻炼的必要性。

· 可提供相关宣传资料以帮助患者及家属尽快
　学会锻炼方法。

患者及家属对康复期
护理注意事项不了解
↓
知识缺乏

(1)护理目标:患者及家属出院前能复述康复期护理
　　注意事项。

(2)护理措施

· 向患者讲解康复期护理对疾病恢复的重要性。

· 告知患者康复期注意事项,主要包括以下
　几点:

1)注意保护患肢,禁止剧烈活动。

2)3 天换药一次。

3)术后 4 周复查。

4)全休 1 个月。

5)不适随诊。

· 向患者发放出院指导宣传册。

## 二、护 理 评 价

患者从入院到出院,护理上给予了一系列的护理方案的实施。入院时为患者做好疼痛、睡眠型态紊乱的监测及控制,手术后不仅满足了患者术后的基本生理需求,对患者的睡眠、伤口等均进行了良好的护理,避免了术后患肢骨筋膜室综合征的发生,有效避免了跌倒、坠床、压疮的发生。出院前,给予患者系统的知识、术后康复期的护理。在整个发病期,术后康复期护理尤为重要。

## 三、安 全 提 示

1. 有发生跌倒、坠床的危险 患者手术后有坠床的危险;下床活动时有发生跌倒的危险。护士应积极做好预防工作,了解患者一般情况,包括年龄、神志、肌力等。评估患者发生跌倒、坠床的风险因素;定时巡视患者,固定好病床脚刹、加床档、合理安排陪护;嘱患者穿防滑鞋,保证病房地面干燥,灯光照明良好、病房设施摆放合理。

2. 有皮肤受损的危险 患者术后卧床,护士需了解患者皮肤营养状况;定时协助患者翻身,并按摩皮肤受压部位;保持床铺平整、清洁、干燥、无皱褶、无渣屑。

3. 药物副作用的观察 患者住院期间需服用止痛药物,护士须注意观察药物副作用。

## 四、经 验 分 享

1. 心理护理 因患者年龄较小,对此次创伤产生焦虑心理,护士应用亲切温柔的语言给予安慰,以消除医患之间的距离感,与患者建立感情,使患者对护士产生信任感。护士还应使用积极鼓励性语言,做好耐心细致的解释,使患者对疾病的康复抱有积极乐观的态度,促进患者的早日康复。

2. 术后并发症的观察 骨筋膜室综合征:术后1～3天护士应密切观察患肢有无肿胀、苍白、无脉、麻木、感觉异常等症状。

3. 功能锻炼的方法 术后第2天行股四头肌等长收缩锻炼、踝关节伸屈锻炼、足的内外翻及足趾活动。

(金薇 孙洁)

患者,男性,14岁,患者父母代诉:左小腿扭伤后肿痛、活动受限1天,急诊以"踝关节骨折(左)"收入院。

## 一、诊疗过程中的临床护理

### (一)入院时

#### 1. 诊疗情况

**入院后查体**:T:36.5℃,P:90次/分,R:24次/分,BP:125/80mmHg。患者主诉1天前踢足球时扭伤左小腿,即感疼痛,不能活动。在外院拍片示:左踝关节骨折。行夹板固定。为进一步治疗转诊而来,急诊行下肢短腿石膏固定后收入院。患者伤后无昏迷、意识不清、胸痛、腹痛、气促、恶心、呕吐等症状,大小便正常,生活部分自理。

**既往史**:否认心脏病、肝炎、结核等疾病史,否认手术及输血史。否认药物及食物过敏史。

**专科查体**:左下肢短腿石膏固定,左小腿肿胀,张力略高。左小腿下段及内踝处压痛存在,骨擦感及反常活动未查。组织循环良好,能主动屈伸。

**辅助检查**:X线示左胫骨远端长斜形骨折,累及骨骺。

**异常化验结果**:未发现。

**思维提示**

[1]患者出现焦虑:患者担心耽误学业及患肢恢复情况。

[2]患者有发生骨筋膜室综合征的危险:因左小腿肿胀,张力略高,须观察、评估患肢肿胀情况。

[3]患者出现部分自理能力缺陷:因患肢有石膏外固定,故患者在院内需卧床。

[4]患者出现疼痛:与踝关节骨折有关,可用物理方法减轻患者疼痛,同时分散患者对疼痛的注意力。

[5]患者有发生院内意外的危险:患者安全意识差,踝关节骨折使活动受限,易引起坠床等意外,须加强安全宣教,合理安排陪护。

**2. 护理评估** 患者主要症状为左小腿肿胀,张力略高。患者多次咨询手术时间及康复所需时间,担心耽误学业。患者患肢有石膏外固定,长期卧床,生活部分自理。

3.护理思维与实施方案

患者担心耽误学业,及担心患肢恢复情况
↓
焦虑

(1)护理目标:患者主诉焦虑缓解,对康复效果充满信心。

(2)护理措施
- 运用温柔亲切的语言与患者沟通,建立与患者之间的信任。
- 与患者沟通,了解患者担心的问题,及其内心感受。
- 简单讲解骨折的预后效果,使其对术后康复充满信心。

左小腿肿胀,张力略高
↓
有发生骨筋膜室综合征的危险

(1)护理目标:患者住院期间不发生骨筋膜室综合征。

(2)护理措施
- 观察和评估患肢肿胀情况,注意患肢有无疼痛、苍白、无脉、麻木、感觉异常等症状。
- 协助患者抬高患肢,鼓励练习肢端活动。
- 遵医嘱给予患者相关药物消肿治疗。

患者左小腿有石膏外固定,在院期间需卧床
↓
部分自理能力缺陷

(1)护理目标:满足患者基本生理需求。

(2)护理措施
- 评估患者有哪些生活自理能力缺陷及其可自理的程度。
- 定时巡视病房,保证治疗、护理的顺利进行,并及时满足患者的生活需要。
- 为患者整理好床单位,将患者的日常生活用品(手纸、水杯等)放于伸手可取处。
- 认真细致做好患者的各项生活护理。

**(二)实施手术后**

1.诊疗情况　手术当日,T:36.6~37.5℃,P:80~96次/分,R:20~24次/分,BP:101~120/66~78mmHg。患者在联合麻醉下行"左踝关节切开复位内固定术",术毕返回病房,患肢短腿石膏固定完好,足趾血运好。告知患者麻醉恢复前需去枕平卧、禁饮食,麻醉恢复后可翻身。术日晚患者主诉疼痛,难以入睡。术后第1天,T:36.3~37.2℃,P:82~94次/分,R:18~20次/分,BP:98~118/61~73mmHg。患肢肿胀,张力略高,循环良好。术后24小时护士协助患者抬高患肢,练习肢端活动,并向家属讲解患肢功能锻炼的方法。

**思维提示**

[1]患者麻醉恢复前需去枕平卧,麻醉恢复后可翻身。卧床期间患者处于独立移动躯体的能力受到限制的状态。不仅出现自理能力的缺陷,还面临着发生压疮的危险。

[2]由于患肢肿胀明显,有发生骨筋膜室综合征的危险,应及时观察评估患肢情况,鼓励患者主动活动,减轻肿胀。

[3]患者出现部分自理能力缺陷:与术后卧床及石膏固定有关,须协助患者进行日常生活活动,满足患者基本生活需要。

[4]患者术后卧床期间有发生皮肤完整性受损的危险,须保持床单位清洁,勤为患者翻身,防止压疮发生。

[5]由于手术原因患者出现术后疼痛,认真评估,采取针对性的物理或药物措施缓解患者疼痛。

[6]患者出现睡眠型态紊乱:与术后疼痛及石膏固定限制活动有关,在减轻患者疼痛的同时,积极为患者营造良好的睡眠环境,提高睡眠质量。

2.护理评估　患者麻醉恢复前需去枕平卧、禁饮食。患者主诉疼痛,难以入睡。

3.护理思维与实施方案

患者麻醉恢复前需去枕平卧、禁饮食
↓
部分自理能力缺陷

(1)护理目标:满足患者基本生理需求。
(2)护理措施
· 麻醉恢复后,协助患者进食流质饮食,排气前不食牛奶、豆浆等产气食物,协助患者饮水。
· 定时巡视;协助患者进行床上大小便。
· 为患者整理好床单位,盖好被褥。

患者术后需卧床
↓
躯体移动障碍,有皮肤受损的危险

(1)护理目标:患者卧床期间不发生皮肤受损(压疮)。
(2)护理措施
· 术前嘱患者家属准备两块0.8m×1.5m的大浴巾,术后平铺垫在患者腰部,翻身应至少两人操作,禁止床上拖拉患者。
· 协助患者摆放舒适体位。
· 定时按摩皮肤受压部位。
· 保持床铺平整、清洁、干燥、无皱褶、无渣屑。

患者主诉疼痛，
难以入睡

↓

睡眠型态紊乱

（1）护理目标：患者主诉疼痛缓解，安静入睡。

（2）护理措施

- 给予心理安慰，鼓励患者，以讲故事或听轻柔音乐的方式分散患者注意力，以促进患者入睡。
- 提供舒适、安静的睡眠环境。
- 巡视患者时注意做到"四轻"。
- 遵医嘱给予止痛药（索米痛、哌替啶）。

患肢肿胀，张力略高

↓

有发生骨筋膜室
综合征的危险

（1）护理目标：患者住院期间不发生骨筋膜室综合征。

（2）护理措施

- 观察和评估患肢肿胀情况，注意患肢有无疼痛、苍白、无脉、麻木、感觉异常等症状。
- 协助患者抬高患肢，鼓励练习肢端活动。
- 遵医嘱给予患者相关药物消肿治疗。

术后卧床、下床活动

↓

有发生跌倒、
坠床的危险

（1）护理目标：患者在住院期间不发生跌倒、坠床。

（2）护理措施

- 掌握患者的基本情况：年龄、神志、肌力。
- 评估患者发生跌倒、坠床的风险因素，依照跌倒、坠床风险评估标准给予患者评分。
- 定时巡视患者，固定病床脚刹、加床档、合理安排陪护。

**（三）出院前**

1. **诊疗情况** 出院前行"左踝关节正侧位"、血常规检查，护士给予患者及家属出院指导。各项检查无异常后可出院。

**思维提示**

[1] 护士向患者及家属讲解石膏护理的方法。

[2] 护士向患者及家属讲解功能锻炼的方法。出院前使家属能正确协助患者功能锻炼。

[3] 护士向家属讲解康复期护理方法。

[4] 护士向患者及家属讲解康复期的注意事项。

[5] 教会家属如何观察患者患肢的活动及恢复情况。

[6] 向患者及家属进行出院后的安全宣教，防止意外发生。

2. 护理评估　做好出院时患者康复期的护理宣教。

3. 护理思维与实施方案

家属未能正确复述
石膏护理方法
↓
知识缺乏

（1）护理目标：家属出院前能正确复述石膏护理的方法。

（2）护理措施
- 评估患者及家属对石膏护理的基本方法了解程度。
- 向患者讲解护理石膏的必要性。
- 保持石膏的清洁及完整性。

患者及家属对康复期
护理注意事项不了解
↓
知识缺乏

（1）护理目标：患者及家属出院前能复述康复期护理注意事项。

（2）护理措施
- 向患者讲解康复期护理对疾病恢复的重要性。
- 告知患者康复期注意事项，主要包括以下几点：

1）石膏固定 6 周。

2）术后 3 周复查，遵医嘱进行患肢指端活动。

3）不适随诊。

- 向患者发放出院指导宣传册。

## 二、护 理 评 价

患者从入院到出院，护理上给予了一系列的护理方案的实施。入院时为患者做好焦虑、部分自理能力缺陷的监测及控制，手术后不仅满足了患者术后的基本生理需求，对患者的睡眠、伤口等均进行了良好的护理，有效避免了跌倒、坠床、压疮的发生。出院前，给予患者系统的知识、石膏护理及术后康复期的护理。

## 三、安 全 提 示

1. 有发生跌倒、坠床的危险　患者手术后翻身有坠床的危险；24 小时下床活动时有发生跌倒的危险。护士应积极做好预防工作，了解患者一般情况，包括年龄、神志、肌力等。评估患者发生跌倒、坠床的风险因素；定时巡视患者，固定好病床脚刹、加床档、合理安排陪护；嘱患者穿防滑鞋，保证病房地面干燥，灯光照明良好、病房设施摆放合理。

2. 有皮肤受损的危险　患者术后 24 小时内卧床，护士需评估患者皮肤营养状况;定时协助患者翻身,并按摩皮肤受压部位;保持床铺平整、清洁、干燥、无皱褶、无渣屑。

3. 药物副作用的观察　患者住院期间需服用止痛药物等,护士须注意观察药物副作用。

## 四、经 验 分 享

1. 心理护理　因患者年龄较小,对此次创伤很恐惧,护士应用亲切温柔的语言给予安慰,以消除护患之间的距离感,与患者建立感情,使患者对护士产生信任感。护士还应使用积极鼓励性语言,做好耐心细致的解释,使患者对疾病的康复抱有积极乐观的态度,促进患者的早日康复。

2. 术后并发症的观察　骨筋膜室综合征:术后1～3天护士应密切观察患肢有无肿胀,苍白,无脉,麻木,感觉异常等症状。

3. 功能锻炼的方法　术后第2天行股四头肌等长收缩锻炼,患肢足趾活动。

(金薇　孙洁)

## ▶ 病例109 寰枢椎旋转移位患者的护理

患者,男性,4岁,患者父母代诉:摔伤后头颈向左侧歪斜,颈部活动受限 11小时,急诊以"寰枢椎旋转移位"收入院。

## 一、诊疗过程中的临床护理

### (一)入院时

#### 1. 诊疗情况

**入院后查体:** T:36.6℃,P:80次/分,R:20次/分,BP:89/60mmHg。患者11小时前坐椅子时不慎滑倒,颈部受伤,伤后感到颈部疼痛,头颈部向左歪斜,颈椎活动受限。家属带患者到外院就诊,拍片示"寰枢椎半脱位"未予治疗,随后转诊而来,为进一步治疗收入院。患者伤后无昏迷,有恶心症状,大小便正常,生活部分自理。

**既往史:** 否认有心脏病、肝炎、结核等病史。否认手术及输血史。否认药物及食物过敏史。

**专科检查:** 头颈部向左倾斜,颈枕区后部有轻度压痛,颈椎旋转受限,双侧霍夫曼征阳性,双上肢腕力正常,双手握力正常。

**辅助检查:** X线示开口位片见寰枢椎齿突与寰枢两侧块间距不对称。

**异常化验结果:** 未发现。

### 思维提示

[1] 患者出现疼痛:因寰枢关节对位不佳,造成颈部活动性疼痛,须做好疼痛的护理。

[2] 患者出现便秘:与枕颌牵引、长期卧床、肠蠕动减弱有关,须做好饮食指导。

[3] 患者需卧床牵引治疗,处于独立移动躯体能力受限状态,出现自主能力缺陷,须做好生活护理,增加舒适感。

[4] 患者需卧床牵引治疗,有皮肤完整性受损的危险,须密切观察受压部位皮肤,及时解除压床诱因。

[5] 患者有发生神经精神症状的危险,长时间的枕颌牵引可能引起患者呕吐、头晕、双手肌力改变等,须加强巡视,注意检查患者有无肌力和神经症状改变,及时发现异常。

2. 护理评估　患者主要症状为颈部疼痛,头颈歪斜,颈部活动受限。因疼痛出现失眠、易醒。患者家属多次咨询牵引注意事项、康复护理要点,希望有更多了解。

3. 护理思维与实施方案

寰枢关节对位不佳
↓
患者颈部疼痛

(1)护理目标:患者主诉疼痛得到缓解,能充分休息和睡眠。
(2)护理措施
- 评估患者疼痛性质,持续时间和程度。
- 告知患者疼痛的必然性。
- 给予患者舒适的体位。
- 嘱患者读画报,看电视分散注意力。
- 遵医嘱给予止痛药。

牵引袋压迫面部及颈部皮肤
↓
皮肤完整性受损

(1)护理目标:患者卧床期间未发生皮肤受损。
(2)护理措施
- 在牵引处垫一块小毛巾,减少局部压迫。
- 定时按摩受压部位。
- 保持床铺整洁、干燥、无褶皱、无渣屑。

对入院环境陌生、对疾病不了解
↓
焦虑

(1)护理目标:患者紧张焦虑情绪得到缓解。
(2)护理措施
- 多与患者沟通,介绍环境。
- 患者恐惧时,应倾听患者诉说或进行抚摸,进行安慰。
- 进行保健教育与指导,利用某些活动(如给患者听音乐、看电视、玩耍)分散焦虑的程度。

佩戴颈托后下床活动
↓
有发生跌倒的危险

(1)护理目标:患者住院期间不发生跌倒。
(2)护理措施
- 掌握患者的基本情况:年龄、神志、肌力。
- 评估患者发生跌倒的风险因素,依照跌倒风险评估标准给予患者评分。
- 定时巡视患者,固定病床脚刹,加床档,合理安排陪护。
- 保证病房地面干燥,灯光照明良好,病房设施摆放合理。

患者年龄小，
卧床牵引治疗
↓
生活自理能力缺陷

(1) 护理目标：患者卧床期间基本生活需要得到满足。

(2) 护理措施
- 评估患者自理缺陷的程度，影响因素。
- 巡视病房，协助患者床上大小便。
- 做好晨晚间护理及时更换床单位。
- 助患者进食，饭后漱口，保持口腔清洁。

颈部疼痛出现
易醒、失眠
↓
睡眠型态紊乱

(1) 护理目标：患者主诉疼痛缓解，能够安静入睡。

(2) 护理措施
- 提供舒适的环境。
- 给予患者心理安慰。
- 巡视病房时注意做到"四轻"。
- 遵医嘱给予止痛药物。

长期卧床，
胃肠蠕动减慢
↓
有发生便秘的危险

(1) 护理目标：患者住院期间排便通畅，不发生便秘。

(2) 护理措施
- 培养定时排便的习惯。
- 多吃蔬菜水果保证纤维和水分的充足摄入。
- 进行适当按摩（腹部），刺激肠蠕动，帮助排便。
- 指导或协助患者正确使用开塞露。
- 必要时给予灌肠。
- 提供隐蔽环境，协助患者床上排便。

**(二) 出院前**

1. 诊疗情况　出院前行"颈椎开口位及侧位"、血常规检查，护士给予患者及家属出院指导。各项检查无异常后出院。

**思维提示**

[1] 护士向患者及家属讲解颈托的佩戴方法。

[2] 护士向家属讲解康复期护理方法。

[3] 护士向患者及家属讲解康复期的注意事项。

[4] 教会家属如何观察患者患肢的活动及恢复情况。

[5] 向患者及家属进行出院后的安全宣教，防止意外发生。

2. 护理评估　做好出院时患者心理及康复期护理宣教。

3. 护理思维与实施方案

患者未能正确演示
颈托佩戴方法

↓

知识缺乏

(1)护理目标:患者家属出院前能够正确演示佩戴颈托的方法。
(2)护理措施
- 评估患者及家属对佩戴颈托的基本了解程度。
- 向患者讲解正确佩戴颈托的重要性。
- 可提供相关宣传资料以帮助患者及家属尽快学会佩戴方法。

患者及家属对康复期
护理注意事项不了解

↓

知识缺乏

(1)护理目标:患者及家属能够复述康复期间注意事项。
(2)护理措施
- 评估患者家属的学习能力。
- 对患者及家属讲解康复期护理对疾病恢复的重要性。
- 告知患者及家属康复期护理的注意事项。
- 向患者家属发放指导宣传手册。

## 二、护 理 评 价

患者从入院到出院,护理上给予了一系列的护理方案的实施。入院时为患者做好疼痛、睡眠型态紊乱、便秘的监测及控制,满足患者基本需要。对患者睡眠、疼痛、皮肤进行良好护理。避免患者跌倒、压疮、便秘的发生。出院前给予患者家属系统知识,康复期护理的宣教。

## 三、安 全 提 示

1. 有发生跌倒、坠床的危险　患者翻身有坠床的危险,佩戴颈托下床活动时有发生跌倒的危险。护士应积极做好预防工作,了解患者一般情况,包括年龄、神志等,评估患者发生跌倒、坠床的风险因素;定时巡视患者,固定好病床脚刹、加床档、合理安排陪护,嘱患者家属扶好患者,患者穿防滑鞋,保证病房地面干燥,灯光照明良好,病房设施摆放合理。

2. 有皮肤受损的危险　患者长期卧床,护士需了解患者皮肤营养情况,定时为患者按摩受压处皮肤,保持床铺平整、清洁、干燥、无褶皱、无渣屑。

## 四、经 验 分 享

1. 心理护理　由于目前绝大多数患者是独生子女,备受家长宠爱,患者突然入院,家属会焦虑,患者会有恐惧心理。首先要稳定家属情绪,做好解释工作,对待较大患者也要晓之以理,动之以情,减轻其紧张、焦虑心理。

2. 颈托佩戴　选择大小松紧适合的颈托,继续佩戴半个月。防止颈部疲劳,保持良好坐姿、卧姿。1个月内颈部避免剧烈运动,注意保暖。

(刘翠珠　刘然)

## ▶ 病例110 儿童手外伤患者的护理

患者,男性,5岁,患者父母代诉:左手外伤后出血、疼痛5小时,急诊以"左手毁损伤"收入院。

## 一、诊疗过程中的临床护理

### (一)入院及实施手术后

1. 诊疗情况

**入院后查体**:T:36℃,P:103次/分,R:22次/分,BP:88/48mmHg。患者5小时前左手被铡草机铡伤,左手出血疼痛,不能活动,在当地医院包扎后转诊而来,急诊诊断为"左手毁损伤",在全麻下行"清创,左手截肢术",术后为进一步治疗收入院。患者伤后无昏迷、意识不清、胸痛、腹痛、气促、恶心、呕吐等症状,大小便正常,生活部分自理。术后患肢伤口敷料包扎完好,清洁无渗血。

**既往史**:否认有心脏病、肝炎、结核等病史。否认手术及输血史。否认药物及食物过敏史。

**专科检查**:左手自腕以远3cm处可见左手严重毁损伤,创面出血、污染严重。左手背自掌骨基底以远皮肤缺如。手掌掌指关节以远缺如,皮肤血运尚存。左示、中、环指缺如。左拇、小指仅以肌腱相连,丧失血运,左手部组织严重损毁。

**辅助检查**:X线示左手自掌骨基底以远处骨折,严重移位,左手示、中、环指缺如,拇指及小指脱位、严重移位。

**异常化验结果**:白细胞:16.05×10⁹/L,血红蛋白:9.0g/L。

**思维提示**

[1]患者主诉疼痛,难以入睡,与手术切口及截肢有关,须做好疼痛的护理。

[2]患者出现睡眠型态紊乱:因疼痛出现失眠、易醒,须做好睡眠的护理。

[3]患者出现紧张、焦虑:与术后疼痛及害怕影响康复、形象有关,耐心做好解释沟通,消除患者疑惑和顾虑,开导患者积极面对疾病和未来生活。

[4]患者卧床期间有发生皮肤完整性受损的危险。

[5]患者出现部分自理能力缺陷:与术后石膏固定限制活动有关,须协助患者的日常生活,满足患者需要。

[6]患者有发生摔倒、坠床等院内意外的危险:患者年龄小,安全意识差,石膏的使用限制了患者的部分活动,易发生危险,须加强患者及家属的安全宣教,使用床档和安全标志,合理安排陪护,降低危险的发生。

2. 术后护理评估 患者麻醉恢复,需去枕平卧,禁食水。术日晚患者主诉伤口疼痛,难以入睡。

3. 护理思维与实施方案

左患肢手术
↓
患肢残端疼痛

(1)护理目标:患者主诉疼痛得到缓解。

(2)护理措施
- 评估患者疼痛性质,持续时间和程度。
- 给予患者舒适的体位,半卧位为宜。
- 让患者读画报,看电视分散注意力。
- 遵医嘱给予止痛药。

患者残肢疼痛
↓
睡眠型态紊乱

(1)护理目标:患者主诉疼痛缓解,安静入睡。

(2)护理措施
- 提供舒适的环境。
- 给予患者心理安慰。
- 巡视患者时注意做到"四轻"。
- 必要时遵医嘱给予止痛药物缓解疼痛。

对入院环境陌生、对疾病不了解
↓
焦虑

(1)护理目标:患者紧张焦虑情绪得到缓解。

(2)护理措施
- 多与患者沟通,介绍环境。
- 患者焦虑时,应倾听患者诉说或进行抚摸,安慰。
- 进行健康教育与指导,利用某些活动(如给患者听音乐、看电视、玩耍)减轻焦虑的程度。

患者年龄小
↓
有发生坠床、跌倒的危险

(1)护理目标:患者住院期间不发生跌倒、坠床。

(2)护理措施
- 掌握患者的基本情况:年龄、神志、肌力等。
- 评估患者发生跌倒、坠床的风险因素,依照跌倒、坠床风险评估标准给予患者评分。
- 定时巡视患者,固定好病床脚刹,加床档,合理安排陪护。
- 保证病房地面干燥,灯光照明良好,病房设施摆放合理。

实施手术后:

1. 诊疗情况 出院前行"手部正位"、血常规检查,护士给予患者及家属出院指导。各项检查无异常后出院。

**思维提示**

[1]护士向患者及家属讲解石膏护理方法。

[2]护士向患者及家属讲解功能锻炼的方法。出院前使家属能正确协助患者功能锻炼。

[3]护士向家属讲解康复期护理方法。

[4]护士向患者及家属讲解康复期的注意事项。

[5]向患者及家属进行出院后的安全宣教,防止意外发生。

2. 护理评估　做好出院时患者心理及康复期护理宣教。

3. 护理思维与实施方案

患者家属询问患者
患肢石膏护理方法
↓
知识缺乏

(1)护理目标:患者家属了解并能复述石膏的护理方法。

(2)护理措施

· 评估患者及家属对石膏护理的基本了解程度。

· 向患者讲解石膏固定的重要性。

· 可提供相关宣传资料以帮助患者及家属尽快学会石膏的护理方法。

## 二、护 理 评 价

患者从入院到出院,护理上给予了一系列的护理方案的实施。入院时为患者做好疼痛、睡眠型态紊乱的监测及控制。入院期间不仅满足了患者的基本生理需求,对患者的睡眠、伤口等均进行了良好的护理,避免了术后伤口的感染,有效避免了跌倒、坠床、压疮的发生。出院前,给予患者及家属系统的知识及术后康复期的护理。

## 三、安 全 提 示

1. 有发生跌倒、坠床的危险　患者年龄小,术后有翻身坠床的危险;下床活动后有发生跌倒的危险。护士应积极做好预防工作,评估患者发生跌倒、坠床的风险因素;定时巡视患者,固定好病床脚刹、加床档、合理安排陪护;保证病房地面干燥,灯光照明良好。

2. 药物副作用的观察　患者住院期间需静脉输入抗生素,护士须注意观察药物副作用。

## 四、经 验 分 享

1. 心理护理　手是重要的功能器官,所以较大的患者及小患者的家属会担心丧失手部功能,影响基本生活。所以护士要有针对性地介绍术后注意事项,以便消除家属及较大患者的紧张焦虑情绪,树立战胜疾病的信心。

2. 术后并发症的观察　伤口感染:术后护士应密切观察有无患肢剧烈疼痛、红肿、脓性分泌物、高热、白细胞增多等。

(刘翠珠　刘然)

## 病例111 盘状软骨损伤患者的护理

患者，男性，6岁，患者父母代诉：右膝活动性疼痛，不能伸直半年，门诊以"盘状软骨损伤（右）"收入院。

## 一、诊疗过程中的护理

### （一）入院时

#### 1. 诊疗情况

**入院后查体：** T：36.5℃，P：88次/分，R：19次/分，BP：101/62mmHg。患者于半年前出现右膝疼痛，不能伸直，无发热，活动后加重，且肿胀。曾在外院行MRI检查，发现关节积液，建议观察1周，症状无改善，门诊检查后以"盘状软骨损伤（右）"收入院。患者近期精神好，食欲佳，无不良嗜好，大小便正常，生活部分自理。

**既往史：** 否认心脏病、肝炎、结核等疾病史。否认外伤、手术及输血史。否认药物及食物过敏史。

**专科查体：** 右膝轻度肿胀，无皮温升高，浮髌试验（－），膝关节外侧压痛，膝关节屈曲130°，伸直固定于屈曲10°，无弹响，伸直时疼痛。

**辅助检查：** MRI可见右外侧盘状软骨损伤。

**异常化验结果：** 未发现。

> **思维提示**
>
> [1]患者家属对本疾病术前知识的缺乏：因家属多次询问术前注意事项，向家属讲解相关专业知识，解除患者家属的疑虑。
>
> [2]教会患者如何进行功能锻炼，并安排好训练计划，每日监督患者进行功能锻炼。
>
> [3]患者出现焦虑：与担心病情、害怕手术及不熟悉病房环境有关，认真做好解释沟通，消除患者陌生感，取得信任，加强术前宣教，安抚患者情绪。
>
> [4]患者出现疼痛：与疾病有关，应采取相应的物理措施减轻患者疼痛，同时通过各种方法分散患者对疼痛的注意力。
>
> [5]患者出现部分自理能力缺陷：与患者伸直受限有关，须协助患者日常生活活动，满足患者需要，增进舒适感。

**2. 护理评估** 患者右膝疼痛，伸直受限，活动后加重。患者及家属希望更多地了解术前注意事项。

　　3.护理思维与实施方案

环境的陌生，
对疾病不了解
↓
焦虑

　　(1)护理目标:家属能接受手术事实并主动配合术前术后治疗及护理。

　　(2)护理措施

　　　　·耐心听取患者的倾诉,理解、同情患者的感受,并共同分析焦虑产生的原因,尽可能消除其相关因素。

　　　　·主动介绍病房环境,并介绍同病患者与其认识。

　　　　·了解患者及家属的心理状态,与其多交谈,鼓励其正视疾病,保持积极乐观的情绪。

　　　　·讲解疾病及手术的相关知识。

　　　　·积极、正确对待患者及家属提出的疑问。

　　　　·嘱家属不要让焦虑的情绪影响患者,应帮助其树立战胜疾病的信心。

患者家属多次
询问术前注意事项
↓
知识缺乏

　　(1)护理目标:患者家属能叙述出术前注意事项及功能锻炼方法。

　　(2)护理措施

　　　　·介绍疾病基本知识,手术必要性,预后效果,注意事项。

　　　　·告知患者及家属术后可能发生的情况,作好心理准备。

　　　　·向患者及家属讲解术前准备及功能锻炼方法:

　　　　1)训练患者床上大小便。

　　　　2)术前功能锻炼:入院后责任护士指导家属督促患者进行股四头肌收缩功能锻炼,方法:患者平躺,尽量伸膝,背伸踝关节,完全放松5～10秒,再练习收缩,这样一收一缩为一次,反复进行30分钟,2次/天。

**(二)实施手术后**

　　1.诊疗情况　手术当日,T:36.5～36.8℃,P:87～92次/分,R:19～22次/分,BP:96～101/57～61mmHg。患者在全麻下行"关节镜下右侧盘状软骨部分切除术",术毕返回病房,患肢伤口敷料包扎完好,无渗血,有伤口引流一根,且通畅,引流为血性液,足趾血运好。遵医嘱给予冰敷机24小时持续冷敷患肢。告知患者麻醉未清醒前需去枕平卧,禁食水。麻醉恢复后,可进行患肢功能锻炼。术日晚患者主诉疼痛,难以入睡。术后第 1 天,T:37.3℃,P:95 次/分,R:22 次/分,BP:99/54mmHg。护士协助患者进行患肢功能锻炼,并向家属讲解术后功能锻炼方法。

**思维提示**

[1]患者术后留置引流管一根,增加了伤口感染的危险。密切观察伤口敷料及引流管情况,注意体温变化。

[2]患者术后疼痛及精神的紧张,使舒适感发生改变,做好相应护理。

[3]患者出现术后疼痛:与手术有关,须认真评估,适当应用冷疗为患者减轻疼痛,甚至药物镇痛。

[4]患者出现睡眠型态紊乱:与术后疼痛、舒适感降低有关,倾听患者不适主诉,积极解决影响患者睡眠质量的问题。

[5]患者有发生患肢肿胀的危险,应抬高患肢,促进血液回流,教会患者主动活动患肢。

[6]患者有发生各种术后并发症的危险,须加强巡视,注意观察患肢肢端血运和活动,及时发现异常。

　　2. 护理评估　患者术后伤口疼痛,造成睡眠型态紊乱及舒适的改变。术后带有伤口引流管一根,可能发生感染。

　　3. 护理思维与实施方案

(1)护理目标:

　　· 患者疼痛刺激因素被消除或减弱。

　　· 患者痛感消失或减弱。

(2)护理措施

　　· 观察记录疼痛性质、部位、起始和持续时间、发作规律、伴随症状及诱发因素。

由于手术原因
↓
疼痛

　　· 减轻或消除疼痛刺激维持良好的姿势与体位,帮助患者保持身体舒适,去除刺激物,创造条件使患者有足够的休息和睡眠。

　　· 减轻疼痛:心理护理,关怀患者,为患者讲故事、听舒缓的音乐以分散注意力;用冰敷机持续冷敷 24 小时,以减轻疼痛;必要时遵医嘱给予止痛药,注意观察药效及不良反应。

　　· 将患肢抬高 20°～30°有利于静脉回流,也可减轻疼痛。

术日晚患者主诉疼痛，
难以入睡
↓
睡眠型态紊乱

(1)护理目标:患者得到充足睡眠,表现为睡眠后精力充沛,精神饱满。

(2)护理措施

- 积极配合医生处理引起睡眠紊乱的客观因素(疼痛等),减轻由疾病引起的不适。
- 指导患者促进睡眠:

1)保持舒适体位。

2)睡前避免过多饮水。

3)为患者讲故事或听舒缓音乐。

- 创造有利于患者睡眠的环境:

1)保持室温舒适,盖被厚薄适宜。

2)避免大声喧哗,保持睡眠环境安静。

3)关好门窗,拉上窗帘,夜间使用夜灯。

- 尽量满足患者睡眠习惯和方法。
- 有计划地安排护理活动,尽量减少对患者睡眠的影响。
- 尽可能消除引起焦虑的因素。
- 必要时遵医嘱给予止痛药,并观察药效及不良反应。

术后留置伤口引流管
↓
有感染的危险

(1)护理目标:患者伤口无感染的症状和体征。

(2)护理措施

- 确定潜在感染部位。
- 监测患者体温变化,化验结果,受感染的症状和体征。
- 保持伤口敷料干燥,如潮湿或脱落立即通知医生换药。
- 加强引流管的护理:

1)48 小时内给予拔除。

2)保持引流袋低于引流位置以下,防止逆流。

3)引流液达引流袋 1/2 时,及时倾倒。

4)引流管避免扭曲、压迫。

5)密切观察引流是否通畅,引流液的颜色、量、性质。

- 严格无菌操作,避免交叉感染。
- 足够的营养摄入。

(1)护理目标:患者主诉疼痛减轻或消失,舒适感增加。

(2)护理措施

手术切口疼痛,
患者精神紧张

↓

舒适的改变

- 减少不必要的刺激,尽可能消除引起疼痛的因素。
- 在允许的情况下,改变体位并保持健康部位处于舒适的状态,注意肢体保持功能位。
- 避免棉被直接压迫患肢引起疼痛。
- 提供一些转移注意力的活动(听音乐、讲故事),耐心倾听患者对疼痛的反应。

**(三)出院前**

1. 诊疗情况　出院前行"右下肢正侧位"、血常规检查,护士给予患者及家属出院指导。各项检查无异常后可出院。

**思维提示**

[1]患者家属对术后功能锻炼及护理知识缺乏,教会家属如何协助及督促患者进行功能锻炼。

[2]护士向家属讲解康复期护理方法。

[3]护士向患者及家属讲解康复期的注意事项。

[4]教会家属如何观察患者患肢的活动及恢复情况。

[5]向患者及家属进行出院后的安全宣教,防止意外发生。

2. 护理评估　患者家属希望更多地了解术后功能锻炼及护理要点。

3. 护理思维与实施方案

(1)护理目标:患者家属在出院前能复述康复期护理注意事项。

(2)护理措施

患者家属多次
询问术后护理要点

↓

知识缺乏

- 告知家属石膏护理要点。
- 指导并协助患者进行术后患肢功能锻炼:

1)术后第1天开始练习股四头肌等长收缩,先健侧后患侧,每天4～5次,每次5～10分钟。

2)术后1周可做髌骨活动、直腿抬高训练、膝关节主动屈伸活动。

3)术后3～4周,膝关节肿胀消退,膝关节活动正常,股四头肌肌力4级以上可下床进行负重行走。

患者家属多次
询问术后护理要点

↓

知识缺乏

4)术后 3 个月,膝关节活动正常,股四头肌肌力
五级以上,可参加体育活动。

· 向患者说明靠自己的力量主动用力进行锻炼,
可增加肌力,加快血液循环,缓解术后肢体疼
痛与肿胀,有利于关节活动度的恢复,并获得
满意效果。

## 二、护 理 评 价

患者从入院到出院,护理上给予了一系列的护理方案的实施。入院时为
患者做好焦虑和知识缺乏的评估,告知患者及家属术前注意事项及功能锻炼
的方法。术后对患者的舒适度、手术伤口及引流管进行了良好的护理,使患
者得到充足的休息,消除可能引起患肢感染的因素。并指导家属如何督促患
者进行术后功能锻炼。出院前,给予患者及家属系统的知识,术后康复期的
护理。在整个发病期,术前术后功能锻炼至关重要。为患者制订训练计划,
指导患者进行练习,患者取得满意的效果。

## 三、安 全 提 示

1. 患肢持续冰敷机 24 小时冷敷患肢,应注意用电安全,各条线路连接完
好。勤巡视,注意倾听患者主诉。每 6 小时更换冰桶内冰块一次,并检查伤口
敷料是否保持干燥。

2. 伤口引流管固定稳妥,加强引流管的护理。

3. 注意观察足趾血运、温度、颜色及活动,以防由于包扎过紧出现血液循
环障碍。

## 四、经 验 分 享

1. 潜在并发症的观察　有感染的危险。应密切观察,并积极消除可能引
起伤口感染的因素。

2. 术后功能锻炼　术后第 1 天开始练习股四头肌等长收缩,先健侧后患
侧,每天 4～5 次,每次 5～10 分钟。

术后 1 周可做髌骨活动、直腿抬高训练、膝关节主动屈伸活动。

术后 3～4 周,膝关节肿胀消退,膝关节活动正常,股四头肌肌力四级以上
可下床进行负重行走。

术后 3 个月,膝关节活动正常,股四头肌肌力五级以上,可参加体育活动。

（杨雪）

## 病例112 髌脱位患者的护理

患者,男性,4岁,患者父母代诉:右下肢无力2年余,门诊以"髌脱位(右)"收入院。

## 一、诊疗过程中的护理

### (一)入院时

**1. 诊疗情况**

**入院后查体**:T:36.4℃,P:80次/分,R:22次/分,BP:92/53mmHg。患者于2年前被家属发现右下肢无力,在上楼梯及跑步时明显,易摔倒,无发热。于当地医院就诊,拍片后转诊而来。门诊以"髌脱位(右)"收入院。患者近期精神好,食欲佳,无不良嗜好,大小便正常,生活部分自理。

**既往史**:否认心脏病、肝炎、结核等疾病史。否认外伤、手术及输血史。否认药物及食物过敏史。

**专科查体**:患者右膝关节可见中央凹陷,屈曲150°,过伸5°,前后抽屉试验(-),局部无压痛,内外侧挤压试验(-),于膝关节外侧可触及髌骨,较对侧小,屈膝关节可触及髁间窝。

**辅助检查**:X线示未见髌骨骨骺骨化中心。

**异常化验结果**:未发现。

**思维提示**

[1]患者可能出现外伤:因为右下肢的无力,所以要做好防外伤的护理。

[2]患者家属对本疾病术前知识的缺乏:因家属多次询问术前注意事项,要向家属讲解相关专业知识,使家属能协助患者进行术前功能锻炼。

**2. 护理评估** 患者主要症状为右下肢无力,上楼及跑步时明显,易摔倒,易发生外伤。患者家属希望更多了解术前注意事项及康复护理要点。

**3. 护理思维与实施方案**

患者右下肢无力，
易摔倒
↓
有受伤的危险

(1)护理目标：患者在住院期间无外伤发生。
(2)护理措施
- 尽量卧床，减少活动。
- 如需活动指导患者在床旁、本室内活动，避免跑跳等激烈活动，活动间歇充分休息。
- 勤巡视病房。保证患者安全。
- 注意倾听患者主诉，满足患者基本生活需要。

环境的陌生，
对疾病不了解
↓
焦虑

(1)护理目标：家属能接受手术事实并主动配合术前术后治疗及护理。
(2)护理措施
- 耐心听取患者的倾诉，理解、同情患者的感受，并共同分析焦虑产生的原因，尽可能消除其相关因素。
- 主动介绍病房环境，并介绍同病患者与其认识。
- 了解患者及家属的心理状态，与其多交谈，鼓励其正视疾病，保持积极乐观情绪。
- 讲解疾病及手术的相关知识。
- 积极、正确对待患者及家属提出的疑问。
- 嘱家属不要让焦虑的情绪影响患者，应帮助其树立战胜疾病的信心。

患者家属多次
询问术前注意事项
↓
知识缺乏

(1)护理目标：患者家属能叙述出术前注意事项及功能锻炼方法。
(2)护理措施
- 介绍疾病基本知识，手术注意事项，预后效果，注意事项。
- 告知患者及家属术后可能发生的情况，作好心理准备。
- 向患者及家属讲解术前准备及功能锻炼方法：
1)训练患者床上大小便。
2)向患者及家属说明膝部肌肉萎缩对疗效的影响，并以健侧肢体做示范指导患者掌握各项康复训练。

**(二)实施手术后**

1. **诊疗情况** 手术当日，T:36.2～36.8℃，P:80～82 次/分，R:20～22/

分,BP:92～98/54～58mmHg。患者在全麻下行"右膝伸膝装置重建术",术毕返回病房,患肢长腿石膏固定完好,外敷料包扎完整,无渗血,足趾血运好。遵医嘱给予冰敷机24小时持续冷敷患肢。告知患者麻醉恢复前需去枕平卧,禁食水。麻醉恢复后,可进行患肢功能锻炼。术日晚患者主诉疼痛,难以入睡。术后第1天,T:38.5℃,P:99次/分,R:24次/分,BP:96/55mmHg。护士协助患者行功能锻炼,并向家属讲解术后功能锻炼方法。

**思维提示**

[1]患者出现体温过高:因手术原因出现体温过高,积极为患者降温,使之恢复正常。

[2]患者皮肤完整性有受损的危险:做好防护工作,并定期检查。

2. 护理评估　患者麻醉未清醒前需去枕平卧,禁食水。患者主诉疼痛,难以入睡。患者因术后吸收热引起体温升高。

3. 护理思维与实施方案

由于手术原因
↓
疼痛

(1)护理目标:
・患者疼痛刺激因素被消除或减弱。
・患者痛感消失或减弱。

(2)护理措施
・观察记录疼痛性质、部位、起始和持续时间、发作规律、伴随症状及诱发因素。
・减轻或消除疼痛刺激,维持良好的姿势与体位,帮助患者保持身体舒适,去除刺激物,创造条件使患者有足够的休息和睡眠。
・减轻疼痛:心理护理,关怀患者,为患者讲故事、听舒缓的音乐以分散注意力。用冰敷机持续冷敷24小时,以减轻疼痛。必要时遵医嘱给予止痛药,注意观察药效及不良反应。

术后第1天 T38.5℃
↓
体温过高

(1)护理目标:
・患者发热的相关因素消除。
・患者体温正常。

(2)护理措施
・配合医生积极查明发热原因,观察热型变化,有针对性地给予治疗。

术后第 1 天 T38.5℃

↓

体温过高

- 减少体热产生及增加体热散失：
1）置空调房间,保持室温 18～22℃,湿度 50％～60％,通风透气。
2）温水擦浴。
3）乙醇擦浴。
4）冰袋冷敷。
5）遵医嘱使用退热剂。
6）采取降温措施 30 分钟复测体温,并继续观察其化。
- 减少发热对身体造成的影响：
1）做好个人清洁卫生,及时更衣,更换床单位,避免着凉。
2）保证水分的补充。
3）保持口腔清洁。
4）给予清淡易消化的高热量,富含维生素的流质或半流质饮食,保证营养摄入。

术日晚患者主诉疼痛,难以入睡

↓

睡眠型态紊乱

(1)护理目标:患者得到充足睡眠,表现为睡眠后精力充沛,精神饱满。
(2)护理措施
- 积极配合医生处理引起睡眠紊乱的客观因素(疼痛等),减轻由疾病引起的不适。
- 指导患者促进睡眠：
1）保持舒适体位。
2）睡前避免过多饮水。
3）为患者讲故事或听舒缓音乐。
- 创造有利于患者睡眠的环境：
1）保持室温舒适,盖被厚薄适宜。
2）避免大声喧哗,保持睡眠环境安静。
3）关好门窗,拉上窗帘,夜间使用夜灯。
- 尽量满足患者睡眠习惯和方法。
- 有计划地安排护理活动,尽量减少对患者睡眠的干扰。
- 尽可能消除引起焦虑的因素。
- 必要时遵医嘱给予止痛药,并观察药效及不良反应。

患者术后有
长腿石膏固定，
并需长期卧床

↓

有皮肤完整性
受损的危险

(1)护理目标:患者保持皮肤完整;患者家属熟知造成皮肤损伤的危险因素;患者家属掌握皮肤自护方法。

(2)护理措施

- 预防压疮:原则是预防为主,防止组织长时间受压,重视局部护理,改善血液循环状况,加强观察。

- 重视预防:

1)询问患者患肢皮肤有无被石膏压迫的地方,定时为患者按摩石膏边缘皮肤。

2)保持床单位清洁、干燥、无皱褶,无碎屑及潮湿。

3)对骨突处皮肤进行预防性按摩。

4)患者可坐起或用健侧肢体支撑身体抬起臀部缓解压力,防止压疮。

5)鼓励患者摄入足够水分,讲明均衡饮食的重要性。

### (三)出院前

1. **诊疗情况** 出院前行"右下肢正侧位"X线检查、血常规检查,护士给予患者及家属出院指导。各项检查无异常后可出院。

**思维提示**

患者家属对术后功能锻炼及护理知识的缺乏:做好健康宣教及出院指导,教会家属协助并督促患者进行功能锻炼。

2. **护理评估** 患者家属希望更多的了解术后功能锻炼及护理要点。

3. **护理思维与实施方案**

患者家属多次
询问术后护理要点

↓

知识缺乏

(1)护理目标:患者家属在出院前能复述康复期护理注意事项。

(2)护理措施

- 告知家属石膏护理要点。

- 指导并协助患者进行术后患肢功能锻炼:术后第1天坐起,开始进行足趾功能锻炼,促进肢体的静脉及淋巴回流,减少下肢深静脉血栓发生,消除肿胀。术后第2天指导患者进行患肢股四头肌等长收缩训练,预防肌肉的萎缩,逐渐加强训练,避免直腿抬高活动。

- 锻炼原则:次数由少到多,时间由短到长,强度逐渐增强,循序渐进。

## 二、护理评价

患者从入院到出院,护理上给予了一系列的护理方案的实施。入院时为患者做好避免发生外伤的预防工作及指导术前功能锻炼。手术后对患者疼痛、发热、睡眠型态紊乱做了良好的护理。对于可能发生的合作性问题给予了针对性护理。出院前,为患者及家属讲解术后康复锻炼知识。其中术前术后功能锻炼尤为重要。最终患者治愈出院。

## 三、安 全 提 示

由于此疾病症状为肢体无力,易摔倒,而且儿童的生理特点决定了患者不能像成人一样有良好的自我约束力,所以要勤巡视病房,保证患者安全。对于有长腿石膏的患者来说,石膏内的情况需要注意倾听患者主诉,并进行针对性护理,避免皮肤的损伤。

## 四、经 验 分 享

髋脱位患者术前术后的功能锻炼尤为重要,对减轻肌肉萎缩,减少肌肉间粘连,减轻肿胀有着至关重要的作用。可促进患者康复,提高患者的生活质量。

1. 术前功能锻炼 入院后护士开始指导患者进行直腿抬高练习。

2. 术后功能锻炼

术后第1天:指导患者坐起,开始进行足趾功能锻炼,促进肢体的静脉及淋巴回流,减少下肢深静脉血栓发生,消除肿胀。

术后第2天:指导患者进行患肢股四头肌等长收缩训练,预防肌肉的萎缩,逐渐加强训练,避免直腿抬高活动。

(杨雪)

## 病例113 成骨肉瘤患者甲氨蝶呤化疗的护理

患者,女性,13岁,患者父母代诉:发现左小腿包块伴疼痛2个月,门诊以"胫骨病变(左)"收入院。

## 一、诊疗过程中的临床护理

### (一)甲氨蝶呤化疗前

**1. 诊疗情况**

**入院后查体**：T：36.6℃，P：78 次/分，R：20 次/分，BP：110/68mmHg。患者左小腿疼痛,夜间及晨起疼痛明显,因疼痛易醒。发育正常,营养中等,神志清楚,近期精神好,食欲佳,无不良嗜好,大小便正常,生活部分自理。

**既往史**：否认心脏病、肝炎、结核等疾病史,否认外伤、手术及输血史,否认药物及食物过敏史。

**专科查体**：左胫骨上段可触及一包块,大小约 8cm×6cm×5cm,局部皮肤无发红,皮温正常,无静脉曲张,无破溃。肿物为实质,无明显活动,边界不清。邻近关节活动不受限,淋巴结无肿大。

**辅助检查**：下肢 X 线及 CT：左侧胫骨上段骨质破坏并可见骨膜反应。MIR 可见胫骨信号异常,周围软组织水肿。穿刺活检为胫骨骨肉瘤。

**异常化验结果**：常规化验检查大致正常。

根据患者病史、体格检查影像学检查及穿刺活检,诊断明确,为"胫骨骨肉瘤(左)"。准备给予甲氨蝶呤化疗。

> **思维提示**
>
> [1]患者有疼痛,疼痛部位为左小腿。评估疼痛的程度做好疼痛的护理。
> [2]患者幼年发病,在护理评估过程中,其应注意的是患肢易骨折,保证安全。

**2. 护理评估** 患者夜间患肢疼痛,因疼痛出现易醒。患者年幼好动,X线及 CT 示左侧胫骨上段骨质破坏并可见骨膜反应。患者家属多次咨询骨肉瘤及甲氨蝶呤化疗注意事项及护理要点,希望能有更多的了解。患者主诉娱乐少,感到"无聊,没意思"。

## 3. 护理思维与实施方案

左膝肿物压迫周围
组织,侵蚀血管神经

↓

疼痛

(1)护理目标:患者主诉疼痛缓解。

(2)护理措施

- 给予心理安慰,分散注意力,(讲故事、看动画片等)。
- 指导患者疼痛时放松,轻抚患者,减轻疼痛。
- 遵医嘱给予止痛药(索米痛)、必要时给予止痛针,给药过程中注意观察用药效果。

因疼痛出现易醒

↓

睡眠型态紊乱

(1)护理目标:患者痛醒后可很快安静入睡。

(2)护理措施

- 给予心理安慰,安抚患者情绪。
- 告知患者家属尽量减少患者白天睡眠时间。
- 巡视患者时注意做到"四轻"。
- 必要时遵医嘱给予止痛药物缓解疼痛。

患者年幼好动,
X线示左侧胫骨
上段骨质破坏

↓

有外伤的危险

(1)护理目标:患者在院期间无坠床、烫伤、摔伤。

(2)护理措施

- 禁止患者患肢负重,床尾挂"禁止下地"牌并请家属协助监督。
- 患者睡觉时或家属不在时为患者拉上床档。
- 患者外出使用轮椅,指导家属轮椅的使用方法。
- 患者活动范围内不放热水,暖瓶用后立即放回暖瓶槽。

患者家属多次咨询
甲氨蝶呤化疗注意
事项及护理要点

↓

知识缺乏

(1)护理目标:患者家属对甲氨蝶呤化疗方案、注意事项及护理要点有所了解。

(2)护理措施

- 向患者家属讲解进行甲氨蝶呤化疗时的注意事项。
- 告知患者家属甲氨蝶呤化疗可能发生的情况,使患者家属提前作好心理准备。
- 告知患者家属护士可以为患者做好护理。

活动受限,娱乐较少,
感到"无聊,没意思"

↓

娱乐活动缺乏

(1)护理目标:患者找到适合的娱乐方法。

(2)护理措施

- 鼓励患者和同病房的病友交流。
- 提供患者喜欢的娱乐工具(棋类、牌类、图书等)。
- 有计划地让患者观看喜爱的电视节目。

**(二)甲氨蝶呤化疗过程中**

1. 诊疗情况　入院 18 天后患者一般情况好,无发热,大小便无异常,查体同前,患者家属拒绝行中心静脉置管。甲氨蝶呤化疗当日,患者 T:36.0～36.9℃,P:98～107 次/分,R:18～22 次/分,BP:98～123/61～78mmHg,精神弱,食欲差,恶心,呕吐数次,为胃内容物,未诉其他不适,尿量 2790ml。尿常规回报尿 pH 值:7.9,尿比重:1.010。遵医嘱给予 24 小时心电监护及低流量吸氧。

**思维提示**

[1]患者年幼好动,血管较细,家属目前拒绝行中心静脉置管,药液易外渗。

[2]甲氨蝶呤有消化系统反应,使用甲氨蝶呤化疗,会出现恶心、呕吐等不良反应。

[3]甲氨蝶呤是细胞毒抗叶酸代谢药物,毒副反应较大,可导致胃肠、骨髓、皮肤黏膜、心、肝、肾及肺等脏器损害。要注意监测血药浓度、尿量、尿比重及 pH 值。

2. 护理评估　患者年幼好动,血管细,静脉输液难度大,易药液外渗及出现静脉炎;甲氨蝶呤化疗会有恶心,呕吐等胃肠道反应,化疗当日多次呕吐,为胃内容物;甲氨蝶呤化疗需输入大量液体以充分水化碱化尿液,连续三天补充液体较多,输液时间长,尿量多,用药前后及输液完毕后留取尿常规监测尿 pH 值;甲氨蝶呤静点结束即刻、24 小时、48 小时分别取血检测血药浓度。甲氨蝶呤静点结束后 6 小时开始亚叶酸钙解救,每 6 小时注射 1 次,共 12 次。

3. 护理思维与实施方案

患者年幼,
好动,血管细
↓
有静脉炎、静脉输液
部位坏死的危险

(1)护理目标:患者在化疗过程中无静脉炎及静脉输液部位坏死。

(2)护理措施

- 保护患者血管,使用血管一般由远端向近端挑选较粗、直、弹性好的血管。
- 滴注化疗药物时要加强巡视,观察是否有回血,对怀疑外渗的应立即停止用药并更换注射部位。
- 药物渗漏部位用 2% 利多卡因 5ml 加入 0.9% 生理盐水 50ml 局部以点状向心性封闭并局部冷敷。

（1）护理目标：患者自述恶心呕吐减轻。

（2）护理措施

药物毒副作用
↓
恶心、呕吐等
不良反应

- 开窗通风，保持室内空气清新，采取舒适体位，经常变换体位有益于减少恶心的感觉。
- 饮食清淡、少油腻、易消化、刺激小、维生素含量丰富。
- 餐后1小时内控制饮水，以防止胃内容物反流，减轻化疗反应。
- 分散注意力（听音乐、看电视等）。
- 呕吐时，协助患者侧卧或坐位以防误吸，呕吐后用温开水漱口洗脸。
- 遵医嘱在化疗前后30分钟内选用有效止吐药。

（1）护理目标：患者可得到充分休息。

（2）护理措施

因治疗及输液量
大影响睡眠
↓
睡眠型态紊乱

- 给予心理安慰并告知患者睡眠对康复的重要性。
- 告知患者利用整段较长的时间休息。
- 巡视患者时注意做到"四轻"。
- 尽量集中治疗时间，避免影响患者休息。
- 协助患者床上大小便。

**（三）甲氨蝶呤化疗后**

1. 诊疗情况　患者甲氨蝶呤化疗过程顺利，给予 0.3‰亚叶酸钙溶液含漱预防黏膜溃疡。化疗后第2天，患者体温不高，精神弱，食欲差，偶有恶心、呕吐，遵医嘱给予保肝止吐治疗，48小时血药浓度<0.5 μmol/L。患者化疗后四天未排大便。化疗后第五天出现口腔黏膜溃疡。化疗后第六天复查血常规及生化等化验检查显示，白细胞计数 $2.56 \times 10^9$/L，予升高白细胞治疗。化疗结束后第10天，患者开始出现脱发，复查血常规结果已正常，口腔黏膜溃疡愈合，患者等待下一次化疗。

**思维提示**

［1］患者食欲差，偶有恶心、呕吐，摄入的饮食低于推荐的每日供应量。

［2］患者化疗后4天未排大便，与长期卧床及进食减少有关。

［3］化疗后第5天出现口腔黏膜溃疡，注意观察肛周皮肤有无破溃、大便颜色、有无黏液、脓血等，询问患者有无腹痛。

［4］化疗药容易导致骨髓抑制，复查血常规白细胞计数 $2.56 \times 10^9$/L，有并发感染的危险。

2. 护理评估　患者甲氨蝶呤化疗后前两天食欲差,偶有恶心、呕吐。第 4 天仍未排便,主诉无便意。第 5 天患者主诉口腔疼痛,出现口腔黏膜溃疡,未发现肛周皮肤破溃,患者无腹痛。第 6 天查血常规白细胞计数 $2.56 \times 10^9/L$,易感染。患者开始出现脱发,发脾气,不愿出门,出病房要求戴帽子。

3. 护理思维与实施方案

食欲差,偶有恶心、呕吐

↓

营养失调,低于机体需要量

　(1)护理目标:增加由口进食的摄入量。
　(2)护理措施
　　• 采用儿童喜爱的各种造型、颜色的可爱餐具,促进食欲,必要时和其他患者一起进食。
　　• 根据患者的饮食习惯,进行饮食调节,以色、香、味、形促进食欲,尽量满足身体营养需要和热量供给。
　　• 若已经发生呕吐,应灵活掌握进食时间,可在间歇期进食,多饮水,鼓励进食,少量多餐。
　　• 加强口腔护理,去除口腔异味,必要时服用开胃中药。

4 天未排大便

↓

便秘

　(1)护理目标:患者排出大便,便秘得到改善。
　(2)护理措施
　　• 应多饮水,每天至少 1000ml,进食高纤维素食物(新鲜水果、香蕉、各种蔬菜等)。
　　• 多活动,以刺激肠蠕动,促进排便。
　　• 做适当的腹部按摩,增加肠蠕动,可热敷以减轻腹胀。
　　• 必要时医嘱使用大便软化剂或缓泻剂。

化疗药物副反应

↓

黏膜改变

　(1)护理目标:患者口腔、肛周黏膜完整。
　(2)护理措施
　　• 给予 0.3‰ 亚叶酸钙溶液含漱预防和治疗口腔黏膜溃疡。
　　• 保持口腔清洁,饭前、饭后用冷盐水漱口,忌刷牙。
　　• 给予维生素 $B_2$ 涂抹溃疡处,维生素 $B_2$ 可以加快细胞再生,加速溃疡面的愈合。
　　• 观察肛周皮肤有无破溃,大便颜色、有无黏液、脓血等。

查血常规白细胞
计数过低
↓
有感染的危险

(1)护理目标:预防感染,给予各种措施,减少患者感
染的发生。
(2)护理措施
- 保持口腔皮肤清洁,饭后及时漱口,防止食物
残渣在口腔中繁殖细菌。
- 病房用紫外线消毒每天 1 次,每次 45 分钟以
上,减少探视人员,嘱患者尽量不去公共场所。
- 限制家属探视,避免有感染性疾病的人员
入内。
- 遵医嘱给予升白药物、提高机体免疫力的药
物等。

患者开始出现脱发,
情绪低落,
不愿出门
↓
自我形象混乱

(1)护理目标:患者能接受由于治疗导致的自我形象
改变,积极配合治疗。
(2)护理措施
- 向患者及家属说明脱发是由化疗药物的副作
用所引起,给予心理支持,使患者确信脱发只
是暂时的,以后还能生长。
- 化疗期间应减少对头发梳、洗、刷等,可用中性
洗发水和护发素。
- 夜间睡眠可佩戴发帽,防止头发掉在床上,引
起心理上的不适。
- 鼓励患者使用假发、漂亮围巾、帽子等维持
形象。

## 二、护 理 评 价

患者从入院到阶段化疗结束,护理上给予了一系列的护理方案的实施。入院时为患者缓解疼痛,促进睡眠的治疗及护理及时提供心理护理及安防措施,避免了意外事件发生。甲氨蝶呤化疗过程中,预防患者药液外渗及出现静脉炎,减轻恶心、呕吐,确保水化碱化让药物顺利排出。在甲氨蝶呤化疗后,为患者监测血药浓度,调节患者饮食,确保食物摄入,提高机体免疫力,做好生活的护理,积极处理黏膜溃疡问题,避免感染的发生。最为重要的是患者心理护理与知识指导,为此心理护理与知识指导应始终贯穿在患者整个诊疗过程,使患者顺利度过这一次化疗。

## 三、安 全 提 示

1. 有发生骨折、坠床、烫伤的危险　患者下肢 X 线示左侧胫骨上段骨质破坏并可见骨膜反应，容易骨折，护士应积极做好预防工作，禁止患者患肢负重，并请患者家属协助监督；患者睡觉或床边没人时为患者拉上床档；患者活动范围内不放热水，暖瓶用后立即放回暖瓶槽。

2. 药物副作用的观察　甲氨蝶呤是化疗药，对人体伤害大，监测患者体温、脉搏、呼吸、血压，注意记录患者出入量，预防血电解质紊乱，确保水化碱化，监测血药浓度，让药物顺利排出。

## 四、经 验 分 享

1. 心理护理　成骨肉瘤是最常见的骨骼系统恶性肿瘤，好发于青少年，恶性程度甚高，预后差，费用较高，家庭负担大，对患者及其家属无论身体还是心理均造成较大影响，患者及其家属较易出现心理问题，心理护理要贯穿整个病程。患者可出现沮丧、悲观失望、压抑等心理方面的问题及精神异常。应向患者家属讲解有关疾病的病因、可能出现的症状及治疗情况等，使患者家属对疾病及用药有所了解，克服消极情绪，协助护士开导患者。向患者列举成功治愈的病例，增强其信心，鼓励患者对抗病魔。

2. 准确测量及记录尿量　准确测量及记录尿量在甲氨蝶呤化疗过程中很重要，水化碱化利尿可有效预防甲氨蝶呤所致毒性，测量及记录尿量是观察甲氨蝶呤是否顺利排出体外的重要指标之一。首先要指导患者正确留取尿量，另外选择固定量杯，正确使用量杯，并设尿量登记本记录。

3. 黏膜护理　黏膜溃疡是甲氨蝶呤化疗最常见的副作用之一。口腔黏膜溃疡是骨肉瘤甲氨蝶呤大剂量化疗后常见的具有潜在危险的并发症，重者可引起全身感染，影响治疗的成败，因此对口腔并发症的预防、护理极其重要。在护理工作中，用 0.3‰亚叶酸钙溶液于化疗结束 6 小时后开始漱口，2小时漱口 1 次，每次 10ml，含漱 3 分钟，不要咽下；24 小时后每日含漱 7 次，分别在 3 餐前后 1 小时及睡前，每次含漱 5 分钟，连续 7 天。有效预防口腔溃疡的发生及减轻溃疡的程度。

（董傲雪　孙婷婷）

## 病例114 成骨肉瘤患者顺铂化疗的护理

患者，女性，6岁，患者父母代诉：发现膝关节下方疼痛、肿胀40天，门诊以"骨肉瘤（右，胫骨）"收入院。

## 一、诊疗过程中的临床护理

### (一)顺铂化疗前

**1. 诊疗情况**

**入院后查体：** T：36.2℃，P：92次/分，R：20次/分，BP：100/60mmHg。患者右膝关节下方肿胀较前明显加重，夜间患肢疼痛，因疼痛出现易醒。患者发育正常，营养中等，近期精神好，食欲佳，无不良嗜好，大小便正常，生活部分自理。

**既往史：** 否认心脏病、肝炎、结核等疾病史，否认外伤、手术及输血史，否认药物及食物过敏史。

**专科查体：** 右膝关节下方肿胀，皮肤不红，无静脉怒张，无破溃，皮温高。可触及包块，大小约6cm×5cm，实质，无明显活动，边界不清，触痛。膝关节活动度不受限，肢体周径（髌骨下极4.5cm）右侧21cm。

**辅助检查：** 下肢X线示右侧胫骨近端骨质破坏并可见骨膜反应。下肢MRI：右侧胫骨及周围肌肉组织间肿物。穿刺活检为胫骨骨肉瘤。

**异常化验结果：** 常规化验检查大致正常。

根据患者病史、体格检查影像学检查及穿刺活检，诊断明确，为胫骨骨肉瘤（右）。准备予顺铂化疗。

**思维提示**

[1]患者有疼痛，疼痛部位为右小腿，评估疼痛的程度，做好疼痛的护理。

[2]患者幼年发病，右膝关节下方肿胀较前明显加重。在护理评估过程中，其应注意患肢易骨折，保障安全。

**2. 护理评估** 患者夜间患肢疼痛，因疼痛出现易醒。患者幼年好动，X线示右侧腓骨近端虫噬样溶骨性改变。患者家属多次咨询顺铂化疗注意事项及护理要点，希望能有更多的了解。

**3. 护理思维与实施方案**

右膝关节下方肿胀较前明显加重，压迫周围组织，侵蚀血管神经
↓
疼痛

(1)护理目标:患者主诉疼痛缓解。
(2)护理措施
- 给予心理安慰,分散注意力(讲故事、看动画片等)。
- 指导患者疼痛时放松,轻抚患者,减轻疼痛。
- 遵医嘱给予止痛药(索米痛)、必要时给予止痛针,给药过程中注意观察用药效果。

因疼痛出现易醒
↓
睡眠型态紊乱

(1)护理目标:患者痛醒后可很快安静入睡。
(2)护理措施
- 给予心理安慰,安抚患者情绪。
- 告知患者家属尽量减少患者白天睡眠时间。
- 巡视患者时注意做到"四轻"。
- 必要时遵医嘱给予止痛药物缓解疼痛。

患者年幼好动,X线示右侧腓骨近端虫噬样溶骨性改变
↓
有外伤的危险

(1)护理目标:患者在院期间无坠床、烫伤、摔伤。
(2)护理措施
- 禁止患者患肢负重,床尾挂"禁止下地"牌并请家属协助监督。
- 患者睡觉时或家属不在时为患者拉上床档。
- 患者外出使用轮椅,指导家属轮椅的使用方法。
- 患者活动范围内不放热水,暖瓶用后立即放回暖瓶槽。

患者家属多次咨询顺铂化疗注意事项及护理要点
↓
知识缺乏

(1)护理目标:患者家属对顺铂化疗方案、注意事项及护理要点有所了解。
(2)护理措施
- 向患者家属讲解进行顺铂化疗时的注意事项。
- 告知患者家属顺铂化疗可能发生的情况,使患者家属提前作好心理准备。
- 告知患者家属护士可以为患者做好护理。

**(二)顺铂化疗过程中**

1. 诊疗情况　入院 14 天后患者一般情况好,无发热,大小便无异常,查体同前,患者家属拒绝行中心静脉置管。顺铂化疗当日,患者 T:36.2～37.1℃,P:92～106 次/分,R:19～22 次/分,BP:89～105/60～67mmHg,精神弱,食欲差,恶心,呕吐数次,为胃内容物,未诉其他不适,尿量 1700ml。

**思维提示**

[1]患者年幼好动,血管较细,家属目前拒绝行中心静脉置管,药液易外渗。

[2]顺铂是致吐作用较强的化疗药物之一,使用顺铂化疗,急性呕吐一般于化疗后24小时内发生,多发生在给药后1～2小时,延缓性呕吐大多在化疗24小时后发生,可持续1周左右。

[3]顺铂具有肾毒性,主要由肾脏排出,需水化利尿,要注意记录患者出入量。

2. 护理评估  患者年幼好动,血管细,静脉输液难度大,易药液外渗及出现静脉炎;顺铂致吐作用较强,恶心、呕吐常见,化疗当日多次呕吐,为胃内容物;顺铂具有肾毒性,需水化利尿,恶心、呕吐导致摄入量减少。

3. 护理思维与实施方案

患者年幼,
好动,血管细
↓
有静脉炎、静脉输液
部位坏死的危险

(1)护理目标:患者在化疗过程中无静脉炎及静脉输液部位坏死。

(2)护理措施

- 保护患者血管,使用血管一般由远端向近端挑选较粗、直、弹性好的血管。
- 滴注化疗药物时要加强巡视,观察是否有回血,对怀疑外渗的应立即停止用药并更换注射部位。
- 药物渗漏部位用2%利多卡因5ml加入0.9%生理盐水50ml,局部以点状向心性封闭并局部冷敷。

药物毒副作用
↓
恶心、呕吐等
不良反应

(1)护理目标:患者自述恶心呕吐减轻。

(2)护理措施

- 开窗通风,保持室内空气清新,采取舒适体位,经常变换体位有益于减轻恶心的感觉。
- 饮食清淡、少油腻、易消化、刺激小、维生素含量丰富。
- 餐后1小时内控制饮水,以防止胃内容物反流,减轻化疗反应。
- 分散注意力(听音乐、看电视等)。
- 呕吐时,协助患者侧卧或坐位以防误吸,呕吐后用温开水漱口洗脸。
- 遵医嘱在化疗前后30分钟内选用有效止吐药。

食欲差,恶心,
呕吐数次
↓
有体液失衡的危险

(1)护理目标:患者尿量≥1000ml,不发生体液失衡。

(2)护理措施
- 化疗前应常规检测肾功能,水化利尿,保证顺铂由体内快速排出。
- 应鼓励患者多饮水,保证入量。
- 对入量已够,但尿量少者,需给予利尿剂以促进排泄。
- 密切观察患者生命体征,严格记录出入量。
- 预防血电解质紊乱,给予补充水、电解质及营养物质。

### (三)顺铂化疗后的护理

1. 诊疗情况 患者顺铂化疗过程顺利。化疗后的前三天,患者体温不高,精神弱,食欲差,偶有恶心、呕吐,遵医嘱给予保肝止吐治疗。患者化疗后四天未排大便。化疗后第 6 天复查血常规及生化等化验检查显示,白细胞计数 $2.98\times10^9$/L,给予升高白细胞治疗。化疗结束后第 10 天,患者开始出现脱发,复查血常规结果已正常,患者等待下一次化疗。

**思维提示**

[1]患者食欲差,偶有恶心、呕吐,摄入的饮食低于推荐的每日供应量。

[2]患者化疗后 4 天未排大便,与长期卧床及进食减少有关。

[3]化疗后第 5 天出现口腔黏膜溃疡,注意观察肛周皮肤有无破溃、大便颜色、有无黏液、脓血等,询问患者有无腹痛。

[4]化疗药容易致骨髓抑制,复查血常规白细胞计数 $2.98\times10^9$/L,有并发感染的危险。

2. 护理评估 患者顺铂化疗后前 3 天食欲差,偶有恶心、呕吐。第 4 天仍未排便,主诉无便意。查血常规白细胞计数 $2.98\times10^9$/L,易感染。患者开始出现脱发,发脾气,不愿出门,出病房要求戴帽子。

3. 护理思维与实施方案

食欲差,偶有
恶心、呕吐
↓
营养失调,
低于机体需要量

(1)护理目标:增加由口进食的摄入量。
(2)护理措施
- 采用儿童喜爱的各种造型、颜色的可爱餐具,促进食欲,必要时和其他患者一起进食。
- 根据患者的饮食习惯,进行饮食调节,以色、香、味、形促进食欲,尽量满足身体营养需要和热量供给。
- 若已经发生呕吐,应灵活掌握进食时间,可在间歇期进食,多饮水,鼓励进食,少量多餐。
- 加强口腔护理,去除口腔异味,必要时服用开胃中药。

4 天未排大便
↓
便秘

(1)护理目标:患者排出大便,便秘得到改善。
(2)护理措施
- 应多饮水,每天至少 1000ml,进食高纤维素食物(新鲜水果、香蕉、各种蔬菜等)。
- 多活动,以刺激肠蠕动,促进排便。
- 做适当的腹部按摩,增加肠蠕动,可热敷以减轻腹胀。
- 必要时医嘱使用大便软化剂或缓泻剂。

查血常规白细胞
计数过低
↓
有感染的危险

(1)护理目标:预防感染,给予各种措施,减少患者感染的发生。
(2)护理措施
- 保持口腔皮肤清洁,饭后及时漱口,防止食物残渣在口腔中繁殖细菌。
- 病房用紫外线消毒每天 1 次,每次 45 分钟以上,减少探视人员,嘱患者尽量不去公共场所。
- 限制家属探视,避免有感染性疾病的人员入内。
- 遵医嘱给予升白药物、提高机体免疫力的药物等。

患者开始出现脱发,
情绪低落,不愿出门
↓
自我形象混乱

(1)护理目标:患者能接受由于治疗导致的自我形象改变,积极配合治疗。
(2)护理措施
- 向患者及家属说明脱发是由化疗药物的副作用所引起,给予心理支持,使患者确信脱发只是暂时的,以后还能生长。
- 化疗期间应减少对头发梳、洗、刷等,可用中性洗发水和护发素。
- 夜间睡眠可佩戴发帽,防止头发掉在床上,引起心理上的不适。
- 鼓励患者使用假发、漂亮围巾、帽子等维持形象。

## 二、护 理 评 价

患者从入院到顺铂阶段化疗结束,护理上给予了一系列的护理方案的实施。入院时为患者缓解疼痛,促进睡眠的治疗及护理及时提供心理护理及安防措施,避免了意外事件发生。顺铂化疗过程中,预防患者药液外渗及出现静脉炎,减轻恶心、呕吐,确保水化让药物顺利排出,防止体液失衡。在顺铂化疗后,为患者调节饮食,确保食物摄入,提高机体免疫力,做好生活的护理,避免感染的发生。最为重要的是患者心理护理与相关知识指导,为此心理护理与相关知识指导应始终贯穿在患者整个诊疗过程,使患者顺利度过这一次化疗。

## 三、安 全 提 示

1. 有发生骨折、坠床、烫伤的危险  患者下肢 X 线示右侧胫骨近端骨质破坏并可见骨膜反应,容易骨折,护士应积极做好预防工作,禁止患者患肢负重,并请患者家属协助监督;患者睡觉或床边没人时为患者拉上床档;患者活动范围内不放热水,暖瓶用后立即放回暖瓶槽。

2. 药物副作用的观察  顺铂是化疗药,对人体伤害大,监测患者体温、脉搏、呼吸、血压,注意记录患儿出入量,预防血电解质紊乱,确保水化让药物顺利排出。

## 四、经 验 分 享

1. 心理护理  成骨肉瘤是最常见的骨骼系统恶性肿瘤,好发于青少年,恶性程度甚高,预后差,费用较高,家庭负担大,对患者及其家属无论身体还是心理均造成较大影响。患者及其家属较易出现心理问题,心理护理要贯穿整个病程。患者可出现沮丧、悲观失望、压抑等心理方面的问题及精神异常。应向患者家属讲解有关疾病的病因、可能出现的症状及治疗情况等,使患者家属对疾病及用药有所了解,克服消极情绪,协助护士开导患者。并向患者举成功治愈的病例,增强其信心,鼓励患者对抗病魔。

2. 准确测量及记录尿量  准确测量及记录尿量在顺铂化疗过程中很重要,水化利尿可有效预防顺铂所致肾毒性,测量及记录尿量是观察顺铂是否顺利排出体外的依据。首先要指导患者正确留取尿量,另外选择固定量杯,正确使用量杯,并设尿量登记本记录。

(董傲雪 孙婷婷)

患者,女性,2岁10个月,患者父母代诉:40天前无明显诱因右膝关节下方肿胀,无明显疼痛,活动不受限,门诊以"胫骨病变(右,近端)"收入院。

## 一、诊疗过程中的临床护理

### (一)PICC 置入术前

#### 1. 诊疗情况

**入院后查体**:T:37.2℃,P:92 次/分,R:24 次/分,BP:96/62mmHg。患者于 40 天前无明显诱因膝关节下方肿胀,无明显疼痛,活动不受限,于当地医院拍片示右胫骨近端病变待查,为进一步治疗收入院。

**既往史**:否认心脏病、肝炎、结核等疾病史,否认外伤、手术及输血史,否认药物及食物过敏史。

**专科查体**:患者步态正常,右膝关节下方肿胀,皮肤不红,无静脉怒张,无破溃,皮温高,可触及包块,大小约 6cm×5cm,实性,无明显活动,边界不清,无压痛,触痛,膝关节活动度不受限,肢体周径(髌骨下极 4.5cm),右侧 25cm,左侧 21.5cm。双下肢长度(髂前下棘到内踝)右 46cm,左 46cm,膝关节外侧间隙至外踝右侧 22.5cm,左 22.5cm,膝关节内侧间隙至内踝右 20cm,左 20cm。

**辅助检查**:X 线检查示右胫骨上段骨质破坏,并可见骨膜反应。CT 示骨内骨质缺损,可见骨皮质连续性中断。MRI 示腓骨上段信号异常,周围软组织水肿。

**异常化验结果**:未发现。

患者确诊为骨恶性肿瘤,需长期输入化疗药物,为避免小血管长期刺激,考虑为患者行 PICC 置入术。

**思维提示**

[1]患者出现焦虑:患者年龄小,害怕有创操作,须做好心理护理。

[2]患者出现便秘:由于患者长期卧床,肠蠕动减弱,须做好饮食指导。

[3]患者出现知识缺乏:患者及家属对 PICC 置入术不了解,须做好患者及家属的解释。

2. **护理评估** 患者年龄小,害怕有创操作。患者及家属对 PICC 置入术不了解,有抵触心理。

3. **护理思维与实施方案**

患者害怕有创操作
↓
焦虑

(1)护理目标:消除患者焦虑心理,使其配合治疗。
(2)护理措施
- 给予心理安慰。
- 举例其他此疾病患者,让患者多与其沟通。
- 告知患者及家属 PICC 置入成功后可减少静脉穿刺操作,为患者减轻痛苦。

患者对 PICC 置入术不了解
↓
知识缺乏

(1)护理目标:患者对 PICC 置入术有一定的了解。
(2)护理措施
- 告知患肢 PICC 置入术流程。
- 告知 PICC 置入术后的护理要点。
- 告知患者 PICC 置入术后应严格制动患肢。
- 告知患者患肢用弹力绷带固定 24 小时后无出血方可由护士取下。

患者因长期卧床
↓
便秘

(1)护理目标:患者大便形态正常,便秘得到改善。
(2)护理措施
- 鼓励患者多饮水,多进食富含粗纤维的食物。
- 为患者按摩腹部,以促进排便。
- 鼓励患者排便困难时给予开塞露肛入,促进排便。

**(二)PICC 置入术后**

1. **诊疗情况** PICC 置入术当日,T:36.5～37.2℃,P:92～108 次/分,R:19～24 次/分,BP:91～102/57～64mmHg。患者行 PICC 术后,穿刺点外敷料有少量渗血,用弹力绷带外固定,患肢保持伸直位,制动 24 小时。密切观察患者患肢手指血运及活动情况,如出现皮肤颜色变深,皮温较健侧低,肿胀等可适当调整弹力绷带。术日晚,患者主诉体位改变,难以入睡。PICC 置管后第 1 天,T:36.7～37.4℃,P:93～107 次/分,R:20～23 次/分,BP:93～104/60～68mmHg。24 小时后为患者解除弹力绷带并换药,护士向患者及家属讲解 PICC 置入术后观察及护理要点,并告知患者及家属外敷料避免潮湿,如外敷料出现松脱,及时通知护士给予换药。

**思维提示**

[1]患者出现睡眠型态紊乱:因 PICC 置入术后,患肢须制动 24 小时,影响患者睡眠,须做好睡眠的护理。

[2]患者有发生感染的危险:PICC 置管处敷料有少量渗血,须及时换药。

[3]患者知识缺乏:患者及家属对 PICC 置入术后护理不了解,须做好解释宣教工作。

[4]患者有出现坠床的危险:患者年龄小,须预防坠床的发生。

2. 护理评估　患者因置入 PICC,患肢须制动,弹力绷带固定,针眼处有少量出血。

3. 护理思维与实施方案

患肢制动,
保持患肢伸直位
↓
睡眠型态紊乱

(1)护理目标:患者夜间安静入睡。

(2)护理措施

- 为患者摆放舒适卧位。
- 为患者讲故事,听音乐,分散其注意力。
- 减少患者白天睡眠时间。
- 夜间减少不必要的操作。
- 巡视病房做到"四轻"。

针眼处敷料
有少量出血
↓
有发生感染的危险

(1)护理目标:患者 PICC 置管处不发生感染。

(2)护理措施

- 置入术后第 1 天及时更换外敷料。
- 换药时严格执行无菌原则。
- 如遇敷料不黏,固定不牢,及时换药。

患者及家属对
PICC 护理不了解
↓
知识缺乏

(1)护理目标:使患者对 PICC 置入后护理有一定了解。

(2)护理措施

- 告知患肢 PICC 置入术流程。
- 告知 PICC 置入术后的护理要点。
- 告知患者 PICC 置入术后应严格制动患肢。
- 告知患者患肢用弹力绷带固定 24 小时后无出血方可由护士取下。

患者年龄小
↓
有坠床的危险

(1)护理目标:患者在住院期间不发生坠床。

(2)护理措施

- 禁止患者患肢负重,床尾挂"禁止下地"牌并请家属协助监督。
- 患者睡觉时或家属不在时为患者拉上床档。
- 护士随时巡视病房,杜绝危险事故的发生。
- 患者 24 小时有家属陪护。

## 二、护 理 评 价

患者 PICC 置入术前后,护理上给予了一系列的护理方案的实施。置入术前有焦虑,知识缺乏,便秘的护理,置入术后不仅满足了患者术后的基本生理需求,对患者的睡眠、PICC 置管处等均进行了良好的护理,避免了置管处的感染,也有效地避免了坠床的发生。

## 三、安 全 提 示

患者翻身有坠床的危险,护士应积极做好预防工作,了解患者一般情况。评估患者发生坠床的风险因素;定时巡视患者,固定好病床脚刹、加床档、合理安排陪护。

## 四、经 验 分 享

PICC 置入术患者的护理主要是针对患者的心理护理,使患者配合治疗;并且置入术后对针孔处敷料换药时须严格无菌操作,避免发生感染。

**(邢娟 尹翠平)**

## 病例116 单纯性骨囊肿患者的护理

患者,女性,5岁,患者父母代诉:3个月前因碰伤致左前臂疼痛、肿胀,门诊以"骨囊肿(左,桡骨)"收入院。

## 一、诊疗过程中的临床护理

### (一)入院时

**1. 诊疗情况**

**入院后查体**:T:36℃,P:78 次/分,R:24 次/分,BP:113/72mmHg。患者于 3 个月前因碰伤致左前臂疼痛、肿胀、不适,无发热等不适,于当地医院拍片示左桡骨病变并病理性骨折,考虑骨囊肿。转来后,门诊给予支具外固定后,并定期复查。今为进一步治疗收入院。患者无不良嗜好,近期精神、食欲好,大小便正常,生活部分自理。

**既往史**:否认心脏病、肝炎、结核等疾病史,否认外伤、手术及输血史,否认药物及食物过敏史。

**专科查体**:左前臂外观正常,皮温正常,无压痛。左肘关节及腕关节活动正常。上肢测量:尺骨鹰嘴至尺骨茎突左 18.5cm,右 18.5cm。

**辅助检查**:X 线示左桡骨病变。

**异常化验结果**:未发现。

**思维提示**

[1]患者出现疼痛:左前臂病理性骨折致疼痛,须做好疼痛的护理。

[2]患者出现睡眠型态紊乱:因疼痛出现失眠,易醒,须做好睡眠的护理。

[3]患者出现皮肤完整性受损:因支具固定压迫皮肤。

**2. 护理评估** 患者主要症状为左前臂疼痛。患者因疼痛出现失眠、易醒。患者因支具固定压迫皮肤。患者对环境陌生,对疾病不了解。

**3. 护理思维与实施方案**

左前臂病理性骨折 → 疼痛

(1)护理目标:患者主诉疼痛缓解。

(2)护理措施

- 给予心理安慰。
- 为患者摆放舒适体位,制动。
- 为患者讲故事,听音乐,分散其注意力。

（1）护理目标：患者夜间可安静入睡。

（2）护理措施

因疼痛出现
失眠、易醒
↓
睡眠型态紊乱

- 减少患者白天睡眠时间。
- 夜间准时熄灯，限制夜间探视。
- 减少夜间除必要操作以外的打扰，保证安静睡眠环境。
- 夜间巡视病房做到"四轻"。

（1）护理目标：患者住院期间不发生皮肤完整性受损。

（2）护理措施

因支具固定
易压迫皮肤
↓
皮肤完整性受损

- 在易受压部位垫小棉垫，减轻局部压迫。
- 定时查看，按摩易受压处皮肤。

（1）护理目标：消除患者恐惧心理，以达到配合治疗的目的。

（2）护理措施

患者年龄小，对住
院环境感到陌生
↓
恐惧

- 介绍病房环境，多与患者沟通。
- 分散患者注意力。
- 给予患者心理安慰，消除其恐惧心理。

**（二）实施手术后**

1. 诊疗情况　手术当日，T：36.6～37.2℃，P：92～104 次/分，R：18～22 次/分，BP：97～116/67～72mmHg。患者在全麻下行"左桡骨病灶刮除，人工骨植骨术"。术毕返回病房，患肢屈肘石膏固定完好，手指血运好，给予患肢持续抬高。告知患者麻醉恢复前去枕平卧位，禁食水，麻醉恢复后可摇高床头取半坐卧位。术日晚患者主诉伤口疼痛，难以入睡。术后第 1 天，T：37～37.6℃，P：96～114 次/分，R：18～22 次/分，BP：107～116/64～74mmHg。患者在护士协助下佩戴前臂吊带，下床活动。

**思维提示**

［1］患者屈肘石膏外固定，易压迫皮肤。

［2］患者主诉伤口疼痛，难以入睡。与手术切口有关。

［3］患者术后 24 小时可佩戴前臂吊带下床活动，有滑倒的危险。

2. 护理评估　患者麻醉恢复前需去枕平卧位，禁食水。术日晚主诉伤口疼痛，难以入睡。术后第 1 天下地活动。

3. 护理思维与实施方案

患者麻醉恢复前
需去枕平卧、禁食水
↓
部分自理能力缺陷

{ (1)护理目标:满足患者基本生理需求。
(2)护理措施
· 麻醉恢复后,协助患者进食流质饮食。
· 与患者家属沟通,了解患者需要。
· 多巡视病房,询问患者,满足其需要。
· 协助患者床上大小便。
· 将常用物品放在患者伸手可及的地方。
· 为患者整理床单位,盖好被褥。

患者术后 24 小时
内需卧床
↓
躯体移动障碍,有
皮肤完整性受损的危险

{ (1)护理目标:患者卧床期间不发生压疮。
(2)护理措施
· 术前准备两块大毛巾,术后垫在患者背部,如有潮湿,及时更换。
· 定时按摩骨突处易受压皮肤。
· 每日为患者翻身拍背,置舒适卧位。
· 保持床铺平整、清洁、干燥、无皱褶、无渣屑。
· 每日检查受压处皮肤,防止压疮发生。

患者主诉疼痛,
难以入睡
↓
睡眠型态紊乱

{ (1)护理目标:患者主诉疼痛缓解,安静入睡。
(2)护理措施
· 给予心理安慰,为患者讲故事,分散其注意力。
· 提供安静、舒适的环境。
· 巡视患者时注意做到"四轻"。
· 遵医嘱给予止痛药并注意观察用药后反应。

患者术后 24 小时
佩戴前臂吊带,
下床活动
↓
有跌倒、
坠床的危险

{ (1)护理目标:患者在住院期间杜绝跌倒、坠床的发生。
(2)护理措施
· 必要时加床档,合理安排陪护。
· 嘱患者穿防滑鞋,确保病房地面干燥,照明良好,病房设施摆放合理。
· 患者在护士或家属扶持下下床活动。
· 护士随时巡视病房,杜绝危险事故的发生。

因手术原因
↓
有感染的危险

{ (1)护理目标:患者在住院期间不发生感染。
(2)护理措施
· 创造清洁环境,保持床单位清洁。
· 术前协助患者清洁手术部位。
· 遵医嘱给予患者抗感染药物治疗。

### (三)出院前

1. **诊疗情况** 出院前行"左前臂正侧位",血常规检查。各项检查无异常可出院。护士给予患者及家属出院指导。

**思维提示**

> 向家属解释出院后相关护理康复知识,使家属能协助并督促患者进行康复和功能锻炼。

2. **护理评估** 患者及家属对此疾病不了解,缺乏相关护理康复知识。

3. **护理思维与实施方案**

患者及家属对
病情不了解
↓
知识缺乏

(1)护理目标:患者及家属对此疾病相关知识了解。

(2)护理措施

- 指导患者正确功能锻炼,每日做握拳、背伸动作 500 次。
- 告知患者及家属石膏固定 6 周,6 周后门诊复查。
- 告知患者及家属保持石膏固定完好,石膏如有破损、潮湿、变形,及时就诊。
- 下地活动时佩戴前臂吊带,以减轻石膏对患肢的负重。

## 二、护 理 评 价

患者从入院到出院,护理上给予了一系列的护理方案的实施。入院时为患者做好疼痛、睡眠型态紊乱、皮肤完整性受损、恐惧的护理,手术后不仅满足了患者术后的基本生理需求,对患者的睡眠、伤口等均进行了良好的护理,避免了术后伤口的感染,有效避免了跌倒、坠床、压疮的发生。出院前,给予患者系统的知识、术后康复期的护理。在整个发病期,术后康复期护理尤为重要。

## 三、安 全 提 示

1. **有发生跌倒、坠床的危险** 患者翻身有坠床的危险;24 小时下床活动时有发生跌倒的危险。护士应积极做好预防工作,了解患者一般情况,评估患者发生跌倒、坠床的风险因素;定时巡视患者,固定好病床脚刹、加床档、合理安排陪护;嘱患者穿防滑鞋,保证病房地面干燥、灯光照明良好、病房设施摆放合理。

2. 有皮肤受损的危险 患者术后 24 小时内卧床,护士需了解患者皮肤营养状况;定时协助患者翻身,并按摩皮肤受压部位;保持床铺平整、清洁、干燥、无皱褶、无渣屑。

3. 药物副作用的观察 患者住院期间需服用止痛药物、抗感染药物等,护士须注意观察药物副作用。

## 四、经 验 分 享

单纯性骨囊肿术后极易复发,应定期复查,防止病情进一步恶化。且术后石膏固定 6 周,石膏固定期间指导患者正确功能锻炼。6 周后拆石膏,锻炼关节活动度,防止关节僵直。

(邢娟 尹翠平)

# 病例117 人工膝关节置换患者的护理

患者,男性,24岁,主诉:左膝疼痛5个月,疼痛呈间歇性,活动后加重;3个月前开始出现左胫骨上段的肿胀,呈进行性加重,局部皮温增高,触痛明显,门诊以"胫骨病变(左,上段)"收入院。

## 一、诊疗过程中的临床护理

### (一)入院时

#### 1. 诊疗情况

**入院后查体**:体温36.7℃,脉搏88次/分,呼吸22次/分,血压128/65mmHg。患者主诉5个月前于活动后开始间歇性左膝及小腿疼痛,夜间明显,活动后加重。3个月前开始出现胫骨上端的肿胀,进行性加重。于当地医院就诊,行X线检查,诊为"左胫骨上段病变"为求进一步诊断转诊而来。患者精神好、食欲较差。患者无不良嗜好,大小便正常,生活自理。5个月体重下降4kg。

**既往史**:否认冠心病、糖尿病等慢性疾病。否认肝炎、结核等传染病史。否认重大外伤、手术史。否认药物过敏史。

**专科查体**:患者全身浅表淋巴结未及明显肿大,双下肢未见畸形,左胫骨上段可触及一直径约8cm皮下包块,边界欠清,质硬,活动度差,局部皮温高,压痛,无水肿,无发痒,无皮肤感觉障碍,表面皮肤无破溃,右下肢活动受限,屈曲90°,左侧无殊,双下肢感觉正常,肌力5级,肌张力不高。

**辅助检查**:胸部正位X线片未见明显异常;肝胆胰脾B超未见明显异常;心电图:大致正常心电图。左胫骨正侧位X线示左胫骨上段骨质、骨膜及软组织改变,考虑恶性成骨性病灶;CT示髓腔内已有肿瘤组织浸润,并发现跳跃灶;MRI示肿瘤组织已浸润髓腔及软组织,并发现跳跃灶;骨扫描示左胫骨上段浓集,肺CT未见肺部转移灶。病理活检结果:成骨骨肉瘤。

**异常化验结果**:C反应蛋白45.90mg/L;血沉97mm/h;血常规:中性粒细胞74.0%,淋巴细胞18.0%,血红蛋白94g/L。

**诊断及治疗方案**:患者诊断为"左胫骨下骨肉瘤",拟行新辅助化疗后手术治疗。

2. 护理评估 患者主要症状有左膝关节及小腿的疼痛、肿胀、功能障碍;以及食欲下降,体重下降等。此外,患者在得知疾病的诊断后出现焦虑、恐惧情绪,与缺乏疾病相关知识、担心疾病预后有关。

**思维提示**

[1]患者出现疼痛:疼痛部位为左膝关节及左小腿。须做好疼痛的护理。

[2]患者因罹患恶性肿瘤而产生焦虑、恐惧情绪,加强心理护理,使患者以积极的态度面对疾病,更好地配合下一步治疗。

[3]患者5个月体重下降4kg,应加强患者饮食护理,增强患者体质,提高机体免疫力,为下一步的化疗及手术治疗做好准备。

3. 护理思维与实施方案

左胫骨上段骨质、骨膜及软组织改变

↓

左膝及小腿疼痛,夜间明显,活动后加重

(1)护理目标:患者主诉疼痛缓解。

(2)护理措施

- 加强心理护理,指导患者采用听音乐等方式分散注意力。
- 局部制动,患肢免负重,尽量避免触碰肿瘤局部,凡涉及患肢的操作及检查要轻柔。
- 遵医嘱给予止痛药,遵循"三阶梯癌痛治疗方案"并按照按时给药、个体化给药、口服给药的原则给予止痛药物。

食欲下降,体重下降

↓

营养失调:低于机体需要量

(1)护理目标:患者体重下降速度减慢、体重停止下降或回升。

(2)护理措施

- 加强饮食护理,鼓励患者少食多餐,进食高营养、高蛋白、高维生素、易消化食物。
- 加强睡眠护理,在加强疼痛护理的基础上,必要时遵医嘱使用地西泮等辅助睡眠药物,改善患者的睡眠,使患者能够得到充分的休息。

患者在得知疾病的诊断后出现焦虑、恐惧情绪

↓

焦虑、恐惧:与知识缺乏及担心疾病预后有关

(1)护理目标:患者焦虑、恐惧情绪减轻或消失,能够积极地配合治疗和护理。

(2)护理措施

- 加强心理护理,耐心与患者沟通,鼓励患者阐述自己的想法、烦恼、孤独,并给予适当的安慰、解释,尽量从他们的病情考虑、劝告。
- 适当向患者宣教疾病的治疗及护理知识,并介绍成功的病例,改善患者的知识缺乏,并建立患者的信心。
- 安排患者的家属、朋友陪伴,以增进他们之间的交流,缓解患者的精神负担。

**(二)实施手术后**

1. **诊疗情况** 患者在全麻＋联合麻醉下行"左胫骨肿瘤瘤段截除,人工膝关节置换术"。术毕安返病房,伤口外敷料包扎完整,无渗血,患肢末梢血运好,足趾可自主活动,给予抬高;有 2 个引流管,引流通畅,妥善固定引流管,记录 24 小时引流量;留置导尿管通畅,妥善固定,定时夹闭;给予患者 24 小时心电监护及吸氧。告知患者麻醉恢复前需去枕平卧、禁饮食,指导患者进行主、被动的双上肢及健侧下肢功能锻炼,健侧下肢使用抗血栓压力带及足底泵,预防下肢深静脉血栓的发生。协助患者更换体位,预防压疮发生。指导患者主动咳嗽、咳痰,预防坠积性肺炎。术日晚遵医嘱查血常规,Hb93g/L,患者诉疼痛,遵医嘱肌注哌替啶 50mg,异丙嗪 25mg 后缓解。手术当日生命体征平稳,24 小时引流量 750ml。

术后第 1 天生命体征平稳,给予停止心电监护及氧气吸入;患者最高 T:38.7℃,遵医嘱给予赖氨匹林 1 支后降至 37.3℃;患肢持续抬高,末梢血运好,足趾可自主活动,小腿肿胀明显。患者可自主排尿,给予拔除导尿管。

术后第 14 天,患者 T:36.4℃,24 小时引流量 20ml,给予拔除引流管。患肢肿胀减轻。遵医嘱循序渐进地进行股四头肌等长收缩练习及直腿抬高练习。

**思维提示**

[1]患者术中出血多,应密切观察术后的生命体征、尿量、血红蛋白,及伤口渗血、引流情况,及早发现休克征象及伤口有无活动性出血。

[2]患者术后可能出现患肢无肿胀,末梢血运及活动的异常,须密切观察患肢情况。

[3]患者术后有发生下肢深静脉血栓的危险:指导患者主动进行双上肢及健侧下肢的功能锻炼,健侧下肢使用抗血栓压力带及足底泵,预防下肢深静脉血栓的发生。

[4]患者术后卧床时间长,做好卧位护理,预防压疮、坠积性肺炎、泌尿系感染等并发症的发生。

[5]患者排气后,指导患者进食有营养、易消化食物,以增加营养,利于机体恢复,指导患者少食多餐,循序渐进,逐渐增加蔬菜水果的摄入,预防便秘,指导患者多饮水。

[6]患者出现疼痛:须做好疼痛的护理。

[7]患者出现发热:须做好发热的护理。

2. **护理评估** 患者术后带有引流管及导尿管,术后 24 小时引流量

750ml,Hb93g/L;疼痛明显;术后第1天出现发热及患肢肿胀;患者卧床时间长;下床活动后须使用双拐,患肢免负重。

3. 护理思维与实施方案

患者术后 24 小时
引流量 750ml,Hb93g/L
↓
有失血性休克的危险

(1)护理目标:不发生失血性休克或及时发现休克征象。
(2)护理措施
　• 密切观察术后的生命体征、尿量、血红蛋白,及伤口渗血、引流情况,如发现 BP < 90/60mmHg,P>120 次/分钟,尿量<30ml/h,引流量>200ml/h,及时报告医生给予处置。

患者有 2 个引流管
24 小时引流量 750ml
↓
有活动性出血的危险

(1)护理目标:不发生或及时发现活动性出血。
(2)护理措施
　• 密切观察伤口敷料有无渗血、及引流情况,如发现伤口敷料有渗血应及时报告医生并做好标记;引流量>200ml/h,及时报告医生给予处置。

患者术后第 1 天
出现患肢肿胀
↓
有组织完整性
受损的危险

(1)护理目标:不发生肢体血液循环障碍。
(2)护理措施
　• 术后抬高患肢,促进血液回流。
　• 密切观察肢体有无疼痛、麻木,皮肤发紫、苍白,患肢肿胀,足背动脉搏动异常等情况,以防伤口敷料过紧影响血液回流,造成肢体血液循环障碍;观察患肢感觉活动情况,以免伤口敷料过紧压迫神经。

患者术后创面大,
卧床时间长,
出现患肢肿胀
↓
有下肢深静脉
血栓的危险

(1)护理目标:不发生或及时发现下肢深静脉血栓。
(2)护理措施
　• 密切观察患肢的疼痛、肿胀、麻木,皮肤颜色及皮温,感觉、足背动脉搏动等情况。
　• 指导患者进行主、被动的健侧下肢功能锻炼,遵医嘱使用抗血栓压力带及足底泵。遵医嘱皮下注射低分子肝素等。

手术原因
↓
疼痛

(1)护理目标:不发生或及时减轻患者疼痛。
(2)护理措施
　• 密切观察患肢的疼痛情况,耐心倾听患者主诉。
　• 遵医嘱及时给予止痛药。

患者术后第 1 天
最高 T:38.7℃
↓
体温过高

（1）护理目标:不发生或及时采取措施降低患者体温。
（2）护理措施
- 定时观察患者的体温情况。
- 及时给予物理降温,嘱患者多饮水,当物理降温无效时遵医嘱使用退热药物。
- 及时更换被汗液浸湿的床单被罩,保证患者的舒适。

患者术后带有
引流管及导尿管
↓
有感染的危险

（1）护理目标:不发生感染。
（2）护理措施
- 观察和评估伤口情况,注意伤口有无红肿热痛等症状。
- 遵医嘱使用抗生素。
- 妥善固定各管路,并保持通畅,严格无菌操作。
- 加强导尿管护理,每日进行会阴擦洗。嘱患者多饮水。定时夹闭导尿管训练膀胱功能,尽早拔除导尿管。

患者卧床时间长
↓
有皮肤受损的危险
有发生坠积性肺炎、
泌尿系感染、便秘等
并发症的危险

（1）护理目标:不发生压疮、坠积性肺炎、泌尿系感染等并发症。
（2）护理措施
- 指导患者进行主、被动的双上肢及健侧下肢的功能锻炼,协助更换体位,骨隆突处贴减压贴预防压疮发生。
- 鼓励患者主动咳嗽、咳痰,多饮水,预防坠积性肺炎及泌尿系感染发生。
- 指导患者胃肠功能恢复后多吃高纤维食物,并定时顺时针按摩腹部。必要时遵医嘱使用促排便药物。

患者术前化疗,手术
创面大,术后引流多;
术后卧床食欲差
↓
有营养失调的危险:
低于机体需要量

（1）护理目标:不发生营养失调。
（2）护理措施
- 术后早期指导患者按摩腹部,促进胃肠功能恢复。
- 排气后指导患者进食有营养易消化饮食,以增加营养,利于机体恢复,指导患者少食多餐,循序渐进,逐渐增加蔬菜水果的摄入,预防便秘,指导患者多饮水。

**(三)出院前**

1. 诊疗情况　伤口拆线;出院前行影像学检查;血常规、血沉、CRP 检查;护士给予患者及家属出院指导。

**思维提示**

[1]护士向患者及家属讲解如何正确使用双拐。

[2]护士向患者及家属讲解手术常见并发症及康复期注意事项。

[3]嘱患者遵医嘱按时复查,遵医嘱按时返院化疗。

2. 护理评估　做好出院时患者心理、药物知识水平及康复期的护理宣教。

3. 护理思维与实施方案

患者及家属对康复期注意事项不了解

↓

知识缺乏

(1)护理目标:患者与家属能复述康复期注意事项。

(2)护理措施

- 向患者及家属介绍了解康复期注意事项的重要性。
- 向患者及家属反复宣教康复期注意事项:

1)术后遵医嘱离床活动,患肢免负重,使用双拐或助行器,不要在湿滑地面上活动,去除地上杂物以免发生意外。

2)离拐后应控制体重,减少关节负重,避免剧烈运动,减少对关节的冲击,以免发生关节松动,及影响人工关节的使用寿命。

3)出院后如伤口出现红肿、渗出或有异味,体温高于 38℃应及时与医生联系。

4)如需进行特殊检查,如外科有创检查,结肠镜、膀胱镜、洗牙、导尿等治疗,需预防性服用抗生素。

5)避免与有感染人员接触,如身体任何部位发生感染,及时与医生联系。

6)术后定期复查,以观察手术效果,及时发现问题,确定下一步锻炼方案。

# 二、护 理 评 价

患者从入院到出院,护理上给予了一系列的护理方案的实施。入院时为患者做好疼痛、营养失调,低于机体需要量的相关护理,并通过耐心细致的护理,使患者恐惧、焦虑的情绪有所好转,能够以积极的态度配合下一步的治疗。手术后不仅对失血性休克的危险、活动性出血的危险、组织完整性受损的危险、下肢深静脉血栓的危险、感染的危险、皮肤受损的危险等护理问题做出了有效的预防措施,并且对患者疼痛、体温过高等护理问题做出了及时有效的护理,极大地减轻了患者的痛苦,促进了患者的恢复。避免了术后严重并发症的发生。出院前,向患者及家属讲解康复期相关的注意事项。

# 三、经 验 分 享

1. 心理护理 心理护理是所有骨肿瘤科疾病的护理重点,不论入院、化疗、术前、术后任何一个阶段,都不可以忽视对患者的心理护理。心理护理应该从日常护理的点滴做起,总的来说:

整洁有序的病房环境,轻柔熟练的护理操作,以及积极向上的工作态度可以给患者以信任感,使患者乐于与护士沟通。

向患者宣教疾病相关治疗及护理知识,并介绍成功的病例,可以改善患者的知识缺乏,并建立患者的信心。

适时安排患者的家属、朋友陪伴,增进他们之间的交流,可以缓解患者的精神负担。使患者能够更积极地配合治疗及护理。

2. 术前护理重点

(1)预防泌尿感染,术前嘱患者多饮水,预防尿路感染。患者如有慢性泌尿系感染应通知医生,积极治疗。

(2)减轻体重:过于肥胖的患者,术前指导其减轻体重,以减轻人工关节的负担,减少术后脱位、关节磨损等问题的发生。

(3)戒烟:吸烟可使副交感神经兴奋,使支气管痉挛,黏膜充血水肿,黏液分泌增加,易引起感染。因此,患者应术前2周戒烟。

(4)练习床上大小便:人工关节置换术后卧床时间较长,为避免术后出现腹胀、便秘、尿潴留等问题,应指导患者在术前即开始练习床上使用大小便器。

(5)术前指导患者进行股四头肌锻炼:增强关节周围肌肉的力量。

(6)基础病控制:如有糖尿病,长期服用免疫抑制剂等病史,及时告知医生,积极治疗,以防机体抵抗力降低。

3. 术后常见并发症及预防

(1)腓总神经损伤:症状多出现在术后3天内,主要表现为胫前肌、踇长伸肌功能障碍。因术中牵拉,术后局部敷料过紧、血肿、石膏压迫所致。预防:防止下肢外旋,腓骨头受压;检查敷料松紧度;经常进行踝关节被动背伸活动,防止足下垂畸形。

（2）伤口愈合不良：处理：膝关节屈曲位，减小伸直伤口边缘的张力，皮肤条件差者，延迟功能锻炼时间。

（3）下肢深静脉血栓：小腿踝关节周围肿胀，皮肤颜色发生改变，局部温度升高，小腿后侧疼痛。预防：抬高患肢，术后早期踝关节的主、被动活动，使用抗血栓弹力绷带，由足到大腿按摩，促进下肢血液回流，早期床上活动健肢，使用足底静脉泵、膝功能被动练习器进行下肢持续被动活动。

（4）关节僵直：关节伸屈范围不能达到正常范围 90°～0°～10°。预防：术后早期进行膝关节康复锻炼。在关节稳定后及时行 CPM 锻炼，是改善关节功能的重要手段。

（5）感染：术后严重并发症。因人工膝关节位置表浅，关节周围软组织覆盖较少，易发生感染。表现：膝关节周围皮肤红肿热痛，关节屈伸功能受限，体温升高，膝关节周围疼痛，不活动仍感疼痛，伤口有渗液。预防：术前应用抗生素，术后加强伤口护理，提高机体抵抗力，加强营养，促进伤口愈合和身体恢复。经常观察关节有无疼痛、肿胀、渗出液。

（6）假体松动：是人工关节置换术远期的一个并发症，主要是感染、假体位置不当、术区骨质疏松、吸收缺失等原因引起的。表现为负重行走时膝关节疼痛，刚开始活动时尤其明显。处理：行翻修术。

**4. 功能锻炼** 注意：骨肿瘤患者因肿瘤情况及手术情况的不同，对功能锻炼的要求有很大差别，所以功能锻炼必须遵医嘱进行。

（1）股四头肌锻炼：无论何种重建方法，股四头肌的力量，对于关节稳定都起着极为重要的作用。

1）股四头肌等长收缩练习：患者取平卧位，两腿伸直，用力空蹬，绷紧大腿前侧肌肉，膝关节用力向床的方向压，足用力背伸，保持 5～10 秒后放松，反复练习，可以增强下肢血液循环、消肿、防止肌肉萎缩，为抬腿运动做准备。

2）股四头肌等张收缩练习（直腿抬高练习）：患者仰卧位，先嘱患者缓慢抬起健侧肢体，体会如何用力，再抬患肢，也可用手先将患者患肢托起到 45°，嘱患者用力停住，同时将手移开，患者往往怕患肢直落床上而保护性收缩股四头肌从而达到练习股四头肌力量的目的。

（2）臀肌练习：患者取平卧位，伸直双下肢，踝关节下垫一小枕头，收紧臀部至臀部有夹紧感为止，5～10 秒后放松，反复练习。

（3）小腿后侧肌肉练习：患者平卧位或坐位，伸直双下肢将双足用力往上钩，感觉小腿后侧肌肉被绷紧保持 10 秒钟，放松。

（4）膝关节屈伸练习

1）患者坐于床边，患肢下垂，用力屈曲膝关节后放松复原，可用双手按压固定患肢帮着锻炼。

2)患者坐于床边,患肢下垂,在踝部压沙袋(1.4～4.5kg)每次压 10～15 分钟。

3)患者手扶床边,做下蹲动作。

4)用膝关节练习器反复练习,锻炼膝关节屈曲肌力,恢复膝关节功能。

5)滑移屈膝练习:患者平卧位,腿伸直,患侧脚沿床面向上滑移。

5. 使用双拐的注意事项　拐杖下端必须安装橡皮头,以免木拐杖头在地面上滑动不稳。拐杖上端的横梁上须垫软垫,以免使用时压迫腋下软组织。拐杖中段的把手使患者在行走时可以靠两上肢支持体重,而不是靠腋下支重,因此把手的高度应按患者上肢的长短调节,以使患者能用两臂支起体重。拐杖全高,应以患者身高为标准。一般是当患者直立时,拐杖从腋窝到地面并向身体两侧分开,橡皮头距足 2.0cm。过高则拐杖将压迫腋下疼痛不适,甚至难以行走;过低则患者可发生驼背感到疲劳。

指导患者用拐:行走时先将两拐同时移动到脚前方,然后提起健肢移动到拐前方,再将两拐同时移动到健肢前方,如此反复,总保持两拐和健肢形成一个等边三角形,是最牢稳。当患者移步向前时,是依靠两臂的力支持全身重量。初次下地时间不可过长,可逐渐延长下地时间。

(张晓琳　曹晶)

## ▶ 病例118 人工髋关节置换患者的护理

患者,女性,35岁,主诉:左下肢疼痛8个月,疼痛加重伴活动受限3个月,门诊以"髋臼病变(左)"收入院。

## 一、诊疗过程中的临床护理

### (一)入院时

#### 1. 诊疗情况

**入院后查体**:体温36.8℃,脉搏88次/分,呼吸20次/分,血压128/65mmHg。患者主诉8个月前无明显诱因出现左下肢后外侧隐痛,为非持续性,针刺样疼痛,以夜间为主,伴左足麻木,无活动受限,无发热,未触及局部包块,就诊当地医院给予止痛治疗效果欠佳,3个月前无明显诱因上述症状加重,伴活动受限,为求进一步诊断,来积水潭医院就诊。患者精神好、食欲较差、因疼痛出现失眠、易醒。患者无不良嗜好,大小便正常,生活自理。

**既往史**:否认冠心病、糖尿病等慢性疾病。否认肝炎、结核等传染病史。否认重大外伤、手术史。否认药物过敏史。

**专科查体**:患者全身浅表淋巴结未及明显肿大,双下肢未见畸形,左下肢活动受限,屈曲50°,未触及局部包块,右侧无殊,双下肢感觉正常,肌力5级,肌张力不高,NS(—)。

**辅助检查**:胸部正位X线片未见明显异常;肝胆脾胰B超未见明显异常;心电图:大致正常心电图。MRI示左侧髋臼前下缘团片状不规则菜花样隆起异常信号,提示软骨瘤肉瘤可能。肺CT未见肺部转移灶。病理活检示:大部分区域为分页状肿瘤性软骨,局部细胞较丰富,有轻度异型性。局部呈浸润性表现。高分化软骨肉瘤。

**化验结果**:C反应蛋白、血沉正常;血常规:中性粒细胞72.0%。

**诊断及治疗方案**:患者诊断为"左髋臼软骨肉瘤"拟行手术治疗。

#### 思维提示

[1]患者出现疼痛:疼痛部位为左下肢后外侧隐痛,须做好疼痛的护理。

[2]患者出现睡眠型态紊乱:因疼痛为非持续性,针刺样疼痛,以夜间为主。出现失眠、易醒,须做好睡眠的护理。

[3]患者因罹患恶性肿瘤而产生焦虑,恐惧情绪,加强心理护理,使患者以积极的态度面对疾病,更好的配合下一步治疗。

[4]患者须在护士的协助下完善相关化验检查,做好手术准备。

2. 护理评估　患者主要症状有左下肢后外侧的疼痛、功能障碍,因疼痛出现失眠、易醒。此外,患者在得知疾病的诊断后出现焦虑情绪,与缺乏疾病相关知识,恐惧手术、担心疾病预后有关。

3. 护理思维与实施方案

左侧髋臼前下缘软骨肉瘤
↓
左下肢后外侧针刺样疼痛,以夜间为主

(1)护理目标:患者主诉疼痛缓解。

(2)护理措施
- 加强心理护理,指导患者采用听音乐等方式分散注意力。
- 局部制动,遵医嘱卧床休息,尽量避免触碰肿瘤局部,凡涉及患部的操作及检查需轻柔。
- 遵医嘱给予止痛药,遵循"三阶梯癌痛治疗方案"并按照按时给药、个体化给药、口服给药的原则给予止痛药物。

因疼痛出现失眠、易醒
↓
睡眠型态紊乱

(1)护理目标:提高患者睡眠质量。

(2)护理措施
- 遵医嘱给予口服止痛药,以减轻局部疼痛。
- 加强睡眠护理,在加强疼痛护理的基础上,必要时遵医嘱使用地西泮等辅助睡眠药物。
- 尊重患者的睡眠习惯,尽量为患者提供舒适安静的睡眠环境。

患者在得知疾病的诊断后出现焦虑情绪
↓
焦虑:与知识缺乏及恐惧手术、担心疾病预后有关

(1)护理目标:患者焦虑、情绪减轻或消失,能够积极地配合治疗和护理。

(2)护理措施
- 加强心理护理,耐心与患者沟通,鼓励患者阐述自己的想法,并给予适当的安慰。
- 向患者适当宣教疾病的治疗及护理知识,并介绍成功的病例,改善患者的知识缺乏,重点介绍手术相关知识,使患者减轻对手术的恐惧。
- 安排患者的家属、朋友陪伴,以增进他们之间的交流,缓解患者的精神负担。

**(二)实施手术后**

1. 诊疗情况　患者在全麻＋联合麻醉下行"左髋臼肿瘤切除,人工全髋关节置换术"。术毕安返病房,伤口敷料包扎完整,无渗血,患肢末梢血运好,足趾活动好,穿矫形鞋保持外展中立位;有 3 个引流管,引流通畅,妥善固定引流管,记录 24 小时引流量;留置导尿管通畅,妥善固定,定时

夹闭;给予患者 24 小时心电监护及吸氧。患者有自控镇痛泵,指导患者正确使用。告知患者麻醉恢复前需去枕平卧、禁饮食,指导患者进行主、被动的双上肢及健侧下肢功能锻炼,健侧下肢使用抗血栓压力带及足底泵,预防下肢深静脉血栓的发生。协助患者按摩受压部位,预防压疮发生。指导患者主动咳嗽、咳痰,预防坠积性肺炎。术日晚遵医嘱查血常规,Hb97g/L,患者诉疼痛,指导患者正确使用自控镇痛泵后缓解。手术当日生命体征平稳,术后 24 小时引流量 810ml。

术后第 1 天生命体征平稳,给予停止心电监护及氧气吸入;患者最高 T:38.4℃,给予冰袋物理降温后降至 37.5℃;患肢穿矫形鞋保持外展 30°中立位,患肢末梢血运好,足趾活动好。患者会阴水肿明显,给予硫酸镁湿敷。患者未排气,腹胀明显,指导患者顺时针按摩腹部,遵医嘱口服四磨汤后患者排气,腹胀缓解。

术后第 5 天,患者会阴水肿缓解,患者可自主排尿,给予拔除导尿管。

术后第 20 天,患者 T:36.5℃,24 小时引流量 15ml,给予拔除引流管。

**思维提示**

[1]患者术中出血多,应密切观察术后的生命体征、尿量、血红蛋白、伤口渗血、引流情况,及早发现休克征象及伤口有无活动性出血。

[2]患者有髋脱位的危险,患肢须穿矫形鞋保持外展中立位,搬动患者时注意平托髋关节,预防髋脱位。

[3]患者术后有发生下肢深静脉血栓的危险:指导患者主动进行双上肢及健侧下肢的功能锻炼,健侧下肢使用抗血栓压力带及足底泵,预防下肢深静脉血栓的发生。

[4]患者术后卧床时间长,做好卧位护理,预防压疮、坠积性肺炎、泌尿系感染等并发症的发生。

[5]患者出现疼痛:须做好疼痛的护理。

[6]患者出现发热:做好发热的护理。

[7]患者出现会阴水肿:硫酸镁湿敷,做好会阴护理。

[8]患者出现腹胀,指导患者按摩腹部,并遵医嘱使用促排气药物。

2. 护理评估　患者术后带有引流管及导尿管,当日 24 小时引流量 810ml,Hb97g/L;有疼痛;术后第 1 天出现发热、会阴水肿及患肢肿胀;患者卧床时间长。

3. 护理思维与实施方案

患者术后 24 小时
引流量 810ml,Hb97g/L
↓
有失血性休克的危险

(1)护理目标:不发生失血性休克或及时发现休克征象。
(2)护理措施
- 密切观察术后的生命体征、尿量、血红蛋白,及伤口渗血、引流情况,如发现 BP < 90/60mmHg,P>120 次/分钟,尿量<30ml/h,引流量>200ml/h,及时报告医生给予处置。

患者有 2 个引流管
24 小时引流量 810ml
↓
有活动性出血的危险

(1)护理目标:不发生活动性出血或及时发现。
(2)护理措施
- 密切观察伤口敷料有无渗血及引流情况,观察患者有无腹痛,如发现如果伤口敷料有渗血应及时报告医生并做好标记;引流量>200ml/h,及时报告医生给予处置。

患者行髋臼肿瘤切除,
髋关节置换术术中
切除组织多
↓
有髋脱位的危险

(1)护理目标:不发生髋脱位。
(2)护理措施
- 抬放患者需将髋关节及患肢整体托起,患肢穿矫形鞋,外展 30°中立位。
- 患者翻身时需向健侧翻身,两腿之间夹放两个枕头,防止患肢过度内旋、内收引起关节后脱位。
- 放置便盆时,嘱患者健侧下肢屈膝用力,双上肢拉三角吊环,将臀部及上身抬起,避免肢体过度后伸引起关节前脱位。
- 搬动患者时如出现下列情况报告医生:①听到人工髋关节内沉闷响声;②患者自觉髋关节疼痛明显加重;③患肢明显短缩并有异常内旋或外旋。

患者术后创面大,
卧床时间长
↓
有下肢深静脉
血栓的危险

(1)护理目标:不发生或及时发现下肢深静脉血栓。
(2)护理措施
- 密切观察患肢的疼痛、肿胀、麻木,皮肤颜色及皮温,感觉、足背动脉搏动等情况。
- 指导患者进行主、被动的健侧下肢功能锻炼,协助按摩患肢末梢,尽早活动踝关节并遵医嘱活动膝关节。
- 遵医嘱使用抗血栓压力带及足底泵。遵医嘱皮下注射低分子肝素等。

手术原因

↓

疼痛

（1）护理目标：不发生或及时减轻患者疼痛。

（2）护理措施

- 密切观察患肢的疼痛情况，耐心倾听患者主诉。
- 指导患者正确使用镇痛泵，并观察有无头晕、头痛、恶心等不良反应。
- 必要时遵医嘱及时给予止痛药。

患者术后第1天
最高 T：38.4℃

↓

体温过高

（1）护理目标：不发生或及时采取措施降低患者体温。

（2）护理措施

- 定时观察患者的体温情况。
- 及时给予冰袋、乙醇擦浴等物理降温，需要时遵医嘱给予补液。当物理降温无效时遵医嘱使用退热药物。
- 及时更换被汗液浸湿的被服，保证患者的舒适。

患者术后第1天
出现会阴水肿

↓

有皮肤完整性
受损的危险

（1）护理目标：会阴水肿减轻。

（2）护理措施

- 给予50%硫酸镁溶液湿敷，必要时给予烤灯照射。
- 加强会阴护理。会阴擦洗时动作应轻柔，以防损伤皮肤及黏膜。

患者术后
第1天出现腹胀

↓

腹胀

（1）护理目标：腹胀减轻。

（2）护理措施

- 指导患者顺时针按摩腹部，必要时给予肛管排气或灌肠。
- 遵医嘱口服四磨汤、胃肠复原汤等促排气药物。

患者术后带有
引流管及导尿管

↓

有感染的危险

（1）护理目标：不发生感染。

（2）护理措施

- 观察和评估伤口情况，注意伤口有无红肿热痛等症状。
- 遵医嘱使用抗生素。
- 妥善固定各管路，并保持通畅，更换管路时严格无菌操作。
- 加强导尿管护理，每日进行会阴擦洗。嘱患者多饮水。定时夹闭导尿管训练膀胱功能，尽早拔除导尿管。

患者卧床时间长

↓

有皮肤受损的危险，有发生坠积性肺炎、泌尿系感染、便秘等并发症的危险

(1)护理目标：不发生压疮、坠积性肺炎、泌尿系感染等并发症。

(2)护理措施

- 指导患者进行主、被动的双上肢及健侧下肢的功能锻炼，协助更换体位，骨隆突处、患肢足跟部贴减压贴预防压疮发生。
- 鼓励患者主动咳嗽、咳痰，多饮水，预防坠积性肺炎及泌尿系感染发生。
- 指导患者胃肠功能恢复后多吃高纤维食物，并顺时针按摩腹部。必要时遵医嘱使用促排便药物。

患者手术创面大，术后引流多；术后卧床食欲差

↓

有营养失调的危险：低于机体需要量

(1)护理目标：不发生营养失调。

(2)护理措施

- 术后早期指导患者按摩腹部，促进胃肠功能恢复。
- 排气后指导患者进食有营养易消化饮食，以增加营养，利于机体恢复，指导患者少食多餐，循序渐进，逐渐增加蔬菜水果的摄入，预防便秘，指导患者多饮水。

**(三)出院前**

1. 诊疗情况　伤口拆线；出院前行影像学检查；血常规、血沉、CRP 检查；护士给予患者及家属出院指导。

**思维提示**

[1]护士指导患者遵医嘱正确功能锻炼。

[2]护士向患者及家属讲解手术常见并发症及康复期注意事项。

[3]嘱患者遵医嘱按时复查。

2. 护理评估　做好出院时患者心理、药物知识水平及康复期的护理宣教。

3. 护理思维与实施方案

(1)护理目标:患者与家属能复述康复期注意事项。

(2)护理措施

- 向患者及家属介绍了解康复期注意事项的重要性。

- 向患者及家属反复宣教康复期注意事项:

患者及家属对康复期
注意事项不了解

↓

知识缺乏

1)髋关节置换患者出院遵守"三不"原则:不侧卧、不盘腿,不跷二郎腿。患者睡觉时两腿中间应放枕头,避免两腿交叉;使用的椅子、床、马桶等应增加高度,坐位时屈髋不大于90°;最好使用有扶手的座椅,以便于坐下站起;下床时先移行健侧腿,以防手术髋外旋;不弯腰捡地上物品;物品不要放置在转身才能取到的位置,以免转身过快,动作幅度过大,造成脱位。

2)根据病情,术后8~12周离床活动,患肢免负重,使用双拐或助行器,不要在湿滑地面上活动,去除地上杂物以免发生意外。

3)离拐后应控制体重,减少关节负重,避免剧烈运动,减少对关节的冲击,以免发生关节松动,及影响人工关节的使用寿命。

4)出院后如伤口出现红肿、渗出或有异味,体温大于38℃应及时与医生联系。

5)如需进行特殊检查,如外科有创检查,结肠镜、膀胱镜、洗牙、导尿等治疗,需预防性服用抗生素。

6)避免与有感染人员接触,如身体任何部位发生感染,及时与医生联系。

7)术后定期复查,以观察手术效果,及时发现问题,确定下一步锻炼方案

## 二、护 理 评 价

患者从入院到出院,护理上给予了一系列的护理方案的实施。入院时为患者做好疼痛、睡眠的相关护理,并通过细致耐心的护理,使患者焦虑的情绪有所好转,能够以积极的态度进行下一步的治疗。手术后不仅对失血性休克的危险、活动性出血的危险、髋脱位的危险、下肢深静脉血栓的危险、感染的

危险、皮肤完整性受损的危险等护理问题做出了有效的预防措施,并且对患者疼痛、体温过高、会阴水肿、腹胀等护理问题做出了及时有效的护理,极大地减轻了患者的痛苦,促进了患者的恢复。避免了术后严重并发症的发生。出院前,向患者及家属讲解康复期相关的注意事项。

## 三、经 验 分 享

1. 心理护理　护士需通过与患者耐心的交流,找出患者主要的心理需求,进行有针对性的心理护理。例如该患者最主要的焦虑原因是因知识缺乏导致的对手术的恐惧。故护士应为其介绍手术的相关知识。

2. 术前护理重点

(1)患者如有慢性泌尿系感染、上呼吸道感染、皮肤破溃等应通知医生,积极治疗。预防泌尿感染,术前嘱患者多饮水,预防尿路感染。

(2)减轻体重:过于肥胖的患者,术前指导其减轻体重,以减轻人工关节的负担,减少术后脱位、关节磨损等问题的发生。

(3)戒烟:吸烟可使副交感神经兴奋,使支气管痉挛,黏膜充血水肿,黏液分泌增加,易引起感染。因此,患者应术前2周戒烟。

(4)练习床上大小便:人工关节置换术后卧床时间较长,为避免术后出现腹胀、便秘、尿潴留等问题,应指导患者在术前即开始练习床上使用大小便器。

(5)术前指导患者进行股四头肌锻炼:增强关节周围肌肉的力量。

(6)基础病控制:如有糖尿病,长期服用免疫抑制剂等病史,及时告知医生,积极控制,以防机体抵抗力降低。

(7)用物准备,准备腹带及矫形鞋。

3. 术后常见并发症及预防

(1)感染:是人工髋关节置换术后最严重的并发症。手术创伤;假体置入;患者有全身疾病,如糖尿病、贫血等;术后血肿形成及身体存在感染性病灶均为促使感染发生的因素。术后多年发生感染这种情况,则可能与另外一次手术有关,如口腔科手术将细菌释放到血流中,在假体外形成感染。表现为:发热,髋关节或大腿疼痛,负重时加重,关节红肿、皮温高、渗液。预防:应用抗生素,注意体位,早期活动,防止压疮,控制术前感染。

(2)脱位、半脱位:是髋关节置换术后常见并发症之一。患者自觉髋关节疼痛明显加重,患肢明显短缩并有异常内旋或外旋。预防:术后搬动患者姿势正确,平托髋关节、伸直、外展、旋转中立位,避免过度屈髋、内收,患肢穿矫形鞋保持外展中立位。

(3)假体松动:是常见并发症,如股骨体松动,疼痛多在大腿;髋臼松动,疼痛多在臀部。疼痛逐渐发生,行走时加重,与一定姿势有关。预防:术前牵引,改善挛缩的软组织。

(4)神经损伤:坐骨神经、腓总神经损伤。预防:术后制动和肢体锻炼,勿压迫腓骨小头。

(5)疼痛:是髋关节置换术后最常见症状,早期疼痛多因手术创伤所致,可应用止痛药物,术后2周重新出现疼痛,应考虑是否有假体松动、感染等因素。疼痛特点:①突然改变体位或行走时开始的几步疼痛("开步痛")是假体松动后典型表现;②休息痛、夜间痛与感染、肿瘤有关。

预防:术后功能锻炼循序渐进,强度不宜过大。

(6)下肢深静脉血栓及肺栓塞:是髋关节置换术后严重的并发症之一。患者长期卧床,患肢制动,大手术失血过多,术中血管壁损伤等原因致使静脉血流滞缓,血液高凝状态,最终形成血栓。患肢有模糊疼痛感,不适,后期低热。肺栓塞:胸膜炎性疼痛,呼吸短促,唇色青紫,心动过速,痰中带血。给予抗凝治疗,手术取栓。预防:术后抬高患肢,鼓励患者做踝、膝关节屈曲活动,用弹力绷带压迫下肢浅静脉,使用足底静脉泵,促进血液循环。

(7)骨折:肢体活动量要限制,防止应力性骨折,避免高危外伤。

4. 功能锻炼  注意:骨肿瘤患者因肿瘤情况及手术情况的不同,对功能锻炼的要求有很大差别,所以功能锻炼必须遵医嘱进行。

(1)股四头肌锻炼:无论何种重建方法,股四头肌的力量对于关节稳定都起着极为重要的作用。

1)股四头肌等长收缩练习:患者取平卧位,两腿伸直,用力空蹬,绷紧大腿前侧肌肉,膝关节用力向床的方向压,足用力背伸,保持5~10秒后放松,反复练习,可以增强下肢血液循环、消肿、防止肌肉萎缩,为抬腿运动做准备。

2)股四头肌等张收缩练习(直腿抬高练习):患者仰卧位,先嘱患者缓慢抬起健侧肢体,体会如何用力,再抬患肢,也可用手先将患者患肢托起到45°,嘱患者用力停住,同时将手移开,患者往往怕患肢直落床上而保护性收缩股四头肌从而达到练习股四头肌力量的目的。

(2)臀肌练习:患者取平卧位,伸直双下肢,踝关节下垫一小枕头,收紧臀部至臀部有夹紧感为止,5~10秒后放松,反复练习。

(3)小腿后侧肌肉练习:患者平卧位或坐位,伸直双下肢将双足用力往上钩,感觉小腿后侧肌肉被绷紧保持10秒钟,放松。

(4)膝关节屈伸练习

1)患者坐于床边,小腿下垂,两手按压膝关节上部,用力屈曲膝关节后放松复原。

2)患者坐于床边,患肢下垂,在踝部压沙袋(1.4~4.5kg)每次压10~15分钟。

3)患者手扶床边,做下蹲动作。

4)用膝关节练习器反复练习,锻炼膝关节屈曲肌力,恢复膝关节功能。

5)滑移屈膝练习:患者平卧位,腿伸直,患侧脚沿床面向上滑移,使膝关节髋关节屈曲,髋关节术后患者屈曲不超过90°。

(5)使用双拐的注意事项:拐杖下端必须安装橡皮头,以免木拐杖头在地面上滑动不稳。拐杖上端的横梁上须垫软垫,以免使用时压迫腋下软组织。拐杖中段的把手患者在行走时可以靠两上肢支持体重,而不是靠腋下支重,因此把手的高度应按患者上肢的长短调节,以使患者能用两臂支起体重。拐杖全高,应以患者身高为标准。一般是当患者直立时,拐杖从腋窝到地面并向身体两侧分开,橡皮头距足2.0cm。过高则拐杖将压迫腋下疼痛不适,甚至难以行走;过低则患者可发生驼背感到疲劳。

指导患者用拐:行走时先将两拐同时移动到脚前方,然后提起健肢移动到拐前方,再将两拐同时移动到健肢前方,如此反复,总保持两拐和健肢形成一个等边三角形,是最牢稳。当患者移步向前时,是依靠两臂的力支持全身重量。初次下地时间不可过长,可逐渐延长下地时间。

(张晓琳　曹晶)

# 病例119 人工肩关节置换患者的护理

患者,男性,15岁,主诉:右肩疼痛2个月,入院,诊断为"肱骨骨肉瘤(右,上段)"。

## 一、诊疗过程中的临床护理

### (一)入院时

#### 1. 诊疗情况

**入院后查体:** T:36.5℃,P:100次/分,R:18次/分,BP:115/71mmHg。患者于约2个月前乒乓球运动后出现右肩肿痛活动受限,后至当地行各项检查考虑右肱骨上端肿瘤,后至积水潭医院穿刺活检,证实为骨肉瘤,行异环磷酰胺化疗及甲氨蝶呤化疗各一周期,治疗期间有右肩轻微扭伤后不适,X线检查局部病理骨折,支具制动,化疗后右肩痛好转,现拟进一步治疗。患者精神好、食欲较差。患者无不良嗜好,大小便正常,生活部分自理。发育正常,营养中等,神清,全身皮肤黏膜正常,全身浅表淋巴结无肿大。全身无畸形,五官心肺正常。

**既往史:** 否认冠心病、糖尿病等慢性疾病。否认肝炎、结核等传染病史。否认重大外伤、手术史。否认药物过敏史。

**专科查体:** 右肩前方可及穿刺点,局部无明显红肿。右肩肿胀明显,可及轻度静脉怒张,右手感觉正常,右肩拒动,右上肢支具制动中。局部压痛阳性。

**辅助检查:** 全身骨扫描示右肱骨上段放射性不均匀浓集,与化疗前相比呈弥漫性改变。骨骼其余部位放射性分布大致均匀,结论:右肱骨上段骨肉瘤化疗后,骨骼其余部位未见转移性病灶。心电图示正常心电图。肺CT示左肺下叶外侧基底段见一小结节。

**异常化验结果:** C反应蛋白55.90mg/L;血沉107mm/h;血常规:血红蛋白94g/L。

**思维提示**

[1]患者出现疼痛;疼痛部位为右肩。须做好疼痛的护理。

[2]患者因罹患恶性肿瘤而产生的焦虑,恐惧情绪,须加强心理护理,使患者以积极的态度面对疾病,更好地配合下一步治疗。

[3]患者局部病理骨折,支具制动,指导患者正确佩戴支具,患肢制动。

2. 护理评估 患者主要症状有右肩部疼痛、肿胀、病理骨折,佩戴支具,患肢制动。此外,患者在得知疾病的诊断后出现焦虑、恐惧情绪,与缺乏疾病相关知识,担心疾病疾病预后有关。

3. 护理思维与实施方案

右肩部疼痛、肿胀、病理骨折
↓
疼痛

(1)护理目标:患者主诉疼痛缓解。

(2)护理措施

- 加强心理护理,指导患者采用听音乐等方式分散注意力。
- 局部制动,患肢免负重,尽量避免触碰肿瘤局部,凡涉及患部的操作及检查需轻柔。
- 遵医嘱给予止痛药,遵循"三阶梯癌痛治疗方案"并按照按时给药、个体化给药、口服给药的原则给予止痛药物。

右肩部病例骨折,患肢支具固定,制动
↓
部分自理能力缺陷

(1)护理目标:协助患者完成单手操作困难的动作。

(2)护理措施

- 鼓励患者尽量自主完成单手能够进行的动作,如饮食等。在患者在进行单手操作困难的操作时,及时给予患者帮助,为患者生活提供便利。

患者在得知疾病的诊断后出现焦虑、恐惧情绪
↓
焦虑、恐惧:与知识缺乏及担心疾病预后有关

(1)护理目标:患者焦虑、恐惧情绪减轻或消失,能够积极地配合治疗和护理。

(2)护理措施

- 加强心理护理,耐心与患者沟通,鼓励患者阐述自己的想法、烦恼、孤独,并给予适当的安慰、解释,尽量从他们的病情考虑、劝告。
- 适当的向患者宣教疾病的治疗及护理知识,并介绍成功的病例,改善患者的知识缺乏,并建立患者的信心。
- 安排患者的家属、朋友陪伴,以增进他们之间的交流,缓解患者的精神负担。

**(二)实施手术后**

1. 诊疗情况 患者在在全麻＋臂丛神经阻滞麻醉下行"右肱骨肿瘤瘤段截除,人工肩关节置换术"。术毕安返病房,伤口外敷料包扎完整,无渗血,患肢末梢血运活动好,外展架固定;有 1 根引流管,引流通畅,妥善固定引流管,记录 24 小时引流量;留置导尿管通畅,妥善固定,定时夹闭;给予患者 24 小时

心电监护及吸氧。告知患者麻醉恢复前需去枕平卧、禁饮食,指导患者进行主、被动的双下肢及健侧上肢功能锻炼,下肢使用抗血栓压力带及足底泵,预防下肢深静脉血栓的发生。定时观察外展架固定情况,预防压疮发生。指导患者主动咳嗽、咳痰,预防坠积性肺炎。术日晚遵医嘱查血常规,Hb93g/L。患者诉疼痛,遵医嘱肌注哌替啶50mg,异丙嗪25mg后缓解。手术当日生命体征平稳,术后24小时引流量350ml。

术后第1天血压脉搏平稳,给予停止心电监护及氧气吸入,遵医嘱坐起活动;患者最高 T:38.3℃,给予冰袋物理降温后降至37℃;患肢持续外展架固定,末梢血运活动好,右上臂肿胀明显。患者可自主排尿,给予拔除导尿管。

术后第14天,患者 T:36.4℃,24小时引流量15ml,给予拔除引流管。患肢外展架固定。

**思维提示**

[1]患者术后有发生伤口活动性出血的危险,应密切观察伤口渗血、引流情况。

[2]患者术后发生患肢肿胀,有末梢血运及活动异常的危险,应密切观察患肢情况。

[3]患者患肢外展架固定,观察固定是否良好舒适,以及外展架固定处皮肤情况,以防压疮发生。

[4]患者术后可能发生下肢深静脉血栓,须指导患者主动进行双下肢及健侧上肢的功能锻炼,使用抗血栓压力带及足底泵。

[5]患者排气后,指导患者进有营养易消化食物,以增加营养,利于机体恢复。

[6]患者出现疼痛:须做好疼痛的护理。

[7]患者出现发热:做好发热的护理。

2. 护理评估 患者术后带有引流管及导尿管,患肢外展架固定;疼痛明显;术后第1天出现发热及患肢肿胀。

3. 护理思维与实施方案

患者有1个引流管
24小时引流量350ml

↓

有活动性出血的危险

(1)护理目标:不发生活动性出血或及时发现。

(2)护理措施

· 密切观察伤口敷料有无渗血及引流情况,如发现伤口敷料有渗血应及时报告医生并做好标记;引流量>200ml/h,及时报告医生给予处置。

患者术后
第1天出现患肢肿胀
↓
有组织完整性
受损的危险

（1）护理目标：不发生肢体血液循环障碍。

（2）护理措施
- 麻醉恢复后进行肘、腕关节的主被动功能锻炼，并指导患者多做握拳等动作，活动前臂肌肉。
- 密切观察肢体有无疼痛、麻木，皮肤发紫、苍白，患肢肿胀，动脉搏动异常等情况，以防伤口敷料过紧影响血液回流，造成肢体血液循环障碍；观察患肢感觉活动情况，以防伤口敷料过紧压迫神经。

患者带外展架，
肩关节固定
↓
有皮肤受损的危险

（1）护理目标：患肢外展架固定良好，未发生压疮等。

（2）护理措施
- 定时观察外展架固定是否牢固舒适，如有问题，及时帮助患者调整。
- 观察外展架下的皮肤情况，在肩部、背部、肘部等易发生压疮部位使用透明贴保护皮肤。
- 指导患者带外展架下床活动时小心保护患肢，避免发生碰撞等。

患者术后卧床
↓
有下肢深静脉
血栓的危险

（1）护理目标：不发生或及时发现下肢深静脉血栓。

（2）护理措施
- 指导患者进行主、被动的下肢功能锻炼，遵医嘱使用抗血栓压力带及足底泵。遵医嘱皮下注射低分子肝素等。
- 遵医嘱指导患者术后尽早下床活动。

手术原因
↓
疼痛

（1）护理目标：不发生或及时减轻患者疼痛。

（2）护理措施
- 密切观察患肢的疼痛情况，耐心倾听患者主诉。
- 遵医嘱及时给予止痛药。

患者术后第1天
最高 T：38.3℃
↓
体温过高

（1）护理目标：不发生或及时采取措施降低患者体温。

（2）护理措施
- 定时观察患者的体温情况。
- 及时给予物理降温，嘱患者多饮水，当物理降温无效时遵医嘱使用退热药物。
- 及时更换被汗液浸湿的被服，保证患者的舒适。

患者术后带有
引流管及导尿管
↓
有感染的危险

(1) 护理目标:不发生感染。

(2) 护理措施

- 观察和评估伤口情况,注意伤口有无红肿热痛等症状。

- 遵医嘱使用抗生素。

- 妥善固定各管路,并保持通畅,更换管路时严格无菌操作。

- 加强导尿管护理,每日进行会阴擦洗。嘱患者多饮水。定时夹闭导尿管训练膀胱功能,尽早拔除导尿管。

患者术前化疗,
术后食欲差
↓
有营养失调的危险:
低于机体需要量

(1) 护理目标:不发生营养失调。

(2) 护理措施

- 术后早期指导患者按摩腹部,促进胃肠功能恢复。

- 排气后指导患者进有营养易消化食物,以增加营养,利于机体恢复,指导患者少食多餐,循序渐进,逐渐增加蔬菜水果的摄入,预防便秘,指导患者多饮水。

**(三)出院前**

1. 诊疗情况　伤口拆线;出院前行影像学检查;血常规、血沉、CRP 检查;护士给予患者及家属出院指导。

**思维提示**

[1]护士向患者及家属讲解如何正确使用外展架。

[2]护士向患者及家属讲解手术常见并发症及康复期注意事项。

[3]嘱患者遵医嘱按时复查,遵医嘱按时返院化疗。

2. 护理评估　做好出院时患者心理、药物知识水平及康复期的护理宣教。

3. 护理思维与实施方案

患者及家属对康复期
注意事项不了解
↓
知识缺乏

(1)护理目标:患者与家属能复述康复期注意事项。
(2)护理措施
  • 向患者及家属介绍了解康复期注意事项的重要性。
  • 向患者及家属反复宣教康复期注意事项:
1)患者术后活动时注意保护外展架,不到人多的地方活动,小心跌倒。
2)根据病情8~12周外展架固定,肩关节制动,可行肘、腕关节及手指的主被动活动。拆除外展架后开始循序渐进地进行肩关节的外展、前屈、后伸锻炼。
3)出院后如伤口出现红肿、渗出或有异味,体温大于38℃应及时与医生联系。
4)如需进行特殊检查,如外科有创检查,结肠镜、膀胱镜、洗牙、导尿等治疗,需预防性服用抗生素。
5)避免与有感染人员接触,如身体任何部位发生感染,及时与医生联系。
6)术后定期复查,以观察手术效果,及时发现问题,确定下一步锻炼方案。

## 二、护 理 评 价

患者从入院到出院,护理上给予了一系列的护理方案的实施。入院时为患者做好心理护理、疼痛护理。手术后不仅对有活动性出血的危险、有组织完整性受损的危险、有下肢深静脉血栓的危险、有感染的危险、有皮肤受损的危险等护理问题做出了有效的预防措施,并且对患者疼痛、体温过高等护理问题做出了及时有效的护理,极大地减轻了患者的痛苦,促进了患者的恢复。避免了术后严重并发症的发生。出院前,向患者及家属宣教了康复期相关的注意事项。

## 三、经 验 分 享

1. 心理护理  心理护理是所有骨肿瘤科疾病的护理重点,不论入院、化疗、术前、术后任何一个阶段,都不可以忽视对患者的心理护理。心理护理应该从日常护理的点点滴滴做起,总的来说:

整洁有序的病房环境,轻柔熟练的护理操作,以及积极向上的工作态度可以给患者以信任感,使患者乐于与护士沟通。

向患者宣教疾病的治疗及护理知识,并介绍成功的病例,可以改善患者的知识缺乏,并建立患者的信心。

安排患者的家属、朋友陪伴,增进他们之间的交流,可以缓解患者的精神负担。使患者能够更积极地配合治疗及护理。

2. 术后常见并发症及预防

(1)肩关节脱位:前脱位多于后脱位,症状为剧痛、畸形、活动障碍。预防:患肢外展架固定,肩关节外展90°前屈30°。制动8～12周,免负重6个月。功能锻炼应遵医嘱循序渐进。禁止患侧卧位。

(2)感染:症状高热不退、关节红肿。预防:术后遵医嘱使用抗生素;早拔导尿管等(见膝关节)处理,抗感染,必要时手术。

(3)出血、血肿:密切观察患肢伤口敷料、引流、肿胀情况。处理:必要时切开引流或行清创术。

(4)神经血管损伤:多与术中牵拉有关,症状:麻醉恢复后患肢肘、腕、指关节活动障碍,及末梢的感觉障碍。

(5)伤口积液,不愈合:必要时行清创术

3. 功能锻炼 根据病情8～12周外展架固定,肩关节制动,可行肘、腕关节及手指的主被动活动。

遵医嘱拆除外展架后开始循序渐进地进行肩关节的外展、前屈、后伸锻炼。

（张晓琳 曹晶）

## 病例120 髋离断术患者的护理

患者,女性62岁,主诉:右大腿不适,发现包块2个月入院,诊断为"下肢肿物(右)"。

## 一、诊疗过程中的临床护理

### (一)入院时

1. 诊疗情况

**现病史**:患者2个月前无明显诱因发现右大腿后侧包块,约10cm×12cm大小,无压痛,酸胀,平时无疼痛,肢体活动不受影响。之后包块轻度增大,至当地医院就诊,5天前活检病理提示"软组织肉瘤",为进一步诊治来积水潭医院就诊。

**既往史**:糖尿病病史3年,否认肝炎、结核等传染病史,否认高血压、冠心病史,否认胃肠道、肝胆系疾病史,否认阿司匹林及其他抗凝药用药史,否认外伤及输血史,否认药敏史。

**查体**:T:36.5℃,P:80次/分,R:18次/分,BP:120/80mmHg。发育正常,营养中等,神清,全身皮肤黏膜正常,全身浅表淋巴结无肿大。全身无畸形,脊柱生理弯曲正常,五官心肺正常。

**专科查体**:右大腿后侧可触及一深在包块,约10cm×12cm大小,边界不清,质韧,光滑,活动度差,无压痛,表面皮肤无红肿,有轻度静脉怒张,无破溃,皮温不高。

**异常化验检查**:空腹血糖7.3mmol/L。

**病理**:结节状梭形细胞恶性肿瘤,局灶围绕血管呈血管外周细胞瘤样结构,细胞有重度异型性,考虑梭形细胞肉瘤Ⅲ级,滑膜肉瘤?

**骨扫描**:右大腿下段软组织肿物轻度摄取显影剂,邻近骨质未见骨代谢异常。骨骼其他部位未见异常病灶。

**心电图**:大致正常心电图。

**胸部正侧位**:正常。

**右股骨干正侧位**:右股骨干形态、密度未见明显异常,右股骨下段后方可见巨大梭形软组织肿块影,密度尚均匀,与周围组织分界欠清。

**MRI**:右大腿中下段股骨后方软组织恶性肿瘤,病变紧邻股骨后方,骨皮质局部受累,髓腔内未见异常信号。

**思维提示**

[1]患者因罹患恶性肿瘤而产生焦虑,恐惧情绪,应加强心理护理,使患者以积极的态度面对疾病,更好地配合下一步治疗。

[2]患者糖尿病史 3 年,空腹血糖 7.3mmol/L,须监督患者服药、监测血糖。

2. 护理评估　患者糖尿病病史 3 年,空腹血糖 7.3mmol/L。此外,患者在得知疾病的诊断后出现焦虑情绪,与缺乏疾病相关知识,恐惧手术、担心疾病预后有关。

3. 护理思维与实施方案

患者糖尿病病史 3 年,空腹血糖 7.3mmol/L
↓
糖尿病

(1)护理目标:患者血糖控制在正常范围内。

(2)护理措施

- 每日测 7 次血糖,监测血糖变化。
- 给予糖尿病饮食,遵医嘱口服降糖药。
- 如有心慌心慌、冷汗、全身发抖、异常空腹或饥饿感等症状及时通知医生。

患者在得知疾病的诊断后出现焦虑、恐惧情绪
↓
焦虑、恐惧:与知识缺乏及担心疾病预后有关

(1)护理目标:患者焦虑、恐惧情绪减轻或消失,能够积极地配合治疗和护理。

(2)护理措施

- 加强心理护理,耐心与患者沟通,鼓励患者阐述自己的想法、烦恼、孤独,并给予适当的安慰、解释,尽量从他们的病情考虑、劝告。
- 适当的向患者宣教疾病的治疗及护理知识,并介绍成功的病例,改善患者的知识缺乏,并建立患者的信心。
- 安排患者的家属、朋友陪伴,以增进他们之间的交流,缓解患者的精神负担。

**(二)实施手术后**

1. 诊疗情况　患者在在全麻＋联合麻醉下行"髋关节离断术"。术毕安返病房,伤口外敷料包扎完整,无渗血;有 2 根引流管,引流通畅,妥善固定引流管,记录 24 小时引流量;留置导尿管通畅,妥善固定,定时夹闭;给予患者 24 小时心电监护及吸氧。告知患者麻醉恢复前需去枕平卧、禁饮食,指导患者进行主、被动的双上肢及健侧下肢功能锻炼,使用抗血栓压力带及足底泵,预防下肢深静脉血栓的发生。定时更换体位,预防压疮发生。指导患者主动

咳嗽、咳痰,预防坠积性肺炎。患者诉疼痛,遵医嘱肌注哌替啶50mg,异丙嗪25mg后缓解。手术当日生命体征平稳,24小时引流量280ml。

术后第1天生命体征平稳,给予停止心电监护及氧气吸入;患者最高 T:38.6℃,给予冰袋物理降温后降至37℃;患者会阴水肿明显给予硫酸镁湿敷。患者出现腹胀,指导患者按摩腹部,遵医嘱给予四磨汤口服液口服,患者自行排气后缓解。

术后第7天患者会阴水肿减轻,患者可自主排尿给予拔除导尿管。

术后第10天患者24小时引流量15ml,拔除引流管。

**思维提示**

[1]患者术中出血多,应密切观察术后的生命体征、尿量、伤口渗血、引流情况,及早发现休克征象。

[2]患者术后可能发生伤口活动性出血,须密切观察伤口有无肿胀、敷料渗血、引流情况,床旁备沙袋,以防活动性出血。

[3]患者术后可能发生下肢深静脉血栓,须指导患者主动进行双上肢及健侧下肢的功能锻炼,使用抗血栓压力带及足底泵,预防下肢深静脉血栓的发生。

[4]患者术后卧床时间长,须做好卧位护理,预防协压疮、坠积性肺炎、泌尿系感染等并发症的发生。

[5]预防或减轻因肢体残缺给患者带来的心理伤害是术后心理护理的重点。

[6]患者出现发热:做好发热的护理。

[7]患者出现会阴水肿,给予硫酸镁湿敷。

[8]患者出现腹胀,指导患者按摩腹部,遵医嘱口服促排气药物。

2. 护理评估　患者手术创面大,术中出血多,术后带有引流管和导尿管,术后卧床时间长,出现疼痛、幻肢痛、发热、会阴水肿、腹胀等情况。此外,行截肢手术,对患者的心理打击很大,出现了情绪低落,烦躁。

3. 护理思维与实施

患者手术创面大,
术中出血多

↓

有失血性休克的危险

(1)护理目标:不发生失血性休克或及时发现休克征象。

(2)护理措施

· 密切观察术后的生命体征、尿量、血红蛋白,及伤口渗血、引流情况,如发现 BP＜90/60mmHg,P＞120次/分钟,尿量＜30ml/h,引流量＞200ml/h,及时报告医生。

患者手术创面大，
有 2 根引流管，
24 小时引流量 280ml
↓
有活动性
出血的危险

(1)护理目标:不发生活动性出血或及时发现。

(2)护理措施

• 床旁备沙袋。

• 密切观察伤口敷料有无渗血、引流情况,排查有无活动性出血,如发现伤口敷料有渗血应报告医生并做好标记;引流量＞200ml/h,及时报告医生给予处置。

患者有糖尿病病史，
术后带有引流管及
导尿管
↓
有感染的危险

(1)护理目标:不发生感染。

(2)护理措施

• 观察和评估伤口情况,注意伤口有无红肿热痛等症状。

• 遵医嘱使用抗生素。

• 妥善固定各管路,并保持通畅,更换管路应严格无菌操作。

• 加强导尿管护理,每日进行会阴擦洗。嘱患者多饮水。定时夹闭导尿管训练膀胱功能,尽早拔除导尿管。

• 监测血糖变化,饮食指导及药物控制血糖。

患者为肿瘤患者，
年龄大,术后
卧床时间长
↓
有下肢深静脉
血栓的危险

(1)护理目标:不发生或及时发现下肢深静脉血栓。

(2)护理措施

• 指导患者进行主、被动的健侧下肢功能锻炼。

• 遵医嘱使用抗血栓压力带及足底泵。遵医嘱皮下注射低分子肝素等。

患者年龄大,术后
卧床时间长
↓
有皮肤受损的危险,
有发生坠积性肺炎、
泌尿系感染、便秘等
并发症的危险

(1)护理目标:不发生压疮、坠积性肺炎、泌尿系感染等并发症。

(2)护理措施

• 指导患者进行主被动的双上肢及健侧下肢的功能锻炼,协助更换体位,骨隆突处贴减压贴预防压疮发生。

• 鼓励患者主动咳嗽咳痰,多饮水,预防坠积性肺炎及泌尿系感染发生。

• 指导患者胃肠功能恢复后多吃高纤维食物,并顺时针按摩腹部。必要时遵医嘱使用促排便药物。

患者疼痛、幻肢痛
↓
疼痛

(1)护理目标:不发生或及时减轻患者疼痛。

(2)护理措施

- 密切观察患肢的疼痛情况,耐心倾听患者主诉。
- 遵医嘱及时给予止痛药。
- 加强心理护理,引导患者关注残端,促进其心理接受。指导患者放松,分散注意力,避免受凉等诱发因素。

患者术后出现腹胀
↓
腹胀

(1)护理目标:腹胀减轻。

(2)护理措施

- 指导患者按摩腹部,必要时给予肛管排气或灌肠。
- 遵医嘱口服四磨汤、胃肠复原汤等促排气药物。

患者术后第1天
最高 T:38.3℃
↓
体温过高

(1)护理目标:不发生或及时采取措施降低患者体温。

(2)护理措施

- 定时观察患者的体温情况。
- 及时给予物理降温,嘱患者多饮水,当物理降温无效时遵医嘱使用退热药物。
- 及时更换被汗液浸湿的被服,保证患者的舒适。

患者术后
出现会阴水肿
↓
有皮肤完整性
受损的危险

(1)护理目标:会阴水肿减轻。

(2)护理措施

- 给予50%硫酸镁溶液湿敷,必要时给予烤灯照射。
- 加强会阴护理。会阴擦洗时动作应轻柔,以防损伤黏膜。

患者截肢术后,出现了
情绪低落、烦躁
↓
自我形象紊乱

(1)护理目标:减轻患者因肢体缺如带来的不良情绪。

(2)护理措施

- 在整个治疗过程中加强心理护理,关心体贴患者,耐心倾听患者主诉。
- 向患者讲解行截肢术的必要性,介绍假肢的安装及康复训练,也可介绍同类手术的康复病例,使患者对手术有充分的思想准备和认识,帮助患者树立战胜疾病的信心和勇气。
- 对于术后出现不适心理反应的患者,应予以理解,继续给予患者安慰与支持,倾听患者的内心感受,帮助患者逐步适应。

### (三)出院前

**1. 诊疗情况** 患者伤口拆线,各项检查无异常,护士给予出院指导。

**思维提示**

[1]指导患者及家属残端护理及正确使用双拐。

[2]嘱患者及家属按时复查。

[3]向患者及家属宣教糖尿病相关注意事项。

**2. 护理评估** 做好出院时患者心理、药物知识水平及康复期的护理宣教。

**3. 护理思维与实施方案**

患者及家属不能
正确使用双拐
↓
知识缺乏

(1)护理目标:患者和家属能够正确使用双拐。

(2)护理措施

- 向患者和家属讲解正确用拐的重要性,反复讲解并示范如何正确使用双拐:选择合适的拐杖,其长度以患者直立位腋下至地面的长度即可,避免过短而使患者弓身弯背,或过长无法用力而增加其不稳定性,使用时应以前臂的力量支撑在小横梁上,不可用腋下做支撑点,以免损伤腋下软组织。行走时双拐与健足呈三角形,不穿拖鞋用拐。使用单拐的患者,应将单拐置于健侧。

患者及家属不能
正确护理残端
↓
知识缺乏

(1)护理目标:患者和家属能够正确护理残端。

(2)护理措施

- 向患者和家属讲解残端护理的重要性,反复讲解如何正确护理残端:对残端皮肤进行拍打、摩擦,或以残端压枕,逐渐增加受压物硬度,提高皮肤的耐磨性,减轻残端与假肢接受腔摩擦而导致的皮肤破损。不可用热水浸泡残端或涂油保护,只需用中性肥皂水清洗即可。

## 二、护 理 评 价

患者从入院到出院,护理上给予了一系列的护理方案的实施。入院时为患者做好心理护理、糖尿病的护理。手术后不仅对有活动性出血的危险、有失血性休克的危险、有下肢深静脉血栓的危险、有感染的危险、有皮肤完整性受损的危险等护理问题做出了有效的预防措施,并且对患者疼痛、体温过高、会阴水肿、腹胀等问题做出了及时有效的护理,极大地减轻了患者的痛苦,促进了患者的恢复。避免了术后严重并发症的发生。出院前,向患者及家属宣教了正确用拐、残端护理等相关的注意事项。

## 三、安 全 提 示

1. 有发生跌倒、坠床的危险 患者手术病情平稳后 2～3 天开始翻身,有坠床的危险;下床活动后有发生跌倒的危险。护士应积极做好预防工作,评估患者发生跌倒、坠床的风险因素;定时巡视患者,固定好病床、加床档、合理安排陪护;嘱患者穿防滑鞋,保证病房地面干燥,灯光照明良好、病房设施摆放合理。

2. 有皮肤受损的危险 患者术后卧床时间长,护士需了解患者皮肤营养状况;定时协助患者翻身,并按摩皮肤受压部位;保持床铺平整、清洁、干燥、无皱褶、无渣屑。

3. 有低血糖的危险 护士应监测血糖变化,观察有无心慌、冷汗、全身发抖、异常空腹或饥饿感等症状。

## 四、经 验 分 享

1. 心理护理 术前术后的心理护理都很重要,有助于减轻疾病以及手术和术后的肢体缺如对患者带来的心理影响。使患者能够更好地配合治疗及手术,更好地完成术后的康复。

2. 髋离断应加强腹肌、腰肌的练习。

**（张晓琳 曹晶）**

## 病例121 半盆截肢患者的护理

患者,男性,44岁,主诉:右髋疼痛1年,右髋关节术后3个月收入院,诊断"髋部病变(右)"。

## 一、诊疗过程中的临床护理

### (一)入院时

### 1. 诊疗情况

**入院后查体:** T:36.5℃,P:80次/分,R:18次/分,BP:120/80mmHg。发育正常,营养中等,神清,全身皮肤黏膜正常,全身浅表淋巴结无肿大。全身无畸形,脊柱生理弯曲正常,五官心肺正常。患者1年前无明显诱因出现右髋部疼痛,呈间歇性隐痛,劳累后明显,休息后缓解。于9个月前因搬重物后疼痛加重,伴髋关节活动受限。在当地医院治疗,考虑右髋部纤维瘤,滑膜病变。行手术治疗后症状缓解。1个月前右髋部再次出现疼痛,呈隐痛伴右髋关节活动受限。否认高血压、冠心病史,否认胃肠道、肝胆系疾病史,否认阿司匹林及其他抗凝药用药史,否认外伤及输血史,否认药敏史。

**专科查体:** 右髋部略肿胀,局部皮肤发红,无静脉怒张,右髋前侧可见约8cm切口瘢痕,局部有压痛,瘢痕内侧可触及梭形包块,质硬,边界不清,活动度差,压痛明显,右髋活动受限。

**辅助检查:**

**病理:** 软骨肉瘤Ⅱ～Ⅲ级。

**髋关节CT平扫+增强:** 右侧耻骨及髋臼部分溶骨破坏,考虑为恶性肿瘤性病变:软骨肉瘤可能性大。

**胸部CT:** 右肺尖及右下肺可见小的结节影。

**心电图:** 大致正常心电图。

**异常化验结果:** 无。

> **思维提示**
>
> [1]患者因罹患肿瘤而产生焦虑、恐惧情绪,加强心理护理,使患者以积极的态度面对疾病,更好地配合下一步治疗。
>
> [2]患者疼痛,加强疼痛护理。
>
> [3]患者有发生病理骨折的危险,嘱患者卧床休息,不可下地如厕。

**2. 护理评估**　患者在得知疾病的诊断后出现焦虑情绪,与缺乏疾病相关知识,恐惧手术、担心疾病预后有关,患者疼痛明显。

**3. 护理思维与实施方案**

患者在得知疾病的诊断后出现焦虑、恐惧情绪
↓
焦虑、恐惧:
与知识缺乏及担心疾病预后有关

(1)护理目标:患者焦虑、恐惧情绪减轻或消失,能够积极地配合治疗和护理。

(2)护理措施

- 加强心理护理,耐心与患者沟通,鼓励患者阐述自己的想法、烦恼、孤独,并给予适当的安慰、解释,尽量从他们的病情考虑、劝告。
- 适当的向患者宣教疾病的治疗及护理知识,并介绍成功的病例,改善患者的知识缺乏,并建立患者的信心。
- 安排患者的家属、朋友陪伴,以增进他们之间的交流,缓解患者的精神负担。

患者疼痛明显
↓
疼痛

(1)护理目标:患者主诉疼痛缓解。

(2)护理措施

- 加强心理护理,指导患者采用听音乐等方式分散注意力。
- 局部制动,患肢免负重,尽量避免触碰肿瘤局部,凡涉及患部的操作及检查需轻柔。
- 遵医嘱给予止痛药,遵循"三阶梯癌痛治疗方案"并按照按时给药、个体化给药、口服给药的原则给予止痛药物。

患者肿瘤大,侵犯范围广
↓
有发生病理骨折的危险

(1)护理目标:患者不发生病理骨折。

(2)护理措施

- 嘱患者卧床,床上大小便,不下地活动。
- 评估患者坠床风险,为患者加床档,预防坠床发生。
- 为患者做好卧位护理,定时按摩受压部位,预防压疮等并发症。
- 做好生活护理。

**(二)实施手术后**

**1. 诊疗情况**　患者在全麻下行"右半盆截肢术",术中出血 2500ml,输血 1200ml。术毕转 ICU 病房。术后第 1 日返回病房。伤口包扎完整无渗血,有 2 根引流管,引流通畅,妥善固定引流管,记录 24 小时引流量;留置导尿管通

畅,妥善固定,定时夹闭;给予患者 24 小时心电监护及吸氧。患者阴囊水肿明显,给了棉垫垫高,硫酸镁溶液湿敷。指导患者进行主、被动的双上肢及健侧下肢功能锻炼,使用抗血栓压力带及足底泵,预防下肢深静脉血栓的发生。定时更换体位,预防压疮发生。指导患者主动咳嗽、咳痰,预防坠积性肺炎。患者诉疼痛,遵医嘱肌注哌替啶 50mg,异丙嗪 25mg 后缓解。手术当日生命体征平稳,术后 24 小时引流量 180ml。

术后第 2 天血压脉搏平稳,给予停止心电监护及氧气吸入;患者最高 T:38.3℃,给予冰袋物理降温后降至 37.5℃;患者出现腹胀,指导患者按摩腹部,遵医嘱给予四磨汤口服液口服,症状未缓解,给予灌肠后好转。

术后第 7 天患者阴囊水肿减轻,患者可自主排尿给予拔除导尿管。

术后第 8 天患者 24 小时引流量 20ml,拔除引流管。

### 思维提示

[1]患者术中出血多,有发生失血性休克的危险,应密切观察术后的生命体征、尿量、伤口渗血、引流情况,及早发现休克征象。

[2]患者术后有发生活动性出血的危险,应密切观察伤口有无肿胀、敷料渗血、引流情况,床旁备沙袋,以防活动性出血。

[3]患者术后有下肢深静脉血栓的危险,须指导患者主动进行双上肢及健侧下肢的功能锻炼,使用抗血栓压力带及足底泵,预防下肢深静脉血栓的发生。

[4]患者术后卧床时间长,做好体位护理,预防压疮、坠积性肺炎、泌尿系感染等并发症的发生。

[5]肢体缺如可能给患者带来心理伤害,须加强患者的术后心理护理。

[6]患者出现发热:做好发热的护理。

[7]患者出现阴囊水肿,给予棉垫抬高,硫酸镁湿敷。

[8]患者出现腹胀,指导患者按摩腹部,遵医嘱口服促排气药物。

2. 护理评估　患者手术创面大,术中出血多,术后带有引流管和导尿管,术后卧床时间长,出现疼痛、幻肢痛、发热、阴囊水肿、腹胀等情况。此外,行截肢手术,对患者的心理打击很大,出现了情绪低落、烦躁。

3. 护理思维与实施

患者手术创面大，
术中出血多
↓
有失血性休克的危险

(1)护理目标：不发生失血性休克。

(2)护理措施
- 密切观察术后的生命体征、尿量、血红蛋白，及伤口渗血、引流情况，如发现 BP＜90/60mmHg，P＞120 次/分钟，尿量＜30ml/h，引流量＞200ml/h，及时报告医生。

患者手术创面大，
有 2 根引流管，
24 小时引流量 180ml
↓
有活动性出血的危险

(1)护理目标：不发生活动性出血或及时发现。

(2)护理措施
- 床旁备沙袋。
- 密切观察伤口敷料有无渗血、及引流情况，如发现伤口敷料有渗血应及时报告医生并做好标记；引流量＞200ml/h，及时报告医生给予处置。

术后带有引流管及
导尿管，伤口
距离肛门近
↓
有感染的危险

(1)护理目标：不发生感染。

(2)护理措施
- 观察和评估伤口情况，注意伤口有无红肿热痛等症状。
- 遵医嘱使用抗生素。
- 妥善固定各管路，并保持通畅，更换管路时严格无菌操作。
- 加强导尿管护理，每日进行会阴擦洗。嘱患者多饮水。定时夹闭导尿管训练膀胱功能，尽早拔除导尿管。
- 为患者做好排便护理，不要使大小便污染伤口敷料，如发生污染，及时通知医生给予换药。

患者为肿瘤患者，
术后，卧床时间长
↓
有下肢深静脉
血栓的危险

(1)护理目标：不发生或及时发现下肢深静脉血栓。

(2)护理措施
- 指导患者进行主、被动的健侧下肢功能锻炼。
- 遵医嘱使用抗血栓压力带及足底泵。遵医嘱皮下注射低分子肝素等。

患者疼痛、幻肢痛
↓
疼痛

(1)护理目标:不发生或及时减轻患者疼痛。

(2)护理措施

- 密切观察患肢的疼痛情况,耐心倾听患者主诉。
- 遵医嘱及时给予止痛药。
- 加强心理护理,引导患者关注残端,促进其心理接受。指导患者放松,分散注意力,避免受凉等诱发因素。

术后,卧床时间长
↓
有皮肤受损的危险,
有发生坠积性肺炎、
泌尿系感染、便秘等
并发症的危险

(1)护理目标:不发生压疮、坠积性肺炎、泌尿系感染等并发症。

(2)护理措施

- 指导患者进行主、被动的肢体功能锻炼,协助更换体位,骨隆突处贴减压贴预防压疮发生。
- 鼓励患者主动咳嗽咳痰,多饮水,预防坠积性肺炎及泌尿系感染发生。
- 指导患者胃肠功能恢复后多吃高纤维食物,并顺时针按摩腹部。必要时遵医嘱使用促排便药物。

患者术后出现腹胀
↓
腹胀

(1)护理目标:腹胀减轻。

(2)护理措施

- 指导患者按摩腹部,必要时给予肛管排气或灌肠。
- 遵医嘱口服四磨汤、胃肠复原汤等促排气药物。

患者术后第1天
最高 T:38.3℃
↓
体温过高

(1)护理目标:不发生或及时采取措施降低患者体温。

(2)护理措施

- 定时观察患者的体温情况。
- 及时给予物理降温,嘱患者多饮水,当物理降温无效时遵医嘱使用退热药物。
- 及时更换被汗液浸湿的被服,保证患者的舒适。

患者术后出现阴囊水肿
↓
有皮肤完整性
受损的危险

(1)护理目标:阴囊水肿减轻。

(2)护理措施

- 给予 50%硫酸镁溶液湿敷,必要时给予烤灯照射。
- 加强会阴护理。会阴擦洗时动作应轻柔,以防损伤黏膜。

患者截肢术后，
出现了情绪低落、烦躁
↓
自我形象紊乱

(1)护理目标：减轻患者因肢体缺如带来的不良情绪。

(2)护理措施

- 在整个治疗过程中加强心理护理，关心体贴患者。
- 向患者讲解行截肢术的必要性，也可介绍同类手术的康复病例，使患者对手术有充分的思想准备和认识，帮助患者树立战胜疾病的信心和勇气。
- 对于术后出现不适心理反应的患者，应予以理解，继续给予患者安慰与支持，倾听患者的内心感受，帮助患者逐步适应。

**(三)出院前**

1. 诊疗情况　患者伤口拆线，各项检查无异常，护士给予出院指导。

**思维提示**

[1]指导患者及家属残端护理及正确使用双拐。

[2]嘱患者及家属按时复查。

2. 护理评估　做好出院时患者心理、药物知识水平及康复期的护理宣教。

3. 护理思维与实施方案

患者及家属不能
正确使用双拐
↓
知识缺乏

(1)护理目标：患者和家属能够正确使用双拐。

(2)护理措施

- 向患者和家属讲解正确用拐的重要性，反复讲解并示范如何正确使用双拐：选择合适的拐杖，其长度以患者直立位腋下至地面的长度即可，避免过短而使患者弓身弯背，或过长无法用力而增加其不稳定性，使用时应以前臂的力量支撑在小横梁上，不可用腋下做支撑点，以免损伤腋下软组织。行走时双拐与健足呈三角形，不穿拖鞋用拐。使用单拐的患者，应将单拐置于健侧。

患者及家属不能
正确护理残端

↓

知识缺乏

(1)护理目标:患者和家属能够正确护理残端。

(2)护理措施

- 向患者和家属讲解残端护理的重要性,反复讲解如何正确护理残端;对残端皮肤进行拍打、摩擦,或以残端压枕,逐渐增加受压物硬度,提高皮肤的耐磨性,减轻残端与假肢接受腔摩擦而导致的皮肤破损。不可用热水浸泡残端或涂油保护,只需用中性肥皂水清洗即可。

## 二、护 理 评 价

患者从入院到出院,护理上给予了一系列的护理方案的实施。入院时为患者做好心理护理和病理骨折的预防。手术后不仅对有活动性出血的危险、有失血性休克的危险、有下肢深静脉血栓的危险、有感染的危险、有皮肤受损的危险等护理问题做出了有效的预防措施,并且对患者疼痛、体温过高、会阴水肿、腹胀等问题做出了及时有效的护理,极大地减轻了患者的痛苦,促进了患者的恢复。避免了术后严重并发症的发生。出院前,向患者及家属宣教正确用拐、残端护理等相关的注意事项。

## 三、安 全 提 示

1. 有发生跌倒、坠床的危险　患者手术病情平稳后 3 天开始翻身,有坠床的危险;下床活动后有发生跌倒的危险。护士应积极做好预防工作,评估患者发生跌倒、坠床的风险因素;定时巡视患者,固定好病床、加床档、合理安排陪护;嘱患者穿防滑鞋,保证病房地面干燥,灯光照明良好、病房设施摆放合理。

2. 有皮肤受损的危险　患者术后卧床时间长,护士需了解患者皮肤营养状况;定时协助患者翻身,更换体位;保持床铺平整、清洁、干燥、无皱褶、无渣屑。

## 四、经 验 分 享

1. 心理护理　术前术后的心理护理都很重要,有助于减轻疾病以及手术和术后的肢体缺如对患者带来的心理影响。使患者能够更好地配合治疗及手术,更好地完成术后的康复。

2. 半骨盆切除应加强腹肌、腰肌的练习。

**(张晓琳　曹晶)**

## 病例122 大腿截肢患者的护理

患者,男性,15岁,主诉:右膝疼痛,不适,活动受限,肿胀1年,加重伴跛行2周"入院,诊断为"股骨骨肉瘤(右,远端)"。

## 一、诊疗过程中的临床护理

### (一)入院时

#### 1. 诊疗情况

**入院后查体**:T:37℃,P:78次/分,R:20次/分,BP:135/61mmHg。发育正常,营养中等,神清,全身皮肤黏膜正常,全身浅表淋巴结无肿大。全身无畸形,脊柱生理弯曲正常,五官心肺正常。1年前活动后出现右膝关节肿胀、深蹲受限,当时无明显肿块、压痛,休息后症状好转,未及时就医。以后症状反复发作,表现为右膝关节肿胀、疼痛,屈伸活动逐渐受限,活动后加重,休息后好转。2周前跑步半小时后肿痛加重,至当地医院就诊,行X线、CT检查,考虑恶性肿瘤,为进一步诊治,来积水潭医院就诊。否认高血压、冠心病史,否认胃肠道、肝胆系疾病史,否认阿司匹林及其他抗凝药用药史,否认外伤及输血史,否认药敏史。

**专科查体**:右膝关节内侧肿胀,皮色无异常,未见破溃、静脉曲张。皮温较对侧高,右股骨远端内侧可及质硬包块,约10cm×8cm,不活动,有压痛,边缘尚清,表面皮肤无粘连,膝关节活动受限。

**辅助检查**:X线:右股骨干骺端溶骨性病变,累及股骨远端内侧,伴皮质破坏,可见骨膜反应,边界不清,未见明显分隔,质地均匀,可见膝关节内侧软组织包块。CT:右股骨远端内侧可见类圆形软组织影,边界欠清,骨质破坏,邻近软组织侵犯,考虑右股骨远端肿物,恶性可能大。

**异常化验结果**:无。

> **思维提示**
>
> [1]患者因罹患恶性肿瘤而产生焦虑、恐惧情绪,加强心理护理使患者以积极的态度面对疾病,更好地配合下一步治疗。
>
> [2]患者疼痛明显,加强疼痛护理。

**2. 护理评估** 患者在得知疾病的诊断后出现焦虑情绪,与缺乏疾病相关知识,恐惧手术、担心疾病预后有关,患者疼痛明显。

3. 护理思维与实施方案

患者在得知疾病的诊断后出现焦虑、恐惧情绪

↓

焦虑、恐惧:
与知识缺乏及担心疾病预后有关

{

(1)护理目标:患者焦虑、恐惧情绪减轻或消失,能够积极地配合治疗和护理。

(2)护理措施

- 加强心理护理,耐心与患者沟通,鼓励患者阐述自己的想法、烦恼、孤独,并给予适当的安慰、解释,尽量从他们的病情考虑、劝告。
- 适当的向患者宣教疾病的治疗及护理知识,并介绍成功的病例,改善患者的知识缺乏,并建立患者的信心。
- 安排患者的家属、朋友陪伴,以增进他们之间的交流,缓解患者的精神负担。

患者疼痛明显

↓

疼痛

{

(1)护理目标:患者主诉疼痛缓解。

(2)护理措施

- 加强心理护理,指导患者采用听音乐等方式分散注意力。
- 局部制动,患肢免负重,尽量避免触碰肿瘤局部,凡涉及患部的操作及检查需轻柔。
- 遵医嘱给予止痛药,遵循"三阶梯癌痛治疗方案"并按照按时给药、个体化给药、口服给药的原则给予止痛药物。

**(二)实施手术后**

1. 诊疗情况  患者在全麻下行"右大腿截肢术",术后返回病房。伤口包扎完整无渗血;留置导尿管通畅,妥善固定,定时夹闭;给予患者24小时心电监护及吸氧。指导患者进行主、被动的双上肢及健侧下肢功能锻炼,使用抗血栓压力带及足底泵,预防下肢深静脉血栓的发生。定时更换体位,预防压疮发生。指导患者主动咳嗽、咳痰,预防坠积性肺炎。患者诉疼痛,遵医嘱肌注哌替啶50mg,异丙嗪25mg后缓解。手术当日生命体征平稳。

术后第2天血压脉搏平稳,给予停止心电监护及氧气吸入;伤口敷料有渗血,通知医生,给予换药。患者最高38℃,给予冰袋物理降温后降至36.9℃;患者可自主排尿后给予拔除导尿管。

**思维提示**

[1]患者术中出血多,应密切观察术后的生命体征、尿量、伤口渗血情况,及早发现休克征象。

［2］患者术后有发生活动性出血的危险，须密切观察伤口有无肿胀、敷料渗血，床旁备止血带，以防活动性出血。

［3］患者术后有发生下肢深静脉血栓的危险，须指导患者主动进行双上肢及健侧下肢的功能锻炼，使用抗血栓压力带及足底泵。

［4］患者术后卧床时间长，做好体位护理，预防压疮、坠积性肺炎、泌尿系感染等并发症的发生。

［5］肢体残缺可能给患者带来心理伤害，须加强心理护理。

［6］患者出现发热：做好发热的护理。

2. 护理评估　患者手术创面大，术中出血多，术后卧床时间长，出现疼痛、幻肢痛、发热等情况。此外，行截肢手术，对患者的心理打击很大，出现了情绪低落，烦躁。

3. 护理思维与实施

患者手术创面大，术中出血多
↓
有失血性休克的危险

（1）护理目标：不发生失血性休克。
（2）护理措施
- 密切观察术后的生命体征、尿量、血红蛋白，及伤口渗血、引流情况，如发现 BP ＜ 90/60mmHg，P＞120 次/分钟，尿量＜30ml/h，引流量＞200ml/h，及时报告医生。

患者手术创面大伤口敷料有渗血
↓
有活动性出血的危险

（1）护理目标：不发生活动性出血或及时发现。
（2）护理措施
- 床旁备止血带。
- 密切观察伤口敷料渗血情况并做好标记，如发现伤口敷料渗血范围扩大应及时报告医生给予处置。

术后带有导尿管，伤口敷料有渗出
↓
有感染的危险

（1）护理目标：不发生感染。
（2）护理措施
- 观察和评估伤口情况，注意伤口有无红肿热痛等症状。
- 遵医嘱使用抗生素。
- 加强导尿管护理，每日进行会阴擦洗。嘱患者多饮水。定时夹闭导尿管训练膀胱功能，尽早拔除导尿管。
- 观察伤口敷料渗血情况，如伤口敷料渗血范围扩大应及时报告医生给予更换。

患者术后第 1 天
最高 T:38℃

↓

体温过高

(1)护理目标:不发生或及时采取措施降低患者
体温。

(2)护理措施

- 定时观察患者的体温情况。
- 及时给予物理降温,嘱患者多饮水,当物理降
温无效时遵医嘱使用退热药物。
- 及时更换被汗液浸湿的被服,保证患者的
舒适。

患者为肿瘤患者,
术后,卧床时间长

↓

有下肢深静脉
血栓的危险

(1)护理目标:不发生或及时发现下肢深静脉血栓。

(2)护理措施

- 指导患者进行主、被动的健侧下肢功能锻炼。
- 遵医嘱使用抗血栓压力带及足底泵。遵医嘱
皮下注射低分子肝素等。

术后,卧床时间长

↓

有皮肤受损的危险,
有发生坠积性
肺炎、泌尿系感染、
便秘等并发症的
危险

(1)护理目标:不发生压疮、坠积性肺炎、泌尿系感染
等并发症。

(2)护理措施

- 指导患者进行主、被动的肢体功能锻炼,协
助更换体位,骨隆突处贴减压贴预防压疮
发生。
- 鼓励患者主动咳嗽、咳痰,多饮水,预防坠积性
肺炎及泌尿系感染发生。
- 指导患者胃肠功能恢复后多吃高纤维食物,并
顺时针按摩腹部。必要时遵医嘱使用促排便
药物。

患者疼痛、幻肢痛

↓

疼痛

(1)护理目标:不发生或及时减轻患者疼痛。

(2)护理措施

- 密切观察患肢的疼痛情况,耐心倾听患者
主诉。
- 遵医嘱及时给予止痛药。
- 加强心理护理,引导患者关注残端,促进其心
理接受。指导患者放松,分散注意力,避免受
凉等诱发因素。

（1）护理目标：减轻患者因肢体缺如带来的不良
情绪。

（2）护理措施
- 在整个治疗过程中加强心理护理，关心体贴
患者。
- 向患者讲解行截肢术的必要性，也可介绍同类
手术的康复病例，使患者对手术有充分的思想
准备和认识，帮助患者树立战胜疾病的信心和
勇气。
- 对于术后出现不适心理反应的患者，应予以理
解，继续给予患者安慰与支持，倾听患者的内
心感受，帮助患者逐步适应。

患者截肢术后，
出现了情绪
低落、烦躁
↓
自我形象紊乱

### （三）出院前

1. 诊疗情况　患者伤口拆线，各项检查无异常，护士给予出院指导。

**思维提示**

［1］指导患者及家属残端护理及正确使用双拐。

［2］嘱患者及家属按时复查。

2. 护理评估　做好出院时患者心理及康复期的护理宣教。

3. 护理思维与实施方案

（1）护理目标：患者和家属能够正确使用双拐。

（2）护理措施
- 向患者和家属讲解正确用拐的重要性，反复讲
解并示范如何正确使用双拐：注意用拐安全，
选择合适的拐杖，其长度以患者直立位腋下至
地面的长度即可，避免过短而使患者弓身弯
背，或过长无法用力而增加其不稳定性，使用
时应以前臂的力量支撑在小横梁上，不可用腋
下做支撑点，以免损伤腋下软组织。行走时双
拐与健足呈三角形，不穿拖鞋用拐。使用单拐
的患者，应将单拐置于健侧。

患者及家属
不能正确使用
双拐
↓
知识缺乏

（1）护理目标：患者和家属能够正确护理残端。

（2）护理措施

患者及家属
不能正确对待
残端

↓

知识缺乏

- 向患者和家属讲解残端护理的重要性，反复讲解如何正确护理残端：正确使用弹力绷带，斜向缠绕包裹残端，防止残端出血水肿，促进脂肪组织缩小，以利安装假肢。对残端皮肤进行拍打、摩擦，或以残端压枕，逐渐增加受压物硬度，提高皮肤的耐磨性，减轻残端与假肢接受腔摩擦而导致的皮肤破损。不可用热水浸泡残端或涂油保护，只需用中性肥皂水清洗即可。

## 二、护 理 评 价

患者从入院到出院，护理上给予了一系列的护理方案的实施。入院时为患者做好心理护理。手术后不仅对有活动性出血的危险、有失血性休克的危险、有下肢深静脉血栓的危险、有感染的危险、有皮肤完整性受损的危险等护理问题做出了有效的预防措施，并且对患者疼痛、体温过高等问题做出了及时有效的护理，极大地减轻了患者的痛苦，促进了患者的恢复。避免了术后严重并发症的发生。出院前，向患者及家属宣教了正确用拐、残端护理等相关的注意事项。

## 三、安 全 提 示

1. 有发生跌倒、坠床的危险　患者手术病情平稳后 3 天开始翻身，有坠床的危险；下床活动后有发生跌倒的危险。护士应积极做好预防工作，评估患者发生跌倒、坠床的风险因素；定时巡视患者，固定好病床、加床档、合理安排陪护；嘱患者穿防滑鞋，保证病房地面干燥，灯光照明良好、病房设施摆放合理。

2. 有皮肤受损的危险　患者术后卧床时间长，护士需了解患者皮肤营养状况；定时协助患者翻身；保持床铺平整、清洁、干燥、无皱褶、无渣屑。

## 四、经 验 分 享

1. 心理护理　术前术后的心理护理都很重要，有助于减轻手术和术后的肢体缺如对患者带来的心理影响。使患者能够更好地配合治疗及手术，更好地完成术后的康复。

2. 正确功能锻炼 因术后肌肉着力点的改变以及残余肌肉肌力不均匀，大腿截肢患者易产生屈髋外展畸形。故术后患者返回病房，应将残端置于功能位，不可为求舒适而使关节屈曲。鼓励患者早期主动健肢活动，病情平稳后2～3天，可主动翻身坐起。伤口拆线后，即可进行残肢部分的肌肉练习。大腿截肢应加强臀肌、腹肌的练习，进行俯卧练习，每日不少于2次，每次20～30分钟，逐渐延长俯卧时间。

（张晓琳　曹晶）

## ▶ 病例123 小腿截肢患者的护理

患者,男性,37岁,主诉:右胫骨肿瘤术后20个月,右小腿疼痛、肿胀3个月入院,诊断为"小腿造釉细胞瘤术后复发(右)"。

## 一、诊疗过程中的临床护理

### (一)入院时

#### 1. 诊疗情况

**入院后查体**:T:36.5℃,P:80次/分,R:18次/分,BP:155/96mmHg。发育正常,营养中等,神清,全身皮肤黏膜正常,全身浅表淋巴结无肿大。全身无畸形,脊柱生理弯曲正常,五官心肺正常。患者2年前因不慎跌倒后右小腿疼痛肿胀,至当地医院就诊,20个月前行瘤段截除异体骨植骨髓内针内固定术,术后病理回报:造釉细胞瘤。术后手术切口良好愈合,于8个月前去拐行走,近3个月来感右小腿负重行走疼痛、肿胀、经休息无缓解,于积水潭医院就诊,门诊以"造釉细胞瘤复发"收入院。

**既往史**:患者有高血压5年,否认冠心病史,否认胃肠道、肝胆系疾病史,否认阿司匹林及其他抗凝药用药史,否认外伤及输血史,否认药敏史。

**专科查体**:右小腿下段可见一长约30cm的纵行伤口瘢痕,局部可见肿胀,皮肤颜色发红,无静脉曲张,无破溃,可触及一肿块,质韧,有压痛,活动度差,边界不清;邻近关节肿胀,活动受限。

**辅助检查**:X线:病变位于右腓骨远端,无病理骨折,无膨胀,病理边界不清,溶骨性破坏,破坏呈虫噬样,无骨膜反应,有软组织肿块形成。

---

**思维提示**

[1]患者因肿瘤复发而产生焦虑、恐惧情绪,加强心理护理,使患者以积极的态度面对疾病,更好地配合下一步治疗。

[2]患者有高血压病史,须定时监测血压,遵医嘱使用降压药。

[3]患者疼痛明显,加强疼痛护理。

---

**2. 护理评估** 患者在得知肿瘤复发后出现焦虑情绪,与恐惧手术、担心疾病预后有关,患者有高血压病史,疼痛明显。

**3. 护理思维与实施**

患者在得知肿瘤
复发后出现
焦虑、恐惧情绪
↓
焦虑、恐惧

（1）护理目标：患者焦虑、恐惧情绪减轻或消失，能够积极地配合治疗和护理。
（2）护理措施
  · 加强心理护理，耐心与患者沟通，鼓励患者阐述自己的想法、烦恼、孤独，并给予适当的安慰、解释，尽量从他们的病情考虑、劝告。
  · 安排患者的家属、朋友陪伴，以增进他们之间的交流，缓解患者的精神负担。

高血压病史5年，
血压维持在
125～155/80～
95mmHg
↓
有发生高血压
急症的危险

（1）护理目标：患者住院期间血压控制平稳。
（2）护理措施
  · 监督患者按时服用降压药物，密切监测血压变化。
  · 低盐饮食，每日＜6g。
  · 如有头痛、烦躁、心悸、恶心、呕吐等不适症状及时通知医生。
  · 注意观察降压药物副作用。

**（二）实施手术后**

1. 诊疗情况　患者在全麻下行"右小腿截肢术"，术后返回病房。伤口包扎完整无渗血；有1根引流管，引流通畅，留置导尿管通畅，妥善固定，定时夹闭；给予患者24小时心电监护及吸氧。指导患者进行主、被动的双上肢及健侧下肢功能锻炼，使用抗血栓压力带及足底泵，预防下肢深静脉血栓的发生。定时更换体位，预防压疮发生。指导患者主动咳嗽、咳痰，预防坠积性肺炎。手术当日生命体征平稳，术后24小时引流量140ml。

术后第2天血压脉搏平稳，给予停止心电监护及氧气吸入；伤口敷料有渗血，通知医生，给予换药。患者可自主排尿给予拔除导尿管。

术后第5天引流量5ml，给予拔除引流管。

**思维提示**

[1]患者术后有发生失血性休克的危险，须密切观察术后的生命体征、伤口渗血、引流情况，及早发现休克征象。

[2]患者术后有发生活动性出血的危险，须密切观察伤口有无肿胀、敷料渗血、引流情况，床旁备止血带，以防活动性出血。

[3]患者术后有发生下肢深静脉血栓的危险，指导患者主动进行双上肢及健侧下肢的功能锻炼，使用抗血栓压力带及足底泵。

[4]患者术后卧床时间长，做好体位护理，预防压疮、坠积性肺炎、泌尿系感染等并发症的发生。

[5]肢体缺如可能给患者带来心理伤害，加强心理护理。

2. 护理评估　患者手术创面大,术后带有引流管及导尿管,卧床时间长,出现疼痛、幻肢痛等情况。此外,行截肢手术,对患者的心理打击很大,出现了情绪低落,烦躁。

3. 护理思维与实施

患者手术创面大,
术中出血多
↓
有失血性休克的危险
　
(1)护理目标:不发生失血性休克。
(2)护理措施
　• 密切观察术后的生命体征、尿量、血红蛋白,及伤口渗血、引流情况,如发现 BP < 90/60mmHg,P>120 次/分钟,尿量<30ml/h,引流量>200ml/h,及时报告医生。

患者手术创面大
伤口敷料有渗血
↓
有活动性出血的危险
　
(1)护理目标:不发生活动性出血或及时发现。
(2)护理措施
　• 床旁备止血带。
　• 密切观察伤口敷料渗血情况并做好标记,如发现伤口敷料渗血范围扩大应及时报告医生给予处置。

术后带有引流管及
导尿管
↓
有感染的危险
　
(1)护理目标:不发生感染。
(2)护理措施
　• 观察和评估伤口情况,注意伤口有无红肿热痛等症状。
　• 遵医嘱使用抗生素。
　• 加强导尿管护理,每日进行会阴擦洗。嘱患者多饮水。定时夹闭导尿管训练膀胱功能,患者可自主排尿后尽早拔除导尿管。
　• 观察伤口敷料渗血情况,如发现伤口敷料渗血范围扩大应及时报告医生给予更换。

患者为肿瘤患者,
术后,卧床时间长
↓
有下肢深静脉血栓的
危险
　
(1)护理目标:不发生或及时发现下肢深静脉血栓。
(2)护理措施
　• 指导患者进行主、被动的健侧下肢功能锻炼。
　• 遵医嘱使用抗血栓压力带及足底泵。遵医嘱皮下注射低分子肝素等。

术后,卧床时间长

↓

有皮肤受损的危险
有发生坠积性肺炎、
泌尿系感染、便秘等
并发症的危险

(1)护理目标:不发生压疮、坠积性肺炎、泌尿系感染等并发症。

(2)护理措施

- 指导患者进行主、被动的肢体功能锻炼,协助更换体位,骨隆突处贴减压贴预防压疮发生。
- 鼓励患者主动咳嗽、咳痰,多饮水,预防坠积性肺炎及泌尿系感染发生。
- 指导患者胃肠功能恢复后多吃高纤维食物,并顺时针按摩腹部。必要时遵医嘱使用促排便药物。

患者疼痛、幻肢痛

↓

疼痛

(1)护理目标:不发生或及时减轻患者疼痛。

(2)护理措施

- 密切观察患肢的疼痛情况,耐心倾听患者主诉。
- 遵医嘱及时给予止痛药。
- 加强心理护理,引导患者关注残端,促进其心理接受。指导患者放松,分散注意力,避免受凉等诱发因素。

患者截肢术后,出现了
情绪低落、烦躁

↓

自我形象紊乱

(1)护理目标:减轻患者因肢体缺如带来的不良情绪。

(2)护理措施

- 在整个治疗过程中加强心理护理,关心体贴患者。
- 向患者讲解行截肢术的必要性,也可介绍同类手术的康复病例,使患者对手术有充分的思想准备和认识,帮助患者树立战胜疾病的信心和勇气。
- 对于术后出现不适心理反应的患者,应予以理解,继续给予患者安慰与支持,倾听患者的内心感受,帮助患者逐步适应。

**(三)出院前**

1. 诊疗情况　患者伤口拆线,各项检查无异常,护士给予出院指导。

2. 护理评估　做好出院时患者心理及康复期的护理宣教。

**思维提示**

[1]指导患者及家属残端护理及正确使用双拐。

[2]嘱患者及家属按时复查。

3. 护理思维与实施方案

患者及家属不能
正确使用双拐
↓
知识缺乏

(1)护理目标:患者和家属能够正确使用双拐。

(2)护理措施

- 向患者和家属讲解正确用拐的重要性,反复讲解并示范如何正确使用双拐:注意用拐安全,选择合适的拐杖,其长度以患者直立位腋下至地面的长度即可,避免过短而使患者弓身弯背,或过长无法用力而增加其不稳定性,使用时应以前臂的力量支撑在小横梁上,不可用腋下做支撑点,以免损伤腋下软组织。行走时双拐与健足呈三角形,不穿拖鞋用拐。使用单拐的患者,应将单拐置于健侧。

患者及家属不能
正确护理残端
↓
知识缺乏

(1)护理目标:患者和家属能够正确护理残端。

(2)护理措施

- 向患者和家属讲解残端护理的重要性,反复讲解如何正确护理残端:正确使用弹力绷带,斜向缠绕包裹残端,防止残端出血水肿,促进脂肪组织缩小,以利安装假肢。对残端皮肤进行拍打、摩擦,或以残端压枕,逐渐增加受压物硬度,提高皮肤的耐磨性,减轻残端与假肢接受腔摩擦而导致的皮肤破损。不可用热水浸泡残端或涂油保护,只需用中性肥皂水清洗即可。

# 二、护 理 评 价

患者从入院到出院,护理上给予了一系列的护理方案的实施。入院时为患者做好心理护理及高血压的护理。手术后不仅对有活动性出血的危险、有失血性休克的危险、有下肢深静脉血栓的危险、有感染的危险、有皮肤受损的危险等护理问题做出了有效的预防措施,并且对患者疼痛、幻肢痛、自我形象紊乱等问题做出了及时有效的护理,极大地减轻了患者的痛苦,促进了患者的恢复。避免了术后严重并发症的发生。出院前,向患者及家属宣教了正确用拐、残端护理等相关的注意事项。

## 三、安 全 提 示

1. 有发生跌倒、坠床的危险 患者遵医嘱开始翻身坐起后,有坠床的危险;下床活动后有发生跌倒的危险。护士应积极做好预防工作,评估患者发生跌倒、坠床的风险因素;定时巡视患者,固定好病床、加床档、合理安排陪护;嘱患者穿防滑鞋,并指导患者在能够熟练用拐之前,必须有人陪同活动。保证病房地面干燥,灯光照明良好、病房设施摆放合理。

2. 有皮肤受损的危险 患者术后卧床时间长,护士需了解患者皮肤营养状况;定时协助患者翻身,更换体位;保持床铺平整、清洁、干燥、无皱褶、无渣屑。

## 四、经 验 分 享

1. 心理护理 术前术后的心理护理都很重要,对于肿瘤复发的患者,尤其需要细致耐心的倾听及理解。良好的心理护理有助于减轻疾病以及手术和术后的肢体缺如给患者带来的心理影响。使患者能够更好地配合治疗及手术,更好地完成术后的康复。

2. 正确功能锻炼 为避免因术后肌肉着力点的改变以及残余肌肉肌力不均匀导致的畸形,膝下截肢者平卧时避免膝下垫物或将残端垂于床侧。避免依赖轮椅,早期使用拐杖或助行器。鼓励患者早期主动健肢活动,病情平稳后2~3天,可主动翻身坐起。伤口拆线后,即可进行残肢部分的肌肉练习。小腿截肢应加强股四头肌的练习。

(张晓琳 曹晶)

## ▶ 病例124 肩胛带离断患者的护理

患者,男性,10岁,主诉:左上臂疼痛肿胀8个月,入院,诊断"肱骨骨肉瘤(左)"。

## 一、诊疗过程中的临床护理

### (一)入院时

### 1. 诊疗情况

**入院后查体**:T:37.4℃,P:88次/分,R:18次/分,BP:100/70mmHg。发育正常,营养差,神清,全身皮肤黏膜正常,全身浅表淋巴结无肿大。全身无畸形,脊柱生理弯曲正常,五官心肺正常。患者8个月前无明显诱因出现左上臂疼痛肿胀,至当地医院拍片,考虑"骨髓炎"行病理活检,病理回报:骨肉瘤。于当地医院行放疗、化疗治疗后无明显效果,行中药治疗后无明显效果,近3个月疼痛肿胀逐渐加重,为求进一步治疗,来积水潭医院就诊。患者否认高血压史,否认冠心病史,否认胃肠道、肝胆系疾病史,否认阿司匹林及其他抗凝药用药史,否认外伤及输血史,否认药敏史。

**专科查体**:左上臂肿胀明显,可见静脉怒张,前侧皮肤颜色发黑,近关节处有破溃,局部压痛明显,患肢拒动,前臂及手部皮温低,感觉消失,腕关节及指关节不能活动,左尺动脉、桡动脉未及明显搏动。

**辅助检查**:X线:可见左肱骨巨大肿瘤,边界不清,皮质破坏明显,软组织肿块巨大。

**异常化验结果**:CRP55mg/g,ESR65mm,血红蛋白89g/L,WBC2.94×10⁹/L。

> **思维提示**
>
> [1]患者为儿童,须加强心理护理,减轻患者因环境陌生、肿瘤及肿瘤的治疗而产生的焦虑、恐惧情绪,使患者以积极的态度面对疾病,更好地配合下一步治疗。
>
> [2]患者疼痛明显,加强疼痛护理。
>
> [3]患者营养差,血红蛋白低,白细胞低,须加强营养并做好感染的预防。

2. 护理评估 患者为儿童,住院后因环境的陌生,患肢的疼痛,肿瘤相关的治疗而产生了焦虑、恐惧情绪,对治疗及护理很不配合。此外患者血红蛋白及白细胞低,须加强饮食护理及感染的防护。

　　3. 护理思维与实施

患者出现焦虑、恐惧
情绪,不配合治疗及
护理

↓

焦虑、恐惧

(1)护理目标:患者焦虑、恐惧情绪减轻或消失,能够积极地配合治疗和护理。

(2)护理措施

- 患者为儿童,应多安排家属的陪伴,并介绍年龄相近的其他患者与其接触,以减轻面对陌生环境的不安全感。
- 加强心理护理,耐心细致的与患者沟通,轻柔地进行护理操作,以增强患者对医护人员的信任与配合。
- 同时多向患者家属进行疾病及治疗的相关知识的宣教,多与患者家属沟通,取得家属的配合。

患肢局部肿胀

↓

疼痛

(1)护理目标:患者主诉疼痛缓解。

(2)护理措施

- 患者为儿童,认真听取患者关于疼痛的主诉,采取多种方法,更准确地评估患者的疼痛情况。
- 加强心理护理,指导患者采用听音乐、看电视等方式分散注意力。
- 局部制动,患肢免负重,尽量避免触碰肿瘤局部,凡涉及患部的操作及检查需轻柔。
- 遵医嘱给予止痛药,遵循"三阶梯癌痛治疗方案"并按照按时给药、个体化给药、口服给药的原则给予止痛药物。

患者营养差,血红蛋白
89g/L,WBC2.94×
$10^9$/L

↓

营养失调:低于机体
需要量
有感染的危险

(1)护理目标:患者住院期间不发生感染。

(2)护理措施

- 鼓励患者增加高蛋白质、高维生素、高热量的食物摄入。
- 必要时遵医嘱予以静脉补充营养或输血,以改善恶性肿瘤引起的低蛋白血症、贫血等慢性消耗性疾病。
- 限制病房探视,加强病房的清洁与消毒,指导患者及家属注意饮食与个人卫生,并注意保暖,以防感染发生。

**（二）实施手术后**

1. 诊疗情况　患者在全麻下行"左肩胛带离断术"，术后返回病房。伤口包扎完整无渗血；有 1 根引流管，引流通畅，留置导尿管通畅，妥善固定，定时夹闭；给予患者 24 小时心电监护及吸氧。指导患者进行主、被动的双下肢及健侧上肢功能锻炼，使用抗血栓压力带及足底泵，预防下肢深静脉血栓的发生。定时更换体位，预防压疮发生。指导患者主动咳嗽、咳痰，预防坠积性肺炎。手术当日生命体征平稳，术后 24 小时引流量 50ml。患者诉疼痛，遵医嘱肌注哌替啶 25mg 后缓解。患者最高 T:38.5℃，给予冰袋物理降温后降至 37.4℃。

术后第 2 天生命体征平稳，给予停止心电监护及氧气吸入；伤口敷料有渗血，通知医生，给予换药。患者可自主排尿给予拔除导尿管。

术后第 7 天引流量 10ml，给予拔除引流管。

**思维提示**

[1]患者术后有发生失血性休克的危险，须密切观察术后的生命体征、伤口渗血、引流情况，及早发现休克征象。

[2]患者术后有发生活动性出血的危险，须密切观察伤口有无肿胀、敷料渗血、引流情况，床旁备沙袋，以防活动性出血。

[3]患者术后有发生下肢深静脉血栓的危险，须指导患者主动进行双下肢及健侧上肢功能锻炼，使用抗血栓压力带及足底泵，预防下肢深静脉血栓的发生。

[4]患者术后卧床时间长，做好体位护理，预防压疮、坠积性肺炎、泌尿系感染等并发症的发生。

[5]肢体缺如给患者带来生活上的不便及心理伤害，须加强心理护理及生活护理。

2. 护理评估　患者手术创面大，术后带有引流管及导尿管，卧床时间长，出现疼痛、幻肢痛、发热等情况。此外，行截肢手术，对患者的心理打击很大，出现了情绪低落，烦躁。

3. 护理思维与实施

患者手术创面大，术中出血多　↓　有失血性休克的危险

（1）护理目标：不发生失血性休克。

（2）护理措施

· 密切观察术后的生命体征、尿量、血红蛋白，及伤口渗血、引流情况，如发现 BP ＜ 90/60mmHg，P＞120 次/分钟，尿量＜30ml/h，引流量＞200ml/h，及时报告医生。

患者手术创面大
伤口敷料有渗血
↓
有活动性出血的危险

(1)护理目标:不发生活动性出血或及时发现。
(2)护理措施
  • 床旁备沙袋。
  • 密切观察伤口敷料渗血情况并做好标记,如发现伤口敷料渗血范围扩大或引流突然增多应及时报告医生给予处置。

术后带有引流管及
导尿管
↓
有感染的危险

(1)护理目标:不发生感染。
(2)护理措施
  • 观察和评估伤口情况,注意伤口有无红肿热痛等症状。
  • 遵医嘱使用抗生素。
  • 加强导尿管护理,每日进行会阴擦洗。嘱患者多饮水。定时夹闭导尿管训练膀胱功能,尽早拔除导尿管。
  • 密切观察伤口敷料渗血情况并做好标记,应及时报告医生给予处置。

患者为肿瘤患者,
术后卧床时间长
↓
有下肢深静脉血栓的危险

(1)护理目标:不发生或及时发现下肢深静脉血栓。
(2)护理措施
  • 指导患者进行主、被动的健肢功能锻炼。
  • 遵医嘱使用抗血栓压力带及足底泵。遵医嘱皮下注射低分子肝素等。

患者疼痛、幻肢痛
↓
疼痛

(1)护理目标:不发生或及时减轻患者疼痛。
(2)护理措施
  • 密切观察疼痛情况,耐心倾听患者主诉。
  • 遵医嘱及时给予止痛药。
  • 加强心理护理,引导患者关注残端,促进其心理接受。指导患者放松,分散注意力,避免受凉等诱发因素。

患者术后第1天
最高 T:38.5℃
↓
体温过高

(1)护理目标:不发生或及时采取措施降低患者体温
(2)护理措施
  • 定时观察患者的体温情况。
  • 及时给予物理降温,嘱患者多饮水,当物理降温无效时遵医嘱使用退热药物
  • 及时更换被汗液浸湿的被服,保证患者的舒适。

(1)护理目标:减轻患者因肢体缺如带来的不良情绪,及生活上的不便。

(2)护理措施

患者截肢术后,出现了情绪低落,烦躁

↓

自我形象紊乱

- 在整个治疗过程中加强心理护理,关心体贴患者。
- 向患者及家属讲解行截肢术的必要性,也可介绍同类手术的康复病例,使患者对手术有充分的思想准备和认识,帮助患者树立战胜疾病的信心和勇气。
- 对于术后出现不适心理反应的患者,应予以理解,继续给予患者安慰与支持,倾听患者的内心感受,帮助患者逐步适应。
- 鼓励患者在病情稳定后自己进行梳洗、进餐等力所能及的日常活动,指导患者穿有松紧带的裤子、无鞋带的鞋子等,并尽量协助患者完成操作比较困难的事情,使患者能够更便捷地生活,更有信心克服肢体缺如带来的不便。

**(三)出院前**

1. 诊疗情况　患者伤口拆线,各项检查无异常,护士给予出院指导。

**思维提示**

[1]指导患者及家属残端护理。

[2]嘱患者及家属按时复查。

2. 护理评估　做好出院时患者心理及康复期的护理宣教。

3. 护理思维与实施方案

患者及家属不能正确对待残端

↓

知识缺乏

(1)护理目标:患者和家属能够正确护理残端。

(2)护理措施

- 向患者和家属讲解残端护理的重要性,反复讲解如何正确护理残端:对残端皮肤进行拍打、摩擦,或以残端压枕,逐渐增加受压物硬度,提高皮肤的耐磨性。不可用热水浸泡残端或涂油保护,只需用中性肥皂水清洗即可。

## 二、护 理 评 价

患者从入院到出院,护理上给予了一系列的护理方案的实施。入院时为患者做好心理护理。手术后不仅对有活动性出血的危险、有失血性休克的危险、有下肢深静脉血栓的危险、有感染的危险等护理问题做出了有效的预防措施,并且对患者疼痛、幻肢痛、自我形象紊乱等问题做出了及时有效的护理,极大地减轻了患者的痛苦,促进了患者的恢复。避免了术后严重并发症的发生。出院前,向患者及家属宣教了残端护理相关的注意事项。

## 三、安 全 提 示

1. 有发生跌倒、坠床的危险　患者遵医嘱开始翻身坐起后,有坠床的危险;下床活动后有发生跌倒的危险。护士应积极做好预防工作,评估患者发生跌倒、坠床的风险因素;定时巡视患者,固定好病床、加床档、合理安排陪护;嘱患者穿防滑鞋,并指导患者在能够熟练用拐之前,必须有人陪同活动。保证病房地面干燥,灯光照明良好、病房设施摆放合理。

2. 有皮肤受损的危险　患者术后卧床时间长,护士需了解患者皮肤营养状况;定时协助患者翻身,并更换体位;保持床铺平整、清洁、干燥、无皱褶、无渣屑。

## 四、经 验 分 享

术前术后的心理护理都很重要,对于儿童肿瘤的患者,尤其需要细致耐心地倾听及理解。良好的心理护理有助于减轻疾病以及手术和术后的肢体缺如给患者带来的心理影响。使患者能够更好地配合治疗及手术,更好地完成术后的康复。

(张晓琳　曹晶)

## ▶ 病例125 颈椎肿瘤患者的护理

患者,男性,14岁,主诉:颈部疼痛4个月,加重2个月"收入院,诊断"颈6椎体及附件骨母细胞瘤"。

## 一、诊疗过程中的临床护理

### (一)入院时

#### 1. 诊疗情况

**入院后查体**:T:36.5℃,P:85次/分,R:20次/分,BP:99/66mmHg。发育正常,营养正常,神清,全身皮肤黏膜正常,全身浅表淋巴结无肿大。全身无畸形,脊柱生理弯曲正常,五官心肺正常。患者4个月前无明显诱因出现颈部疼痛,至当地医院行按摩等治疗后无明显效果,近2个月疼痛肿胀逐渐加重,为求进一步治疗,来积水潭医院就诊。患者否认高血压史,否认冠心病史,否认胃肠道、肝胆系疾病史,否认阿司匹林及其他抗凝药用药史,否认外伤及输血史,否认药敏史。

**专科查体**:颈6棘突明显压痛,左侧椎体及椎体旁压痛明显,疼痛活动时加重,左上肢无明显活动障碍,肌力、肌张力均正常,左上肢感觉正常,余肢无明显异常。

**辅助检查**:MRI考虑颈6椎体及附件骨母细胞瘤。

---

**思维提示**

[1]患者因罹患肿瘤产生焦虑,恐惧情绪,加强心理护理,使患者以积极的态度面对疾病,更好地配合下一步治疗。

[2]患者肿瘤侵及椎体,可使其稳定性遭到破坏,轻微外伤即可引起椎体的骨折,肿瘤缓慢侵蚀椎体也可能导致椎体自发性的压缩骨折,须指导患者做好椎体的保护。

[3]患者疼痛明显,加强疼痛护理。

---

**2. 护理评估** 患者得知罹患肿瘤之后产生了焦虑、恐惧情绪,肿瘤患者肿瘤侵及椎体,使其稳定性遭到破坏,有发生病理骨折的危险。患者颈部疼痛,活动后加重。患者拟进行手术治疗,应指导患者作好手术准备。

**3. 护理思维与实施**

患者出现焦虑、
恐惧情绪
↓
焦虑、恐惧：
与知识缺乏，
担心肿瘤预后有关

（1）护理目标：患者焦虑、恐惧情绪减轻或消失，能够积极地配合治疗和护理。

（2）护理措施
- 加强心理护理，耐心与患者沟通，鼓励患者阐述自己的想法、烦恼、孤独，并给予适当的安慰、解释，尽量从他们的病情考虑、劝告。
- 安排患者的家属、朋友陪伴，以增进他们之间的交流，缓解患者的精神负担。

患者肿瘤侵及椎体，
可能使其稳定性
遭到破坏
↓
有发生病理骨折的危险

（1）护理目标：患者术前不发生病理骨折。

（2）护理措施
- 告知患者保护颈椎，预防病理骨折的重要性。
- 保持椎体稳定，指导患者卧床，进行轴向翻身，防止椎体进一步受到损害，正确使用颈托。
- 练习卧床排便，进行肌肉、关节的主动或被动活动。预防卧床常见的并发症。

**（二）实施手术后**

1. 诊疗情况　患者在全麻下行"颈 6 椎体及附件肿瘤切除，异体骨植骨内固定术"，术后返回病房。伤口包扎完整无渗血；有 1 个引流管，引流通畅；给予患者 24 小时心电监护及吸氧。麻醉恢复后给予患者定时轴向翻身，定时更换体位，预防压疮发生。指导患者进行主、被动的肢体功能锻炼，使用抗血栓压力带及足底泵，预防下肢深静脉血栓的发生。指导患者主动咳嗽、咳痰，预防坠积性肺炎。手术当日生命体征平稳，术后 24 小时引流量 50ml。患者诉疼痛，遵医嘱肌注哌替啶 50mg，异丙嗪 25mg 后缓解。

术后第 2 天血压、脉搏平稳，给予停止心电监护及氧气吸入；术后第 7 天引流量 10ml，给予拔除引流管。

**思维提示**

[1]患者术后有发生失血性休克的危险，须密切观察术后的生命体征、伤口渗血、引流情况，及早发现休克征象。

[2]患者术后有发生颈深部血肿的危险，须密切观察呼吸情况、颈部有无肿胀、敷料有无渗血及引流情况，床旁气管切开包及吸痰器，以防颈深部血肿的发生。

[3]患者术后有发生下肢深静脉血栓的危险,须指导患者主动进行肢体功能锻炼,使用抗血栓压力带及足底泵,预防下肢深静脉血栓的发生。

[4]患者术后卧床时间长,做好体位护理,预防压疮、坠积性肺炎、泌尿系感染等并发症的发生。

[5]术后患者出现咽喉疼痛、吞咽困难,应做好饮食护理。

2. 护理评估　患者术后有发生失血性休克、颈深部血肿、下肢深静脉血栓的危险,且卧床时间长,容易发生压疮、坠积性肺炎、泌尿系感染等卧床并发症。患者术后出现疼痛剧烈,痰多且黏稠,咽喉疼痛、吞咽困难等问题。

3. 护理思维与实践方案

患者手术创面大,
术中出血多
↓
有失血性休克的危险

(1)护理目标:不发生失血性休克。

(2)护理措施

- 密切观察术后的生命体征、尿量、血红蛋白,及伤口渗血、引流情况,如发现 BP < 90/60mmHg,P>120 次/分钟,尿量<30ml/h,引流量>200ml/h,及时报告医生。

颈椎手术
↓
有发生颈深部
血肿的危险

(1)护理目标:不发生颈深部血肿或发生时能够及时抢救。

(2)护理措施

- 密切观察患者的呼吸情况。注意呼吸的频率和深浅度的改变。

- 保持引流管通畅,观察切口局部的情况,及时发现有无伤口渗出及颈部肿胀。

- 床旁备气管切开包及吸痰器,一旦患者出现呼吸困难,立即实施抢救。

患者为肿瘤患者,
术后,卧床时间长
↓
有下肢深静脉血栓的
危险

(1)护理目标:不发生下肢深静脉血栓。

(2)护理措施

- 指导患者进行主、被动的肢体功能锻炼。

- 遵医嘱使用抗血栓压力带及足底泵。遵医嘱皮下注射低分子肝素等。

术后,卧床时间长
↓
有皮肤受损的危险
有发生坠积性肺炎、
泌尿系感染、便秘等
并发症的危险

(1)护理目标:不发生压疮、坠积性肺炎、泌尿系感染等并发症。

(2)护理措施

- 指导患者进行主被动的肢体功能锻炼,协助更换体位,骨隆突处贴减压贴预防压疮发生。病情稳定后协助患者定时轴向翻身。
- 鼓励患者主动咳嗽、咳痰,多饮水,预防坠积性肺炎及泌尿系感染发生。
- 指导患者胃肠功能恢复后多吃高纤维食物,并顺时针按摩腹部。必要时遵医嘱使用促排便药物。

手术原因
↓
疼痛

(1)护理目标:不发生或及时减轻患者疼痛。

(2)护理措施

- 密切观察疼痛情况,耐心倾听患者主诉。
- 患者遵医嘱翻身或坐起、下床活动时应正确使用颈托,保护颈椎。
- 遵医嘱及时给予止痛药。

患者痰多且黏稠
↓
有气体交换受损的危险

(1)护理目标:患者可以有效咳嗽咳痰。

(2)护理措施

- 鼓励患者主动进行正确有效的咳嗽、咳痰,在不影响椎体稳定的情况下协助患者拍背咳痰。
- 必要时,遵医嘱予以患者雾化吸入,每日 2～4 次,每次 20 分钟。可选用氨溴索、异丙托溴铵等药物,以促进痰液稀释,易于咳出。
- 对于痰液黏稠者,可遵医嘱静脉滴注氨溴索或口服中药祛痰剂。
- 加强疼痛护理,必要时遵医嘱及时给予止痛药,以防患者因惧怕疼痛而不敢进行咳嗽咳痰。

术后患者出现
咽喉疼痛、吞咽困难
↓
有营养失调的危险:
低于机体需要量

(1)护理目标:术后不发生营养失调。

(2)护理措施

- 术后 3～5 天可酌情进冷流食,以减轻咽部水肿。
- 指导患者进食应循序渐进。
- 注意有无呛咳,防止误吸。
- 加强口腔护理,清除食物残渣。

**(三)出院前**

1. 诊疗情况　患者伤口拆线,各项检查无异常,护士给予出院指导。

**思维提示**

[1]指导患者正确佩戴颈托。

[2]嘱患者及家属按时复查。

2. 护理评估　做好出院时患者心理、药物知识水平及康复期的护理宣教。

3. 护理思维与实施方案

患者及家属不能
正确使用颈托

↓

知识缺乏

(1)护理目标:患者和家属能够正确使用颈托。

(2)护理措施

· 向患者和家属讲解正确使用颈托的重要性。

· 反复讲解并示范如何正确使用颈托,直到患者及家属可以正确地戴取颈托。

# 二、护 理 评 价

患者从入院到出院,护理上给予了一系列的护理方案的实施。入院时为患者做好心理护理及病理骨折的预防。手术后不仅对有颈深部血肿的危险、有下肢深静脉血栓的危险、有失血性休克的危险、有皮肤受损的危险等护理问题做出了有效的预防措施,并且对患者疼痛剧烈,痰多且黏稠、咽喉疼痛、吞咽困难等问题,做出了及时有效的护理,极大地减轻了患者的痛苦,促进了患者的恢复。避免了术后严重并发症的发生。出院前,向患者及家属宣教颈托使用及相关的注意事项。

# 三、安 全 提 示

1. 有发生跌倒、坠床的危险　患者遵医嘱开始翻身坐起后,有坠床的危险;下床活动后有发生跌倒的危险。护士应积极做好预防工作,评估患者发生跌倒、坠床的风险因素;定时巡视患者,固定好病床、加床档、合理安排陪护;嘱患者穿防滑鞋,并指导患者在能够熟练用拐之前,必须有人陪同活动。保证病房地面干燥,灯光照明良好、病房设施摆放合理。

2. 有皮肤受损的危险　患者术后卧床时间长,护士需了解患者皮肤营养状况;定时协助患者翻身,并更换体位;保持床铺平整、清洁、干燥、无皱褶、无渣屑。

# 四、经 验 分 享

1. 心理护理　术前术后的心理护理都很重要,对于肿瘤的患者,尤其需要细致耐心地倾听及理解。良好的心理护理有助于减轻疾病以及手术对患者带来的心理影响。使患者能够更好地配合治疗及手术,更好地完成术后的康复。

2. 颈椎手术术前护理要点

(1)为保持椎体稳定,术前即指导患者卧床,进行轴向翻身,防止椎体进一步受到损害,正确使用颈托以起到固定作用。练习卧床排便,进行肌肉、关节的主动或被动活动。

(2)加强功能训练,鼓励患者多做深呼吸及扩胸运动,进行吹泡练习,每日 3 次,每次 30 分钟,以提高肺活量。进行有效咳嗽、咳痰练习,吸烟患者应于术前 2 周禁烟,减少痰液的生成,避免刺激性咳嗽。

(3)为适应颈椎手术入路的需要,减少术后不良反应的发生,颈椎手术前患者应进行体位训练。颈前路手术的患者应练习平卧位,颈后伸,以 2~4 指在皮外插入切口侧的内脏鞘(包在甲状腺、气管、食管外面)与血管、神经鞘间隙外,持续向非手术侧推移或用另一手牵拉过中线。颈后路手术卧床时间长,易引起呼吸道受阻,患者应练习俯卧。将枕置于胸前,头前倾,双上肢后伸。指导患者练习卧位进流食,或由他人协助进半流食,注意吞咽速度不可过快,以免引起呛咳。

3. 颈椎手术术后护理要点

(1)术后平稳搬移患者,防止脊椎扭曲,预防植骨块脱落,生命体征平稳后可协助患者轴向翻身。颈椎手术患者严格颈部制动,免枕、平卧,头部保持中立,可用沙袋置于颈部两侧,以固定。侧翻时专人固定头部或使用颈托,保持颈部与躯干、骨盆同时转向一侧。侧卧后颈部垫棉枕,保持颈肩平行。

(2)功能锻炼。术后患者麻醉恢复后即观察患者四肢的感觉、运动情况。截瘫患者评估体表感觉变化,生命体征平稳后即可开始进行功能锻炼:上肢进行屈肘、抬臂、推拳练习或手捏橡皮圈,双下肢进行股四头肌等长收缩,直腿抬高练习。防止肌肉萎缩、关节僵硬,避免神经根粘连。

(3)由于颈深部血肿多发生在术后 12 小时内,故术后要密切观察患者的呼吸情况。注意呼吸的频率和深浅度的改变。保持引流管通畅,观察切口局部的情况,及时发现有无伤口渗出及颈部肿胀。床旁备气管切开包及吸痰器,一旦患者出现呼吸困难,立即实施抢救。

(4)保持呼吸道通畅。由于术中牵拉气管或气管插管,术后患者痰量较多,应予以患者雾化吸入,每日 2~4 次,每次 20 分钟。可选用氨溴索、异丙托溴铵等药物,以促进痰液稀释,易于咳出。鼓励患者主动有效的咳痰,在不影响椎体稳定的情况下协助患者拍背咳痰,对于痰液黏稠者,可静脉滴注氨溴索或口服中药祛痰剂。

(5)术后患者出现咽喉疼痛、吞咽困难,多由术中牵拉食管、咽部引起,一般术后3~5天可缓解。故术后初期可酌情进冷流食,以减轻咽部水肿。协助患者进食应循序渐进,注意有无呛咳,防止误吸。加强口腔护理,清除食物残渣。

(张晓琳　曹晶)

## 病例126 胸椎肿瘤患者的护理

患者，男性，47岁，主诉：腰背部疼痛4年，加重伴双下肢感觉、运动障碍2周，收入院，诊断"胸椎转移瘤，$T_{11\sim12}$为主，肝癌骨转移"。

## 一、诊疗过程中的临床护理

### (一)入院时

#### 1. 诊疗情况

**入院后查体**：T：36.8℃，P：84次/分，R：19次/分，BP：130/70mmHg。发育正常，营养差，神清，全身皮肤黏膜正常，全身浅表淋巴结无肿大。全身无畸形，脊柱生理弯曲正常，五官心肺正常。患者4年前诊断为肝癌，于当地行肝脏介入治疗数次。1年前出现背部阵痛、憋气、大汗，行PET-CT检查，报告肋骨及胸椎骨转移。行伽马刀治疗后疼痛缓解，2周前再次出现背部阵痛，伴双下肢麻木，后逐渐加重，发展为背部持续性疼痛，双下肢无力，活动困难。为求进一步诊治，来积水潭医院就诊。患者否认高血压史，否认冠心病史，否认胃肠道疾病史，否认阿司匹林及其他抗凝药用药史，否认外伤及输血史，否认药敏史。

**专科查体**：胸背部疼痛，腰背部未见明显包块，脊柱无侧弯，皮肤无红肿破溃，未见静脉曲张，未及包块，双侧腹股沟以远感觉减退，双下肢肌张力增高，左下肢肌力3级，双侧膝反射(一)，余肢查无明显异常。

> **思维提示**
>
> [1]患者因肿瘤转移及双下肢截瘫产生焦虑，恐惧情绪，加强心理护理，使患者以积极的态度面对疾病，更好地配合下一步治疗。
>
> [2]患者肿瘤侵及椎体，可使其稳定性遭到破坏，轻微外伤即可引起椎体的骨折，肿瘤缓慢侵蚀椎体也可能造成自发性的椎体压缩骨折，故应注意保护椎体。
>
> [3]患者疼痛明显，加强疼痛护理。
>
> [4]患者卧床，应加强生活护理，并预防压疮等并发症的发生。

**2. 护理评估** 患者胸背部疼痛剧烈，双下肢麻木，感觉减退，活动困难，且有发生病理骨折的危险。在得知诊断后表现出焦虑、恐惧情绪。患者拟行手术治疗,协助患者做好胸椎肿瘤手术前准备。

3. 护理思维与实施

患者出现焦虑、
恐惧情绪

↓

焦虑、恐惧:
与知识缺乏,
担心肿瘤预后有关

(1)护理目标:患者焦虑、恐惧情绪减轻或消失,能够积极地配合治疗和护理。

(2)护理措施

- 加强心理护理,耐心与患者沟通,鼓励患者阐述自己的想法、烦恼、孤独,并给予适当的安慰、解释,尽量从他们的病情考虑、劝告。
- 安排患者的家属、朋友陪伴,以增进他们之间的交流,缓解患者的精神负担。

患者肿瘤侵及椎体,
可能使其稳定性
遭到破坏

↓

有发生病理骨折的危险

(1)护理目标:患者术前不发生病理骨折。

(2)护理措施

- 告知患者保护胸椎的重要性。
- 保持椎体稳定,指导患者卧床,进行轴向翻身,防止椎体进一步受到损害,在搬动患者时应防止脊椎扭曲,妥善保护胸椎。
- 练习卧床排便,进行肌肉、关节的主动或被动活动。预防卧床常见的并发症。

患者双下肢麻木,
感觉减退,活动困难
且为保持椎体稳定,
指导患者卧床

↓

有皮肤受损的危险
有发生坠积性肺炎、
泌尿系感染、便秘等
并发症的危险

(1)护理目标:不发生压疮、坠积性肺炎、泌尿系感染等并发症。

(2)护理措施

- 指导患者进行主、被动的肢体功能锻炼,协助更换体位,骨隆突处贴减压贴预防压疮发生。
- 协助患者定时轴向翻身。
- 鼓励患者主动咳嗽、咳痰,多饮水,预防坠积性肺炎及泌尿系感染发生。
- 指导患者胃肠功能恢复后多吃高纤维食物,并顺时针按摩腹部。必要时遵医嘱使用促排便药物。

患者胸背部剧烈疼痛

↓

疼痛

(1)护理目标:减轻患者疼痛。

(2)护理措施

- 密切观察疼痛情况,耐心倾听患者主诉。做好疼痛评估。
- 患者翻身或移动时应注意保护胸椎。
- 遵医嘱及时给予止痛药。

### (二)实施手术后

**1. 诊疗情况** 患者在全麻下行"胸椎后路椎板减压,肿瘤切除,椎弓根钉内固定术",术后返回病房。伤口包扎完整无渗血;有 1 根引流管,引流通畅;双下肢感觉活动如术前。给予患者 24 小时心电监护及吸氧。麻醉恢复后给予患者定时轴向翻身,更换体位,预防压疮发生。指导患者进行主、被动的肢体功能锻炼,使用抗血栓压力带及足底泵,预防下肢深静脉血栓的发生。指导患者主动咳嗽、咳痰,预防坠积性肺炎。手术当日生命体征平稳,术后 24 小时引流量 70ml。患者诉疼痛,遵医嘱肌注哌替啶 50mg,异丙嗪 25mg 后缓解。

术后第 2 天血压脉搏平稳,给予停止心电监护及氧气吸入;术后第 7 天引流量 10ml,给予拔除引流管。

**思维提示**

[1]患者有发生失血性休克的危险,应密切观察术后的生命体征、伤口渗血、引流情况,及早发现休克征象。

[2]患者有发生活动性出血的危险,应密切观察伤口有无肿胀、敷料有无渗血及引流情况,以防活动性出血。

[3]患者有发生下肢深静脉血栓的危险,应指导患者主动进行肢体功能锻炼,使用抗血栓压力带及足底泵,预防下肢深静脉血栓的发生。

[4]患者术后卧床时间长,做好体位护理,预防压疮、坠积性肺炎、泌尿系感染等并发症的发生。

**2. 护理评估** 患者术后有发生失血性休克、伤口活动性出血、下肢深静脉血栓的危险,且卧床时间长,容易发生压疮、坠积性肺炎、泌尿系感染等卧床并发症。患者术后出现疼痛剧烈。

**3. 护理思维与实践方案**

患者手术创面大,
术中出血多
↓
有失血性休克的危险

(1)护理目标:不发生失血性休克。

(2)护理措施

- 密切观察术后的生命体征、尿量、血红蛋白,及伤口渗血、引流情况,如发现 BP < 90/60mmHg,P>120 次/分钟,尿量<30ml/h,引流量>200ml/h,及时报告医生。

患者手术创面大

↓

有活动性出血的危险

> (1)护理目标:不发生活动性出血或及时发现。
> (2)护理措施
> - 床旁备沙袋。
> - 密切观察伤口敷料渗血情况并做好标记,如发现伤口敷料渗血范围扩大或引流突然增多应及时报告医生给予处置。

术后带有引流管

↓

有感染的危险

> (1)护理目标:不发生感染。
> (2)护理措施
> - 观察和评估伤口情况,注意伤口有无红肿热痛等症状。
> - 遵医嘱使用抗生素。
> - 观察伤口敷料渗血情况,如发现伤口敷料渗血范围扩大应及时报告医生给予更换敷料。

患者双下肢感觉活动如术前

↓

有皮肤受损的危险
有发生坠积性肺炎、泌尿系感染、便秘等并发症的危险

> (1)护理目标:不发生压疮、坠积性肺炎、泌尿系感染等并发症。
> (2)护理措施
> - 指导患者进行主、被动的肢体功能锻炼,协助更换体位,骨隆突处贴减压贴预防压疮发生。
> - 协助患者定时轴向翻身。
> - 鼓励患者主动咳嗽、咳痰,多饮水,预防坠积性肺炎及泌尿系感染发生。
> - 指导患者胃肠功能恢复后多吃高纤维食物,并顺时针按摩腹部。必要时遵医嘱使用促排便药物。

患者伤口疼痛剧烈

↓

疼痛

> (1)护理目标:减轻患者疼痛。
> (2)护理措施
> - 密切观察疼痛情况,耐心倾听患者主诉,做好疼痛评估。
> - 患者翻身或移动时应注意保护胸椎。
> - 遵医嘱及时给予止痛药。

**(三)出院前**

1. 诊疗情况 患者引流管已拔除,各项检查无异常,护士给予出院指导。

---

**思维提示**

[1]指导患者正确轴向翻身。

[2]嘱患者及家属按时复查,遵医嘱院外继续原发病的治疗。

2. 护理评估　做好出院时患者心理、药物知识水平及康复期的护理宣教。

3. 护理思维与实施方案

患者及家属不能正确
轴向翻身
↓
知识缺乏

（1）护理目标：患者和家属能够正确轴向翻身。
（2）护理措施
 • 向患者和家属讲解正确轴向翻身的重要性。
 • 反复讲解并示范如何正确轴向翻身，直到患者及家属可以自行帮助患者轴向翻身。

# 二、护 理 评 价

患者从入院到出院，护理上给予了一系列的护理方案的实施。入院时为患者做好心理护理、疼痛护理、卧位护理及病理骨折的预防。手术后不仅对有活动性出血的危险、有失血性休克的危险有下肢深静脉血栓的危险、有感染的危险、有皮肤受损的危险等护理问题做出了有效的预防措施，并且对患者疼痛剧烈问题，做出了及时有效的护理，极大地减轻了患者的痛苦，促进了患者的恢复。避免了术后严重并发症的发生。出院前，向患者及家属宣教相关的注意事项。

# 三、安 全 提 示

1. 有发生坠床的危险　患者遵医嘱开始翻身坐起后，有坠床的危险。护士应积极做好预防工作，评估患者发生坠床的风险因素；定时巡视患者，固定好病床、加床档、合理安排陪护。

2. 有皮肤受损的危险　患者术后卧床时间长，护士需了解患者皮肤营养状况；定时协助患者翻身，更换体位；保持床铺平整、清洁、干燥、无皱褶、无渣屑。

# 四、经 验 分 享

1. 心理护理　术前术后的心理护理都很重要，对于肿瘤的患者，尤其是截瘫患者，尤其需要细致耐心的倾听及理解。良好的心理护理有助于减轻疾病以及手术给患者带来的心理影响。使患者能够更好地配合治疗及手术，更好地完成术后的康复。

2. 胸椎手术术前护理要点

（1）截瘫的评估：由于肿瘤压迫脊髓或神经根，患者可出现肢体活动受限、无力、感觉障碍、步态不稳、二便异常，甚至截瘫。护士须做好患者肢体，排便功能的评估,以便更好地护理患者。

(2)为保持椎体稳定,术前即指导患者卧床,进行轴向翻身,防止椎体进一步受到损害。练习卧床排便,进行肌肉、关节的主动或被动活动。

(3)加强功能训练,鼓励患者多做深呼吸及扩胸运动,进行吹泡练习,每日 3 次,每次 30 分钟,以提高肺活量。进行有效咳嗽、咳痰练习,吸烟患者应于术前 2 周禁烟,减少痰液的生成,避免刺激性咳嗽。

3. 颈椎手术术后护理要点

(1)开胸患者保持血氧饱和度在 95% 以上,必要时使用储氧面罩吸氧。鼓励患者早期深呼吸及咳嗽咳痰,促进胸膜腔内气体或液体的排出。多数患者由于卧床不适应及伤口疼痛而不敢咳嗽,应向患者讲解咳嗽的重要性,并协助患者咳嗽时按压伤口以减轻疼痛。在不影响椎体稳定的情况下,可于术后第 2 日将床头抬高 30°~45°,以促进肺部扩张和胸腔积液的排出。协助患者拍背,由下而上,每侧不少于 5 分钟,同时辅以雾化吸入,促进痰液稀释。

(2)保持胸腔闭式引流系统的通畅。确保接头连接紧密,胸壁胸导管出口,应以油纱严密覆盖。倾倒引流液时夹闭远端及近端胸导管,注意使用止血钳应适当衬垫,以免将胸导管夹破。定时挤压胸腔胸导管,促进引流液及凝血块的排出。将引流瓶平稳放置,勿使其翻倒或高于胸部,以免出现气胸或因引流液反流而发生肺萎缩或纵隔移位。翻身过程中注意夹闭胸腔胸导管,侧卧时如胸腔胸导管长度不够,可将胸腔瓶适当垫高,但仍应保持在胸部水平以下 60cm,每日以无菌生理盐水更换瓶内液体,注意严格无菌操作。

每日严格记录引流液的量及性质,观察水柱波动情况,如持续引流鲜红色液体或血性引流停止后又再出现,应考虑胸腔有活动出血,立即通知医生。拔除胸管后观察患者有无呼吸困难,伤口周围有无皮下气肿。

**(张晓琳 曹晶)**

## 病例127 骶骨肿瘤患者的护理

患者,男性,22岁,主诉:骶尾部疼痛1个月,收入院,诊断为"骶骨骨巨细胞瘤"。

## 一、诊疗过程中的临床护理

### (一)入院时

1. 诊疗情况

**入院后查体:** T:36.5℃,P:75次/分,R:18次/分,BP:120/80mmHg。发育正常,营养正常,神清,全身皮肤黏膜正常,全身浅表淋巴结无肿大。全身无畸形,脊柱生理弯曲正常,五官心肺正常。患者1个月前无明显诱因出现骶尾部疼痛,无放射痛,双下肢麻木,排大小便困难,为求诊治来积水潭医院就诊。患者否认高血压史,否认冠心病史,否认胃肠道疾病史,否认阿司匹林及其他抗凝药用药史,否认外伤及输血史,否认药敏史。

**专科查体:** 骶尾部可及边界不清包块,约10cm×20cm,质硬,有压痛,皮肤无红肿破溃,未见静脉曲张。

**辅助检查:** X线:骶尾部可见溶骨性破坏,呈地图形,未见骨化及钙化,边缘清晰,无硬化,皮质有膨胀性改变,连续性完整,无骨膜反应,无软组织包块。CT:骶骨溶骨性破坏,皮质变薄,未见软组织包块。

**思维提示**

[1]患者因肿瘤及双下肢感觉异常,大小便障碍产生的焦虑,恐惧情绪,加强心理护理,使患者以积极的态度面对疾病,更好地配合下一步治疗。

[2]患者大小便困难,加强二便护理。

[3]患者疼痛明显,加强疼痛护理。

2. 护理评估 患者骶尾部疼痛,双下肢麻木,大小便困难,并因肿瘤及双下肢感觉异常、大小便障碍产生焦虑、恐惧情绪。

3. 护理思维与实践方案

患者出现焦虑、恐惧情绪

↓

焦虑、恐惧：
与知识缺乏、担心肿瘤预后有关

(1)护理目标：患者焦虑、恐惧情绪减轻或消失，能够积极地配合治疗和护理。

(2)护理措施

- 加强心理护理，耐心与患者沟通，鼓励患者阐述自己的想法、烦恼、孤独，并给予适当的安慰、解释，尽量从他们的病情考虑、劝告。
- 安排患者的家属、朋友陪伴，以增进他们之间的交流，缓解患者的精神负担。

患者骶尾部疼痛

↓

疼痛

(1)护理目标：减轻患者疼痛。

(2)护理措施

- 密切观察疼痛情况，耐心倾听患者主诉。做好疼痛评估。
- 患者翻身或移动时应注意保护骶尾骨。
- 遵医嘱及时给予止痛药。

患者大小便困难

↓

排便异常、排尿异常

(1)护理目标：住院期间患者不出现尿潴留及严重便秘。

(2)护理措施

- 耐心倾听患者主诉，评估患者大小便情况。
- 为患者留置导尿管，保持通畅，定时夹闭导尿管训练膀胱功能，每日 2 次会阴擦洗，并嘱患者多饮水，预防泌尿系感染。
- 指导患者进高纤维食物，遵医嘱使用缓泻药物，必要时给予灌肠。

**(二)行动脉栓塞术后**

1. 诊疗情况　患者行动脉栓塞术，术后安返病房，平卧 24 小时，行栓塞侧下肢制动。穿刺点包扎完整无渗血，加压包扎 24 小时。足背动脉搏动正常，感觉活动如术前。指导患者进行主、被动的双上肢及未穿刺侧肢体功能锻炼，预防下肢深静脉血栓的发生。定时更换体位，预防压疮发生。指导患者主动咳嗽、咳痰，预防坠积性肺炎。患者诉疼痛，遵医嘱肌注哌替啶 50mg，异丙嗪 25mg 后缓解。患者腹胀明显，给予患者顺时针按摩腹部，肛管排气后未缓解，为患者进行甘油剂灌肠后好转。患者当日最高 T：38.9℃，给予冰袋、乙醇擦浴物理降温，后 T：38.8℃，遵医嘱给予 GNS500ml/ivgtt，赖氨匹林 1 支后，体温降至 37.5℃。

术后第 1 日，穿刺点 24 小时后拆除加压包扎，患者坐起活动。

**思维提示**

[1]患者平卧,栓塞侧肢体制动24小时,观察穿刺点伤口敷料有无渗血,栓塞侧患肢末梢情况。

[2]患者平卧,栓塞侧肢体制动24小时,须预防卧床常见并发症,如压疮、泌尿系感染、坠积性肺炎等的发生。

[3]评估患者大小便情况,必要时给予导尿或灌肠。

[4]患者疼痛明显,加强疼痛护理。

[5]患者出现体温过高,给予高热护理。

[6]患者出现腹胀,指导患者按摩腹部。

2. 护理评估　患者平卧,栓塞侧肢体制动24小时,患者出现疼痛明显,体温过高,腹胀。

3. 护理思维与实践方案

患者行动脉栓塞术
↓
有活动性出血的危险

(1)护理目标:不发生活动性出血或及时发现。
(2)护理措施
- 穿刺点局部加压包扎24小时。
- 患者平卧24小时,穿刺侧下肢制动。
- 密切观察伤口周围有无肿胀及敷料有无渗血,如发现异常,及时通知医生给予处理。

患者平卧,栓塞侧肢体制动24小时
↓
有皮肤受损的危险
有发生坠积性肺炎、泌尿系感染、便秘等并发症的危险

(1)护理目标:住院期间不发生压疮、坠积性肺炎、泌尿系感染等并发症。
(2)护理措施
- 指导患者进行主被动的肢体功能锻炼,协助更换体位,骨隆突处贴减压贴预防压疮发生。
- 鼓励患者主动咳嗽、咳痰,多饮水,预防坠积性肺炎及泌尿系感染发生。
- 指导患者胃肠功能恢复后多吃高纤维食物,并顺时针按摩腹部。必要时遵医嘱使用促排便药物。

加压包扎过紧及体位的限制,患者出现排尿困难
↓
有发生尿潴留的危险

(1)护理目标:住院期间不发生尿潴留。
(2)护理措施
- 评估患者排尿情况,及时发现患者出现排尿困难。
- 采取听流水声等方式诱导患者自主排尿。
- 若诱导排尿失败,及时给予患者留置导尿管。保持导尿管的通畅,定时夹闭导尿管训练膀胱功能,每日2次会阴擦洗,并嘱患者多饮水,预防泌尿系感染。

患者骶尾部疼痛 → 疼痛

(1)护理目标:减轻患者疼痛
(2)护理措施
- 密切观察疼痛情况,耐心倾听患者主诉。做好疼痛评估。
- 遵医嘱及时给予止痛药。

患者术后第 1 天最高 T:38.9℃ → 体温过高

(1)护理目标:患者体温降低。
(2)护理措施
- 定时观察患者的体温情况。
- 及时给予物理降温,胃肠功能恢复后嘱患者多饮水,当物理降温无效时遵医嘱使用退热药物。
- 及时更换被汗液浸湿的被服,保证患者的舒适。

患者术后出现腹胀 → 腹胀

(1)护理目标:腹胀减轻。
(2)护理措施
- 指导患者按摩腹部,必要时给予肛管排气或灌肠。
- 遵医嘱口服四磨汤、胃肠复原汤等促排气药物。

**(三)实施手术后**

1. **诊疗情况** 患者在全麻下行"骶骨肿瘤切刮,后路内固定术",术后返回病房。伤口包扎完整无渗血;有 1 根引流管,引流通畅;留置导尿管通畅,妥善固定。双下肢感觉活动如术前。给予患者 24 小时心电监护及吸氧。麻醉恢复后给予患者定时轴向翻身,更换体位,预防压疮发生。指导患者进行主、被动的肢体功能锻炼,使用抗血栓压力带及足底泵,预防下肢深静脉血栓的发生。指导患者主动咳嗽、咳痰,预防坠积性肺炎。手术当日生命体征平稳。患者术后 24 小时引流量 700ml,引流液颜色清亮,患者诉头晕、头痛、恶心,遵医嘱给予抬高床尾,补液后头晕、头痛、恶心缓解。

**思维提示**

[1]患者有发生失血性休克的危险,密切观察术后的生命体征、伤口渗血、引流情况,及早发现休克征象。

[2]患者有发生活动性出血的危险,密切观察伤口有无肿胀、敷料有无渗血及引流情况。

[3]患者有发生脑脊液漏的危险,密切观察引流液的颜色、性质和量,如有异常,及时报告医生。

[4]评估患者大小便功能,如发生大小便失禁,做好护理与清洁,如发生排泄物污染伤口敷料,及时通知医生换药,预防感染。

[5]麻醉恢复后即定时给予患者轴向翻身,减少伤口受压,促进皮瓣愈合。

[6]患者有发生下肢深静脉血栓的危险,指导患者主动进行肢体功能锻炼,使用抗血栓压力带及足底泵,预防下肢深静脉血栓的发生。

[7]患者术后卧床时间长,做好体位护理,预防压疮、坠积性肺炎、泌尿系感染等并发症的发生。

2. 护理评估　患者术后带有引流管及导尿管,长时间卧床,出现脑脊液漏、大小便失禁。

3. 护理思维与实践方案

患者手术创面大,
术中出血多
↓
有失血性休克的危险

(1)护理目标:不发生失血性休克。
(2)护理措施
  • 密切观察术后的生命体征、尿量、血红蛋白,及伤口渗血、引流情况,如发现 BP < 90/60mmHg,P>120 次/分钟,尿量<30ml/h,引流量>200ml/h,及时报告医生。

患者24 小时引流量700ml,引流液颜色清亮,患者诉头晕、头痛、恶心
↓
并发症:脑脊液漏

(1)护理目标:患者头晕、头痛、恶心减轻。
(2)护理措施
  • 遵医嘱抬高床尾,补液治疗。
  • 严密观察患者的引流情况,及头痛、头晕、恶心等症状有无改善,并及时报告医生。

患者术后长时间卧床
↓
有皮肤受损的危险
有发生坠积性肺炎、泌尿系感染、便秘等并发症的危险

(1)护理目标:住院期间不发生压疮、坠积性肺炎、泌尿系感染等并发症。
(2)护理措施
  • 指导患者进行主被动的肢体功能锻炼,协助更换体位,骨隆突处贴减压贴预防压疮发生。
  • 鼓励患者主动咳嗽、咳痰,多饮水,预防坠积性肺炎及泌尿系感染发生。
  • 指导患者胃肠功能恢复后多吃高纤维食物,并顺时针按摩腹部。必要时遵医嘱使用促排便药物。

患者术后发生大小便失禁 → 有皮肤完整性受损的危险

（1）护理目标：不发生压疮。

（2）护理措施

- 评估患者大小便失禁情况。
- 给予患者留置导尿管，加强导尿管护理，每日进行会阴擦洗。嘱患者多饮水。定时夹闭导尿管训练膀胱功能。
- 保持床单位的清洁，及时更换排泄物污染的床单、衣物，清洁皮肤时动作要轻柔，可用氧化锌油等涂抹于肛周，保护肛周皮肤。

术后带有引流管及导尿管，伤口距离肛门近，大小便失禁 → 有感染的危险

（1）护理目标：不发生感染

（2）护理措施

- 观察和评估伤口情况，注意伤口有无红肿痛等症状。
- 遵医嘱使用抗生素。
- 妥善固定各管路，并保持通畅，更换管路时严格无菌操作。
- 加强导尿管护理，每日进行会阴擦洗。嘱患者多饮水。定时夹闭导尿管训练膀胱功能。
- 为患者做好排便护理，不要使大小便污染伤口敷料，如发生污染及时通知医生换药。

患者为肿瘤患者，术后，卧床时间长 → 有下肢深静脉血栓的危险

（1）护理目标：不发生或及时发现下肢深静脉血栓。

（2）护理措施

- 指导患者进行主、被动的肢体功能锻炼，定时轴向翻身。
- 遵医嘱使用抗血栓压力带及足底泵。遵医嘱皮下注射低分子肝素等。

**（四）出院前**

1. 诊疗情况　患者引流管已拔除，各项检查无异常，护士给予出院指导。

**思维提示**

[1]指导患者导尿管的护理。

[2]嘱患者及家属按时复查。

2. 护理评估　做好出院时患者心理、药物知识水平及康复期的护理宣教。

3. 护理思维与实施方案

患者及家属知道
如何护理导尿管
↓
知识缺乏

（1）护理目标：家属能够正确护理留置导尿管。
（2）护理措施
- 向患者和家属讲解导尿管护理的重要性。
- 反复讲解并示范如何进行会阴擦洗。
- 指导患者每周至当地医院更换导尿管。

## 二、护 理 评 价

患者从入院到出院，护理上给予了一系列的护理方案的实施。入院时为患者做好心理护理，并针对手术后及栓塞术后发生的一系列护理问题，采取了及时有效的措施，极大地减轻了患者的痛苦，促进了患者的恢复。避免了术后严重并发症的发生。出院前，向患者及家属宣教了留置导尿管的相关注意事项。

## 三、安 全 提 示

1. 有发生坠床的危险　患者遵医嘱开始翻身坐起后，有坠床的危险；护士应积极做好预防工作，评估患者发生坠床的风险因素；定时巡视患者，固定好病床、加床档、合理安排陪护。

2. 有皮肤受损的危险　患者术后卧床时间长，护士需了解患者皮肤营养状况；定时协助患者翻身，并更换体位；保持床铺平整、清洁、干燥、无皱褶、无渣屑。

## 四、经 验 分 享

1. 心理护理　术前术后的心理护理都很重要，对于肿瘤的患者，需要细致耐心的倾听及理解。良好的心理护理有助于减轻疾病以及手术后的不便对患者带来的心理影响。使患者能够更好地配合治疗及手术，更好地完成术后的康复。

2. 动脉栓塞术的护理要点

（1）由于骶骨所在解剖位置特殊，骶前静脉丛血运丰富，因此在骶骨肿瘤的手术切除过程中出血多，危险大，常可危及患者生命。故近年来对于骶骨部位较大肿瘤多于术前行动脉栓塞术。即经选择性血管插管将栓塞物质注入肿瘤的供血动脉，阻断血液供应，造成肿瘤缺血坏死，使肿瘤萎缩变小，以利术中彻底切除，减少出血。

（2）术前准备：术前一日进行会阴部及双侧腹股沟部位的皮肤准备，并常规术前禁食、禁水。向患者讲解行动脉栓塞术的必要性及术后可能出现的并发症和相应的护理措施,以缓解患者的紧张情绪。

(3)并发症的护理

1)高热:体温可达 38.5～40℃。应及时予以退热药物,并进行补液治疗,注意保持患者皮肤的干燥,及时擦干汗液,协助更换被服。

2)疼痛:较重的患者可定时口服镇痛药物,如吗啡或羟考酮等,以缓解疼痛。

3)排尿困难:由于加压包扎过紧或体位的限制,部分患者出现排尿困难,经诱导排尿无效后可予以留置导尿管。做好导尿管护理,预防泌尿系统感染,拆除包扎后即可拔除导尿管。

4)腹胀、排便或排气困难的患者可予以灌肠或肛管排气。

3. 骶骨手术术前护理要点

(1)截瘫的评估:由于肿瘤压迫脊髓或神经根,患者可出现肢体活动受限、无力、感觉障碍、步态不稳、大小便异常,甚至截瘫。护士须做好患者肢体,排便功能的评估,以便更好地护理患者。

(2)为保持椎体稳定,术前即指导患者卧床,进行轴向翻身,防止椎体进一步受到损害。练习卧床排便,进行肌肉、关节的主动或被动活动。

(3)加强功能训练,骶骨肿瘤患者由于骶神经受到压迫,可出现鞍区感觉障碍,应于术前进行会阴部及肛门括约肌的收缩练习,提高排便的控制能力。

(4)骶骨肿瘤压迫肠道时,术中需要将肿瘤与直肠分离,同时为了避免术后出现腹胀,促进胃肠功能的恢复,术前必须要进行充分的肠道准备:术前 2～3 日进半流食,术前一日进流食或禁食,同时口服抗生素,如庆大霉素 16 万单位,2 次/日,或利复星 0.2g,2 次/日,术前一日口服 20％甘露醇 250ml,促进排便。注意补液,防止脱水。

4. 骶骨手术术后护理要点

(1)骶骨手术切口靠近肛门,排便时易污染伤口。加之术后部分患者出现大小便失禁,更易造成伤口感染,应及时帮助患者清理排泄物,保持切口周围清洁,必要时予以伤口上药,消毒切口周围皮肤。定时挤压引流管,保持通畅,勿堵塞,积极治疗易发生感染的疾病,如糖尿病等。合理应用抗生素。

(2)骶骨手术多采用"工"型或"倒 Y"形切口,较大肿物切除后可形成面积较大的皮瓣,血液循环较差,术后是否及时协助患者翻身,可直接影响伤口愈合。一般术后患者平卧 6 小时以压迫止血,待生命体征平稳后应立即协助患者翻身,侧卧、平卧交替,或侧卧、俯卧交替,每 2～3 小时变换一次体位,避免皮瓣受压坏死,影响切口愈合。患者因伤口疼痛而限制活动时,可于身下垫一长方形浴巾。托住患者臀部及背部,翻身时护士站于病床两侧,各抓住浴巾两角,抬起患者协助翻动。

(3)加强导尿管维护:由于术前脊髓、神经受压或术中部分神经切除,患者术后需留置导尿管。骶骨肿瘤患者,术后可出现不同程度的大小便失禁,数月才能恢复,截瘫患者则需终生使用导尿管。要保持会阴部清洁,及时清理分泌物,每日会阴擦洗,定时夹闭导尿管,训练膀胱充盈功能和自主收缩功能。定期更换导尿管及尿袋,一旦恢复排尿功能,应尽早拔除导尿管。

(4)功能锻炼:术后患者麻醉恢复后即观察患者四肢的感觉、运动情况。截瘫患者评估体表感觉变化,生命体征平稳后即可开始进行功能锻炼:上肢进行屈肘、抬臂、推拳练习或手捏橡皮圈,双下肢进行股四头肌等长收缩,直腿抬高练习。防止肌肉萎缩,关节僵硬,避免神经根粘连并继续肛门括约肌练习。

**(张晓琳 曹晶)**

# 第二篇

## 专科护理操作技术篇

# ▶第一章 护理评估技术

## 一、疼痛的评估

疼痛是一种令人不快的感觉和情绪上的感受,伴随着现有的或潜在的组织损伤,被列为继体温、脉搏、呼吸、血压之后的第五生命体征。疼痛也是创伤骨科患者的一个常见症状,是日常护理工作中的一项重要内容。如果在初始阶段未对疼痛进行有效控制,持续的疼痛刺激可引起中枢神经系统发生病理性重构,急性疼痛有可能发展为难以控制的慢性疼痛。为了更加及时、有效地控制疼痛,对疼痛评估尤为重要。

### (一)疼痛评估原则

以疼痛评估工具为标准,综合评估患者静息状态时、深呼吸时、说话时、咳嗽时、是否能下地行走或下地行走时、直立自身负重时的疼痛评分,以及关节活动角度(在达到正常关节所能达到的最大角度过程中出现疼痛时关节所达到的角度)和对睡眠的影响程度等。

我们可以根据疼痛的性质及分布进行评估。疼痛的性质可供诊断肿瘤部位的参考,躯体伤害感觉性疼痛能精确定位。当主诉为尖锐、持久、跳动性或紧压性疼痛,一般是躯体神经受累的现象。内脏伤害、感觉性疼痛一般为弥漫性中空脏器梗阻。侵及器官被膜或肠系膜时的疼痛性质变为尖锐、持久或跳动性。当周围神经主干或其分支受累所形成的神经病变性疼痛一般为烧灼性。对于疼痛分布的评估,癌症患者所经历的疼痛常不止一处,其多少与器官的功能状态和患者的心情有关,评价疼痛时应注意询问患者,疼痛区域的分布可为医生诊断与治疗提供线索。局部性疼痛是指仅出现在某个部位的疼痛,一般是在基本病变区;牵涉痛是远离病变区的疼痛,此种类型的疼痛具有躯体和内脏伤害感觉性特点,可作为评价器质性病因的参考,例如颈、臂疼痛可能由心脏疾病引起,肩部疼痛可能由横膈受刺激引起。

### (二)疼痛评估工具

主要使用"数字评分法"和"Wong - Baker 面部表情评分法"进行疼痛评估。对于交流困难的患者,如儿童、老年人、意识不清或不能用言语准确表达的患者,运用 Wong - Baker 面部表情量表进行评估;其他患者应用"数字评分法"进行评估。对不能理解的部分使用"疼痛评估评分标准"进行具体解释说明(表 2-1-1)。

表 2-1-1 疼痛评估评分标准

| 疼痛等级 | 评分 | 评分说明 | |
|---|---|---|---|
| 无痛 | 0 | 无痛 | |
| 轻度疼痛 | 1～3:安静平卧时基本不痛,不影响睡眠 | 术前 | 术后 |
| | | 1分:搬运时会觉得疼痛 | 被动活动时疼痛 |
| | | 2分:更换体位时感觉疼痛 | 主动活动时感到疼痛 |
| | | 3分:翻身时疼痛 | 平卧时会疼,有被动体位 |
| 中度疼痛 | 4～6:安静平卧时有疼痛,影响睡眠 | 4分:间歇疼痛,对日常生活有些影响,偶尔会皱眉、咧嘴或咬牙等表情 | |
| | | 5分:持续疼痛,入睡困难,食欲减退,心情烦躁 | |
| | | 6分:疼痛较重,容易被疼醒或者根本不能入睡,呻吟或呼叫 | |
| 中度疼痛 | 7～10:疼痛难以忍受 | 7分:疼痛严重,翻转不安,焦虑,有冷汗,无法入睡,注意力无法从疼痛部位分散 | |
| | | 8分:疼痛持续难忍,全身大汗 | |
| | | 9分:剧烈疼痛不能忍受 | |
| | | 10分:最疼痛、痛不欲生 | |

目前临床常用的评估方法主要有下列几种:

1. 文字描述评分法(verbal descriptors scale,VDS) 醒目、便于理解,对文化程度低或不识字的人难于应用。

2. 数字评分法(numerical rating scale,NRS) 准确简明,但不能用于没有数字概念的患儿。

3. 口头评分法(verbal rating scale,VRS) 易理解,表达清楚、准确具体,但易于受文化程度、方言等因素影响。

4. 视觉模拟评分法(visual analogue scale,VAS) 简便易行,但精确度稍差。

5. Wong - Baker 面部表情评估法(The Modified Wong—Baker Faces Scale) 直观真实,没有文化背景的要求,常用于小儿及表达困难者,但需要观察者仔细辨识。

6. 改良面部表情评分法(the modified faces,legs,activity,cry and consolabilityscale,FLACC)根据表情、下肢、活动、哭泣和可安慰性进行评分。多用于 4 岁或 4 岁以下幼儿、有先天性认知缺陷或老年人以及无法用其他评测方法的患者。

7. 疼痛问卷调查表评估法 常用的有 McGill 问卷表（McGill pain questionnaire，MPQ），因其考虑到患者对疼痛的生理感觉，情感因素、认知能力等因素设计，能比较准确评价疼痛的强度和性质，但易受患者文化程度和情感因素的影响。

**(三)操作方法**

疼痛评估采用实时评估和定期评估相结合的方式进行。护士接到患者相关主诉后，立即对患者进行疼痛评估（包括疼痛部位、疼痛性质、疼痛程度）。将结果记录于疼痛评估单上，疼痛评分＜4 分时，护士可按照阶梯镇痛原则自行处理；疼痛评分≥4 分时，及时通知主管医生，给予相应处理。

**(彭贵凌 姜耀)**

## 二、患肢末梢血运、感觉、活动的观察

**(一)操作目的**

创伤骨科术前患者经常须进行患肢制动、固定等，常会出现末梢循环相对较差，感觉、活动异常的情况，因此，在日常护理中须进行观察和记录。

**(二)操作流程**

对于新鲜骨折的患者、行皮牵引治疗的患者、行骨牵引治疗的患者、手术后的患者，首先评估患者，向患者解释该观察的意义及患者该如何配合。对于患肢末梢的观察包括：①血运：末梢毛细血管充盈时间；②感觉：是否出现麻木、感觉异常、感觉减退等；③活动：是否出现活动障碍等。如出现异常情况及时向医生汇报。

**(三)操作关键环节提示**

1. 患肢末梢血运正常和异常分别是什么情况 正常血运肤色红润；如为灰白或苍白为动脉缺血的表现；如为暗红甚至暗紫是静脉回流受阻的表现。

2. 患肢末梢感觉异常的常见类型 包扎过紧、患者缺血造成的感觉异常多呈套状，神经因素引起的感觉异常与神经分布、走向有关。

**(四)术前、术后护士须对患者的患肢末梢血运进行评估**

如发现患者的患肢青紫、发绀、肿胀、疼痛、麻木、动脉搏动减弱或消失，患肢皮肤感觉与健侧感觉不同等异常应及时通知医生。

1. 肤色 动脉供血不足时，肤色苍白，指(趾)腹空虚感。静脉回流不良时，肤色呈青紫色。

2. 皮温 伤肢远端同健侧对称点作比较。对比时双侧肢体要在同一室温下。亦可用皮温计进行测量和比较。皮温低于健侧说明血液循环差。

3. 动脉搏动 上肢可触诊桡动脉和尺动脉。下肢可触诊足背动脉及胫

后动脉。如动脉搏动消失,则有肢端缺血现象。

4.毛细血管充盈情况 用手指压迫伤肢的指(趾)甲,甲下颜色变为苍白,移去压迫,1~2秒内即恢复原来红润现象为正常。若动脉供血欠佳,充盈时间则延长。

如以上观察不明确时,指(趾)腹部位消毒后,以消毒针头或刀片刺破或割破全层皮肤,观察有无出血,如无出血,则有血运障碍。

桡动脉:先经肱桡肌与旋前圆肌之间,继而在肱桡肌腱与桡侧腕屈肌腱之间下行,绕桡骨茎突至手背,穿第一掌骨间隙到手掌,与尺动脉掌深支吻合构成掌深弓。桡动脉下段仅被皮肤和筋膜遮盖,是临床触摸脉搏的部位。将检查者一手的示指、中指和环指,放到患者一手拇指根部掌面的桡侧,可以摸到动脉搏动,即桡动脉。

足背动脉:在踝关节前方行于姆长肌腱和趾长肌腱之间,位置表浅,其搏动易于触摸。主干继续沿着姆指伸肌内侧缘和深面前行,沿途有跗外侧动脉、足背动脉,行向足背外侧;跗内侧动脉,行于足背内侧及足底;弓状动脉向足背外侧弓弯行,与跗外侧动脉吻合,并发3支跖背动脉;足底深支,穿第一跖骨间隙至足底与足底动脉吻合;第一跖背动脉,为足背动脉主干的终末,分布于姆趾和第二趾背面内侧。将检查者一手的示指、中指和环指,放到患者踝关节前方姆长肌腱和趾长肌腱之间,可以摸到动脉搏动即足背动脉。

(彭贵凌 姜耀)

## 三、患肢肿胀程度的评估

在创伤后及手术后2周以内,局部反应明显,肿胀达到最大限度。

**(一)皮肤光泽**

如出现皮肤色泽光亮、透明则表示肿胀明显。

**(二)皮肤张力**

皮肤张力增加,无弹性。手指及足趾可因肿胀而限制活动或活动幅度减小,尤其是前臂、小腿及足踝部,观察有无张力性水疱出现。如不易观察,可应用皮尺每日测量肢体周径进行对比。

如皮肤出现皱褶提示肿胀有消退。

(彭贵凌 姜耀)

## 四、伤口敷料包扎的观察

**(一)操作目的**

伤口敷料包扎起到保护伤口、减少感染、固定敷料的作用。包扎时施加压力即加压包扎可起到压迫止血的作用。术后患者及皮外伤的患者有伤口敷料包扎时应注意渗血及患区皮肤血运的观察及护理。

**(二)操作流程**

对于手术后患者、皮外伤患者,首先评估患者,并向患者解释该观察的意义及患者该如何配合。注意患肢伤口敷料包扎的观察:伤口敷料包扎是否完整覆盖伤口,伤口敷料是否有渗血、渗液,如出现异常情况及时向医生汇报。

**(彭贵凌 姜耀)**

# 五、引流管的观察

**(一)操作目的**

术后伤口放置引流管的目的是排出局部或体腔内的积液、积脓、积血等,起到预防和治疗感染的作用;保证缝合部位愈合良好,减少并发症发生。妥善固定各条引流管是确保引流通畅及避免受压、扭曲、脱落的有效措施。

**(二)操作流程**

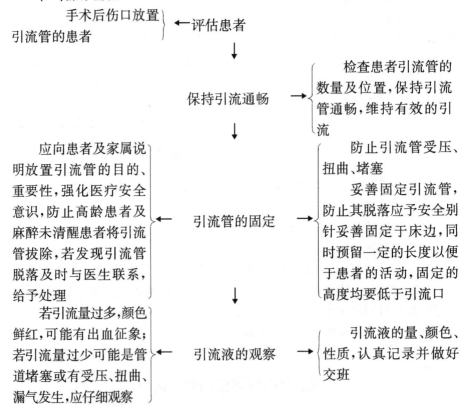

**(三)操作关键环节提示**

1. 引流管拔除的指征 拔管时间一般视引流量而定,一般 24 小时内引流量少于50ml即可拔管,置管时间最长不超过1周,拔管时应严格按照无菌操作规程,防止逆行感染,引流管拔除后适当按压引流管周围的皮肤,以排出皮下积血。

2. 关节镜术后患者引流主要评估引流管是否通畅,引流管是否折叠、扭曲、受压、移位或滑脱,负压引流器固定位置是否高于伤口,引流管有无液体引出,负压引流器是否有负压;负压引流器开关是否开启;观察引流液的量、性状、色泽变化,与病情是否相符,每日记录。

3. 如发现引流管滑脱,引流液有异味,引流液颜色突然变成鲜红色,手术后1小时内引流量超过100ml、24小时内引流量超过400ml或引流液逆行增加50ml时,提示有活动性出血应及时通知医生。

**（彭贵凌　姜耀）**

## 六、负压封闭引流的观察

负压封闭引流(vacuum sealing drainage,VSD)是一项治疗急、慢性创伤创面和(或)创腔的新技术,1992年由德国乌尔姆大学创伤外科Fleischnumn博士首创,最初用于治疗躯干、四肢的软组织感染创面,效果得到肯定,后逐渐被推荐用于创伤后各种问题创面,如慢性经久不愈的溃疡创面、大面积的软组织损伤创面等的治疗。

**(一)操作流程**

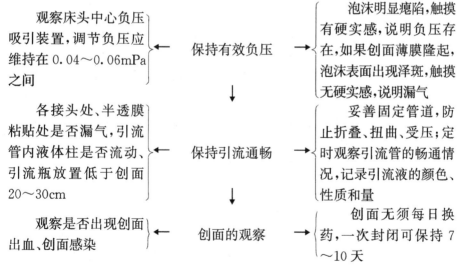

**(二)操作关键环节提示**

1. 引流管出现堵塞如何处理　有时可见引流管中有一段引流物堵塞管腔,并因此截断了VSD敷料的负压源,甚至会出现敷料鼓起,不见管型的情况。这时应通知医生,逆行缓慢注入少量生理盐水,待管腔通畅后再重新接通负压源。

2. 引流管吸出大量新鲜血液如何处理 当发现大量新鲜血液被吸出时,应马上通知值班医生,仔细检查创面内是否有活动性出血,并做出相应的处理。

(彭贵凌 姜耀)

# 七、基本生命体征的评估

## (一)体温的评估

1. 人的温度是相对恒定的,在临床上本科主要测量腋温,正常腋窝温度为 36～37℃。正常人在 24 小时内体温略有波动,波动范围一般不超过 1℃。可随性别、年龄、昼夜、运动和情绪的变化等因素而有所波动,但这种改变经常在正常范围内。影响因素见表 2-1-2、表 2-1-3。

表 2-1-2 影响体温的因素

| | |
|---|---|
| 性别因素 | 一般女性较男性稍高,女性在月经前期和妊娠早期轻度升高,排卵期较低,这种波动主要与孕激素分泌周期有关,女性的体内脂肪含量较男性为高也应该是一个原因 |
| 年龄因素 | 新生儿体温易受外界温度的影响而发生变化。因为新生儿中枢神经系统发育尚未完善,皮肤汗腺发育又不完全,从而体温调节功能较差,容易波动。儿童代谢率高,体温可略高于成人。老年人由于代谢率低,故体温偏低 |
| 昼夜因素 | 一般清晨 2～6 时体温最低,下午 1～6 时体温最高,其变动范围在 0.5～1℃之间。这种昼夜有规律的波动,是由于人们长期的生活方式如活动、代谢、血液循环等相应的周期性变化所形成的。而长期从事夜间工作者,周期性波动则出现夜间体温升高,日间体温下降的情况 |
| 情绪与运动 | 情绪激动时交感神经兴奋,运动时骨骼肌收缩,均可使体温略有升高 |
| 术后吸收热 | 无菌性坏死物质的吸收而引起的发热。临床上发热的原因分为感染性发热和非感染性发热,吸收热即属于非感染性发热。一般表现为在术后 3 天内无感染条件下傍晚体温升高,但低于 38.5℃,3 日后自行恢复<br>1)机械性、化学性及物理性损伤,如大手术后组织损伤、内出血、大面积烧伤<br>2)因血管栓塞或血栓形成引起的心肌、肺、脾等脏器的梗死或肢体坏死等<br>3)组织细胞坏死或细胞破坏,如肿瘤坏死、白血病、淋巴瘤、溶血反应等。待受损组织吸收完毕后,症状即会消失,一般多采取对症治疗。预防感染是重点 |

注:外界气温的变化、进食等均可使体温产生波动。生理状态下,早晨体温略低,下午略高。运动、进食后、妇女月经期前或妊娠期体温稍高,而老年人体温偏低。

表2-1-3　热型及临床意义

| 稽留热 | 体温持续于 39～40℃,达数天或数周,24 小时内波动范围不超过 1℃,见于大叶性肺炎、伤寒、斑疹伤寒等的高热期 |
|---|---|
| 弛张热 | 体温在 39℃ 以上,但波动幅度大,24 小时内体温相差达 2℃ 以上,但都高于正常水平;可见于败血症、风湿热、重症肺结核、严重的化脓性炎症等 |
| 间歇热 | 发热时,体温骤然升高达 39℃ 以上,持续数小时后骤降至正常,经过一段正常体温的间歇期(1 天或数天)后又体温突然升高,如此高热期与无热期反复交替出现,见于疟疾、急性肾盂肾炎等 |
| 波状热 | 体温逐渐升高达 39℃ 或以上,数天后又逐渐下降至低热或正常水平,如此反复多次,见于布鲁菌病 |
| 回归热 | 体温急剧升高至 39℃ 以上,持续数天之后又骤然下降至正常水平,高热期与无热期各持续数天,如此反复多次,见于回归热、霍奇金(Hodgkin)病、周期热等 |
| 不规则热 | 发热无一定规律,可见于结核病、风湿热、支气管肺炎、渗出性胸膜炎、流行性感冒、败血症、癌性发热等 |

注:1. 体温高于 37.5℃ 称为发热,见于感染、炎症、恶性肿瘤、无菌性组织坏死、免疫性疾病和内分泌疾病的患者等。

2. 体温低于 35℃ 称体温过低,见于慢性消耗性疾病、极度衰弱、甲状腺功能减退、休克、急性大出血等。体温 37.5～38℃ 为低热,38～39℃ 为中度发热,39～40℃ 为高热,40℃ 以上为超高热。

2. 评估患者体温是否正常,有无发热等情况,应首先排除影响测量体温的因素,体温＞37.5℃ 且＜38.5℃ 时嘱患者多饮水,给予冰袋物理降温并通知医生;体温＞38.5℃ 时嘱患者多饮水,给予冰袋物理降温及乙醇擦浴并通知医生,遵医嘱给予相应的药物降温(如赖安匹林),并协助医生及时解除引起体温升高的因素对症治疗。

（二）血压的评估（表2-1-4）

表2-1-4　血压水平的定义和分类

| 类别 | 收缩压(mmHg) | 舒张压(mmHg) |
|---|---|---|
| 正常血压 | ＜120 | ＜80 |
| 正常高值 | 120～139 | 80～89 |
| 高血压 | ＞140 | ＞90 |
| Ⅰ级高血压(轻度) | 140～159 | 90～99 |

续表

| 类别 | 收缩压(mmHg) | 舒张压(mmHg) |
|---|---|---|
| Ⅱ级高血压(中度) | 160～179 | 100～109 |
| Ⅲ级高血压(重度) | ≥180 | ≥110 |
| 单纯收缩期高血压 | ≥140 | <90 |

手术前一般评估的项目有:①病史和家族史;②社会史:吸烟和饮酒史;③评估患者服药后血压水平情况;④评估所服用降压药物是否会影响手术;⑤是否存在高血压引发的其他系统疾病,如脑血管、心血管疾病。

手术后一般评估的项目有:①麻醉方式;②手术中用药;③手术时间的长短;④手术中出血量;⑤手术方式;⑥患者心理因素。

**(三)脉搏及呼吸的评估**

1. 脉搏可在短时间内获得患者的全身状态、循环功能状态等方面资料。正常人的脉搏和心跳是一致的。正常成人为 60～100 次/分,常为 70～80 次/分,平均约 72 次/分。老年人较慢,为 55～60 次/分。成人脉率>100 次/分,称为心动过速,<60 次/分,称为心动过缓(表 2-1-5)。

表 2-1-5 常见的异常脉搏

| | |
|---|---|
| 速脉 | >100 次/分,见于发热、贫血、甲状腺功能亢进、心功能不全、周围循环衰竭、心肌炎等患者 |
| 缓脉 | <60 次/分,见于颅内压增高、黄疸、甲状腺功能减退、病态窦房结综合征等患者 |
| 水冲脉 | 脉搏骤起骤落,急促有力。见于主动脉瓣关闭不全、甲状腺功能亢进等使脉压增大的疾病。检查水冲脉时,应将患者的手臂抬高过头,触诊其桡动脉,可感到脉搏急促有力的冲击 |
| 交替脉 | 脉搏一强一弱交替出现但节律正常,这是由于心室收缩力强弱不均所致,可见于高血压性心脏病、急性心肌梗死、心肌炎患者等。交替脉是左心衰竭的重要体征 |
| 奇脉 | 平静吸气时脉搏明显减弱或消失,又称吸停脉,见于心包积液和缩窄性心包炎患者 |
| 不整脉 | 脉搏不规则的搏动,称不整脉,见于心律失常患者。如脉率少于心率,称为脉搏短绌,见于心房颤动患者。计数脉搏的时间至少需要 1 分钟 |

注:脉搏的频率受年龄和性别的影响,婴儿 120～140 次/分,幼儿 90～100 次/分,学龄期儿童 80～90 次/分;运动和情绪激动时可使脉搏增快,而休息、睡眠则使脉搏减慢。患者脉搏还应从麻醉方式;手术中用药;手术时间的长短;手术中出血量;手术方式及术后出血量;患者心理因素等方面进行评估。

2. 正常成年人静息时的呼吸频率为 16～20 次/分。男性以腹式呼吸为主,女性以胸式呼吸为主。检查呼吸时,应注意呼吸频率、节律、深度的改变及气味的改变。见表 2-1-6。

表 2-1-6 呼吸频率、节律、深度及气味的改变

| 呼吸频率、节律、深度的改变 | 1)呼吸增快:成年人呼吸频率>24 次/分,称呼吸过速。见于肺及胸膜病变、心脏病、发热、严重贫血、甲状腺功能亢进等患者。一般体温每升高 1℃,呼吸大约增加 4 次/分<br>2)呼吸减慢:呼吸频率<12 次/分,见于呼吸中枢受到抑制、颅内压升高的患者<br>3)潮式呼吸(亦称陈-施呼吸):呼吸由浅慢逐渐变为深快,达到最大强度后,呼吸再由深快变为浅慢,继之呼吸暂停数秒钟,随后又重复出现上述节律,为呼吸中枢兴奋性降低所造成,见于中枢神经系统疾病、中毒的患者<br>4)间停呼吸(亦称毕奥呼吸):呼吸次数明显减少,并且每隔一段时间即有呼吸暂停数秒钟,呈现一定的规律,是呼吸中枢兴奋性显著降低的表现,是病情危急的征象<br>5)酸中毒大呼吸(亦称库氏呼吸):呼吸加深且频率稍快,见于代谢性酸中毒患者<br>6)呼吸浅快:见于呼吸道阻塞、肺气肿、呼吸衰竭患者 |
|---|---|
| 呼吸气味的改变 | 1)恶臭味:可见于支气管扩张或肺脓肿患者<br>2)肝腥(肝臭)味:可见于肝性脑病(肝昏迷)患者<br>3)氨(尿)味:可见于尿毒症患者<br>4)烂苹果味:可见于糖尿病酮症酸中毒患者<br>5)刺激性大蒜味:可见于有机磷农药中毒患者。评估患者脉率、脉律及强弱有无异常,呼吸频率、节律有无异常,如患者无影响测量脉搏及呼吸的因素时有异常应及时通知医生 |

(周春英)

# 八、神经功能的评估

术前、术后护士须对患者神经功能进行评估,主要评估患者的感觉运动情况。如发现异常,及时通知医生。

## (一)肌张力的评估

0 级:无肌肉收缩。

1级:有肌肉收缩,但无肢体运动。

2级:肢体能在床上移动,但不能抬离床面。

3级:肢体能抬离床面,但不能拮抗阻力。

4级:肢体能抬离床面,但只能拮抗较小的阻力。

5级:正常肌力。

**(二)感觉的评估**

L4/5 间盘突出压迫 L5 神经根引起小腿外侧及踇背侧的感觉减退。

L5/S1 间盘突出压迫 S1 神经根引起小腿后侧及足底的感觉减弱。

马尾神经受压后出现鞍区的感觉减退。

**(三)运动评估**

1.C5 神经根　主管肩外展,肩上举。

2.C6 神经根　主管屈肘,单根 C6 神经根损伤,临床除肱二头肌肌力减弱外,上肢活动无明显影响。一旦 C5、C6 同时离断或上干损伤,则腋神经与肌皮神经主要功能丧失,临床表现为三角肌麻痹,肩不能外展,肱二头肌及肱桡肌麻痹时不能屈肘。

3.C7 神经根　主管肘、腕、指的伸直,单纯 C7 神经根断裂不出现上肢功能障碍,因桡神经支配肌均可由其他神经根代偿。

4.C8 神经根　主管手指屈曲,支配肩胛下肌。C8 单独损伤,临床指深屈肌活动减弱,其他功能无明显影响。当 C5～8 同时损伤,除上干损伤(肩不能上举与外展,肘不能屈曲)外,出现中干损伤表现,即腕下垂,伸拇伸指不能。

5.T1 神经根　主管拇指对掌、对指,手指内收、外展,掌指关节屈曲及指间关节伸直。单独 T1 神经断裂,主要影响手内在肌功能,但由于 C8 神经根的代偿,临床功能障碍不明显。C8T1 联合损伤或下干损伤时主要表现为手内部肌及屈指功能障碍。C7～8 及 T1 三根联合损伤时,临床表现与 T1C8 二根联合损伤相似,因 C7 损伤可被邻近 C6 代偿。前臂内侧皮神经主要由 T1 纤维组成,一旦其支配区感觉障碍(除切割伤外),首先应考虑在第一肋骨处受压,这是诊断臂丛神经血管受压征的重要依据。

**(周春英)**

# 九、跌倒(坠床)风险的评估

术后卧床、床上翻身、下床活动等增加了发生坠床、跌倒、压疮的风险。跌倒(坠床)风险的评估标准见表 2-1-7。

表 2-1-7 跌倒（坠床）风险评估标准

| 评估项目 | 分值 | 评估标准 | 得分 |
|---|---|---|---|
| 神经精神状况 | 3分 | 昏睡或昏迷 | 1 |
| | | 嗜睡 | 2 |
| | | 意识模糊或躁动或谵妄或痴呆 | 3 |
| 活动情况 | 4分 | 仅能床上活动 | 2 |
| | | 行走需要帮助或使用辅助工具或步态不稳或站立时平衡障碍 | 4 |
| 年龄因素 | 2分 | ＞60岁 | 2 |
| | | ＜12岁 | 2 |
| 疾病因素 | 3分 | 低血压(包括直立性低血压)、眩晕症、帕金森综合征、癫痫发作、贫血、短暂性脑缺血发作(TIA)、严重营养不良，患有任意一种疾病或一种以上疾病 | 3 |
| 药物因素 | 3分 | 麻醉药物；抗组胺类药物；缓泻剂；利尿剂；降压药；降糖药物；抗惊厥药物；抗抑郁药物；镇静催眠药物 | |
| | | 使用任意一种药物 | 1 |
| | | 使用任意两种药物 | 2 |
| 感觉功能 | 3分 | 单眼或双眼矫正视力＜0.3 | 1 |
| | | 单盲或视野缺损 | 2 |
| | | 双盲 | 3 |
| 跌倒史 | 2分 | 入院前3个月内有跌倒史 | 2 |

神经精神状况:主要指患者的不同程度的意识障碍或存在认知障碍如痴呆等
活动情况:主要指患者自主活动能力和平衡能力
疾病因素:主要指患有某种疾病的患者易发生跌倒或坠床，这些疾病包括低血压(包括直立性低血压)、眩晕症、帕金森综合征、癫痫发作、贫血、短暂性脑缺血发作(TIA)、严重营养不良
药物因素:主要指患者使用某些药物易发生跌倒或坠床
感觉功能:主要指患者的视觉功能缺陷的情况
跌倒史:指患者入院前3个月内曾有跌倒或坠床的经历

注:跌倒或坠床总分为20分,分数高表示危机增加
　　轻度危机:3～8分
　　中度危机:9～14分
　　高度危机:15～20分

　　注:除《跌倒(坠床)风险评估标准》内的评估项目以外,还应考虑本科疾病的特点,对肌张力进行评估;凡四肢肌力低于5级的患者均有发生跌倒、坠床的危险。

**(李春敏)**

# 十、皮肤的评估

位置长期受压,微细血管的血液循环受阻时,受压部位便不能获得足够的营养,造成局部皮肤组织损伤,即压疮。

**(一)压疮的危险因素**

1. 压疮发生的局部性因素有压力、摩擦力、剪切力、潮湿。

2. 压疮发生的全身性因素有感觉丧失、营养不良、组织灌注不足、年龄、体重、体温、精神心理因素。

**(二)压疮常见的位置(图 2-1-1)**

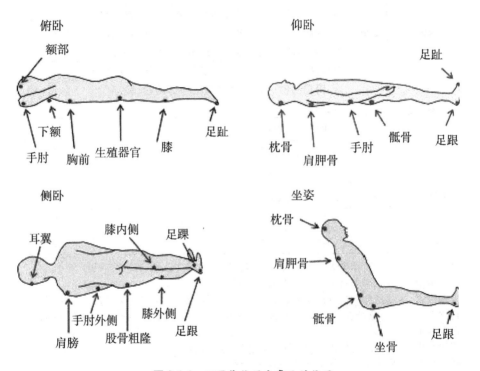

**图 2-1-1　不同体位压疮常见的位置**

**(三)压疮的预防与护理**

1. 评估　评估患者的年龄、营养状况、体重、体温、精神心理因素(表2-1-8)。

表 2-1-8 压疮危险评估标准

| 项目 | 评估标准 | 分值 | 得分 | 评估项目 | 评估标准 | 分值 | 得分 |
|---|---|---|---|---|---|---|---|
| 体形 | 中等 | 0 | | 控便能力 | 完全控制 | 0 | |
| | 超过中等 | 1 | | | 偶失禁 | 1 | |
| | 肥胖 | 2 | | | 尿或便失禁 | 2 | |
| | 低于中等 | 3 | | | 大小便失禁 | 3 | |
| 皮肤类型 | 健康 | 0 | | 性别和年龄 | 男性 | 1 | |
| | Tissue paper(薄纸) | 1 | | | 女性 | 2 | |
| | 干燥 | 1 | | | 14～49 | 1 | |
| | 水中 | 1 | | | 51～64 | 2 | |
| | 潮湿 | 1 | | | 65～74 | 3 | |
| | 颜色差 | 2 | | | 75～80 | 4 | |
| | 裂开或红斑 | 3 | | | 80 岁以上 | 5 | |
| 组织营养 | 恶病质 | 8 | | 营养缺乏 | 糖尿病或截瘫 | 4—6 | |
| | 心力衰竭 | 5 | | | 大手术或创伤 | 5 | |
| | 外周血管病 | 5 | | | 腰以下或脊椎手术 | 5 | |
| | 贫血 | 2 | | | 手术时间大于 2 小时 | 5 | |
| | 抽烟 | 1 | | | | | |
| 运动能力 | 完全 | 0 | | 食欲 | 中等 | 0 | |
| | 烦躁不安 | 1 | | | 差 | 1 | |
| | 冷漠的 | 2 | | | 鼻饲 | 2 | |
| | 限制的 | 3 | | | 流质 | 2 | |
| | 迟钝 | 4 | | | 禁食 | 3 | |
| | 固定 | 5 | | | 厌食 | 3 | |
| 药物 | 类固醇 | 4 | | | | | |
| | 细胞毒性药 | 4 | | | | | |
| | 大剂量消炎药 | 4 | | | | | |

| 指标 | 中等 | 超过中等 | 肥胖 | 低于中等 |
|---|---|---|---|---|
| 实际体重/(身高－100cm)×100 | 90～110 | ＞110 | ＞120 | ＜80 |

评估值:10$^+$分:危险; 15$^+$分:高度危险; 20$^+$分:非常危险

备注:

续表

| 根据 Wsterlow 压疮危险评估表得分是　　　分。<br>估计患者在住院期间可能会发生不可避免的压疮。 |
|---|
| 责任护士：　　　　护士长：　　　　患者家属： |
| 压疮管理小组成员：　　　　评估时间： |

**2. 预防与护理**

(1)保持衣服,床单被铺清洁、整齐及干爽。避免重物压于肢体上。避免伤口包扎过紧,患者应避免留长指甲或佩戴饰物,以免弄伤患者的皮肤。

(2)保持正确的姿势,尽量避免骨凸出的部位受压。勤于变换姿势,最少每2小时便要变换一次。扶抱或转移患者时,避免他们的身体与床铺发生摩擦和碰撞,避免拖、拉、扯、拽患者,正确放置大小便器。

(3)保持患者皮肤清洁卫生,每日为患者进行晨晚间护理,定时为患者按摩受压部位。

(4)对于皮肤状况稍差的患者应安置气垫床,骶尾部放置气圈,足踝下放置棉垫使其抬高。

(5)摄取均衡营养,多进食有营养,高蛋白质的食品如肉、蛋、奶类和豆类,以保持皮肤健康。

**(四)健康宣教**

为患者做细致的心理护理,教会患者及家属评估发生压疮的危险因素,指导患者挺胸抬臀或挺腰抬臀减压动作,有效预防压疮的发生。

**(五)总结**

预防是避免压疮发生的主要手段,积极评估患者情况是预防压疮关键的一步,预防措施的实施要以评估的结果为依据,根据患者的不同情况选择最适合的护理措施,以最少的资源发挥最佳的效果,降低临床压疮发生率。

(许婧)

# 十一、肺功能的评估

伴有肺部疾病,如肺气肿、支气管扩张者,可因气体交换障碍而增加手术危险性。术前加强对患者呼吸节律和频率的观察,了解有无烟酒嗜好、有无支气管炎,有无哮喘、咳嗽咳痰等对手术至关重要。另外,肺功能测定能客观地评价患者的肺功能,主要包括肺容积测定、肺通气功能、肺换气功能、血流和呼吸动力检查。

临床上主要根据 VC(肺活量)或 MVV(最大通气量)实测值占预计值%

和 FEV1%（第一秒用力呼气量占用肺活量百分率）判断肺功能状况及通气障碍类型（表2-1-9）。

表2-1-9　肺功能不全分级

| | VC 或 MVV 实/预（%） | FEV₁（%） | SaO₂（%） | PaO₂ kPa（mmHg） | PaCO₂ kPa（mmHg） |
|---|---|---|---|---|---|
| 基本正常 | ＞81 | ＞71 | ＞94 | ＞11.57（87） | ＜5.99（45） |
| 轻度减退 | 80～71 | 70～61 | ＞94 | ＞11.57（87） | ＜5.99（45） |
| 显著减退 | 70～51 | 60～41 | 93～90 | 11.57～9.98（87～75） | ＜5.99（45） |
| 严重减退 | 50～21 | ＜40 | 89～92 | 9.81～7.98（74～60） | ＞75.99（45） |
| 呼吸衰竭 | ＜20 | | ＜82 | ＜7.98（60） | ＞75.99（45） |

（周春英）

# 十二、关节活动度的评估

关节活动度（ROM）是指一个关节从起始端至终末端的正常运动范围。分为主动（A）和被动（P）关节活动。正常活动度见表2-1-10 至表2-1-14。

1. 肩关节

表2-1-10　肩关节正常活动度

| 前屈上举 | 外展 | 内旋 | 体侧外旋 |
|---|---|---|---|
| 170°～180° | 170°～180° | 拇指最高触及 T2～10 | 60°～90° |

2. 肘关节

表2-1-11　肘关节正常活动度

| 屈曲 | 伸直 |
|---|---|
| 150° | −5°～0° |

3. 髋关节

表2-1-12　髋关节正常活动度

| 屈髋 | 伸髋 | 外展 | 内收 | 内旋 | 外旋 |
|---|---|---|---|---|---|
| 120°～140° | 20°～30° | 30°～50° | 30°～50° | 20° | 40°～50° |

### 4. 膝关节

**表 2-1-13　膝关节正常活动度**

| 屈曲 | 过伸 | 内旋 | 外旋 |
|------|------|------|------|
| 130°～150° | −10°～0° | 30°～50° | 40°～60° |

### 5. 踝关节

**表 2-1-14　踝关节正常活动度**

| 背屈 | 跖屈 |
|------|------|
| 30°～50° | 40°～50° |

**（周春英）**

## 十三、神经的评估

术前、术后护士须对患者神经功能进行评估，主要评估患者的感觉运动情况。如发现异常，及时通知医生。本科神经的评估主要包括正中神经、腋神经及腓总神经。

1. 如患者出现患肢屈腕能力减弱，前臂不能旋前，拇指、示指（食指）和中指掌指关节过伸，指间关节屈曲，拇指不能做对掌和屈拇运动，提示正中神经损伤。

2. 如患者出现患肢三角肌萎缩，肩部失去圆隆外形，呈"方形肩"，臂不能外展，患者不能做梳头、戴帽等动作，提示腋神经损伤。

3. 如患者出现患肢足呈跖屈，足和趾不能背屈，足下垂，内翻位，步行时呈跨阈步态，提示腓总神经损伤。

**（周春英）**

## 十四、会阴及导尿管的评估

髋关节术后患者评估会阴有无水肿、皮肤颜色有无变化，导尿管是否通畅、颜色、量、固定位置，如发现异常及时通知医生。

**（周春英）**

## 十五、焦虑的评估

通过表 2-1-15 判断患者焦虑程度。

**表 2-1-15　焦虑自评量表（SAS）**

**填表注意事项**：下面有 20 条文字，请仔细阅读每一条，把意思弄明白，然后根据最近一星期实际感觉，在适当的选项里画勾。A：没有或很少时间　B：少部分时间　C：相当多时间　D：绝大部分或全部时间

姓名　性别　年龄

| | A | B | C | D |
| --- | --- | --- | --- | --- |
| 1. 我觉得比平常容易紧张或着急 | | | | |
| 2. 我无缘无故地感到害怕 | | | | |
| 3. 我容易心里烦乱或觉得惊恐 | | | | |
| 4. 我觉得我可能将要发疯 | | | | |
| 5. 我觉得一切都很好，也不会发生什么不幸 | | | | |
| 6. 我手脚发抖打颤 | | | | |
| 7. 我因为头痛、颈痛和背痛而苦恼 | | | | |
| 8. 我感觉容易衰弱和疲乏 | | | | |
| 9. 我觉得心平气和，并且容易安静坐着 | | | | |
| 10. 我觉得心跳得很快 | | | | |
| 11. 我因为一阵阵头晕而苦恼 | | | | |
| 12. 我有晕倒发作，或觉得要晕倒似的 | | | | |
| 13. 我吸气呼气都感到很容易 | | | | |
| 14. 我的手脚麻木和刺痛 | | | | |
| 15. 我因为胃痛和消化不良而苦恼 | | | | |
| 16. 我常常要小便 | | | | |
| 17. 我的手脚常常是干燥温暖的 | | | | |
| 18. 我脸红发热 | | | | |
| 19. 我容易入睡并且一次睡得很好 | | | | |
| 20. 我做噩梦 | | | | |

（曹晶）

# 十六、自理缺陷的评估

自理缺陷 1 期：需要使用辅助工具。

自理缺陷 2 期：需要别人给予较少的帮助。

自理缺陷 3 期：需要别人给予较多帮助或生活某些方面需要别人给予督导。

自理缺陷 4 期:全部生活需要督导。

自理缺陷 5 期:全部生活需要帮助或患者无能力参与。

(曹晶)

# 十七、小儿生命体征的评估

### (一)体温的评估

正常体温 36.5～37.5℃。测量基础体温,询问有无高热惊厥史及引发惊厥的温度。

若体温高于 37.5℃应及时通知医生并检查患者的手足、口唇及全身皮肤。检查患者是否有皮疹出现。有高热惊厥史的患者要监测患者体温变化,应备好降温药物及抢救物品。

手术后若体温超过 38.5℃应及时通知医生。

### (二)血压的评估

根据患者年龄选择不同宽度的袖带,袖带的宽度应为上臂长度的 2/3。

1 岁以内收缩压(mmHg)＝月龄×2＋68

1 岁以上收缩压(mmHg)＝80＋年龄×2

舒张压(mmHg)＝2/3 收缩压

### (三)心率及呼吸(表 2-1-16)

**表 2-1-16  小儿呼吸与脉搏评估表**

|  | 呼吸(次/分) | 脉搏(次/分) | 呼吸/脉搏 |
|---|---|---|---|
| <1 岁 | 30～40 | 110～130 | 1∶3～1∶4 |
| 2～3 岁 | 25～30 | 100～120 | 1∶3～1∶4 |
| 4～7 岁 | 20～25 | 80～100 | 1∶4 |
| 8～14 岁 | 18～20 | 70～90 | 1∶4 |

### (四)体重的评估

评估体重对应用药物起指导作用。

无法测量体重的患者可以通过公式计算。1～6 个月＝出生体重＋月龄×0.7,

7～12 个月＝6＋月龄×0.25,大于等于 2 岁＝年龄×2＋7(或 8)。

(郭欣)

# 十八、小儿恶性骨肿瘤患者尿量的观察

正常学龄前期 600～800ml,学龄期 800～1400ml。

正常每日尿量(ml)＝(年龄－1)×100＋400

**(一)甲氨蝶呤**

在使用甲氨蝶呤化疗的 3 天中,每天记录 24 小时尿量,测尿比重及尿 pH 值。保持尿 pH 值在 6.5 以上偏碱性,24 小时尿量不少于 3000ml。

**(二)顺铂**

在使用顺铂化疗的 3 天中,应用呋塞米(速尿)以增加尿量。每天记录 24 小时尿量,24 小时尿量不少于 3000ml。

**(三)异环酰胺**

在使用异环酰胺的 5 天中,观察尿色,防止出血性膀胱炎毒性反应的发生。

(郭欣)

# 十九、患肢石膏松紧度的评估

所有石膏的患者列入交接班项目,进行床旁交接班。保持石膏固定有效。

**(一)石膏过紧**

石膏过紧可以影响肢体的血液循环。在肢体肿胀期,由于肢体持续肿胀可以造成石膏过紧,造成肢体末端血运障碍,出现皮肤颜色青紫,皮温低,感觉障碍或消失,动脉搏动不可触及。胸腹部石膏过紧可引起呼吸不畅、憋气,进食后出现腹胀、腹痛。要及时通知医生。

**(二)石膏过松**

石膏过松则不能起到固定效果,尤其是在肿胀明显消退后可以造成石膏的松脱。观察手指及足趾与石膏位置,手指及足趾有无回缩,可以画线标记(尤其是低龄患者极易出现回缩现象)。出现松脱现象要及时通知医生给予更换石膏。

(郭欣)

## 第二章 护理实施技术

### 一、倾倒引流液

**(一)目的及适应证**

动态观察引流液的量、颜色、性质等情况,及时发现术后的活动性出血,给予相应处理。

**(二)操作流程**

核对医嘱,携用物至患者床旁,核对姓名、床号,向患者解释。协助患者摆好体位用钳端带套的止血钳夹住引流管,将引流球底部的瓶塞打开,一手手持量杯,另一手挤压引流球。消毒瓶口,挤压引流球呈负压状态,将引流球的塞子盖好,松开止血钳观察引流管是否通畅,妥善固定引流管,撤去棉垫或避污纸整理用物,将引流量记录在病历内,向患者解释相关注意事项。

**(三)操作关键环节提示**

1. 严格按无菌技术操作原则进行操作,妥善固定负压引流管,防止引流管移位或脱落。

2. 密切观察伤口引流液的颜色、性质和量。

3. 保持引流管通常,保持引流球呈负压状态。

4. 倾倒伤口引流液时,要严格无菌操作,防止引流液倒流造成逆行感染。

5. 准确记录引流液的量。

(张燕玲)

### 二、转运平车的使用

**(一)目的**

运送不能起床的患者入院、出院、检查、治疗。

**(二)转运车的使用流程**

1. 评估患者

(1)患者的体重、病情与躯体活动能力。

(2)患者的病损部位与合作程度。

(3)转运平车性能是否良好。

(4)气温情况。

2. 准备工作

(1)护士:穿戴整洁、洗手。

(2)患者:理解运送目的、愿意合作。

(3)用物:平车、毛毯或棉被,如为骨折患者应准备木板垫于车上;如系颈、腰椎骨折或病情严重的患者,应备有帆布中单。

3. 使用流程

(1)挪动法:(如病情许可,能在床上配合动作者,可用挪动法)

1)移开床旁桌椅,松开盖被,嘱患者自行移至床边。

2)将平车推至床旁,将闸制动或护士在平车旁抵住平车向床靠拢。

3)协助患者按上半身、臀部、下肢的顺序向平车移动,卧于平车中间。

(2)一人搬运法:(儿科患者或体重较轻者,可用单人搬运法)

1)将床旁椅移至对侧床尾,松开盖被。

2)推平车至床尾,使平车头端与床尾成钝角,将闸制动。

3)搬运者一手臂自患者腋下伸至肩部外侧,一手臂伸至患者股下,嘱患者双手交叉于搬运者颈部。

4)搬运者托起患者轻放在平车上。

(3)二人搬运法:(不能自行活动或体重较重者,可用两人或三人搬运法)

1)同一人搬运法移床旁椅、松盖被、放妥平车。

2)搬运者甲、乙二人站在床边,将患者双手置于胸前,协助其移动至床缘。

3)甲一手臂托住患者头、颈、肩部,一手臂托住腰部;乙一手臂托住患者臀部,一手臂托患者腘窝处。二人同时托起,使患者身体向护士倾斜。

4)同时移步走向平车,轻放于平车上。

(4)三人搬运法

1)同一个人搬运法移床旁椅、松盖被、放妥平车。

2)搬运者甲、乙、丙三人站在床边,将患者双手置腹上,协助移到床缘。

3)甲一手臂托住患者头、颈、肩部,另一手臂置胸、背部,乙一手臂托住患者腰部,另一手臂置臀下,丙一手臂托住患者膝部,另一手臂置小腿处。

4)中间一人喊口令,三人同时托起患者使其身体向护士倾斜,同时移步向平车,轻松放于平车上。

(5)四人搬运法:(病情危重或颈腰椎骨折等患者,采用四人搬运法。)

1)移开床旁桌椅,松开盖被,在患者腰、臀下铺帆布中单。

2)将平车推至床旁紧靠床缘,将闸制动。

3)搬运者甲站于床头双手托住患者头、颈、肩部;乙站在床尾双手托住患者的两小腿,丙、丁分别站在床及平车的两侧,双手紧紧抓住帆布单的四角。

4)由一人喊口令,四人同时用力抬起,将患者抬至平车中间轻轻放下。

5)根据病情需要安置卧位及各导管,根据气温用毛毯或棉被包裹患者。

6)整理床单位,铺成暂空床。

7)松闸、运送患者至指定地点。

### (三)操作关键环节提示

1. 搬运时,动作轻稳,协调一致,尽量使患者的身体靠近搬运者。

2. 推车时,护士站在患者头侧,便于观察病情,注意患者的面色、呼吸及脉搏的变化。

3. 平车上下坡时,车速适宜,患者头部应在高处一端,进出门时,不可用车撞门,以免引起不适。

4. 搬运患者前后,应当固定好各种导管,防止脱落,如为骨折患者,应先在车上垫木板,并固定好骨折部位。

5. 冬季应注意保暖。

**(孙盈 孙胜男)**

## 三、轮椅的使用

### (一)目的及适应证

协助患者坐轮椅。一般适用于不能行走的患者。

### (二)操作流程

1. 将轮椅推至床旁,椅背和床尾平齐,面向床头,拉起两侧扶手的车闸,以固定轮椅。

2. 嘱患者扶着轮椅的扶手,尽量靠后坐,翻转脚踏板,供患者踏脚。

3. 要注意安全,保持舒适坐位。

4. 推车下坡时减慢速度,过门槛时翘起前轮,使患者的头、背后倾,并嘱抓住扶手,注意观察病情。

### (三)操作关键环节提示

1. 尽可能缩短轮椅与病床的距离,便于使用。

2. 轮椅应固定牢靠,防止发生危险。

3. 告知患者应如何正确坐轮椅,使患者在使用过程中能够更加的舒适与安全。

4. 注意保暖。

5. 对于身体虚弱的患者,应随时观察病情,避免患者因过度劳累而引起虚脱。

**(张燕玲)**

## 四、医用过床器的使用

### (一)目的

1. 降低在搬运患者过程中发生意外的风险。

2. 避免医护人员发生长期搬运患者引起的腰背疼痛的职业病症。

3. 降低医护人员的劳动强度。

**(二)医用过床器的使用流程**

1. 评估患者　评估患者的意识状态、病情、皮肤情况,患者的配合能力,对患者进行解释和告知。

2. 准备工作

(1)检查病床、平车:是否坚固耐用、是否均已锁定。

(2)检查医用过床器:是否坚固耐用。

(3)检查病床、平车的高度差和间距均应小于 15cm。

3. 使用流程

(1)向患者解释操作的过程。

(2)检查病床是否已锁定。

(3)推平车至患者床旁,将平车紧贴病床,并将高度调节至与病床一致高度。将平车锁定。

(4)在病床和医用过床器的两侧各站 1 名护士。

(5)病床侧护士两手各扶持患者的肩部和臀部,轻将患者侧搬超过 30°左右。

(6)平车侧的护士将过床易滑入患者身体下方 1/3 或 1/4 处。

(7)病床侧的护士托住患者肩部和臀部向上 45°左右用力慢慢向对方推,另一侧的人也要托住患者的肩部和臀部。

(8)当患者完全过床到推车上时,平车侧的人员要侧搬患者,另一人将医用过床器取出。

**(三)操作关键环节提示**

1. 护理人员应在熟练掌握医用过床器使用方法的基础上,再行使用。

2. 过床时应保证病床、平车或手术台、检查台的锁定状态,避免在过床时发生移位。床和平车之间不能有较宽的缝隙,其距离不能超过 15cm。

3. 操作时避免动作粗暴,以免发生意外。

4. 对于颈腰椎损伤、骨盆骨折、四肢骨折及其他危重患者搬运时应保持肢体平直,防止加重损伤。

5. 当患者带有各种管路或静脉通路时,应先行关闭,放在患者身上,让患者将双手交叉放在自己的腹部上,过床后再打开,并检查各管路是否通畅。

(孙胜男　张春玲)

# 五、脊柱手术患者翻身技能

**(一)翻身目的**

脊柱术后患者处于独立移动躯体的能力受到限制的状态,定时翻身不仅可有效预防压疮发生。还可减轻患者疼痛,增加患者舒适感。

**(二)翻身流程**

1. 患者平卧,两臂放胸前。

2. 两名护士站在病床两侧。

3. 使用翻身布将患者平移至与翻身相反的方向。

4. 利用翻身布将患者轴向翻转至侧卧位。

5. 嘱患者身体前倾,将一软枕置于上腿膝下,上腿膝关节呈自然弯曲状。

6. 盖好被褥,拉好床档。

**(三)操作关键环节提示**

1. 始终保持脊柱轴向翻身,防止脊柱扭转、滑脱、移位等。

2. 侧卧后嘱患者身体前倾,将一软枕置于上腿膝下。禁止软枕压于下腿之上。

3. 按时翻身,日间每 2 小时轴向翻身一次,夜间每 3 小时轴向翻身一次。

4. 翻身时动作要轻柔,禁忌拖拉患者,妥善安置各种管道严防脱出。

5. 颈椎疾病患者,需增加一位护士负责固定患者头部、颈部,翻身时随躯干的纵轴翻至侧卧位,其余两人与两人翻身法相同,始终保持头部与躯干呈一条直线,不可扭转屈伸颈部。

(刘名名)

# 六、腰围的佩戴技能

**(一)目的及适应证**

主要对腰椎起到制动作用,保持腰椎的稳定状态,一般用于 L2 以下损伤或手术的患者。

**(二)佩戴流程**

1. 患者平卧位。

2. 利用翻身布左侧轴向翻身至侧卧位。

3. 选择好腰围的内外上下位置。

4. 将腰围左侧边向内卷成筒状塞入患者身下。

5. 腰围正中线正对患者脊柱。

6. 轴向翻身转为平卧位。

7. 系好尼龙搭扣。

**(三)操作关键环节提示**

1. 佩戴腰围的松紧度以一指为宜,过紧会造成呼吸困难,过松会起不到对腰椎的固定作用。

2. 原则　卧位佩戴,卧位摘除。即坐起之前将腰围戴好,躺下后再除去腰围。

3. 在使用腰围期间,应在医生指导下逐渐加强腰背肌锻炼,以防止或减轻腰肌的萎缩。

(刘名名)

## 七、胸腰骶支具的佩戴技能

**(一)目的及适应证**

胸腰椎骨折患者的保守治疗;适用于胸腰椎术前术后的固定。

**(二)佩戴流程**

1. 患者平卧位。

2. 利用翻身布左侧轴向翻身至侧卧位。

3. 佩戴支具后片,支具上下左右边缘符合支具佩戴原则。

4. 轴向翻身转为平卧位。

5. 佩戴支具前片。

6. 支具前片边缘压于后片。

7. 系好尼龙搭扣。

**(三)操作关键环节提示**

1. 佩戴支具的松紧度以一指为宜,过紧会造成呼吸困难,过松会起不到对脊椎的固定作用。

2. 原则 卧位佩戴,卧位摘除。即坐起之前将支具戴好,躺下后再除去支具。

3. 后片上缘因病情决定 第 10 胸椎及以上节段病变患者后片上缘与肩平齐,第 6 胸椎及以上患者肩上还需尼龙带与前片扣住;后片下缘位于臀裂处,不影响坐姿情况。位置居中。前片上凹缘应平胸骨柄,凸起缘位于锁骨下缘 2～3cm,前片下缘位于耻骨联合上缘 3cm 左右,以屈髋不受限制为宜。位置居中。支具前片边缘压后片。前后片侧边上缘位于腋前线顶点下 3cm,不影响患者上肢活动,下缘位于髂前上棘上 2～3cm,不影响髋关节活动。

4. 在使用支具期间,应在医生指导下逐渐加强腰背肌锻炼,以防止或减轻腰肌的萎缩。

(闫硕)

## 八、颈托的佩戴技能

**(一)目的及适应证**

主要对颈椎起到制动作用,保持颈椎的稳定状态,一般用于颈椎损伤或手术的患者。

### (二)佩戴流程

1. 患者平卧位。

2. 保护颈部,利用翻身布左侧轴向翻身至侧卧位。

3. 选择好颈托的后片上下位置佩戴好。

4. 利用翻身布轴向翻身至仰卧位。

5. 选择好颈托的前片上下位置佩戴好,前片边缘压于后片。

6. 系好尼龙搭扣。

### (三)操作关键环节提示

1. 原则　卧位佩戴,卧位摘除。即坐起之前将颈托戴好,躺下后再除去颈托。

2. 佩戴颈托的松紧度以一指为宜,过紧会造成呼吸困难,过松会起不到对颈椎的固定作用。

3. 如患者的喉结较大,可在颈托的前片喉结处垫一块小毛巾,以防压伤皮肤。在颈托佩戴期间应注意观察下颌及喉结处有无皮肤压迫,避免皮肤磨损。

4. 颈托佩戴期间应每天清洁支具佩戴处的皮肤。

5. 在佩戴颈托后的早期应注意及时纠正患者的不正确站立和走路姿势。

**(李鹤)**

## 九、四肢的感觉活动观察

1. 感觉　患者准确回答护士所触摸的部位。

2. 运动

(1)患者双上肢摸头,并且护士两只手同时握住患者的双手,让患者用力握自己,从而掌握患者的运动及肌力情况,并且与术前作比较。

(2)患者双下肢分别做抬腿、屈伸膝关节的动作,并且患者两条腿放平,护士的双手抵住患者的脚背,让患者的双脚做背伸动作;之后护士的双手抵住患者的脚心,让患者的双脚做跖屈动作,通过作用力与反作用力来掌握患者双下肢的运动及肌力情况,并且与术前作比较。

**(彭贵凌　姜耀)**

## 十、术后患者体位摆放

1. 膝关节术后体位　患肢抬高

(1)目的:预防患者患肢肿胀。

(2)方法:将患者患肢抬高,垫一气垫。

2. 髋关节术后体位　患肢保持外展中立位

(1)目的:防止髋关节脱位。

(2)方法:在患者两腿间放置气垫,嘱患者脚尖直立位,防止外旋、内收。

(许婧)

# 十一、术后患者皮肤的护理

## (一)操作目的

术后患者处于独立移动躯体的能力受到限制的状态,定时翻身,注意观察患者皮肤情况可有效降低发生压疮,张力性水疱,对敷料及胶带过敏的危险。

## (二)压疮的分期

| 1 期(淤血红肿期) | 受压皮肤暗红,伴肿、痛、热,无破溃 |
|---|---|
| 2 期(炎症浸润期) | 红肿扩大、变硬,皮肤颜色由红转紫,并可有水疱形成,水疱破溃后表皮脱落可形成潮湿红润的溃疡面 |
| 3 期(浅表溃疡期) | 皮肤破溃扩展,通过真皮层达脂肪组织,可继发感染 |
| 4 期(坏死溃疡期) | 坏死组织侵入肌肉层,感染向深部扩展,可破坏骨膜和骨质 |

## (三)护理实施技术

1. 定时翻身是有效预防压疮的一种方法。

(1)患者平卧,两臂放胸前。

(2)两名护士站在病床两侧。

(3)使用翻身布将患者平移至与翻身相反的方向。

(4)利用翻身布将患者轴向翻转至侧卧位。

(5)嘱患者身体前倾,将一气垫置于上腿膝下,上腿膝关节呈自然弯曲状。

(6)盖好被褥,拉好床档。

2. 张力性水疱的处理方法

(1)对于未破的小水疱,要减少摩擦,防止破裂感染,每天定时给予碘伏擦拭,使其自行吸收。

(2)大水疱消毒后,用注射器抽出水疱内液体,再用无菌干棉签轻轻按压,让水疱内的液体充分引流,不能剪去表皮。

3. 对敷料及胶带过敏的处理

(1)症状较轻者给予换药,清除过敏源。

(2)症状较重者遵医嘱给予抗过敏治疗(地塞米松肌内注射,苯海拉明静脉滴注）。

4. 会阴部皮肤水肿的处理　因髋关节置换会引起会阴部皮肤的水肿，使用 50％硫酸镁湿敷，减轻症状。

**（四）操作关键环节提示**

髋关节置换术后翻身注意两腿之间夹一软枕，另有一人牵住患肢，防止内收、内旋位，减少关节脱位的危险，翻身时注意动作轻柔，防止患者坠床，同时观察伤口周围的皮肤，有无红、肿，倾听患者主诉，病情发生变化时及时向医生汇报。

（孙康）

## 十二、膝关节置换术后功能锻炼

1. 抬高患肢，以利于减轻肿胀，指导其进行踝泵运动：做患侧踝关节的背伸运动，使该关节保持 90°，并做该关节的环绕运动，重复 15 次，每天完成 2～3 次。

2. 协助患者翻身时，应避免压迫患肢，影响血运，尽量翻向健侧；注意患者的末梢血运状况及感知觉状况。如肢体末梢有麻木、疼痛及血运不好应及时通知医生。

3. 每日坚持多做深呼吸和有效咳嗽运动，预防肺部并发症的发生。

4. 术后第 2～7 天，患肢做股四头肌静力性收缩。鼓励患者尽早扶助行器下床行走。

5. 患者坐于床上，患肢做直腿抬高运动，要求抬起 15～30cm，有 10 秒左右的滞空时间。

6. 屈膝伸膝锻炼：脚后跟不离床面，慢慢屈膝，直到锻炼到屈膝超过 90°，也可使用 CPM 机锻炼。

7. 继续主动直腿抬高运动巩固以往训练效果，恢复患肢负重能力，加强行走步态训练。

8. 踝泵动作　麻醉苏醒后即可开始足和踝关节伸屈活动，每次 2～3 分钟，每小时 2～3 次。

9. 股四头肌练习　术后第 2 天，开始进行股四头肌练习以保持肌肉的张力。尽力背伸踝关节，伸直膝关节做抬腿动作，持续 5 秒，放松 5 秒后再重复，直至大腿肌肉感到疲劳为止。

10. 伸膝抬高练习　下肢伸直，如同做股四头肌练习，将腿抬离床面十几厘米，维持 5～10 秒，慢慢放下，重复此动作，直到大腿感到疲劳为止。也可以在坐位时做直腿高举练习，通过收缩大腿肌肉，使膝关节伸直并保持 5～10 秒。

11. 伸膝练习　仰卧位,在足跟上方放一小枕头使足跟悬空,收缩大腿肌肉,使膝关节完全伸直,并力图使膝关节后方接触到床垫,维持 10~15 秒,重复此动作,直到大腿肌肉感到疲劳为止

12. 足跟滑移屈膝练习　引流管拔除后开始。仰卧,使足底在床上向臀部滑动,同时使膝关节屈曲到最大限度,并在此位置保持 5~10 秒钟,重复多次,直到腿部感到疲劳为止。

13. 坐位辅助屈膝练习　下地后开始,坐在床旁或椅上,慢慢将膝关节自然下垂屈曲到最大限度。然后将一侧足移至另一侧足的背部,利用重力压迫使膝关节再尽量屈曲,并维持 5~10 秒钟,重复多次,直到腿部感到疲劳为止。

14. 早期下地活动　术后第 2 天即可在医生的指导下,下地练习站立。术后第 3~4 天,术后炎症反应消退后,即可开始做短距离步行练习。这些早期练习有助于重获膝关节周围肌肉力量、改善关节活动度和恢复平衡协调性。

15. 步行练习　正确的步行是帮助膝关节恢复的最好方法,开始时需要借助步行器或拐杖行走。首先在直立时应感到舒适并能保持平衡,然后先把步行器或拐杖向前移动少许距离,术侧膝关节伸直向前移动,先使足跟着地,身体前移,再将足部放平,最后由足趾离地。行走频率、步伐距离及速度要均匀。当肌力和耐力都增加以后,可以逐步延长步行时间。

16. 上下楼梯　上下楼梯需要力量和协调能力,是增强肢体力量和耐力的最好锻炼,开始需要有人帮助,直到重新获得足够的力量和平衡协调性为止。

（胡建勋）

# 十三、一次性鼻导管吸氧的使用

**(一)吸氧的目的及适应证**

大中型手术(髋关节、膝关节置换术后)患者,纠正各种原因造成的缺氧状态,提高患者血氧含量及动脉血氧饱和度。术后机体器官功能有所减弱或机体的应激需要氧气量比正常情况有所增加。吸氧可以增加机体的供氧,使患者感到舒适。

**(二)吸氧流程**

1. 检查吸氧器具是否连接,有无阻塞。

2. 湿化器是否连接,是否清洁。

3. 先开氧气瓶阀,再开启流量表阀。

4. 调节氧气流量。

5. 面罩或鼻导管放置位置正确。

6. 吸氧完毕先关流量阀,再关氧气瓶阀。

7. 整理床单位。

8. 协助患者取舒适卧位。

9. 整理用物、分类放置。洗手,摘口罩,记录吸氧开始时间。

**(三)操作关键环节提示**

1. 湿化瓶中注入蒸馏水,用量不要超过湿化瓶的 1/2。

2. 调节流量表后,护士判断是否有氧气输出,之后,方可为患者佩戴鼻导管或面罩。

3. 低流量吸氧(氧浓度 24%～28%)适用于慢性阻塞性肺部疾病。

4. 面罩吸氧适用于重症缺氧患者。

5. 高流量吸氧(氧浓度大于 60%)适用于 CO 中毒,心源性休克患者。

6. 环境安全包括:防火、防油、防热、防震。

7. 低流量给氧:1～2L/min;中流量给氧:2～4L/min;高流量给氧:4～6L/min。

8. 如发生急性肺水肿,可在湿化瓶内加入 20%～30%酒精,能降低肺泡内泡沫表面张力使之破裂,从而改善肺部气体交换功能。

**(李春敏)**

# 十四、矫形鞋使用的护理

**(一)矫形鞋使用目的**

矫形鞋用于髋关节置换术后,辅助使患肢保持在功能位,限制关节异常活动,相对或严格制动患侧关节,防止脱位,减小活动范围。以促进病变组织愈合,为康复创造条件。

**(二)矫形鞋使用适应证**

1. 建议在全髋关节置换术后脱位,复位成功后使用。

2. 人工全髋关节置换后不稳定,存在脱位危险因素。

3. 矫正髋关节内外旋畸形。

**(三)矫形鞋操作流程**

1. 服装整齐,洗手,戴口罩。

2. 核对医嘱,查病历,检查患足皮肤是否完整无破损。

3. 至患者床旁,向患者解释使用目的,评估患者肢体、伤口情况,精神状况,有无大小便。

4. 用物准备。检查用物情况:矫形鞋有无破损,与木板连接是否牢固。

5. 携用物至患者床旁,核对患者姓名。

6. 患者平卧位,患肢保持外展中立位。检查矫形鞋大小是否合适,将矫形鞋穿于患足,以患者舒适为宜。

7. 观察患者情况,将呼叫器置于患者可及之处,告知患者如有不适及时通知护士,整理床单位后方可离开。

8. 护士返回治疗室,洗手,做好记录,再次核对医嘱。

9. 巡视病房,发现异常及时通知医生。

**(四)操作关键环节提示**

1. 矫形鞋大小要适宜,切忌过大或过小。

2. 鞋底软硬度适宜,最好选择布底鞋。

3. 不要光脚穿矫形鞋,以免压迫皮肤。

(崔伟)

# 十五、矫形吊带使用

**(一)矫形吊带使用目的**

1. 矫形吊带是借助外部机械结构使肢体产生运动,以维持正常的生理姿势和生物力学关系,从而起到辅助治疗及康复作用。

2. 通过牵引床架上的滑轮装置,依靠绳索和大腿吊带的向上牵引力量,同时做主动辅助屈髋练习、髋关节外展、内收练习。

3. 髋关节主动外展、内收是进行臀中肌及髋关节周围肌肉力量练习,髋膝关节主动屈曲还可增加关节活动度,两种功能锻炼还可预防关节僵直。

**(二)矫形吊带使用适应证**

髋臼发育不良行髋臼旋转截骨术后患者。

**(三)矫形吊带操作流程**

1. 服装整齐,洗手,戴口罩。

2. 核对医嘱,查病历,看深静脉彩超结果,有无血栓。

3. 至患者床旁,向患者解释使用目的,评估患者肢体、伤口情况,精神状况,有无大小便。

4. 检查用物情况:矫形吊带有无破损,牵引绳是否结实,吊带是否完好,牵引绳与吊带连接是否牢固。

5. 携用物至患者床旁,核对患者姓名,使用骨科牵引床,将牵引绳自牵引床上方滑轮穿出。

6. 患者平卧位,双手抓住自滑轮穿出的牵引绳一端,患足穿过吊带,吊带至踝关节,双手用力向下拉牵引绳将患肢拉起抬高 30°～40°,每日练习 3 组,每组 10～30 次。

7. 将吊带置于膝关节下方,双手向下牵拉使膝关节弯曲至 90°,再缓缓放平,每日练习 3 组,每组 10～30 次。

8. 观察患者使用情况,使患者正确地进行功能锻炼,将呼叫器置于患者可及之处,告知患者如有不适及时通知护士,整理床单位后方可离开。

9. 巡视病房,发现异常及时通知医生。

10. 患者完成功能锻炼后,及时将矫形吊带收回处置室,用 2‰ 的含氯消毒液浸泡 30 分钟。

**(四)操作关键环节提示**

1. 注意观察伤口情况,如有异常及时通知医生。

2. 对于患有糖尿病或血管病的患者,必须经常进行皮肤检查。

3. 防止吊带过紧影响血液循环。

4. 正确放置吊带位置,便于使用。

5. 防止吊带不牢固,影响使用。

(崔伟)

# 十六、TED 抗血栓压力袜的使用

**(一)操作目的**

所有择期行下肢手术的骨科患者都有发生 DVT 的风险。其中髋关节手术和膝关节重建手术并发 DVT 的风险最大,发生率高达 45%～70%。TED 压力袜通过对下肢的束紧压迫,在体表形成了向上递减的压力,促使静脉血液回流,有效地改善静脉循环,减少腿部静脉逆流和淤血,积极预防和治疗静脉曲张,从而有助于防止出现深静脉血栓症和肺部栓塞(DVT/PE)。

**(二)操作流程**

1. 服装整齐,洗手,戴口罩。

2. 核对医嘱,查病历。

3. 至患者床旁,向患者解释使用目的,评估患者肢体、伤口情况,精神状况。

4. 用物准备,选择合适压力袜型号,检查用物情况,压力袜有无破损,有无弹性。

5. 携用物至患者床旁,核对患者姓名。

6. 护士站在患侧肢体旁,将手伸进袜子直至脚后跟处。抓住袜子后跟中间,将袜子由内向外翻出。将袜子小心套在脚上和后跟处,确保脚后跟正好位于袜子后跟处。开始将袜子平拉过脚踝和小腿;对于腿长型压力袜要将袜子平拉至大腿根部,防滑带应位于大腿根部,以防袜套滑脱。

7. 护士站在健侧肢体旁,按上述方法将健侧穿好。

8. 观察袜套,有无折叠,保证压力袜压力在有效且正确范围内。再次核对姓名,告知患者长期穿着,并将呼叫器放于患者可及之处,告知患者如有不适及时通知护士,整理床单位后方可离开。

9. 护士返回治疗室,洗手,做好记录,再次核对医嘱。

**(三)操作关键环节提示**

1. 任何情况下请勿翻转袜跟,请勿将袜子任何其他的部分覆盖在膝盖上。

2. 不能折叠,否则压力加倍。

3. 避免扭转或过度拉扯袜子。

4. 注意观察伤口情况,如有异常及时通知医生。

5. 使用的过程中,如果发现皮肤有红肿、痛、皮疹,角质变蓝或压力带经常脱落,请移除压力袜并请医生或护士检查压力袜的大小是否合适。

6. 对于患有糖尿病或血管疾病的患者,必须经常进行皮肤检查;出现破溃、皮疹要及时通知医生。

**(李春敏)**

# 十七、负压引流装置技能

**(一)目的及适应证**

1. 引流的液体可分为感染性和非感染性两大类。感染性液体(指脓液)通过引流后,可以达到减轻压力、缓解疼痛、减轻炎症、防止炎症扩散、有利于炎症消退的目的。非感染性液体包括血液、渗出液及组织分泌液等,通过引流后,可以达到减轻局部压力、减少液体对周围组织的损害作用、减少合并感染的可能性、有利于伤口愈合等目的。

2. 适应证

(1)感染性疾病引流:浅表较小的脓肿切排后,用凡士林纱布引流。深部较大的脓肿切排后,用软胶管引流。(急性骨髓炎、化脓性关节炎、腹腔脓肿、化脓性疾病、胸腔脓肿)。

(2)非感染性疾病引流:临床上,非感染性液体引流比感染性液体引流使用更广泛,且多采用闭合式引流。常用于颅脑、颈部、胸腔、腹腔、脊柱、四肢关节、泌尿系统等手术。

**(二)操作流程**

1. 检查负压装置是否工作正常,有无漏气。

2. 连接负压吸引瓶。

3. 短吸引管一端连接压力表,另一端连接瓶塞中央连接口。长吸引管一端接瓶塞上侧连接口,另一端接无菌引流管或吸痰管。

4. 安装压力表于墙上中心负压装置。

5. 根据临床患者实际情况调整负压。

6. 整理床单位。

7. 协助患者取舒适卧位。整理用物、分类放置、洗手、摘口罩、记录。

**(三)操作关键环节提示**

1. 封闭持续负压的观察与护理

(1)确保压力合适(一般成人 100～200mmHg,儿童±50mmHg,1 千帕=7.5mmHg)。

(2)确保各管道通畅、紧密连接,并妥善固定引流管。引流不畅可用 20ml 注射器向外抽吸或用 0.9% 生理盐水 10～20ml 冲洗管道,必要时予更换引流管。

(3)负压瓶的位置要低于创面,有利于引流。

(4)注意观察引流液及掌握引流瓶的处理,同时避免引流管弯曲打折或受压。引流液常规每 4 小时倾倒 1 次,并记录量、颜色、性质;引流瓶每天常规更换,更换前应阻断压力,夹闭近端引流管,并严格执行无菌操作。使用过的负压瓶可用含氯消毒液浸泡 30 分钟,再用灭菌蒸馏水冲瓶 3 次,晾干,密封备用。

2. 引流量及时间观察　引流管 5～7 天拔除或更换,引流量少于 20ml 可拔除。

(李春敏)

# 十八、膝关节固定矫形器和铰链式矫形器使用技能

**(一)目的及适应证**

1. 对患肢起到稳定与支持,通过限制异常的活动度来保持关节的稳定性,以恢复肢体的负荷能力。

2. 固定功能,对已病损的肢体或关节固定,促进患部愈合。

3. 保护功能,对病损肢体保护,保持肢体正常的对线关系,保证肢体正常功能的发挥。

4. 承重功能,可减少病损肢体、躯干的负荷,利于损伤组织的愈合。

5. 抑制站立、步行中的肌肉反射性痉挛;改进患者步行、进食等日常生活和工作能力。

6. 铰链式矫形器可以避免膝关节术后制动引起屈膝功能障碍,解决了康复锻炼与关节制动的矛盾。

7. 一般用于膝关节术前术后、髌骨脱位、膝部侧副韧带损伤、十字韧带损伤、膝关节半月板缝合术后、膝周骨折内固定术后的患者。

### (二)佩戴流程

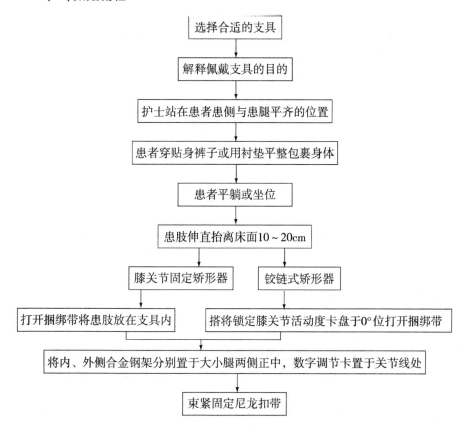

### (三)操作关键环节提示

1. 患肢有外伤或轻度过敏、皮肤破损溃疡时不宜直接使用;恶性肿瘤、出血性倾向或患肢有皮肤损伤等患者禁止使用。

2. 佩戴矫形器时,先将裤子或衬垫平整包裹肢体,防止皮肤压伤。

3. 佩戴膝关节固定矫形器时应注意观察尼龙搭扣绑带松紧,无皮肤压迫,避免皮肤磨损。

4. 佩戴铰链式矫形器时,应锁定膝关节活动度卡盘于膝关节伸直位。

5. 佩戴铰链式矫形器时应检查支具、卡盘及支架是否压伤皮肤,卡盘位置是否偏离,卡盘调节器位置是否压在缝合口皮肤上;检查支具的支架属铝合金材料,质地硬,应勤观察衬垫是否移动、错位,防止金属板条直接接触皮肤,致皮肤压伤。

6. 佩戴支具时应保证其位置正确,以使患者患肢保持生物力线。

7. 在操作过程中,应指导患者逐步训练掌握,不可急于求成。对肢体力量较差年迈体弱的患者,要加强保护;观察佩戴支具肢体血液循环变化。

8. 支具佩戴期间应每天清洁、按摩支具佩戴的皮肤,提高皮肤耐磨性。

9. 在佩戴支具后的早期应注意及时纠正患者不正确的站立和走路姿势。

10. 佩戴支具期间不宜负重,应使用拐杖协助行走。

11. 支具佩戴的时间应严格遵守医生的指导。

(鲁楠)

# 十九、外展枕头的佩戴技能

**(一)外展[和(或)外旋]包使用目的**

1. 因早期肩关节置换后软组织尚未修复,可避免因体位不正确或翻身不当,造成术侧肩关节脱位。

2. 使肩关节保持制动与稳定状态,从而减少肩关节活动摩擦对肌肉组织的刺激,以控制肩关节术后无菌性炎症的发展,有助于炎症水肿的消除和吸收。

3. 维持肩关节假体置换术后患肢外展位状态,保持肩关节相对稳定,防止肩关节紊乱、错动的发生。防止患肢内收外旋等体位造成的人工肩关节的脱位。

4. 局部制动,有利于肩关节假体置换后假体的稳定与肩关节韧带的修复。

5. 作为手术后一种固定、保护措施,保持肩关节的稳定性,帮助恢复功能,提高疗效。

6. 对于较大面积的肩袖组织损伤的关节镜术后患者,进行外旋制动,控制患肢活动,将关节固定,减少关节活动,使患处得到休息,防止进一步的创伤令疼痛增加,从而缓解减轻疼痛症状。

7. 较大面积的肩袖组织损伤的术后患者,使用外旋包制动,可使手术部位肌肉张力下降,使肌肉松弛处于松弛状态,有助于手术部位肌肉组织及伤口愈合。

**(二)外展[和(或)外旋]包使用适应证**

1. 肩关节假体置换术后的患肢外展位制动。

2. 较大面积肩袖组织损伤关节镜术后外旋制动。

3. 辅助物理康复。

**(三)佩戴流程**

1. 选择合适的外展(和/或外旋)包

2. 解释佩戴外展(和/或外旋)包的目的

3. 患者取端坐位

4. 患肢保持外展(和/或外旋)位

5. 调整患肢角度

6. 将外展(和/或外旋)包放置患肢腋下

7. 患肢前臂放置在外展[和(或)外旋](和/或外旋)包上方

8. 手掌悬空

9. 外展包内侧面完全贴附于患者躯体侧面

10. 贴好约束带

**(四)操作关键环节提示**

1. 如患者感觉约束带过紧,可在颈部垫一块纯棉吸汗手帕,也可垫柔软纱布,不可随意将约束带松开。

2. 操作过程中,应指导家属逐步掌握,可根据患者情况更改操作顺序,但以保证患肢角度为前提。

3. 佩戴期间为保证腋下皮肤舒适,可将婴儿爽身粉轻涂在腋下,或在腋下垫一块吸汗手帕,使该处皮肤清洁干燥为宜。

4. 佩戴早期医务人员应及时提醒患者保证患肢角度。

5. 所有操作均需以保证患肢角度为前提。

6. 佩戴时间长短应严格遵医嘱,不可随意拆除。

(鲁楠)

# 二十、颈腕吊带的佩戴技能

**(一)目的及适应证**

用于肩关节及周围疾病,起到固定、限制肩关节活动的目的。

**(二)佩戴流程**

1. 选择合适的颈腕吊带。

2. 解释佩戴颈腕吊带的目的。

3. 患者取端坐位(立位、卧位)。

4. 患肢上臂贴于体侧。

5. 肘关节屈于90°。

6. 前臂贴于胸前。

7. 松开颈腕吊带。

8. 将颈腕吊带套于前臂。

9. 绕颈固定。

**(三)操作关键环节提示**

1. 如患者感觉约束带紧勒,可在颈部垫一块纯棉吸汗手帕,也可垫柔软纱布,不可随意将约束带松开。

2. 操作过程中,应指导家属逐步掌握,保证患肢肘关节屈于90°。

3. 佩戴期间为保证腋下皮肤舒适,可将婴儿爽身粉轻涂在腋下,或在腋下垫一块吸汗手帕,使该处皮肤清洁干燥为宜。

4. 佩戴时间长短应严格遵医嘱,不可随意拆除。

5. 吊带佩戴后应将手部外露。

6. 佩戴过程中发现问题及时处理。

（鲁楠）

# 二十一、烤灯的使用技能

## (一)使用烤灯目的

1. 保暖、改善局部血液循环　可引起血管扩张,血流加速,局部血液循环改善,组织的营养代谢加强。

2. 促进肿胀消退　由于循环的改善,可加快局部渗出物吸收,从而促进肿胀的消退。

3. 降低肌张力,缓解肌紧张　热作用使骨骼肌张力降低及胃肠平滑肌松弛,蠕动减弱。

4. 镇痛　热可降低感觉神经兴奋性,干扰痛阈。同时血液循环的改善,缺血缺氧的好转,渗出物的吸收,肿胀的消退,痉挛的缓解等,都有利于疼痛的缓解。

5. 表面干燥作用　热作用使局部温度升高,水分蒸发,对于渗出性病变使其表层组织干燥,结痂,制止进一步渗出。

## (二)使用烤灯流程

1. 服装整齐,洗手,戴口罩。

2. 遵医嘱,进行两人核对。无误后,至患者床旁,核对患者。

3. 向患者解释使用烤灯治疗的目的、时间,评估患者的照射区皮肤情况。

4. 检查烤灯的性能是否完好,准备用物。

5. 嘱患者取舒适体位,护士将烤灯放在患者的患侧,接好电源。

6. 将软枕垫好,看护垫放在患肢下,适当抬高患肢。

7. 治疗巾折叠成10cm宽的长条巾,围在患肢两侧,用别针别好,进行固定。

8. 暴露治疗部位,将烤灯保持在与照射皮肤垂直距离为40～60cm处。

9. 打开烤灯开关,进行照射。

10. 在患者的健侧放置床档进行保护。

## (三)操作关键环节提示

1. 首次照射前应询问并检查局部知觉有无异常。

2. 治疗时应经常询问患者感觉,观察治疗部位反应。有汗时应擦干。

3. 治疗时要避免直接照射眼部,必要时在眼部用无菌纱布遮挡。

4. 烤灯宜置患部斜上方或旁侧照射,以防灯头或灯罩脱落致伤。

5. 保证烤灯与照射部位有40～60cm的距离,以免烫伤皮肤。

6. 治疗中,患者不得移动体位,以免碰触烤灯引起烫伤。

7. 治疗中,患者如诉头晕、恶心、乏力等不适时,应停止治疗。

8. 持续照射并给予温度监测,通常用40～60W的灯泡,局部温度控制在

25～30℃之间,无特殊情况时灯距控制在 30～40cm 之间,发生血液循环障碍时关掉烤灯(防止增加组织耗氧量),并及时通知医生。

9. 护士巡视时注意患肢内外侧温差,预防患者无意识活动患肢。灯距太近会烫伤皮瓣;灯太远保温不够,易导致患肢血管痉挛。

10. 烤灯上禁止放置衣物,防止火灾发生。

(安艳晶)

# 二十二、臂丛神经外固定架的使用技能

## (一)臂丛神经外固定架使用目的

1. 固定患肢,保持患肢内收及屈肘贴胸位,限制肘关节的异常活动,起到术后外固定作用。

2. 固定头颈部,避免头部过伸。

3. 限制患者头颈部和患肢的活动,防止神经吻合口撕裂,提高疗效,促进康复。

4. 防止不自主运动、外力及其他原因对神经造成的牵拉和影响。

5. 使患肢维持正常的生理姿势和生物力学关系,减轻疼痛,为康复创造条件。

## (二)臂丛神经外固定架使用流程

1. 向患者解释佩戴外固定架的目的、时间。

2. 患者保持去枕平卧位,护士站在患者的患侧。

3. 将一大棉垫,垫在支架与胸部接触处;一个小棉垫,垫于患侧上臂肩胛处。

4. 将患肢固定于内收及屈肘贴胸位。

5. 佩戴手臂部的支具,使其前臂和上臂可以完整放入肘部支具的槽内。

6. 保持头颈部平卧位。

7. 将固定头部的带子完全贴合的加绕在患者的额头上并将粘扣扣好。

8. 检查所有粘扣是否粘牢,固定好外固定架。

9. 发现外固定架异常应及时与医生联系进行维修。

## (三)操作关键环节提示

1. 佩戴以及脱卸头臂外固定架时应保持卧位。

2. 佩戴时应将患肢佩戴舒适后再进行固定。

3. 佩戴时应先固定手臂,再固定头部。

4. 佩戴外固定架时应密切注意患者的主诉以及生命体征表现,切忌因松紧度以及支具对胸部的压迫而造成患者出现呼吸受限等不适症状。

5. 佩戴外固定架时应注意患者皮肤状况,切忌出现因佩戴外固定架而使皮肤受损。

6. 佩戴外固定架时应保证其位置正确,以使患者头、颈、胸部保持制动。

(安艳晶)

## 二十三、颈腕吊带的使用技能

### (一)颈腕吊带使用目的

1. 悬吊患肢,促进肢体静脉回流,减轻肿胀。
2. 作为手术后一种固定、保护措施,托扶患肢,保持患肢的稳定性。
3. 有效的保护患者颈椎安全,减轻颈椎局部负担。

### (二)颈腕吊带佩戴流程

1. 服装整齐,洗手,戴口罩。
2. 向患者解释使用颈腕吊带的目的、时间。
3. 检查颈腕吊带结构是否完好,各连接处是否稳固。
4. 嘱患者取坐位或立位。
5. 护士协助患者佩戴颈腕吊带悬吊患肢于平或略高于心脏水平。
6. 调节吊带的长短,以患者舒适为准。

### (三)颈腕吊带使用原则

1. 佩戴时应保持患肢平于或略高于心脏水平。
2. 佩戴时患者颈部要用一棉垫衬托。
3. 调节颈腕吊带的长度时,患者应采取坐位或立位。
4. 佩戴颈腕吊带时要平稳放置患肢,妥善安置伤口引流管。
5. 观察患肢末端血运和伤口渗血情况。
6. 佩戴颈腕吊带时应注意患者皮肤状况,切忌出现因佩戴颈托而使皮肤受损。

(汪晓霜)

## 二十四、VSD 技术的使用

负压封闭引流(vacuum sealing drainage,VSD)是一项治疗急、慢性创伤创面和(或)创腔的新技术,1992 年由德国乌尔姆大学创伤外科 Fleischnumn 博士首创,最初用于治疗躯干、四肢的软组织感染创面,效果得到肯定,后逐渐被推荐到创伤后各种问题创面,如慢性经久不愈的溃疡创面、大面积的软组织损伤创面等的治疗。

### (一)VSD 引流的临床意义

1. 全方位持续引流,及时清除液化坏死组织和各种毒性分解产物,减少机体对毒素的重吸收。
2. 创面愈合疗效更快更好:大量观察证明使用 VSD 技术能够促进肉芽迅速增生,甚至很快爬到裸露骨和肌腱的表面及间隙,此效果是传统换药难以达到的。
3. 由于 7 天内无须换药,减少了传统换药给患者带来的痛苦,减少了医护人员的工作量,降低了综合医疗费用。

4. 生物薄膜封闭,阻断细菌的侵入,降低了继发感染和交叉感染的发生率。

### (二)VSD 引流护理流程

1. 保持有效负压。

2. 观察床头中心负压吸引装置,调节负压应维持在 0.04～0.06mPa 之间。

3. 明显瘪陷,触摸有硬实感,说明负压存在。

4. 保持引流通畅。

5. 各接头处、半透膜粘贴处是否漏气,引流管内液体柱是否流动。

6. 引流瓶放置低于创面 20～30cm。

7. 妥善固定管道,防止折叠、扭曲、受压。

8. 定时观察引流管的畅通情况,准确记录 24 小时引流液的颜色、性质和量。

9. 观察是否出现创面出血、创面感染。

### (三)操作关键环节提示

1. 保持有效的负压,密切观察墙壁负压的有效值。

2. 保持引流通畅,勿折叠、弯曲引流管。

3. 防止引流管堵塞,若出现情况,及时通知医生处理。

4. 密切观察伤口情况。

(杨雪燕)

# 二十五、肿瘤患者 PICC 穿刺术

### (一)使用 PICC 的目的

PICC(pcripherally inserted central catheter)是经外周置入中心静脉中长期导管,提供可靠中心静脉通道用于多种治疗。它不仅减少了患者反复静脉穿刺的痛苦,更重要的是保证化疗药物有计划、按时、准确无误的输入,避免了化疗药物对外周血管的刺激,保护了血管,减少了局部组织坏死等不良反应。

### (二)PICC 的适应证

骨肉瘤、尤因肉瘤、恶性纤维组织细胞瘤及去分化软骨肉瘤等需要静脉化疗的患者。

### (三)PICC 置管前的准备

1. 置管原则　PICC 要由经过专业培训的专职护士来完成。她们要评估患者血管、穿刺所需工具、穿刺前及置管后并发症的预防的告知、执行穿刺操作、日常的维护、分析各种并发症发生的原因并采取相应的措施、制订预防措施及应急预案。

2. 履行签字制度　为保证患者安全使用导管,护士在操作前向患者及家属详细介绍留置 PICC 导管的优点及可能引起的不良反应等。在患者充分知情的情况下,允许患者及家属做出选择,并执行签字制度,在《深静脉穿刺置管协议书》上签字并留做医疗档案。

3. 导管的选择　根据一次性物品的使用原则,按医院的要求正确使用 PICC 导管。根据评估患者血管的结果选择适合的导管型号,核对生产日期、有效期、外包装,穿刺完毕将导管的型号、条码登记在病历上,以备查阅。

4. 静脉的选择

(1)插管的禁忌证:①插管途径有感染;②缺乏外周静脉通道:不能确认静脉;③既往史:在预定插管部位有放射治疗史,静脉血栓形成史,外伤史,或血管外科手术史;④严重出血性疾病;⑤顺应性差。

(2)相对禁忌证:PICC 穿刺常规首选贵要静脉:是最有效最直接的通径,管径 16mm,经腋静脉、锁骨下静脉、无名静脉至上腔静脉。穿刺时不如头静脉表浅,需要触摸定位。其次选肘正中静脉:在穿刺前定位,管径 6mm。其上行汇入贵要静脉,最终达上腔静脉。穿刺时易滚动,要固定好。最后选择头静脉:较为表浅,管径 6mm,但在头静脉进入腋静脉处有一较大的角度,容易引起推管困难。并且头静脉的静脉瓣较多、上行段有狭窄,增加了静脉炎的发生概率。

**(四)PICC 穿刺流程**

1. 选择合适的静脉　患者平卧,上肢充分外展 90°。

2. 测量定位　从穿刺点到右胸锁关节然后向下至第 3 肋,注意外部测量不能准确显示体内静脉解剖位置。

3. 建立无菌区　遵循无菌操作原则,预充导管。

4. 穿刺点的消毒　穿刺点上下 10cm,左右到臂缘。

5. 扎止血带　在穿刺点皮下注射麻醉药以减少患者紧张。

6. 静脉穿刺　动作准确熟练,不可施加暴力。

7. 撤出插管器的针　穿刺鞘下垫一块方纱,轻压穿刺血管的上方。

8. 插入并推进导管　动作轻柔缓慢推进。

9. 完成插管　当导管头部达锁骨下静脉时,嘱患者将头部贴近肩部,并转头向插管穿刺点处,以防发生误插回撤插管鞘。

10. 撤出支撑导丝　动作需缓慢。

11. 撤出插管鞘。

12. 修正导管长度　无菌剪刀与导管垂直剪断,保留 5cm 以安装连接器。

13. 安装连接器　保证连接器锁定。

14. 抽吸和冲洗　用 20ml 注射器操作,并在注射最后余 0.5ml 生理盐水时撤针。

15. 固定导管。

16. X 线片定位。

**(五)PICC 的日常护理**

护理原则:要求接触导管的护士必须掌握有关使用和维护的知识及能力。

1. 治疗间歇期每 7 天一次。敷料的更换:注意敷料是自下而上去除,切忌将导管拔出体外。

2. 每次静脉输液、给药前后

(1)适当的冲管与封管技术和常规是保证导管内的正压和导管的完整性。用 20ml 注射器,脉冲式封管。严禁用小于 10ml 的注射器,易导致导管破裂。

(2)封管液量:美国静脉输液护理学会推荐封管液量应两倍于导管＋辅助延长管容积。

(3)封管方法:必须使用正压封管技术,在注射器内还有最后的 0.5ml 生理盐水时,边推边撤针拔出注射器以保证正压。

(4)导管拔除:静脉化疗结束后患者需要拔除导管,一般情况下操作简单,按换药程序于平行静脉方向,捏住连接器柄端缓慢向外拉,当出现拔管有阻力时,嘱患者情绪放松或热敷外周静脉,最后拔除导管。

3. 输注血液或血制品及输注 TPN 后 通过 PICC 导管可使高渗性、高黏稠度、刺激性药物直接进入中心静脉。但是要注意药物的配伍禁忌,输入高黏稠的液体(脂肪乳等)或血液应每 4～6 小时冲管一次,药物输入完毕再正压脉冲式冲管 1 次,以免造成导管堵塞。

SASH 原则:在给予肝素不相容的药物或液体前后均使用生理盐水冲洗,以避免药物配伍禁忌的问题,而最后用肝素溶液封管。其中 S—生理盐水;A—药物注射;S—生理盐水;H—肝素溶液。

**(六)常见并发症的处理**

1. 导管阻塞 输液速度明显减慢时,应查明原因妥善处理,若证实为堵管,根据阻塞的原因进行导管的疏通,有回抽法、肝素液再通法、尿激酶溶栓法、全身溶栓或静脉切开取栓术、70％乙醇再通法。

2. 感染 患者穿刺部位红、肿、热、痛或伴有全身发热,证明存在感染,及时通知医生,应用抗生素,局部加强护理,若护理无效应采取拔管。

3. 静脉炎 沿穿刺点顺血管走行或在上臂出现红、肿、疼痛,证明存在静脉炎。静脉炎包括:血栓性静脉炎、化学性静脉炎、机械性静脉炎。需分别采取不同的处理方式,其中机械性静脉炎较常见,发生在置管 1 周以内,可给予热敷、抬高上臂、湿敷如意金黄散等措施。

机械性静脉炎发生的原因:与导管的型号及血管的选择、穿刺侧的肢体过度运动、操作者的技术有关。

4. 导管漏液 三向瓣膜式 PICC 导管在体外漏液时,可在无菌状态下修剪导管,重新安装连接器,确认导管位置后仍能正常使用;若导管体内部分断裂,应立即通知医生,同时用手指按压导管远端的血管或立即于上肢腋部扎止血带,患者制动,通过介入或静脉切开术,取出导管。

**(七)健康宣教**

嘱患者加强自我保护意识,带管的肢体不得做剧烈运动,保持局部清洁干燥,外敷料发生脱落、卷边、松动时应及时换药,淋浴时注意保护局部敷料。

(李莉)

## 二十六、皮牵引的观察与护理

**(一)皮牵引定义**

皮肤牵引又称间接牵引,是利用胶布带、海绵带或皮牵引套直接对皮肤施加牵引力,间接牵拉肌肉骨骼的一种牵引术。

**(二)儿童下肢皮牵引的适应证**

1. 儿童股骨干骨折复位和固定。

2. 儿童发育性髋关节脱位术前准备。

3. 9 岁内儿童髋关节前半脱位复位和固定。

4. 儿童骨关节感染固定。

5. 儿童发育性髋关节脱位单髋人字石膏拆除后康复锻炼。

**(三)护理**

1. 建立交接班登记,班班交接。

2. 定时检查牵引位置是否正确;滑轮是否灵活;牵引绳有无障碍、是否滑出滑轮;牵引力和方向是否适宜;牵引带有无松动或脱落。

3. 定时观察患者肢体末梢情况,观察有无血管、神经受压症状。

4. 用软枕或普通毛巾折叠分别垫于膝关节和踝关节下,防止关节僵直和压伤皮肤。

5. 皮肤护理

(1)保持床铺松软适度、平整、清洁,骨突出处垫以棉垫或气圈,并经常检查受压部位皮肤有无红肿、水疱。

(2)正确使用便盆,协助患儿抬高臀部,勿强塞、硬拉,避免损伤臀部皮肤;便后用温水洗净臀部皮肤,必要时涂软膏保护。

(3)保持患者皮肤清洁、干燥,每天用温水擦洗受压部位 1～2 次,出汗后及时更换衣被,保持臀部、背部及会阴部清洁、干燥。

(4)定时按摩受压部位,每隔 2～3 小时用手掌的大小鱼际在受压部位由轻到重地做环行按摩,每次至少按摩 3～4 圈。

(李莉)

## 二十七、骨牵引的观察与护理

**(一)骨牵引定义**

骨牵引又称直接牵引,即将牵引钢针穿入骨内,使牵引力量直接通过骨骼而达损伤部位,牵拉关节或骨骼,使脱位的关节或错位的骨折复位,并维持复位后的位置;牵拉固定关节,以减轻关节面所承受的压力,缓解疼痛,使局部休息。

**(二)骨牵引适应证**

1. 下肢不稳定骨折、石膏固定有困难者。

2. 颈椎骨折合并脱位者应用颅骨牵引,骨盆骨折同时伴有错位,中心性髋关节脱位,需作骨牵引。

3. 陈旧性髋关节脱位手术复位前。

4. 骨折部的皮肤损伤、擦伤,软组织缺损有伤口时。

5. 肢体合并血液循环障碍暂不宜其他固定者。

**(三)护理**

1. 凡新上牵引的患者,应列为交接班项目,密切观察患肢的血液循环及活动功能。

2. 保持持续有效的牵引,要使头、颈、躯干与牵引绳在一条直线上。

3. 牵引重量根据病情决定,不可随意加减或移去,否则可影响肢体畸形的矫正或骨折复位。

4. 保持牵引锤悬空,不得接触地面或靠在床栏上;头部或足部不可抵住床头或床尾栏杆。

5. 经常检查牵引架的位置,如有错位或松动,应及时纠正。

6. 注意保护针眼部位不受触碰,不污染。如发现牵引针向一侧偏移,应报告医生,及时给予处理。切不可随手将牵引针推送回去,增加感染机会。

7. 牵引时患肢放置的位置应符合要求,如股骨颈骨折、粗隆间骨折时患肢需保持外展中立位。但单个肢体的位置应与躯干、骨盆联系起来看,否则易引起错觉。为防止患肢外旋,可穿带有横板的防外旋鞋。

8. 注意预防压疮的发生,保持床铺清洁、干燥、无皱褶,勤翻身,勤按摩,促进血液循环,增加营养,增强机体抵抗力。

9. 预防泌尿系感染,鼓励患者多饮水,多食高蛋白、高纤维素的食物,如水果、蔬菜,增加植物纤维,防止便秘。

10. 注意预防足下垂,下肢牵引时,应在膝外侧垫棉垫,防止压迫腓总神经。行胫骨结节牵引时,要准确定位,以免误伤腓总神经。如患者出现足背伸无力,则为腓总神经损伤的表现,应及时检查去除致病原因。

(李莉)

# 二十八、Russell 牵引的观察与护理

**(一)Russell 牵引目的**

1. 使骨折、脱位部位固定、复位。

2. 缓解肌肉痉挛。

3. 预防和矫正畸形。

4. 使患肢制动,减轻疼痛。

**（二）Russell 牵引适应证**

1. 儿童股骨头骺滑脱术前牵引复位。

2. 5～12 岁儿童股骨干骨折。

**（三）护理**

1. 定时测量生命体征。

2. 检查牵引绳方向有无移动,保持牵引力线方向;检查滑轮是否灵活;牵引绳是否断裂或滑脱。

3. 保持牵引锤悬空,不得抵住床架或地面,患肢足部不得抵住床尾栏杆。

4. 定时观察患肢肢端的血液循环情况,包括皮肤颜色、温度、感觉、足背动脉搏动、毛细血管充盈情况、足趾活动情况。

5. 定时观察牵引针是否左右偏移或松动;牵引弓是否保持最大牵引状态;牵引针眼处皮肤是否清洁、干燥;牵引针眼有无感染。

6. 牵引针如有偏移,不可随手将牵引针退回,应立即报告医生。

7. 牵引肢体两侧裸露的钢针用橡胶盖小瓶盖好。

8. 用 0.5%碘伏消毒针眼处 2～3 次,连续 3 天;对局部略有红肿者可涂 2%碘酊;针眼处感染者应及时换药,感染严重者应协助医生拔除钢针。

9. 定时检查患者特殊体位及整个牵引装置。

10. 询问患者感受,定时观察患肢大腿屈侧及腘窝处皮肤状况。

11. 协助医生每周定时拍片,以了解股骨头骺复位情况及牵引有效性。

（李莉）

# 二十九、外固定架针道的观察与护理

1. 建立交接班登记,班班交接。

2. 定时测量生命体征并记录。

3. 定时观察患肢肢端的血液循环情况,包括皮肤颜色、温度、感觉、动脉搏动、毛细血管充盈情况、手足活动情况。

4. 定时观察患肢有无偏移、成角、扭转、不匀称等。

5. 定时检查螺帽、螺杆有无松动。

6. 保持切口敷料清洁、干燥,密切观察针道处有无渗液、红肿。

7. 遵医嘱常规静脉使用抗生素 3～5 天。

8. 每日用 0.5%碘伏消毒针眼处 2～3 次,对局部略有红肿者可涂 2%碘酊。

（李莉）

# 三十、单髋人字石膏的翻身方法

## (一)翻身目的

防止压疮发生,增进患者的舒适度。

## (二)翻身流程

1. 护士站在患者的患侧。

2. 撤去枕头,将患者平移至与翻身相反的方向。

3. 将患者双手上举放置头两侧。

4. 护士双手分别托住患者胸腹部及膝关节处石膏。

5. 以患者健侧肢体为轴缓慢翻身。

6. 翻身后保持患者足趾或足跟离床。

7. 为患者整理床单位,盖好被褥,拉好床档。

## (三)操作关键环节提示

1. 石膏未干抬动患者时,应用手掌同时托起患者的头颈部、背部、后腰部、髋部、膝关节和小腿部,以免造成石膏断裂或凹陷压迫皮肤。

2. 翻身时动作要缓慢、轻柔,妥善安置各种管道严防脱出。

3. 定时翻身,一般白天 2~3 小时翻身一次,晚间 4~5 小时翻身一次。

**(覃倩)**

# 三十一、人类位石膏的翻身方法及怀抱方法

## (一)操作目的

防止压疮发生,增进患者的舒适度。

## (二)翻身流程

1. 两名护士分别站在患者两侧。

2. 撤去枕头,将患者双手上举放置头两侧。

3. 护士双手分别托住患者胸腹部及腿部石膏。

4. 两名护士将患者平托抬离床面。

5. 护士为患者悬空缓慢翻身。

6. 翻身后将患者放置床上,用毛巾将双足趾或足跟垫起。

7. 为患者整理床单位,盖好被褥,拉好床档。

## (三)怀抱方法

1. 术后第 2 天,护士可协助家属抱起患者,可以让患者趴伏于家属胸前,家属环抱患者,双手托住臀部石膏。

2. 家属坐在凳子上,双腿并拢,患者骑跨于家属腿上。

**（四）操作关键环节提示**

1. 石膏未干抬动患者时，应用手掌同时托起患者的头颈部、背部、后腰部、髋部、膝关节和小腿部，以免造成石膏断裂或凹陷压迫皮肤。

2. 翻身时动作要缓慢、轻柔，悬空翻身时两名护士一定要抓牢石膏，保护患者。

3. 定时翻身，一般白天 2～3 小时翻身一次，晚间 4～5 小时翻身一次。

（覃倩）

# 三十二、PICC 换药

**（一）换药目的**

保持 PICC 穿刺处清洁干燥，防止感染的发生。

**（二）换药流程**

1. 洗手，戴口罩。

2. 自上而下拆除旧敷料。

3. 清洗双手，观察导管出口部位和周围皮肤。

4. 戴无菌手套，用酒精及碘伏棉球各三遍螺旋状消毒穿刺点及周围皮肤。

5. 用酒精及碘伏棉球擦洗导管、连接器、固定翼、肝素帽，各三遍。

6. 体外导管摆放 S 形或 L 形，用无菌胶布固定好连接器。

7. 用透明贴膜加压粘贴并覆盖至连接器翼型部分的一半。

8. 抗过敏胶布交叉固定连接器及肝素帽。

**（三）操作关键环节提示**

1. 严格遵循无菌操作原则。

2. 记录维护前穿刺点的导管刻度。

3. 观察穿刺点有无发红、肿胀、渗血及渗液，导管有无移动，是否部分脱出或进入体内。发现有任何异常，立即处理。

4. 穿刺点未愈合好时，不要用酒精及碘伏清洁导管出口部位 1cm 范围内的皮肤，以免对伤口过分刺激造成穿刺点难以愈合。

（覃倩）

# 第三章 专科技术护理配合

## 一、石膏的配合

### (一)目的及适应证

骨折整复后的固定,关节损伤和关节脱位复位后的固定,手术修复后的制动,骨与关节急慢性的局部制动。

### (二)操作流程

对固定肢体的皮肤用肥皂及清水清洗并擦干有伤口应更换敷料 → 向患者说明石膏固定的目的和注意事项,取得患者配合 → 将肢体摆放于功能位或所需要的特殊位置为保骨隆突部的皮肤及软组织不被压伤,在皮肤表面放置石膏衬垫

↓

四肢石膏固定应将指、趾端露出,以便观察肢体血液循环及进行功能锻炼
固定躯干的石膏,须在相应位置开窗石膏坚硬定形后方可移动患者 ← 石膏绷带缠绕完毕,给予适当的捏塑及修整

### (三)操作关键环节提示

1. 石膏固定后未干硬时尽量不搬动患者,采用通风和光照等措施促使石膏彻底干固。

2. 石膏未干硬时如需搬动患者,应用手掌托起,避免手指在石膏上压出凹陷而压迫肢体。

3. 石膏固定后应密切观察患肢。

4. 将患肢抬高,有利于静脉血液和淋巴液回流。

**(覃倩)**

## 二、Ponseti 石膏技术配合

### (一)配合目的

行 Ponseti 技术的患者年龄较小,一般在 28 个月以内,患者主动配合度差,护理人员有效地配合能提高矫正的效果和 Ponseti 石膏的成功率,缩短治疗时间,减轻患者痛苦。

**(二)配合流程**

1. 洗手,戴口罩,戴清洁手套。

2. 将患者平卧放置于治疗床上。

3. 将患者上身用被盖好,暴露双下肢。

4. 在进行操作过程中给患者喝奶,增加舒适。

5. 医生进行手法矫正时,协助将患者下肢抬离治疗床并根据医生要求保持一定角度固定。

6. 医生打石膏时协助固定患者的矫正位置,同时固定石膏棉。

7. 医生打足部石膏时,协助固定患者腿部,打膝下石膏时,协助固定大腿及平托足部石膏。

8. 石膏待干过程中,双手平托石膏,避免在一处持续施压。

9. 烤灯照射加快石膏干燥,同时预防患者着凉。

10. 石膏干燥后,可加被覆盖,并做好家属离院后石膏护理的宣教工作。

**(三)配合关键环节提示**

1. 注意打石膏过程中患者的保暖和安抚,增加患者舒适度,提高打石膏的成功率。

2. 根据医生要求协助固定好患者的矫正位置,不可轻易移动。

3. 石膏未干时,应用双手平托,不可用手指在一处持续施压,以防石膏变形压迫患者皮肤。

4. 患者离院后脱离专业人员的看护,石膏的护理对于治疗的成败尤为重要,因此对家属的宣教须仔细、周全。

**(覃倩)**

# 三、牵引术配合

皮牵引

**(一)目的**

维持骨折的复位和稳定。

**(二)皮牵引的操作流程**

评估患者 →

> 1. 牵引部位皮肤情况:无开放性伤口、炎症、溃疡。
> 2. 患肢的血液循环情况,包括有无肿胀、皮肤温度、感觉、动脉搏动情况等。
> 3. 患肢的活动情况、有无功能障碍。
> 4. 患者对皮牵引的认识和心理反应。

1. 牵引的基本用物准备齐全并可用。

2. 根据患者的肢体周径,选择大小合适的牵引套。

3. 清洗患肢皮肤,保持清洁干燥。

　　准备工作

↓

1. 用两条棉质大毛巾包裹患肢。一条毛巾包裹下肢大腿部,一条包裹下肢小腿部,包裹时毛巾的起点从腿的上部开始,先将边缘反折向上,以防牵引套边缘棱角对皮肤的压迫。

2. 从远心端向近心端粘牵引套。

3. 粘贴后将露出牵引套的毛巾反折。

4. 连接牵引绳、牵引锤,将牵引锤置于合适的力线上放下。

　　使用流程

↓

1. 无皮肤压迫症状。

2. 牵引重量、强度适宜。

3. 患肢处于功能位。

4. 患肢的疼痛程度

　　评价

**(三)操作关键环节提示**

1. 患肢行皮牵引时,应纳入床头交班内容,每日打开牵引套 2 次。

2. 保持患肢清洁、定时按摩骨突部位。

3. 保持患肢功能位,并指导患者进行功能锻炼,防止并发症。

4. 注意观察牵引套与皮肤接触着力点处有无感染及患肢末梢血液循环、活动、感觉等情况,冬季注意牵引肢体保暖。若发现局部感染、疼痛、麻木等异常,及时报告医生并配合处理。

5. 保持有效牵引。每班检查牵引装置是否恒定,若有松脱时及时调整。维持有效的牵引体位,不随意增减牵引重量。

骨牵引

**(一)目的**

1. 多用于成年人及需要较长时间或较大重量牵引的骨折复位。

2.成人长骨不稳定骨折,因肌肉强大容易移位的骨折。

3.骨折部位的皮肤损伤、烧伤、擦伤,部分软组织缺损或有伤口者。

4.感染开放性骨折不能手法复位或皮下牵引者。

5.合并胸、腹或骨盆部损伤,须密切观察而肢体不宜做其他固定者,肢体合并循环障碍暂不宜做其他固定者。

6.某些手术的术前准备。

**(二)骨牵引的操作流程**

1.评估患者

(1)评估患肢的血液循环情况,包括有无肿胀、皮肤温度、感觉、动脉搏动情况等。

(2)评估患肢的活动情况、有无功能障碍。

(3)评估患者对骨牵引的认识和心理反应。

(4)向患者解释进行骨牵引的目的、注意事项、方法。

2.准备工作

(1)准备牵引所需物品。

(2)清洁患肢皮肤。

3.使用流程

(1)股骨下端(髁上)牵引:患者仰卧位,置患肢于牵引架上,屈膝40°,常规消毒铺巾,局部麻醉后,在内收肌结节上 2cm 处或者以腓骨小头与髌骨上缘连线的交叉点为穿针部位,从内向外穿针,以免损伤神经血管。穿针的方向与股骨纵轴成直角。

(2)胫骨结节牵引:穿针部位在胫骨结节向后 1.25cm,在此平面稍向远侧部位即进针点。从外侧向内侧穿针,以免伤及腓总神经。

(3)跟骨牵引:踝关节中立位,穿针部位的内踝下端至跟后下缘连线的中点,由内向外进行穿刺。

4.评价

(1)无神经、血管压迫症状。

(2)牵引重量、强度适宜。

(3)患肢处于功能位。

(4)患肢的疼痛程度。

**(三)操作关键环节提示**

1.保持持续有效的牵引,要使头、颈、躯干与牵引绳在一条直线上。

2.骨牵引针的两端应套上胶盖小瓶,保持牵引针眼处清洁、干燥。

3.保持肢体功能位,注意保暖,每日进行肢体功能锻炼,防止肌肉萎缩、关节僵硬及足下垂。

4. 观察肢端的血液循环,如肢端皮肤颜色、温度,动脉搏动情况,发现异常及时处理。

5. 注意牵引绳、滑轮、牵引锤是否起到有效的牵引作用,牵引绳不可随意放松或受压,保持牵引绳在滑车内,牵引重量一般为体重的 1/10～1/7,可根据病情加减,保持牵引锤悬空,不可着地或靠于床架上。告诉患者及其家属不能擅自改变体位,不能自己增减重量,否则造成牵引失败而影响治疗。

6. 预防足下垂,下肢牵引时,应在膝外侧垫棉垫,防止压迫腓总神经。行胫骨结节牵引时,要准确定位,以免误伤腓总神经。如患者出现足背伸无力,则为腓总神经损伤的表现,应及时检查去除致病原因。平时应用足底托板或沙袋将足底垫起,以保持踝关节于功能位。如病情许可,每天应主动伸屈踝关节,如因神经损伤或截瘫而引起踝关节不能自主活动,则应作被动足背伸活动,以防止关节僵硬和跟腱挛缩。

7. 预防压疮的发生,保持床铺清洁、干燥、无皱褶,每日清洗 2 次,勤翻身,加强血液循环,增加营养,增强机体抵抗力。

8. 预防肺部感染,保持清洁,定时开窗通风,定期用紫外线消毒,避免患者受凉,指导患者深呼吸,帮助患者排痰,观察患者面色和呼吸以及有无窒息等情况。

9. 预防泌尿系感染,鼓励患者多饮水,指导患者多食高蛋白、高纤维素的食物,如水果、蔬菜等,防止便秘。

**(张春玲　孙胜男)**

# 四、换 药 配 合

## (一)目的
检查伤口,更换敷料;保持伤口清洁,控制感染,促进伤口愈合。

## (二)操作流程
1. 洗手、戴口罩,备齐用物至换药室或病室,核对患者。

2. 根据伤口部位协助患者选择合适体位,暴露伤口,检查伤口敷料外观情况。

3. 消毒皮肤　用 75% 乙醇棉球或 0.2% 碘伏棉球擦拭。

4. 清理伤口　用 0.9% 氯化钠溶液或其他药物棉球轻拭创面。

5. 观察伤口　观察伤口分泌物情况及肉芽组织生长情况。

6. 创面用药　根据细菌培养药敏实验结果选择抗生素。

7. 置引流物　根据伤口感染情况、深度和创面情况,决定是否需要置入适宜的引流物。

8. 包扎伤口　外用胶布固定或酌情使用绷带包扎。

9. 换药处理后洗手,记录换药情况,整理用物。

### (三)操作关键环节提示

1. 严格遵守无菌操作原则

2. 换药时,要按照从清洁、污染、感染、特殊感染的原则进行,避免交叉感染。

3. 包扎伤口时,要保持良好血液循环,不可固定太紧,包扎肢体时,要从远端到近端,促进静脉回流。

4. 两把钳子不可混用,一把传递无菌敷料,另一把接触伤口敷料,严格执行无菌操作原则。

5. 保持伤口清洁、干燥。

(李莉)

## 五、拆 线 配 合

### (一)目的及适应证

拆除愈合切口的缝线。

### (二)操作流程

1. 洗手、戴口罩,核对医嘱,携用物至患者旁,做好解释。

2. 协助患者取适宜卧位,暴露缝合切口。

3. 先消毒切口,然后消毒针眼、缝线,再消毒周围皮肤。

4. 用无菌镊子轻轻提起线结,使埋入皮肤的一部分缝线露出少许。

5. 用剪刀尖部在线结下紧贴皮肤,将缝线剪断。

6. 消毒切口,用无菌纱布覆盖固定。

7. 记录拆线时间、切口愈合情况。

8. 洗手、整理用物。

### (三)操作关键环节提示

1. 严格执行无菌操作技术。

2. 根据切口愈合情况、手术部位、切口张力及全身营养状况决定拆线时间。

(1)头、面、颈、阴囊部位切口术后 3～4 天拆线。

(2)一般胸、腹部切口术后 6～7 天拆线。

(3)四肢手术、切口较长、张力较大、营养不良、贫血及老年患者 10～14 天拆线或采取分期拆线以防止切口裂开。

(4)如切口感染应立即局部拆线,以利引流通畅。

(姜海媛)

## 第四章 仪器使用技术

### 一、CPM机的使用

#### (一)目的及适应证

连续被动运动机(continuous passive motion,CPM)应用于下肢手术后及下肢的康复活动,使用的目的是使髋、膝、踝关节产生同步的连续性活动,模拟人体大腿肌肉带动骨骼的方式作用于膝关节。利用其进行被动的膝关节屈伸活动锻炼,可减少下肢关节主动活动时肌肉收缩带来的骨折端不良应力的影响,并提供一种轴向应力,作用于骨折端。另外,更重要的是同时防止关节内外的粘连,促进骨折愈合。适用于下肢关节内或关节附近骨折的内固定术后,下肢关节松解术或滑膜切除术后,下肢关节成形术及人工假体置换术后,下肢肌腱损伤修复和肌腱、韧带重建术后,脑血管意外后遗症及截瘫康复期及其他因病长期卧床可能导致关节挛缩的患者。

1. 适应证

(1)下肢骨折:包括关节内骨折,长骨干骨折和干骺端骨折,经切开复位、加压钢板螺丝钉内固定或闭合复位、髓内针、ENDER针内固定后。

(2)关节囊切除、关节松解术及关节成形术后:包括创伤性关节炎,活动受阻或黏连性强直;关节外挛缩或粘连;类风湿关节炎或血友性关节病,行滑膜切除术后。

(3)下肢髋关节和膝关节置换术后。

(4)关节软骨大面积缺损,身体游离骨膜或软骨膜移植修复术后:包括创伤性或感染后关节强直、关节软骨缺损、先天性髋关节脱位、经牵引关节成形后移植修复、髌骨软化症。

(5)急性化脓性关节炎,行关节切开、引流术后。

(6)肌腱损伤修复和肌腱重建固定术后。

(7)关节镜检查和治疗术后。

(8)脑血管意外后遗症及瘫痪患者的康复。

2. 禁忌证

(1)未得到有效控制的、严重的术后感染。

(2)不稳定性骨折。

#### (二)操作流程

1. 调整脚支架　根据需要将脚支架扳至所需位置,脚支架锁定插销会自动插入将脚支架锁紧。

**思维提示**

　　使用时,一般先使患肢搁架停于 0°位置。将"起始角度"旋钮打在 0°挡位,开机后,按住复位键,患者搁架将朝 0°运行,到达 0°位置时停下,此时可按电源开机关机。

　　2. 调整患肢搁架　根据患者身高、体型,分别调节小腿支架和大腿支架的长度,使患者肢体与搁架的每段长度基本一致,并尽量让患者的膝关节与机器的膝关节转动部重合。通过调节底部拉杆的长度,可使患肢搁架成 0°。调好后分别将各调节旋钮旋紧。

**思维提示**

[1]患肢搁架调 0°后,最大屈曲角度将减小。

[2]若患者关节功能基本恢复,需进一步增大屈曲角度,则可将底部拉杆推进,实现最大屈曲角度活动。

　　3. 设置活动范围

　　"起始角度"旋钮——用于设置伸展角度。

　　"终止角度"旋钮——用于设置屈曲角度。

**思维提示**

[1]起始角度必须小于终止角度,否则机器无法正常工作。

[2]复位键用于控制患者搁架的运行方向,按下复位键即强制患者搁架往伸展方向运动。

　　4. 调节速度

　　顺时针方向调节——运行速度加快。

　　逆时针方向调节——运行速度减慢。

**思维提示**

　　速度调节应以患者能够承受为限,一般术后早期以低速为宜,视病情好转再逐渐提高。

　　5. 检查

**思维提示**

[1]按上述步骤调节完毕后应先让患者脱离开患肢搁架,使机器空载运行一周,并注意仔细查看机器的运行过程是否正常,若有问题再作调整,待一切正常后方可将患肢置于搁架上进行关节的被动康复锻炼。

[2]电源指示灯不亮:检查电源插座是否有电;检查电源线是否有效;检查保险丝是否烧断。

[3]开机不运行或运行至某一角度停机。

检查电源指示灯是否亮;检查"速度调节"旋钮是否调到最小,若调到最小则将速度适当调快即可;检查"起始角度"和"终止角度"旋钮是否调到相同角度,若角度相同,则将其错开即可。

**(三)操作关键环节提示**

1. CPM机放置平稳,并固定于恰当位置,以保持机器正常运转。

2. 患者在训练时起卧不能动摇牵拉机器,保持机器的传动杠杆自然运行。

3. 避免机器超负荷运转。

4. 防止肢体受压,特别是腓骨小头受压会引起腓总神经麻痹,注意观察患肢感觉运动情况,特别是足趾背伸运动,可在容易受压出垫上海绵。

5. 注意伤口渗血情况。

6. 注意观察负压吸引量。

7. 训练时将引流管夹子夹住,以防负压瓶内引流液倒流导致感染。

8. 护士要常巡视,若固定肢体的绷带过松或过紧应及时给予调整。

(张燕玲　王秋菊)

## 二、足底泵的使用

**(一)原理**

梯度压力系统通过提供间歇空气压力促进血液流动,降低高危人群深静脉血栓和肺栓塞的发生率。

**(二)组件**

梯度压力系统包括梯度压力控制器,连接管,连接患者的腿部袖套或脚部袖套(腿袖或脚袖)。

**思维提示**

根据不同患者选择不同尺寸袖套——仪器的兼容性

[1]腿袖尺寸(3类):①根据大腿长度分为大、中、小号;②根据膝关节长度分为中、小号;③无菌腿袖。

[2]脚袖尺寸(2种):①适中;②大号。

### (三)目的及适应证

减轻各种原因引起的水肿,预防深静脉血栓的形成,增加下肢动脉血液供应。一般用于外伤或骨折后的下肢水肿,下肢静脉曲张等慢性血液循环障碍,手术后或长期卧床。

1. 腿部压力系统

(1)适应证:深静脉血栓和肺栓塞的预防。

(2)禁忌证

1)腿部疾患:皮炎、静脉结扎术后即刻、坏疽、植皮术早期。

2)严重动脉硬化或缺血性血管疾病。

3)腿部严重水肿或充血性心衰引起的肺水肿。

4)严重的腿部畸形。

5)怀疑既存深静脉血栓。

2. 脚部压力系统

(1)适应证

1)增强血液循环。

2)预防深静脉血栓。

3)急慢性水肿。

4)创伤或外科术后的下肢疼痛。

5)腿部溃疡。

6)静脉淤血或静脉瓣膜功能不全。

(2)禁忌证

1)增加血液循环可能对心脏不利的情况。

2)充血性心力衰竭。

3)怀疑既存的深静脉血栓、血栓性静脉炎或者肺栓塞。

### (四)操作流程

准备

1. 控制器通过床钩放置在床上或放置在环境中适当的水平面上,例如,靠近肢体的桌面上。务必使充足的空气进入到与控制器另一端连接的通风口中。

2. 控制器可以控制一个或两个连接至患者的袖套。

3. 将连接管插入至控制器背后接口。

**思维提示**

保证通路畅通,避免断开的危险。

4. 将管的另一头插入至腿部或脚部袖套中,将袖套包裹住患者肢体。

5. 匹配好连接管左右端口与患者的左右肢体。

**思维提示**

检查连接管是否缠绕打结,并保证袖套与控制器连接完好安全。

6. 插好电源线

**思维提示**

此系统可以在不插电源线的情况下使用。

开始

7. 按下电源/待机键

**思维提示**

第一次开启控制器时系统默认的是腿部加压系统。如果需要中断治疗或自检出现错误时须手动进行操作。否则无须人工操作。只有应用脚部加压系统时需要选择相应按钮。

8. 控制器响后所有 LED 灯闪烁。

9. 泵和阀进行快速自动检测

**思维提示**

[1]泵的开始工作将作为袖套检测程序的一部分。

[2]启动前进行 LED 灯和警报功能失效的检测是使用者的责任。

[3]启动后,仪器配置程序要求使用者选择应用腿部加压系统或脚部加压系统。

[4]仪器配置程序默认的是腿部加压系统,因此腿部加压系统绿色指示灯亮。

[5]按下袖套配置按钮可以关闭相应的腿部加压系统指示灯,进而,脚部加压系统开启。

[6]系统成功自检后,控制器将对双侧肢体交替提供间歇压力。如果只连接一侧肢体袖套,控制器将只对一侧提供压力。

压力设置

**思维提示**

[1]控制器将自动调整压力。

[2]控制器压力的设定将根据袖套类型来自动设置:腿部袖套的压力为
　　45mmHg,脚部袖套为130mmHg。

### (五)操作关键环节提示

1. 应用该仪器必须遵医嘱。

2. 使用前、后应评估患者的皮肤情况,使用过程中最好让患者穿上袜子或裤子可有助于防止皮肤损伤。糖尿病患者或血管疾病患者需要持续评估皮肤情况。

3. 爆炸的危险。在有易燃麻醉剂与空气、氧气或一氧化碳的混合物环境中易发生爆炸。

4. 治疗时间的安排

(1)术前指导患者每天使用该仪器16～18小时。

(2)术后返回病房后即可使用,首次应持续使用24小时或至少12～16小时。

(3)术后2～3天,每天使用12～16小时。

(4)术后4天以后,每天使用10～12小时。

5. 关于电池的警告

(1)避免掉落,碰撞,浸入水中。

(2)不要触摸或抽吸任何泄漏出的电解液。一旦接触到立刻冲洗皮肤和(或)眼睛。

(3)不要打开电池,投入到火中,或短路。否则会引起燃烧、爆炸、泄漏等。

(4)按照说明应用专用充电器进行充电。

**思维提示**

[1]为了防止潜在的危险,不要在没电的情况下开启系统。

[2]一定为控制器装上电池块。

[3]当通上交流电源后,系统开始充电。根据电池情况大部分时间是需
　　要充电的。根据不同的袖套配置,袖套使用情况和电池情况,完全充
　　满的电池可以工作大约6～8小时。

[4]如果需要长期储存,最好将电池充满至少50%的电,放在温度接近
　　25℃的地方。

[5]系统报警最常见的是袖套压力报警,相应的袖套按键红色指示灯会
　　持续闪烁。当发生压力报警后,我们要检查一次性的袖套是否应用
　　合适,连接管连接是否紧密,有无漏气或缠绕打结,然后重启系统。

(李春敏)

# 三、拐杖的使用

## (一)目的

1. 保持平衡。

2. 支持体重。

3. 增强肌力。

## (二)拐杖使用流程

1. 评估患者　患者:意识清楚,病情稳定;手臂、肩部无伤痛,活动不受限制;衣着宽松舒适;着安全不滑的平底鞋。

2. 准备工作

(1)环境:空间开阔,光线充足,地面干燥,无潮湿、无障碍物,房门打开。

(2)拐杖:高度适当;拐杖各螺丝均已旋紧;底端橡皮座无变形或损坏。

3. 使用流程

(1)使用拐杖步行前,协助患者靠着床平衡地站立,练习正确的站立姿势,例如抬头挺胸,缩腹,骨盆向内倾斜,膝关节弯曲5°,脚站直等。

(2)站立时,拐杖底部放置于脚尖前 10cm,再向外侧 10cm 处。

(3)行走前先站稳,步伐不宜太大。

(4)根据患者的情况,选择正确的步态,指导患者练习。

1)四点步态法:右侧拐杖—左脚—左侧拐杖—右脚。

2)三点步态法:两侧拐杖—患肢—健肢前进(亦可两侧拐杖与患肢同时前进)。

3)两点步态法:右侧拐杖与左脚同时向前—左侧拐杖与右脚再向前。

(5)患者需要休息时为患者准备一把椅子。

(6)渐进性增加行走的活动量。

## (三)操作关键环节提示

1. 保证患者充足的体力和安全。在指导患者扶拐行走的过程中,应告知其逐步增加练习量,不可急于求成。对于上臂力量较差或年老体弱患者,应加强保护。

2. 拐杖长度选择站立时末端放置于脚尖前 10cm,再向外 10cm,拐杖顶端与腋窝间留有 2 横指宽的距离;身高减去 40cm;躺平仰卧于平实的垫上,双脚伸直,自腋窝前皮肤处量到脚跟,再加上 5cm。

3. 使用拐杖过程中,主要力量是应用在上肢,而非腋窝处。

4. 早期应及早发现患者的不正确站立和行走姿势,及时予以纠正。

5. 拐杖手把高度适合的患者,把手应位于大转子高度。拐杖顶部距腋下 2 横指,太高时会压迫臂丛神经,而导致手臂麻痹或麻木;太低时增加腰椎后弯,引起姿势不良,背部疼痛,使用不当时会发生跌倒,臂丛神经受损,甚至影响患肢的复原。

6. 患者拄拐行走前,应先练习好上臂的肌肉力量。使用拐杖过程中确保使用方法正确,主要力量应用在上肢上。

7. 注意观察患者腋窝部皮肤情况,并听取患者的主诉,观察有无因臂丛神经损伤所致的麻木、疼痛等症状。

8. 患者练习扶拐行走的过程中,应在旁密切观察患者的情况,并听取其主诉。发现不适,及时通知医生并做相应的处理。调整至手肘向内弯曲25°~30°。

9. 在指导患者扶拐行走的过程中,应告知其逐步增加练习量,不可急于求成。对于上臂力量较差或年老体弱患者,应加强保护。

10. 早期应及早发现患者的不正确站立和行走姿势,及时予以纠正。

**(张春玲 孙胜男)**

# 四、助行器的使用

## (一)目的

1. 帮助行走,缓解疼痛。

2. 帮助保持平衡。

3. 肌肉无力时帮助支撑身体。

4. 帮助减少患腿负重。

5. 帮助恢复正常行走步态。

## (二)助行器使用流程

1. 评估患者 患者的意识情况、患者的病损部位、配合程度、衣着是否宽松、鞋子是否有牢固保护。

2. 准备工作

(1)根据医嘱,患者能够使用助行器前,指导家属购买合适的助行器,如不合适及时更换。

(2)检查助行器的高度、扶手是否平稳。

(3)环境:地面干燥、无湿滑、无障碍物。

3. 使用流程

(1)向患者及家属解释使用助行器的目的和注意事项。

行走:

(2)将助行器置于患者面前,协助患者站立框中,左右两边包围。

(3)患者双手持扶手向前移动助行器约一步距离。将助行器4个脚放置地上摆稳。

(4)双手支撑握住扶手,患腿向前摆动,重心前移。

(5)稳定后移动正常腿向前一步,可适当落在患腿前方。

（6）重复这些步骤，向前行走（移动：助行器——患腿——正常腿）。

（1）坐下/起立：反过来做可以起身站立。

（2）协助患者移步到待坐椅子前，扶住助行器，背对椅子。

（3）后移正常腿，使腿后方碰到椅子，患腿略滑向前伸。

（4）双手向后扶住椅子扶手，重心后移。

（5）慢慢弯曲正常腿，降低身体坐到椅子上。

4. 评价　护士能将注意事项解释清楚，助行器牢固、高度适于患者，患者能安全地练习，无头晕等不适发生。

**（三）操作关键环节提示**

1. 行走前检查助行器的脚底衬垫是否老化磨损，发现问题须及时更换。

2. 检查助行器的 4 个脚是否同样高度，能否放平稳。

3. 行走时不要穿拖鞋，尽量穿着有牢固保护的鞋子。

4. 行走时不要把助行器放得太靠前，一般自己正常行走一步的距离，否则容易摔倒。

5. 上坐和起身时不要倚靠压在助行器上，否则容易使助行器翻倒。

6. 避免在湿滑的路面上行走。如果不可避免，请放慢步伐。

7. 地面上如有地毯、电线之类的物品容易绊倒摔跤，应避免在这些物品上行走。

（张春玲　孙胜男）

# 五、冰敷机的使用

**（一）目的及适应证**

循环加压冷疗系统结合了冷疗与局部加压的双重作用，有助于减慢组织新陈代谢，减少局部出血量，减轻局部炎性反应；减慢神经传导速度，降低肌张力，解除肌肉痉挛；提高疼痛阈值，缓解疼痛及关节肿胀度。减轻患者术后早期的不良反应，促进患者关节功能的恢复。适用于运动性软组织损伤，骨折邻近部位软组织损伤，关节置换术后，关节镜术后及慢性软组织疾病。

**（二）操作流程**

1. 连接装置

（1）将蓝管与空的冷却筒连接。

（2）将水和冰加至水线部位，然后放入绝缘板。

（3）准备好空的冰敷机袖带裹于将用冰敷部位。

（4）将篮管与袖带连接。

（5）打开通气孔。

（6）抬高冷却筒直到袖带充满冰水。

(7)关闭通气孔,将冷却筒放置于与袖带尽量保持水平的位置。

(8)将通气管与筒盖连接。

(9)将适配器连接电源,按"开关"键启动。

2. 操作完毕

(1)关闭电源。

(2)打开通气孔,断开冷却筒盖上的通气管。

(3)降低冷却筒筒身,使冰敷袖带中的冰水排出至冷却筒中。

(4)整理用物。

**(三)操作关键环节提示**

1. 评估时若发现患者有严重心脏疾病、神经损伤等禁忌证,应不予使用。

2. 冷疗会降低肌肉灵活性,因此不建议在高强度运动前使用。

3. 注意患肢敷料不可过厚,尽量不用棉垫包裹,以免影响冷疗效果。

4. 冰敷机使用过程中应放置平稳,患者起卧时不要摇动、牵拉机器,保持机器的自然运行,并定期由专业人员检修。

5. 冰敷机使用过程中如患者有留置引流管,应注意妥善放置引流管,切勿扭曲、打折、受压。

6. 严密观察患肢末梢的血液循环状况(皮肤颜色及温度)、足背动脉搏动及感觉运动情况。

(王秋菊　詹延)

# 六、心电监护的使用

**(一)操作目的**

多参数心电监护仪可以监护成人、儿童与新生儿的心电图(ECG)、无创血压(NIBP)、血氧饱和度($SPO_2$)、呼吸(RESP)和体温(TEMP),实时显示患者的数据与波形,并具有记忆和报警功能。

**(二)操作方法**

1. 核对患者,解释操作目的。

2. 将患者安置于舒适体位。

3. 连接监护仪电源,打开主机开关。

4. 无创血压监测

(1)选择合适的部位,绑血压计袖带,有标志的箭头指向肱动脉搏动处。

(2)按测量键(NIBP – START)。

(3)设定测量间隔时间(TIME INTERVAL)。

5. 心电监测

(1)暴露胸部,正确定位(必要时放置电极片处用75%乙醇清洁),粘贴电极片。

(2)连接心电导联线。

(3)选择 P、QRS、T 波显示较清晰的导联。

(4)调节振幅。

6. 监测 $SpO_2$　将 $SpO_2$ 传感器安放在患者身体的合适部位。红点照向下。

7. 其他监测　呼吸、体温等。

8. 根据患者情况,设定各报警限(ALARM),打开报警系统。

9. 调至主屏。监测异常心电图并记录。

10. 停止监护

(1)向患者解释。

(2)关闭监护仪。

(3)撤除导联线及电极、血压计袖带等。

(4)清洁患者皮肤,妥善安置患者。

11. 终末处理。

**(三)注意事项**

1. 在监护仪的使用中注意对机器进行保养,可使机器运行于最好的状态下,延长监护仪的使用寿命。

2. 监护仪上的触摸按钮不宜用硬物经常触碰,否则将导致触摸按钮破损,致使监护仪无法正常使用。

3. 使用监护仪时,应远离强干扰源并尽可能避免在机器旁使用信号发射源如手持移动电话等。

4. 避免液体和异物落入机器中,禁止不相关人员随意玩弄机器。

5. 不能折、拽机器传感器的传输导线。

6. 定时对监护仪及其传感器探头进行清洁、消毒,消毒剂应使用机器操作手册中指定的消毒液。

7. 定期对监护仪的内外部进行除尘清洁,机器须存放于通风防潮的固定地点,切忌随意摆放,在存放一段时间后,须拿出机器通电开机一段时间。

**(红娜　詹延)**

# 七、气垫床的使用

**(一)适应证**

1. 长期卧床、脊髓损伤、骨折、各种消耗性疾病的患者。

2. 老年患者及大型手术后需要卧床的患者。

**(二)使用目的**

气垫床是由若干个独立的管状气垫组成,按间隔的气势组成二组交替充气,随时变换患者的受压部位,有效预防压疮的发生,减轻卧床患者的烦恼和痛苦,增加患者的舒适度。

**(三)操作流程**

1. 服装整齐,洗手,戴口罩。

2. 核对医嘱。

3. 至患者床旁,向患者解释使用目的。

4. 用物准备。检查用物情况:气垫有无破损,连接管有无破损、是否通畅,接口是否完好,连接是否紧密,电源线是否完好。充电检查是否可用。

5. 携用物至患者床旁,核对患者姓名。

6. 将气垫放在床垫上,带有充气囊面向上。气垫上再铺一棉褥。

7. 在气垫的进气口和气泵的出气口之间用专用导管连接,要注意固定好气泵,防止摔坏,将气泵置于干燥清洁稳固牢靠的位置,在使用中要防止连接导管打折,以免影响空气流通。

8. 将气泵的电源插头插进电源插座,再打开电源开关,这时电源开关上的绿色指示灯亮,提示气泵开始工作。

9. 调节气垫的软硬程度,调节器旋转上的白点向左,气垫充气减少而变软;白点向右,气垫充气增多而变硬。充气完好,可以使用。

10. 检查连接管是否出现了扭结,连接电源,打开开关。

11. 铺好气垫床后再次核对姓名,将呼叫器放于患者可及之处,告知患者如有不适及时通知护士,整理床单位后方可离开。

12. 护士返回治疗室,洗手,做好记录,再次核对医嘱。

**(四)操作关键环节提示**

1. 铺设气垫时将装有管状的一面向上放置,因这一面上有喷气撒孔,对预防压疮起着关键作用。

2. 将进气口放在患者的脚端,以减轻气流噪声对患者的影响。

3. 气垫上可铺设床单,但不可铺橡胶尿布等通气不良的物品,以免影响气垫喷出的空气气流,影响使用效果。

4. 根据患者的年龄、皮肤弹性、营养状况及手术等情况调节气垫的软硬程度。

5. 通过 Braden 压疮预测量表(表 2-4-1)评估来使用气垫床。

表 2-4-1　Braden 压疮预测量表

| 项目 | 1分 | 2分 | 3分 | 4分 |
|------|------|------|------|------|
| 感觉 | 完全受限 | 非常受限 | 轻度受限 | 未受限 |
| 潮湿 | 持续潮湿 | 潮湿 | 有时潮湿 | 很少潮湿 |
| 活动力 | 限制卧床 | 可以坐椅子 | 偶尔行走 | 经常行走 |

续表

| 项目 | 1分 | 2分 | 3分 | 4分 |
|------|------|------|------|------|
| 移动力 | 完全无法移动 | 严重受限 | 轻度受限 | 未受限 |
| 营养 | 非常差 | 可能不足够 | 足够 | 非常好 |
| 摩擦力和剪切力 | 有问题 | 有潜在问题 | 无明显问题 | |

评估值:最高23分,最低6分;15~18分;轻度危险:13~14分;中度危险:10~12分;高度危险:6分以下;极度

**(孙康)**

# 八、神经肌肉电刺激仪的使用

## (一)原理

对病变神经及其支配的肌肉进行电刺激可以引起肌肉节律性收缩,改善血液循环,促进静脉与淋巴回流,延缓病肌的萎缩,有助于肌纤维的代偿性增生,促进神经兴奋和传导功能的恢复。

## (二)适应证及禁忌证

1. 适应证 下运动神经元伤病引起的弛缓性瘫痪、周围神经损伤、失用性肌萎缩、平滑肌功能失调所致的胃下垂、习惯性便秘、宫缩无力,面神经麻痹,胫、腓神经麻痹,坐骨神经痛致下肢无力、脑损伤后遗症、侧弯、扁平足、肩关节脱位等。

2. 禁忌证

(1)心脏病患者或佩戴心脏起搏器的患者。

(2)恶性肿瘤患者或有传染倾向的患者。

(3)患者或结核病患者。

(4)血压不正常的患者。

(5)急性病患者。

(6)极度疲劳时。

(7)孕妇。

(8)婴儿或不能表达自己意愿的患者。

(9)其他医生认为不适宜的患者或症状。

## (三)操作规程

1. 准备(装置的连接)

(1)把电源线的一端插到电源插座上,另一端插到机器的插座上,地线确保与地面连接。

**思维提示**

避免把地线接到水管或煤气管道上。

（2）电极电缆连接到主机的电极插座上。

（3）小电极通过电极电缆接到蓝色插座上，作为刺激电极。

（4）小双面胶垫粘到小电极上。

（5）将电极粘到治疗部位。

**（鲁楠）**

**思维提示**

治疗很小的部位时，使用极小电极。

2. 开始和停止治疗

（1）按下电源开关

（2）按⬆键，输出开始。再次按⬆键，输出上升。按⬇键，输出下降。

（3）按住极性/粗控键同时按⬆键，输出加速增加，按住极性/粗控键同时按⬇键，输出加速下降。

（4）治疗过程中，按"+"输出电流变成0，按⬆键调整脉冲宽度。

（5）停止治疗按"停止"键。

**思维提示**

治疗过后，电极放置板用于存放电极。

3. 设置治疗条件

（1）停止治疗。按"设定"键，显示板亮起的项目依次变换。找到所要设置的条件进行设置。

（2）通过"+"/"−"键设置治疗条件的值。

（3）再按"设定"键选择治疗条件。

（4）重复以上步骤，完成所有治疗条件的设置。

（5）通过极性/粗控键设置刺激电极的极性。

4. 存储治疗条件

（1）按"设定番号"键，处方号显示灯从1～5依次亮。

（2）在1～5中选择，通过"+、−"和"设定"键设置好治疗条件。可将治疗条件存储在相应位置上。

（3）治疗开始时,已设定治疗条件将被存储在选定的处方号上。

5. 调用存储的治疗条件

（1）按"设定番号"键,处方号显示灯从 1～5 依次亮。根据需要选择相应的处方号即可调用已存储的治疗处方。

（2）开始治疗

**思维提示**

如果改变治疗条件并开始治疗,新的治疗条件将被存储且替代原有的治疗条件。

### (四)操作要点及注意事项

1. 应当始终使橡胶电极板固定好。

2. 当胶电极松开时,要确认输出返回到 0 时才能重新装好电极。

（安艳晶）

# 九、微量泵的使用

### (一)微量泵注射盐酸罂粟碱用于显微外科的使用目的

1. 根据患者年龄、体重及特殊需要,将药液精确、微量、均匀、安全持续地泵入患者体内,维持有效血药浓度。

2. 以往罂粟碱臀部注射 1 周后,患者会出现皮下出血,淤青,硬结久不消散,侧卧引起局部疼痛,患者不敢变换体位,易发生压疮,又由于 4 次/每日注射,影响睡眠。现注入方式由肌肉改为静脉用微量泵注入 60mg 加入 40mg0.9%氯化钠溶液/Q6h,频率静脉点滴总的药量不变,血药稳态保持恒定,由于改变了注入方式,皮下出血、硬结的现象不会出现。患者能自如变换体位舒适度增加,睡眠不被打扰。能够减轻患者痛苦,提高睡眠质量,降低药物不良反应。

3. 微量泵内有完整的报警系统,可以准时提醒护士换药,既保证给药的连续性,又提高工作效率,准确、有效、安全地配合医生进行治疗。

4. 微量泵内有蓄电池,当交流电中断时可自动转为电池供电,不会因停电或送患者去检查而中断给药,保证药物持续泵入,使用方便、安全。

### (二)微量泵注射盐酸罂粟碱的使用适应证

微量泵适用于给药非常精确、总量很小且给药速度缓慢或长时间流速均匀的情况下,在显微外科主要用于断指再植、断肢再植、肌肉移位、拇甲瓣、足趾游离移植、血管移植。

**(三)微量泵注射盐酸罂粟碱的使用禁忌证**

对本品过敏者;完全性房室传导阻滞、帕金森病者、颅内高压者禁用;出现肝功能不全时应立即停药。

**(四)微量泵注射盐酸罂粟碱的基本操作要点**

1. 了解患者身体状况,向患者解释微量泵的使用目的、方法并取得其理解配合。

2. 应用微量泵专用注射器(50ml)遵医嘱配制盐酸罂粟碱溶液,一般成人用 60mg 加入 40ml 0.9%N.S,每 6 小时一次;儿童用药:一般 10~15mg 加入 40ml 0.9%氯化钠溶液,每 8~24 小时一次。

3. 建立静脉通道　采用浅静脉置管法,使用静脉留置针选择周围静脉中,较粗直且易固定的静脉进行穿刺,连接三通接头,可同时静脉滴注其他药液,减少穿刺频率减轻患者痛苦。

4. 遵医嘱设定输液速度及所需其他参数,一般成人泵入速度为 7ml/h,确保微量泵装置畅通。

5. 更换泵用注射器时应先关闭三通连接器开关,排净空气后将注射器与导管丝连接,动作熟练,避免污染,连接后勿忘记打开开关。

6. 观察泵入时间,及时准确配制药液接替以保证注射的连续性,更换药液贴标志注明床号、姓名、药名、剂量、时间,提高工作准确度。

7. 心理护理　积极倾听,满足患者心理需求,增强沟通、做好解释工作。

**(五)微量泵操作流程**

1. 核对医嘱,准备检查用物,评估者病情、治疗情况、接受程度等。

2. 按医嘱配制药液,用 50ml 泵用注射器抽吸备好,在注射器上用输液贴注明患者床号、姓名、药物名称、剂量、配制药物的日期、时间、输入速度。连接注射器与泵用导丝,排净空气,备用。

3. 核对患者床号、姓名、床头卡、药物名称等,注意三查七对。

4. 向患者解释方法　目的　将微量泵妥善固定,接通电源,见电源指示灯亮,检测微量泵是否运转正常。

5. 再次排净空气,将连有导丝的 50ml 的泵用注射器紧密安装在输液泵上,打开输液泵开关,遵医嘱设定速度(一般成人泵入速度为 7ml/h),确认运行正常。

6. 将输液泵导丝与患者输液通道的三通接头相连,并妥善固定,确保三通接头打开。

7. 密切观察做好记录,发现异常及时通知主管医生。

**(六)使用微量泵注射盐酸罂粟碱的注意事项**

1. 使用前向患者解释微量泵的使用的目的、时间、药物作用、报警原因、使用时的注意事项和危险性,避免患者及家属随意搬动微量泵或擅自调节输注速度。

2.使用前应检查微量泵功能是否正常,药液流出是否通畅,使用中观察绿灯是否闪亮。

3.泵用注射器一定与微量泵型号匹配,如规格不相符,可造成药液入量不准确或微量泵反常报警等情况发生,影响治疗。

4.若使用过程中需调节泵用计量,应先关好开关,调好用量后再打开。

5.在泵入过程中,如发生药物外渗,微量泵的报警系统不会反应,要加强病房巡视,观察输液管道有无扭曲、阻塞,泵用导管接头有无松动、脱落,以及注射部位有无疼痛肿胀现象,确保药物注射入血管内,使药效能够正常发挥,患肢护理:一看、二摸、三比较。

6.注意用药安全,在使用微量泵注射盐酸罂粟碱时,如需要静推注射其他药液时,不可直接从罂粟碱导丝处直接安装注射器,因导丝内有残留药液约3ml,一次快速推入血管内,易引发患者血压下降等不良反应发生,应从三通接头另外一端进行注射。

7.因微泵静脉注射盐酸罂粟碱时间较长需7～10天,患者生活自理能力下降,故应加强心理护理及生活护理,使其情绪稳定,促进康复。

8.保持器械功能完好,维持最佳工作性能,微量泵应定期调养,在使用完毕后,应妥善放置,并用75%乙醇及时清除黏附在推进器和导轨上的药液。

9.使用罂粟碱注意事项

(1)因罂粟碱有引起血压降低、心排出量减少、心肌兴奋性降低,并延长不应期的作用,在使用微量泵时注意观察脉搏、呼吸、血压、心率、神志的变化。

(2)罂粟碱可导致肠麻痹,用药期间应给予易消化、营养丰富的饮食,避免进食辛辣等刺激性食物,指导患者少量多餐,保持大便通畅,勿用力排便,以避免发生血管危象。

(3)青光眼患者要定期检查眼压。

(4)须注意定期检查肝功,尤其伴有胃肠道症状或黄疸时,若出现肝功不全应立即停药。

**(七)微量泵使用过程中的常见问题与护理措施**

1.药物外渗　停止注射、回抽药液、抬高患肢、局部湿敷、重新注射。

2.静脉炎或静脉硬化　局部湿敷,重新注射,观察并记录。

3.针头堵塞　解压注射或更换注射。

4.静脉回血　检查原因,如速度过慢、导丝过长或折叠扭曲、双通道同时注射等,及时找出原因并给予相应护理措施。

5. 微量泵故障 更换微量泵。

（田一）

# 十、生物安全柜的使用

## （一）操作目的

生物安全柜是为操作原代培养物、菌毒株以及诊断性标本等具有感染性的实验材料时，用来保护操作者本人、实验室环境以及实验材料，使其避免暴露于上述操作过程中可能产生的感染性气溶胶和溅出物而设计的。正确使用生物安全柜可以有效减少由于气溶胶暴露所造成的实验室感染以及培养物交叉污染。生物安全柜同时也能保护环境。

## （二）适用范围

生物安全柜主要用于临床、诊断、教学和群体中出现的与人类严重疾病有关的广谱内源性中度风险生物因子进行实验诊断时的操作。

## （三）操作方法

1. 开机 插上电源线，打开仪器右侧电源开关。

2. 杀菌操作 按"杀菌"键，打开仪器内紫外线灯进行杀菌，20 分钟后再按一下"杀菌"键，关闭紫外线灯，结束杀菌程序。

3. 打开前视窗 手动升降前视窗，前视窗上升高度须低于 200mm（仪器左侧有窗高标志线），如继续抬升前视窗，在风机运转状态下，报警器启动报警提示，此时应将前视窗调整到低于 200mm 高度，报警自动解除。

4. 启动风机 按"风机"键，风机开始运转。

5. 辅助照明操作 按"照明"键，打开照明灯。

6. 柜内操作 风机启动运行 10 分钟后，待系统充分预热稳定后再开始柜内操作。

7. 关机 柜内操作完毕后，依次关闭照明灯、风机、前视窗，打开"杀菌"键进行紫外线杀菌 20 分钟后关闭紫外线灯，关闭仪器开关，拔下电源线，以待下次使用。

## （四）保养与维护

1. 日常维护可用 70％的乙醇，或其他中性洗涤剂将生物安全柜的内、外部进行彻底的擦拭。清洗时先断电，防止消毒剂引起电器导电。

2. 定期检查生物安全柜的硬件设备是否有损坏故障发生。

3. 在生物安全柜工作时，打开前视窗检查其报警系统是否正常。正常情况下，前视窗上升至 200cm 时会引起报警系统报警。

4. 不要用过强的清洁剂清洁柜体外部，强溶解性或强磨损性清洁剂可能会损坏生物安全柜外表面的粉体膜层。

5. 不锈钢上顽固的污渍清除时，可以用 MEK（甲基-乙基-酮）。但是，必须在清除污渍后立即用清水和中性清洁剂进行清洗。不锈钢的定期清洗，可以保持和维护生物安全柜的优质表面。

6. 检查日光灯和紫外线灯管，确定其正常工作。日光灯和紫外线灯管在长时间使用后，可以用乙醇擦洗灯管表面的污渍，注意先断电，以防触电。紫外线灯应每年更换一次，以保持最佳的消毒灭菌效果。

7. 定期检查生物安全柜的外壳是否有缝隙，发现缝隙可以用密封胶密封好。

（詹延）